RAJAN SANKARAN & MEGHNA SHAH

Reptilien in der Homöopatie

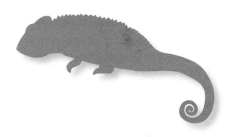

RAJAN SANKARAN & MEGHNA SHAH

Reptilien in der Homöopatie

Überleben – Das Tierreich

SCHILDKRÖTEN, SCHLANGEN, KROKODILE
UND WEITERE KRIECHTIERE

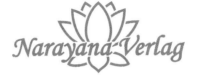

Rajan Sankaran & Meghna Shah
Reptilien in der Homöopathie
Überleben – Das Tierreich
Schildkröten, Schlangen, Krokodile und weitere Kriechtiere

Titel der englischen Originalausgabe:
Survival the Reptile – Volume 1 and 2
Second volume of the „Survival-series" on the animal kingdom
© 2010, Govindarajan Sankaran (English original text)
Published by Homeopathic Medical Publishers, India

© 2015 licenced to Narayana Verlag GmbH, Kandern (German translation)

ISBN 978-3-943309-71-3

1. deutsche Auflage 2015

© 2015 Narayana Verlag GmbH
Blumenplatz 2, D-79400 Kandern, Tel.: +49 7626 974970-0
E-Mail: info@narayana-verlag.de, Homepage: www.narayana-verlag.de

Coverabbildung © Cathy Keifer – Fotolia.com

Übersetzung: Petra Reiner
Überarbeitung: Petra Brockmann

Alle Rechte vorbehalten.
Ohne schriftliche Genehmigung des Verlags darf kein Teil dieses Buches
in irgendeiner Form – mechanisch, elektronisch, fotografisch –
reproduziert, vervielfältigt, übersetzt oder gespeichert werden,
mit Ausnahme kurzer Passagen für Buchbesprechungen.

Sofern eingetragene Warenzeichen, Handelsnamen und Gebrauchsnamen verwendet werden, gelten die
entsprechenden Schutzbestimmungen (auch wenn diese nicht als solche gekennzeichnet sind).

Die Empfehlungen dieses Buches wurden von Autor und Verlag
nach bestem Wissen erarbeitet und überprüft. Dennoch kann eine Garantie nicht übernommen werden.
Weder der Autor noch der Verlag können für eventuelle Nachteile oder Schäden, die aus den
im Buch gegebenen Hinweisen resultieren, eine Haftung übernehmen.

INHALTSVERZEICHNIS

INHALT

HOMÖOPATHIE 1936	XI
VORWORT	XII
GELEITWORT	XVI
ÜBER DIE AUTOREN	XVIII
BEITRAGENDE	XVIII
DANKSAGUNGEN	XXIII

EINFÜHRUNG	1
Untersuchung des Falles	2
Das Lied des Tieres erkennen	7
Die Bedeutung der Klassifikation	14
Das Schema dieses Buches	16
EINE ÜBERSICHT ÜBER REPTILIEN	19
LISTE DER HOMÖOPATHISCHEN REPTILIEN-ARZNEIMITTEL	30
REPTILIEN	33
Einführung	35
Menschliche Ausdrucksformen	54
SCHILDKRÖTEN (TESTUDINES)	63
SEE/MEERESSCHILDKRÖTEN	81
Cheloniidae (Meeresschildkröten)	101
Eretmochelys imbricata [Echte Karettschildkröte]	102
Lepidochelys olivacea [Oliv-Bastardschildkröte]	104
Fall *Lepidochelys olivacea* von Jacques Echard	105

INHALTSVERZEICHNIS

Chelydridae (Alligatorschildkröten) 119
   Chelydra serpentina [Amerikanische Schnappschildkröte] 123
      Fall von Ovum *Chelydra serpentina* von Staria Manos 127
Emydidae (Neuwelt-Sumpfschildkröten) 139
   Terrapene carolina [Dosenschildkröte] 140
      Fall *Terrapene carolina* von Jeff Baker 142
   Chrysemys scripta elegans oder *Trachemys scripta elegans*
   [Rotwangen-Schmuckschildkröte] 152
      Fall *Chrysemys scripta elegans* von Uta Santos-König 156
Testudinidae (Landschildkröten) 161
   Testudo hermanni [Griechische Landschildkröte] 162
      Fall (1) *Testudo hermanni* von Sujit Chatterjee 164
      Fall (2) *Testudo hermanni* von Susanne Sieben 172
      Fall (3) *Testudo hermanni* von Staria Manos 183
   Geochelone sulcata [Riesenschildkröte] 189
      Fall *Geochelone sulcata* von Ben Ta'ati 193

KROKODILE (CROCODYLIA) 201

Alligatoridae (Alligatoren und Kaimane) 223
   Alligator mississippiensis [Mississippi Alligator] 224
      Fall von *Alligator mississippiensis* von Melinda Leeson 227
Crocodylidae (Echte Krokodile) 237
   Crocodylus acutus [Amerikanisches Spitzkrokodil] 239
   Crocodylus niloticus [Nilkrokodil] 240
      Fall *Crocodylus niloticus* von Staria Manos 243
   Crocodylus novaeguineae [Neuguinea-Krokodil] 250

ECHSENARTIGE (SQUAMATA) 257

ECHSEN (SAURIA) 261
Unterordnung: Leguanartige 282
Agamidae (Agamen) 287
   Chlamydosaurus kingii [Kragenechse] 289
   Calotes versicolor [Blutsaugeragame] 291
   Pogona vitticeps [Farbbartagame] 295
Chamaeleonidae (Chamäleons) 299
   Chameleo zeylanicus (Divya) [Indisches Chamäleon] 306
      Fall *Chameleo zeylanicus* von Joanne Greenland 307
   Furcifer oustaleti [Riesenchamäleon] 317
Iguanidae (Leguane) 319
   Iguana iguana [Grüner Leguan] 320
      Fall *Iguana iguana* von April Bowen 322

INHALTSVERZEICHNIS

Phrynosomatidae... 337
    Sceloporus occidentalis (Westlicher Zaunleguan)............... 338
Unterordnung: Scleroglossa..................................... 341
Anguidae (Schleichen)... 343
    Anguis fragilis [Blindschleiche]............................. 344
Helodermatidae (Krustenechsen)................................. 349
    Heloderma horridum [Skorpion-Krustenechse]................... 353
        Fall *Komododrache Varanus komodoensis* von
        Michael Rutledge.. 354
    Heloderma suspectum [Gila-Krustenechse]...................... 358
Lacertidae (Eidechsen).. 363
    Lacerta agilis [Zauneidechse]................................ 366
        Fall *Lacerta agilis* von Joanne Greenland............... 368
    Lacerta vivipara [Waldeidechse].............................. 375
Varanidae (Warane).. 377
    Varanus komodoensis [Komododrache, Waran].................... 378
    Echsen (Divya) [nicht-identifizierte Art].................... 383
        Fall Echse von Laurie Dack.............................. 383
Amphisbaenia (Doppelschleichenartige).......................... 399
    Amphisbaena alba [Rote Doppelschleiche]...................... 406
    Amphisbaena vermicularis..................................... 407

SCHLANGEN (SERPENTES).. 409

Colubridae (Nattern).. 441
    Cyclagras gigas oder *Hydrodynastes gigas* [Falsche Wasserkobra].. 443
    Elaphe guttata [Kornnatter].................................. 446
    Lampropeltis getula californiae [Kettennatter]............... 449
    Lampropeltis triangulum [Dreiecksnatter]..................... 451
    Natrix natrix [Ringelnatter]................................. 454
    Thamnophis sirtalis sirtalis [Östliche Strumpfbandnatter].... 456
Boidae (Riesenschlangen).. 463
    Boinae... 471
    Boa constrictor adipis [Fett der Abgottschlange]............. 472
        Fall (1) *Boa constrictor* von Judyth Ullman............ 473
        Fall (2) *Boa constrictor* von Ashok Borkar.............. 483
    Eunectes notaeus [Gelbe Anakonda]............................ 496
    Pythoninae... 501
    Morelia spilota variegata [Teppichpython].................... 502
    Morelia viridus [Grüne Baumpython]........................... 503
    Python regius [Königspython]................................. 504
        Fall (1) *Python regius* von Rajan Sankaran.............. 505
        Fall (2) *Python regius* von Sudhir Baldota.............. 521

INHALTSVERZEICHNIS

Python molurus oder *Python* [Tigerpython]. 527
    Fall (1) *Python molurus* oder *Python* von Joanne Greenland   528
    Fall (2) *Python molurus* oder *Python* von Miriam Heffer . . . 532

Elapidae (Giftnattern und Seeschlangen). 542
Bungarus [Krait] 548
  Bungarus fasciatus [Gelbgebänderter Krait]. 551
  Bungarus caeruleus [Indischer Krait]. 552
Dendroaspis (Mambas) 553
  Dendroaspis polylepis [Schwarze Mamba] 555
    Fall (1) *Dendroaspis polylepis* von Rajan Sankaran 560
    Fall (2) *Dendroaspis polylepis* von Rajan Sankaran 574
    Fall (3) *Dendroaspis polylepis* von Bart Lambert 577
    Fall (4) *Dendroaspis polylepis* von Nancy Herrick 579
    Fall (5) *Dendroaspis polylepis* von Sonja Doyle 584
    Fall (6) *Dendroaspis polylepis* von Sunil Anand. 588
  Dendroaspis viridis [Grüne Mamba]. 599
Hemachatus. 600
  Hemachatus haemachatus [Ringhalskobra] 600
Micrurus (Korallenotter) 603
  Elaps corallinus oder *Micrurus corallinus* [Korallenotter]. 604
    Fall (1) *Elaps corallinus* von Rajan Sankaran 606
    Fall (2) *Elaps corallinus* von Gurmej Virk. 613
    Fall (3) *Elaps corallinus* von Nancy Herrick 621
Naja 625
  Naja annulifera anchietae oder *Naja anchietae*
  [Gebänderte Kobra]. 628
  Naja haje [Uräusschlange oder ägyptische Kobra] 628
  Naja kaouthia oder *Naja naja kaouthia* [Monokelkobra] 630
  Naja mossambica pallida oder *Naja pallida* [Rote Speikobra] 631
  Naja nigricollis [Schwarzhalskobra] 634
  Naja nivea [Kapkobra]. 635
  Naja tripudians oder *Naja naja* [Brillenschlange] 636
    Fall (1) *Naja naja* von Rajan Sankaran. 641
    Fall (2) *Naja naja* von Rajan Sankaran. 644
    Fall (3) *Naja naja* von Rajan Sankaran. 646
    Fall (4) *Naja naja* von Anne Schadde. 659
Notechis. 663
  Notechis scutatus [Tigerotter] 663
Ophiophagus. 665
  Ophiophagus hannah [Königskobra] 665
Oxyuranus (Taipan) 667
  Oxyuranus microlepidotus [Inlandtaipan] 669
  Oxyuranus scutellatus canni [Taipan]. 671

INHALTSVERZEICHNIS

Seeschlangen 673
   IIydrophis 677
      Hydrophis cyanocinctus [Streifenruderschlange] 678
         Fall *Hydrophis cyanocinctus* von Robert Gramlich 678
   Laticauda 684
      Laticauda colubrina [Natternplattschwanz] 684

Viperidae 687
   Crotalinae (Grubenottern) 694
   Agkistrodon 704
      Agkistrodon contortrix oder *Cenchris contortrix*
      [Nordamerikanische Kupferkopfschlange] 704
         Fall (1) *Cenchris contortrix* von Rajan Sankaran 708
         Fall (2) *Cenchris contortrix* von Rajan Sankaran 718
         Fall (3) *Cenchris contortrix* von Bill Mann 723
         Fall (4) *Cenchris contortrix* von Sudhir Baldota 730
         Fall (5) *Cenchris contortrix* von Susan Sonz 732
      Agkistrodon piscivorus [Wassermokassinotter] 740
         Fall (1) *Agkistrodon piscivorus* von Linda Johnston 742
   Atropoides (Springende Lanzenottern) 751
      Atropoides nummifer olmec [Springende Grubenottern] 751
   Bothrops (Lanzenotter) 752
   Crotalus (Klapperschlangen) 758
      Crotalus cascavella [Schauerklapperschlange] 765
         Fall (1) *Crotalus cascavella* von Rajan Sankaran 767
         Fall (2) *Crotalus cascavella* von Rajan Sankaran 777
         Fall (3) *Crotalus cascavella* von Bob und Judyth Ullman . . . 779
         Fall (4) *Crotalus cascavella* von Linda Johnston 782
         Fall (5) *Crotalus cascavella* von April Bowen 790
      Crotalus horridus [Waldklapperschlange] 798
         Fall *Crotalus horridus* von Pratibha Dalvi 798
   Deinagkistrodon 810
      Deinagkistrodon acutus [Chinesische Nasenotter] 810
   Lachesis (Buschmeister) 811
      Lachesis muta [Buschmeisterschlange] 812
         Fall (1) *Lachesis muta* von Rajan Sankaran 814
         Fall (2) *Lachesis muta* von Bob und Judyth Ullman 821
   Trimeresurus (Asiatische Lanzenotter) 830
   Viperinae (echte Vipern) 834
   Bitis 835
      Bitis arietans [Puffotter] 836
      Bitis caudalis [Gehörnte Puffotter] 841
      Bitis gabonica rhinoceros [Gabunviper] 842
      Bitis nasicornis [Rhinozeros-Viper] 845
   Cerastes 847
      Cerastes cerastes [Wüsten-Hornviper] 847

INHALTSVERZEICHNIS

Daboia 851
    Daboia russelli [Kettenviper] 851
    Daboia russelli siamensis oder *Vipera russelli siamensis*
    [Östliche Kettenviper] 852
Macrovipera 853
    Macrovipera lebetina [Levanteviper] 853
Vipera 854
    Vipera ammodytes meridionalis [Europäische Hornotter] 855
    Vipera aspis [Aspisviper] 857
    Vipera berus [Kreuzotter] 858
    Vipera redi [Italienische Viper] 866
    Vipera xanthina [Kleinasiatische Bergotter] 867

Tuatara (Brückenechsen) 870

🦕 DINOSAURIER 875

    Maiasaura lapidea [fossilierter Maiasaura peeblesorum] 881
        Fall *Maiasaura lapidea* von Jonathan Shore 884
    Tyrannosaurus rex [fossilierter Tyrannosaurus rex] 888
        Fall (1) *Tyrannosaurus rex* von Karl-Josef Müller 889
        Fall (2) *Tyrannosaurus rex* von Tim Shannon 894

ANHANG 901

Nachwort 902
Mögliche Arzneimittel 902
Bildnachweis 903
Quellen 909
Glossar 911
Arzneimittelindex 912

HOMÖOPATHIE 1936

DIE MERKMALE EINZELNER TIERE IM LEBEN UND IN DEN ARZNEIMITTELN

Von H. A. ROBERT, M.D. (Derby, Conn.)

Hervorhebungen durch die Autoren

„Wir wissen über die Eigenschaften der Schlangen weniger als über manch andere Tiere, aus denen wir Arzneimittel herstellen. Allen Schlangengiften ist jedoch eigen, dass in Arzneimittelprüfungen immer eine überhöhte Empfindsamkeit gegenüber Berührung besteht. Die Schlange ist Widersacherin jeder lebenden Kreatur; sie vermeidet Kontakt mit allen anderen Lebewesen, ausgenommen wenn es um die Nahrung geht, dann ist die Haltung der Schlange eher offensiv. Die Schlange ringelt sich nicht planlos und schlägt nicht planlos zu; bei den meisten Schlangen liegt in dieser Positur eine Gesetzmäßigkeit. Die Arzneimittelprüfungen der Mittel, die aus Schlangengift gewonnen werden, entwickeln sich generell in die gleiche Richtung, in die die Schlange sich ringelt. *Lachesis* zum Beispiel ringelt sich immer von links nach rechts; *Lachesis*-Symptome in Arzneimittelprüfungen beginnen auf der linken Seite und wandern nach rechts, gewöhnlich mit Verschlimmerung auf der linken Seite."

Er fährt fort …

„Es ist charakteristisch für Arzneimittelprüfungen mit Schlangengiften, dass sie immer ein Element von Furcht enthalten – die Furcht vor Feinden, Misstrauen. *Lachesis* fürchtet, jemand könne hinter ihr sein und scheut sich, sich so hinzusetzen, dass jemand sie von hinten verletzen könnte. Sie kann es nicht ertragen, jemand anderem im Raum ihren Rücken zuzuwenden. *Crotalus horridus*, die Klapperschlange, stellt sich vor, von Feinden umringt zu sein. *Elaps* (*Micrurus corallinus*, die Korallenotter – Anm. der Autoren) fürchtet sich vor dem Alleinsein, möchte jedoch nicht angesprochen werden. *Cenchris* (*Agkistrodon contortrix*, Nordamerikanischer Kupferkopf — Anm. der Autoren) ist voller nervöser Vorahnungen, so dass der Patient zittert und mit den Zähnen klappert, in der Überzeugung, dass seine Feinde gegen ihn intrigieren."

„Genau wie uns jeder Patient individuelle Merkmale zeigt, so besitzt auch jedes Mittel seine eigene Persönlichkeit, die sich durch das Symptomenbild beschreiben lässt, das sich in sorgfältigen Arzneimittelprüfungen herauskristallisiert. So wie die Individualität einer jeden Person sich ganz deutlich in ihren Reaktionen und Gewohnheiten sowie in ihrer Exzentrizität zeigt, die ihre geistige Haltung widerspiegeln, so spiegelt das Aufschütteln zu einer potenzierten Form jeder tierischen Substanz den wahren Geist der Kreatur wider, aus der sie stammt. Und genau so wird es uns möglich, diese symptomatischen Funde der Auffälligkeiten der jeweiligen Tierrasse mit den Gemütssymptomen zu vergleichen, die unser Patient zeigt."

„Dies ist ein Bereich, der nun gerade erst einen kleinen Teil seiner Möglichkeiten offenbart hat. *Könnten wir mehr über die Gewohnheiten dieser Lebewesen erfahren, aus denen wir unsere Arzneimittel entwickeln, so würden wir sie mit weit größerer Genauigkeit nutzen*, denn wir könnten die individuellen Eigenheiten, die wir oft in unseren kranken Patienten reflektiert finden, besser erkennen. Wären andererseits viele dieser tierischen Arzneimittel besser oder vollständiger geprüft, so könnten wir aus den vorhandenen Symptomen die naturkundlichen Merkmale dieser Kreaturen besser ableiten, die nun einen so großen Anteil an der Heilkunst haben."

VORWORT

Das letzte Jahrzehnt brachte der Homöopathie aufregende Neuerungen und Ideen. Weit über das Theoretische hinaus brachte diese Welle der Erkenntnis tiefe Einsichten, die der klinischen Praxis als uneingeschränkte Bereicherung dienen. Eine der aufregendsten Entwicklungen war die Nutzung botanischer, chemischer und zoologischer Gruppierungen oder Familien, um ein besseres Verständnis hinsichtlich Wirkung und Gebrauch homöopathischer Arzneimittel zu ermöglichen. Das, was einige Jahre zuvor begann, erblüht nun in einem wunderbaren Verständnis der verborgenen Abläufe, nicht nur in der Homöopathie, sondern sogar in der Natur selbst.

Bei jeder Reise ist es wichtig, zum Ausgangspunkt zurückzuschauen und über den beschrittenen Weg zu reflektieren. Dies ist eine solche Gelegenheit. Für mich wie für viele aus meiner homöopathischen Generation war, als ich Mitte der achtziger Jahre zu studieren begann, das Studium der Materia Medica eine aufwändige Arbeit, die darin bestand, sich Unmengen an unzusammenhängenden Symptomen einzuprägen. Nur außerordentlich selten fand sich ein Schriftstück, das alle Symptome eines Arzneimittels in einem zusammenhängenden und verständlichen Ganzen vereinte. Ein Jahrhundert zuvor sprach E. A. Farrington [1847-1885] das aus, was wir alle erlebten, nämlich dass die Materia Medica „eine Sammlung von Symptomen ist, die in keinerlei Zusammenhang stehen."

Wenngleich wir alle wussten, dass die Homöopathie einen Menschen als ganzes Lebewesen betrachtet, so traf diese ganzheitliche Betrachtung auf die Arzneimittel überhaupt nicht zu. Selbst in diesen Anfangstagen erschien einigen – mich eingeschlossen – diese Abkopplung unstimmig. Zu Beginn der Neunzigerjahre begann sich dies langsam zu verändern. Blätter flogen durch die Luft, und die Menschen hielten ihre Hüte fest, als der Wind neuer Ideen Fahrt aufnahm. Die verschiedenen neuen Gedanken und Ideen hatten einen gemeinsamen Nenner, und zwar dass ein geordnetes und systematisches Verständnis der Materia Medica möglich sei. Weit entfernt von der Vorstellung, dass ein Arzneimittel eine für sich allein stehende, unabhängige Ansammlung von Symptomen sei, entwickelten forschende und innovative Denker das Konzept, dass Arzneimittel sich naturgemäß in Gruppen oder Familien mit gemeinsamen Symptomen, Themen und Wirkungen vereinen. Diese scheinbare gedankliche Revolution öffnete einer Böe neuer, effektiver und praktischer Annäherungen an die Materia Medica und die homöopathische Verschreibung die Tür. Ein frischer Wind kam auf.

„Alles Alte ist wieder neu" sagt das Sprichwort, und dies trifft sicher auf neue Entwicklungen zu. Ich sagte oben „scheinbare Revolution", denn die Vorstellung, dass zwischen Arzneimitteln eine Familienverbindung besteht, gibt es schon seit langer Zeit. Ich beziehe mich hier wieder auf Farrington, der der Auffassung war, dass es „tieferliegende Gesetzmäßigkeiten gibt, die die Materia Medica als ein zusammenhängendes Ganzes zusammenführen." Er sprach hier insbesondere von Familien. „Nun, Sie werden feststellen, dass Arzneimittel bestimmte Beziehungen zueinander haben. Die erste Beziehung nenne ich, aufgrund ihres ähnlichen Ursprunges, Familienbeziehung. Wenn Arzneimittel zur gleichen Familie gehören, müssen sie notwendigerweise ähnliche Wirkung zeigen." Trotz dieser wertvollen Einsicht setzten sich die Ideen Farringtons nicht durch.

Oft genug reicht es nicht aus, lediglich eine gute Idee zu haben. Die Idee muss in einen Zusammenhang gebettet sein, der sie stützt. In der Geschichte finden wir zahlreiche Beispiele von Ideen, die bereits in den Anfängen zum Scheitern verurteilt waren, da sie nicht in ein gedeihliches Umfeld gebettet waren. Mein liebstes Beispiel ist die Entdeckung des Penicillins, augenscheinlich

VORWORT

eine Entdeckung von A. Fleming 1928. Nur wenige wissen, dass seine Beobachtung, dass ein Schimmelpilz eitrige Prozesse vernichtet, andere bereits Mitte des 18. Jahrhunderts gemacht hatten. Damals führten diese Beobachtungen zu nichts, denn es gab keinen Sinnzusammenhang. Bakterien waren noch nicht „erfunden". Als sie dann erfunden waren, hatte auch etwas einen Platz, das diese Bakterien stoppen konnte. Filmemacher und auch Politiker sind sich einig: „Der richtige Zeitpunkt ist alles."

Die Wieder-Erfindung oder wiedergefundene Wertschätzung des „Konzeptes", dass Arzneimittel derselben Familie ähnliche Wirkungen und Symptome zeigen, kam durch stetig zunehmende klinische Erfahrungen und Beobachtungen zustande. Anders ausgedrückt: Es hatte sich ein Bedarf entwickelt. Man wird diesen Ideen nicht gerecht, wenn man sie Konzepte nennt. Sie sind keine geistigen Gebilde, geboren aus theoretischen Ergrübelungen, Wunschdenken, abstrusen und einfallsreichen Ansätzen oder blindem Befolgen eines Systems, das sich selbst erfüllenden Bestätigungen hervorbringt. Sie sind vielmehr das Gegenteil davon. Reproduzierbare Beobachtungen bei realen Patienten mit realen Krankheiten, die reale Heilungen erleben, bilden die Grundlage dieser neuen Ideen. Uns wird ein Blick in die verborgene Arbeit der Natur gewährt.

Wegweisend in diesem Wiedererwachen der Erkenntnis ist Rajan Sankaran. Im Verlauf der letzten Jahrzehnte hat er als Pionier der praktischen Anwendung der Idee der homöopathischen Arzneimittelfamilie fungiert. Bereits 1993 erklärte er in seinem Buch „Substanz der Homöopathie" diese Ideen klar und deutlich. Niemals hat er etwas auf rein theoretischer Basis akzeptiert. Jede Annahme muss zerkleinert, gemahlen und pulverisiert die Feuerprobe der klinischen Anwendung durchlaufen. Die Spreu wird vollständig und wahrhaftig vom Weizen getrennt. Präsentiert er der homöopathischen Gemeinde die Früchte seines stets kreativen und aktiven Geistes, so geschieht dies niemals in Form einer ungeprüften Hypothese. Wird eine Idee von Rajan für gut befunden, so können alle sie vertrauensvoll in ihrer Praxis anwenden. Ich möchte in keiner Weise andeuten, dass man das eigene intelligente Fragen, die eigene Erfahrung oder Diskussionen zugunsten von Rajans Arbeit hintanstellen sollte. Ich kann nur für mich selbst und viele andere feststellen, dass er ein verlässlicher Wegbereiter für die homöopathische Gemeinde ist und es uns ermöglicht, unseren eigenen Weg in dem von ihm bereiteten Terrain zu finden.

Die Beobachtung, dass Arzneimittel derselben botanischen, chemischen und zoologischen Gruppe oder Familie ähnliche Wirkungen zeigen, hat aus einem guten Grund die homöopathische Gemeinde im Sturm erobert! Diese Erkenntnisse versetzen den Behandler in die Lage, dem Patienten besser zu helfen. So einfach ist das. Viele bekannte Homöopathen nutzen diese Ideen nicht nur, sondern sie haben der Materia Medica basierend auf dieser Grundlage wertvolle Informationen hinzugefügt.

Diese Einleitung mit Blick zurück in die Geschichte diente dazu, sowohl einen Kontext herzustellen, als auch uns mit der vorliegenden Arbeit auf den neusten Stand zu bringen. Auch hier ermöglichen Rajans einfühlsame Einsichten in die Grundidee der Familien es ihm, einige Schritte weiter zu gehen. Der Gedanke, dass alle Tiere Gemeinsamkeiten haben in Bezug auf die Symptome und dass sogar alle Reptilien oder Spinnen Familienmerkmale teilen, wurde erfolgreich in das homöopathische Denken integriert und ist für viele schon seit einigen Jahren tägliche Praxis. Das vorliegende Buch beschreibt nun den nächsten Schritt und beschreibt über die Familien hinaus die Unterfamilien. Rajans Erfahrung hat ihm gezeigt, dass die Einteilung in Gruppen, wie z. B. Reptilien, oder sogar Untergruppen wie die der Schlangen, nicht die ganze Geschichte erzählen – so nützlich diese Einteilung auch sein mag. Zwischen der großen Familiengruppe und den individuellen Arten gibt es andere Unterteilungen, die außerordentlich wertvolle Informationen über die Gemeinsamkeiten und die Unterschiede zwischen ihren Mitgliedern liefern. Dieses Buch entführt

VORWORT

uns in die Welt der Reptilien und ihre verschiedenen zoologischen Untergruppierungen, um uns zu verdeutlichen, dass diese Gruppen neben allem anderen auch homöopathische Bereiche von solch immensem praktischen Nutzen sind, dass wir, haben wir sie erst verstanden, wahrscheinlich nicht mehr verlasslich verschreiben können, ohne sie mit in unsere Erwägungen einzubeziehen.

Dieses Buch sprengt den Rahmen der existierenden Materia Medica. Schon beim flüchtigen Durchblättern wird jeder Homöopath fasziniert sein von dem riesigen Spektrum von Reptilien, die in der Homöopathie angewandt werden können und auch angewandt werden. Rajan hat sich unserer kleinen Auswahl angenommen und sie um viele und sehr unterschiedliche Mittel erweitert. Auf diese Weise haben wir viel mehr Möglichkeiten, korrekt Verschreibungen durchzuführen. Vergangen sind nun die Tage, da die Homöopathen die Gewohnheit weiterführen, den Patienten an die begrenzte Zahl der uns zur Verfügung stehenden Arzneimittel anzupassen – eine Gewohnheit, gewachsen aus der Not. Die verschiedenen Nuancen im Ausdruck des Patienten und seine unterschiedlichen Symptome können nun wesentlich genauer und präziser mit dem sich ständig erweiternden Füllhorn der Arzneimittel überein gebracht werden. Basierend auf klinischer Erfahrung und ergänzt um zoologische Fakten, Arzneimittelprüfungen, bekannte Symptome und weitere Informationen, bietet Rajan nicht nur klare und praktische Information, auf die hin wir die zusätzlichen, in diesem Buch beschriebenen Mittel verschreiben können. Vielmehr ermöglicht er uns auch ein Verständnis der Familien und Unterfamilien und eröffnet uns so die Möglichkeit, viele weitere Arzneimittel zu verschreiben, und die einzige Grenze stellt die Natur selbst dar.

Linda Johnston, M.D.
Thousand Oaks, CA
Februar 2010

VORWORT

Die jüngste Ausdehnung der Homöopathie in die Welt der Natur bringt uns viele Vorteile. Allerdings fördert sie auch einige eklatante Probleme zu Tage, die alle unter die Überschrift „ungenaue Klassifikation" fallen. Wenn Homöopathen sich auf zoologische oder botanische Informationen verlassen, um die Materia Medica zu erweitern, sollten diese in erster Linie genau sein. Auch wenn Exaktheit und Präzision immer wünschenswert sind, so waren sie in der Vergangenheit nicht so wichtig wie heute. Man muss in der Materia Medica oder auch nur in den Arzneimittellisten nicht allzu tief graben, um auf zahlreiche Fehler im Sinne von nicht korrekten Bezeichnungen, ungenauen Familien- und Arten-Zuordnungen, mehrdeutigen Arzneimittelprüfungen und sogar einfachen Schreibfehlern zu stoßen!

Ich habe den größten Teil der letzten 15 Jahre damit verbracht, dieses Thema zu ergründen. Im Laufe der Jahre habe ich unzählige Fehler entdeckt, und einige davon hatten direkte Auswirkungen auf die korrekten Verschreibungen der Behandler. Hieraus entsteht ein Dominoeffekt, der mit kleinen Ungenauigkeiten beginnt, dann kommt es zu größeren Ausrutschern, und diese führen schlussendlich zu eklatanten Fehlern. Das Endresultat ist ein ungelöster Fall oder Schlimmeres. Dieses Problem sollte nicht unterschätzt werden. Die meisten kennen mich durch meine Bücher über die Materia Medica, und in diese Texte sind zahlreiche Korrekturen eingearbeitet worden. Die Genauigkeit der Information bezüglich der Arzneimittel-Familien sollte im selben Maß wachsen wie deren Nutzen. Ein Buch wie dieses hat einen großen Vorteil: Es hilft, vergangene Fehler zu korrigieren. Rajan hat große Sorgfalt darauf angewandt sicherzustellen, dass alle technischen und zoologischen Informationen auf dem neuesten Stand und korrekt sind. Dies allein ist schon ein großer Dienst an der existierenden Materia Medica.

Meine Arbeit an der Materia Medica basierend auf meiner Erforschung der Natur hat mehr hervorgebracht als lediglich Fehlerkorrekturen. Es ist sehr augenfällig geworden, dass grundlegende Übereinstimmungen und Wechselbeziehungen zwischen natürlichen Phänomenen, Überlebens- und Anpassungsstrategien, Lebensräumen, toxikologischen oder phytochemischen Eigenschaften und anderen zoologischen oder botanischen Parametern und der homöopathischen Anwendung tierischer und pflanzlicher Arzneimitteln bestehen. Den Wert dieser Beobachtungen sollten wir nicht unterschätzen. Für die Weiterentwicklung der homöopathischen Wissenschaft ist es von großer Bedeutung, dass alle diese Informationen systematisiert werden, um so das Verständnis der Materia Medica zu vertiefen. Dieses Buch leistet genau dies für die Reptilien.

Frans Vermeulen
Thousand Oaks, CA
Februar 2010

GELEITWORT

Ich möchte betonen, dass die Empfindungsmethode nicht etwas gänzlich anderes ist als klassische Homöopathie. Nach wie vor sind mein Werdegang und die Ausbildung in klassischer Homöopathie die Grundlagen meiner Praxis, meiner Forschung und meiner Bücher. Weiterhin bilden das Repertorium und die Materia Medica die Eckpfeiler meiner Praxis und meiner Arbeit. Meine gesamte Forschung und alle Neuerungen zielen darauf ab, den Anwendungsbereich klassischer Homöopathie zu vertiefen und zu erweitern. In keiner Weise sollen sie diese negieren, umgehen oder ersetzen. In jedem meiner Bücher habe ich diesen Punkt wiederholt betont und sowohl meine Schüler als auch meine Leser eindringlich darauf hingewiesen, nicht von unseren bewährten Grundlagen abzuweichen.

Was ist nun das eigentlich Neue an meiner Arbeit? Zunächst einmal: Worin liegt die Absicht? Die Absicht war immer, unsere Mittelwahl einfacher, stimmiger, eindeutiger und vorhersagbarer zu gestalten. Die von mir genutzte Methode zielt darauf ab herauszufinden, ob es in der Materia Medica Muster gibt, die identifiziert und angewandt werden können.

Es galt, Muster innerhalb der unterschiedlichen Königreiche zu finden. Selbst ein flüchtiger Blick auf die Mittel der Materia Medica unter dem Aspekt Pflanzen, Tiere und Mineralien – und entsprechende Muster – bringt etwas Interessantes zum Schwingen.

Betrachten wir z. B. Pflanzenarzneimittel wie *Ignatia, Pulsatilla* und *Staphisagria*: Was haben die Menschen miteinander gemein, die diese Mittel brauchen? Wir können sagen, es sind sehr sensible, reaktionsfreudige Menschen.

Betrachten wir dann drei wohlbekannte mineralische Mittel, z. B. *Natrium muriaticum, Argentum nitricum* und *Barium carbonicum*: Welche Gemeinsamkeiten sehen wir? Wir sehen, dass bei Menschen, die diese Arzneimittel benötigen, Probleme im Hinblick auf Beziehungen, auf ihre Leistung und ihre Fähigkeiten bestehen. Wir sehen weiter, dass ihr Hauptthema nicht die Empfindsamkeit und Reaktivität der pflanzlichen Arzneimittel ist, sondern eher das Gefühl, etwas fehle oder sei verloren gegangen.

Wenn wir drei Tierarzneimittel betrachten – sagen wir *Lachesis, Lac caninum* und *Apis mellifica* – welche Gemeinsamkeiten sehen wir? Wir sehen die Themen Eifersucht, Wettbewerb und Hierarchie.

Diese drei Muster – Empfindsamkeit, Überleben und Struktur – korrespondieren mit dem, was wir in der Natur jeweils bei Pflanzen, Tieren und Mineralien beobachten. Die Pflanzen und somit pflanzliche Arzneimittel haben mit Empfindsamkeit und Anpassungsfähigkeit zu tun. Mineralien und mineralische Arzneimittel haben Formen und das Zusammenbrechen von Strukturen zum Thema. Tiere und die Arzneimittel, die daraus hergestellt werden, haben zu tun mit Wettbewerb und Überleben.

Das war der Beginn meiner Studien der Königreiche. Dieser homöopathische Ansatz über die Königreiche beschreibt, wie die Muster, die wir innerhalb einer Arzneimittelgruppe beobachten, uns in der Praxis helfen, das Mittel für einen Patienten zu finden.

Obwohl wir Krankheit immer besser verstehen werden, lassen sich doch mit Hilfe meines Ansatzes in Bezug auf den Patienten und seine Krankheit – der von mir praktizierten homöopathischen Methode – neue Ideen nahtlos einbeziehen, denn die Kenntnis des Arzneimittels und des Königreichs, der Symptome und Systeme, ergänzen einander und führen den Homöopathen somit an einen Punkt, wo es keinerlei Unterscheidung mehr gibt.

GELEITWORT

Wenn wir *Lachesis* in unserer Materia Medica studieren und Symptome wie Empfindlichkeit am Hals, Vor- und Zurückschnellen der Zunge, außersinnliche Wahrnehmungen, Empfindlichkeit gegenüber Hitze- und Kälteextremen etc. lesen, hören wir dort nicht die Stimme einer Schlange? Was wir von *Lachesis* aus unserer Materia Medica wissen, hilft uns, Schlangen zu verstehen; gleichermaßen können wir, wenn wir Schlangen verstehen, *Lachesis* noch klarer erkennen und als Teil einer Reptilien*gruppe* sehen. Indem wir die Ausgangssubstanz eines Mittels als Mitglied einer Gruppe miteinander verwandter Mittel betrachten, bringt dies uns natürlich dazu, die Einzelheiten, in denen sich die Gruppenmitglieder voneinander unterscheiden, näher zu untersuchen, und dies erlaubt eine feinere Differenzierung verwandter, ähnlicher Mittel. Die Möglichkeit einer genaueren Verschreibung steigt, und unsere Arzneimittelwahl wird noch exakter.

Dies betrifft die Pflanzenfamilien ebenso wie das Studium der Reihen und Spalten des Periodensystems des Mineralkönigreiches. Das Studium einzelner Arzneimittel vermittelt uns eine Vorstellung von der gesamten Gruppe, zu der sie gehören, und hierdurch verbessert, vertieft und erweitert sich unser Verständnis der anderen Arzneimittel dieser Gruppe, sowohl der bekannteren als auch der weniger bekannten. Dies wiederum erhöht sowohl die Bandbreite der zur Verfügung stehenden Mittel als auch unser Verständnis und unsere Verschreibungssicherheit außerordentlich.

Mit Hilfe dieser Fortschritte sind wir nun in der Lage, sehr viel eher eine wahrlich homöopathische *Heilung* zu erzielen, als uns dies vorher möglich war. Meiner Meinung nach vertieft und erweitert diese Arbeit die traditionelle Homöopathie, keinesfalls aber ersetzt sie sie. Zugrunde liegt eine solide Basis, bestehend aus dem Repertorium, der Materia Medica und dem Organon der Heilkunst. Ohne diese Basis wird ein neuer Homöopathieschüler abschweifen. Mit dieser Basis aber wird er großen Nutzen aus dieser Arbeit ziehen. Die Fälle in diesem Buch stehen für meine Art zu arbeiten: Ich wende das Neue zusammen mit dem Alten an und betrachte beide als ein Ganzes.

Rajan Sankaran
Mumbai, Indien
2010

ÜBER DIE AUTOREN

Dr. med. Rajan Sankaran, Homöopath, F.S.Hom. (England) praktiziert Homöopathie seit 1981. Er ist als origineller Denker bekannt und hat viele Konzepte in die Homöopathie eingeführt.

Er ist der Autor verschiedener Bücher wie *Das geistige Prinzip der Homöopathie, Die Substanz der Homöopathie, Die Seele der Heilmittel, Prüfungen, Das System der Homöopathie, Einblicke ins Pflanzenreich (drei Bände), Die Empfindung in der Homöopathie, Das andere Lied, Sankarans Tabellen, Die Empfindung – Verfeinerung der Methode, Struktur (zwei Bände), Überleben – die Mollusken* und hat die Software *VitalQuest* mit entwickelt. Viele seiner Bücher wurden in verschiedene Sprachen übersetzt.

Rajan Sankaran lebt und praktiziert in Juhu, Mumbai, und unterrichtet weltweit.

Meghna Shah, B.H.M.S. (Bachelor of Homoeopathic Medical Sciences) arbeitete, nachdem sie Ihr Studium im Jahre 2000 abgeschlossen hatte, im homöopathischen Krankenhaus von Mumbai. Seit 2001 ist sie Ärztin an der Klinik von Dr. Sankaran. Sie hat Video- und Live-Seminare für Dr. Rajan Sankaran organisiert und mitgewirkt bei der Gründung der Internet-Arbeitsgruppe *insight-alliance homoeopathic*. Sie hat mit Dr. Sankaran an den Büchern *Sankarans Schema, Structure – Experiences with the Mineral Kingdom* und *The Other Song* – gearbeitet, die alle sehr geschätzt sind und in mehrere Sprachen übersetzt wurden. Derzeit arbeitet sie an dem Buch *Survival – the Arachnida*.

Mit der Erforschung der Reptilien für dieses Buch hat sie drei Jahre verbracht, einschließlich eines Aufenthaltes im Reptilien-Park in Chennai, wo sie die Reptilien mit eigenen Augen direkt beobachten und mit den Herpetologen des Parkes sprechen konnte.

BEITRAGENDE

Anne Schadde praktiziert seit 1984 Homöopathie in München, Deutschland. Seit 1990 studiert sie bei Dr. Rajan Sankaran. Sie gibt Seminare in Deutschland, den USA und Israel. Sie hat Arzneimittelprüfungen von *Lapislazuli, Lithium carbonicum, Ginkgo biloba, Linum aquamarin agallocha* und *Cypraea eglantina* durchgeführt. Ihre Arzneimittelprüfungen wurden in den Büchern *Ozon, Lapislazuli, Lignum Aquilaria Agallocha* und *Turmalin – Edelstein des Regenbogens* veröffentlicht.

April Bowen praktiziert Homöopathie seit 2004. Derzeit führt sie eine NCH-angegliederte Studiengruppe und ist Beisitzerin der *San Diego Assoziation Klassischer Homöopathen* (SACH), Mentorin für

BEITRAGENDE

Studenten und unterrichtet. Regelmäßig schreibt sie Beiträge im *Insight Alliance* Diskussions-Forum. Sie arbeitet gern in ihrer Familienpraxis, in der sie von ihren Patienten lernt, die sie inspirieren.

Ashok Borkar, B.H.M.S. (Bachelor of Homoeopathic Medical Sciences) machte 1990 seinen Abschluss am *Smt. C. M. Patel Homoeopathic Medical College* (Mumbai). Ein Jahr arbeitete er als Assistenzarzt im *Government Homoeopathic Hospital* (Mumbai). 1991 eröffnete er seine Praxis in Goa als homöopathischer Arzt. Von 2000 bis 2003 hielt er regelmäßig Vorträge über das Organon und über Philosophie im *Shri Kamakshdevi Homoeopathic Medical College*, Goa. Er gibt regelmäßig Seminare in Goa und in Karnataka. Er führte CME (Continuing Medical Education) in Goa durch. Er absolvierte den Lehrer-Ausbildungskurs in der Empfindungsmethode, der vom *Homoeopathic Research and Charities* (Dr. Rajan Sankaran und seiner Gruppe) angeboten wurde. Er unterrichtete im *Advanced course in Sensation method* in Mumbai im August 2008 und August 2009. Regelmäßig gibt er Kurse in der Empfindungsmethode für homöopathische Ärzte in Goa und Karnataka.

Bart Lambert praktiziert seit 1990 Homöopathie in Kortrijk, Belgien. Bart ist Mitglied der „Samosa", einer belgischen Studiengruppe. Er ist der Organisator der *European Clinical Seminars* (sieben bisher). Bart lädt indische Kollegen ein, in Kortrijk Seminare zu halten. Er unterrichtet zusammen mit Bert Lefevre in Antwerpen, Belgien, und auch für die VSU, die Homöopathische Schule in Belgien. Er hat zudem 2008 begonnen, die Empfindungsmethode in Poznan, Polen, zu unterrichten und führt das dieses Jahr fort.

Ben Ta'ati ist ein Fakultätsmitglied des *American Medical College of Homeopathy* und Vorsitzender der Abteilung Fallaufnahme und Fallanalyse. Bens Vollzeitpraxis verdankt ihren überwältigenden Erfolg Dr. Rajan Sankaran und seinem Team.

Bill Mann praktiziert seit 1981 die Heilkunst. Später absolvierte er eine Ausbildung, um die Traditionelle Chinesische Medizin und Akupunktur auszuüben. Während dieser Zeit wurde er in die Homöopathie eingeführt und schloss seine Studien am *Hahnemann College of Homoeopathy* ab. Während seines Aufenthaltes dort wurden ihm 1993 die Arbeiten von Dr. Rajan Sankaran vorgestellt, und er besuchte seither zahlreiche seiner Seminare, einschließlich des klinischen Arbeitskreises in Bombay, Indien, für internationale Homöopathen. Bill unterrichtete an vielen homöopathischen Schulen und sprach bei Konferenzen. Er half dabei, Schulen wie das *Desert Institute School of Classical Homoeopathy* und die *Homoeopathic Academy* in Südkalifornien aufzubauen. 2004 gründete er das *California Center for Homoeopathic Education* (CCHE) und unterrichtet nun ausschließlich die *Vital Sensation Methode*.

Bob und Judyth Ullman

Bob ist Autor bzw. Co-Autor von sieben Büchern über Homöopathie, einschließlich des Bestsellers *Es geht auch ohne Ritalin*. Er praktiziert seit 1981 und ist Mitbegründer des *Northwest Center for Homoeopathic Medicine* in Edmonds, Washington, U.S.A.

Judyth ist Autorin bzw. Co-Autorin von sieben Büchern über Homöopathie, einschließlich des Bestsellers *Es geht auch ohne Ritalin* und Autorin des Buches *Whole Woman Homoeopathy*. Sie praktiziert seit 1983 und ist Mitbegründerin des *Northwest Center for Homoeopathic Medicine* in Edmonds, Washington.

Craig Wright, M.Tech.Hom. (TN), P.C.H. (UK), M.Sc. (Herbal Medicine) (UK) erlangte 1999 einen Master-Abschluss in Homöopathie am Technikum Natal in Südafrika (jetzt Durban University of Technology), wo er praktizierte und unterrichtete, bevor er im selben Jahr nach England zog. Er führte seine Studien fort und erhielt ein Postgraduierten-Abschlusszeugnis an der ´Dynamis School for Advanced Homoeopathic Studies´ sowie einen weiteren Abschluss in Kräuterheilkunde an der Schottischen Schule für Herbal Medicine & University of Wales. Craig

BEITRAGENDE

kehrte Ende 2009 nach Südafrika zurück und praktiziert nun in Kapstadt, unterrichtet weiterhin Homöopathie und Kräutermedizin in London, Schottland und Spanien und koordiniert das Programm der Magister der Wissenschaften für die Schule in Schottland. Als Herausgeber des Schottischen Journals für Kräutermedizin hat Craig ein besonderes Interesse, unterschiedliche medizinische Systeme miteinander zu kombinieren, um so eine individuelle Lösung für die Probleme des Patienten zu finden. Er interessiert sich ebenso für die Erforschung der medizinischen Eigenschaften der Pflanzen in Südafrika.

Gurmej Virk, Ph.D. (Dr. phil.), R.S.Hom. erwarb 1992 einen Doktorgrad der Sheffield University, England. Er unterrichtet an verschiedenen Colleges in England. 2006 gründete er die Aroga School zusammen mit seiner Partnerin Dawn Price, beide sind außerdem die Mitbegründer von *The Source,* ein internationaler Newsletter, der darauf ausgerichtet ist, das Wissen und die Fortschritte in der Empfindungsmethode zu verbreiten.

Ingrid Van de Vel stammt aus Belgien. 1989 begann sie mit dem Studium der Homöopathie an der VSU, Belgien, und begann 1999 zu praktizieren. Seit 2001 wird sie von den Arbeiten von Rajan Sankaran inspiriert. Sie ist eine der Gründerinnen von „Synapsis" und organisiert Seminare mit Rajan Sankaran. Außerdem organisiert sie zusammen mit Bert Lefevre die „Samosa Studiengruppe". Sie hält Gastvorträge in Europa.

Dr. med. Jacques Echard, lebt und praktiziert in Toulouse, Frankreich. Er organisiert und unterrichtet Seminar in klassischer Homöopathie und leitet Diskussionsgruppen. In Frankreich organisiert er Seminare mit R. Sankaran und auch dessen Videoseminare.

Jeff Baker praktiziert Homöopathie auf der Insel Maui in Hawaii. Als starker Befürworter von Dr. Rajan Sankarans Arbeit hat Jeff Dutzende von Seminaren über die Empfindungsmethode in den USA organisiert und/oder präsentiert.

Joanne Greenland hat eine Homöopathie-Praxis in Jindivick, Victoria, Australia. Sie unterrichtet die Medizinstudenten des zweiten Jahres in Homöopathie und die des vierten Jahres in 'zeitgenössischer Homöopathie'. Joanne schreibt ein Buch zum Thema 'Die Bedeutung der Krankheiten verstehen'. Joanne bietet den Studienabsolventen Workshops zu diesem Thema an.

Jonathan Shore graduierte 1968 in Medizin und praktiziert Homöopathie seit 1976. Er unterrichtet sowohl in Nord- als auch in Südamerika sowie in Europa, Südafrika, Australien und Neuseeland. Derzeit unterhält er eine kleine private Praxis in Novato, Kalifornien.

Jürgen Becker, ein erfahrener Homöopath aus Freiburg, Deutschland, war einer der ersten, der sich von den traditionellen Einschränkungen der Homöopathie freimachte. Er arbeitete mit Märchen, Symbolen, Mythologie und dem Phänomen der Synchronizität. Er arbeitete ebenfalls mit Träumen und Traumprüfungen; in neuerer Zeit arbeitet er mit einer neuen Methode, Arzneimittel zu potenzieren, den sogenannten C4-Potenzen. Von ihnen berichtet er, dass sie eine deutlich tiefere Ebene der Arzneimittel-Botschaften zum Vorschein bringen. Er ist der Autor verschiedener Bücher in deutscher Sprache, welche Monografien einiger Mittel enthalten, sowie eines umfangreichen Buches über seine neuesten Entdeckungen die C4-Potenzen betreffend, sein Titel lautet „Neue Welten der Homöopathie und der Kräfte des Lebens."

Laurie Dack unterhält eine Homöopathie-Praxis in Vancouver, Kanada. Ihr Studium und das Praktizieren der Homöopathie brachte sie in den letzten 19 Jahren nach Europa, Indien und in die USA. Nun unterrichtet sie in Kanada und den USA.

Dr. med. Linda Johnston, graduierte 1979 an der Universität Washington, Medizinische Fakultät, und begann 1981, in Los Angeles Medizin zu praktizieren. Mit ihrer homöopathischen Praxis begann sie fünf Jahre später. Sie ist Autorin des Buches *Everyday Miracles: Homoeopathy in Action* und zahlreicher Artikel. Sie unterrichtet auch, gibt Interviews und präsentiert Fälle.

BEITRAGENDE

Melinda Leeson ist Ärztin in Florida und praktiziert orientalische Medizin, sie besitzt umfangreiches Wissen und viel Praxis in Akupunktur, Kräuterkunde, orientalischer Ernährungstherapie und klassischer Homöopathie. Sie gründete im Jahre 2000 „Nature's Own Wellness" (Die Gesundheit der Natur), um mit dieser Gesundheits-Vorsorge-Klinik eine Alternative zu bieten, die sowohl östliche als auch westliche Heilungsansätze anbietet. Sie assistierte Todd Rowe bei seiner Arzneimittelprüfung vom Alligator, indem sie die erforderliche Substanz über Michael Quinn zugänglich machte.

Michael Rutledge-Blessin begann im Jahr 2000, Homöopathie zu studieren, und wurde durch Detlef Schreiber in die Empfindungsmethode eingeführt. Er erforscht Pflanzenfamilien und führt seit 2005 seine eigene Praxis in Hamburg.

Miriam Heffer, R.C.Hom. praktiziert klassische Homöopathie seit 1995. Sie lebt in Israel und hat eine Klinik in Jerusalmen. Sie folgt den Lehren von Dr. Sankaran, seit sie zum ersten Mal sein Buch *The Spirit of Homoeopathy* las. Sie organisiert Dr. Sankarans Video-Kurse in Jerusalem und unterrichtet privat wie auch in Studiengruppen.

Nancy Herrick praktiziert Homöopathie seit 1975. Als Direktorin der New Hahnemann Medical Clinic unterrichtet sie im Hahnemann College of Homoeopathy Ärzte in klassischer Homöopathie. Seit mehr als zwanzig Jahren unterrichtet sie weltweit. Sie ist Autorin zweier Bücher über Arzneimittelprüfungen: *Sacred Plant, Human Voices* und *Das Wesen der Tiere in menschlicher Sprache*.

Pratibha Dalvi, B.H.M.S. (Bachelor of Homoeopathic Medical Sciences) (Indien), R.C.Hom. (NZ) praktiziert seit 1994, zunächst in Mumbai und nun in Auckland, Neuseeland. Sie ist Dozentin am South Pacific College of Natural Therapies und unterrichtet „praxisorientierte Differenzierungen und die Rolle der Homöopathie bei Asthma" überall in Neuseeland. Sie leitet Sankarans Video-Kurse in Auckland.

Dr. med. Reinhard Flick, geboren 1954, seit 1985 homöopathischer Arzt in Wien, Mitglied der Lehrerschaft des ÖGHM (Österreichische Vereinigung homöopathischer Medizin), Vizepräsident der ÖGHM. Er ist sehr aktiv in Bezug auf Arzneimittelprüfungen von *Mater perlarum, Kalium sulphuricum, Natrium phosphoricum, Vipera berus, Formica rufa, Vespa crabro, Magnesium bromatum, Magnesium iodatum, Salvia officinalis, Carboneum sulphuratum, Samarium, Gadolinium metallicum* und *Coccinella septempunctata.* Er hat zahlreiche Beiträge in Documenta Homoeopathica, Homoeopathic Links und Homöopathie in Österreich veröffentlicht; er hat Seminare während der Liga-Kongresse in den Jahren 1998, 2000, 2003 und 2005 geleitet und unterrichtet und veranstaltet Seminare in Österreich, Deutschland und Slowenien.

Dr. med. Robert Gramlich, hat 1994 sein Studium an der USC School of Medicine beendet und sein Facharztstudium als Allgemeinmediziner an der University of California in Los Angeles 1997 beendet. Er hat sein Homöopathiestudium 1993 aufgenommen und hat nun eine Praxis in Los Angeles.

Sigrid Lindemann praktiziert seit 1997 klassische Homöopathie in Auroville, einer Gemeinschaft in Südindien, und studiert mit der Gruppe in Bombay seit 1999. Sie unterrichtet seit 2004 die Empfindungsmethode in Deutschland in 3-Tages-Seminaren: Vogel-Arzneimittel, Kohlenstoffgruppe und Meeresmittel. Abgesehen vom Videounterricht und Live-Fallanalysen entwickelt sie interaktive Unterrichtsmethoden, sie lehrt Wahrnehmung und leitet Fallanalyseübungen.

Sonja Doyle begann 1992 das Homöopathie-Studium an der CLH, Belgien, gleich im Anschluss an ihr Medizinstudium. Seither ist sie über drei Kontinente gereist, um den Seminaren internationaler Lehrer zu folgen, den meisten aus der Bombay-Schule. Sie hat eine Vollzeitpraxis in Brüssel und ist Mitglied der Samosa-Studiengruppe in Belgien.

Staria Manos, C.C.H., R.S.Hom. (N.A.) graduierte 2004 an der Homöopathischen Akademie von Südkalifornien. Derzeit praktiziert sie Homöopathie in San Diego und Murrieta, Kalifornien, USA.

BEITRAGENDE

Dr. med. Sudhir Baldota, praktiziert seit 1991 Homöopathie in Mumbai. Er ist einer der Hauptdozenten der Mumbai-Gruppe. Er ist ebenfalls Treuhänder der „Homoeopathic Research and Charities". Seit 1993 beteiligt er sich aktiv am Unterricht an der HRC. Er unterrichtet sowohl national als auch international in Ländern wie Irland, Holland, Deutschland, USA, Kanada, der Slowakei, Australien und England. Gemeinsam mit Dr. Rajan Sankaran hat er das Buch *Überleben – die Mollusken* verfasst. Derzeit praktiziert und unterrichtet er in Winterthur (Schweiz) (www.sternsicht.com).

Sujit Chatterjee praktiziert Homöopathie seit 1983. Er ist einer der Hauptdozenten der Homöopathie-Schule in Bombay. Er hat Arzneimittelprüfungen von Mitteln wie *Uranium nitricum, Ficus religiosa, Ficus indica* und *Chocolate* durchgeführt. Dr. Chatterjee hat mehrere internationale Seminare in Ländern wie USA, Kanada, Schweiz, Österreich, Deutschland und England geleitet.

Sunil Anand kennt man hauptsächlich wegen seines Ansatzes bei pädiatrischen Fällen. Er praktiziert seit 1982 und unterrichtete am D.S. Homoeopathic Medical College, dort war er Direktor der Pädiatrischen Homöopathischen Klinik.

Susan Sonz, C.C.H. ist die Direktorin der New York School of Homoeopathy. Susan veröffentlicht regelmäßig Artikel für nationale Journale, ist Mitglied des Nationalen Rates für Homöopathische Ausbidlung (C.H.E.) und Präsidentin der New York State Homoeopathic Assozation (NYSHA). Susan lebt und praktiziert in New York City.

Susanne Sieben praktiziert Homöopathie seit 1995. Seit 2001 studiert sie bei Dr. Rajan Sankaran, sie hat ihre eigene homöopathische Praxis in Mannheim, Deutschland. Sie führte Video-Kurse nach Dr. Sankaran in Deutschland durch und bietet Seminare an, in denen sie die Empfindungsmethode unterrichtet. Außerdem hat sie eine Arzneimittelprüfung zur Seeanemone *(Stoichactis kenti)* durchgeführt.

Tim Shannon, N.D. (Doctor of Naturopathic Medicine) ist ein approbierter Naturheilkundler mit einer eigenen Praxis in Portland, Oregon. Er arbeitet als freier Dozent am National College of Naturopathic Medicine in Portland. Dr. Shannon ist spezialisiert auf die Behandlung von mentalen, emotionalen und Verhaltensproblemen. Er nutzt die klassische Homöopathie, um eine weite Bandbreite an psychischen Erkrankungen zu behandeln: ADHS, Zwangsstörungen, Tourette-Syndrom, Depression, Angstattacken, Essstörungen, Posttraumatische Stressstörungen, Bipolare Störung, Schizophrenie usw. Er veröffentlicht regelmäßig Fallstudien und setzt Videos ein, um eine gute Patientenbetreuung zu verdeutlichen und zu unterrichten. Seit 1997 ist Massimo Mangialavori sein wichtigster Mentor.

Todd Rowe ist ein approbierter homöopathischer Physiotherapeut in Phoenix, Arizona. Er ist Präsident und Gründer des American Medical College of Homoeopathy und zudem Direktor der „Society for the Establishment of Research in Classical -Homoeopathy". Er hat hauptsächlich mit lokaler Flora und Fauna 15 Arzneimittelprüfungen durchgeführt. Vor kurzem veröffentlichte er *The Desert World: A Homoeopathic Exploration,* in welchem viele seiner Arzneimittelprüfungen zusammengefasst sind. Andere Bücher, die er geschrieben hat, sind *The Homoeopathic Journey* und *Homoeopathic Methodology.* Sein derzeitiges Projekt ist die Gründung einer homöopathischen Medizinschule mit Vollzeit-Ausbildung in Phoenix, Arizona.

Uta Santos-König praktiziert seit 1987 Homöopathie in Wien. Da sie ebenfalls Psychotherapeutin nach Jung ist, gilt ihr Hauptinteresse der Arbeit mit Träumen, sowohl in Arzneimittelprüfungen als auch mit Patienten. Seit zehn Jahren folgt sie den Wegen von Massimo Mangialavori. Als sie die unterschiedlichen homöopathischen Schulen mit ihren vielen Wiedersprüchen verglich, fing sie in letzter Zeit an, ihr Hauptinteresse vermehrt auf die vergleichende homöopathische Erkenntnistheorie und die Rolle des Arzneimittelverschreibers zu legen.

DANKSAGUNGEN

Wir möchten unseren lieben Freunden und Kollegen danken, die uns geholfen haben, dieses Werk zu schreiben.

Unseren Herausgebern Susan Cortes, April Bowen, Samuel und Lila Flagler und Abhijit Nanavati für ihr Geschick bei der Überarbeitung dieses Buches. Unser Dank geht ebenso an Mugdha Sovani, die die letzten Korrekturen vornahm.

Wir möchten auch den Apotheken Helios, Remedia, Freeman und Hahnemann Laboratorien danken, die uns dabei geholfen haben, die Arzneimittellisten für die Reptilienmittel zusammenzustellen.

Linda Johnston und Frans Vermeulen danken wir dafür, dass sie das Vorwort geschrieben haben.

Ebenso möchten wir unsere Dankbarkeit dem Chennai Crocodile Park (Indien) gegenüber ausdrücken, und zwar für ihre hervorragende Unterstützung, die es uns ermöglichte, dort aus erster Hand Erfahrungen mit Reptilien zu sammeln.

Wir möchten auch den Mitarbeitern der Homoepathic Medical Publishers (HMP) (Mumbai, India) für ihre Mitarbeit an diesem Werk danken.

Ebenso möchten wir all unseren Patienten für ihr Vertrauen danken; es hat uns immer geholfen, die Methode weiter zu verfeinern.

Und zu guter Letzt: Dank an unseren lieben Freund Sudhir Baldota für seine Unterstützung.

Einführung

EINFÜHRUNG

UNTERSUCHUNG DES FALLES

Man kann dieses Buch wie auch alle anderen Bücher dieser Serie nur dann wirklich nutzen, wenn man die Konzepte, die dieser Arbeit zugrunde liegen, gut verstanden hat. Diese Konzepte sind ausführlich in meinen früheren Büchern *Die Empfindung in der Homöopathie*, *Die Empfindung – Verfeinerung der Methode* und *Das andere Lied* erläutert. Zum besseren Verständnis sollen diese Konzepte noch einmal kurz zusammengefasst werden.

Wir beginnen die Fallaufnahme, indem wir einen beliebigen Aspekt des vorliegenden Falles erforschen: Die Hauptbeschwerde, eine Situation, einen Traum etc. Dann durchqueren wir die einzelnen Ebenen, um zu verstehen, *wie dieser Aspekt erlebt wird*. Diese Ebenen sind: Name, Fakt, Gefühl, Wahnidee, Empfindung, Energie und die Siebte Ebene. Eine Patientin berichtet zum Beispiel, dass ihre Beschwerde begann, als sie sich von einem sehr engen Freund enttäuscht oder hintergangen fühlte. Zunächst können wir erfragen, was tatsächlich in der Situation geschah. Dann fragen wir, welche Gefühle dies in ihr hervorrief. Sie könnte ärgerlich sein oder verletzt usw. Indem wir genauer nach den Gefühlen fragen, erfahren wir, wie sie diese Situation wahrgenommen hat. Zum Beispiel: Ihr wurde der Teppich unter den Füßen weggezogen, oder ihr wurde ein Messer in den Rücken gestoßen usw.

Fragen wir weiter danach, wie die Patientin diese Situation, die sie sich gerade vorstellt, tatsächlich erlebt hat, werden wir sehen, dass das innere Erleben auf der körperlichen und geistigen Ebene ein vollständiges Ganzes bildet. Dieses innere Erleben bildet das Zentrum allen Erlebens und aller Aspekte des Seins der Patientin. Die Frage danach, wie die Patientin etwas erlebt hat, darf keine intellektuelle Übung sein. Vielmehr muss der Verstand ausgeschaltet sein, wenn wir das Erleben *der Patientin* verstehen wollen, denn der Verstand interpretiert, analysiert und ordnet ein. Der Verstand stülpt den eigenen Standpunkt und das eigene Erleben über und lässt nicht einfach zu, was für die Patientin wahr ist. Die tiefsten Schichten eines Falles sind erreicht, wenn sowohl der Verstand der Patientin als auch der Verstand des Homöopathen vorübergehend ausgeschaltet sind. Man muss in den „Zeugen–Modus" gehen, ohne begründen oder logisch erklären zu wollen.

Erlauben Sie dem Patienten einfach, in das Erlebte hineinzugehen – auf eine Art meditative Reise. Genau in diesem Augenblick erlebt er die vollständige Totalität körperlicher und geistiger Empfindungen.

Der Trick besteht darin, den Patienten zum Erzählen zu bringen, und zwar aus seiner ureigensten Art heraus, die Welt zu erleben. Hierzu bittet man ihn: *„Erzählen Sie mir noch ein wenig mehr."* An diesem Punkt erscheinen Wörter, Gesten und Muster, die vollkommen unlogisch und unverständlich sind und nicht in Zusammenhang mit der gegenwärtigen Situation stehen. Die Wörter und Gesten sind auffallend und eigenheitlich, jedoch auch sehr, sehr individuell und durchgängig zu finden. Sie enthüllen ein Muster und eine zusammenhängende innere Geschichte. Dieses Muster, das sich zeigt, gleicht dem Muster von etwas anderem in der Natur oder spiegelt dieses wider, ganz gleich, ob es sich um ein Tier, eine Pflanze oder ein Mineral handelt.

Bei tieferer Befragung und beim tieferen Eintauchen in das Erleben offenbart uns der Patient unbewusst besondere Einzelheiten dieses Musters. Das Muster deutet auf das spezifische Unterkönigreich oder die Art der Substanz hin, das / die der Patienten durch sich hindurch nach außen fließen lässt. Es wird Ihnen vorkommen, als hörten Sie die Stimme von etwas anderem, ein paralleles Lied, das aus dem Patienten heraus spricht. Dieses andere Lied, dieses Muster, diese Reflektion einer Substanz der Natur, ist das Antlitz der Krankheit des Patienten. Tritt der Krankheit ein Mittel gegenüber, dem dasselbe Lied zueigen ist, ist sie geheilt.

EINFÜHRUNG

WIE KOMMEN WIR DAHIN?

Dieser Prozess der Fallaufnahme, dieser Befragungsprozess, diese meditative Reise bildet den Kern dieses Ansatzes. Der Prozess der Fallaufnahme selbst mag dem Patienten erlauben, sich das, was ihn bedrückt, genauer anzuschauen und Einblick in sich selbst zu gewinnen, und das ist für sich genommen schon ein wichtiger Schritt hin zur Heilung. Das eigentliche Ziel jedoch liegt darin, das Königreich, das Unterkönigreich und die Quelle des ständigen Störmusters zu identifizieren, damit das zur Heilung führende Arzneimittel identifiziert und verschrieben werden kann. Es ist wichtig zu wissen, dass im Verlauf der Fallaufnahme die Wörter, die zu den jeweiligen Ebenen Königreich, Unterkönigreich und Quelle gehören, nicht notwendigerweise in dieser Reihenfolge zum Vorschein kommen. Oft kommen sie vermischt und durcheinander. Es ist wichtig, mit den Wörtern, die kommen, nicht Rätselraten zu spielen. Wir müssen uns ganz deutlich der Ebene bewusst sein, auf der der Patient die Wörter gebraucht. So können wir zum Beispiel nicht einfach annehmen, jemand benötigt ein Schlangenmittel, nur weil er ausführlich von einem Traum von oder einer Aversion gegen Schlangen erzählt. Es wäre vollkommen falsch, den voreiligen Schluss zu ziehen, der Patient benötigt ein Schlangenmittel, nur weil er Schlangen erwähnt – und dann den Rest des Berichts so zurechtzubiegen, dass er zu den Merkmalen von Schlangen passt!

Einfach die Idee aufzugreifen, dass der Patient ein Schlangenmittel benötigt, weil er Schlangen erwähnt, und den Rest von dem, was er erzählt, einfach so hinzubiegen, dass es zu den Schlangenmerkmalen passt, wäre vollkommen falsch! Eines muss uns ganz klar sein: Eine einzelne Reaktion auf Schlangen (z. B. in Form von Träumen oder Abneigungen) geschieht auf der Ebene der Wahnideen und bedeutet nicht automatisch, dass der Patient ein Schlangenmittel oder überhaupt ein Reptilienmittel benötigt. Um festzustellen, dass der Patient *ständig* das Muster von Reptilien (Schlangen) *beibehält,* muss man die Ebene des *ständigen Erlebens* des Patienten erreichen, um dann zu sehen, ob der Patient auf dieser Ebene wieder und wieder, bei allen Ereignissen, in allen Zusammenhängen und unter allen Umständen ein reptiliengemäßes Muster von Aktion und Reaktion beibehält. Tut er das **nicht**, benötigt er **kein** Reptilienmittel. Tatsächlich sollte unser Hauptziel nicht darin bestehen, den Patienten zu kategorisieren, sondern darin, immer tiefer in das Erleben vorzudringen.

So würde man fragen: *„Erzählen Sie mir von Ihrer Abneigung gegenüber Schlangen."* Wir müssen dann sehr aufmerksam auf die Wörter oder Gesten unseres Patienten im Zusammenhang mit Schlangen achten. Zum Beispiel sagt er vielleicht, Schlangen seien sehr schleimig. Fragen Sie, wie er „schleimig" erlebt, sagt der Patient vielleicht etwas, das in keinem Zusammenhang mit Schlangen steht. Zum Beispiel sagt er, schleimig bedeutet glitschig, dreckig, ekelig! Und Sie bitten ihn, mehr zu erzählen. Er sagt dann weiter, es ist so eklig, dass man nicht möchte, dass es näher kommt, damit es einen nicht berühren und infizieren kann. Um dies zu vermeiden, möchtest man weg davon, in seiner Schale sein, man will davon nicht berührt werden. Man will in dieser schützenden Umhüllung sein, die einen nicht nur davor beschützt, sondern auch vor allen anderen möglichen Gefahren im Außen. Und während er das sagt, zeigt der Patient mit seinen Händen eine Muschel. In diesem Fall braucht er vielleicht ein Mittel aus der zweiten Reihe des Periodensystems, der Reihe mit Bezug zu der menschlichen Erfahrung eines Fötus im Mutterleib. Dann sehen Sie, dass alle anderen Aspekte diesen Patienten betreffend, einschließlich z. B. seiner Ängste und seiner Hobbys, auf dasselbe Erleben hinauslaufen. Das Erleben, das all seinen unterschiedlichen Ausdrucksformen zugrunde liegt, ist das Erleben eines Fötus im Mutterleib, der nicht bereit ist, der Welt zu begegnen. Dies ist ein entscheidender Punkt in der Fallaufnahme, da man in diesem Stadium die meisten Fehler machen kann. Man muss verstehen, dass **die Energie des Patienten mit der Energie der Quelle übereinstimmen muss.**

EINFÜHRUNG

EMPFINDUNG – UND DIE UNTEREBENEN

Empfindung ist:

> *Die grundlegende, zentrale Art des Erlebens dieses Menschen,*
> *dasjenige, das das Leben beherrscht,*
> *das, was all seine Aktionen und Reaktionen durchdringt.*

Das ist die Ebene, auf der wir frei vom menschlichen Filter sind, und Dinge als das sehen, was sie sind. Es ist die Ebene, auf der die Energie direkt zu uns spricht! Das ist der Punkt, an dem das, was den Patienten beim Sprechen über seinen Fall am meisten bewegt, kompletter Unfug zu sein scheint, wenn wir anfangen, zwei unterschiedliche Lieder zu hören – das menschliche und das nichtmenschliche. Die Energie kann die einer Pflanze, eines Minerals oder eines Tiers sein. Und es gibt noch andere Möglichkeiten: Nosoden, Imponderabilien und von Menschen hergestellte Substanzen, doch die Mittel, die der Homöopath am häufigsten bei seinen Patienten sieht, stammen gewöhnlich aus dem Pflanzen-, Mineralien- und Tier-Königreich.

Diese Ebene der Empfindung kann weiter in drei unterschiedliche Ebenen unterteilt werden.

> *Empfindung A – Königreich*
> *Empfindung B – Unterkönigreich*
> *Empfindung C – Quelle*

Es gibt bestimmte Ausdrücke, die jeweils auf das entsprechende Königreich hindeuten: auf das tierische, pflanzliche oder mineralische Königreich. Ebenso gibt es bestimmte Ausdrücke, die auf ein Unterkönigreich hinweisen: zum Beispiel die Reptilien, die Anacardiaceae oder die dritte Reihe des Periodensystems. Schließlich gibt es bestimmte Ausdrücke, die auf die Quelle hindeuten. Ein sorgfältiges Verständnis und eine Differenzierung dieser Unterebenen sind entscheidend bei der abschließenden Auswahl des Arzneimittels.

ERKENNEN DER SPRACHE DER QUELLE

- **Erkennen der Eigenschaften**

Auf der Empfindungsebene C trifft man vielleicht auf Wörter oder Gesten, die sehr merkwürdig scheinen, die aber tatsächlich die körperlichen Eigenschaften der Quelle deutlich machen: Farbe, Größe, Form, Konsistenz, Temperament, Verteidigungsstrategie usw. Eine Patientin zum Beispiel sprach darüber, wie sie eine bestimmte Situation so erlebte, dass sie *sich auf den Boden gepresst, wie von einem Gewicht niedergedrückt, gepackt und erstickt fühlte.* Ich bat sie:

D: Beschreiben Sie *gepackt, erstickt.*
P: Man versucht aufzustehen, ist aber niedergedrückt, man kann nicht.
Klaustrophobisch, niedergedrückt, kann sich nicht erheben, kann nicht aufstehen.
D: Was bedeutet *erstickt,* nur dieses Wort.
P: Erstickt, man kann nicht aufstehen. Erstickt ist für mich, ich kann meinen Kopf heben. Hilflosigkeit.
Es ist wie erstickt, du kannst irgendwie nicht atmen. Der Körper kann nicht atmen, außer dem Kopf. **Der Kopf ist anders und der Körper ist anders.** Der Kopf kann sich bewegen, der Körper nicht.

EINFÜHRUNG

D: Beschreiben Sie *Kopf ist anders und Körper ist anders*.
P: **Der** Kopf ist leicht, es geht ihm gut, er kann sich bewegen, aber der Körper wird festgehalten. Der Kopf guckt zum Körper, welcher niedergedrückt ist. Hilflos, hilflos.
D: Beschreiben Sie *Der Kopf guckt zum Körper, der niedergedrückt ist.*
P: Ja, es ist wie … der Körper ist wie … ist wie ein separates Körperteil, anders.
D: Sagen Sie ein wenig mehr über *der Körper ist ein separates Körperteil.*
P: Angeblich verrottet der Körper, wissen Sie, das ist schrecklich, fürchtlich zu sagen, aber es fühlt sich an wie … der Körper sieht aus wie, der Kopf sieht okay aus, aber der Körper ist wie …
D: Sagen Sie ein wenig mehr über *der Kopf ist okay, aber der Körper verrottet.*
P: **Der** Körper sieht gut aus, aber ist verrottet. Der Kopf ist okay, voller Licht und Energie, aber der **Körper verfault, er ist schwarz, gangränös**. Aus irgendwelchen merkwürdigen Gründen fühlt es sich gangränös an. Ich weiß nicht, was gangränös ist, aber es fühlt sich so an, verfaulend.
D: Ein wenig mehr über *verfaulen.*
P: **Verfaulend, schwärzlich.**
D: Ein wenig mehr, beschreiben Sie noch mehr.
P: **Er zersetzt sich.**
D: Beschreiben Sie die Eigenschaften dieses *Verfaulens* und *Zersetzens.*
P: **Hässlich, hässlich, hässlich.**
D: Beschreiben Sie *hässlich.*
P: **Ekeliges verrottendes Fleisch.**
D: Was fällt Ihnen ein, wenn Sie das sagen?
P: Jetzt gerade ist es nicht so schlimm, doch anfangs war **es sehr dunkel …**
D: *Dunkel?*
P: **Der Körper ist dunkel, wirklich dunkel, schwarz-dunkel, grünlich dunkel.**
D: Beschreiben Sie *grünlich dunkel.*
P: Dunkelgrün, schwärzlich … eigentlich mehr eine Schattierung von Schwarz. Dunkelgrün.

D: Beschreiben Sie *grünlich dunkel* noch ein bisschen mehr.
P: Es ist irgendwie grün … dunkelgrün. Ein grünes, dunkles Moos, diese Art von Grün. Wahrscheinlich ist mir das eingefallen, der Stuhlgang, aber dunkelgrün. Nicht so sehr dunkelgrün, aber vorher war es ein schwärzliches dunkles Grün, es war mehr Schwarz. Aber dann kam dieses dunkle grüne Ding herein, ich weiß nicht. Vielleicht ist es nicht richtig. Ich weiß nicht. Aber es war nicht angenehm.

Das war eine überraschende Wendung für mich. Bis zu diesem Punkt war ich mir bezüglich des Königreiches (Tier) und des Unterkönigreiches (Reptilien-Schlangen) sicher gewesen. Die Wörter schwarz und grün aber waren sehr wichtig, da sie mit Betonung gesagt und völlig außerhalb des Kontextes geäußert wurden. Sie scheinen weder auf das Königreich noch auf das Unterkönigreich hinzudeuten.

Wörter der Quelle sind diejenigen, die:
- *auf die physische Beschaffenheit einer Substanz hindeuten.*
- *auf eine spezifische Beschaffenheit hinweisen, die für eine Substanz charakteristisch ist.*

Die Wörter der Quelle deuten weder auf ein Königreich oder ein Unterkönigreich hin, noch stehen sie damit in Zusammenhang. Sie sollten zur endgültigen Differenzierung der Substanz oder Spezies verwandt werden, nachdem man hinsichtlich des Königreichs und des Unterkönigreichs entschieden hat.

5

EINFÜHRUNG

Hier haben die Farben *Schwarz* oder *Grün* nichts mit Reptilien oder Schlangen im Allgemeinen zu tun. Sie weisen auf die physische Beschaffenheit oder ein physisches Merkmal der Quelle hin. Man muss genau auf Wörter achten, die zusammenhanglos geäußert werden und nicht Teil eines Musters sind. Die Patientin, die die Farben Grün und Schwarz beschrieb, benötigt das Mittel *Dendroaspis polylepis* (Schwarze Mamba). Später, als wir uns über Mambas informierten, erfuhren wir, dass es sie in zwei Farben gibt: Grün und Schwarz. Da sie *Schwarz* eher als *Grün* betonte, gab ich ihr das Mittel, das aus der Schwarzen Mamba hergestellt wird. (Die detaillierte Fallbeschreibung lesen Sie an späterer Stelle in diesem Buch.)

- **Die Quelle enthält alles.**

Bei der Fallaufnahme sehen wir, dass im Verlauf der Erzählung des Patienten Ausdrücke der Königreiche, Unterkönigreiche, Klassen, Familien und Arten hier und da eingestreut werden. In einem Oktopus-Fall zum Beispiel spricht der Patient vielleicht darüber, wie er es erlebt, innerhalb einer Schale zu sein, und er zeigt die Energie des sich-in-eine-Schale-Zurückzuziehens, obwohl Oktopusse keine Schale haben. Das geschieht, weil die Empfindung einer Schale ein so wesentliches Thema bei den Mollusken ist. Zudem zeigen sich bei ihnen spezifische Eigenheiten und Energiemuster von Kopffüßern und Oktopussen.

- **Gesten und die Quelle**

Alle Gesten oder Energiemuster, die mit einem Maximum an Energie besetzt sind, deuten allein auf die Quelle und auf nichts sonst hin. Ein Beispiel soll dies deutlich machen. Häufig geraten sowohl Studenten als auch praktizierende Homöopathen durcheinander, wenn es um die fleischfressenden Pflanze *Drosera rotundifolia* und Insektenmitteln geht und wenn wir die Wörter 'in der Falle' und 'gefangen' hören. Wenn diese Wörter, die eine Empfindung beschreiben, von einer Geste dergestalt begleitet werden, dass sich beide Hände einander annähern und sich dann zusammenschließen, so reflektiert dies die Energie der *Drosera*-Pflanze in der Natur und kein Insekt.

In Tierfällen deutet diese Geste auf den Angreifer hin. Wird eine Geste oder eine Idee aus der Sicht eines Opfers beschrieben, so stellen wir im weiteren Verlauf der Fallaufnahme häufig fest, dass der Patient das, was er beschreibt, anderen antun möchte. Also fügt entweder ihm jemand etwas zu, oder er fügt jemandem etwas zu. Alle Energiemuster deuten immer auf die Quelle hin. Etwas anderes ist nicht möglich. In einem *Python*-Fall zum Beispiel beschreiben sie gequetscht und zusammengerollt aus der Sicht des Opfers. Fragen Sie hier weiter nach, stellen Sie fest, dass der Patient dies anderen antun würde, wenn er in der Rolle des Angreifers wäre.

Jede Eigentümlichkeit, jedes wichtige Wort und jede Geste des Patienten gehören zum Erscheinungsbild der Quelle. Damit können wir sicher sein, dass es sich bei dieser Quelle um das Mittel handelt.

Dies ist die grundlegende Wahrnehmung, die elementare Realität. Hinter allen Fakten, Emotionen und Bildern steht diese elementare Wahrnehmung. Je tiefgehender die Erkenntnis ist, umso klarer ist das Arzneimittel, und umso beständiger und besser sind Ihre Ergebnisse.

Wir müssen bereit sein, uns auf den großen Bereich des Unbekannten einzulassen. Aller Erfolg hängt von der Fähigkeit ab, im Unbekannten zu bleiben und zu erforschen, was es dort gibt, anstatt es lediglich einzuordnen, ohne die Tiefe des Falls zu ermessen. Bringen Sie es ans Licht – es handelt sich um pure Archäologie! Bringen Sie es so ans Licht, wie es ist!

* * * * *

Hat man die Konzepte einmal verstanden, so stellt dieses Buch eine gute Ergänzung dar. Zudem ist es sehr hilfreich dabei, die Anwendung der Konzepte zu erleichtern – nicht zuletzt aus diesem Grunde wurde es geschrieben.

EINFÜHRUNG

DAS LIED DES TIERES ERKENNEN

(Das folgende Kapitel ist eine erweiterte Version der Ausführungen in dem Buch ÜBERLEBEN – *Die Mollusken.*) In diesem Kapitel wollen wir untersuchen, auf welche Weise sich tierische Verhaltensweisen in Menschen zeigen, die ein Mittel aus dem Königreich der Tiere benötigen.

DIE DREI KÖNIGREICHE
WENN WIR ÜBER DIE KÖNIGREICHE SPRECHEN, WISSEN WIR, DAS GRUNDTHEMA IST BEI DEN

- Tieren das *Überleben*
- Mineralien die *Struktur*
- Pflanzen die *Empfindsamkeit.*

Das Thema der Tiere ist Überleben, d. h. *der Stärkste überlebt.* Dieser Satz wurde von dem englischen Sozialphilosophen Herbert Spencer im 19. Jahrhundert geprägt und anschließend auf die Arbeit von Charles Darwin angewandt, und er charakterisiert das Königreich der Tiere.

ÜBERLEBEN IM KÖNIGREICH DER TIERE IST DURCH EINE WETTBEWERBSSITUATION GEKENNZEICHNET

- Ich gegen mich/andere
- Der Stärkere gegen den Schwächeren
- Das Opfer gegen den Angreifer
- Das Raubtier gegen die Beute
- Angriff und Verteidigung.

Bei Tieren geht es um einen Prozess, in dessen Verlauf jemandem etwas passiert. Es handelt sich um einen Prozess von der Geburt bis zum Tod; ein Überlebensmuster, bestehend aus charakteristischen tierischen Verhaltensweisen, aus einem Paarungsprozess und aus Arten von Verteidigung und Angriff. Diese Muster haben sich in jeder einzelnen Art entwickelt, um das Überleben im jeweiligen Lebensraum sicherzustellen. Daher haben wir es in Tierfällen nicht mit einer einzelnen Empfindung und ihrem Gegenteil zu tun (wie dies im Königreich der Pflanzen der Fall ist), oder mit dem Verlust oder dem Fehlen von Struktur (wie im Königreich der Minerale). Vielmehr beobachten wir hier viele Empfindungen mit Energiemuster.

Bei genauerer Betrachtung wird deutlich, dass das tierische Energiemuster *eine Hauptempfindung enthält, begleitet von vielen kleineren Empfindungen.* Die Hauptempfindung repräsentiert die wichtigste und charakteristischste Bewegung dieses Tieres. Die kleineren Empfindungen repräsentieren unterschiedliche andere Aspekte, wie seine Angriffs- oder Verteidigungsmechanismen, seine Sexualität usw.

In einem Schwarze Mamba Fall (*Dendroaspis polylepis*) zum Beispiel ist die Hauptempfindung hohes Tempo, eilig, flott, rasch. Dies weist auf die Fähigkeit der Schwarzen Mamba hin, sich mit hohem Tempo zu bewegen und schnell anzugreifen.

Nachfolgend ist ein Beispiel dafür, wie der Prozess im Falle eines tierischen Arzneimittels ausgedrückt wird.

EINFÜHRUNG

Die Patientin klagte über Kopfschmerzen. Gebeten, sie zu beschreiben, fing sie an, ihre Hände einander anzunähern, fast bildeten die Finger Krallen, und sagte „Die Schmerzen erschüttern mein Gehirn." An diesem Punkt änderte sich die gesamte Sprache. Zu dem Erschüttern befragt, sagte sie: „Es überkommt mich. Es wird langsam immer enger und enger." Auf die Bitte, 'immer enger und enger' zu beschreiben, erwidert sie: „Ich möchte, dass es aufplatzt". Dann sagt sie: „Ich fühle mich sehr leicht, als ob ich keine Gliedmaßen hätte." Auf diese Weise wurde der gesamte Prozess einer Raupe in einem Kokon, die sich gerade in einen Schmetterling verwandelt, in all seinen unterschiedlichen Facetten beschrieben. Es ging der Patientin mit *Limenitis bredowii californica (Heterochroa californica)* sehr gut.

THEMEN DES KÖNIGREICHES DER TIERE

Im Leben der Tiere gibt es verschiedene Aspekte zu berücksichtigen: anatomischen Merkmale, physiologische Funktionen, Lebensraum, Fortbewegung, Lebenszyklus und Reproduktion, Sexualverhalten, Emotionen und Verhalten sowie Angriffs- und Verteidigungsmethoden. Wir müssen verstehen, wie diese Aspekte sich auf der menschlichen Ebene ausdrücken können.

- **Räuberisches Verhalten: Opfer und Angreifer**

  Räuberisches Verhalten ist eine Art der biologischen Interaktion, wobei ein Raubtier (ein jagender Heterotroph) seine Beute (das Lebewesen, das er angreift) frisst. Raubtiere töten nicht unbedingt ihre Beute, bevor sie sie fressen, aber das räuberische Verhalten endet immer mit dem Tod des Beutetiers.

  In gewisser Weise sind alle Tiere sowohl Jäger als auch Beute. In erster Linie gilt es also nicht zu verstehen, ob wir es mit einem Jäger oder seiner Beute zu tun haben, sondern darum, welches Energiemuster der Patient zeigt und zu welchem Königreich er gehört. Er mag es „Opfer" nennen, er mag es aber auch „Angreifer" nennen.

  So kann eine Person zum Beispiel sagen: „Ich möchte jemanden erwürgen", oder: „Ich möchte ihn erwürgen." In dem Moment, in dem er das Würgen mit einer Geste der Hand beschreibt, offenbart er unfehlbar seine eigene Quelle. Wie er es nennt, macht dann keinen Unterschied.

  Das Thema Opfer und Angreifer kann auf viele verschiedene Arten ausgedrückt werden, und der Behandler muss den Fall sorgfältig aufnehmen, um keine Fehler zu machen. Der Patient sagt vielleicht: „Die Krankheit ist dabei, mich zu besiegen", oder: „Sie ergreift Besitz von mir", oder „Meine Halsschmerzen bringen mich um". Hier zeigt sich das Thema *'ich gegen dich oder ich gegen jemand anderen'*. Der Behandler muss aufmerken, wenn Patienten die Idee ausdrücken, *er ist stärker und ich bin schwächer*, oder *jemand 'tut mir das an'*. Es entsteht ein Gefühl von *'einer gegen den anderen'*. Es zeigen sich auch Probleme in Bezug auf *Konflikte mit anderen*. Die Energiemuster und Gesten zeigen, wie irgendetwas etwas anderem etwas zufügt.

  Die Patienten, die tierische Energie zeigen, nehmen ihre Probleme oft las eine Art *Vergleich* wahr. Ihre konstante innere Quelle von Unbehagen würde, wenn sie eine Stimme bekäme, sich in etwa folgendermaßen anhören:

  „Wenn ich diese andere Person aussteche, sie besiege oder eliminiere, dann geht es mir gut."
  „Wenn ich erfolgreicher bin als der Andere, geht es mir gut."
  „Wenn ich mehr gemocht werde als der Andere, geht es mir gut."
  „Wenn ich attraktiver bin als der Andere, dann geht es mir gut."

  Anders ausgedrückt: Für den Patienten mit tierischer Energie stellt nicht seine angeborene Stärke oder Fähigkeit das Problem dar (wie bei einem mineralischen Patienten), sondern vielmehr seine Eigenschaften oder Errungenschaften im Vergleich mit anderen. *Habe ich es,*

EINFÜHRUNG

verglichen mit der anderen Person? Es geht ständig um *Wettbewerb* und darum, *besser zu sein als der Nächste*. *Eifersucht* ist oft ein natürlicher Auswuchs der pathologischen Haltung eines Patienten mit tierischer Energie.

Eine Variante des Opfer-Täter-Themas lautet '*ich gegen mich selbst*'. Es gibt *Konfliktthemen* mit sich selbst und mit anderen. Die Pflanze reagiert gegenüber der Umwelt, während das Mineral einen Mangel in sich selbst erfährt. Das Tier jedoch besitzt auf eine bestimmte Weise einen individuellen Charakter, eine individuelle, vollständige Identität. Daher erlebt ein Mensch, der diese Energie in sich spürt, zwei unterschiedliche individuelle Identitäten innerhalb seiner selbst, und dies verursacht eine *Teilung* im Selbst. Hierdurch entsteht das Gefühl 'ich gegen mich selbst'. Es besteht ein Gefühl von Dualität.

In einem solchen Fall sagt der Patient vielleicht:

„Ich spüre, ich bin nicht gut."

„Ich habe das Gefühl, ich hätte das nicht tun sollen."

„Ich weiß nicht, welcher Teil von mir mich dazu bringt, das zu tun."

„Ich bin wirklich versucht, das zu tun, aber irgendetwas hält mich davon ab. Ich weiß nicht, was es ist."

Das Bedürfnis zu überleben führt auch zu *Bösartigkeit* oder *Rachsucht*. Das entstammt dem Gefühl 'Du gegen mich'. Daraus folgt: 'Wenn du mich verletzt, werde ich dich verletzen'. Die Absicht, jemand anderen zu verletzen, kann man oft unterschwellig bei Patienten mit tierischer Energie beobachten, und sie drückt sich in Wörtern und Taten aus. Bösartigkeit und Rachsucht führen zu *aggressivem* oder *gewalttätigem* Verhalten, das sich entweder impulsiv (z. B. bei Spinnen-Arzneimitteln) oder berechnend (z. B. bei Schlangen-Arzneimittel) zeigt.

Besteht ein so starkes tierisches Bedürfnis zu überleben, werden Handlungen nicht von der Frage geleitet, was richtig oder falsch ist *(Verlust von Moral)*. Das Gefühl für „richtig" oder „falsch", im Wesentlichen ein menschliches Konstrukt, hat im Tierreich grundsätzlich keinen Platz. Auf einer tieferen Ebene wird das Tier vom Thema des Überlebens gesteuert. Wenn es denkt, es kommt ungestraft mit etwas davon, das für sein Überleben notwendig ist, wird es das tun und nicht mit moralischen Fragen nach 'richtig' oder 'falsch' stören lassen. Vergessen Sie nicht, es geht darum, dass „der Stärkere überlebt"!

Menschen, die ein tierisches Arzneimittel benötigen, legen entweder selbst unmoralische tierische Verhaltensweisen an den Tag, z. B. belügen, betrügen oder verraten sie andere oder jagen jemand das Messer in den Rücken. Oder aber sie reagieren empfindlich auf derartiges Verhalten in ihrem Umfeld und auf die Menschen, die dieses Verhalten zeigen. Sie sind fasziniert von Menschen, die mächtig sind und Akte der Gewalt und Grausamkeiten verüben. Dies geschieht auf einer sehr tiefen Ebene. In ihren Wahnideen oder Fantasien können sich beispielsweise Bilder von Gewalt als Rache für erlittenes Leid zeigen. Diese Bilder erfüllen sie mit großer Freude. Im täglichen Leben jedoch können die Patienten sehr moralisch, ethisch korrekt und gewissenhaft sein.

Schlussendlich läuft es daher darauf hinaus, wer wen in puncto *Überleben* „übertrifft".
Einige menschliche Ausdrücke Opfer-/Angreifer-Empfindungen betreffend:
Übervorteilen, ausgebeutet, misshandelt, ausgenutzt, zum Opfer gemacht,
Unterdrückt, beherrscht, schikaniert, unterworfen, erobert,
Manipulieren, beeinflusst und zum eigenen Vorteil kontrollieren,
Drangsaliert, besser als ich, mag mich nicht, gesagt bekommen, was man machen muss,
Ausgeschlossen, ausgegrenzt, ignoriert, kritisiert,

EINFÜHRUNG

Schlecht behandelt, ungerechterweise bestraft, unfair,

Von jemand anderem benutzt werden, damit er etwas erreicht,
Früher von jemand anderem benutzt oder besessen worden,
Sich auf mich / auf sie stürzen.

- **Um die Herrschaft kämpfen: Revierverhalten (Hierarchie) und Paarungsrechte (Sexualität)**
  - **Revierverhalten: Hierarchie**
    Bei Tieren, die in Gruppen leben, besteht ein Wettbewerb oder ein unvermeidlicher Konflikt bezüglich der Vorherrschaft über die wertvollsten Ressourcen, über Futter und Paarungspartner. Bei Tieren führt ein Konflikt wegen sozialer Vormacht oftmals zu gewalttätigen Auseinandersetzungen.

    Menschliche Ausdrücke sozialer Vorherrschaft sind:
    Überlegen/Unterlegen
    Jemand darüber/jemand darunter
    Hochgestellt/niedriggestellt
    Dominant, mächtig oder stärker/schwächer oder machtlos

    Diesen menschlichen Ausdrücken zugrunde liegt das Gefühl, „jemand, der über mir steht, fügt mir das zu." Diese Wörter können wieder von einer Geste begleitet sein.

  - **Paarungsrechte: Sexualität**
    Fortpflanzung ist der wichtigste Aspekt tierischer Fruchtbarkeit. Aus diesem Grund können wir komplexe Paarungsrituale wie den Einsatz von Farben, Lauten, verschiedenen körpersprachlichen Signalen und Ähnliches beobachten. Daher sind *Sexualität* und *Attraktivität* wichtige Themen in Tierfällen. Entweder tragen die Patienten helle, attraktive Farben, oder sie verhalten sich so, dass sie Aufmerksamkeit auf sich ziehen. So können sie z. B. flirten, und dies könnte entweder auf ganz plumpe oder ganz subtile Art geschehen. Hier zeigen sich auch Probleme bezüglich mangelnder Attraktivität, weswegen die Patienten sich zurückziehen. Es kann ein Gefühl von schmutzig sein oder Selbstekel bestehen, oder sie fühlen sich aufgrund ihrer Krankheit unattraktiv.

    Der Kampf um die Herrschaft wird auch geführt, um ein Weibchen für sich zu gewinnen. Aus diesem Grund kämpfen Männchen während der Paarungszeit gegeneinander. Der Gewinner erhält Zugang zu einem Weibchen und stellt so sicher, dass er Nachkommen hat.

Einige menschliche Ausdrücke, die das sexuelle Element in Tierfällen widerspiegeln:
Locken
Aufmerksamkeit auf sich ziehen
Verführen
Anziehen
Anziehungskraft
Gefallen
Bezaubern
Werben
Ködern
Attraktiv aussehen

EINFÜHRUNG

Oft sehen wir Patienten vor uns, wenn sie ein Mittel aus dem Tierreich benötigen. In Seminaren werden diese Fälle häufiger gezeigt, da sie lebendiger sind. Diesen Fällen wohnt eine gewisse Lebhaftigkeit inne!

Man sollte sich aber bewusst sein, dass es auch pflanzliche und mineralische Mittel mit diesen Eigenschaften gibt. Die Pflanzen aus der Familie der Liliaceae zum Beispiel beschäftigen sich ebenfalls mit Attraktivität und machen sich deswegen Sorgen. *Veratrum album, Crocus sativa* und *Paris quadrifolia* suchen Aufmerksamkeit. Einige Mittel aus der Familie der Solanaceae können sehr lebhaft erzählen. Die Ranunculaceae haben ihre Empfindlichkeit. *Hyoscyamus* hat seine Sexualität. Auch *Phosphorus* mit seiner kommunikativen Art oder *Fluoricum acidum* mit seinem Flirtverhalten eignet sich für lebhafte Präsentationen.

Dringt man jedoch in die Tiefe ihrer Empfindung vor, so zeigt sich, dass Überleben und Sexualität bei ihnen zu etwas anderem gehört. Bei *Hyoscyamus* zum Beispiel ist die Sexualität in der tiefsten Ebene auf die Angst zurückzuführen, den Partner zu verlieren, was wiederum ihre Empfindsamkeit gegenüber furchterregenden Dingen anspricht. Diese Empfindsamkeit ist die Basis, und sie drückt sich in Form von Sexualität aus. Bei den Liliaceae verhält es sich ähnlich: Hier basiert die Attraktivität auf der Empfindsamkeit gegenüber „eingeschlossen oder ausgeschlossen", welche dazu führt, dass der Fall wie ein tierisches Arzneimittel aussieht. Bei diesen Fällen jedoch fehlen wichtige andere tierische Energieanzeichen wie der Vergleich Opfer/Angreifer, Angriff oder Verteidigung usw. *Phosphorus* hat in der tiefsten Ebene das Bedürfnis, eine andere Identität als die seiner eigenen Familie zu entwickeln. So beginnt er, seiner Familie gegenüber ein wenig desinteressiert zu sein, fängt an, mehr Freunde zu haben. Dies ist die darunterliegende Basis seiner Kommunikationsfreude.

- **Überlebensfähigkeit: Angriffs- und Verteidigungsmethoden bei Tieren**

Normalerweise kämpfen Tiere aus folgenden Gründen:
- Selbstverteidigung (das Syndrom der „in die Enge getriebenen Ratte"),
- um den Nachwuchs vor Gefahren zu beschützen,
- um Zugang zu wertvollen Ressourcen zu erhalten (Partner, Fressen, Revier).

Ist ein Tier gezwungen, seine Waffen zu benutzen, greift es also an, so ist es in der Lage, Schaden anzurichten sowie Schmerz und Verletzungen zuzufügen. Es ist sein Ziel, den Gegner kampfunfähig zu machen oder ihn zumindest zum Rückzug zu zwingen. Jedes Tier hat seine eigene Angriffsmethode: z. B. jagen/verfolgen, aus dem Hinterhalt angreifen, springen, plötzlich mit den Krallen zupacken. Gleichermaßen hat jedes Tier bestimmte Verteidigungsmechanismen: Wechsel der Farbe, Tarnung, Nachahmung, Rückzug in eine Schale/ein Haus usw.

Im Laufe der Zeit haben die einzelnen Arten gegenüber diesen Angriffen Verteidigungsmechanismen entwickelt, um ihre Überlebenschancen zu erhöhen. Alle Gruppen unterscheiden sich voneinander sowohl in der *eigenheitlichen Art, wie sie einen Angriff erleben*, als auch in ihrer Art anzugreifen Von der jeweiligen Tierart ist abhängig, welcher Verteidigungsmechanismus gegen einen Angriff entwickelt wird.

Ähnlich verhält es sich bei einem Patienten: Er wird beide Aspekte zum Ausdruck bringen und sowohl aus Sicht des Opfers als auch aus Sicht des Angreifers sprechen, jeweils bezogen auf das Mittel, das er als Arznei benötigt. *Opfer und Angreifer sind die beiden Seiten der gleichen Münze.* Das Opfer trägt den Samen des Angreifers in sich und umgekehrt. Jemand, der ein Schlangenmittel benötigt (besonders die Pythons und die Boas), berichtet beispielsweise davon, sich „zusammengeschnürt oder gequetscht" zu fühlen, genau das, was die Schlange ihrerseits ihren Opfern zufügt.

EINFÜHRUNG

▶ **Allgemeine Angriffsmethoden im Tierreich**
Die Fleischfresser unter den Tieren greifen ihre Beute auf sehr unterschiedlicher Art und Weise an, abhängig von ihrer Evolution, ihrem Lebensraum, anatomischen Eigenheiten und ihrer Lebensweise. Einige dieser Angriffsweisen werden häufig beschrieben als *springen*, *fangen*, *ergreifen* und *packen*. Die Einzelheiten der Verfolgung und Ergreifung der Beute sind zu unterschiedlich, als dass sie hier beschrieben werden könnten. Die Methode der Klassifikation bietet jedoch die beste Möglichkeit, die Techniken zu verstehen, die jedem Stamm, jeder Ordnung und jeder Familie, jeder Gattung und sogar jeder Art eigen sind. Jede nachfolgend genannte Gruppe ist eine Untergruppe der jeweils vorhergehenden.

▶ **Allgemeine Verteidigungsmethoden im Tierreich**
Ähnlich verhält es sich auch bei der Verteidigung. Verteidigungsmechanismen beinhalten das Verstecken, Flüchten und den Gebrauch von körperlichen oder chemischen Verteidigungsmethoden. Im Folgenden sind einige Verteidigungsmechanismen genannt:
- *Krypsis (Tarnung) und Unbeweglichkeit:* Färbung oder Form ähneln dem Umfeld, in dem das Tier lebt. Tarnende Farben und Bewegungslosigkeit erlauben es dem Tier zum Beispiel, sich heruntergefallenen Blättern anzupassen oder wie ein Stein auszusehen. Durch Bewegungslosigkeit ist es auch in der Lage, denen zu entkommen, die auf Sicht jagen.
- *Tarnung:* Die Farbe des Tieres verschmilzt mit oder ähnelt dem Hintergrund des Lebensraumes und macht es dem Jäger somit schwer, es von der Umgebung zu unterscheiden. Um nicht entdeckt zu werden, muss das Tier sich nur ruhig verhalten.
- *Täuschende Markierungen:* wie zum Beispiel große falsche Augen oder verschiedene Hautfärbungen und Muster, die Jäger verwirren können.
- *Nachahmung:* Das Nachahmen des Aussehens gefährlicher Arten kann potentielle Jäger abschrecken.
- *Warnfärbung:* Das Tier hat eine leuchtende Färbung, die dem Jäger signalisiert, dass das Tier nicht schmackhaft oder sogar giftig ist.
- *Vokalisierung:* Geräusche machen, um den Angreifer zu verscheuchen. Ein Beispiel ist das Zischen der Schlangen.
- *Drohgebärden:* Zurschaustellung von Aggression oder sich vergrößern, um den Angreifer zu verscheuchen.

Es gibt eine große Bandbreite von Verteidigungsmechanismen, und jede Gattung und jede Art kann zusätzliche Techniken entwickeln, die für sie einzigartig sind. Gerät zum Beispiel der Oktopus in einen sehr heftigen Kampf, so kann er einen seiner Arme „abschneiden" und diesen zurückzulassen. Dieses Phänomen nennt sich *Autotomie*. Der Arm wächst später wieder nach. Autotomie kann man auch bei Eidechsen beobachten.

Die Welt der Tiere steckt voller Herausforderungen. Diese stammen von anderen Tieren, aber auch aus der Umwelt (z. B. eisige Temperaturen, Trockenheit). Jede Art hat spezielle Möglichkeiten der Anpassung an ihre Umwelt. Die kaltblütigen Reptilien zum Beispiel, die nicht in der Lage sind, Wärme zu entwickeln, nehmen Sonnenbäder und halten in Kälteperioden Winterschlaf.

• **In Gruppen leben**
Das Sozialleben stellt für Tiere wahrscheinlich eine komplexe und effektive Überlebensstrategie dar. Es kann als eine Art Symbiose unter Individuen derselben Art betrachtet werden: Eine Gesellschaft, die sich aus Individuen derselben Art (genannt Herde, Rudel etc.) zusammensetzt und innerhalb klar definierter Regeln des Futtermanagements, der Rollenzuweisung und der

gegenseitigen Abhängigkeit lebt. Es ist nichts Ungewöhnliches, wenn Patienten über einen Zwiespalt sprechen: *in der Gruppe bleiben* versus *ein Individuum sein*.

- **Kommunikation**
Tiere entwickeln unterschiedliche Kommunikationsmethoden, sie sind in der Lage, in ihrer Sprache miteinander zu sprechen. Kommunikation ist überlebensnotwendig, um an Futter zu gelangen, um sich zu verteidigen oder beim Anlocken eines möglichen Partners. Dies kann ausgedrückt werden – auch in menschlichen Ausdrucksweisen – in Form von:
  - *Vokalisation:* Das wären z. B. die Warnschreie der Affen oder das Zischen der Schlangen.
  - *Zur-Schau-Stellen eines Körperteils oder besondere Bewegungen (Gesten):* Hier ist z. B. das Spreizen der Haube einer Kobra oder der Schwänzeltanz der Bienen zu nennen.
  - *Farben:* So z. B. der Farbwechsel des Chamäleons, die Zurschaustellung von leuchtenden Farben oder die Tarnung des Oktopus etc.

- **Einschränkung und Freiheit**
Mit dem Gefühl, von einem Umstand oder einer Person zum Opfer gemacht worden zu sein, geht ein Gefühl von Verlust der Freiheit einher, man selbst zu sein und sich äußern zu können. Man empfindet sich als **eingesperrt** und **in der Falle** und wünscht sich, **frei** zu sein. Dieses Gefühl zusammen mit dem Wunsch, kein Opfer zu sein, kommt bei fast allen Tieren vor, ist jedoch bei Vögeln besonders ausgeprägt. Bei Vögeln wird das Gefühl der Freiheit spontan und ganz deutlich mit Fliegen, offenen Flächen, Grenzenlosigkeit und hoch gelegenen Orten in Verbindung gebracht. Zu beobachten sind auch die entgegengesetzten Gefühle wie leicht/schwer, gefangen/frei usw. Auch bei domestizierten Tieren treffen wir auf den Wunsch nach Freiheit. Patienten, die Arzneimittel domestizierter Tiere benötigen, können auch das *Gegenteil* ausdrücken. Bei diesen Patienten können wir manchmal ein Muster beobachten, dass sie sich „gewohnheitsmäßig in Situationen manövrieren", in denen sie gefangen oder eingeschränkt sind. Die anderen spezifischen Themen können aber auch im Vordergrund stehen. Bei Hunden zum Beispiel ist das Thema, dem Herrchen gefallen und loyal sein zu müssen, sehr deutlich zu erkennen.
Das Gefühl von Einschränkung und Freiheit kann man ebenso bei Tieren erkennen, die eine Schale besitzen, wie die Molluske und auch die Schildkröten, und hier bezieht es sich auf die Häuser oder Panzer. Auf der einen Seite wirkt die Schale wie ein Schutzschild, aber innerhalb dieser Schale fühlen sie sich eingeschränkt, und ihnen fehlt die Freiheit der Bewegung von Tieren, die keine Schale haben. Hieraus folgt der Zwiespalt: „Soll ich drinnen bleiben, oder soll ich herauskommen?"

- **Bewegung**
Anders als Pflanzen und Mineralien bewegen sich alle Tiere. Sie müssen sich bewegen. In Fällen, die Tierarzneimittel benötigen, finden wir unterschiedliche Formen der Bewegung, wie Schnelligkeit, Rennen, Gleiten, Klettern, Schwimmen etc.

- **Musik**
Die meisten Tiere haben ein Rhythmusgefühl. Viele machen Geräusche, um Artgenossen anzuziehen oder mit ihnen zu kommunizieren. Viele tanzen und bewegen sich rhythmisch, wie das Pferd zum Beispiel. Die meisten Patienten, die Tierarzneimittel benötigen, reagieren in irgendeiner Form auf Musik. Unter all den Tieren heben sich besonders die Arachnida (Spinnen) deutlich hervor, die sehr empfindsam auf Musik reagieren, und hier ganz besonders auf den Rhythmus.

- **Verbindung mit der Quelle**
Manchmal spricht ein Patient im Verlauf einer intensiven und nichtsuggestiven Fallaufnahme spontan von einer Angst vor oder Faszination für oder Abneigung gegen eine bestimmte Tierart oder ihren Lebensraum. So träumen zum Beispiel Patienten, die ein Schlangen-Arzneimittel

EINFÜHRUNG

benötigen, oft von Schlangen, oder sie äußern eine Faszination für Schlangen. Mollusken-Arzneimittel sagen, sie fühlen sich hingezogen zum Strand und zum Meer, und/oder sie spüren eine starke Verbindung dazu.

Es kann vorkommen, dass ein Patient mit Tier-Energie im Verlauf der Fallaufnahme Wörter benutzt, die zu verschiedenen Arten innerhalb einer Klasse gehören, oder auch zu verschiedenen Klassen innerhalb eines Stamms. Weitere nichtsuggestive Fragen lassen dann die spezifische Gattung deutlich werden.

Wichtig ist, dass die *komplette Gruppe von Wörtern*, die zu der Untergruppe gehören, vorhanden ist. Indem man die Aussagen, die nicht zu passen scheinen, unter die Lupe nimmt, kann schließlich Klarheit erlangt werden.

Nehmen wir einmal an, wir haben nach einer intensiven Fallaufnahme das Energiemuster erkannt und die grundlegenden Themen im Leben des Patienten verstanden und sind zu der Erkenntnis gelangt, dieser Patient benötigt ein Tierarzneimittel. Hat an diesem Punkt der Patient selbst spontan noch keine tierische Quelle in sich identifiziert, so müssen wir sie identifizieren.

MIASMEN IM KÖNIGREICH DER TIERE

Haben wir alle Wesensmerkmale des Tieres verstanden, so brauchen wir uns normalerweise keine Gedanken über das Miasma zu machen. Es ist fast automatisch mit abgedeckt. In einem Pflanzenfall ist das Verstehen des Miasmas ein wichtiges Werkzeug, um zwischen allen bekannten Mitteln der betreffenden Familie unterscheiden zu können. In einem Tierfall ist es wichtiger, das Königreich, Unterkönigreich und die Quelle zu verstehen. Trotzdem kann uns das Miasma ganz deutlich darauf hinweisen, worauf wir achten müssen. Schauen wir uns zum Beispiel das Mittel *Lac leoninum* an, welches zum syphilitischen Miasma gehört. Zu den Wesensmerkmalen des Löwen gehört die komplette Zerstörung. Er weicht nicht zurück, sondern kämpft bis zum Ende. Hunde und Katzen kämpfen ebenfalls, aber es ist nicht zwingend ein Kampf auf Leben und Tod. Miasmatisch gesehen ist es ein geringerer Grad. Bei den Tierarzneimitteln kann uns das Konzept der Miasmen helfen, die Tiefe oder das Ausmaß der Verzweiflung einer bestimmten Quelle zu verstehen.

In einem Tierfall müssen wir das passende Miasma nicht zwingend erkennen. In der Tierwelt wissen wir, dass gewisse Familien zu einem bestimmten Miasma gehören, und natürlich gibt es auch Ausnahmen. Wenn wir diese Ausnahmen kennen, werden wir sie erwähnen. Kennen wir das entsprechende Miasma für ein bestimmtes Tierarzneimittel nicht, so werden wir es mit der Zeit herleiten können, indem wir zahlreiche Patienten sehen, die dieses Mittel benötigen und bei denen das Miasma klar ist.

DIE BEDEUTUNG DER KLASSIFIKATION

Die wichtigen Wörter und Themen, die der Patient im Verlauf der intensiven und nichtsuggestiven Fallaufnahme äußert, sind die Wegweiser zum Arzneimittel. Es sind die Wörter der Quelle, nach der wir suchen. Diese *Wörter der Quelle* sind manchmal in den Arzneimittelprüfungen zu finden, aber noch zuverlässiger findet man sie in den zoologischen Informationen über die Quelle selbst.

EINFÜHRUNG

Es hat sich herausgestellt, dass *Quellen, die in der Natur eng miteinander verwandt sind, ähnliche Empfindungen ausdrücken*. Daher wissen wir, wie wichtig es ist, natürliche Objekte und Organismen in ihren jeweiligen Gruppen zu studieren. Zoologie-, Botanik- und Chemiekenntnisse werden so zu wichtigen Werkzeugen bei dieser Suche. Das Internet, Lexika und Fernsehsender, die Natursendungen ausstrahlen, gehören hier zu den wichtigsten Quellen, mit deren Hilfe wir unser Wissen erweitern.

Die bereits existierende Klassifikation der Natur, systematisiert auf Basis der Evolutionsgeschichte sowie anatomischen und physiologischen Ähnlichkeiten, ist sehr hilfreich, wenn es darum geht, die charakteristischen Merkmale jeder Arzneimittelquelle einer jeden Tiergruppe zu verstehen.

Das Königreich ist die höchste taxonomische Kategorie, in der natürliche Objekte klassifiziert werden. Wir betrachten derer drei: Tier, Pflanze und Mineral. Carolus Linnaeus, der Wissenschaftler, der das einflussreichste taxonomische System zur Klassifikation lebender Organismen entwickelte, gruppierte Pflanzen und Tiere in Kategorien absteigender Spezifität, basierend auf ihren gemeinsamen Eigenschaften. So entstanden Stamm, Klasse, Ordnung, Familie, Gattung und Art. Wenn wir von oben nach unten durch jede Untergruppe gehen, werden die gemeinsamen Eigenschaften enger gefasst und spezifischer, und die Organismen ähneln sich zunehmend. Indem die Wissenschaftler immer mehr Organismen klassifizierten, fügten sie zusätzliche Untergruppen wie Überordnung und Überfamilie hinzu. Linnaeus führte auch die binäre Nomenklatur ein, bei dem der erste Name die Gattung bezeichnet und der zweite die Art. Zunächst wurden Pflanzen nach diesem System benannt, später dann auch die Tiere.

In dieser Buchserie über das Königreich der Tiere verwenden wir die gängige taxonomische Klassifikation als Leitlinie, um die Merkmale eines jeden Unterkönigreiches zu studieren. Darauf aufbauend sind wir sind in der Lage, die Merkmale eines jeden Tieres innerhalb der Klassen und Unterklassen zu erforschen. An diesem Punkt müssen wir erwähnen, dass diese Bücher lediglich einen Bruchteil des Wissens enthalten, dass über das Königreich der Tiere existiert. Und das ist für sich genommen wahrscheinlich nur ein Bruchteil des möglichen Wissens.

Es gibt vieles, das wir niemals wissen werden und auch in mehreren Leben nicht erfahren würden. Wie können wir dann heutzutage mehr Patienten wirksam helfen? Indem wir dem Patienten wahrhaft zuhören, sowohl dem Unsinn als auch seinen nicht-menschlichen Wörtern und Ideen, können wir herausfinden, welches Arzneimittel aus ihm spricht und ihm dieses verschreiben, auch wenn wir nur ein geringes Wissen über die jeweilige Pflanze, das Tier oder das Mineral haben.

Das ist eine ermutigende Überlegung. Wenn nur die exakte Quelle die Heilung erreicht, so können wir nur einen von zehntausend Patienten heilen. Doch auch mit dem beschränkten Wissen und der beschränkten Zahl an Arzneimitteln, die wir haben, sind wir in der Lage, Patienten zu helfen. Wie ist das möglich? Der einzig mögliche Grund hierfür liegt vielleicht darin, dass es nicht notwendig ist, die *exakte Quelle* zu verschreiben, um ein Ergebnis zu erzielen. Ergebnisse passieren, wenn wir der Quelle *nahe genug* kommen. Je näher wir kommen, desto besser. Daher ist es auf jeden Fall wichtig, dass wir zumindest versuchen, eine Tierkategorie (Unterklasse oder Gattung) von der nächsten zu unterscheiden.

Das Studium von Tierarzneimitteln gemäß ihrer natürlichen Klassifikation innerhalb der Taxonomie nach Linnaeus bringt unerkanntes Wissen über dieses komplexe Königreich zutage. Unstimmigkeiten oder Unsicherheiten in Bezug auf Namen oder sogar Tiere werden gewiss auftauchen. Die Taxonomie ist eine sich ständig weiter entwickelnde Wissenschaft, und viele der in der Homöopathie verwendeten wissenschaftlichen Bezeichnungen für Tierarzneimittel sind mittlerweile durch andere ersetzt. Manchmal ist es sogar schwierig zu sagen, welche Art oder Unterart

EINFÜHRUNG

zur Herstellung eines Arzneimittels benutzt wurde. So ist zum Beispiel der homöopathische Name für das Arzneimittel aus dem Gift der Breitband-Kupferkopfschlange *Cenchris contortrix*, aber in der modernen Taxonomie wird diese Schlange *Agkistrodon contortrix* genannt. Ebenso wird das Mittel *Crotalus cascavella*, dessen Quelle die Homöopathie als die Schauer-Klapperschlange identifiziert, in der heutigen Taxonomie als *Crotalus durissus* bezeichnet. *Crotalus durissus cascavella* ist eine Unterart dieser neotropischen Klapperschlange.

Probleme dieser Art bezüglich Name und Tier können mit einiger Gewissheit durch das Nachschlagen in den taxonomischen Quellen geklärt werden, die, oft nach Jahr und Systematiker sortiert, Namen früherer Arten auflisten. Homöopathische Apotheken weltweit sind unschätzbare Informationsquellen bezüglich der von ihnen angebotenen Tierarzneimittel. Einige Apotheken führen die Arzneimittel sowohl unter ihrem homöopathischen als auch unter ihrem modernen Namen auf.

Dies verdeutlicht die Notwendigkeit, weitere Arzneimittel in die Materia Medica aufzunehmen, indem wir weitere Quellen potenzieren, besonders jene, die der Patient direkt und auf der tiefsten Ebene erwähnt. So können wir zumindest eine Substanz einer jeden Unterklasse zur Materia Medica hinzufügen.

Zum Glück passiert dies derzeit mit großer Geschwindigkeit. In den letzten Jahren haben wir unserem Wissensschatz viele Arzneimittel hinzugefügt, besonders solche aus tierischen Quellen. Es wurden auch zahlreiche Mittel geprüft. Homöopathen wie Jeremy Sherr, Jonathan Shore, Anne Schadde, Jürgen Hansel, Nancy Herrick und andere haben wertvolle Arzneimittel wie *Lachs, Falcon peregrinus, Lac loxodonta* und *Cypraea eglantina* (Kauri- oder Porzellanschnecke) eingeführt.

Angesichts dieser Fülle neuer Informationen kann man sich ohne einen genauen Plan oder eine Klassifikation verirren oder durcheinander geraten. Diese Bücher stellen den Versuch dar, eine erste Landkarte zur Verfügung zu stellen. Es ist ein Versuch, ein verständliches System zu entwickeln, so dass Willkür, Intuition und Rätselraten in unserer Praxis keine größere Rolle mehr spielen können.

Diese Bücher sind der erste Schritt in diese Richtung, und sie sind längst noch nicht vollständig oder der Weisheit letzter Schluss. Wir hoffen, dass die Informationen in diesen Büchern in der Praxis hilfreich sind.

In diesen Büchern machen wir Vorschläge bezüglich einiger mutmaßlich wichtiger Aspekte der derzeitig verfügbaren Informationen die Quellen betreffend. Wir bekommen jetzt Fälle aus der ganzen Welt zugeschickt, und es stellt sich möglicherweise heraus, dass für ein bestimmtes Arzneimittel einige Merkmale nicht so wichtig sind, wie wir dachten. Vielleicht stellen wir fest, dass andere Merkmale deutlicher hervortreten und in Arzneimittelprüfungen bestätigt werden. Nur mithilfe weiterer Arzneimittelprüfungen und Fälle werden wir in der Lage sein, diese Probleme zu lösen und unser Verständnis weiter zu entwickeln.

DAS SCHEMA DIESES BUCHES

Dieses Buch beginnt mit einleitenden Kapiteln zur Vorgehensweise bei der Fallaufnahme und dem Grundprinzip einer Untersuchung der natürlichen Quellen homöopathischer Arzneimittel, die auf ihrer Klassifikation basiert. Es folgt eine allgemeine Einführung in das Königreich der

EINFÜHRUNG

Tiere und eine Einführung in die **Klasse** der Reptilien. Anschließend folgen die Abschnitte der vier **Reptilienordnungen**:
- Testudines (Landschildkröten, Wasserschildkröten und Sumpfschildkröten),
- Crocodylia (Krokodile, Alligatoren, Kaimane und Gangesgaviale),
- Squamata (Schlangen, Echsen und Doppelschleichen),
- Sphenodontida /Rhynchocephalia (Brückenechsen).

Danach folgt ein Kapitel über Dinosaurier.

Jedes Kapitel beginnt mit einer Einführung in die Ordnung allgemein. Innerhalb jeder Ordnung werden Informationen über diese Familie, Gattung und Arten, die in Form homöopathischer Mittel verfügbar sind, vermittelt. Abgedeckt sind hier: der natürliche Lebensraum, die allgemeine Anatomie, der Lebenszyklus, die Reproduktion, das Verhalten sowie die Angriffs- und Verteidigungsmechanismen jeder Familie, Gattung und Art.

Die Arten werden mit lateinischen Namen bezeichnet. Der Gebrauch lateinischer Namen erlaubt es uns, eine Art zu identifizieren und sie gleichzeitig von einer anderen Art zu unterscheiden. Wir bekommen auch direkt eine Vorstellung davon, wie diese Art in Beziehung steht zu anderen Tieren. Je enger zwei Organismen miteinander verwandt scheinen, desto wahrscheinlicher ist es, dass Systematiker sie zumindest in dieselbe Familie, wenn nicht sogar in dieselbe Unterfamilie oder dieselbe Gattung eingeordnet haben. Da wir nicht aus allen Familien Arzneimittel haben, müssen wir manchmal darauf zurückgreifen, auf der Ebene der Überfamilie oder Unterfamilie oder auch der Gattung zu verschreiben. In solchen Fällen werden Verschreibungen, die auf demselben taxonomischen Baum basieren, dem Patienten wahrscheinlich helfen, auch wenn das genaue Arzneimittel, das in dem Fall angezeigt ist, nicht verfügbar ist.

Im Anschluss an die zoologischen Informationen bezüglich einer jeden Familie, Gattung und Art stellen wir die möglichen menschlichen Ausdrucksformen vor, die hieraus abgeleitet werden. Informationen bezüglich der Tiere umfassen Eigenschaften ihrer Körperteile (z. B. Farbmuster, charakteristische Anhängsel etc.), Fun ktionen, spezifische Verhaltensmuster und die jeweiligen Methoden des Angriffs und der Verteidigung. Die Information, wie sich diese Tiermerkmale im menschlichen Patienten zeigen, wird vervollständigt durch wichtige Wörter der Quelle und die entsprechenden Empfindungen.

Darüber hinaus werden Anpassungsvorgänge beschrieben, ebenso wie mögliche passende Synonyme. Diese Ausdrücke finden wir in Fällen der Ebene 5 (Empfindung) und 6 (Energie).

Es ist wichtig zu verstehen, dass die spezifischen Wörter, die zu der jeweiligen Quelle, der jeweiligen Art gehören, nur auf der Empfindungsebene C3 zum Vorschein kommen. Hier muss man sehr umsichtig in der Differenzierung des Königreiches, des Unterkönigreiches, der Ordnung, Familie und der Quellenwörter sein. Auf der Empfindungsebene, der Ebene C3, spricht der Patient in nicht-menschlich-spezifischen Ausdrücken, die sich mit der spezifischen Energie der Quelle mischen. Hier sehen wir das Arzneimittel, das er braucht. In einem *Naja-naja*-Fall (Indische Kobra) sehen wir zum Beispiel einen Patienten, der einen vertikal gewinkelten Unterarm und eine gekurvte Geste der Hand nutzt, um das Energiemuster der typischen Verteidigungsposition einer Kobra zu zeigen — das obere Drittel des Körpers ist vertikal vom Grund erhoben, die Haube mittels der langen beweglichen Rippen, die die lose Haut im Nacken entfalten, gespreizt— und gleichzeitig damit droht, den Gegner, der zu ihm nahe kommt, anzugreifen. „Wage es ja nicht, näher zu kommen. Bleib weg." Die Wörter des Patienten in diesem Beispiel verdeutlichen das Verhalten der *Naja-naja*-Schlange in der Natur sehr gut. Jedes dieser Merkmale ist in der Art der Schlange, sich auszudrücken, enthalten. Die spezifischen Ausdrucksweisen eines jeden Mittels werden, wann immer möglich, zusammen mit den verfügbaren homöopathischen Informationen

EINFÜHRUNG

aus der Materia Medica, den Repertorien, den Arzneimittelprüfungen und, wenn möglich, den Fällen, vorgestellt.

Zum Abschluss finden sich in jedem Abschnitt schematische Darstellungen der unterschiedlichen Arten innerhalb dieser bestimmten Ordnung. In Fällen, in denen eine natürliche Symmetrie vorliegt, werden zudem kleine Vergleiche zwischen den Ordnungen aufgezeigt.

Wir möchten den Leser bitten, zunächst das natürliche Verhalten eines Tieres genauestens zu verstehen und erst anschließend die homöopathische Ableitung zu lesen. Dies führt zu einem vollständigeren Bild und einem besseren Verständnis der unterschiedlichen Arten.

Viele Fälle aus diesem Buch wurden bereits zu einer Zeit aufgenommen, als vermutlich weniger Arzneimittel zur Verfügung standen, besonders Mittel aus den weniger bekannten Ordnungen der Reptilien, wie zum Beispiel der Schildkröten und der Echsen. Diese Patienten wurde vielleicht nicht das korrekte Arzneimittel verschrieben, da auffällige Merkmale ihres Falles eventuell nicht entdeckt wurden. Dies geschah zu einer Zeit, da der Homöopathie Informationen bezüglich der Eigenschaften der korrekten Mittel, die diese Menschen benötigten, fehlten. Andernfalls hätte ein passenderes Mittel gefunden werden können. Es misslang, das passende Tierarzneimittel zu identifizieren, und dies geschah entweder aufgrund der mangelhaften Informationen bezüglich der Gattungen und Arten, die einem bekannten Mittel untergeordnet waren, oder weil die elementaren Mittel einer Tier-Ordnung nicht verfügbar waren. Indem sich unserer Methode der Fallaufnahme weiter entwickelt hat, versuchen wir nun, jeden Fall sehr tief zu ergründen. Wir sind jetzt in der Lage, so weit in die Tiefe zu gehen, dass wir die Sprache der Quelle des Arzneimittels, das der Patient ausdrückt, anzapfen können. So ist es möglich, dass wir die unterschiedlichen Empfindungsebenen A, B und C in unseren neueren Fällen besser wahrnehmen können. Wir haben bereits viel von unseren älteren Fällen gelernt, und auch weiterhin können wir viel von ihnen lernen.

Wir haben versucht, in diesem Buch die zahlreichen charakteristischen Symptome aus der Materia Medica mit dem natürlichen Verhalten der jeweiligen Art in Verbindung zu bringen, allerdings war dies bei einigen Arzneimitteln nicht möglich.

Die Liste der Arzneimittel wurde mit Hilfe von Freeman's Homoeopathic Pharmacy, Hahnemann Laboratories, Inc., Helios Homoeopathic Pharmacy, Roy and Co. (in Mumbai), Remedia Homoeopathie und den Arzneimittelprüfungen von J. Wichmann (Liste der Arzneimittel) überarbeitet.

Wenn wir nach dieser Methode Fälle aufnehmen, so beobachten wir jetzt, wie Patienten die Sprache vieler neuer Mittel sprechen. Im Laufe der Zeit wird es Ergänzungen zu den in diesem Buch erwähnten Mitteln geben.

Mögliche wichtige „Wörter der Quelle" sind in den erläuternden Texten dieses Buches durchgängig hervorgehoben. Mögliche Wörter der Quelle, die sich aus der Klasse oder der Gattung herleiten, sollen *nicht als endgültig betrachtet* werden. Es handelt sich lediglich um Vorschläge, die durch Fälle und Arzneimittelprüfungen bestätigt werden wollen. Viel Mühe wurde darauf verwandt, jede Ordnung, Gattung und Art zu erforschen und zu verstehen. Es gibt noch mehr zu entdecken, da das Königreich der Tiere im Allgemeinen außerordentlich faszinierend ist und viele Einzelheiten seine Bewohner betreffend noch unbekannt sind. Es gibt noch vieles zu entdecken. Jede zusätzliche Information, die zum Wert dieses Buches beiträgt, ist sehr willkommen.

Farbig fettgedruckt = Spezifisch für das Königreich der Tiere und die Reptilien
Schwarz dick = Spezifisch für eine Ordnung und eine Familie
GROSSBUCHSTABEN = Spezifisch für eine Gattung oder eine Art
Ausdrücke der Patienten, die für jedes Mittel dargestellt sind:
Mögliche Wörter der Quelle und Ausdrücke, die aus der Naturkunde diese Art betreffend hergeleitet sind = normale Schrift

EINFÜHRUNG

Charakteristisches Verhalten der Art, bestätigt anhand der Materia Medica = *kursiv*.

Charakteristische Symptome, die aus der Materia Medica stammen und nicht mit der Quelle in Zusammenhang stehen = *farbig kursiv*.

Die Person, die den Fall aufnimmt, wird entweder mit dem Initial des Vornamens bezeichnet, oder anhand von D = Doktor oder H = Homöopath

P = der Patient

hg/HG = Handgeste

In den meisten Fällen ist der Text der besseren Lesbarkeit halber zusammengefasst und grammatikalisch überarbeitet. Die Beschreibung der Gesten findet sich in Klammern. Die Kommentare derjenigen, die die Fälle vorstellen, sind kursiv in den Text eingestreut. Die Fälle beinhalten, ebenfalls in Klammern und farbiger Schrift, die Kommentare der Autoren, gefolgt zum Schluss von ihrer Analyse.

EINE ÜBERSICHT ÜBER REPTILIEN

Ziel dieses Kapitel ist es, den Leser in die Welt der Reptilien einzuführen, sodass er bei seinen Patienten die Reptiliensicht auf die Welt zu erkennen lernt. Dieses beinhaltet Handlungen, die vom Körperbau diktiert sind, das Verschmelzen mit der Umgebung, eigentümliche Gewohnheiten und die überlebensnotwendige Wachsamkeit. Die vier wichtigsten Reptilien-Ordnungen werden abgehandelt, zusammen mit den dazugehörigen Familien und den Arten innerhalb jeder Ordnung. Das Eintauchen in die Welt der Reptilien stellt für den Leser, der vielleicht nur wenig oder gar nichts über Reptilien weiß, die beste Möglichkeit dar, angesichts eines solch umfassenden Themas zu einem anwendbaren Verständnis zu gelangen.

WAS IST EIN REPTIL?

Reptilien sind lungenatmende Wirbeltiere, deren harte Haut mit Schuppen bedeckt ist. Sie sind Ektoderm oder kaltblütig. Dies bedeutet, dass sie regelmäßig Zugang zu warmen oder kalten Stellen in ihrem Umfeld haben müssen, um eine Temperatur zu halten, die ihnen das Überleben ermöglicht, da sie keine innere Wärme erzeugen können (wie Säugetiere). Daher sind Reptilien überall auf diesem Planeten zu finden, außer an Orten wie der Arktis, wo extreme Kälte herrscht.

Die lebenden Reptilien sind in vier Ordnungen unterteilt:

- Testudines (Landschildkröten, Meeresschildkröten und Sumpfschildkröten)
- Crocodylia (Krokodile und Alligatoren)
- Squamata (Schlangen, Echsen und Doppelschleichen)
- Rhynchocephalia (Brückenechsen)

Das Wesen eines Reptils zu verstehen bedeutet, den ständigen Zwiespalt zu verstehen, der da lautet: 'warm bleiben' und 'in Sicherheit sein'. Ihre Kaltblütigkeit zwingt sie dazu, wenn sie sich sonnen wollen, aus ihren sicheren Verstecken zu kommen und sich ins Licht der Sonne zu

EINFÜHRUNG

begeben, wo sie der Gefahr ausgesetzt sind, zur Beute eines anderen Tieres zu werden. Reptilien müssen ihre Sicherheit aufs Spiel setzen, wenn sie an die Wärme gelangen wollen, die nötig ist, damit alle ihre überlebenswichtigen Körperfunktionen intakt sind – Bewegung, Futter finden, Paarung und Flucht. Reptilien kommen ins Freie, um sich zu sonnen, allerdings nur, wenn die Temperaturen optimal sind; ändern sich die Umstände und werden sie unpassend, verstecken sie sich in ihren Höhlen oder halten Winterschlaf.

Ihre Kaltblütigkeit zwingt die Reptilien dazu, ständig Energie zu sparen — und dies erreicht man am einfachsten, indem man längere Anstrengungen vermeidet. Der für Reptilien charakteristische plötzliche Aktivitätsausbruch (entweder um anzugreifen oder um sich zu verteidigen) ist in Wirklichkeit eine Energiesparmethode, da die zu erledigende Arbeit so plötzlich und so dramatisch ausgeführt wird, dass weitere Aktionen/Anstrengungen überflüssig werden. Reptilien neigen dazu, plötzliche Veränderungen durchzuführen: Ein Überfall aus dem Hinterhalt oder Form-, Verhaltens- und Farbwechsel. Die Konzepte plötzliche Veränderung und Überraschungsangriff aus einem Versteck heraus sind wichtige Wesensmerkmale der Reptilien. Nach seinem Aktivitätsausbruch läuft das Reptil normalerweise schnell weg und versteckt sich (Flucht-/Vermeidungsverhalten), da sich Reptilien immer im Nachteil wähnen und unfähig sind, einen Kampf von Angesicht zu Angesicht zu führen. Aus diesem Grunde bleiben sie meist versteckt und getarnt.

Reptilien sind sehr trügerisch, da ihr Überleben davon abhängt, versteckt oder unbemerkt zu bleiben. Sie zeigen ihr wahres Selbst nicht. Sie müssen sich tarnen, da sie oft unfähig scheinen, stürmisch anzugreifen. Oft wird das Opfer eines reptilischen Angriffes aus dem Hinterhalt komplett überrumpelt, so dass es nicht einmal Zeit hat, zu reagieren.

Werden sie weiter provoziert oder in die Ecke getrieben, nachdem alle ihre unterschiedlichen Verteidigungsstrategien versagt haben, können Reptilien extrem aggressiv werden. Sie schlagen zu und beißen. Dieser maßlose Zorn, die maßlose Gewalt ist sehr wichtig – Patienten drücken dies auf so extreme Weise aus, dass sie von **umbringen, Tod, Mord, vollständige Zerstörung** usw. sprechen. Tatsächlich sind viele Schlangen ihrem Wesen nach ausgesprochen syphilitisch (der Blick auf das Leben durch die Brille des syphilitischen Miasmas ist geprägt von Verzweiflung, Hoffnungslosigkeit, Unmöglichkeit und Zerstörung).

Reptilien können sehr aggressiv sein und beginnen, um ihr Revier und um Paarungsrechte zu kämpfen. Diese Leidenschaft bringen sie ihrem Nachwuchs jedoch nicht entgegen, da Reptilien (mit nur wenigen Ausnahmen) ausgesprochen gleichgültige Eltern sind. Bei Patienten zeigt sich die Abwesenheit von mütterlicher Liebe und Zuneigung als eine Unabhängigkeit schon in einem sehr jungen Alter oder der übermäßigen Beschäftigung mit der Beziehung zu den Eltern.

Nun da wir die Eigenschaften der Reptilien vorgestellt haben, müssen wir als nächstes die vier Hauptordnungen differenzieren:
- Testudines (Landschildkröten und Wasserschildkröten)
- Crocodylia (Krokodile und Alligatoren)
- Squamata (Schlangen, Echsen und Doppelschleichen)
- Rhynchocephalia (Brückenechsen)

Die gemeinsamen Eigenschaften der Reptilien zeigen oder äußern sich in jeder Ordnung, jedoch in der jeweils eigenen, individuellen Ausprägung. Jede Ordnung hat sich auf ihre eigene, charakteristische Art entwickelt und sich spezifische Überlebenstechniken angeeignet. Gleichermaßen zeigen auch die Menschen, die reptilische Merkmale aufweisen, in ihrem Verhalten diese unterschiedlichen Nuancen.

EINFÜHRUNG

TESTUDINES (LAND- UND WASSERSCHILDKRÖTEN)

Die Ordnung der Testudines beinhaltet alle Land- und Wasserschildkröten. Landschildkröten kann man leicht an ihrem einzigartigen knöchernen Panzer erkennen: Der harte Panzer umschließt die weichen Teile des Körpers. Der Panzers dient in erster Linie dem Schutz vor einer Bedrohung von außen. Das Hauptgefühl der Testudines, die diesen Schutz suchen, ist dies: **Ein Bedürfnis zu verschwinden, verborgen zu bleiben und sich zu tarnen.** Mit einem solch schweren Gewicht auf ihrem Rücken und ihren geringen Fortbewegungsmöglichkeiten (ausgenommen der schnellen Meeresschildkröten) fühlen sich die Testudines außerordentlich unfähig, sich zu verteidigen. Droht Gefahr, ziehen sie sich Sicherheit suchend in ihren Panzer zurück, und dort bleiben sie, bis die Gefahr vorüber ist. Ihr Hauptkonflikt also ist es, entweder **in einem Panzer versteckt zu sein und dort vollkommen ruhig und reglos zu verharren,** oder **herauszukommen, sich vorwärts zu bewegen,** und **voranzukommen.**

Eine Landschildkröte ist in der Hauptsache ein landgebundenes Reptil mit kurzen, keulenähnlichen, elefantenartigen Füßen und einem kuppelförmigen Panzer, was den langsamen und unbeholfenen Gang an Land verursacht. Landschildkröten sind im Allgemeinen Pflanzenfresser und gutmütig, doch sexuell sehr aktiv. Sie haben keinerlei Möglichkeit, sich zu verteidigen, und ziehen sich auf der Suche nach Sicherheit in ihren Panzer zurück.

Wasserschildkröten unterscheiden sich von den Landschildkröten in mehreren Hinsichten. Wasserschildkröten können entweder nur zum Teil im Wasser leben, oder sie können reine Wasser- oder Meeresschildkröten sein. Die nur teilweise im Wasser lebenden Schildkröten sind ihrem Wesen nach Amphibien. Sie können sich an Land bewegen und auch im Wasser leben, während reine Wasser-/Meeresschildkröten nur an Land kommen, um ihre Eier dort abzulegen. Allen Meeres- und Landschildkröten gemein ist jedoch, dass sie Luft zum Atmen brauchen, somit müssen auch teilweise im Wasser lebenden Schildkröten und reine Meeresschildkröten an die Oberfläche kommen. Die teilweise im Wasser lebende Meeresschildkröte hat scharfe Krallen, um zu graben und zu buddeln, während die Füße der reinen Meeresschildkröte wie Flossen sind, damit sie leichter schwimmen kann. Tatsächlich können Meeresschildkröten sogar außerordentlich lange Strecken im Wasser durchqueren.

Auch die Wasserschildkröten sind im Zwiespalt, was ihre Beweglichkeit betrifft – sie können im Wasser schnell und wendig sein, doch an Land kriechen sie dahin.

Ein weiteres Unterscheidungsmerkmal zwischen Wasser- und Landschildkröten ist die Struktur ihrer Panzer. Der Panzer einer Wasserschildkröte ist nicht so knöchern und so vollständig wie der einer Landschildkröte, sondern flacher und stromlinienförmiger. In einigen Fällen ist der Panzer der Wasserschildkröte nur teilweise ausgebildet. Dieser anatomische Unterschied entwickelte sich, um die aquatische Lebensweise der Meeresschildkröten zu unterstützen. Daher können sich Wasserschildkröten nur teilweise in ihren Panzer zurückziehen. Meeresschildkröten sind sogar überhaupt nicht in der Lage, sich in den Panzer zurückzuziehen! Daher haben die Wasserschildkröten mit ihrem stromlinienförmigen oder abgeschnittenen Panzer, der an Schutz (wie sie die schwere Rüstung des Panzers der Landschildkröte bietet) zu wünschen übrig lässt, dafür aber mehr Geschmeidigkeit ermöglicht, andere Angriffs- und Verteidigungsmechanismen entwickelt. Sie schnappen z. B., gleiten rasch ins Wasser, schwimmen schnell weg usw. Wasserschildkröten sind im Laufe der Evolution aggressiver geworden als Landschildkröten. Die Tatsache, dass sie in ihrem aquatischen Lebensraum größeren Raubtieren wie Haien und Killerwalen ausgesetzt sind, macht sie zudem anfälliger für schwerere Verletzungen.

EINFÜHRUNG

CROCODILIA (KROKODILE UND ALLIGATOREN)

Krokodile sind amphibische, fleischfressende Reptilien mit echsenartigem Aussehen. Sie sind die **größten** und **schwersten** Reptilien und gehören zu den wenigen Tiere auf der Erde, die beim Menschen Ehrfurcht hervorrufen. Sie haben kraftvolle und dehnbare Kiefer und scharfe, konische Zähne. Ihre einzigartige Körperform ermöglicht es ihnen, im Wasser zu treiben, **teils versteckt und unter der Oberfläche,** so dass nur ihre Augen und Nüstern an der Wasseroberfläche sichtbar sind. Krokodile sind außerordentlich **revierbewusst**. Im Gegensatz zu den meisten anderen Reptilien zeigen sie elterliche Fürsorge gegenüber ihren Eiern und ihren Neugeborenen.

Tatsächlich wohnt uns allen die Angst inne, uns einem Gewässer zu nähern, von dem wir wissen, dass dort Krokodile leben. Sie könnten **unter der Oberfläche versteckt** sein, vollkommen **still und bewegungslos**. Aus heiterem Himmel könnten sie **urplötzlich** aus der **so ruhig erscheinenden Wasseroberfläche auftauchen,** und **mit solch einer Kraft an einem reißen und zerren**, dass **keinerlei Kampf oder irgendeine andere Maßnahme einen aus diesem kraftvollen Zugriff befreien kann**. Man wird einfach in Stücke **geschnitten, zerkleinert und zermalmt**. Diese **extreme Gewalt und Zerstörung** ist auch ein Hinweis auf das syphilitische Wesen der Krokodile. Sie sind daher gefährliche, unglaublich kraftvolle und gefürchtete Lebewesen, nicht nur unter den Reptilien, sondern auch unter allen anderen Tieren.

Ein weiteres wichtiges Merkmal des Krokodiles ist, dass sein Gebiet beschränkt ist. Hier unterscheidet es sich von anderen das Land bewohnenden Tieren, die frei umherstreifen können, und auch von Meerestieren, die frei im Wasser schwimmen können. Krokodile brauchen Land zum Sonnen, Wasser zum Leben und Luft zum Atmen. Daher können sie nur in einer festgelegten Umgebung leben, sie können ihren Radius nicht beliebig ausdehnen. Sie müssen warten, bis die Beute sich annähert, um sie angreifen zu können. **Das Krokodil ist also sehr mächtig, aber nur innerhalb eines sehr kleinen, begrenzten Reviers.** Dringt man in dieses Revier ein, so ist man in Gefahr, meidet man es aber, so kann einem das Krokodil nichts tun.

Innerhalb der Crocodilia gibt es Unterschiede zwischen Alligatoren und Krokodilen. Die Alligatoren verhalten sich ihrem Nachwuchs gegenüber viel liebevoller und können ihre Brutstätten wild verteidigen und bewachen. Sie sind auch sehr stimmstark, bauen Fluchtlöcher, die „Alligatorlöcher" genannt werden. Alligatoren sind weniger aggressiv als Krokodile.

SCHLANGEN

Schlangen sind die am weitesten entwickelten und kultiviertesten aller Reptilien. Die zwei charakteristischen Eigenschaften von Schlangen sind die Tatsache, dass sie **keine Gliedmaßen besitzen** und ihre **Giftdrüsen**. Bezeichnend für die Schlangen ist ihre Fähigkeit, ohne Gliedmaßen zu überleben. Sie besitzen eine bemerkenswerte Fähigkeit, dieses Handicap zu überwinden. Trotz der fehlenden Gliedmaßen leben Schlangen in einem großen Umfeld und sind sehr beweglich. Sie können über Land kriechen, Erdhöhlen graben, auf Bäume klettern, im oder unter Wasser schwimmen und sogar durch die Luft gleiten.

Von den ungefähr 2.700 Schlangenarten auf unserem Planeten sind weniger als 600 giftig. Schlangen nehmen mit ihren gespaltenen Zungen Geruchspartikel aus ihrer Umgebung auf und übermitteln diese an das Jacobson-Organ (Öffnungen, die am Gaumendach lokalisiert sind). Hier wird die Information weiter verarbeitet. Generell ist es den Schlangen möglich, ihre Schädelknochen dreidimensional zu bewegen, anders als die Echsen, die nur zu zweidimensionaler Bewegung fähig sind. Aus diesem Grund können Schlangen sehr viel größere Beutetiere schlucken,

EINFÜHRUNG

als dies Eidechsen können – bis zum Doppelten ihrer Größe! Das Opfer wird im Ganzen herunter geschlungen, selbst wenn es noch lebt und kämpft. Schlangen besitzen keine Ohren, daher sind sie taub. Sie haben aber einen exzellenten Geruchs- und Tastsinn und spüren Vibrationen, die auf dem Boden übertragen werden, wenn sie ruhen. Ihre Augenlider sind unbeweglich. Die Schlangen können ihre Haut an einem Stück abwerfen.

Schlangen sind normalerweise wehrlose Kreaturen, und ihre erste Reaktion auf einen Angriff ist die Flucht. Sie greifen nur an, wenn sie bedroht werden, und ihre beste Angriffsmethode ist das **Beißen**. Abgesehen vom Beißen haben Schlangen Verteidigungsmechanismen wie **Tarnung, Täuschung, Spritzen und Zischen sowie Verteidigungspositionen wie das Ausbreiten einer Haube (wie bei der Kobra)** entwickelt. Bevor sie ihre Beute im Ganzen herunterschlucken, **töten** die gefährlichen Schlangen sie entweder **mit Gift oder durch Erdrosseln**. Die harmlosen Schlangen schnappen sich einfach ihre Beute.

Die zwei wesentlichen Infraordnungen bei den Schlangen sind Alethinophidia und Scolecophidia.

Die erste Gruppe beinhaltet die meisten und verschiedenartigsten Schlangen. Die zweite Gruppe ist die der Blindschlangenartigen.

Die Colubridae-Familie macht zwei Drittel aller Schlangen weltweit aus, von denen die meisten nicht giftig sind. Die Sumpfbandnatter ist eine gewöhnliche ungiftige Natter, die in unterschiedlichen Lebensräumen zuhause ist – vom Marschland bis zu den Bergen –, auch wenn sie bevorzugt in der Nähe von Gewässern wie Gräben, Teichen, Seen und Flüssen lebt. Andere ungiftige Nattern sind die Erdnatter, die Perlnatter und die Königsnatter. Diese Nattern können schnell und aggressiv sein, sind aber nicht giftig. Sie sind oft fähig zu würgen. Nattern imitieren oft Giftschlangen.

Boas und Pythons gehören zur Familie der Boidae, die einige der größten Schlangen der Welt enthält. Boas und Pythons sind bekannt dafür, ihr Opfer zu würgen, bis es erstickt, und es dann im Ganzen herunterzuschlingen. Diese großen Schlangen liegen oft bei Wasserlöchern auf der Lauer und greifen dann die Tiere an, die ans Wasser kommen. Der größte Unterschied zwischen den beiden Schlangen ist, dass Boas lebende Junge gebären, während Pythons Eier legen. Pythons sind dafür bekannt, dass sie ihre Eier brüten (Mutterinstinkt), indem sie sich um sie herum ringeln und Wärme durch Zittern erzeugen. Diese Bewegung soll Wärme freisetzen und nicht Bewegung erzeugen.

Giftige Schlangen sind am gefährlichsten. Zu ihnen gehören die Schlangen der Elapidae- und Viperidae-Familien.

Zur Familie der Elapidae gehören aus Kobras, Korallenschlangen, Mambas usw. Die Familie der Viperidae wird weiter unterteilt in die Unterfamilie Viperinae (wahre oder echte Vipern) und Crotalinae (Grubenottern). Grubenottern wurden nach den kleinen Gruben benannt, die hinter ihren Nüstern lokalisiert sind und infrarote Strahlung aufnehmen. Diese Gruben machen sie auf die Hitze warmblütiger Tiere aufmerksam, die eine gute Mahlzeit abgeben könnten. Dieses Organ fehlt den Echten Vipern. Die Crotalinae sind die am weitesten entwickelten und gefährlichsten Schlangen. Zu ihnen gehören z. B. der Nordamerikanische Kupferkopf *(Agkistrodon contortrix* oder *Cenchris contortrix),* die Wassermokassin *(Agkistrodon piscivorus),* die Klapperschlange *(Crotalus-*Gruppe der Schlangen*),* der Buschmeister *(Lachesis)* usw. Die Funktion der Gruben-Organe findet sich beim Menschen möglicherweise als Hellsichtigkeit wieder. *Lachesis* ist eine der Crotalinae-Schlangen, die in unserer Materia Medica für ihre Hellsichtigkeit bekannt sind. Zu den Viperinae-Schlangen gehören die tödlichen Kreuzottern, hier ist die *Bitis gabonica rhinoceros* (Gabunviper) die Königin der Tarnung – ihre komplizierte Zeichnung tarnt ihren Liegeplatz perfekt!

EINFÜHRUNG

Bei den Giftnattern stehen Themen wie „Verletzung" und „Verlangen, allein zu sein" im Vordergrund. Ihr einzelgängerisches Wesen steht im Kontrast zu den Vipern, die dazu neigen, sich in Gruppen zu versammeln, um zu überwintern oder sich fortzupflanzen und gern an Stellen zusammenzukommen, an denen ideale Bedingungen für die Eiablage herrschen (dies gilt für die Weibchen). Daher sollten man bei Patienten, die mit der Mafia, mit terroristischen Aktivitäten und Bandenkriegen zu tun haben – mit verbotenen Aktivitäten also, in die eine Gruppe von Menschen verwickelt ist – an die Viperidae denken. Patienten, die ein Mittel aus der Familie der Elapidae brauchen – wie die Kobra oder die Mamba zum Beispiel – sind eher Einzelgänger.

Elapidae beißen ihre Beute und halten sie fest, da ihr neurotoxisches Gift so schnell wirkt, dass das Opfer sich nicht kräftig genug wehren und sie nicht verletzen kann. Die Vipern hingegen beißen zu und entfernen sich schnell, da ihr hämotoxisches Gift Zeit zum Wirken braucht und sie es nicht riskieren können, verletzt zu werden, indem sie das sich wehrende Opfer festhalten. Mit Hilfe ihrer Grubenorgane finden sie später das vergiftete Tier wieder. Alle Schlangen fressen ihr Opfer im Ganzen und fangen am Kopf an, damit die Gliedmaßen des Opfers sich nicht verkanten.

ECHSEN

Echsen sind diejenigen Reptilien, die man am häufigsten sieht. Sie bilden eine große und artenreiche Gruppe, die nicht einfach zu definieren ist. Eine typische Echse hat einen langen, schlanken Körper mit Schuppen, vier gut entwickelte Beine, einen Schwanz und bewegliche Augenlider. Wir sehen sie oft an einer Mauer sitzen, von wo aus sie ihre Umgebung beobachten — und bei der geringsten Andeutung von Gefahr einfach in ihrer typischen Zick-Zack-Manier davon flitzen. Das ist typisch für Echsen: **Wendigkeit** und **Schnelligkeit**. Wir sehen oft Echsen, wie sie aus- und wieder einatmen bei dem Versuch, ihren Körper aufzublähen, damit sie länger und größer erscheinen, als sie sind. Echsen bluffen oder stellen sich zur Schau — **eine Fassade von Stärke, die** ihren Angreifer **ablenken oder verscheuchen** soll. Bei Echsen ist **Autotomie**, also die Fähigkeit, ihren Schwanz zu verlieren, eine häufig anzutreffende Eigenschaft. Patienten, die ein Echsenmittel benötigen, können viel mit **Farben** beschäftigt sein: Lieblingsfarben, verabscheute Farben, die Idee, „die Farbe passend zur Situation zu wechseln" etc. Bei diesen Verallgemeinerungen gibt es aber auch viele Ausnahmen.

Die zwei Unterordnungen bei den Echsen sind Iguania und Scleroglossa. Zu den Iguania gehören Leguane, Chamäleons, Calotes und Kragenechsen. Sie haben eine besondere Methode entwickelt, ihre Beute zu fangen, indem sie sie mit der Zunge ergreifen; hierbei ist das Chamäleon am geschicktesten. Doch genau aus diesem Grunde können sie nur Beute fangen, die sie sehen können. Leguane sind für ihre eigentümlichen Verzierungen bekannt: Kämme, Dornen, exotische Farben und visuelle Signale wie Kopfnicken und Liegestütze. Sie sind gute Kletterer und können auch schwimmen. Sie sind sehr revierbewusst und vollführen viele soziale Rituale.

Die Scleroglossa hingegen fangen ihre Beute mit ihren beweglichen Kiefern und nehmen zudem ihr empfindsames chemosensorisches System und auch die aktive Jagd zu Hilfe. Daher sind sie in der Lage, Beute zu fangen, die sich versteckt hat.

Zu dieser Gruppe gehören die Geckos, die Krustenechsen, die Warane und die Skinks (die eher echsenähnlich aussehen) und andere.

Unter den Leguanen sind uns die Chamäleons aufgrund ihrer außergewöhnlichen Fähigkeit, die Farbe zu wechseln, am bekanntesten. Diese Fähigkeit, die Farben zu wechseln, dient nicht nur der Verteidigung, sondern spiegelt auch ihre jeweilige Stimmung wieder.

EINFÜHRUNG

Die Geckos sind wegen ihrer Fähigkeit, glatte, vertikale Oberflächen hinaufzuklettern und kopfüber zu hängen, gemeinhin als die Akrobaten bekannt. Außerdem sind sie sehr stimmstark und hauptsächlich nachtaktiv. Die Gattung Heloderma besteht aus den einzigen beiden giftigen Echsenarten (*Heloderma suspectum* und *Heloderma horridum*). Die Warane werden aufgrund ihrer Größe, ihrer kräftigen Muskulatur und ihrer scharfen Krallen und Zähne „Könige der Echsen" oder „Landkrokodile" genannt. Sie sind die stärksten, aggressivsten und bösartigsten unter den Echsen.

DOPPELSCHLEICHEN

Sie werden auch „Wurmechsen" genannt, doch sie sind weder Wurm noch Echse. Sie haben wurmähnliche zylindrische Körper mit kranzförmigen Schuppen, und die meisten haben, wie auch die Schlangen, keine Beine. Sie bewegen sich mittels einer merkwürdigen akkordeonähnlichen oder harmonikaähnlichen Bewegung fort, und sie haben die besondere Fähigkeit, sowohl vor- als auch rückwärts zu kriechen. Sie haben dicke und schwere Schädel, mit denen sie sich ihre eigenen Tunnel graben, da sie hauptsächlich unter der Erde in ihren Höhlen leben. Sie kommen nur zum Vorschein, wenn es regnet.

* * * * *

Wir wissen, dass allen Reptilien ein Gefühl zugrunde liegt, im Verborgenen bleiben zu müssen, im Nachteil zu sein, versteckte Gewalt spielt eine Rolle, plötzliche Formänderungen, aus dem Hinterhalt angreifen, Täuschung, Gewalt usw. In jeder Ordnung zeigen sich diese Themen in unterschiedlichen Schattierungen oder Abstufungen. Es kann vorkommen, dass ein Merkmal ganz deutlich zu sehen ist, eine Eigenschaft, die besonders hervorsticht. So sind zum Beispiel bei Schildkröten Gefühle der Wehrlosigkeit und Schwäche stark ausgeprägt, und wir beobachten das Bedürfnis, sich in den schützenden Panzer zurückzuziehen. Dies unterscheidet sie von Schlangen, Krokodilen und Echsen. Schlangen fühlen sich, da sie keine Gliedmaßen besitzen, auch im Nachteil, doch verfügen sie über ihre jeweils charakteristischen Arten von Angriff und Verteidigung, zum Beispiel durch Gift oder Erwürgen. Echsen sind geschickter darin, beweglich und wachsam zu sein und ihre Verfolger mit Farbwechseln oder dem Abwerfen des Schwanzes (Autotomie) zu verblüffen; Krokodile schließlich zeichnen sich durch ihre Fähigkeit aus, urplötzlich aus ihrer völlig ruhigen Lage heraus in gewalttätige Aktivität auszubrechen.

So sehen wir, dass die Reptilien ein beeindruckendes Spektrum von Formen und Größen entwickelt haben: von den mit Panzern bedeckten Wasser- und Landschildkröten über die langen, biegsamen Schlangen und die sich geschickt bewegenden Echsen bis hin zu den schweren Krokodilen; gleichzeitig haben alle eine große Zahl unterschiedlicher Überlebensstrategien entwickelt. Im Folgenden fassen wir ihre Eigenschaften zusammen:

EINFÜHRUNG

Landschildkröten, Wasserschildkröten und Sumpfschildkröten (Testudines)	Krokodile, Alligatoren, Kaimane und Gangesgaviale (Crocodylia)	Schlangen, Echsen und Doppelschleichen (Squamata)	Brückenechsen (Sphenodontida / Rhynchocephalia)
Ca. 313 Arten. Schuppen, umgebaut zu einem Panzer. Vier Beine. Sie haben keine Zähne, stattdessen einen hornigen Schnabel, der ihren Kiefer bedeckt. Wasserschildkröten leben am oder unter Wasser. Sie kommen nur an Land, um ihre Eier abzulegen, an die Oberfläche des Wassers kommen sie, um zu atmen. Landschildkröten hingegen leben an Land. Die an Land lebenden Schildkröten ziehen zum Schutz ihren Kopf, ihre Beine und ihren Schwanz in den Panzer zurück. Die Wasserschildkröten hingegen mit ihrer begrenzten Möglichkeit, sich in den Panzer zurückzuziehen, schnappen entweder, gleiten ins Wasser oder schwimmen schnell davon.	Ca. 23 Arten. Lange Körper mit knöcherner, gepanzerter Rüstung auf der Rückenhaut. Schwere, kraftvolle und dehnbare Kiefer, mit spitzen Zähnen, die töten können. Lange, kräftige Schwänze und kurze Beine. Eine einzigartige Körperform, die es ihnen erlaubt, im Wasser zu schweben —teils verborgen und untergetaucht, nur ihre Augen und ihre Nüstern sind zu sehen. Bewachen das Nest, Fürsorge für den Nachwuchs wird oft beobachtet. Revierbewusst. Das stärkere Männchen erkämpft aggressiv Besitzanspruch und Paarungsrechte.	Ca. 5.079 Echsenarten, 168 Doppelschleichen und 2.700 Schlangenarten. Die Haut ist bedeckt mit plattenähnlichen, höckerigen oder flachen Schuppen, die übereinander oder nebeneinander liegen. Sie besiedeln unterschiedliche Lebensräume auf dem Globus, die unterschiedlich sowohl in Bezug auf das Klima als auch auf das Terrain sind. Die Kiefer sind leicht beweglich und flexibel. Schlangen und einige Echsen haben gespaltene oder eingekerbte Zungen.	Es wurden zwei Arten auf einer Insel bei Neuseeland gefunden. Aktiver in kälteren Temperaturen als andere Reptilien. Kommen in der Nacht aus ihren Höhlen, um Insekten und andere kleine Tiere zu fressen. Es existieren nur noch zwei Arten, möglicherweise aufgrund der Unterlegenheit gegenüber den echten Echsen vom späteren Mesozoikum an. Nachtaktiv, den Tag verbringen sie in Erdhöhlen, oder sie sonnen sich am Eingang der Erdhöhle.

EINFÜHRUNG

Landschildkröten, Wasserschildkröten und Sumpfschildkröten (Testudines)	Krokodile, Alligatoren, Kaimane und Gangesgaviale (Crocodylia)	Schlangen, Echsen und Doppelschleichen (Squamata)	Brückenechsen (Sphenodontida / Rhynchocephalia)
Keine elterliche Fürsorge für den Nachwuchs. Sexuell sehr aktiv.	Unheimliche Fähigkeit, plötzlich gewalttätig anzugreifen — es kommt völlig unerwartet bei einer solch lethargisch erscheinenden Kreatur. Auf der Lauer liegende, aus dem Hinterhalt angreifende Raubtiere. Halten ihre Beute unter Wasser, bis sie ertrinkt, dann ziehen sie sie mit sich fort, um sie zu fressen, wobei sie große Stücke im Verlauf der sogenannten „Todesrolle" herausreißen.	**Schlangen** Schlangen haben keine Extremitäten, obwohl manche Überreste kleiner Beine in der Nähe ihres Schwanzes haben. Keine Augenlieder und Ohröffnungen. Sie haben eine unbewegliche transparente Schuppe, die die Augen schützt. Aktive Jagd oder Tarnung und Angriff aus dem Hinterhalt. Sie können nicht reißen, nur beißen oder würgen. Schlangen schlucken den Kopf ihrer Beute zuerst und ziehen sich dann an einen sicheren Platz zurück, um das Mahl langsam zu verdauen. Einige Schlangen können ihren Kiefer aushängen, um Beute zu fressen, die größer ist als sie selbst. Am gefährlichsten sind die giftigen Schlangen und die Würgeschlangen. Sie schlagen schnell und präzise zu.	

EINFÜHRUNG

Landschildkröten, Wasserschildkröten und Sumpfschildkröten (Testudines)	Krokodile, Alligatoren, Kaimane und Gangesgaviale (Crocodylia)	Schlangen, Echsen und Doppelschleichen (Squamata)	Brückenechsen (Sphenodontida / Rhynchocephalia)
		Echsen Die meisten haben vier Beine, einige sind beinlos. Sie machen ihre Beute bewusstlos, schütteln sie heftig, beißen und zerren. Sie sind in der Lage, Beute zu fangen, die sich schnell bewegt. Schnell (die meisten Arten) und agil. Sie können sich an vertikalen Oberflächen festhalten. Kommunikation mittels sehr stereotyper Verhaltensweisen – nutzen Farben (Farben zur Tarnung oder Intensivierung ihrer Farben) und verschiedene morphologische Eigenschaften ihres Körpers (z. B. Autotomie des Schwanzes, um einen Angreifer abzulenken oder Vergrößerung des Kehlsacks, um größer zu erscheinen). Zu den visuellen Signalen zählen auch Aggression unter rivalisierenden Männchen sowie Balzrituale unter den Geschlechtern.	

EINFÜHRUNG

Landschildkröten, Wasserschildkröten und Sumpfschildkröten (Testudines)	Krokodile, Alligatoren, Kaimane und Gangesgaviale (Crocodylia)	Schlangen, Echsen und Doppelschleichen (Squamata)	Brückenechsen (Sphenodontida / Rhynchocephalia)
		Doppelschleichen Sie ähneln den Würmern, die meisten Arten haben keine Extremitäten oder nur kleine Vorderbeine, doch haben sie kranzförmige Schuppen. Sie leben in Tunneln und Erdhöhlen unter der Erde. Sie haben spezielle Möglichkeiten, unter der Erde zu hören. Sie reißen große Bissen Fleisch von ihrer Beute, indem sie den Körper drehen, während sie die Beute mit dem Maul ergriffen haben. Sie können vorwärts und rückwärts laufen.	

(Anmerkung: Die jeweils angegebene Anzahl der Arten (ausgenommen Schlangen) basiert auf der Reptilien-Datensammlung des J. Craig Venter Instituts, die jeweils angegebenen Zahlen, die Schlangen betreffend, basieren auf David Attenboroughs *Wildlife Specials – Serpent*.)

EINFÜHRUNG

LISTE DER HOMÖOPATHISCHEN REPTILIEN-ARZNEIMITTEL

() – Homöopathische Abkürzungen
[] – Trivialname

SCHLANGEN

Agkistrodon contortrix oder *Cenchris contortrix* (Cench.) [Nordamerikanische Kupferkopfschlange]
Agkistrodon piscivorus [Wassermokassinotter]
Atropoides nummifer olmec [Springende Lanzenotter]
Bitis arietans (Biti-a.) [Puffotter]
Bitis caudalis [Gehörnte Puffotter]
Bitis gabonica rhinoceros [Gabunviper]
Bitis nasicornis [Rhinozeros-Viper]
Boa constrictor [Abgottschlange]
Boa constrictor adipis [adipis = fett] [Fett der Abgottschlange]
Bothrops atrox (Both-a.) [Lanzenotter]
Bothrops columbiensis oder *Bothrops colombiensis* [Kolumbianische Lanzenotter]
Bothrops jararaca [Lanzenotter]
Bothrops lanceolatus (Both-l.) [Martinique-Lanzenotter]
Bungarus caeruleus (Bung-c.) [Indischer Krait]
Bungarus fasciatus (Bung-f.) [Gelbgebänderter Krait]
Cerastes cerastes [Wüsten-Hornviper]
Crotalus cascavella oder *Crotalus durissus* (Crot-c.) [Schauer-Klapperschlange]
Crotalus crotalus atrox [Westliche Diamantklapperschlange]
Crotalus horridus (Crot-h.) [Waldklapperschlange]
Crotalus viridis viridis oder *Crotalus viridus viridus* [Prärieklapperschlange]
Cyclagras gigas oder *Hydrodynastes gigas* [Falsche Wasserkobra]
Daboia russelli (Dab-r.) [Kettenviper]
Daboia russelli siamensis oder *Vipera russelli siamensis* [Thailändische Kettenviper]
Deinagkistrodon acutus [Chinesische Nasenotter]
Dendroaspis polylepis (Dend-p.) [Schwarze Mamba]
Dendroaspis viridis [Grüne Mamba]
Elaphe guttata [Kornnatter]
Elaps corallinus or *Micrurus corallinus* (Elaps) [Korallenotter]
Eunectes notaeus [Gelbe Anakonda]
Hemachatus haemachatus [Ringhalskobra]
Hydrophis cyanocinctus (Hydro-c.) [Streifenruderschlange]
Lachesis muta (Lach.) [Buschmeisterschlange]
Lampropeltis getula californiae [Kettennatter]
Lampropeltis triangulum [Dreiecksnatter]
Laticauda colubrina [Natternplattschwanz]
Macrovipera lebetina [Levanteotter]

EINFÜHRUNG

Morelia spilota variegata [Teppichpython]
Morelia viridis [Grüner Baumpython]
Naja annulifera anchietae oder *Naja anchietae* (Naja-a.) [Gebänderte Kobra]
Naja haje [Uräusschlange oder ägyptische Kobra]
Naja kaouthia oder *Naja naja kaouthia* [Monokelkobra]
Naja mossambica pallida oder *Naja pallida* [Rote Speikobra]
Naja nigricollis [Schwarzhalskobra oder Schwarznacken-Speikobra]
Naja nivea (Naja-n.) [Kapkobra]
Naja tripudians oder *Naja naja* (Naja) [Brillenschlange]
Natrix natrix [Ringelnatter]
Notechis scutatus (Note-s.) [Tigerotter]
Ophiophagus hannah [Königskobra]
Oxyuranus microlepidotus (Oxyu-m.) [Inlandtaipan]
Oxyuranus scutellatus canni (Oxyu-s.) [Küstentaipan]
Python molurus oder *Python* (Divya) [Tigerpython]
Python regius (Pyth.) [Königspython, Ballpython]
Thamnophis sirtalis sirtalis [Östliche Strumpfbandnatter]
Trimeresurus flavoviridis [Habuschlange]
Trimeresurus mucrosquamatus [Braungefleckte Grubenotter]
Trimeresurus puniceus [Java-Palmotter]
Trimeresurus purpureomaculatus [Mangrovengrubenviper]
Trimeresurus stejnegeri [Chinesische grüne Baumviper]
Trimeresurus wagleri (Trim.) [Waglers Lanzenotter, Tempelotter]
Vipera ammodyles meridionalis [Europäische Hornotter]
Vipera aspis (Vip-a.) [Aspisviper]
Vipera berus (Vip.) [Kreuzotter]
Vipera redi (Vip-r.) [Gift der Kreuzotter]
Vipera xanthina [Kleinasiatische Bergotter]

LANDSCHILDKRÖTEN UND MEERESSCHILDKRÖTEN

Chrysemys scripta elegans oder *Trachemys scripta elegans* [Rotwangen-Schmuckschildkröte]
Eretmochelys imbricata [Echte Karettschildkröte]
Geochelone sulcata [Riesenschildkröte]
Lepidochelys olivacea [Oliv-Bastardschildkröte]
Ovum *Chelydra serpentina* [Ei der Schnappschildkröte]
Terrapene carolina [Carolina-Dosenschildkröte]
Testudo hermanni [Panzer der griechischen Landschildkröte]
Testudo hermanni [Blut der griechischen Landschildkröte]

KROKODILE UND ALLIGATOREN

Alligator mississippiensis (Alli-m.) [Mississippi-Alligator]
Crocodylus acutus [Spitzkrokodil]
Crocodylus niloticus [Nilkrokodil]
Crocodylus novaeguineae [Neuguineakrokodil]

EINFÜHRUNG

ECHSEN

Anguis fragilis [Blindschleiche]
Calotes versicolor [Blutsaugeragame]
Chamaeleo zeylanicus oder Chamaeleon (Divya) [Indisches Chamäleon]
Chlamydosaurus kingii [Kragenechse]
Furcifer oustaleti [Riesenchamäleon]
Heloderma horridum [Skorpion-Krustenechse]
Heloderma suspectum (Helo.) [Gila-Krustenechse]
Iguana iguana [Grüner Leguan]
Varanus komodoensis [Komodowaran]
Lacerta agilis (Lacer.) [Zauneidechse]
Lacerta vivipara [Waldeidechse]
Lizard (Divya) [Arten nicht identifiziert]
Pogona vitticeps [Farbbartagame]
Sceloporus occidentalis [Westlicher Zaunleguan]

AMPHISBAENIANS

Amphisbaena alba [Rote Doppelschleiche]
Amphisbaena vermicularis (Amph.)

DINOSAURIER

Maiasaura lapidea (Maia-l.) [versteinerter Maiasaura peeblesorum]
Tyrannosaurus rex (T-rex.) [versteinerter Tyrannosaurus rex]

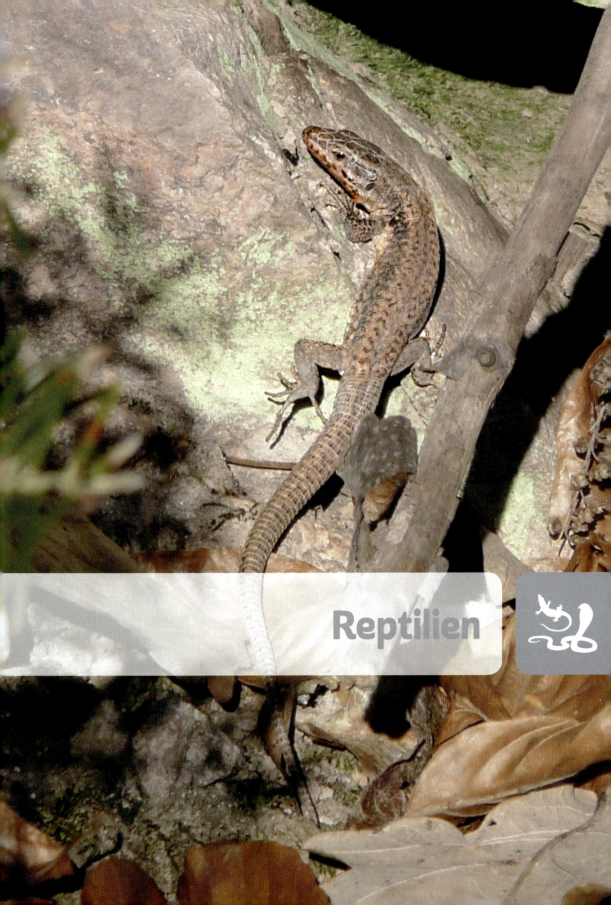

Reptilien

REPTILIEN

EINFÜHRUNG

Die Mysteriösen und die Unverstandenen … die Gefürchteten und die Verehrten

Reptilien sind die wundervollsten und facettenreichsten Lebewesen der Erde, die es in unterschiedlichen Größen, Formen, Farben und Verhalten gibt. Geschichtlich gesehen bilden sie eine umfangreiche und weit gefasste Gruppe atmender Wirbeltiere (Tiere mit einer Wirbelsäule). Es gibt Alligatoren, Krokodile, Echsen, Schlangen, Wasserschildkröten und Landschildkröten ebenso wie die weniger bekannten Formen wie Brückenechsen und Amphibien. Nicht zu vergessen sind auch die bereits ausgestorbenen, aber dennoch verwandten Dinosaurier.

Genau genommen sind Reptilien nicht einfach zu definieren, da sie, anders als z. B. die Vögel, phylogenetisch nicht auf eine isolierte Entwicklungsgeschichte zurück blicken. Ein Reptil sieht nicht unbedingt wie das nächste aus. Echsen laufen auf ihren vier Füssen. Schlangen haben keine Füße, sie gleiten davon. Krokodile ähneln mit ihren großen und kräftigen Kiefern den Riesenechsen und teilweise auch den Dinosauriern. Wasser- und Landschildkröten leben unter einem harten, knochigen Panzer. Und sie alle sind Reptilien!!

Das Wort „Reptil" leitet sich aus dem lateinischen Wort *„repere"* ab, das „kriechen" bedeutet. Dies erinnert gewöhnlich an Schlangen und Echsen. Interessanterweise bezeichnet *„repere"* auch einen **„kriecherischen oder verachteten"** Menschen.

Reptilien haben eine spannende Geschichte. Es gibt sie bereits seit mehr als 300 Millionen Jahren, und im Zeitalter der Dinosaurier beherrschen sie die Erde. Diese Zeiten sind lange vergangen, auch die großen Giganten sind verschwunden. Aber circa 6.500 Reptilienarten leben noch heute. Selbst heute gibt es eine große Artenvielfalt von den farbenfrohen Baumschlangen bis hin zu den drachenähnlichen Echsen und den menschenfressenden Krokodilen. In Anbetracht ihrer eingeschränkten Anatomie und ihrer Kaltblütigkeit besitzen Reptilien eine erstaunliche Vielfalt an Lebensstilen und Überlebensstrategien. Und die Arten, wie Reptilien sich fortpflanzen und bewegen, sind ebenfalls sehr vielfältig; sie zeigen elterliche Fürsorge, Balzverhalten, Revierbewusstsein und Wanderverhalten und rivalisieren damit durchaus mit den komplexen sozialen Strukturen und dem interaktiven Verhalten von Vögeln und Säugetieren. Sie alle haben sich ihrem Umfeld gemäß entwickelt und sind eine der erfolgreichsten und fruchtbarsten Gruppen von Lebewesen auf dem Planeten. Wir haben eindeutig noch viel von diesen wundervollen und mysteriösen Tieren zu lernen.

Es gibt nur wenige Tiere, denen so viel Mythologie und so viele Fehlinformationen anhaften, wie die Reptilien. Besonders die Schlangen sind Opfer vieler überzogener Behauptungen, möglicherweise aufgrund der Angst und der Faszination, die sie hervorrufen. Und viele dieser außerordentlichen Tatsachen stehen in Verbindung mit der Langlebigkeit der Reptilien.

Das älteste bekannte Reptil von allen war eine Madagaskar-Landschildkröte, die der königlichen Familie von Tonga 1773 oder 1777 geschenkt wurde. Welches Datum auch korrekt sein mag, diese Schildkröte lebte bis 1965 und war damit mindestens 188 Jahre alt! Erst in letzter Zeit ist es der modernen Wissenschaft gelungen, viele der falschen Vorstellungen und Theorien darüber zu widerlegen, dass Reptilien die widerwärtigsten und unfreundlichsten Tiere seien. Tatsächlich bewohnen diese kaltblütigen, schuppigen Lebewesen jeden Kontinent, nahezu jeden Winkel dieses Planeten, einschließlich weiter Teile der Ozeane, ausgenommen lediglich die meisten arktischen und antarktischen Regionen. Sie haben eine unglaubliche Fähigkeit, mit den unwirtlichsten Umweltbedingungen klarzukommen, und sie sind in der Lage, lange Zeit ohne Futter auszukommen.

REPTILIEN

Diese unheimlichen Lebewesen haben es geschafft, sich in vielfältige Lebensräume zu schleichen: vom Grund der Teiche und Seen bis hin zu den Baumwipfeln, wo sie alle laufen, kriechen, schlängeln, schwimmen, springen oder hervorstürzen; einige verbringen sogar ihr Leben innerhalb eines Panzers; sie alle tun dies ihrem eigenen individuellen Stil gemäß. Daher sind Reptilien die faszinierendsten Geschöpfe der Natur, sowohl in der Fiktion als auch in der Wissenschaft.

EVOLUTION

So beeindruckend sie auch sind, Reptilien sind nicht das geblieben, was sie im Vergleich zu den größten ihrer geschichtlichen Vorfahren waren. Selbst die größte derzeit lebende Echse reicht nicht an einige ihrer Vorfahren heran, die größten der Dinosaurier. Diese mächtigen Monster der Vorzeit waren auch Reptilien! Die evolutionäre Geschichte der Reptilien geht weit zurück in die Vergangenheit! Die ältesten fossilen Überreste sind die eines Reptils, das vor 320 Millionen Jahren lebte, während die Amphibien teilweise sogar noch älter sind; einige der gefunden Fossilien datieren über 375 Millionen Jahre zurück.

Die Ahnenreihe sowohl der Reptilien als auch der Amphibien geht zurück bis in das Karbon-Zeitalter, vor ca. 300-350 Millionen Jahren. Obwohl die Amphibien sich weiterhin erfolgreich entwickelten (und sich auch heute weiterentwickeln), waren die Reptilien doch in der Lage, sich von den Seen und Sümpfen weg zu bewegen, an welche die Amphibien aufgrund ihrer Brutgewohnheiten gebunden waren. So kolonisierten sie das gesamte Land. Reptilien entwickelten sich und bildeten ein Zwischenglied in der evolutionären Kette zwischen den Amphibien und den warmblütigen Wirbeltieren, z. B. den Vögeln und den Säugetieren, und im Laufe der Zeit unterschieden sich die Reptilien im Vergleich zu ihren Vorfahren in zwei wichtigen Aspekten:

- Sie entwickelten eine trockene, hornige und harte Haut, bedeckt mit plattenähnlichen, höckerigen oder flachen Schuppen, die sich überlappen oder nebeneinander liegen (im Gegensatz zu Fell oder Federn).
- Weiter entwickelten sie eine schalige Eihaut, in welcher der Embryo, vor der Umwelt geschützt, in einem Wassersack heranwächst.

Der Vorteil der Schuppen und der schaligen Eier liegt darin, dass die Reptilien ihren kompletten Lebenszyklus (einschließlich Fortpflanzung und Geburt) in einer trockenen Umgebung an Land durchlaufen können. Im Gegensatz dazu stehen die Amphibien und Fische, die Wasser für die Fortpflanzung benötigen.

Die Unterschiede zwischen Reptilien und Amphibien sind normalerweise offensichtlicher als ihre Gemeinsamkeiten, obwohl das Studium beider unter der Bezeichnung „Herpetologie" (aus dem Griechischen *herpeton,* also schleichendes oder kriechendes Ding) eine wissenschaftliche Tradition ist, die bereits zwei Jahrhunderte zurückreicht.

KLASSIFIKATION

Wissenschaftler unterteilen das Königreich der Tiere zu Zwecken der Klassifikation in mehrere Hauptgruppen. Die größte Gruppe ist die der Wirbellosen: Sie enthält ungefähr 95 % der Millionen bekannten Tierarten, einschließlich Schwämme, Schalentiere und Insekten. Reptilien sind Wirbeltiere, die zu einer Tiergruppe gehören, die sich dadurch auszeichnet, dass sie ein knöchernes Rückgrat besitzt, eine flexible, aber starke Unterstützung in Form von gelenkig verbundenen Abschnitten (Wirbel), an denen die anderen Körperstrukturen befestigt sind. Auch Amphibien, Fische, Vögel und Säugetiere sind Wirbeltiere.

REPTILIEN

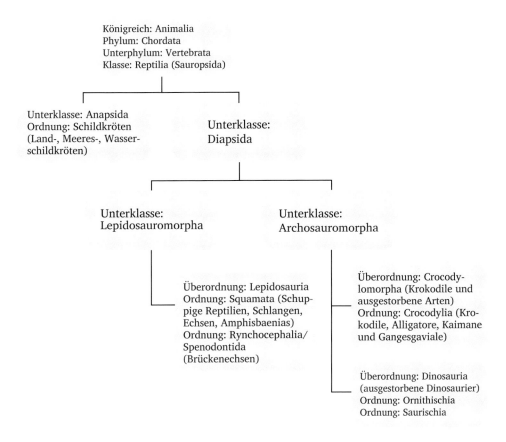

Grob gesagt, werden Reptilien in vier Ordnungen unterteilt:
- Testudines (Landschildkröten, Wasserschildkröten und Sumpfschildkröten)
- Crocodylia (Krokodile, Alligatoren, Kaimane und Gangesgaviale)
- Squamata (Schlangen, Echsen und Doppelschleichen)
- Rhynchocephalia/Sphenodontida (Brückenechsen)

THERMISCHE REGULATION: KALTBLÜTIGE REPTILIEN

Ein wesentlicher Faktor im Verhalten von Reptilien ist ihre Unfähigkeit, mit Hilfe ihres Stoffwechsels ausreichend innere Hitze zu generieren, um – wie es fast alle Vögel und Säugetiere tun – eine konstante Körpertemperatur aufrechtzuerhalten. Daher werden sie „kaltblütige Lebewesen" oder „ektotherm" genannt. Ihre Temperatur entspricht der Temperatur der Luft oder des Was-

REPTILIEN

sers, das sie umgibt. Einige Reptilien sind in der Lage, für einen begrenzten Zeitraum zu einem bestimmten Zweck ausreichend Hitze zu produzieren, um ihre Körpertemperatur zu erhöhen. Dies ist z. B. bei weiblichen Pythons der Fall, wenn sie Eier bebrüten.

Ohne die Wärme der Sonne kann der Reptilienkörper nicht mehr richtig funktionieren. Die Tiere brauchen Wärme für die Verdauung, bei der Bewegung und wenn sie vor Raubtieren fliehen müssen. Der Erhalt einer optimalen Körpertemperatur ist daher der Schlüssel zum Überleben der Reptilien und somit ein integraler Teil ihres Wesens.

Das ist einer der Hauptgründe, warum wir diese sonnenliebenden Lebewesen nahezu überall sehen, ausgenommen in arktischen oder antarktischen Gebieten. Die Kaltblütigkeit begrenzt ihre Fähigkeit, in einem kälteren Klima zu leben und sich fortzupflanzen, was zur Folge hat, dass sie in tropischen und warmtemperierten Regionen zahlreich vertreten sind. Ihre Körper stellen die Arbeit ein, wenn es zu kalt, aber auch wenn es zu warm wird. Sie werden in großer Kälte sehr schwerfällig und daher zu leichter Beute. Um dies zu vermeiden, haben sie viele Möglichkeiten, ihre Temperatur zu regulieren und, sofern erforderlich, auch auf erhöhtem Niveau zu halten.

Kaltblütigkeit bei Reptilien bedeutet nicht im wörtlichen Sinne, dass sie emotional 'kaltblütig' sind. Tatsächlich zeigen viele von ihnen bemerkenswerte mütterliche Instinkte und sehr liebevolle Balzrituale.

Die Kaltblütigkeit (oder Poikilothermie) der Reptilien besitzt gegenüber der Warmblütigkeit (oder Homoiothermie) von Vögeln und Säugetieren auch einige Vorzüge. Reptilien können schlicht „herunterfahren", wenn die Bedingungen ungünstig sind, wenn es z. B. zu kalt ist oder das Futter knapp ist. Daher brauchen sie keine größeren Mengen angesparter Energie, um sich warm zu halten.

Sie sind in der Lage, auch einen Temperatursturz auszugleichen. Für Säugetiere kann die geringste Schwankung in der Temperatur eine potentielle Gefahr bedeuten. Daher brauchen Säugetiere ausreichend Nahrung, um Energie zu produzieren (Reptilien gleicher Größe können über einen längeren Zeitraum mit sehr viel weniger Futter auskommen).

Ein weiterer Vorteil der Kaltblütigkeit ist die Möglichkeit, mittels schwankender Körpertemperatur Bakterien- und Parasitenbefall zu verhindern.

METHODEN DER TEMPERATURREGULATION

SONNENBADEN

Reptilien kommen langsam aus ihrem Nachtlager hervor, um in der Sonne zu baden; sie absorbieren die Strahlen durch ihre Haut oder durchtränken die Haut mit den Strahlen. Wenn sie dann ausreichend aufgewärmt sind, begeben sie sich auf die Suche nach Futter. Manchmal flachen sie ihren Körper ab, um die Oberfläche, auf die die Wärme strahlt, zu vergrößern. Ihre Körper bleiben noch länger warm, selbst wenn sie sich in den Schatten begeben. Überhitzung ist genauso gefährlich wie zu viel Kälte, beide Extreme können bei Wüstenbewohnern vorkommen. Bei Überhitzung ziehen sie sich in den Schatten zurück, um ihre Körpertemperatur zu senken, wie sie es auch an den wärmsten Stunden des Tages gewöhnlich machen. So wissen wir, dass das Sonnenbaden eine wichtige Rolle für das Überleben der Reptilien darstellt.

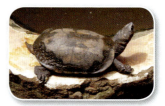

Sonnenbadende Schildkröte, sie hat ihren Kopf aus dem Panzer hervorgestreckt

REPTILIEN

SONNENBADEN IN DER GRUPPE

Viele Reptilien sonnen sich in Gruppen, so auch der Panzergürtelschweif *(Cordylus cataphractus)*. Der Vorteil besteht darin, dass viel mehr als nur zwei Augen darauf ausgerichtet sind, eine potentielle Gefahr zu erkennen. Sieht dann eine Echse einen hungrigen Vogel, geht sie sofort in Deckung, und die anderen folgen umgehend.

SONNENBADEN BEI WEIBCHEN

Bei den weiblichen Echsen dient das Sonnenbaden nicht ausschließlich der Temperaturregulation und den Verdauungsvorgängen. Weibliche Echsen, die sich sonnen, bekommen im besten Fall längere, schwerere und lebhaftere Nachkommen. Man nimmt an, dass das Sonnenbaden während der Tragezeit den Trächtigkeitsprozess beschleunigt und dadurch gesündere Nachkommen zur Welt kommen. Manchmal verweigern dominante Echsen anderen den Zugang zu Sonnenplätzen. Eine weibliche Echse, die den perfekten Platz für mütterliches Sonnenbaden sucht, kann von einem dominanten Männchen verfolgt werden, während ein untergeordnetes Männchen keine solche Bedrohung darstellt.

WINTERSCHLAF

Winterschlaf, bei Reptilien, auch „Kältestarre" genannt, setzt als Reaktion auf niedrige Temperaturen ein, wenn die metabolischen Prozesse dieser kaltblütigen Kreaturen sich verlangsamen und sie sich in Erdlöchern, Felsspalten, Höhlen oder Laubhaufen verstecken; dort warten sie vollständig unbemerkt das kalte Wetter ab. Einige der Schlangen-, Echsen- und Schildkrötenarten in gemäßigten Zonen oder Wüstenregionen ziehen sich während der harten Wintermonate unter die Erde zurück, wo sie aufgrund der etwas hehren Umgebungstemperaturen vor dem Frost geschützt sind. Einige graben deshalb Erdlöcher in den Boden oder schlüpfen in einen Felsenspalt. Dort bleiben sie, bis es wieder wärmer wird.

Einige Arten nutzen die Erdlöcher anderer Tiere oder Hohlräume in Baumstämmen. Von einigen Arten weiß man, dass sie Winterschlaf in großen Gruppen halten, während andere Arten, wie die Klapperschlange, große Knäuel bilden, in denen dutzende Individuen ihren Winterschlaf halten. Im Gegensatz zu Säugetieren, die sich eine Fettschicht anfressen, bevor sie sich in ihre Höhlen zum Winterschlaf zurückziehen, fasten Reptilien vor ihrem Winterschlaf. Während des Winterschlafes leben Reptilien nicht von ihren Fettreserven, wie es Säugetiere wie z. B. Bären tun, sondern ihre Stoffwechselprozesse verlangsamen sich. Für das Verdauungssystem eines Reptils ist es wichtig, das es vollständig geleert ist, bevor die metabolischen Prozesse sich während der Kälteperiode verlangsamen, da unverdautes Fressen faulen und das Reptil krank machen oder gar töten könnte.

Reptilien brauchen keine Energie aus Futterreserven, um sich warm zu halten, und sie haben einen deutlich geringeren Energiebedarf als endothermische / warmblütige Tiere wie Säugetiere. Daher sind sie in der Lage, eine deutlich geringere Stoffwechselrate zu unterhalten. Dies ist einer der Gründe, warum Reptilien in der Lage sind, lange Winterschlafperioden ohne Nahrung zu überstehen; ihre inneren Stoffwechselprozesse können soweit reduziert werden, dass sie für viele Monate ohne Nahrung überleben können. Sie sind jedoch immer noch aktiv und wach, wenn auch sehr träge. Auch spielt der Winterschlaf für viele Reptilien eine wichtige Rolle bei der Fortpflanzung. Die Kälteperiode stimuliert die Ovulation und die

REPTILIEN

Spermienproduktion und reguliert die Schilddrüsenfunktion. Winterschlaf ist ebenfalls wichtig für ein gesundes Immunsystem.

Reptilien, die in Wüsten oder Halbwüsten leben, werden manchmal inaktiv, wenn die Nahrung knapp wird. Dies wird „Sommerschlaf" genannt und ähnelt dem Winterschlaf. So wird ihr Überleben optimiert, indem sie den Verlust von verdunstendem Wasser reduzieren und ihre Verdauungsprozesse als Reaktion auf die extreme Temperaturen begrenzen, bis Regen und/oder kühlere Temperaturen wiederkehren.

ALLGEMEINE ANATOMIE

Auch wenn die heutigen Reptilien nicht die enorme Größe ihrer Dinosaurier-Vorfahren erreichen, unterscheiden sie sich doch in Größe und Struktur sehr. Hier spiegelt sich die Anpassung an alle möglichen Lebensräume wider, seien dies die tropischen oder die gemäßigten Gebiete der Welt. Anakondas zum Beispiel erreichen eine Länge von acht bis elf Metern. Am anderen Ende der Größenskala sind die Geckos als kleinste Reptilien zu nennen: Einige werden nicht größer als 2,5 cm. Diese passen sogar auf Ihre Fingerspitze!!

HAUT UND SCHUPPEN

Das sichtbarste Unterscheidungsmerkmal eines Reptils ist seine **schuppige Haut**, die seinen Körper bedeckt. Die äußere Schicht ist verdickt und bildet Schuppen aus Keratin; einige Bereiche sind noch stärker verdickt, so dass sich Knötchen und Kämme bilden können. Bei vielen Reptilien entwickeln sich kleine Knochen unter der Hautoberfläche.

Diese Hautknochenplatten oder Osteoderme **verstärken** die Haut, bieten ihr **Schutz** und machen sie wasserundurchlässiger, so dass weniger Feuchtigkeit über die Haut verloren geht. Die Fähigkeit der Reptilien, Wasserverlust zu stoppen und so lange Zeit ohne Wasser auszukommen, ist einer der Hauptgründe, warum sie in der Lage sind, in warmen, wüstenähnlichen Umgebungen zu leben, die sie aufgrund ihrer Kaltblütigkeit bevorzugen. Die Schuppen bilden zudem eine **Barriere**, die sie vor Abrieb ebenso schützt wie vor Angriffen durch Raubtiere und Parasiten.

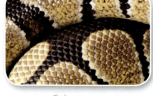

Schuppen

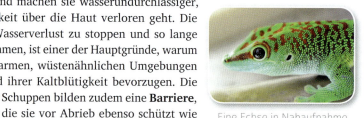

Eine Echse in Nahaufnahme zeigt ihre schuppige Haut

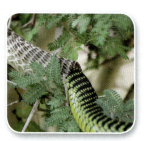

Schlange häutet sich

Hautfarbe und Farbwechsel werden größtenteils bestimmt durch die Pigmentzellen, die unter den oberen Schichten der Haut liegen. Die Schuppen sind für das Überleben der Reptilien ein Schlüsselfaktor.

Die schützenden Schuppen der Reptilien wachsen unterschiedlich. Die Schuppen der Schlangen und Echsen wachsen nicht mit dem Tier mit. Stattdessen werden alte Schuppen und Haut **abgeworfen**, oder die Tiere häuten sich, und Schuppen oder Haut werden durch neue ersetzt. Schlangen werfen ihre Haut im Ganzen ab, während Echsen ihre Haut stückchenweise abwerfen. Krokodile verlieren fortlaufend Teile ihrer oberflächlichen Schuppen in Form von Flocken oder kleinen Spänen, wenn neue keratinhaltige Schichten hochgeschoben werden, während die Hautknochenplatten unter den Oberflächenschuppen sich in Wachstumsringen vergrößern. Die Panzer von Land- und Wasserschildkröten haben tieferliegende, zusammengewachsene knöcherne Platten, die mit Schuppen bedeckt sind und Schild heißen. Sie bestehen aus Keratin und wachsen entweder, indem sich neue Wachstumsringe bilden, oder sie werden dicker und größer, indem sich von unten neue Keratinschichten bilden.

KÖRPERAUFBAU

Die grundlegende Skelettstruktur hat sich bei Reptilien extrem verändert. Eine extreme Anpassung finden wir bei den Schildkröten: Der größte Teil der Wirbelsäule, der Rippen und des Schultergürtels hat sich mit den Hautknochenplatten verbunden und bildet so einen schützenden Panzer. Allgemein ist das Skelettsystem der Reptilien deutlich stabiler als das der Amphibien, wodurch sie eher geeignet sind, an Land zu leben.

Im Gegensatz zu Säugetieren und Vögeln sitzen beim Reptil die Gliedmaßen seitlich, wodurch sie einen breitbeinigen Gang haben, wenn sie sich bewegen. Schlangen haben, wie auch Doppelschleichen und einige Echsen, keine funktionierenden Beine. Folglich hat jede Reptilienart ihre eigenen Variationen dieses Hauptmusters entwickelt, jeweils in Abhängigkeit von den allgemeinen Anpassungen der jeweiligen Gruppe.

Viele Reptilien haben in ihrem Schädel (zusätzlich zu ihrem Unterkiefergelenk) weitere Gelenke ausgebildet, so dass zumindest kleine Bewegungen eines Teils des Schädels in Relation zu anderen Schädelteilen möglich sind. Diese Möglichkeit der Beweglichkeit innerhalb des Schädels selbst, Schädelkinese genannt, versetzt das Tier in die Lage, sein Maul noch weiter aufzumachen und ermöglicht ihm, **große Beutetiere herunterzuschlucken.**

Die Zähne der einzelnen Reptilienarten variieren in Form und Struktur; angefangen bei einfachen stumpfen Zähnen, mit denen die Beute ergriffen und teilweise zerquetscht werden kann, bis hin zu breiten, mahlenden Oberflächen oder scharfen Schneidekanten. Die am höchsten spezialisierten Zähne sind wahrscheinlich die Eckzähne der Schlangen, in denen sich Einkerbungen oder Hohlräume entwickelt haben, wodurch sie zu sehr wirksamen, giftabgebenen subkutanen Nadeln wurden.

Die Zunge eines Reptils bildet beim Fangen von Beute eine wichtige Ergänzung zu seinen Zähnen und dem Kiefer. Sie ist gewöhnlich sehr muskulös, flexibel und kann herausgestreckt werden. Zudem ist sie in vielen Fällen mit klebrigem Schleim überzogen, damit Opfer wie z. B. Insekten kleben bleiben. Auch wird sie gebraucht, um Nahrung im Maul zu verteilen. In einigen Reptiliengruppen, wie bei den Waranen und Schlangen zum Beispiel, hat sich die Zunge zu einem spezialisierten Sinnesorgan entwickelt, welches Beute aufspürt und lokalisiert. Sie ist jedoch nicht direkt am Fangen der Beute beteiligt.

INNERE ORGANE

Die Weichteile der Reptilien ähneln denen anderer Wirbeltiere. Die Luftröhre führt von der Glottis zu den paarigen Lungen. Reptilien benötigen Luftzufuhr, das heißt, sie können atmen, ohne ins Wasser zurückzumüssen oder wie Amphibien Sauerstoff über die Haut aufzunehmen. Aufgrund

REPTILIEN

ihrer Lungen sind sie in der Lage, an Land zu überleben. Die meisten Arten besitzen zwei Lungenflügel, einige Schlangen aber nur einen (der linke Lungenflügel ging im Laufe der Evolution verloren). Bei einigen aquatischen Arten sind die Lungen verkleinert oder nicht vorhanden, und sie nehmen den gesamten benötigten Sauerstoff über ihre Haut auf. Bei einigen Seeschlangen erstreckt sich die Lunge jetzt entlang des Kehlkopfes nach vorn und hilft, beim Tauchen den Auftrieb der Schlange zu regulieren.

Das Kreislaufsystem der meisten Reptilien ist, obschon weniger komplex als das der Krokodile (und auch der Vögel und der Säugetiere), für diese ektothermischen Lebewesen vollkommen ausreichend. Aufgrund ihrer Kaltblütigkeit haben sie keinen so hohen Sauerstoffbedarf wie Vögel und Säugetiere; diese benötigen den Sauerstoff zur Unterstützung der metabolischen Prozesse, mit deren Hilfe sie eine konstante Körpertemperatur aufrecht erhalten. Das Herz eines Reptils hat nur drei Kammern: zwei Atrien oder Vorhöfe und eine teilweise abgeteilte Herzkammer. Das bedeutet, dass Herz-Lungen-Kreislauf und Herz-Körper-Kreislauf nicht vollständig geteilt sind und sich sauerstoffreiches Blut mit sauerstoffarmem Blut vermischen kann.

Das Verdauungssystem der Reptilien variiert von Art zu Art und ist abhängig davon, was die Tiere fressen. Reptilien, die hauptsächlich Tiere oder tierische Produkte wie Eier fressen, haben einen relativ einfachen Magen und einen kurzen Darm. Hierzu gehören die Boa Constrictor und die Gila-Krustenechsen. Pflanzenfresser wie z. B. Leguane und die meisten Schildkröten haben einen komplizierteren Magen und einen langen Darm. Krokodile haben sehr große Magenmuskeln, die das Fleisch in kleine Stücke mahlen.

Giftige Reptilien produzieren ihr Gift mittels Giftdrüsen an den Seiten ihres Kopfes. Das Gift greift den Kreislauf oder das Nervensystem des Opfers an.

Viele Reptilien leben in sehr trockenen, warmen Lebensräumen, daher ist es für sie äußerst wichtig, Wasser zu konservieren. Bei der Mehrzahl der Tiere werden daher in der Leber stickstoffhaltige Abbaustoffe in Harnsäure umgewandelt, die nach der Ausscheidung über die Nieren zur Kloake weitergeleitet werden. Hier wird Wasser resorbiert und feste Harnsäurekristalle gelagert. Diese verlassen den Körper in Form einer feuchten Paste. Hierfür wird nur eine viel geringere Menge an Wasser benötigt als nötig wäre, um Harnstoff in Form von Urin auszuscheiden.

DIE SINNE

Die für das Überleben eines Reptils wichtigsten Sinne sind: Sehsinn, Gehörsinn, Geruchssinn (Duft) und Thermorezeption (Wärmeerkennung). Die relative Bedeutung dieser Sinne korreliert stark mit dem Verhalten und den Verteidigungsmechanismen einer jeden Art. *Hier möchten wir nochmals den Zweck dieses Buches unterstreichen: Der Schlüssel zum Verständnis der Tierarzneimittel liegt darin, ihr Verhalten zu verstehen, und dies gilt besonders für seine Verteidigungsmechanismen.*

SEHSINN

Die meisten Reptilien haben ein gutes Sehvermögen. Anders die Schlangen, bei denen ein anderer Mechanismus wirkt. Arten, die während des Tages aktiv sind (tagaktiv) besitzen Augen mit runden Pupillen so z. B. Schildkröten, nicht giftige Schlangen und tagaktive Echsen. Arten, die nachts aktiv sind (nachtaktiv), wie z. B. Alligatoren und Krokodile, haben geschlitzte Pupillen. Pupillen von nachtaktiven, giftigen Schlangen sind vertikale Schlitze, die sich im hellen Licht nahezu vollständig schließen lassen. Eine Ausnahme bildet die Korallenschlange, die, obwohl giftig, runde Pupillen besitzt. Einige Reptilien können sogar Farben unterscheiden.

Obwohl viele Schlangen ein schlechtes Sehvermögen haben, sind sie dennoch in der Lage, bewegliche Objekte in ihrer Nähe wahrzunehmen, indem sie die Linsen ihrer Augen vorwärts bewegen; gleichermaßen bewegen sich die Linsen in ihren Augen rückwärts, um Objekte in der Ferne zu sehen. Bei einigen Schlangen können die Linsen sogar ihre Form verändern. Bei einigen grabenden Squamata sind die Augen verkleinert oder nicht vorhanden. Echsen brauchen ein sehr gutes Sehvermögen, denn sie jagen Beute, die sich schnell bewegt, wie z. B. Insekten. Sie nutzen auch leuchtende Farben, um Männchen anzuziehen oder um andere Männchen aus ihrem Revier zu vertreiben. Besonders bemerkenswert sind die Augen des Chamäleons, die sich auf der Suche nach Insekten unabhängig voneinander bewegen können. Die Augen von im Wasser lebenden Reptilien wie Krokodilen sind besonders angepasst, so dass sie Bewegungen in ihrer Nähe wahrnehmen können und es ihnen auch möglich ist, nachts zu jagen. Allerdings können ihre Augen keine scharfen Bilder herstellen und sich auch nicht lang auf bewegungslose Objekte konzentrieren. Bei einigen Echsen und Brückenechsen befindet sich ganz oben auf ihrem Schädel ein lichtempfindlicher Bereich, bekannt als das dritte Auge (Scheitelauge), von dem man annimmt, das es tägliche und saisonalen Aktivitätenmuster überprüft, indem es die Tageslänge misst. Bei Reptilien ist das untere Augenlid meist beweglich und zumindest teilweise schuppig. Bei vielen Echsen und bei allen Schlangen ist das untere mit dem oberen Augenlid verschmolzen, und das Auge ist bedeckt von einer langen, fixierten durchsichtigen Scheibe, die das Auge vor Schäden schützt. Im Laufe der Zeit verkratzt und verdreckt sie und wird in jedem Häutungszyklus zusammen mit der Haut abgeworfen.

GEHÖRSINN

Die Ohren von Reptilien dienen wie bei vielen anderen Tieren auch sowohl dem Geräuschempfang als auch dem Gleichgewichtssinn. Die meisten Reptilien (Schlangen, ohrlose Echsen, Schildkröten und Doppelschleichen) haben normalerweise ein schlechtes Gehör. Die Paukenhöhle fehlt oder ist von Haut bedeckt, und die inneren Knochenstrukturen sind insofern verändert, als dass durch ihre Hilfe Bodenvibrationen durch das Körpergewebe wahrgenommen werden können. Die Reptilien mit dem besten Gehör sind jene, die Geräusche in Hochfrequenz wahrnehmen, wie z. B. Echsen und Krokodile.

GERUCHSSINN (DUFT) UND THERMOREZEPTION (WÄRMEERKENNUNG)

Geruchssinn und Wärmeerkennung dienen den Reptilien hauptsächlich dazu, Futter (oder Beute) zu lokalisieren und um Raubtiere (oder Gefahren) wahrzunehmen, denn davon hängt ihr Überleben ab. Der Geruchssinn wird ebenfalls benötigt, um Partner aufzuspüren und anzulocken.

Reptilien schmecken und riechen mit Hilfe eines Organs am Gaumendach. Dies ist das Jacobson-Organ, eine kleine Aushöhlung mit „**Sinnesdetektoren**", die chemische Reize im und um den Mund herum erkennt. Obwohl alle Reptilien der Ordnung Squamata (Schlangen, Echsen, Doppelschleichen) ein Jacobson-Organ besitzen, nutzen einige es mehr als andere. Besonders die Schlangen ebenso wie einige Echsen nehmen ständig Partikel aus der Luft auf, indem sie ihre Zunge herausschnellen lassen und dann in das Jacobson-Organ einführen. Die Rezeptoren in dieser kleinen Aushöhlung erkennen und identifizieren chemische Änderungen und Konzentrationen in ihrer Umwelt und helfen dem Tier zu entscheiden, in welcher Richtung Futter oder Partner zu finden sind. So hilft das Organ dem Tier, seine Umgebung zu „überprüfen" – es kann Beute oder Partner lokalisieren oder allgemein Informationen über seine Umwelt sammeln.

Die Grubenottern der Familie der Viperidae und auch einige Boas und Pythons haben hoch empfindliche Wärmedetektoren, die aus terminalen Nervenendungen bestehen, die sich am vorderen Oberkiefer zwischen Nasenlöchern und Augen befinden. Bei den Grubenottern sind diese „Grubenorgane" eine große „Sinnesöffnung für thermische Reize" zwischen dem Auge und dem Nasenloch auf jeder Seite des Gesichtes, wohingegen Boas und Pythons mehrere kleinere Öffnungen auf der Oberlippe und manchmal auch auf der Unterlippe haben. (Weitere Informationen über Grubenorgane finden Sie auf Seite 694.) Krokodile haben ähnliche Organe in ihrer Haut, die Kieferdrüsen, die ihnen helfen, Druckwellen im Wasser zu erspüren und so die Entfernung bis zu ihrer Beute abzuschätzen. Dies ist besonders nützlich für Tiere, deren Sicht sich unter Wasser rasch verschlechtert.

ERNÄHRUNGSVERHALTEN

Die meisten Reptilien sind Fleischfresser und fressen andere Tiere, und zwar jedes Lebewesen, das sie fangen können. Einige Echsen und Schildkröten allerdings fressen hauptsächlich Pflanzen und Früchte (Pflanzenfresser).

Größere Reptilien wie die großen Würgeschlangen und Krokodile greifen auch wesentlich größere Beutetiere an, wie z. B. Schweine, Rehe, größere Echsen und sogar Menschen. Schlangen insbesondere sind in der Lage, große Tiere im Ganzen herunterzuschlingen. Sie hängen ihren Unterkiefer aus und strecken ihre Haut, so können sie Tiere verschlingen, die wesentlich schwerer und größer als sie selbst sind.

Wildlebende Landschildkröten sind meist Pflanzenfresser (z. B. die Spornschildkröte) und fressen hauptsächlich Gras, Blätter, Blumen und Früchte, lediglich einigen Arten fressen auch Fleisch (z. B. Spekes Gelenkschildkröte) und erweitern ihren Speiseplan um Insekten und kleinere Tiere. Wasserschildkröten können Pflanzenfresser (z. B. die Tempelschildkröte), Allesfresser (z. B. die Amboina-Scharnierschildkröte) oder Fleischfresser (z. B. die Florida-Weichschildkröte) sein. Bei der Meerechse ist bemerkenswert, dass sie fast ausschließlich Algen frisst, die sie auf unter dem Wasser liegenden Steinen findet. Ihr an Land lebender Verwandter, der grüne Leguan, frisst hauptsächlich Pflanzen, er bevorzugt grüne Blätter und reife Früchte, auch wenn er gelegentlich etwas Aas oder wirbellose Tiere frisst.

Einige Reptilien fressen nur bestimmte Tiere oder besondere tierische Produkte (spezialisierte Diät). Die Landkarten-Höckerschildkröte zum Beispiel frisst Süßwassermuscheln und Schnecken. Afrikanische Eierschlangen fressen, wie der Name schon sagt, Vogeleier, während auf dem Speiseplan der Königskobra nahezu ausschließlich andere Schlangen zu finden sind. Die Lederschildkröten, die größten aller Meeresschildkröten, leben hauptsächlich von Quallen und anderen weichen Meerestieren.

Kleinere Echsenarten haben typischerweise unterschiedliche Ernährungsgewohnheiten, die aus Insekten und verschiedenen anderen wirbellosen Tieren bestehen. Viele Schlangen fressen Frösche, kleine Echsen, Fische, Nage- oder andere kleine Säugetiere.

REPTILIEN

In der Folge haben Reptilien hoch entwickelte räuberische und opportunistische Instinkte entwickelt, ebenso wie erstaunliche Reflexe, welche es ihnen erlauben, schnelle Beute zu jagen und zu fangen. Echsen, Wasserschildkröten und viele Schlangen greifen ihre Beute einfach mit ihrem Maul und kauen oder verschlingen sie im Ganzen. Einige Reptilien jedoch haben besser entwickelte Methoden, ihre Beute zu überwältigen. Giftschlangen zum Beispiel beißen ihre Opfer schnell und injizieren hochwirksame Toxine, die die Beute zügig töten oder lähmen. Würgeschlangen wie die Pythons und die Boas erwürgen ihre Beute, bevor sie sie herunter schlingen.

LEBENSZYKLUS UND FORTPFLANZUNG

Wie viele andere Tiere stehen auch Reptilien miteinander im Wettstreit um Revier und Partner, sowohl mit der eigenen Art als auch mit anderen Tieren. Die meisten Reptilien pflanzen sich durch Paarung fort. Die Männchen geben Sperma (männliche Befruchtungsflüssigkeit) in die weibliche Öffnung ab, die zu den Geschlechtsorganen führt. In einem Befruchtungsprozess verbindet sich im Körper des Weibchens das Sperma mit den Eizellen (weibliche Keimzellen). Aus den befruchteten Eiern entwickelt sich dann der Nachwuchs. Bei einigen Echsen und Schlangen können Weibchen sich fortpflanzen, ohne sich zu paaren. Dieser Vorgang heißt Parthenogenese.

BALZVERHALTEN

Die meisten Reptilien paaren sich im Frühjahr, und der Nachwuchs wird im Sommer geboren. Die meisten Reptilien zeigen aufwändige artspezifische Balzrituale. Diese Rituale oder Signale liefern Informationen darüber, um welche Art es sich handelt und auch bezüglich des Geschlechts und der Paarungsbereitschaft eines Individuums.

Verschiedene Kommunikationsmittel werden angewandt, so zum Beispiel:

1. Sichtbares Balzverhalten, wie z. B. stereotype Bewegungen und Farbwechsel, wie sie Teil des Balzverhaltens der leguanartigen Eidechsen sind (hierzu gehören die Leguane, Chamäleons, Anolis-Echsen und verwandte Arten). Männliche Chamäleons blähen sich auf und wechseln ihre Farbe, wenn sie um Weibchen werben, während trächtige Weibchen leuchtende Farben zur Schau stellen und so zeigen, dass sie nicht mehr paarungsbereit sind. Bei den männlichen Anoli-Echsen zeigt Kopfnicken die Bereitschaft zum Kampf, Verteidigung des Reviers oder den Beginn des Balzverhaltens an, und das Aufblähen der Wamme (Hautfalte am Hals, Anm.d.Ü.) beeindruckt die Weibchen und schüchtert Rivalen ein.

2. Duftmarken, wie sie durch bestimmte Chemikalien in den Absonderungen aus den Geschlechtsdrüsen von Reptilien gesetzt werden, kommunizieren den Status eines Weibchens in Bezug auf vorangegangene Paarung mit anderen Männchen. Bei der braunen Baumschlange zum Beispiel signalisieren Pheromone bei Weibchen sexuelle Attraktivität und legen eine Fährte, die das Männchen zu den Weibchen führt. So finden Männchen andere Männchen, damit sie um Revier und Paarungsrechte kämpfen können, und Weibchen können anderen Weibchen zu idealen Eiablageplätzen folgen.

3. Lautäußerung, einschließlich des Brüllens der Krokodile und des Bellens, Grunzens, Quiekens, Klickens und Gackerns der Echsen. Die wegen ihrer Paarungsrufe bekannteste Echse ist der Tokeh-

Gecko in Südostasien. Während der Paarungssaison kehrt er sein einzelgängerisches Verhalten um und ruft laut und wiederholt „to-keh, to-keh", um einen Partner anzulocken. Wenn männliche amerikanische Alligatoren in der Paarungssaison eine Partnerin anlocken wollen, produzieren sie ein lautes, niederfrequentes Brüllen oder Grölen. Fängt ein Alligator an zu grölen, so fühlen sich andere eingeladen, einzustimmen, und schlussendlich ist ein riesiges Getöse zu hören!! Die etwas leiseren Krokodile knurren, husten oder bellen, um ein Weibchen anzulocken.

EIABLAGE

Alle Wasserschildkröten, Krokodile und Brückenechsen und auch einige Echsen und Schlangen legen Eier (ovipar). Einige wenige Schlangen- und Echsenarten sind vivipar (lebendgebärend). Einige Echsen und Schlangen sind ovovivipar (Eier entstehen im Körper des Weibchens und werden entweder in ihrem Körper oder außerhalb ausgebrütet).

Alle eierlegenden Reptilien legen diese an Land ab. Viele Reptilien legen Eier mit einer lederartigen Schale, durch die Luft eintreten kann, die aber gleichzeitig verhindert, dass lebensnotwendige Flüssigkeit austritt. Einmal befruchtet, sind die Eier komplett ausgestattet, den Embryo zu versorgen und zu schützen, bis er schlüpft.

Im Vergleich zu Reptilien sind Amphibien durch einen zweistufigen Lebenszyklus charakterisiert: Die Eier entwickeln sich zu einer aquatischen, kiementragenden Larve (z. B. Kaulquappen), anschließend verwandeln sie sich in ein luftatmendes, zumeist auf dem Festland lebendes erwachsenes Tier.

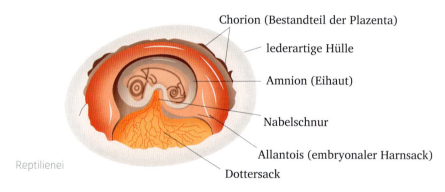

Reptilienei

ELTERLICHE FÜRSORGE

Elterliche Fürsorge ist bei Reptilien selten zu sehen. Typischerweise legen sie ihre Eier in eine Erdhöhle und überlassen sie dann sich selbst. **Sobald sie geschlüpft sind, sind die Jungen auf sich allein gestellt,** obwohl die Krokodile, besonders die Mütter, ihre Nester oft bewachen (manchmal sogar recht grimmig). Erwachsene Krokodile reagieren aggressiv auf verzweifelte Hilferufe der Jungtiere. Krokodile derselben Brut bleiben einige Zeit lang zusammen, im Falle des amerikanischen Alligators sogar bis zu vier Jahren. Auch Pythons zeigen elterliche Fürsorge, genauso wie Schlammnattern und einige Skinks. Das Weibchen schlingt seinen Körper um die Eier, brütet sie aus und beschützt sie sogar. Selbst die viviparen Arten (bei denen man elterliche Fürsorge durchaus erwarten könnte) sind die lebendgeborenen Nachkommen nach dem Schlüpfen sich selbst überlassen.

VERHALTEN

FORTBEWEGUNG

Reptilien haben einzigartige Bewegungsformen und kommen auf unterschiedliche Art und Weise vorwärts. Im Gegensatz zu Säugetieren, die hauptsächlich ihre Beine nutzen, nutzen Reptilien ihren Körper und ihre Wirbelsäule zur Fortbewegung. Entwicklungsgeschichtlich zeigt die Struktur der Reptilien verbesserte Fortbewegungsmethoden an Land. Hier ist das ursprüngliche Wasser nicht vorhanden, um dem Körper Auftrieb zu geben. Einige Fortbewegungsarten der Reptilien sind:

- Laufen und Kriechen
- Klammern und Klettern
- Schwimmen
- Fliegen

Die Körper der meisten derzeit existierenden Reptilien sind Vierfüßler und haben einen **Spreizgang**: vier Gliedmaßen erstrecken sich seitlich vom Körper. Diese vierfüßigen Reptilien wie Echsen und Krokodile tragen ihre Bäuche sehr dicht am Boden, dabei sind die Beine zur Seite hin abgespreizt. Bis auf einige wenige Ausnahmen ist den meisten vierbeinigen Reptilien diese unbeholfen erscheinende, gespreizte Anordnung der

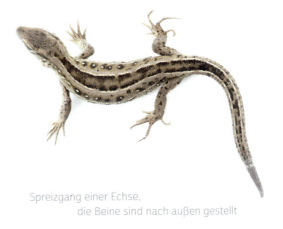

Spreizgang einer Echse, die Beine sind nach außen gestellt

Beine zueigen, dadurch ist ihr Schwerpunkt sehr weit unten und es fällt ihnen schwer, sich vom Boden zu erheben.

Im Vergleich hierzu befinden sich die Beine beim aufrecht stehenden vierbeinigen Säugetier direkt unter dem Körper, so kann es sich besser und gewandter bewegen.

Trotz der Unbeholfenheit ihrer Bewegungen sind einige Reptilien durchaus zu einer gewissen Schnelligkeit in der Lage. Krokodilartige erheben ihren Körper vom Boden und bewegen sich auf **kurze, schnelle Weise**. Echsen, die einen kurzen Körper besitzen, können sich ebenfalls **auf kurzen Strecken schnell bewegen**. Einige Echsen können sogar während des Laufens ihre Vorderbeine vom Boden abheben. Echsen mit einem lang gestreckteren Körper haben es schwerer, ihn zu erheben, da ihre Beine recht kurz sind. Aus diesem Grund müssen sie sich eher wie Schlangen bewegen. Tatsächlich sind die Reptilien mit den kürzesten Beinen diejenigen, die eigentlich gar keine Beine besitzen. Dies sind die Schlangen.

Die meisten Reptilien wandern nicht, bis auf diejenigen, die bessere Brut- oder Futterplätze erreichen wollen. Die saisonale Wanderung der Karettschildkröte zum Beispiel umfasst eine Rundwanderungsentfernung von 2.000 km. Diese Strecke legen die Tiere zurück, um ihre Brutplätze zu erreichen. Es existieren sogar Aufzeichnungen von Tieren, die bis zu 4.828 km zurück gelegt haben.

REPTILIEN

ANGRIFF UND VERTEIDIGUNG

VERTEIDIGUNGSMETHODEN

Reptilien stellen ein verlockendes Ziel als Beute für viele unterschiedliche Raubtiere dar, so z. B. große Fische, Vögel, Säugetiere und andere Reptilien. Die meisten Räuber haben es auf kleine Reptilien oder Jungtiere abgesehen. Große, erwachsene Reptilien sind normalerweise vor allen Angreifern außer dem Menschen sicher.

Die meisten Reptilien sind friedfertige Geschöpfe, und das Flüchten oder Verstecken stellt gewöhnlich ihre erste Verteidigungsstrategie dar, doch wenn sie ernsthaft provoziert werden, beißen sie zu. Die allererste Verteidigungsstrategie der meisten Reptilien besteht also darin, dass sie es vermeiden, gesehen zu werden. Viele sind nachtaktiv und nutzen den Schutz der Dunkelheit, um unentdeckt zu bleiben. Am Tage bleiben die meisten Reptilien in ihrem Versteck, unter toten Blättern, Steinen und Baumstämmen oder in unterirdischen Höhlen. Wenn Flucht nicht möglich ist, nutzen viele Reptilien ausgeklügelte Verhaltensweisen, um ihren Feind zu verwirren oder einzuschüchtern. Die *Chlamydosaurus kingii* (Kragenechse) zum Beispiel sieht ihrem Feind ins Auge und breitet plötzlich eine weite Halskrause aus, während sie ihr Maul weit aufreißt. Der Trick, sich aufzublähen oder scheinbar zu vergrößern, um Feinde einzuschüchtern, wurde auch von einigen der gefährlichen Kobra-Familie perfektioniert, die angesichts einer Bedrohung ihre beeindruckenden Hauben ausbreiten. Andere, wie der Dornteufel, sind bedeckt mit scharf aussehenden Stacheln, und wieder andere richten sich auf ihren Vorderbeinen auf und blähen ihren Körper auf, um größer zu erscheinen. Zahlreiche andere Schlangen zischen oder reißen ihr Maul auf, wenn sie bedroht werden, während sie gleichzeitig brutal mit ihrem Oberkörper in Richtung des möglichen Angreifers vorschnellen. Einige Reptilien sind so groß und aggressiv, dass sie als erwachsene Tiere kaum Bedarf an Verteidigungsmechanismen haben. Große Krokodile und lange Würgeschlangen haben nur wenige natürliche Feinde und verlassen sich einfach auf ihre einschüchternde Größe und ihr beeindruckendes Arsenal aus Zähnen oder Muskeln, um neugierige Besucher in die Flucht zu schlagen.

Im Großen und Ganzen jedoch sind Reptilien sehr wendig und aufmerksam gegenüber ihrer Umgebung und nutzen verschiedene Strategien und Schutzmechanismen.

NACHFOLGEND EINIGE VERTEIDIGUNGS-
METHODEN DER REPTILIEN

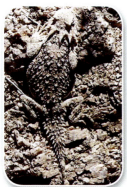

Eine wunderbar getarnte Wüstenkrötenechse (*Phrynosoma platyrhinos calidiarum*)

Tarnung (Krypsis)

Reptilien nutzen die Tarnung in Grau-, Grün- oder Brauntönen, um eine Konfrontation zu vermeiden. Diese Tiere verschmelzen perfekt mit dem Hintergrund ihres natürlichen Lebensraumes. Es ist erstaunlich, wie schwer es ist, eine Grasnatter zu erkennen, die sich durch das Gras bewegt! Einige Echsenarten ändern ihre Farbe, um sich ihrer Umgebung anzupassen. Einige Schildkröten, wie die Schnapp-, Schlamm- und Moschus-Schildkröte, sind in Farbe und Form ihrer Umgebung angepasst, um mit ihr zu verschmelzen (Tarnfärbung und Morphologie).

REPTILIEN

Gegenschattierung ist eine interessante Art der Tarnung bei im Wasser lebenden Reptilien. Viele Schildkröten tragen helle Farben auf ihrem Bauch und dunkle Farben auf ihrem Rücken. So sind sie für im Wasser lebende Raubtiere, die sie gegen den hellen Himmel sehen, weniger sichtbar. Vögel und andere –Raubtiere, die von oben schauen, haben es wiederum schwer, sie im dunklen Wasser zu entdecken. Selbst einige der größeren Raubtiere wie die Schnappschildkröte und die Alligatoren haben solche Schattierungen, wahrscheinlich um weniger sichtbar zu sein, wenn sie ihre Beute nachstellen.

Viele Arten nutzen Punkte, Streifen und Flecke, um ihre Körperumrisse zwischen Blättern oder Erdreich aufzubrechen. Bei einigen Echsen ist die Tarnung darüber hinaus eine Strategie, überraschend eine Paarung einzuleiten.

Im Gegensatz zu dem oben Beschriebenen haben einige Reptilien anders als diejenigen, die sich tarnen, Färbungen, die nicht unbedingt mit dem Hintergrund **verschmelzen**.

Diese Markierungen sind oft ziemlich hell, sogar auffällig. Die Augen eines Raubtieres werden getäuscht, so dass die Tiere denken, die Gestalt, die sie sehen, ist kein Tier (Nachahmung unbelebter Gegenstände in der Umgebung).

KÖRPERFORM UND HALTUNG

Viele Reptilien verscheuchen potentielle Feinde mit Drohhaltungen **oder** Drohverhalten. Schnappschildkröten, auf die man an Land trifft, können sehr aggressiv sein, sich nach vorne stürzen und zuschnappen. Die wohl berüchtigtste Warnung kommt von der tödlichen Klapperschlange, deren erschreckendes Klappern (des Schwanzes) dafür sorgt, dass die meisten Tiere wie angewurzelt stehen bleiben. Einige Schlangen erheben sich, als wollten sie den Angreifer angreifen. Dieses Verhalten hat den Vorteil, dass sie größer und wahrscheinlich auch gefährlicher erscheinen.

Ironischerweise bewirkt der große Überlebenserfolg und die Vielzahl von Reptilien in der Natur, dass sie eine reizvolle Beute für andere Raubtiere darstellen, besonders, wenn die Reptilien jung sind. Sie sind nicht nur weit verbreitet, sondern oft genug auch einfache Beute. Selbst die schnellsten Schlangen oder Eidechsen sind in Gefahr, wenn sie im Freien jagen oder sich in der Sonne baden.

Auch wenn viele Reptilien Verteidigungsstrategien entwickelt haben, um Feinde zu entmutigen (wie oben erwähnt), so haben die Feinde im Gegenzug Methoden entwickelt, damit umzugehen. Die meisten Raubtiere, die Schlangen jagen, versuchen, ihren Gegner zu ermüden und ihn mit schnellen Bewegungen zu verwirren, und viele sind zumindest teilweise immun gegen das Gift jener Schlangen, deren Lebensraum sie teilen. Der wahrscheinlich bekannteste dieser Jäger ist der Indische Mungo, der besonders giftige Schlangen wie Kobras mit großem Können und Furchtlosigkeit jagt.

Viele andere Tiere fressen diese oder jene Reptilienart. Vögel ganz besonders sind große Schlangen- und Echsenjäger. Einige Vogelarten wie der Sekretär (*Sagittarius serpentarius*, Anm.d.Ü.) und der Rennkuckuck sind Experten im Schlangentöten. Selbst vom bescheidenen Igel ist bekannt, dass er durchaus Schlangen auf seinem Speiseplan stehen hat. Ein außergewöhnliches Exemplar eines Schlangentöters ist der Tigerhai, der regelmäßig große Meeresschildkröten angreift und frisst, einschließlich ihres Panzers. Selbst Krokodile sind nicht unangreifbar. Während erwachsene Krokodile nur vom Menschen bedroht sind, fressen andere Lebewesen wie beispielsweise der Waran ihre Eier, die sie mit ihren dazu gut geeigneten Krallen ausgraben.

REPTILIEN

EINIGE BESONDERE VERTEIDIGUNGSMECHANISMEN DER REPTILIEN
TOTSTELLEN UND NACHAHMUNG

Unter den Schlangen verfügt die Östliche Hakennasennatter (*Heterodon platirhinos*) über das beeindruckendste Verteidigungsverhalten. Droht Gefahr, flacht sie den Hals ab und bläht sich auf, hebt den Kopf vom Boden, zischt laut und hat eine verblüffende Ähnlichkeit mit der giftigen Kobra aus Südasien. Sie mag zuschlagen, beißt jedoch selten. Wenn alles nichts hilft, rollt sich die Schlange auf den Boden, windet sich wie unter Schmerzen, öffnet ihr Maul, lässt die Zunge heraushängen und stellt sich tot. Sie ist eine richtige Schauspielerin. Man kann sie hochheben und sie fühlt sich schlaff an. Legt man sie aber dann mit ihrer Bauchseite auf den Boden, dreht sie sich sofort wieder auf den Rücken.

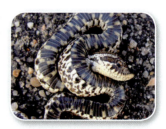

Westliche Hakennasennatter stellt sich tot

ECHSENTRICKS

Einige Echsen haben Schwänze, die abfallen, wenn sie von einem Angreifer geschnappt werden, und die dann später wieder nachwachsen (Autotomie). Die Echse entkommt, und der Angreifer hat nur den Schwanz. Stachelechsen haben scharfe Stacheln, die Feinde entmutigen, und Glattechsen haben geschmeidige, überlappende Schuppen, an denen man sich schlecht festhalten kann. Krötenechsen haben spezielle Muskeln, die in den Augenwinkeln kleine Blutadern platzen lassen. Damit können sie einem Angreifer einen Blutstrahl bis zu 90 cm weit entgegenspritzen.

AUFROLLEN DER SCHLANGEN
(WARNUNG DURCH HALTUNG UND APOSEMATISMUS)

Einige Reptilien meiden ihre Angreifer nicht und verstecken sich auch nicht, sondern schrecken sie mit Warnsignalen wie Haltung, auffälliger Färbung oder beidem ab. Molche zum Beispiel haben Drüsen in der Haut, die Toxine produzieren. Damit dieses Gift verhindert, dass das Tier gefressen wird, muss der Angreifer daran erinnert werden, dass er sich anschickt, etwas zu fressen, wovon ihm schlecht wird. Das Tier nimmt eine Verteidigungspositur an und zeigt die auffällig gefärbten Körperteile, die den Angreifer erinnern oder giftige Chemikalien produzieren. Einige Unterarten der Ringhalsnatter, wie z. B. die Disdophis punctatus arnyi, rollen ihren Schwanz auf und

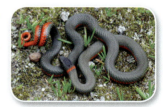

Die Ringhalsnatter rollt ihren Schwanz auf und enthüllt die Warnfarbe

zeigen beim ersten Anzeichen von Gefahr die rote Warnfarbe auf der Unterseite. Wird die Schlange aufgehoben, gibt sie eine faulig riechende Moschus-Substanz ab. Eine weitere übliche Methode, einen Angreifer zu warnen, besteht in sehr heller Färbung. So zeigen sich die hell gestreiften, giftigen Korallenschlangen in dieser Färbung, damit Fressfeinde den Eindruck von etwas Giftigem gewinnen.

RÜSTUNGEN

Einige Reptilien wie z. B. die Alligatoren werden durch ihre harte Haut geschützt. Land- und Wasserschildkröten tragen ihre Verteidigung, den Panzer, mit sich herum. Dosenschildkröten (*Terrapene*

REPTILIEN

carolina) haben Gelenke im unteren Panzer, so können sie diesen fest gegen den oberen Panzer ziehen und ihren Kopf und ihre Extremitäten vor einem Fuchs oder einem Waschbär schützen.

NACHÄFFER (MIMIKRY)

Interessanterweise kann ein Reptil wirklich giftig sein, oder es blufft nur. Einige harmlose Schlangen haben Farben und Muster, die denen der giftigen Arten ähneln. So nutzen sie den Vorteil von Mustern, die in Feinden unangenehme Erinnerungen wach rufen. Ein jeder Feind, der die tödliche Korallenotter (*Micrurus tener*, Gattung Micrurus, Familie der Elapidae) fürchtet, wird wahrscheinlich die rote Königsnatter (*Lampropeltis triangulum elapsoides*, Gattung Lampropeltis, Familie der Colubridae) auch nicht angreifen, die zwar nicht giftig ist, aber der Korallenotter sehr ähnlich sieht.

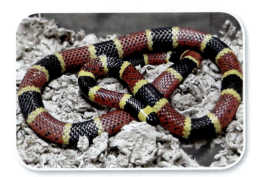 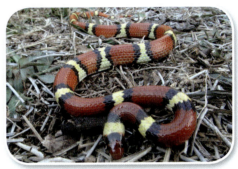

Beachten Sie die unterschiedliche Färbung der Korallenotter (Micrurus tener) (l) und der Königsnatter (Lampropeltis triangulum elapsoides) (r)

SPUCKEN

Für giftige Schlangen kann ein gut gezielter Angriff die beste Verteidigung darstellen. Die afrikanische Speikobra kann Gift präzise in die Augen eines Feindes spritzen, und das auf eine Entfernung von bis zu 3 Metern. Der unachtsame Angreifer kann dadurch leicht erblinden.

ANGRIFFSMETHODEN

Von knöchernen Panzern bis hin zu scharfen Zähnen, Tarnung und Warnfarben schützen sich Reptilien in vielfältiger Art und Weise.

Einige Reptilien verfolgen ihre Beute aktiv, während andere eine Sitzen-und-warten-Strategie verfolgen, bis Beute vorbei kommt. Die Jäger aus dem Hinterhalt greifen ihre Beute aus einem Versteck heraus auf eine Weise an, dass sie weder gesehen noch gehört werden, das bedeutet, sie greifen heimlich an. Die Gabunviper zum Beispiel *(Bitis gabonica rhinoceros)* liegt in einem Blätterhaufen versteckt, nur ihr Schwanz ist entblößt, und eine modifizierte Kaudalschuppe am Ende des Schwanzes bewegt sich von Zeit zu Zeit seitwärts. Durch diese Nachahmung eines Insektes wird die Beute angelockt.

Viele Reptilien kämpfen, indem sie beißen und kratzen, und einige der größeren Arten verursachen tiefe Wunden. Krokodile und große Echsen vollführen empfindliche Schläge

REPTILIEN

mit ihren kraftvollen Schwänzen, die sie wie eine Peitsche nutzen. Der Biss einer Giftschlange kann tödlich sein. Chamäleons haben lange klebrige Zungen, mit denen sie mit bemerkenswerter Genauigkeit und Schnelligkeit ahnungslose Insekten aufschnappen.

REVIERVERHALTEN

Viele Reptilien kämpfen mit Mitgliedern ihrer eigenen Art um die Kontrolle oder Herrschaft über ein bestimmtes Revier. Männchen kämpfen auch um Paarungsrechte. Unter verschiedenen Echsenarten vollführen männliche Echsen Ritualbewegungen, um ihren Anspruch an ein Revier anzuzeigen. Bei vielen Arten der Warane zum Beispiel kämpfen die Männchen in einem Ringkampf um ein Revier, indem sie auf ihren Hinterbeinen stehen, miteinander ringen und versuchen, den anderen umzustoßen. Einige Schlangen, einschließlich vieler Klapperschlangen, schubsen einander. Männliche Landschildkröten schlagen ihre Panzer aneinander, um festzustellen, wer der Anführer ist.

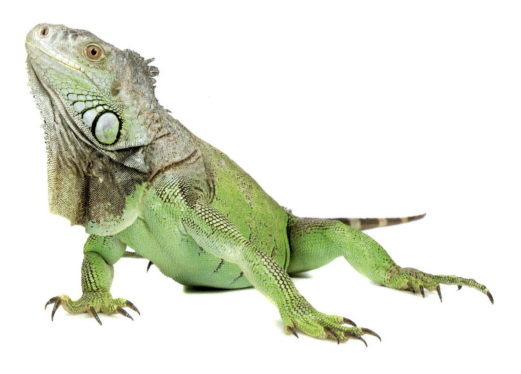

Ein Leguan stellt seine leuchtenden Farben zu Schau und will sich die Herrschaft sichern

REPTILIEN

Um die klassische Reptilienenergie zu beschreiben, d. h. die Tarnung, das Verstecken und den plötzlichen Angriff, können wir uns das Verhalten der *Cerastes cerastes* (Wüsten-Hornviper) anschauen. Diese Schlange bleibt versteckt und gut getarnt unter dem Sand, nur die Augen schauen hervor, sie wartet und hält Ausschau nach Beute. In dem Moment, in dem sie ein Opfer wahrnimmt, springt sie einfach vorwärts, ergreift das nichts ahnende Opfer in ihrer tödlichen Umarmung und verschlingt es innerhalb kürzester Zeit!

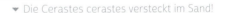
▼ Die Cerastes cerastes versteckt im Sand!

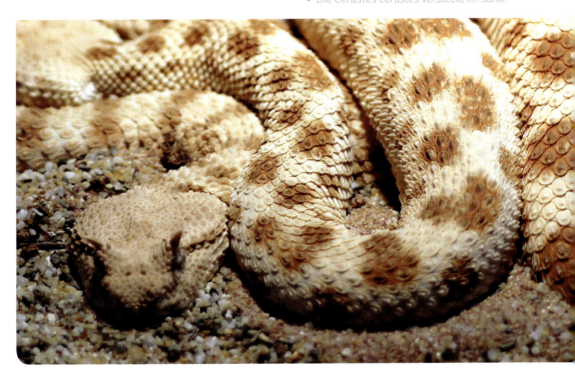

MENSCHLICHE AUSDRUCKSFORMEN

Menschen mit Reptilienenergie formulieren diese im weitesten Sinne über das allgemeine Muster der Tierenergie-Ausdrücke:

TIERREICH – TIERISCHE MERKMALE

- Opfer/Angreifer
- Ich gegen Dich
- Konflikt im Innern der Person
- Überleben
- Wettbewerb

UNTERKÖNIGREICH – REPTILIENMERKMALE

Dem Wesen und den Erscheinungsformen der Reptilienenergie in Patienten nähert man sich am besten naturkundlich. Einige Konzepte möchten wir Ihnen hier vorstellen. Studiert man Reptilien unter naturkundlichen Gesichtspunkten, so lernt man notwendigerweise einige Signalwörter kennen, die unten aufgeführt sind. Im Verlauf der Anamnese benutzt ein Patient, der ein Reptilienarzneimittel benötigt, diese Signalwörter möglicherweise wiederholt oder mit deutlicher, eventuell emotionaler Betonung.

WIE SICH REPTILIENEIGENSCHAFTEN IM MENSCHLICHEN VERHALTEN AUSDRÜCKEN

Reptilien müssen, da sie Kaltblüter sind, ins Freie kommen, um sich zu wärmen. Dies ist wichtig für alle ihre Vitalfunktionen, bewirkt aber auch, dass sie sich sehr verletzlich fühlen. Durch ihre einzigartige und individuelle Art, sich diesem Umstand anzupassen oder mit ihm zurecht zu kommen, unterscheiden sie sich von anderen Tiergruppen. Dies stürzt sie in einen Konflikt: *beim Herauskommen gesehen werden, sichtbar sein, verus versteckt, unbemerkt und getarnt sein.* Während sie aus ihren Verstecken herauskommen, sind Reptilien extrem wachsam in Bezug auf ihre Umgebung. Hierin verhalten sie sich ganz anders als die kaltblütigen Insekten und zum Teil auch anders als die Spinnen, die sehr impulsiv sind.

Reptilien sind sehr *wachsam und wendig* und untersuchen ihre Umgebung gründlich. Ein Mensch, der sich reptilienartig verhält, zeigt Symptome, die Wachsamkeit in Bezug auf die Umgebung nahelegen, und nimmt dabei seine geschärften Sinne zu Hilfe: Er verhält sich *wachsam, aufmerksam und vorsichtig* und kommt nur dann ans Licht, wenn es ihm zuträglich erscheint. Er kommt nur unter optimalen Bedingungen aus seinem Versteck. Sobald die Bedingungen sich verändern und nicht länger optimal sind, oder er auch nur die geringste Gefahr spürt oder wahrnimmt, eilt er einfach in sein Versteck zurück.

Um unbemerkt zu bleiben, haben Reptilien interessanterweise verschiedene *Täuschungsmanöver* entwickelt. Sie können sich geradewegs vor Ihrer Nase befinden, doch Sie werden sie nicht sehen. Sie werden sie noch nicht einmal erkennen, da sie so wunderbar verborgen sein können. Man kann sie nur sehen, wenn sie gesehen werden wollen.

REPTILIEN

Das *Verstecken und Täuschen* nennt man beim Menschen „*falsch*" – man sagt, *die Person hat „zwei Gesichter"*. Jemand, der uns eine unechte Fassade zeigt, kann hinter den Kulissen ein völlig anderer Mensch sein. Diese andere Seite kann die Welt nicht wahrnehmen, was bedeutet, dass das „wahre Ich" den anderen verborgen bleibt. Diese Menschen führen zwei völlig verschiedene Leben. Ihre eine Seite ist sehr nett, und ihre andere Seite ist gewalttätig und zerstörerisch. Ihr Gegner ist sich dessen in keiner Weise bewusst und ahnt nichts von der tieferliegenden Gefahr oder dem drohenden Angriff. Die Hinterlistigkeit nimmt man entweder im Verhalten des Patienten selbst wahr, oder der Patient reagiert sehr empfindlich, wenn andere Menschen um ihn herum dieses Verhalten zeigen. Eine Frau, die möglicherweise ein Reptilienmittel benötigt, sagt zum Beispiel: „Meine Schwiegermutter verhält sich mir gegenüber so und so, doch wenn mein Mann kommt, ändert sie ihr Verhalten komplett!"

Reptilien haben eine bemerkenswerte Fähigkeit, *plötzlich aus diesem unauffälligen Versteck heraus in Bewegung zu kommen*. Diese plötzliche Bewegung dient entweder der Verteidigung gegen eine mögliche Bedrohung, wenn sie weglaufen, sich verstecken oder an ihren Rückzugsort fliehen, oder es ist ein plötzlicher Angriff aus dem Hinterhalt. Anders als die Säugetiere *können sie keine länger andauernden Anstrengungen durchhalten* und müssen mit ihrer Energie haushalten. Aus einer sehr stillen, versteckten oder getarnten Position heraus können sie plötzlich hervorschießen. In dem Versuch, sich selber zu verteidigen, sind Reptilien auch in der Lage, ihr *Verhalten plötzlich komplett zu ändern*. Sie ändern ihre Form, ihre Farbe oder ihre Gestalt. Als Beobachter ist man gänzlich fassungslos ob dieses Verhaltens der Reptilien!

„*Plötzlichkeit*" ist daher ein wesentliches Merkmal, das das Überleben von Reptilien sichert. Ein plötzlicher, vollkommen unerwarteter Angriff aus einem Versteck heraus überrascht uns. Oft genug bleibt keine Zeit zu fliehen oder überhaupt zu reagieren. Ein gutes Beispiel zur Verdeutlichung dieses Merkmals ist das Verhalten der Mauereidechse. Häufig sieht man sie oben auf der Mauer vollkommen bewegungslos an einer Stelle liegen. Nähert man sich, erscheint sie immer noch reglos. Kommt man jedoch noch näher, schießt sie einfach davon, schlängelt sich fort, zurück in ihr Versteck. Oder sie lässt einfach ihren Schwanz zurück, verblüfft damit ihren Angreifer und huscht davon. Dieses Beispiel illustriert die Fähigkeit der Reptilien, plötzlich aus absoluter Untätigkeit heraus sehr aktiv zu werden.

Zu *flüchten und sich zu verstecken* ist – als Vermeidungsstrategie – ebenfalls eine wichtige Methode der Reptilien, zu überleben. Nachdem wir ausführlich das Verhalten aller vier Hauptordnungen der Reptilien, die entsprechende Materia Medica, Arzneimittelprüfungen und Fälle studiert hatten, stellten wir fest, dass die Reptilien das Gefühl haben, *im Nachteil* zu sein. Die erste Reaktion auf einen Angriff besteht darin, zu flüchten und sich zu verstecken. Fluchtverhalten bei Menschen kann man als Unfähigkeit betrachten, anders als bei Säugetieren üblich einen Kampf von Angesicht zu Angesicht zu führen. Reptilien greifen nur an, wenn sie wiederholt gereizt oder in die Ecke gedrängt wurden.

Das Zusammenspiel all dieser Ausdrucksformen weist bei einem Patienten auf Reptilienenergie hin. Während das zu Grunde liegende Reptiliengefühl allen zueigen ist, unterscheiden sich die Ordnungen untereinander durch ihre individuellen Eigenheiten und Merkmale. Eine Schlange kann sich zum Beispiel von einer arm- und beinlosen, über den Boden schlängelnden Kreatur plötzlich in ein S-förmiges, angriffslustiges, zischendes Wesen mit gespreiztem Hals verwandeln, bereit, zuzubeißen. Die Echse kann uns komplett verblüffen, indem sie ihren eigenen Schwanz abbricht, plötzlich eine lange, einziehbare Zunge herausstreckt, um einem unachtsamen Opfer einen Schlag zu verpassen oder einfach die Farbe wechselt und so komplett unsichtbar wird. Oder aber das Krokodil: Es ist in der Lage, aus einer absolut ruhigen, bewegungslosen und faul

REPTILIEN

erscheinenden Position heraus plötzlich mit Hilfe seiner kräftigen Muskeln einen gewaltigen und zerstörerischen Schlag auszuführen. Die kleine, reizende Schildkröte zieht sich plötzlich in ihren Panzer zurück, versteckt sich unter ihrer schützenden Rüstung und wartet, bis die Gefahr vorübergezogen ist.[1]

Schlagwörter, die das Bedürfnis des Reptils widerspiegeln, sein Versteck zu verlassen:

Erscheinen
Bemerkt werden
Gesehen werden
Ins Blickfeld kommen
Zum Vorschein kommen

Herauskommen
Ans Licht kommen
Hervorkommen
Ins Freie kommen
Sichtbar

Einige Synonyme in Bezug auf Bedürfnis der Reptilien, ein Sonnenbad zu nehmen

Herumliegen
Sich lümmeln
Sich ausbreiten
Sich austrecken
Sich Aufwärmen

Absorbieren
Aufsaugen
Abflachen

Schlagwörter in Verbindung mit dem Verlangen der Reptilien, sich zu tarnen oder versteckt zu bleiben:

Verschmelzen
Nahtlos anpassen
Vergraben
Zusammenrollen
Verschleiern
Gegenschattierung
Verbergen
Kringeln
Verkleidung
Verstecken
Überwintern
Unauffällig

Versteckt bleiben
Totschweigen
Nicht sichtbar
Maske
Verbinden
Nachahmen
Mysteriös
Schleierhaft
Totstellen
Heimlich
Unbemerkt
Schleier

---

1   Das oben erwähnte Verständnis der Reptilien basiert auf einem gründlichen Studium ihres Verhaltens in der Natur, zusammen mit Fällen, die wir in diesen zwei Bänden vorstellen, sowie unserer Materia Medica.

REPTILIEN

Schlagwörter, die Täuschung bei Reptilien signalisieren:

Konspirieren	Taktieren
Hinterhältig	Vortäuschen
Ausgekocht	Heimlich
Täuschung	Planen
Unaufrichtig	Schwindel
Unehrlich	Schlüpfrig
Doppeltes Spiel treiben	Durchtrieben
Doppelzüngig	Falsche Schlange
Hirngespinst	Duckmäuser
Betrug	Strategie
Falschheit	Heimlichkeit
Schwindel	Verräterisch
Tücke	Trickserei
Heuchlerisch	Doppelgesichtig
Lügen	Untreu
Sich verschwören	Unter der Hand
Manipulation	Nicht vertrauenswürdig

SCHLAGWÖRTER, DIE PLÖTZLICHEN ANGRIFF BEI REPTILIEN SIGNALISIEREN

Plötzlich, Plötzlichkeit (sehr wichtig bei Reptilien)
Plötzlicher Angriff
Hinterhalt
Völlig unerwartet
Aus heiterem Himmel
Völlig unprovoziert
Überraschungsangriff
Angriff aus einem Versteck

Weitere Reptilienschlagwörter, die sich auf die charakteristischen überraschenden -Angriffe oder Verhaltensänderungen beziehen:

Schroff	Jagd (heimlich oder mit Tricks)
Plötzlich	Anpirschen (unauffällig)
Erstaunlich	Beißen, ergreifen
Verblüffend	Drücken, springen
Hastig	Stoßen, springen, hervorstürzen, anspringen
Schockierend	Töten
Alarmierend	Die Form ändern (Farbe, Gestalt etc.)
Jemanden überrumpeln	
Ungeahnt	
Unvorhergesehen	
Unvorhergesagt	

REPTILIEN

Schlagwörter, die sich auf die erste Reaktion 'Kampf oder Flucht' der Reptilien beziehen, wenn sie angegriffen werden:

Verbergen
Klettern
In Deckung gehen
Lossausen
Eingeschlossen in einen Panzer
(sehr kennzeichnend für Schildkröten)
Entkommen
Flüchten
Gleiten
Hereingehen
Verstecken
Wegrennen
Abschalten
Weggleiten
Glitschen

- **Gewalt**
  Anders als bei Säugetieren sieht man bei den Reptilien keinen Kampf von Angesicht zu Angesicht. Es ist unabdingbar, extremes Leid oder Verletzungen zuzufügen, weil sie sonst das Gefühl haben, ihnen würde genau dieses passieren.
  Schlagwörter, die die grausame Ader der Reptilien widerspiegeln:
  Töten
  Mord
  Zerstörung (fast komplette Zerstörung)
  Erschießen
  Erstechen
  Blut
  Tod

- **Leuchtende Farben**
  Leuchtende Farben dienen dazu, das andere Geschlecht anzulocken oder vor Gefahr zu warnen.

- **Geringe bis gar keine elterliche Fürsorge** (mit ein paar Ausnahmen)
  Diese Eigenart der Reptilien zeigt sich in Menschen als eine *Gleichgültigkeit oder ein gefühlloses Verhalten gegenüber den eigenen Kindern;* ein Beispiel hierfür sieht man in den Träumen des Arzneimittels *Dendroaspis polylepis* (Schwarze Mamba):
  - ▶ Träume, Kinder, Kind vernachlässigen
  - ▶ Träume, Kinder, sich kümmern um ein zurückgebliebenes Kind (das -Gegenteil*)
    * Das Wichtigste in einem Fall ist es, die Empfindsamkeit in einem Patienten zu verstehen, und Empfindsamkeit bedeutet immer auch das Gegenteil; das Gegenteil dessen, was der Patient spontan oder mit Emotion sagt, ist daher höchstwahrscheinlich ebenfalls zutreffend. Bei Menschen zeigt sich dies als Bedürfnis, schon sehr früh unabhängig zu sein.

- Bilder und Wörter, die beschreiben, wie etwas **im Ganzen geschluckt wird:**
  Dies bezieht sich auf die Fähigkeit des Reptils, seine Beute im Ganzen herunter zu schlingen. Einige Schlagwörter, die den Vorgang des Herunterschluckens beschreiben:
  Verschlingen
  Umhüllen
  Herunterschlucken
  Sich einverleiben
  Herunterschlingen

REPTILIEN

- **Eifersucht unter Männchen**
  Unter Männchen kann man große Rivalität beobachten. Dies sieht man auch in der Rubrik: Mind; JEALOUSY; general; men, between (4): ars., **lach**., puls., verat. (Gemüt; EIFERSUCHT, im Allgemeinen, Männern, unter).

- **Die Fähigkeit zu hungern oder lange Zeit zu fasten,** bezieht sich auf die Fähigkeit der Reptilien, lange Zeit ohne Futter auszukommen
  Empfindlich gegenüber großer Hitze und Kälte
- Schlagwörter, die das Wesen und die Funktion der Reptilienmerkmale
  trockene, schuppige Haut beschreiben**:**

Funktion	Merkmal
Grenze	Pellen
Schutz	Abwerfen
Verteidigung	Abblättern
Bewachung	Häuten
Rüstung	Herunterkommen
Panzer (besonders für Schildkröten)	

- Ein Patient, der ein Mittel aus einer der besonders aggressiven, kraftvoll gebauten Schlangenfamilien benötigt, wird oft betonen und darauf beharren, dass er stark, hart und aggressiv sein muss, um die anderen zu übertreffen. Ein Patient, dessen Energie aus den eher schreckhaften Schlangenfamilien stammt, spricht eher vom Gegenteil: Er wird lamentieren, dass er zu schwach ist, einschüchternde Angreifer abzuwehren. Seien Sie nichtsdestotrotz auf der Hut: Dieser Heldenmut (oder sein Gegenteil, nämlich Verletzlichkeit aufgrund angeborener Schwäche) kann von dem übergeordneten Thema des Königreiches der Tiere, also Angreifer und Opfer, schwer zu unterscheiden sein. Wörter, die Patienten betonen oder wiederholen und deren Energie von den aggressiven, muskulösen (oder den kleinen, misstrauischen) Reptilien stammen, lauten:
  Schlagwörter (Beschreibung der Reptilienmuskulatur):
  Robust
  Kraftvoll
  Muskulös
  Stark
  Kräftig
  Zäh
  Gefährlich
  Ihr Gegenteil:
  Zerbrechlich
  Schwach
  Kraftlos
  Eine typische Situation, die Reptilienverhalten beschreibt:
  (die entsprechenden Wörter sind fett gedruckt)

Eine für das Reptilienverhalten typische Situation, die man beim Menschen reflektiert sieht, findet sich am Flughafen, der von allen Flughäfen auf der Welt wohl am meisten Wert auf

REPTILIEN

Sicherheit legt, der Ben-Gurion Flughafen. Hier fliegt die israelische Fluglinie EL AL Israel Airlines. Nachdem Israel über Jahrzehnte mit Bomben und Selbstmordattentätern leben musste, entwickelte der Staat schon vor 20 Jahren das undurchdringbarste Flugsicherheitssystem, das man sich vorstellen kann. Die extrem langwierige und zermürbende Vorflugkontrolle sorgt dafür, dass sich sogar ein normaler Kunde wie ein **Verdächtiger** fühlt. Die geringsten Widersprüche werden **sorgfältig beachtet**, das Überwachungspersonal nimmt jeden Passagier so gründlich auseinander, als stünde eine **todbringende Verschwörung** unmittelbar bevor. Warum haben Sie dieses Ticket so spät gekauft? Warum tragen Sie eingepackte Kartons? Wer hat diese im Laden ausgesucht? Dies sind einige der ermüdenden, bohrenden Fragen, die darauf abzielen, eine mögliche **Katastrophe** abzuwenden. Es werden alle Maßnahmen so stark nach dem befürchteten schwarzen Tag ausgerichtet, dass sogar die Flugpläne häufig verändert werden, um so **terroristische Pläne zu vereiteln.** Dies erschwert es einigen Reiseagenturen, immer auf dem neuesten Stand zu sein. Tatsächlich tritt der Sicherheitsdienst von EL AL deutlich früher ein, als ein Passagier es bemerkt. Sobald Sie ein EL AL Reisebüro in einer beliebigen Stadt anrufen, um ein Ticket zu buchen, wird Ihr Name mit einer Computerliste den Namen potenzieller Terroristen abgeglichen, die von INTERPOL, dem FBI, Shin Bet (oder ISA, Israelische Sicherheits-Agentur) zusammengestellt wurde. Das der ISA eigene Reptilienattribut der Heimlichkeit zeigt sich bereits an dem Leitspruch in seinem Logo. Hier steht zu lesen: **Der Verteidiger, der nicht gesehen werden wird.** Und die offizielle Webseite der ISA versichert: „Die ISA und ihre Angestellten werden weiterhin, wie gewohnt, als **verdecktes Schutzschild** der Menschen in Israel dienen."

„Wir stellen nicht allen die gleichen Fragen, es gibt auch **überraschende Elemente**, so dass die Leute ihre Antworten nicht vorbereiten können", sagt ein EL-AL-Sprecher, und fügt hinzu, dass sie nicht viele ihrer **Sicherheitsgeheimnisse** in der Öffentlichkeit **preisgeben**.

Und als wäre das noch nicht genug: Ist man dann an Bord des EL-AL-Fluges angekommen, reisen bis zu fünf bewaffnete **verdeckte** Agenten mit Ihnen. Sie sitzen auf **strategisch** günstigen Gangplätzen, bereit zum Angreifen. Zudem sind die Flugbegleiter, wie viele Israelis, ehemalige Soldaten des israelischen Militärs, die ein Kampftraining durchlaufen haben. Die Tür zum Cockpit, die aus verstärktem Stahl besteht, wird von innen verschlossen, bevor die Passagiere an Bord kommen und wird erst geöffnet, nachdem jeder einzelne an seinem Bestimmungsort ausgestiegen ist. Egal was im Rest des Flugzeuges passiert, diese Tür öffnet sich niemals während eines Fluges.

Unerwarteterweise ist für Passagiere mit Hin- und Rückflugticket das Verlassen Israels deutlich strenger organisiert als die Rückkehr ins Land. Passagiere, die Israel verlassen, werden von den Sicherheitsbeamten mit Fragen bombardiert wie „Wen haben Sie getroffen? Wo sind Sie gewesen? Sind Sie in palästinische Gebiete gereist? Haben Sie bei jemanden zu Hause gegessen?".

Sogar die Reinigungscrews werden von Sicherheitsbeamten **überwacht**, während sie in fremden Flughäfen die Flugzeuge reinigen.

TRÄUME

Dies waren die Träume, die wir hatten, als wir zu den Reptilien arbeiteten, und sie waren für uns recht ungewöhnlich. Wir glauben, dass diese Träume bedeutende Reptilienthemen beinhalten und bieten sie dem Leser eher als Beobachtung an und nicht als absolute Tatsache.

REPTILIEN

EIN TRAUM VON RAJAN SANKARAN

Während ich mich eingehend mit den menschlichen Ausprägungen von Schlangenverhalten beschäftigte, träumte ich, dass ich in einem Auto saß, in dem sich wertvolle Dinge befanden. Das Auto parkte zusammen mit anderen Autos in einer Straße. Eine junge Frau kam auf mich zu. Ich vermutete, sie wollte etwas aus dem Auto stehlen. Als sie näher kam, wusste ich, dass irgendetwas verdächtig war, dass sie etwas tun würde – dass irgendetwas nicht stimmt. Bevor sie also näher ans Auto herankommen konnte, stieg ich aus, nahm sie beiseite und sprach mit ihr, während ich sie genau beobachtete. Als ich mich plötzlich zum Auto umdrehte, war es weg. Ein Komplize hatte es gestohlen, während die Frau mich ablenkte, und ich erwartete, dass *sie* es stehlen würde. Doch der wirkliche Angriff kam aus einer anderen Richtung. Als ich mich dann wieder umdrehte, war auch die Frau weg!

Die wesentlichen Themen in diesem Traum sind:
- Du bist schwach, und die andere Person ist stark.
- Der Angreifer ist stark.
- Triff ihn am entscheidenden Punkt!
- Betrügen.
- Und du entkommst.

TRÄUME VON MEGHNA SHAH

1. Ich bin mit meiner Mutter im Urlaub. Als wir an unserem Zielort ankommen, bemerken wir, dass dieser Ort regelmäßig von einer lokalen Gangstergruppe heimgesucht wird. Wir entscheiden uns dennoch zu bleiben, denn der Ort ist wunderschön. Wir sitzen in einem Bus, dessen Scheiben kaputt sind (wahrscheinlich wegen dieser Gangster). Aus dem Nichts kommt plötzlich eine Gruppe von Männern, die den Bus angreift. Sie klammern sich an den Bus, wie Spiderman, die Füße ausgestreckt und auf dem Dach des Busses festgeklebt. Irgendwie können wir entkommen und laufen zu einer nahegelegenen Baustelle. Wir verstecken uns hinter den halbfertigen Bauten. Die anderen Besucher haben sich alle im Einkaufszentrum nebenan versteckt. Ich schlage meiner Mutter vor, dass wir uns ebenfalls im Einkaufszentrum verstecken, doch sie sagt: „Die Gangster greifen sehr wahrscheinlich das Einkaufszentrum an, doch wenn wir uns hier im Ort (der nahegelegen scheint) verstecken, werden sie dort nicht hin kommen." Dort werden wir getarnt sein. Wir rennen zu dieser Gasse, die von Einheimischen bewohnt ist. Es ist eine enge Gasse, und wir suchen nach einem Versteck. Dann erlaubt uns ein Mango-Verkäufer, in seinen Laden zu kommen und uns hinter dem Tisch zu verstecken. Doch wir fürchten immer noch, dass die Gangster jederzeit kommen könnten.
2. Ich sehe mich in einem Haus mit R., der Frau meines Bruders, und einigen unbekannten Menschen. Genau gegenüber vom Haus ist eine Terrasse, wo ich einen von R.s Freunden sehe, wie er am Rand der Terrasse sitzt, seine Beine baumeln herunter. Er ist ruhig, doch ich habe ein merkwürdiges Gefühl, als ob er mir negative Energie zuschickt. Ich bin nicht sicher, was er im Sinn hat, doch es ist mit Sicherheit etwas Böses. Es ist, als ob er versucht, Kontrolle über mich zu erlangen. Plötzlich habe ich das Gefühl, der Boden unter meinen Füßen bebt, und plötzlich breche ich zusammen. Ich bin starr vor Schreck und habe beim Aufwachen schreckliche Angst. Ich hatte noch nie zuvor so schreckliche Angst.
3. Ich spaziere auf einem grünen Weg, und plötzlich erhebt sich ein grün gefärbtes, gespenstisches Wesen vom Boden. Es ist, als ob es dort (getarnt) liegt und mich nun angreifen will. Ich versuche, wegzurennen und mich zu verstecken. Nach einiger Zeit sehe ich andere Wesen, auch grün, aber sie sehen anders aus. Sie scheinen freundlicher zu sein.

REPTILIEN

> **Zusammenfassung eines typischen Angriffes eines Reptils:**
> - Versteckt bleiben, getarnt, unbemerkt bleiben
> - Sichtbar sein, herauskommen, sich zeigen
> - Sich im Nachteil fühlen
> - Viele hinterhältige Taktiken anwenden (um verborgen zu bleiben)
> - Plötzlich in Aktion ausbrechen — eine plötzliche Verhaltensänderung, aus dem Hinterhalt
> - Gewalt

VERGLEICH DER EIGENSCHAFTEN DER REPTILIEN UND DER SCHLANGEN

Eine weitere Möglichkeit, die Eigenschaften einer niedrigeren Ordnung (Taxon) mit denen einer höheren Ordnung zu verwechseln, besteht bei den Schlangen (Unterordnung Serpentes) und den Reptilien (Klasse Reptilia). Die allgemeinen Eigenschaften eines Reptils können mit den allgemeinen Eigenschaften einer Schlange verwechselt werden; die Täuschung, die Doppelzüngigkeit, die Dualität, Tarnung usw. Dies kann natürlich auch anders herum passieren. Um diese Verwirrung zu vermeiden, müssen wir die allgemeinen Unterschiede zwischen Reptilien und Schlangen verstehen lernen. In einem Schlangen-Fall sehen wir allgemeine Reptilien-Themen und dazu noch die nachfolgend aufgeführten, spezifischen Schlangen-Themen:

- Das Züngeln kann man charakteristischerweise in Schlangen-Fällen beobachten (und ausnahmsweise auch bei einigen Echsen, besonders beim Waran).
- Die charakteristische schlängelnde Bewegung (zu sehen bei den Gesten des Patienten) ist die besondere Bewegung der Schlange, zurückzuführen darauf, dass sie keine funktionellen Gliedmaßen besitzt.
- Eine Empfindlichkeit im Halsbereich und die dazugehörigen Empfindungen wie erstickt, erwürgt und abgeschnürt.
- Ein Schlangenangriff erfolgt entweder durch Vergiften (Vergiftung) oder Quetschen (Zusammenschnüren); anschließend wird das Opfer im Ganzen herunter geschlungen. Die zwei giftigen Echsenarten bilden hier Ausnahmen (die Skorpion-Krustenechse — *Heloderma horridum* und die Gila-Krustenechse—*Heloderma suspectum*).
- Die Fähigkeit, ohne Gliedmaßen zu überleben.
  Die typischen Bewegungsformen sind: Kriechen, Krauchen, Gleiten, Graben, Schwimmen etc.
- Das Abwerfen der Haut im Ganzen
- Sehr flexible Bewegungen mit dem Kiefer. Die Fähigkeit, große Tiere herunterzuschlingen; Beute, die fast doppel so groß ist wie sie selbst.
- Erhöhte Geruchs- und Geschmacksempfindlichkeit

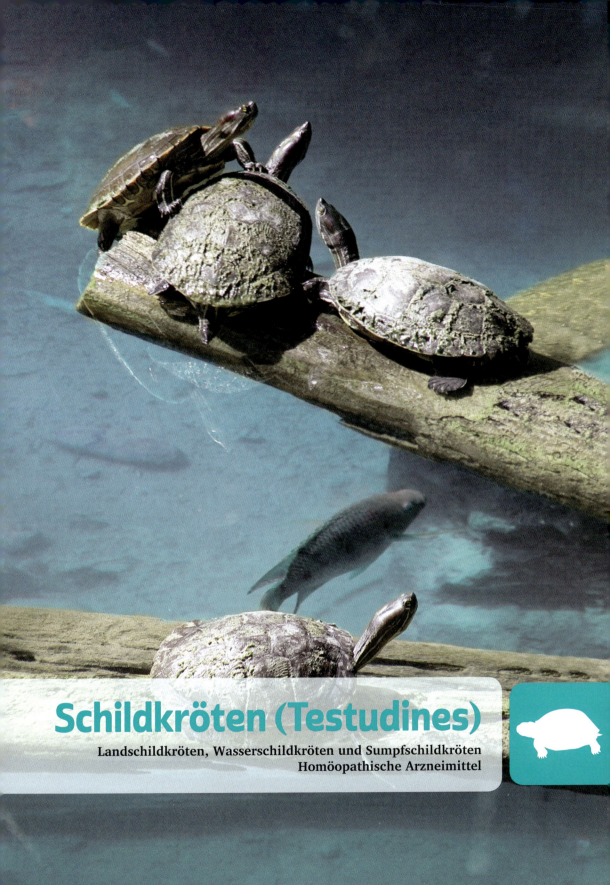

Schildkröten (Testudines)
Landschildkröten, Wasserschildkröten und Sumpfschildkröten
Homöopathische Arzneimittel

SCHILDKRÖTEN (TESTUDINES)

EINFÜHRUNG

DAS GEPANZERTE REPTIL

Wasserschildkröten, Landschildkröten und Sumpfschildkröten gehören zur Ordnung der Testudines (Schildkröten). Darüber hinaus gehören sie zu den ältesten lebenden Reptilien. **Sie sind die einzigen Reptilien, die einen Panzer in ihr Skelett eingebaut haben, der es ihnen erlaubt, sich mehr oder weniger vollständig darin zu verbergen.**

Obwohl das Wort „Schildkröte" gemeinhin genutzt wird, um alle Mitglieder aus der Ordnung Testudines, oder Chelonia, zu beschreiben, so werden doch einige Mitglieder entweder als **Sumpfschildkröten, Landschildkröten** oder als **Meeresschildkröten** beschrieben. Diese alternative Namensgebung hängt im Großen und Ganzen davon ab, welches Englisch gesprochen wird.

- Britisches Englisch beschreibt die Reptilien als Meeres- oder Wasserschildkröte, wenn sie im Meer leben, als Sumpfschildkröte, wenn sie im Süß- oder im Brackwasser leben, oder als Landschildkröte, wenn sie vollständig an Land leben.
  (In diesem Buch folgen wir dieser Regel.)
- Amerikanisches Englisch benutzt das Wort Schildkröte unabhängig davon, in welchem Habitat sie leben.
- Australisches Englisch benutzt das Wort Schildkröte sowohl für diejenigen, die im Meer als auch für diejenigen, die im Süß- oder Brackwasser leben, den Terminus Landschildkröte jedoch für die an Land lebenden Exemplare.

★ Schildkröten, die an Land leben, nennt man Landschildkröten (sie gehen nur zum Trinken und Baden ans Wasser); die Schildkröten, die im Meer leben, heißen Meerschildkröten; Sumpfschildkröten sind kleine Schildkröten, die entweder in den Sümpfen von Flüssen (britische Nomenklatur) oder im Küstensalzwasser bzw. in Brackwasserregionen leben und zum Trinken zu nahen Süßwasserstellen gehen (Amerikanische Nomenklatur).

Schildkröten haben sich im Vergleich zu ihren Vorfahren in der Trias nicht verändert. Die frühesten Arten erschienen vor ca. 230 Millionen Jahren und sind damit eine der ältesten Reptiliengruppen, viel älter als Echsen und Schlangen. Heute leben ungefähr 313 Arten, einige davon sind allerdings sehr gefährdet. Diese Tiere haben sich so wenig weiterentwickelt, dass sie selbst heutzutage noch den **knochigen, knorpeligen Schutzschild, den Panzer** (der sich aus ihren Rippen entwickelt hat), mit sich herumtragen.

Landschildkröten leben länger als jedes andere Tier auf der Welt. Von manchen weiß man, dass sie mehr als 150 Jahre gelebt haben. Deshalb symbolisiert die Landschildkröte in einigen Kulturen, wie z.B. in China, Langlebigkeit.

Die älteste bekannte Schildkröte, oder besser noch, das älteste jemals bekannte Tier war Tui Malila, die kurz nach ihrer Geburt im Jahr 1777 der königlichen Familie von Tonga vom britischen Forscher Captain Cook geschenkt wurde. Tui Malila lebte bis zu ihrem Tod am 19. Mai 1965 bei der königlichen Familie. Das bedeutet, sie war zu diesem Zeitpunkt 188 Jahre alt!

SCHILDKRÖTEN (TESTUDINES)

Land- und Wasserschildkröten werden regelmäßig durch Maler, Fotografen, Dichter, Liedermacher und Bildhauer in die menschliche Kultur eingebunden. Sie spielen eine wichtige Rolle in den Mythen der ganzen Welt und werden oft mit Mythen über die Entstehung der Erde in Verbindung gebracht. Landschildkröten werden als weise, gelassene und geduldige Lebewesen mit einem sanftmütigen Charakter beschrieben (abgesehen von Schnappschildkröten). Aufgrund ihrer langen Lebensdauer, langsamen Bewegungen, Kraft, Entschlossenheit und ihres faltigen Erscheinungsbildes sind sie in vielen Kulturen ein Symbol für Langlebigkeit, Stabilität, Standhaftigkeit und Ruhe. Aufgrund ihrer Rolle in der Kultur als langsames, friedliches Lebewesen könnte man die Landschildkröte für ein sesshaftes Tier halten. Viele Schildkrötenarten allerdings, besonders die Meeresschildkröten, legen oft riesige Entfernungen in den Ozeanen zurück.

In der chinesischen Mythologie ist die Landschildkröte eines der „vier Wundertiere". Sie repräsentiert das Element Wasser. Die anderen Tiere sind das Einhorn, der Phönix und der Drache. Diese Tiere regieren die vier Himmelsrichtungen, die Schildkröte ist die Regentin des Nordens und symbolisiert **Ausdauer**, **Kraft** und **Langlebigkeit**. In der Fabel von Aesop „Die Schildkröte und der Hase" besiegt die Schildkröte einen allzu selbstsicheren Hasen in einem Rennen.

HABITAT

Im Allgemeinen haben sich Land- und Meeresschildkröten vielen unterschiedlichen Lebensräumen angepasst. Man findet sie an Land, im Wald, in Seen, in Brackwassern, an der Küste und im Meer. Viele Süßwasserschildkröten findet man in Teichen oder fließenden Gewässern. Einige der Süßwasserschildkröten verlassen ihren aquatischen Lebensraum nur, um Eier zu legen. Es gibt jedoch andere Arten, die sich als Amphibien regelmäßig an Land begeben.

Unterschied zwischen den zwei Hauptlinien der Landschildkröten:	
Cryptodira (Halsberger-Schildkröten)	**Pleurodira (Halswender-Schildkröten)**
Cryptodira können durch eine senkrechte kobraähnliche Bewegung der Halswirbelsäule den **Kopf direkt in den Panzer einziehen** (obwohl einige heutige Arten den Kopf nur teilweise einziehen können).	Pleurodira **falten den Kopf** lediglich **mit einer horizontalen Bewegung nach rechts oder nach links unter die vordere Ecke des oberen Panzers.**
Zu dieser Gattung gehören die Meeresschildkröten und die meisten an Land und in Flüssen lebenden Arten.	Man findet diese Gattung nur in Australien, Südamerika, in Südafrika und Madagaskar.

(In diesem Kapitel sprechen wir über weite Teile über die bekanntere, **sich langsam bewegende, stumpffüßige und harmlose Landschildkröte.** Diese Tiere blieben selbst dann an Land, als fast alle ihre Verwandten – und dazu gehören die meisten Wasserschildkröten – wegschwammen. (Ein separater Abschnitt auf Seite 82 befasst sich mit den Meeresschildkröten.)

SCHILDKRÖTEN (TESTUDINES)

Klassifikation

Königreich: Animalia
Phylum: Chordata
Unterphylum: Wirbeltiere
Klasse: Reptilien
Unterklasse: Anapsida
Ordnung: Testudines

Unterordnung: Pleurodira [Halswender-Schildkröten]

Familie: Chelidae [Schlangenhals-Schildkröten]

Familie: Pelomedusidae [Pelomedusen-Schildkröten]

Unterordnung: Cryptodira [Halsberger-Schildkröten]

Oberfamilie: Chelonioidea

Familie: Dermochelyidae [Lederschildkröten]

Familie: Cheloniidae [Meeres-Schildkröten]

Oberfamilie: Testudinoidea

Familie: Chelydridae [Schnappschildkröten und Großkopfschildkröten]

Familie: Emydidae [Dosenschildkröten und Sumpfschildkröten]

Familie: Testudinidae [Landschildkröten]

Familie: Bataguridae [Altwelt Sumpfschildkröten]

Oberfamilie: Trionychoidae

Familie: Kinosternidae [Schlammschildkröten]

Familie: Dermatemydidae [Tabascoschildkröten]

Familie: Carettochelyidea [Papua-Weichschildkröten]

Familie: Trionychidae [Weichschildkröten]

SCHILDKRÖTEN (TESTUDINES)

ALLGEMEINE ANATOMIE

Land- und Wasserschildkröten besitzen charakteristischerweise einen festen, **schweren Panzer, vier elefantenartige Gliedmaßen** und einen Kiefer mit **einem hornigen, zahnlosen Maul.**

URSPRUNG DES PANZERS

Alle Reptilien sind mit Schuppen bedeckt, so auch die Vorfahren der Landschildkröten. Als sie sich weiterentwickelten, expandierten die Rippen nach außen und **umschlossen** die Hüft- und Schultergelenke. Sie wuchsen und verbanden sich mit anderen Knochen unter der Haut. Sie weiteten sich und bildeten schließlich einen **knöchernen Kasten**. Die Schuppen vergrößerten sich und formten einen durchgängigen Schild aus Horn (Knochenplatten) auf der Oberfläche dieses knöchernen Kastens. Einige Arten, wie die Weichschildkröten und die Lederschildkröten, haben keine Knochenplatten, sondern weiche, ledrige Haut. Damit war die **Rüstung** komplett.

Die Haut besteht aus zwei Teilen:

- Dem Carapax (oberer Panzer) und
- Dem Plastron (unterer Panzer)

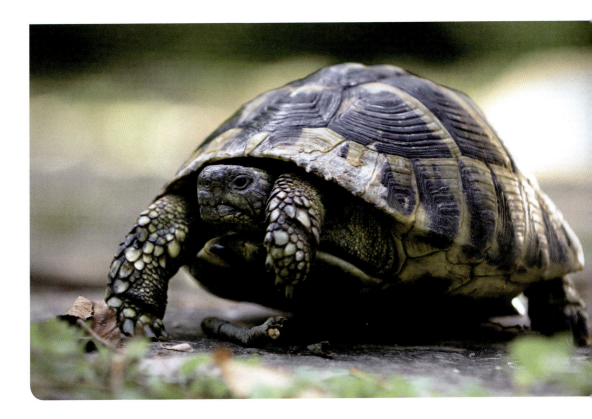

SCHILDKRÖTEN (TESTUDINES)

Diese zwei Teile sind durch Brücken zwischen Vorder- und Hinterbeinen miteinander verbunden. Diese beiden schützenden Strukturen bestehen aus 20 bis 30 knöchernen Platten, die mit den Rippen, der Wirbelsäule, der Hüfte und dem Schultergürtel verbunden sind. Das bedeutet, dass die Landschildkröte **nicht aus ihrem Panzer kriechen kann**. Die Wirbelsäule ist aufgrund der Veränderungen, die sie durchlaufen hat, besonders interessant. Die Wirbel des Halses und des Schwanzes sind klein und daher sehr flexibel, während die Wirbel im mittleren Teil der Wirbelsäule stark verlängert und damit unflexibel sind. Sie sind mit der knöchernen Schicht des Panzers verbunden und dienen dem Carapax als Unterstützung.

Mit der Entwicklung eines Panzers haben die Landschildkröten ihre **Schnelligkeit geopfert. Bei Gefahr können sie daher nicht davonrennen, aber durch ihren Panzer geschützt brauchen sie das auch nicht**.

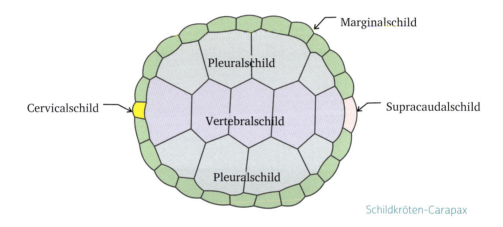

Schildkröten-Carapax

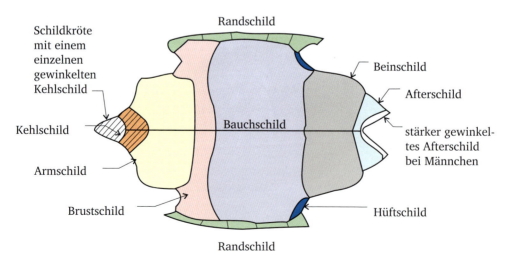

Schildkröten-Plastron

SCHILDKRÖTEN (TESTUDINES)

Der Panzer enthält Pigmente, die jeder Schildkröte ihre eigene Färbung geben. Die Panzer sind normalerweise braun, schwarz oder olivgrün. Bei einigen Arten hat der Panzer rote, orange, gelbe oder graue Zeichnungen. Diese Zeichnungen sind oft Punkte, Linien oder unregelmäßige Flecken. Eine der farbenfrohesten Schildkröten ist die Zierschildkröte (*Chrysemys picta picta*), die einen gelben Plastron und einen schwarzen oder olivfarbenden Panzer mit roten Zeichnungen um den Rand besitzt.

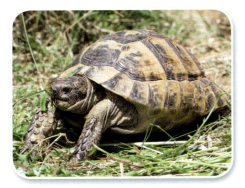

Landschildkröte—schwerer und kuppelförmiger Panzer

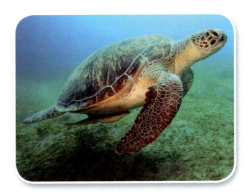

Meeresschildkröte—leichter und stromlinienförmiger Panzer

Die wichtigste und vordringlichste Aufgabe des **Panzers** ist es, die weichen Teile des Körpers zu **umschließen**, um so **Schutz** und **Tarnung** zu bieten. Werden sie angegriffen oder bedroht, sind die Schildkröten in der Lage, **ihren Kopf schützend in den Panzer zurückzuziehen**. Sowohl Schwanz als auch Kopf können bei Bedarf in der **Hülle versteckt** werden. Der Panzer kann genauso wenig „**abgenommen werden**" (wie Cartoons uns glauben lassen wollen), wie wir unser Rückgrat und unsere Rippen „abnehmen" können, daher tragen die Schildkröten **diese schützende Hülle ständig bei sich**.

Die Form des Panzers spiegelt die Lebensweise der Schildkröte wider. Die an Land lebenden oder terrestrischen Schildkröten haben **schwere Panzer**, so fällt es dem Räuber schwer, **hineinzubeißen** oder ihn zu **zerdrücken**. Die aquatischen Schildkröten haben im Gegensatz dazu Panzer, die **stromlinienförmig** und **leicht** sind. **So können sie schneller schwimmen oder tauchen. Da sie wendiger sind, und leicht** durch das Wasser **gleiten, versinken sie auch nicht im Wasser.**

Der Panzer kann variieren. So haben zum Beispiel terrestrische (oder an Land lebende) Arten wie die Indische Schildkröte einen kuppelförmigen Panzer, den Raubtiere nicht zerbeißen oder zerdrücken können. Die afrikanische Spaltenschildkröte hingegen besitzt einen flachen und biegsamen Panzer, mit dem sie sich auch in Felsspalten verstecken kann. Einige Arten haben einen massiven Panzer, viel größer als der mögliche Räuber, er wuchs ihnen sozusagen über den Kopf. Einige Schildkröten haben verkleinerte Panzeröffnungen entwickelt und überlisten damit den Räuber, der versucht, die Mahlzeit aus dem Panzer zu pulen.

Damit er sich vergrößern kann, **besteht der Panzer aus unterschiedlichen Platten, die unabhängig voneinander wachsen können**. Während die Schildkröte wächst, bilden sich neue Ringe aus hornigem Gewebe um die Ecken jeder Platte. Auf diese Weise behalten die Platten im Wachsen ihre Form. Man glaubt, dass die Anzahl der Ringe an jeder Platte Auskunft über das Alter der Schildkröte gibt.

SCHILDKRÖTEN (TESTUDINES)

KNOCHENPLATTEN AUF DEM PANZER

Die Panzer bestehen aus einer Keratinschicht (das gleiche Material, aus dem auch unsere Fingernägel und Pferdehufe bestehen). Das Keratin ist in Platten angeordnet und wird Knochenplatte oder Schild genannt. Die Knochenplatten überlagern die Knochen allerdings nicht komplett. Stattdessen sind sie versetzt angeordnet und geben so dem Panzer mehr Stabilität. Obwohl die Knochenplatten die wohl bekannte äußere Schicht des Panzers bilden, ist es die knöcherne Schicht darunter, die die Form, die Unterstützung und den Schutz ausmacht, die der Panzer bietet.

Nur drei Familien fehlen diese hornigen Platten auf dem Panzer: der Weichschildkröte, der Papua-Weichschildkröte und der Lederschildkröte. Die knöchernen Platten wurden durch eine dicke, lederne Schicht ersetzt. Bei den Weichschildkröten ist diese Hülle zumindest an den Ecken biegsam.

Landschildkröten haben keine Zähne. Sie haben **ein horniges Maul** und **scharfe Kieferleisten,** und dadurch sind sie in der Lage, ihr Futter zu **ergreifen, zu beißen, zu schneiden und zu kauen.** Fleischfressende Schildkröten haben normalerweise messerscharfe Kanten, um ihre Beute **zu schneiden** und **zu sägen.** Pflanzenfressende Schildkröten haben gezackte Kanten, mit denen sie zähe Pflanzen **abschneiden** können. Wasserschildkröten nutzen ihre Zunge, um Futter herunterzuschlucken, **doch im Vergleich zu vielen anderen Reptilien können sie ihre Zunge nicht herausstrecken, um ihr Fressen zu fangen**.

▼ Ein näherer Blick auf den Schildkrötenpanzer zeigt die verbundenen Platten und die Wachstumsringe.

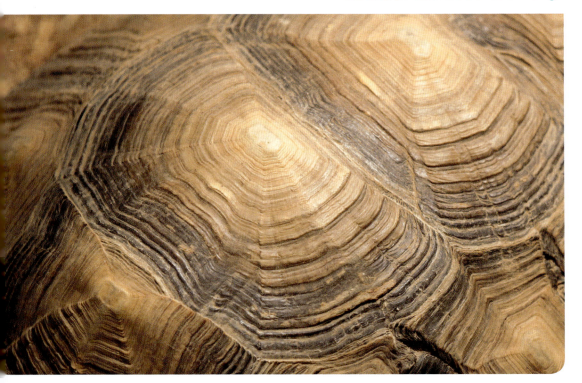

SCHILDKRÖTEN (TESTUDINES)

Da ihre Rippen mit dem Panzer verbunden sind, können sie ihre Rippen beim Atmen nicht bewegen. Daher nutzen sie ihre Muskeln an den Beinöffnungen des Panzers am oberen Teil ihrer Beine, um die notwendige Pumpbewegung auszuführen.

Die Form der Beine ist bei terrestrischen und aquatischen Arten unterschiedlich. Bei den terrestrischen Arten sind die Finger und Zehen mehr oder weniger zusammengewachsen und bilden einen festen, kräftigen, elefantenähnlichen Fuß. Bei aquatischen Arten hingegen sind die einzelnen Gelenke klar erkennbar. Einige Arten haben eine Schwimmhaut zwischen ihren Fingern bzw. Zehen, oder sie haben Flossen.

Schildkröten sind bekannt für ihre **langsamen, schwerfälligen Bewegungen**, die auf ihren schweren Panzer zurückzuführen sind. Der obere Teil des Schildkrötenbeines bildet einen Bogen. Daher biegen sich die Beine unter dem Körper heraus, während sich beim Säugetier die Beine gerade unter ihrem Körper erstrecken. Ihre Krallen sind normalerweise recht lang, so können sie besser **graben** und auf Felsen oder Holz **kriechen**, wenn sie sich **sonnen** wollen. Männchen haben besonders lange Vorderkrallen, mit denen sie sich während der Paarung am Weibchen **festhalten**. Diese langen Krallen scheinen auch bei der Balz eine Rolle zu spielen.

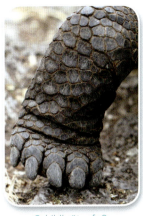

Schildkrötenfuß

GESCHLECHTSBESTIMMUNG

Bei einigen Arten haben die Männchen eine längere, hervorstehendere Nackenplatte als die Weibchen. Bei anderen Arten sind die Krallen bei den Weibchen länger. Bei den meisten Schildkrötenarten sind die Weibchen größer als die Männchen. (Manche glauben, dass die Männchen schneller und die Weibchen langsamer wachsen, dafür jedoch größer werden.) Das Männchen hat ein Plastron, das nach innen gerundet ist, um die Fortpflanzung zu erleichtern. Die einfachste Methode, das Geschlecht einer Schildkröte zu bestimmen, besteht darin, ihren Schwanz anzusehen. Die Weibchen besitzen üblicherweise einen kleineren, herabhängenden Schwanz. Der Schwanz der Männchen hingegen ist wesentlich länger und ist gewöhnlich seitlich am hinteren Panzer heraufgezogen.

 Charakteristische Eigenschaften der Schildkröten
Panzer, eine schützende Rüstung, die den Körper umhüllt.
Fähigkeit, sich in den knöchernen Panzer zurückzuziehen (mit Ausnahme der Meeresschildkröten, die sich nicht oder nur teilweise in den Panzer zurückziehen können, da Hals und Extremitäten nicht einziehbar sind).

NAHRUNGSGEWOHNHEITEN

Land- und Wasserschildkröten sind wählerisch, was ihr Futter betrifft. Sie können **Pflanzenfresser, Fleischfresser oder Allesfresser sein**, je nachdem, wo sie leben und welches Futter verfügbar ist. **Landschildkröten sind normalerweise Pflanzenfresser**, sie grasen oder **fressen** nahezu

SCHILDKRÖTEN (TESTUDINES)

mit aller Kraft unaufhörlich und zielstrebig Blätter und Früchte. Die Schildkröten lassen sich auch gern herabgefallene Früchte oder sogar tierische Kadaver schmecken. Viele Arten fressen auch Tiere wie Raupen, die sich zufällig in ihrer Nahrung befinden. Viele würden bei Gelegenheit sogar Aas fressen.

Die Meeres- und Süßwasserschildkröten sind normalerweise Allesfresser. Süßwasserschildkröten sind zu Beginn ihres Lebens oft Insektenfresser, sie finden ausreichend aquatische Larven und andere kleine Beute, um zu überleben. Ihre Nahrung beinhaltet ebenfalls scheinbar ungenießbare Dinge wie Kakteen, tödlich giftige Quallen (Lederschildkröten), verschiedene Fische und Ähnliches. Verschiedene Wasserschildkrötenfamilien haben sich auf das Fressen von Mollusken spezialisiert und besitzen erweiterte Kiefer, um ihre Nahrung zu zerdrücken.

Amateur-Schildkrötenhalter machen oft den Fehler, dem Tier kommerzielles Katzen- oder Hundefutter zu fressen zu geben, und die Folgen, die dies hat, werfen ein Licht auf die Anforderungen an die Nahrung dieser Reptilien. Bekommt eine Schildkröte Katzen- oder Hundefutter zu fressen, so stirbt sie nach einiger Zeit in Folge einer metabolisch verursachten Knochenkrankheit. Diese ist zurück zuführen auf den hohen Proteingehalt und den niedrigen Gehalt von Kalzium und anderen Mineralien in Katzen- oder Hundefutter. Durch den hohen Proteingehalt von Katzen- oder Hundefutter wächst die Schildkröte zu rasch, was zu einer Deformierung des Panzers führt. **Landschildkröten brauchen sehr wenig Protein, daher sollte Fleisch nicht gefüttert werden. Kalzium** hingegen ist **sehr wichtig** bei der Ernährung einer Schildkröte, die richtigen Mineralien verbessern Panzerwachstum und -reparatur.

Eine der wesentlichen Rollen der Schildkröte im Ökosystem ist es, durch ihren Kot die Samen vieler Pflanzen zu verbreiten.

PAARUNGSEIGENSCHAFTEN

Obwohl sie kalt und passiv erscheinen, sind Land- und Wasserschildkröten doch recht leidenschaftlich. Sie können sehr **gesellig** sein. In vielen, wenn auch nicht in allen sozialen Interaktionen ist immer auch ein wenig Balzverhalten enthalten. **Was die Paarung betrifft, sind Schildkröten wahrhaft getriebene Kreaturen.** In Gruppen gefangener rotfüßiger Schildkröten wurde beobachtet, dass kein Männchen an einem Weibchen vorbeiging, ohne es zu besteigen und für seine Nachkommenschaft zu sorgen. Gewöhnlich brauchen Schildkröten für ihre Balz und Paarung sehr viel Zeit, da ihr **Körper in einer schweren, sperrigen Hülle steckt**. Der Geschlechtsakt in einer Rüstung ist keine einfache Aufgabe! Doch die Männchen haben eine clevere Lösung. Die Unterseite der Männchen ist konkav und passt daher auf die Kuppel der Weibchen, welche schmaler als die des Männchens ist. Dies macht es zwar nicht einfacher, den Rücken eines Weibchens zu **erklimmen**, sind sie aber einmal oben, bleiben sie auch dort und **rutschen nicht wieder herunter**. Die zwei Panzer passen so exakt zusammen wie zwei Löffel. Das Männchen umschmeichelt dann das Weibchen, **beißt oder stößt** es manchmal sogar, bevor die beiden sich paaren. Haben sie einmal angefangen, nehmen sie sich viel Zeit. In dieser Hinsicht sind Schildkröten **robust**, und es ist bekannt, dass sie sich auch **trotz äußerer Verletzungen oder Handicaps (wie Verlust eines Beines etc.) paaren.**

SCHILDKRÖTEN (TESTUDINES)

EIGENHEITEN IHRES BALZVERHALTENS (ERKLÄRT AUCH IHRE ANGRIFFSMETHODEN)

- **Männliches Fixierungsverhalten,** Männchen recken ihren Kopf und Hals vor und zeigen damit direkt auf das Weibchen.
- **Rammen und Stoßen der Panzer** zwischen potentiellen männlichen Gegnern, die um das Paarungsrecht kämpfen. Sie beißen einander auch in die Beine, um die Kraft des Gegners festzustellen und um festzulegen, wer der Überlegenere ist. Manchmal ist eine Schildkröte in der Lage, die andere **auf den Rücken zu werfen.** Sie **steckt** dann **fest** und hat es **schwer, aus eigener Kraft wieder auf die Füße zu kommen**. Sie stirbt dann oder wird geschlagen. Ein Männchen fügt dies auch einem Weibchen zu (es stößt wiederholt gegen den Panzer des Weibchens). Damit versucht es, das Weibchen zur Paarung zu bewegen, und zwar so lange, bis es ruhig wird und er es **besteigen** kann. Das Männchen **bewegt auch den Kopf auf und ab** in die Richtung des Weibchens und **jagt** es. **Schnüffeln** und **Panzerstoßen** sind zwei häufig zu beobachtende Arten von Vorspiel bei Schildkröten. Der **Geruchssinn** scheint eine wichtige Rolle zu spielen, um Alter, Geschlecht und Paarungsbereitschaft zu erkennen.
- **Verfolgung** wird während der Balz häufig genutzt, das Männchen verfolgt das Weibchen. Anfangs läuft das Männchen oft schneller, um die Entfernung zwischen sich und dem Weibchen zu verringern. Schließlich folgt das Männchen dem Weibchen in kurzem Abstand.
- Manchmal versucht das Männchen zu **beißen**, wenn das Weibchen während der Verfolgung nicht anhält, oder wenn es zunächst anhält, aber weiterläuft, wenn das Männchen versucht aufzusteigen. Einige Männchen beißen als Teil ihrer Balzrituale.
- **Versuch aufzusteigen.**
- **Vokalisation,** das rhythmische **Grunzen** oder **Brüllen** steht meist in Verbindung mit dem **abrupten Ausatmen** während der stoßenden Beckenbewegungen des Männchens. Paaren sich Riesenschildkröten, haben sie nicht das Gefühl, sich verstecken oder vorsichtig sein zu müssen, vielmehr ist das **triumphierende Gebrüll** der aufgestiegenen Männchen weithin hörbar. Es ist ein bemerkenswerter Ausdruck der Leidenschaft der Reptilien und eine der ältesten Stimmen der Welt. An diesem Punkt sind sie nicht länger „Blöcke … Steine … schlimmer als gefühllos (von *William Shakespeares 'Julius Caesar' (I. i. 34)*", sondern eher lebendige Wesen, gesellig und komplex. Auch Weibchen vokalisieren während der Balz.

Alle Schildkröten legen ihre Eier an Land ab. Die Meeresschildkröten sind ein Sonderfall. Obwohl schwerfällig und verletzlich an Land, **müssen sie an Land kommen, um ihre Eier abzulegen**. Landschildkröten kümmern sich nicht um ihre Jungen, es gibt allerdings einige wenige Ausnahmen wie die burmesische braune Landschildkröte und die Gelbe Schlammschildkröte (*Kinosternon flavescens*); diese bleiben ein paar Tage nach der Eiablage bei ihrem Nest, um es vor Raubtieren zu schützen.

ABWEICHENDES SEXUALVERHALTEN

Auch **Balzverhalten zwischen zwei Weibchen** wurde bei einigen Arten beobachtet. Hier wird das gesamte Balzritual, das sich sonst zwischen Weibchen und Männchen abspielt (ohne die Penetration), oder aber wesentliche Anteile davon, durchgespielt. Vokalisation und Besteigen gehören ebenfalls mit dazu.

SCHILDKRÖTEN (TESTUDINES)

VERHALTEN

Viele Landschildkröten sind **Im Sommer**, wenn es sehr trocken und heiß ist, **inaktiv**. Die **Schildkröten vertragen keine große Hitze**. Schildkröten **haben,** wie auch andere Reptilien, keine Schweißdrüsen, um die externe Hitze auszuschwitzen. Daher **suchen sie Schatten, verstecken sich in Erdlöchern** oder **legen sich ins Wasser** (im Falle von Wasserschildkröten) und verbringen den heißesten Teil des Tages dort. An kühleren Tagen suchen sie sich warme Plätze für ein Sonnenbad oder um sich zu wärmen. In dieser Hinsicht sind Meeresschildkröten in der Lage, ihre Körpertemperatur konstanter zu halten als Landschildkröten, da ihr amphibisches Verhalten als Mittel zur Thermoregulation dient.

Für eine Landschildkröte ist es typisch, dass ihr flacher Körper ihr eine einzigartig niedrige Aussicht auf die Welt bietet. Da sie sich nur wenige Zentimeter über dem Boden befinden, übersehen größere Tiere durchaus. Ihre Sicht auf die Welt ist oft noch mehr eingeschränkt, da sie die Welt durch einen schmalen Tunnel betrachten. Irgendwie fügen sich alle diese Faktoren in ihrem kleinen Kopf zusammenmehr oder weniger korrekt zusammen, und dies hilft ihnen beim Überleben.

WINTERSTARRE

Winterstarre ist für Landschildkröten eine Zeit der Inaktivität, die sie in extremen Wintern normalerweise unterirdisch in einem Erdloch oder einem Bau verbringen. Gleichermaßen halten sie im Sommer Sommerruhe. Dies tun sie, indem sie spezielle **Rückzugsorte** bauen oder finden. Herzschlag, Atemfrequenz, Körpertemperatur und alle anderen Funktionen sind während der Winterstarre im Erdloch deutlich verlangsamt. Einige Arten kommen nur kurz aus ihren Höhlen, entweder um in

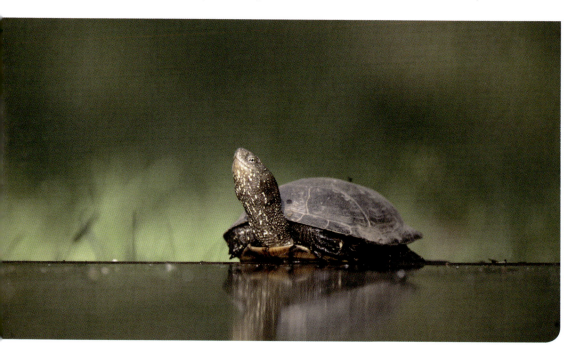

SCHILDKRÖTEN (TESTUDINES)

den frühen Morgenstunden oder am späten Nachmittag zu fressen, oder um sich zu paaren oder Eier abzulegen. **Sie kommen sehr vorsichtig heraus, und beim geringsten Anzeichen von Gefahr rennen sie mit einer erstaunlichen Geschwindigkeit zurück in ihren Bau unter der Erde.**

Es ist eine große Herausforderung, diese Arten, die den größten Teil ihres Lebens in Erdhöhlen überwintern, zu finden. Man kann sie nur an den Öffnungen ihrer Höhlen erwischen, wenn sie diese für ihre täglichen Aktivitäten verlassen. Sommergewitter lösen kurze, hektische Aktivität auf der Erdoberfläche aus. Das ist die Zeit, wenn die Schildkröten aus ihren Erdhöhlen kommen, um zu trinken und zu wandern.

Winterstarre ist für das Überleben der Schildkröte wichtig, weil sie die folgenden Funktionen unterstützt:

(a) Thermoregulation
(b) Schutz vor Feinden

GRABEN, BUDDELN

Die Schildkröte wird passenderweise „**Herrin der Unterwelt**", genannt, da sie Erdhöhlen gräbt, die in Länge (bis zu 10 Meter) und Art sehr unterschiedlich sind. Die Art der Höhle ist abhängig von der Region, der Beschaffenheit des Bodens und der Vegetation der Umgebung. Die Schildkröten haben viele angepasste Grabetechniken entwickelt. Studien haben gezeigt, dass ein Teleskop, das in die Höhlen eingeführt wird, **viele Drehungen und Wendungen passieren muss, um das Ende der Höhle zu erreichen**.

Einige Arten wurden im Laufe der Zeit kleiner und flacher, leben unter Steinen oder in Felsspalten, aus denen sie **nur bei Donner hervorkommen**. Der offene, sandige Bereich vor ihrer Erdhöhle wird Vorfeld genannt und wird von den Weibchen oft als Nistplatz gebraucht.

Jede Schildkröte gräbt mehrere Erdhöhlen in ihrem heimatlichen Umfeld oder Revier. Einige davon werden von verschiedenen Schildkröten zu unterschiedlichen Zeiten benutzt. Manchmal ist mehr als eine Schildkröte in einer Höhle.

Höhlen bieten Schutz oder Obdach vor Raubtieren, Feuer und Wetterveränderungen wie extremer Hitze, Kälte, zu wenig Feuchtigkeit und zu viel Nässe. Die Tunnel sind ein unschätzbares Refugium. Andere Tiere, Kommensale genannt, nutzen oft die Höhle der Schildkröte, sie helfen ihr oder schädigen die Schildkröte zumindest nicht. Es gibt ungefähr 100 Arten, die in einer Schildkrötenhöhle Zuflucht suchen. Schildkröten werden auch oft „Hauswirte der Wildbahn" genannt, denn ihre Höhlen sind wichtig, sie schützen ihr Leben und auch das vieler anderen Arten.

REVIER

Jede Schildkröte hat ein **Revier oder ein Streifgebiet. Das Revier ist das Gebiet, in dem die Schildkröte wandert, frisst, schläft, sich paart und ihre Erdhöhlen hat. Es ist das Gebiet, mit dem die Schildkröte vertraut ist.** Große Schildkröten haben große Reviere und kleine Schildkröten haben kleine Reviere. **Weibchen sind sesshafter als Männchen und wandern nicht so viel,** daher haben sie wahrscheinlich kleinere Reviere. Schildkröten scheinen einen **guten Sinn für Himmelsrichtungen** zu haben. Sie sind auch **vertraut mit lokalen Orientierungspunkten**. Sie sind in der Lage, **eine gerade Strecke zu einer Erdhöhle zu wandern**. Sie **wissen auch, wo sich andere Schildkröten befinden** (das heißt, die Männchen kennen den Aufenthaltsort der Weibchen), außerdem kennen sie Wasserplätze, Salzlecken spezielle Futterquellen.

SCHILDKRÖTEN (TESTUDINES)

HAUT UND HÄUTUNG

Wasser- und Landschildkröten häuten sich nicht im Ganzen, wie es die Schlangen machen. Sie verlieren ständig kleine Stücke Haut. Eine ganze Menge abgestorbene Haut sammelt sich als dicke Knoten und Platten, die somit noch mehr Schutz auf dem Panzer bieten.

AUDITIVE KOMMUNIKATION

Dieses Verhalten wird neben dem Balzverhalten (wie oben beschrieben) ebenfalls bei Schildkröten beobachtet. Sie **zwitschern**, es gibt **nächtliche Chöre** (bei einigen Arten), und sie **stöhnen leise** während der Eiablage.

ANGRIFFS- UND VERTEIDIGUNGSMETHODEN

Es ist interessant, die Überlebensstrategien einer Schildkröte **mit ihrer begrenzten Beweglichkeit, ihren geringen Fähigkeit, anzugreifen, dem massiven Körper und der unbeholfenen Stellung ihrer Beine** zu studieren. **All das macht sie zu einer leichten Beute für ein Raubtier, es kann fangen und muss sie dafür nicht einmal jagen.** Das Leben einer Schildkröte wird stark beeinflusst durch die eingeschränkten Reaktionsmöglichkeiten, wenn tatsächlich Gefahr droht.

VERTEIDIGUNGSMECHANISMEN
RÜCKZUG IN DEN PANZER

Die wichtigste Überlebensstrategie einer Schildkröte und eine vorrangige Möglichkeit sich zu schützen ist es, den **Kopf vollständig in den Panzer einzuziehen und die Öffnungen mit den Gliedmaßen zu bedecken.** Diese Überlebensstrategie lässt nur noch wenigen Raubtieren Möglichkeiten, Schildkröten tatsächlich zu verletzen, Menschen einmal ausgeschlossen.

Der legendäre **harte** Panzer der Schildkröte wird zum **Mantel der Unverwundbarkeit**. So ist z.B. bekannt, dass Schildkröten auf diese Weise Feuer überlebt haben: **sie ziehen sich zurück in den Panzer und sind in ihrer tragbaren Festung sicher.**

Die **gepanzerte** Hülle der Schildkröte mag undurchdringlich scheinen, doch auch Schildkröten haben Feinde. Selbst **robust gepanzerte** Landschildkröten *fallen geschickten Räubern zum Opfer, die ihre Schwachstelle finden*. Dies können zum Beispiel unternehmungslustige Löwen sein, die Schildkröten **knacken** können, und auch Killerwale, die die Schildkröten knacken und sie wie Fleisch **zerkleinern**. Es gibt Ei-Räuber wie die Gila-Krustenechse, den Kitfuchs, den Kojoten und den Dachs. Feinde der Jungtiere sind der Rabe, der Rennkuckuck, einige Schlangen, Kitfüchse, der Rotluchs und wahrscheinlich auch der Fleckenskunk. Kojoten und Kitfüchse können **die Schildkröten aus ihrem Erdloch ausgraben und auffressen**. Diese Räuber können die Schildkröte fressen, ohne den Panzer aufzubrechen. Sie **schlingen sie ganz herunter** oder **schleudern sie gegen Steine und fressen sie dann**. Der große Lämmergeier

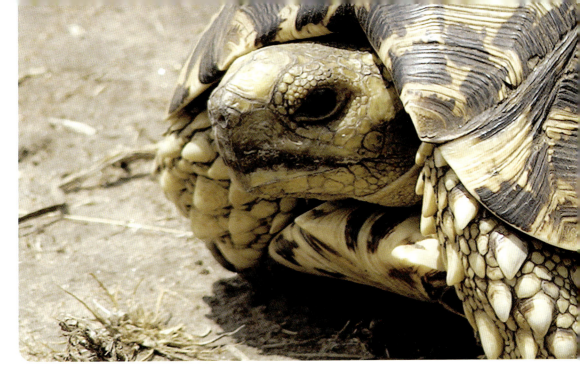

▲ Geochelone pardalis mit dem Kopf in den Panzer eingezogen

ist in der Lage, den **Schutzschild** der Schildkröte zu überwinden. Um das Innere aus dem Panzer zu **entnehmen**, greift der Vogel die Schildkröte mit seinen Krallen. Dann **fliegt er sehr hoch und lässt sie fallen, meistens auf einen Stein**, den er regelmäßig als Amboss nutzt. Manchmal müssen Knochen mehrfach heruntergeworfen werden, bevor sie **aufplatzen** und **ihren Inhalt preisgeben**. Der Vogel nutzt diese Methode, um den Schildkrötenpanzer **aufzubrechen**.

Ist die Schildkröte im Panzer eingeschlossen, fällt es ihr schwer festzustellen, ob der Angreifer schon weg ist. Um festzustellen, ob sie **sicher herauskommen** kann, streckt sie ihren Kopf heraus und schaut sich in der Umgebung um, bevor sie vollständig aus dem Panzer kommt.

WINTERSTARRE UND GRABEN

(Siehe oben)

RÄTSELHAFTES VERHALTEN

Die charakteristischen Muster ihrer Panzer machen die Schildkröte sehr geheimnisvoll. Färbungen und/oder Muster dienen dazu, sich besser zu verstecken.

Schildkröten haben den großen Nachteil, dass sie nicht schwimmen können. Sie können daher Vorteile wie z. B. die Thermoregulation mit Hilfe des Wassers oder die Möglichkeit der „Flucht vor dem Feind" durch Rückzug ins Wasser nicht nutzen (wie man es bei aquatischen Schildkröten sieht).

Heutzutage ist das Überleben der Schildkröten am stärksten durch den Menschen in Frage gestellt. Schildkröten werden wegen ihres Fleisches und ihrer Panzer gejagt. In Südamerika ist eine gesichtete Schildkröte eine dem Untergang geweihte Schildkröte. Sie wird zum Dorf

SCHILDKRÖTEN (TESTUDINES)

oder Markt mitgenommen, meistens wird sie **zusammengebunden**, so dass sie ihren Kopf und ihre Beine nicht ausstrecken kann, und schließlich wird sie noch **lebend zerschnitten**. Schildkröten werden hauptsächlich wegen ihres Fleisches **geschlachtet**. Die Zerstörung ihres Lebensraums stellt eine weitere Bedrohung für ihr Überleben dar. Schildkröten können ohne unerschlossenes Land mit ausreichend Futter und Möglichkeiten, ihre Erdhöhlen zu graben, nicht überleben.

BEDROHUNGEN AUS DER UMWELT

Viele Schildkröten sterben bei **Waldbränden**.

ANGRIFFSMETHODEN

Schildkröten sind **zu langsam, um aktiv Beute zu verfolgen**. Sie sind lediglich in der Lage, rivalisierende Männchen mit ihren Panzern zu **stoßen** oder zu **rammen**.

Wasserschildkröten allerdings, die in schmutzigem, trübem Wasser leben, **jagen aus dem Hinterhalt, sie verharren bewegungslos** im Wasser in der Hoffnung, dass ein Fisch oder ein Krebs vorbeischwimmt. Einige der Wasserschildkröten, wie z.B. die Schnappschildkröte, leben in seichten Seen, Flüssen und Sümpfen **und jagen nahezu alles, was in die Reichweite ihrer scharfrandigen Kiefer und großen Mäuler kommt** (vorausgesetzt, es ist klein genug ist, um heruntergeschluckt zu werden).

EINE INTERESSANTE NACHRICHT AUS DEM INTERNET GIBT EINEN KLEINEN EINBLICK IN DAS LEBEN EINER SCHILDKRÖTE

(Wichtige Wörter in Fettdruck.)

Die Polizei verhaftete einen Mann, von dem sie annahm, dass er eine Schildkröte einer gefährdeten Art quälte, indem er versuchte, sie **aus ihrem Panzer zu schneiden** und **sie an die Wand zu werfen**.

Die Schildkröte wurde, nachdem man sie aus dem Hause eines autistischen Jungen gestohlen hatte, **aufgeschlitzt** und es wurde auf sie **eingestochen**. Nachdem sie so **misshandelt** worden war, wurde die Schildkröte in einen Busch in der Nähe eines Apartmentkomplexes **geworfen**, und ein anonymer Anrufer erzählte der Familie, wo man sie finden könnte.

Es wurde berichtet, dass sich die Schildkröte in einem Rehabilitationszentrum wieder erholte. Sie war unter Beobachtung und wurde durch eine Sonde in ihrem Hals ernährt.

„Sie entspannt sich langsam und kommt öfter aus ihrem Panzer", sagte der Leiter des Zentrums. Später machte er den Besitzern Hoffnung, als die Schildkröte einen weiteren wesentlichen Genesungsschritt vollzogen hatte: **Sie hatte ihren Kopf aus dem Panzer gestreckt und ihre ersten Schritte gemacht.** Die Schildkröte brach zunächst zusammen, doch dann schaffte sie es, acht Schritte zu machen.

SCHILDKRÖTEN (TESTUDINES)

„Als sie das geschafft hatte, hatte sie eine Träne in ihrem Auge … genau wie wir", sagte die Besitzerin, „es war ein gutes Zeichen."

Die Besitzerin sagte auch, dass sie und ihr Sohn vor Freude tanzten, als sie von der Verhaftung hörten. Sie sagte, dass ihr Sohn seit dem Angriff schlecht geschlafen habe.

„Er fühlte sich **ganz und gar unsicher**", sagte sie. „Er hatte Angst, dass jemand kommt, die Schildkröte stiehlt, sie mitnimmt und verletzt."

„Jetzt fühlt er sich **sicher**. Nun kann er zum Spielen hinausgehen," sagt sie.

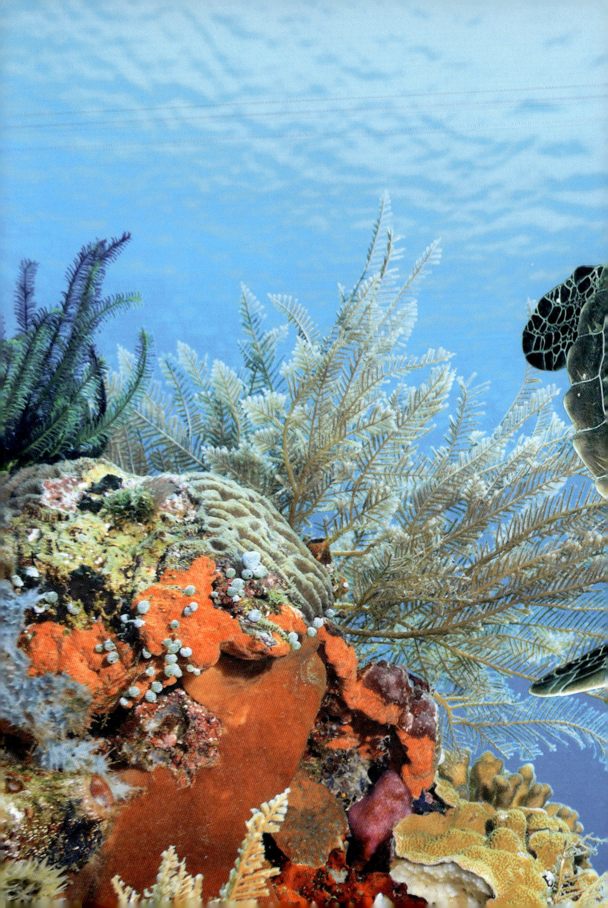

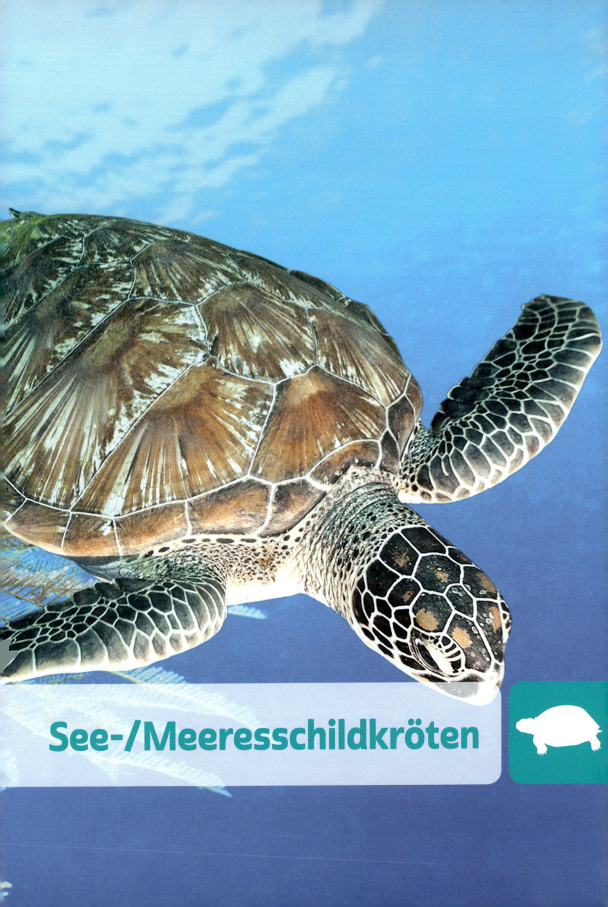

See-/Meeresschildkröten

SEE-/MEERESSCHILDKRÖTEN

EINFÜHRUNG

(Bitte denken Sie daran, dass den See-/Meeresschildkröten eine andere Lebensweise und ein anderes Verhalten zueigen ist als den Schildkröten, die ganz oder teilweise an Land leben).

MEERESSCHILDKRÖTEN leben bereits seit sehr langer Zeit! Man vergleiche nur die Zeitspanne, die diese Tiere bereits auf der Erde leben (150 Millionen Jahre) mit der Zeitspanne, die die Menschen bisher auf der Erde leben (fünf Millionen Jahre)! Meeresschildkröten haben **großen Widrigkeiten zum Trotz überlebt**. Sie haben es geschafft, das Ereignis zu überleben, bei welchem die Dinosaurier vor 65 Millionen Jahren ausstarben. Sie haben sogar die extreme Kälte der Eiszeiten überlebt, die den Planeten über weite Strecken während der letzten drei Millionen Jahre im Griff hielten.

★ Meeresschildkröten verbringen ihr ganzes Leben im Wasser und sind gut angepasst an diese Umgebung. Eine Ausnahme bilden nur die Weibchen – sie kommen von Zeit zu Zeit an Land, aber nur, um ihre Eier abzulegen.

Zwei Meeresschildkröten-Familien sind derzeit bekannt:
1. Die Familie der Cheloniidae umfasst alle Meeresschildkröten mit Knochenplatten (hornigen Platten) auf ihren Panzern.
2. Die Familie der Dermochelyidae sind Schildkröten ohne Knochenplatten, hier ist nur eine einzige Art bekannt, nämlich die Lederschildkröte. Die Lederschildkröte ist anstelle des harten Panzers mit einer ledrigen Haut bedeckt. Sie ist die einzige maritime Schildkröte, deren Rückgrat nicht mit dem Inneren ihres Panzers verbunden ist.

▼ Meeresschildkröten bei der Paarung

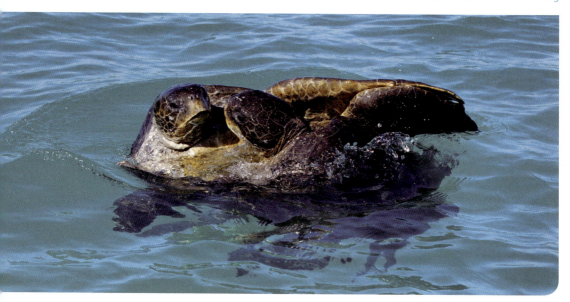

SEE-/MEERESSCHILDKRÖTEN

ALLGEMEINE ANATOMIE

Erwachsene männliche und weibliche Schildkröten sind nahezu gleich groß.

Je nach Art sind Meeresschildkröten entweder olivgrün, gelb, grünlich-braun, rötlich-braun oder schwarz.

Von allen Schildkröten, die ins oder an das Meer gezogen sind, haben **die Füße** der Meeresschildkröte die **extremste Anpassung an das Wasser durchlaufen**. Sie fühlen sich im Meer so sehr zu Hause, dass sie sich sogar während des **Schwimmens** paaren. Ihr Überleben hängt in erster Linie vom Meer ab. Sie gehen nur **an Land, um ihre Eier abzulegen**. Tatsächlich gehören sie zu der einzigen Gruppe, die ihren **Körper über den Boden schleppen muss.**

Ihre Zehen bzw. Finger sind zu **paddelförmigen** Extremitäten oder **Flossen** zusammengewachsen, mit denen sie sich durch das Wasser **fortbewegen**. (Im Vergleich hierzu haben die an Land lebenden Schildkröten kräftige Beinen und Krallen, mit denen sie über den Boden kriechen). Die **vorderen Extremitäten** der Schildkröten sind kräftiger entwickelt als die **hinteren**. Gelegentlich findet man eine oder zwei Krallen an den vorderen Flossen. Mit den **kräftigen, flügelähnlichen Schlägen** ihrer langen, vorderen Flossen **gleiten sie schnell durch das Wasser**. Sie sind sehr effiziente **Schwimmerinnen**. Meeresschildkröten können **innerhalb kurzer Zeit weite Strecken zurücklegen**.

Auch ihr Panzer hilft den Meeresschildkröten, schnell zu schwimmen. Ihr Panzer ist groß und stromlinien-, nicht kastenförmig, außerdem auch flacher als die Panzer anderer Schildkröten. Der Panzer ist auch nicht so schwer. Seine perfekte Form und das **geringe Gewicht tragen dazu bei, dass die Schildkröten mit geringer Anstrengung durch das Wasser gleiten können** (im Gegensatz zu den Landschildkröten mit ihren schweren, kuppelförmigen Panzern). Die meisten Meeresschildkröten **haben harte Panzer**, wie Rüstungen (mit Ausnahme der Lederschildkröte, die einen weichen Panzer hat). Ein harter Panzer besteht aus verschiedenen Knochenplatten. Diese Platten passen zusammen wie die Teile eines Puzzles. Sie sorgen dafür, dass der Panzer **fest** und **robust** ist. Sogar die **rasiermesserscharfen** Zähne eines Hais können sie nicht durchbeißen. Bei den meisten Schildkröten sind die Teile des Körpers, die nicht durch den Panzer geschützt sind, durch harte Schuppen bedeckt.

Ein weiterer Unterschied bei den Meeresschildkröten ist, dass sie Salzdrüsen in ihren Augenhöhlen haben. So ist es ihnen möglich, im Salzwasser zu leben.

Die oberen Augenlider sind größer und schützen so die Augen.

Genau wie andere Schildkröten haben auch Meeresschildkröten **keine Zähne**. Die Form des Kiefers variiert je nach Art. Jede Art hat den Kiefer an ihre Nahrungsgewohnheiten angepasst.

FORTPFLANZUNG

Alle Weibchen gehen an Land, um ihre Eier abzulegen. Die Weibchen der meisten Arten kommen nachts alleine mit dem Hochwasser an Land. Wenn sie an den Strand kommen, müssen sie **vorsichtig** sein. Sie müssen unsichtbar und unbemerkt von Feinden bleiben. Schildkröten verfallen in eine „**Eiablage-Trance**", die Räuber manchmal ausnutzen.

Eine weibliche Meeresschildkröte **kriecht** am Strand hinter die Hochwasserlinie und **gräbt** dann mit ihren Vorderflossen eine „Körpergrube". Anschließend gräbt sie mit ihren Hinterflossen

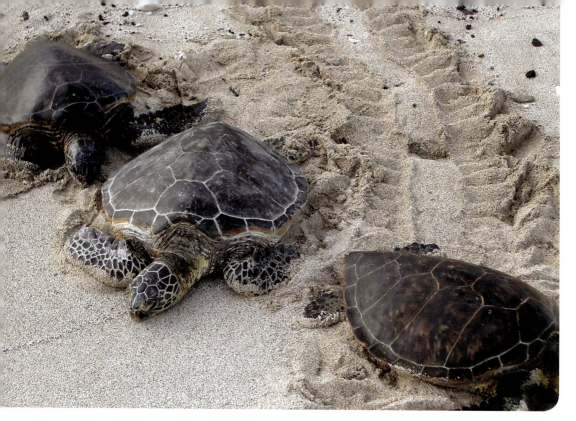

▲ Weibliche grüne Meeresschildkröten (Chelonia mydas) ziehen sich über den Strand

eine Kuhle für die Eier. Die Schalen der Meeresschildkröteneier sind in ihrer Beschaffenheit weich, papierähnlich oder ledrig. Ein Weibchen legt (je nach Art) 50 bis 200 tischtennisballförmige Eier in diese Kuhle, die sie in den Sand gegraben hat. Erstaunlicherweise zerbrechen die Eier nicht, wenn sie in die Höhle fallen, da sie von einem dicken, klaren Schleim umgeben sind. Das Weibchen bedeckt den Nistplatz unter Hinzunahme der Hinterflossen mit Sand.

Das Vergraben der Eier, dient drei unterschiedlichen Zwecken:
1. Es schützt die Eier vor Feinden.
2. Es sorgt dafür, dass die weiche, poröse Schale feucht bleibt und schützt sie so vor dem Austrocknen.
3. Das Ei behält so die richtige Temperatur.

Die Weibchen verbringen während des Nistprozesses zwei Stunden oder mehr außerhalb des Wassers.

Die meisten Weibchen kommen jedes Jahr zum gleichen Strand und bauen dort ihren Nistplatz. Neuere Studien deuten darauf hin, dass die Weibchen einiger Arten in einer Nistsaison (abgesehen von dem ursprünglichen Strand) mehr als einen Niststrand haben.

Schildkröten durchlaufen **eine große Anstrengung, um ihre Eier zu legen**. Daher sind sie vorher oder nachher besonders angriffsgefährdet.

Die Jungtiere nutzen einen „Karbunkel" (vorübergehender Eizahn), der ihnen hilft, **die Schale aufzubrechen**. Nach dem Schlüpfen brauchen die Jungtiere drei bis sieben Tage, um ihren Weg an die Oberfläche zu graben. Sie warten bis zum Anbruch der Nacht, dann brechen sie in Richtung Meer auf. So ist das Risiko geringer, Angreifern zum Opfer zu fallen. Das Wandern in Gruppen ist für ihr Überleben wichtig, denn ihnen hilft keine elterliche Fürsorge.

SEE-/MEERESSCHILDKRÖTEN

Es gibt verschiedene Theorien, wie die Jungtiere das Meer finden.

1. Jungtiere unterscheiden Lichtintensitäten und streben in Richtung der größeren Lichtintensität des Horizontes.

2. Während es **zum Meer krabbelt**, aktiviert das Jungtier einen inneren magnetischen Kompass, den es nutzt, um vom Strand weg zu gelangen.

Hat das Jungtier das Wasser erreicht, **taucht** es in eine Welle ein und treibt im Brandungssog ins Meer hinaus. Sobald das Jungtier im Wasser ist, tritt eine **„Schwimm-Ekstase"** ein, währen derer es 24 bis 48 Stunden ununterbrochen schwimmt. Diese **hektische Aktivität** bringt die junge Schildkröte in tieferes Wasser, wo sie weniger Gefahr läuft, durch Feinde verletzt zu werden. Es gibt Berichte schwimmender Jungtiere, die geradewegs in die Tiefe **tauchen**, wenn oben Vögel oder sogar Flugzeuge auftauchen. Dieses Tauchverhalten ist wahrscheinlich eine Verhaltensanpassung, um **Angriffe durch Vögel** zu vermeiden.

ÜBLICHES VERHALTEN DER SEE-/MEERESSCHILDKRÖTEN

★ Süßwasserschildkröten sind in der Lage, ihren Kopf in den Panzer einzuziehen. Meeresschildkröten aber können ihren Kopf und ihre Beine nicht in den Panzer einziehen, da sie Flossen anstelle von scharfen Krallen besitzen (die nicht einziehbar sind).

Einige, wie z.B. die unechte Karettschildkröte, brauchen das auch nicht, denn ihre Größe und ihre raue, schuppige Haut am Hals schützen sie vor Feinden. Diese Verteidigungsmethode reicht normalerweise bei erwachsenen Tieren und größeren Jungtieren aus, doch werden diese Tiere manchmal Beute von Haien, oder sie werden von Menschen getötet.

Da sie kaltblütig sind, haben sie eine niedrige Stoffwechselrate. Dieser langsame Stoffwechsel erlaubt es ihnen, **lange Zeit unter Wasser zu bleiben.** Sie können **ihren Atem lange anhalten und in unglaubliche Tiefen tauchen.** Sie **brauchen** jedoch, da sie sich aus den an Land lebenden Vorfahren entwickelt haben, **Luft zum Atmen**. Sie können lange Zeit unter Wasser bleiben, doch von Zeit zu Zeit müssen sie an **die Wasseroberfläche spurten und sofort einen tiefen Atemzug nehmen**. Sie müssen ihre Lungen zum Atmen öffnen. Schildkröten ertrinken nicht, da sie bewusste Atmung ausführen. Doch sie sterben, wenn sie nicht an die Oberfläche gelangen oder ihnen die Luft ausgeht. Dies kann zum Beispiel geschehen, wenn sie sich vor einem Feind verstecken und **im Versteck festsitzen.** Die Meeresschildkröte, die sich in dieser misslichen Lage befindet, hat die Wahl, entweder vom Feind angegriffen zu werden oder unter einem Felsvorsprung zu sterben, während sie die Luft anhält. **Außerhalb des Wassers sind Meeresschildkröten fast taub und können kaum sehen.**

Meeresschildkröten laufen sehr langsam, wenn sie an Land kommen, um ihre Eier abzulegen. Sie sind an Land recht unbeholfen und verletzlich, doch im Vergleich zu Landschildkröten oder anderen Schildkröten sind sie schnelle Schwimmerinnen. Sie sind sogar schneller als der schnellste Schwimmer bei den olympischen Spielen. Meeresschildkröten sind in der Lage, **sich im Wasser außerordentlich schnell zu bewegen**. In ihrer angestammten Umgebung sind sie in der Lage, **unglaubliche Sprints** zu vollführen, um die sie jeder menschliche

SEE-/MEERESSCHILDKRÖTEN

Schwimmer beneidet. Man sagt, die grüne Meeresschildkröte *(Chelonia mydas)* ist in der Lage, eine Geschwindigkeit von 9 m in der Sekunde zu erreichen!

Sie sind auch exzellente **Taucher**. Sie können elegant wie Vögel in der Luft durch das Wasser **gleiten** und nutzen ihre Flossen, als wären es Flügel.

Weil sie sich schwimmend fortbewegen, haben Meeresschildkröten weniger Probleme als die an Land lebenden Schildkröten mit ihrem schweren, sperrigen Panzer. Gewicht ist für ein Tier, das im Wasser lebt, ein geringes Handicap. Es kann auch Parasiten viel leichter loswerden, da das Meer voller Fische ist, die begeistert die Würmer, Läuse, Algen und anderen Organismen, die sich an einen Schildkrötenpanzer heften, auffressen. Es gibt **Reinigungsstationen** an Korallenriffen, zu denen Schildkröten regelmäßig schwimmen, um sich von den dort lebenden Fischen säubern zu lassen. **Die Schildkröten legen sich in eine merkwürdige Position, die Flossen sind abgewinkelt und abgesenkt, und das bedeutet „bitte reinige mich".**

Die Sinne einer Meeresschildkröte sind sehr gut ausgeprägt. **Der Geruchssinn ist der am besten ausgeprägte Sinn dieses Reptils.** Einige Wissenschaftler glauben, dass die Meeresschildkröte besser riechen kann als ein Hund. Eine Meeresschildkröte kann mit ihrer scharfen Nase Beute sogar in trübem Wasser ausmachen und einen nahenden Feind riechen. Die Meeresschildkröte öffnet ihr Maul leicht und zieht Wasser durch die Nase ein. Sofort leert sie das Wasser durch das Maul wieder aus. Meeresschildkröten hören auch gut. Sie haben keine Ohren, doch ihr Trommelfell ist mit Haut bedeckt. Mit Hilfe dieses Trommelfells können sie tiefe Töne ebenso gut hören wie Menschen. Das Trommelfell hilft den Meeresschildkröten auch, **Vibrationen** am Boden oder im Wasser **wahrzunehmen**.

Meeresschildkröten haben ein gutes Sehvermögen. Wenn sie durch das Wasser schwimmen, können sie sehr deutlich sehen, und ihre Augen helfen ihnen, sogar **kleine Beutetiere im offenen Meer zu entdecken.** Obwohl sie im Wasser eine scharfe Sicht haben, sind sie an Land kurzsichtig.

Eine Meeresschildkröte ist an den weichen Teilen ihrer Flossen und ihres Panzers **berührungsempfindlich**.

Meeresschildkröten werden nicht unbedingt als soziale Tiere betrachtet, einige Arten jedoch versammeln sich küstennah. Einige Meeresschildkröten versammeln sich zur Paarung oder wandern zusammen zu den Nistplätzen. Die Jungtiere bleiben, nachdem sie das Wasser erreicht haben, alleine, bis sie sich paaren.

WINTERSTARRE

Von den Schildkröten, die in Süßwasserseen leben, weiß man, dass sie sich im Schlamm eingraben und dort überwintern. Meeresschildkröten fallen nicht in Winterstarre, mit Ausnahme einer Gruppe von Schildkröten, die in der Nähe von Baja Mexiko gefunden wurden und von denen man annimmt, dass sie sich an der Öffnung des Golfes von Kalifornien im Schlamm eingraben. **Meeresschildkröten fallen nicht in Winterstarre,** sie ziehen einfach in wärmeres Wasser und verbringen den Winter in den Tropen. Gewöhnlich fallen sie in eine Art Semi-Winterstarre, normalerweise auf dem Grund des Gewässers, wo sie je nach äußerem Klima lange Zeit bleiben können.

WANDERUNG

Meeresschildkröten sind nicht nur kräftige Schwimmerinnen, sie sind sogar in der Lage, **lange Strecken schwimmend zurückzulegen.** Sie können, um ihre Nistplätze zu erreichen, bis zu 2.000 Kilometer wandern. Sie können ihre Reiserichtung unabhängig von den Meeresströmungen

SEE-/MEERESSCHILDKRÖTEN

festlegen. Egal, wie weit sie während ihrer Jugendjahre gereist sind, als **Erwachsene kehren sie zurück an den Strand, an dem sie geschlüpft sind.** Wie ihnen dies gelingt, ist derzeit noch nicht eindeutig geklärt. Wahrscheinlich nutzen sie eine Kombination aus Erdmagnetfeld, Ozeanströmungen, Wasserzusammensetzung und Erinnerung. Die Wandergewohnheiten unterscheiden sich nicht nur von Art zu Art, sondern auch innerhalb unterschiedlicher Populationen der gleichen Art. Die weitesten Entfernungen legt die Lederschildkröte zurück, wenn sie ihrer liebsten Speise, den Quallen, folgt – sie wandert von den tropischen Meeren fast bis zu den arktischen Gewässern.

ANGRIFFS- UND VERTEIDIGUNGSMETHODEN

ANGRIFFSMETHODEN

Fleischfressende Schildkröten können ihren Kopf schnell bewegen, wenn sie Beute **auflauern** und **zuschnappen.**

VERTEIDIGUNGSMETHODEN

Die Meeresschildkröten werden durch Killerwale, Haie und ähnliche Feinde bedroht, während andere Wasserschildkröten von großen Fischen, Raubvögeln und einigen Säugetieren bedroht werden. **Krokodile sind die ältesten Feinde der Schildkröten.**

An toten Schildkröten werden oft **Wunden, wie von einem Speer verursacht,** gefunden. Die Haupttodesursachen von Schildkröten sind allerdings Fischernetze. Das sieht man an den **Rissen** und **Schnitten** auf der Haut der Schildkröten, die in den Netzen gestorben sind, während sie **darum kämpften, die Oberfläche zum Atmen zu erreichen.** Kraftvolle Killerwale hinterlassen größere Wunden an den Schildkröten, wie **Zahnabdrücke**, **Löcher** usw.

Ist sie schwer verletzt, kann eine Schildkröte auch **stark bluten.** Wenn sie nicht versorgt wird, stirbt sie aufgrund des **Schocks.**

Die Schildkröte hält derart ausdauernd am Leben fest, dass es sogar möglich ist, sie aus ihrem Panzer zu schneiden und ihre Eingeweide zu entfernen, während sie noch am Leben ist! Daher überrascht es nicht, dass sie in vielen Kulturen Langlebigkeit und Weisheit symbolisiert. Selbst eine Enthauptung führt bei Schildkröten nicht zu einem schnellen Tod. Dies legt Zeugnis ab von der **außergewöhnlichen Fähigkeit, extremen Sauerstoffmangel und Körperverletzungen zu überstehen** – im Vergleich würde dies bei anderen Tieren sofort zum Tode führen. Dieses **Hängen am Leben** spiegelt sich auch wider, sieht man sich die empfohlenen veterinärmedizinischen Maßnahmen an, bei einer Schildkröte einen schnellen und schmerzfreien Tod zu erzielen: Eine Überdosis tödlicher Medikamente gefolgt vom „**Keulen**", also der Zerstörung **des Gehirns.** In bestimmten Supermärkten in China werden Schildkröten mit einem macheteähnlichen Gerät lebend zerhackt. **Die Schildkröten bleiben dabei die ganze Zeit bei Bewusstsein.**

SCHWIMMEN, TAUCHEN

Die Tiere sind immer **wachsam**, beim geringsten Anzeichen von Gefahr **gleiten sie ins Wasser und tauchen für viele Minuten ab.**

Zur Verteidigung verlässt sich die Schildkröte auch auf ihren **ungemein kräftigen Kiefer.**

SEE-/MEERESSCHILDKRÖTEN

SCHILDKRÖTENAUSDRÜCKE BEI EINEM PATIENTEN

KÖNIGREICH DER TIERE

Auf der Empfindungsebene A finden sich die wesentlichen Themen:
- Überleben – der Instinkt und der Wille, zu Überleben
- Ein Prozess und eine Lebensgeschichte
- Kampf mit sich selbst, einer Situation, einem Konflikt
- Ich gegen Dich, Wettbewerb
- Hierarchie
- Vergleich
- Sexualität

UNTERKÖNIGREICH – REPTILIEN

Auf der Empfindungsebene B kann man die folgenden Reptilieneigenschaften häufig beobachten:
- Sich hilflos fühlen, im Nachteil sein, schwach
- Sich verstecken und flüchten
- Wärmeempfindlichkeit
- Wenig elterliche Fürsorge
- Tarnung
- Winterstarre

ERSCHEINUNGSFORMEN VON SCHILDKRÖTEN-AUSDRÜCKEN BEI MENSCHEN

Diese Merkmale deuten besonders auf eine Schildkröte hin (die spezifischen Ausdrücke der halbaquatischen und Meeresschildkröten folgen später).

KÖRPERTEILE UND IHRE FUNKTIONEN

- **Der Panzer**
  Das charakteristischste Merkmal einer Schildkröte ist ein Gefühl großer Hilflosigkeit. Ihre erste Verteidigungsstrategie zur Sicherung ihres Überlebens besteht darin, dass sie sich in die Sicherheit ihres Panzers zurückzieht, sich also hinter ihren Schutzwall zurückzieht. Sie braucht unbedingt einen Panzer, es ist der Schutzwall, der sie umgibt. **Der Panzer bietet Sicherheit und Schutz vor jeder Bedrohung von außen und dient zudem als Tarnung.**
  Gleichzeitig beschränkt das Eingeschlossen sein in der Rüstung die Sicht auf das Leben ebenso wie die Bewegungsfähigkeit, die Geschwindigkeit ist eingeschränkt und auch die Fähigkeit, im Leben vorwärts zu kommen.

SEE-/MEERESSCHILDKRÖTEN

AUSDRÜCKE DES PANZERS UND SEINE FUNKTION

Schutz vor Bedrohung / Gefahr von außen und Tarnung— die Hauptaufgabe des Panzers ist es, vor Gefahren von außen zu schützen. Das Hauptgefühl bei dieser Suche nach Schutz ist der Wunsch zu verschwinden, sich zu verstecken und sich zu tarnen. Dies ist das Hauptunterscheidungsmerkmal zwischen gepanzerten Mollusken und Schildkröten.

EIN VERGLEICH ZWISCHEN SCHILDKRÖTEN UND MOLLUSKEN

Schauen wir uns den Fall von *Testudo hermanni* von Susanne Sieben an, so finden wir hier verschiedene Ausdrücke des Patienten wie:
- Ich schalte ab und bin beschäftigt mit mir selbst. So, dass ich nicht mehr da bin.
- Der Schutz ist, dass ich niemandem sage, was vor sich geht. Das ist der Schutz, dass ich niemanden hereinlasse … Ich bin nackt, und er kann alles an mir sehen. Wie ein Panzer … Innen bin ich nackt, und er kann alles sehen.
- Ich bin vollständig abwesend – Ich habe überhaupt nichts verstanden.
- In diesem Moment lebst du irgendwo in deiner Fantasie.
- In diesem Moment bist du nicht in der Realität.
- Ich kann herauskommen und mich zeigen wie eine Schildkröte, ich stecke meinen Kopf heraus, und die Beine, und ich kann herumlaufen und muss nicht weggehen.
- Bumm … Ich bin drin.
- Ich bin nicht wirklich so da wie vorher.

An diesen Beispielen sehen wir, dass bei den Schildkröten der Panzer und die Fähigkeit, sich in den Panzer zurückzuziehen, primär den Wunsch darstellt, zu verschwinden, versteckt und getarnt zu sein (ein wichtiges Reptilienthema). Die Winterstarre ist ein weiteres wichtiges Merkmal der Schildkröten. Täuschung gehört ebenfalls zu den typische Reptilien-Eigenschaften, als da wären: starke Sexualität, Gewalt, Angriff, Beißen, Schnappen und Reißen. Bei den Mollusken ist das Zurückziehen in die Schale eine ausdrücklich defensive Handlung, so schützen sie ihre *weichen und empfindlichen* Körperteile. Die Schale wird als Barriere, als Mauer oder als Schutzschild gesehen, die ihre empfindsamen und verletzlichen inneren Teile beschützt. Bei Mollusken ist das Hauptgefühl nicht das Sich-Verstecken-Wollen, sondern das Gefühl von Weichheit und Verletzlichkeit. Da sie weich und zart sind, brauchen sie außen eine harte Schale.

Schildkröten	Mollusken
Panzer: dient als Tarnung, hilft ihnen, versteckt zu bleiben, nicht gesehen zu werden, sich einzuziehen und zu verschwinden. Das Gegenteil: sichtbar sein, nackt, gesehen werden, sich zeigen, sich enthüllen. Schutz gegen einen heftigen, unerwarteten Angriff. Winterstarre	Die Muschel ist die harte Schale, die das weiche und verletzliche Innere schützt. Schließen, abwehren, ein Schutzschild anlegen, eine Rüstung anlegen.
Bei Schildkröten spielen das Herauskommen und das Sich-Zurückziehen eine Rolle.	Bei zweischaligen Weichtieren ist die Bewegung das Öffnen und das Schließen

SEE-/MEERESSCHILDKRÖTEN

Im Folgenden einige Synonyme der Wörter der Quelle und Ausdrücke, die beschreiben, wie die Schildkröten den Panzer erleben.

Synonyme für den Panzer (auch gebräuchlich bei den Mollusken):	
Rüstung	Dinge zurückstoßen, abprallen lassen
Barriere	Mein Haus, mein Heim
Hülle	Tragbare Festung
Kokon	Beschützen
Abgrenzen	Sicherheit
Korsett	Geborgenheit
Schutz	Obdach
Bedecken	Schutzschild
Abwehrschild	Mantel der Unverwundbarkeit
Einschließen	Isolieren
Umhüllen	Hart
Befestigen	Mauer
Bewachen	

Eigenschaften des Panzers können als mögliche Wörter der Quelle in Schildkröten-Fällen auftauchen
- Kuppelförmig, gewölbt, gewölbeartig
- Schwerer, knöcherner Kasten
- Stacheln, Höcker, Platten

GEFÄHRDUNG DES PANZERS

Mögliche Synonyme (auch gebräuchlich bei den Mollusken):			
Schüsse	Zermalmen	Gegenschlagen	Gegen etwas krachen
Überfallen	Zerdrücken	Zerhacken	Verletzungen wie von
Angegriffen	Schneiden oder	Verstümmelt	einem Speer
Verprügelt	Aufschneiden	Aufklaffen	Teilen
Geschlagen	Graben	Aushöhlen	Erstochen
Hineinbohren	Auseinanderfallen	Die Sicherheit bröckelt	Verprügelt
Zerbrechen oder Aufbrechen	Auf einen Stein fallen	Scharf	Gestoßen
	Bruch	Zersplittern	Gefoltert
Lebendig aufhacken	Schlag	In etwas hineinknallen	Zusammengebunden
Zerhacken	Löcher	Aufschlitzen	Sich öffnen
Platzen oder Aufplatzen	Eingedrungen	Aufschneiden	

Diese Empfindungen werden manchmal von einer Geste begleitet, die ein Stoßen, Schlagen oder Zustechen zeigen.

SEE-/MEERESSCHILDKRÖTEN

Auf einer eher menschlichen Ebene finden die empfundene Bedrohung und die Furcht der Schildkröten folgende Ausdrucksformen:
- Zurückschrecken, introvertiert, schüchtern, verlegen, reserviert, zurückhaltend.
- Zusammenschrecken, abwehrend oder ängstlich zurückweichen.
- Die Welt draußen ist zu hart, Angst einflößend, grausam, gefährlich.
- Angst, bloßgestellt zu werden, herauszukommen, hervorzukommen, sich selbst in die erste Reihe zu stellen.
- Von oben heruntergeworfen werden (Vögel greifen Schildkröten auf und werfen sie von hoch oben auf feste Steine, um ihren Panzer aufzubrechen).
- Themen, die mit Feuer, verbrannt werden zu tun haben (Feuer in ihrem Lebensraum stellt eine der Hauptbedrohungen für das Leben einer Schildkröte dar).
- Patienten, die ein Schildkröten-Arzneimittel benötigen, zeigen Ängste, die daraus erwachsen, dass sie außerhalb des Panzers langsam und verletzlich sind. Dies geht mit dem Gefühl einher, innerhalb des Panzers außerordentlich zurückgezogen zu sein und drückt sich aus in Wörtern wie *zittern*, *beben*, *Kälte* etc.
- Ein „Schildkröten"-Patient zögert normalerweise anfangs, sich auf eine neue oder belastende Situation einzulassen, hat er sich aber erst daran gewöhnt, geht es ihm gut.

VERTEIDIGUNGSMASSNAHMEN — SICH IN DEN PANZER ZURÜCKZIEHEN

Die Meeresschildkröten ziehen sich nicht in ihren Panzer zurück. Vermutlich zeigen sie aber andere Merkmale, die auf den Panzer zurückzuführen sind. Sie können einen Gegenangriff führen (im Gegensatz zu den verteidigungslosen Landschildkröten), und sie schnappen nach Räubern.

Weitere Wörter, die menschliche „Schildkröten"-Patienten verwenden, um Elemente des Schildkröten-Erlebens zum Ausdruck bringen:	
Eingezwängt sein	Drinnen in Sicherheit sein
Verriegelt sein	Wegsperren
Verschlossen sein	Zurückschrecken
Sich Zurückziehen	Hineinschlüpfen
Hineingehen	Negativität von außen abwehren
Zurückbewegen	Zudecken
Zurückziehen	Hineinstecken
Hineinziehen	Sich Zurückziehen oder Einkapseln in den Panzer
Rückzug in den Panzer / in die Hülle	

Dieses Gefühl des Sich-Zurückziehens oder Sich-Zurücknehmens kann mit Gesten ausgedrückt werden. Entweder schließen sich beide Hände und zeigen so das Sich-Schließen der Schale, oder sie zeigen das Sich-Zurückziehen und deuten so den Rückzug des Kopfes in den Panzer an.

SEE-/MEERESSCHILDKRÖTEN

BEEINTRÄCHTIGTE UND EINGESCHRÄNKTE BEWEGUNG AUFGRUND DES PANZERS

Der schützende Schild schränkt die Bewegungen der Schildkröten ein und beeinträchtigt ihre Schnelligkeit (eine Ausnahme bilden hier die sich schnell bewegenden Meeresschildkröten). Sie können nicht wie andere Reptilien davonspurten, springen oder rennen.

Mögliche Synonyme:	
Abgefangen	Limitiert
Im Innern Zusammengeballt	Zurückzucken
Zurückgehalten	Zurückgehalten
Einschränkung	
Zusammenziehen	Eingeschränkt
Sich Ducken	Schrumpfen
Beengt	Verlangsamt
Sich zusammenrollen	Feststecken
Eingeschränkt	Unfähig, sich zu bewegen
Gestrandet, unfähig hochzukommen	Unfähig, vorwärts zu kommen und einen Fortschritt zu machen
	In sich eingeschlossen sein

AUS DEM PANZER HERVORKOMMEN
(DAS GEGENTEIL DER EINGESCHRÄNKTEN BEWEGLICHKEIT)

Patienten, deren Krankheit Energiemuster der Schildkröte aufweist, können ebenso das Gegenteil dieses Gefühls des Eingeschlossenseins in einen Panzer beschreiben. In dem Fall sprechen sie von dem Wunsch, herauszukommen, hervorzukommen, sich etwas aussetzen, vorwärts zu kommen und Fortschritte zu machen. Über diese Themen fantasieren sie auch, oder sie sehen sie bei anderen Menschen.

Mögliche Synonyme:	
Durchkommen	Weitergehen
Durchbrechen	Bewegung
Herauskommen	Sich öffnen
Hervorkommen	Fortschritt
Frei	Antrieb
Durchstehen	Enthüllen
Vorankommen	Exponiert sein
Vorwärtskommen	Draußen sein
Vorangehen	Sich entfalten
Vorankommen	Sich auflösen

WEHRLOS

Landschildkröten weichen einfach zurück, indem sie sich in ihren Panzer zurückziehen, sie greifen nie an (eine Ausnahme bilden hier die aggressiven Meeresschildkröten).

SEE-/MEERESSCHILDKRÖTEN

EINIGE SYNONYME

Exponiert
Hilflos
Unsicher
Angreifbar
Machtlos
Unbewaffnet
Wehrlos
Unbewacht
Ungeschützt
Schutzlos
Verletzlich
Schwach

STILL, WIE EIN STEIN / SICH TOT STELLEN ODER ABWARTEN

Haben die Schildkröten sich in ihren Panzer zurückgezogen, sind sie still, bewegungslos, wie ein Stein.
    Nachdem sie sich in ihren Panzer zurückgezogen haben, werden sie hart, einen Stein oder einem toten Gegenstand ähnlich. Dieses Merkmal wurde deutlich im Fall von Staria Manos, in dem das Arzneimittel aus dem Ei von *Chelydra serpentina* (Amerikanische Schnappschildkröte) verschrieben wurde. Die Menschen bleiben in ihrem Versteck, zurückgezogen, bis die Gefahr vorüber ist (abwarten).

DAS HAUS MIT SICH HERUMTRAGEN

Der Panzer ist zwar eine schützende Rüstung, die Schildkröte muss allerdings diese schwere Kuppel – dieses Gewicht – ihr ganzes Leben lang mit sich herumtragen. Es ist, als trüge man sein Haus auf dem Rücken. Die Schildkröte kann nicht herauskriechen oder es abnehmen. Sie ist auf Dauer mit dem Panzer verbunden.

EINIGE SYNONYME

Eine schwere Last
Eine Last drückt mich nieder
Dieses Gewicht herumschleppen
Wie ein Rucksack
Wie ein Felsblock

    Sich schwer fühlen – wie ein Gewicht oder eine Last, beschrieben in der Arzneimittelprüfung von Ovum *Chelydra serpentina* (dies spiegelt möglicherweise die Last des Panzers wider, den sie auf dem Rücken tragen).

SEE-/MEERESSCHILDKRÖTEN

MERKMALE DER PAARUNG

Die folgenden Eigenschaften oder Wörter der Quelle können Patienten in verschiedenen Lebenssituationen äußern. Sie müssen nicht insgesamt vorhanden sein oder innerhalb eines Prozesses auftauchen.
- Sehr starker Geschlechtstrieb, sehr getrieben, leidenschaftlich, gesellig, homosexuell (besonders bei Frauen)
- Stoßen, rammen, gegen etwas krachen, kollidieren, gegen etwas stoßen, schubsen
- Umdrehen, auf den Rücken drehen, umwerfen, Schwierigkeit, allein auf die Füße zu kommen, das Gleichgewicht verlieren
(Wenn die Schildkröte aus irgendeinem Grund auf dem Rücken landet, kann sie nur sehr schwer wieder auf die Beine kommen. Es bedeutet mehr oder weniger ihr Ende. Daher besteht die größte Herausforderung für sie darin, auf den Beinen zu bleiben und nicht umgeworfen zu werden.)
- Kraxeln, klettern, besteigen, hinaufgehen, aufschichten
- Klettern, ohne abzurutschen oder zu fallen, festklammern, anklammern, sich dranhängen
- Beißen, greifen, schneiden
- Geräusche machen – grunzen, grölen, plötzliches Ausatmen
- Unverwüstlich

Unverwüstlich – Sie sind bestimmt und ausdauernd. „Es bis zum bitteren Ende verfolgen", so formulierte es Staria Manos Patient, der als Arzneimittel *Testudo hermanni* (Griechische Landschildkröte) bekam.

WEITERE WÖRTER

Entschlossen
Bestimmt
Stur
Ausdauernd
Widerstandsfähig
Standhaft
Stark
Dickköpfig
Zäh

Die Erfahrungen der Schildkröten mit ihrem Panzer und den charakteristischen Ausdrücken ihr Paarungsverhalten betreffend erinnern an eine *brutale Vergewaltigung*. Diese besondere Situation erklärt die folgenden typischen Verhaltensweisen der Schildkröten gut:
- Starker Geschlechtstrieb
- Sich hilflos, schwach und verletzlich fühlen
- Kein Schutz

SEE-/MEERESSCHILDKRÖTEN

- Stoßen, rammen, schlagen, zuschlagen, schubsen, beißen
- Brutaler Angriff

MÖGLICHE MENSCHLICHE AUSDRÜCKE IN VERBINDUNG MIT SCHILDKRÖTENVERHALTEN

- Winterstarre (außer bei Meeresschildkröten)
- Bewegung
  - Unbeholfen, schwerfällig, verschlafen, tollpatschig, schlaksig
  - Langsam, trödelig, faul, träge
  - Verstecken, buddeln, graben, sich zurückziehen (an Land und teilweise im Wasser lebende Schildkröten)
  - Sinken, durchtränken, untertauchen (bei teilweise im Wasser lebenden und Süßwasserschildkröten)
- Vokalisieren: Grunzen, grölen, plötzliches Ausatmen, zwitschern oder leises Stöhnen
- Wärmeempfindlichkeit: Empfindlichkeit gegenüber oder Verschlimmerung bei großer Hitze
- Gute Orientierung, vertraut mit Orientierungspunkten in ihrer gewohnten Umgebung
- Hoher Kalziumbedarf (nur bei Schildkröten beobachtet)
- Fleisch verschlimmert (auch nur bei Schildkröten beobachtet)
- Revier; in das eigene Heim zurückkehren, Heimweh (bei einigen Arten ist dieses Merkmal besonders ausgeprägt)

BESONDERHEITEN DER SEMIAQUATISCHEN ODER SÜSSWASSER-SCHILDKRÖTEN

- *Panzer: Fähigkeit, den Kopf in den Panzer einzuziehen (in manchen Fällen nur teilweise)*
- Fortbewegung

AN LAND

  - *Graben, buddeln, greifen*

IM WASSER

  - *Schwimmen, tauchen, untertauchen*
  - *Sich treiben lassen, sinken, durchtränken, paddeln, waten*
  - *Sie wandern oder schwimmen keine weiten Strecken wie die Meeresschildkröten*
- Winterstarre

SEE-/MEERESSCHILDKRÖTEN

BESONDERHEITEN DER MEERESSCHILDKRÖTEN

VERHALTEN

- Unfähig, den Kopf in den Panzer zu ziehen
  - Nicht einziehbar
- Meeresschildkröten gleiten mühelos durch das Wasser, doch an Land bewegen sie sich schwerfällig. Es ist möglich, dass ein Patient diese Eigenheit als zwei unterschiedliche Bewegungsarten erlebt:
  1. Anstrengend und mühsam (wie die Meeresschildkröte an Land).
  2. Gleitend und mühelos (wie sie es im Wasser empfindet).
- Fortbewegung: schnell (da Schildkröten Flossen haben und einen flachen, stromlinienförmigen Panzer).

IM WASSER

- Schwimmen; sie legen in kurzer Zeit lange Strecken zurück, wandern
- Tauchen, gleiten, schnelle Bewegungen im Wasser
- Kraftvoll, flügelähnliche Schläge, von Flossen angetrieben
- Enorme Spurts

AN LAND

- Vorsichtig aus dem Wasser herauskommen
- Schleppende, mühsame Bewegungen
- Lange Zeit im Wasser untertauchen, die Luft wird angehalten
  - Spurt an die Oberfläche, um nach Luft zu schnappen
  - Angst, nicht genug Luft zu bekommen, keuchen und Erstickung
- Scharfe Sinne: reagieren empfindlich auf Geruch, Geräusche, Vibrationen, Berührung
- Charakteristika der Fortpflanzung
  - Graben, buddeln
  - Die Fähigkeit, allen Widrigkeiten zum Trotz zu überleben
- Charakteristisches Verhalten bei einem Jungtier
  - Krabbeln
  - Schwimmrausch
- Scharfe Sicht unter Wasser
- Kann schwere Verletzungen und extremen Sauerstoffmangel überleben
- Einzelgänger

SEE-/MEERESSCHILDKRÖTEN

CHARAKTERISTIKA VON ANGRIFF UND VERTEIDIGUNG

- Angriff aus dem Hinterhalt
- Sich verstecken, in die Falle gehen
- Schwere Verletzungen, die folgendermaßen beschrieben werden: schlitzen, sägen, durchschneiden, schnappen, zerquetschen, wie von einem Speer, gehackt, Löcher, Schnittwunden, bohren, stechen, wie von einem Messer, rasiermesserscharf, gerissen oder lebendig in Stücke geschnitten (diese Schlüsselwörter, die schwere Verletzungen beschreiben, lassen sich durch das Gefühl der Schildkröte erklären, den Angriffen großer Raubtiere wie Killerwal und Hai ausgesetzt zu sein)
- Starke Blutungen

VERGLEICH ZWISCHEN MEERESSCHILDKRÖTEN, LANDSCHILDKRÖTEN UND SEMIAQUATISCHEN/SÜSSWASSER-SCHILDKRÖTEN

	Meeresschildkröten	An Land lebende Schildkröten	Semiaquatische/Süßwasserschildkröten
Fähigkeit, sich in den Panzer zurückzuziehen	Unfähig, Kopf und Beine in den Panzer zurückzuziehen.	Können sich in den Panzer zurückziehen.	Vorhanden (manchmal nur teilweise).
Habitat	Hauptsächlich im Meer. Gehen nur an Land, um Eier abzulegen. Graben und buddeln an Land nur, um Eier abzulegen	An Land.	Können sich sowohl an Land als auch im Wasser aufhalten. Einige Arten leben hauptsächlich an Land und gehen nur ins Wasser, um sich bei großer Hitze abzukühlen. Sind in der Lage, an Land zu graben und zu buddeln, um Eier zu legen und zu überwintern.
Fortbewegung	Entsprechend Lebensraum im Meer: Schnell, schwimmen, tauchen, paddeln, gleiten, treiben durch das Wasser. Meeresschildkröten sind zu großen Spurts fähig. Sie wandern und legen lange Strecken zurück.	Entsprechend ihrem Lebensraum an Land: Langsamer, ausladender, unbeholfener, schwerfälliger Gang	An Land: Laufen, oder sie kommen an Land, um Eier zu legen. Graben, buddeln, greifen. Im Wasser: Schwimmen, tauchen, untertauchen. Treiben, sinken, durchtränken, paddeln, waten.

SEE-/MEERESSCHILDKRÖTEN

	Meeresschildkröten	An Land lebende Schildkröten	Semiaquatische/Süßwasserschildkröten
Füße	Schwimmhäute oder flossenähnliche Füße.	Kurze, keulenförmige, kräftige Füße.	Füße mit scharfen Krallen.
Eigenschaften des Panzers	Flache, stromlinienförmige Panzer, die beim Schwimmen unterstützen und Untergehen verhindern.	Schwere, kuppelförmige Panzer, in die Angreifer schlecht hineinbeißen und die sie schlecht zerschmettern können.	
Winterstarre	Keine Winterstarre	Winterstarre.	Winterstarre.
Wanderungen	Legen in kurzer Zeit weite Entfernungen zurück. Sind zu erstaunlichen Spurts in der Lage.	Wandern nicht.	Legen, anders als die Meeresschildkröten, keine weiten Entfernungen zurück.
Verhaltensmerkmale und Art des Angriffs /des Gefühls, angegriffen zu werden	Jagen aus dem Hinterhalt. Meeresschildkröten laufen eher Gefahr, ernste Verletzungen und Wunden durch größere Raubtiere wie Killerwale und Haie davonzutragen. Dies im Vergleich zu anderen Schildkröten, die von Fischen, Säugetieren und Vögeln angegriffen werden. Bei Meeresschildkröten ist das Ausmaß von Gewalt und Aggression, das sie wahrnehmen (und anderen auch tatsächlich zufügen) viel größer.	Im Allgemeinen ruhig, friedlich und gutmütig. Landschildkröten haben ein sanfteres Wesen. Ausmaß und Intensität der Gewalt sind bei ihnen deutlich geringer als bei Meeresschildkröten.	Sie haben das Gefühl, an ihren entblößten Stellen angegriffen zu werden.

SEE-/MEERESSCHILDKRÖTEN

VERGLEICH VON SCHILDKRÖTEN MIT SCHLANGEN UND ECHSEN

Unterscheidungs-merkmale	Meeres-/ Landschildkröten	Schlangen	Echsen
Charakteristische Körperform	Vorhandensein eines Panzers.	Schuppenkriechtiere ohne Gliedmaßen mit langen, gestreckten und schlanken Körpern.	Schuppenkriechtiere mit Gliedmaßen und unterschiedlich angepassten Körperformen.
Charakteristische Merkmale der Mäuler: Kiefer und Zunge	Horniger Schnabel und scharfrandige Kiefer.	Die Zunge züngelt zum Auffinden von Beute.	Die Zunge züngelt zum Auffinden von Beute (lediglich bei einigen Arten beobachtet).
Häutung	In kleinen Fetzen.	Im Ganzen.	Kommt nicht vor (lediglich bei einigen Arten).
Fortbewegung	Langsamer, schwerfälliger Gang bei Landschildkröten. Schwimmen, gleiten, paddeln, tauchen, treiben bei Meeresschildkröten.	Krabbeln, kriechen, gleiten, klettern, schwimmen.	Schnell, agil, kurze, schnelle Aktivitätsausbrüche, forthuschen, schreckhaft, ruckartig, haften an glatten Oberflächen an und klettern hoch, rennen.
Weitere Charakteristika das Verhalten betreffend und besondere Angriffs- oder Verteidigungsmethoden	Der Panzer und seine Funktionen. Fähig, sich in den Panzer zurückzuziehen. Starker Geschlechtstrieb. Beißen, schneiden, kauen, greifen, aufschlitzen, sägen. Aus dem Hinterhalt jagen (bei Meeresschildkröten) Wandern (bei Meeresschildkröten)	Gift Fähigkeit, zu erwürgen Im Ganzen herunterschlingen Drohhaltungen: S-förmige Körperhaltung, Haube etc. Schlängelnde Bewegung Empfindlichkeit im Halsbereich Hellsichtigkeit	Besondere Kommunikationsmöglichkeiten mit Hilfe verschiedener Signale wie sich vergrößern, sich aufblähen, helle Farben, Muster usw. Autotomie: Selbstamputation eines Beines oder Körperteiles, um dem Angreifer zu entkommen. Fähigkeit, die Farben zu wechseln. Beißen, betäuben, kräftig schütteln, kauen, im Ganzen herunterschlingen.

SEE-/MEERESSCHILDKRÖTEN

UNTERSCHIEDE ZUR ZWEITEN REIHE

Bei den Elementen der zweiten Reihe ist das wesentliche Gefühl: „Ich bin noch nicht ausreichend entwickelt, um ohne Schutz / Hülle zu existieren. Diese Hülle ist kein Teil von mir. Es ist jemand anders von außen, der mir Schutz gibt." Daher ist bei diesen Menschen eine extreme Abhängigkeit von anderen zu beobachten. „Das Ganze ein Prozess: Ich lebe in jemandem, und nun ist es an der Zeit ist, herauszukommen. Sobald ich herausgekommen bin, gibt es kein Zurück mehr, keinen Rückzug." Daher geht die Bewegung in Reihe 2 nur „von innen nach außen". Es gibt keine tierischen Themen: Überleben, ich gegen dich, Hierarchie usw. Es gibt keine Reptilien-Themen: Verstecken, plötzlicher Angriff, Tarnung usw.

Im folgenden Kapitel studieren wir die Mittel der folgenden Familien:

Meeresschildkröten	Semiaquatische Schildkröten	Landschildkrötenen
Familie: Cheloniidae [Meeresschildkröten]	**Familie:** Chelydridae [Alligatorschildkröten]	**Familie:** Testudinidae
Arzneimittel: *Eretmochelys imbricata*	Arzneimittel: Ovum *Chelydra serpentina* [Ei der Schnappschildkröte]	[Landschildkröten] Arzneimittel: *Geochelone sulcata*
[Echte Karettschildkröte] *Lepidochelys olivacea*	**Familie:** Emydidae [Dosenschildkröten und Pazifische Sumpfschildkröten]	[Spornschildkröte] *Testudo hermanni*
[Oliv-Bastardschildkröte]	Arzneimittel: *Chrysemys scripta elegans* oder *Trachemys scripta elegans* [Rotwangen-Schmuckschildkröte] *Terrapene carolina* [Carolina-Dosenschildkröte]	[Griechische Landschildkröte]

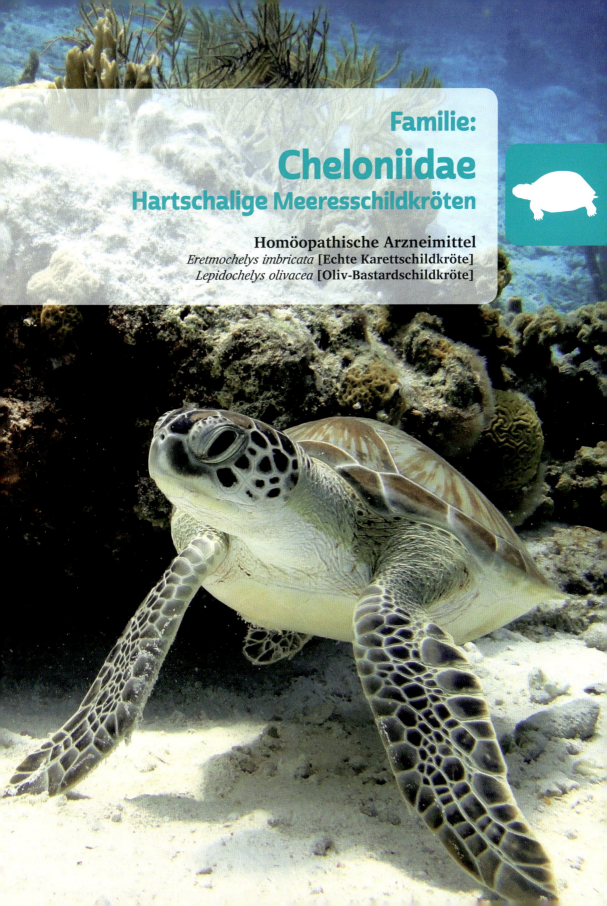

Familie: Cheloniidae
Hartschalige Meeresschildkröten

Homöopathische Arzneimittel
Eretmochelys imbricata [Echte Karettschildkröte]
Lepidochelys olivacea [Oliv-Bastardschildkröte]

CHELONIIDAE HARTSCHALIGE MEERESSCHILDKRÖTEN

ERETMOCHELYS IMBRICATA
[ECHTE KARETTSCHILDKRÖTE]

Überfamilie: Chelonioidea
Familie: Cheloniidae (Meeresschildkröten)
Gattung: Eretmochelys (Echte Karettschildkröte)
Art: Eretmochelys imbricata
Trivialname: Echte Karettschildkröte

Allgemeine Informationen über die Familie Cheloniidae finden Sie bei den Meeresschildkröten auf Seite 82.

HABITAT

Erwachsene Karettschildkröten findet man gewöhnlich an folgenden Orten: ruhend in Höhlen und auf Felsvorsprüngen, in und um Korallenriffs herum, in seichten Gewässern, in den Lagunen ozeanischer Inseln, oder im Bereich von Kontinentalschelfen. Dies sind die Lebensräume, in denen SCHWÄMME wachsen. Da es sich bei ihnen um eine sehr WANDERFREUDIGE Art handelt, wurden sie auch in vielen anderen, sehr unterschiedlichen Lebensräumen gefunden.

ANATOMISCHE EIGENSCHAFTEN

Die Karettschildkröte hat einige Eigenschaften, die sie von anderen nahe verwandten Arten unterscheidet. Ihr länglicher, spitz zulaufender Kopf endet in einem SCHNABELARTIGEN Maul.

▼ Echte Karettschildkröte (Eretmochelys imbricata)

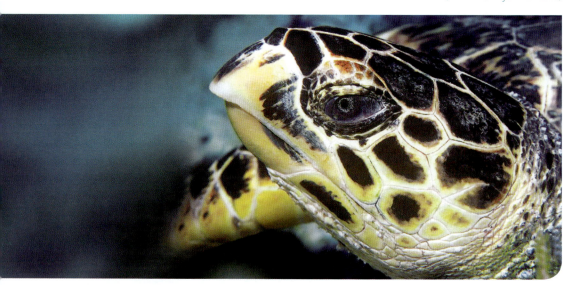

CHELONIIDAE HARTSCHALIGE MEERESSCHILDKRÖTEN

Die Spitze ihres SCHNABELS ist DEUTLICHER AUSGEFORMT UND HAKENFÖRMIGER als dies bei anderen Meeresschildkröten der Fall ist. Beide Vorderflossen der Karettschildkröte besitzen zwei sichtbare Krallen. Die Schuppen überlappen sich so, dass das Hinterteil ihres Carapax einen GEZAHNTEN Anblick bietet, ähnlich wie eine Säge oder ein Steakmesser. Die Schuppen des Carapax weisen ein unregelmäßiges, strahlenartiges Muster aus braun/schwarz auf bernsteinfarben auf. Der Plastron ist normalerweise gelb, doch kann er auch geringe Mengen dunkler Pigmentierung enthalten.

ERNÄHRUNGSVERHALTEN

Auch wenn sie dafür bekannt sind, Allesfresser zu sein und Jungtiere die auf der Oberfläche treibenden Organismen fressen, so bilden die Hauptnahrung für erwachsene Karettschildkröten hauptsächlich einige ausgewählte Arten von SCHWÄMMEN aus der Ordnung Demospongia. Viele dieser Schwämme weisen glasähnliche Kieselnadeln auf, was sie für andere Tiere ungenießbar macht. Karettschildkröten sind auch gegen die tödlichen Schwammarten immun. Ein geringer Prozentsatz ihrer Nahrung besteht aus Quallen, Fischen, Krebsen, Seepflanzen und Algen, die an seichten Stellen wachsen.

CHARAKTERISTISCHES VERHALTEN

Am wohlsten fühlen sich Karettschildkröten in Gewässern, die weniger als 18 m tief sind. Junge Karettschildkröten können nicht tief tauchen und ernähren sich von großen Mengen treibenden Pflanzenmaterials, bis sie älter sind.

SPEZIFISCHE ANGRIFFS- UND VERTEIDIGUNGSMETHODEN

Aufgrund ihres harten Panzers kennen die Karettschildkröten keine nennenswerten Feinde, da es nur wenige Lebewesen gibt, die in der Lage sind, sich durch ihren schützenden Panzer hindurchzubeißen. Haie und Salzwasserkrokodile gehören zu ihren natürlichen Feinden. Von Oktopussen und einigen Arten von Tiefseefischen ist bekannt, dass sie erwachsene Schildkröten jagen. Möwen und Krabben jagen die gerade geschlüpften Jungtiere, während Hunde, Waschbären, Ratten und Menschen eine Gefahr für die Eier sind.

WIE SICH DIE KARETTSCHILDKRÖTE BEI EINEM PATIENTEN ZEIGEN KANN

Die Karettschildkröte zeigt alle Eigenschaften der Meeresschildkröte und dazu einige besondere Wörter der Quelle:
- Schnabelartig, hakenförmig, scharf (wahrscheinlich ist das Zerquetschen betonter)
- Schwämme, Kieselerde

CHELONIIDAE HARTSCHALIGE MEERESSCHILDKRÖTEN

LEPIDOCHELYS OLIVACEA [OLIV-BASTARDSCHILDKRÖTE]

Unterordnung: Cryptodira (Halsberger-Schildkröten)
Überfamilie: Chelonioidea
Familie: Cheloniidae (Meeresschildkröten)
Gattung: Lepidochelys (Bastardschildkröten)
Art: Lepidochelys olivacea
Trivialname: Oliv-Bastardschildkröte

Allgemeine Informationen über die Familie der Cheloniidae finden Sie bei den Meeresschildkröten auf Seite 82.

HABITAT

Die Oliv-Bastardschildkröte ist weit verbreitet in den tropischen und subtropischen Regionen des Pazifischen und Indischen Ozeans, aber auch im südlichen Teil des Atlantischen Ozeans.

ANATOMISCHE EIGENSCHAFTEN

Die Oliv-Bastardschildkröte ist eine GROSSE MEERESSCHILDKRÖTE, die bis zu 45 kg wiegen kann und eine Länge von bis zu 75 cm erreicht. Die Haut der Schildkröte ist OLIV-GRAU. Im Unterschied zu den Weibchen besitzen die Männchen einen langen, zum Greifen geeigneten Schwanz, der

▼ Lepidochelys olivacea – Massennisten

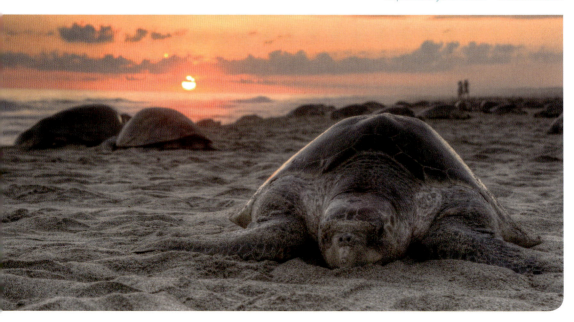

CHELONIIDAE HARTSCHALIGE MEERESSCHILDKRÖTEN

sich noch über den Carapax hinaus erstreckt. Der (im Vergleich zu anderen Schildkröten) relativ DÜNNE PANZER ist ein wenig herzförmig und olivfarben. Jedes der Vorderbeine hat zwei Krallen.

ERNÄHRUNGSVERHALTEN

Die Oliv-Bastardschildkröte frisst hauptsächlich Fleisch und ernährt sich von Wirbellosen und Kiemenlochtiere wie Quallen, Schlangen, Garnelen und Krabben. Sie ZERQUETSCHEN ihre Beute und ZERMAHLEN sie dann. Die Oliv-Bastardschildkröte neigt dazu, sehr vielfältige Nahrung zu sich zu nehmen, was dazu geführt hat, dass sie unter anderem auch schon versucht hat, Abfall wie Plastiktüten und Styropor zu fressen. Überraschenderweise hat man bei diesen Arten in Gefangenschaft schon kannibalistisches Verhalten beobachtet. Die Nahrungsaufnahme findet meistens in FLACHEN GEWÄSSERN MIT WEICHEM GRUND statt.

CHARAKTERISTIKA DER PAARUNG

Die Oliv-Bastardschildkröten greifen angesichts der **Bedrohungen, die sie an Land erwarten, wenn sie zur Eiablage kommen**, zu einer recht dramatischen Maßnahme: Eine große MASSE von Tieren schließt sich zusammen, „Arribadas" genannt (Spanisch für *Ankunft*), und ÜBERWÄLTIGT DIE EIERFRESSENDEN TIERE DURCH IHRE SCHIERE ZAHL. Es ist nicht ungewöhnlich, TAUSENDE OLIV-BASTARDSCHILDKRÖTEN AUS DEN WELLEN AN DEN STRAND KLETTERN ZU SEHEN, der schwarz von ihren Körpern wird, wenn sie anfangen, die Löcher für die Eiablage zu graben. Diese Prozession eines MASSENNESTBAUS geht bis zum Abend weiter, dann verschwinden die Oliv-Bastardschildkröten plötzlich.

CHARAKTERISTISCHES VERHALTEN

Die Oliv-Bastardschildkröten verbringen die meiste Zeit ihres Lebens innerhalb einer Entfernung von 15 km von der Küste, sie bevorzugen SEICHTES WASSER zur Nahrungsaufnahme und zum Sonnen. Über das Verhalten dieser Schildkröten ist nicht viel bekannt, außer, dass sie jedes Jahr regelmäßig von und zu ihren Niststränden **wandern**. Normalerweise nehmen sie ihr Sonnenbad in einer GROSSEN GRUPPE auf der **Wasseroberfläche, um den kalten Temperaturen des Wassers unter ihnen zu entkommen**. In Gebieten mit mildem Klima, wo das Wasser warm ist, nehmen sie keine Sonnenbäder.

SPEZIFISCHE ANGRIFFS- UND VERTEIDIGUNGSMETHODEN

Normalerweise **schwimmt** die Oliv-Bastardschildkröte eher **weg** oder **sie taucht in tieferes Wasser**, als dass sie den Jäger – der oft ein Mensch ist – angreift. Befinden sie sich an Land, verteidigen sich erwachsene Weibchen, indem sie mit den Vorderbeinen **schlagen**.

LEPIDOCHELYS-OLIVACEA-FALL VON JACQUES ECHARD

Fall eines Franzosen, 52 Jahre alt, Erstanamnese am 13. November 2007.
Der Patient hat eine Schädigung des Gehirns erlitten, die sich durch Schwindel zeigt. Ursache ist ein Schlaganfall in Folge von Vorhofarrhythmie. Der Patient muss Gerinnungshemmer einnehmen und **kann daher seiner Arbeit als Schreiner und Tischler nicht nachgehen**. Diese Tätigkeit umfasst

CHELONIIDAE HARTSCHALIGE MEERESSCHILDKRÖTEN

körperliche Arbeit, bei der der Patient sich verletzten könnte, daher besteht hier eine Kontraindikation: Verletzen sich Patienten, die Gerinnungshemmer nehmen, können, oft sogar unbemerkt vom Patienten selbst, innere Blutungen auftreten. Der Patient ist seit vielen Jahren geschieden und seit seiner Scheidung depressiv.

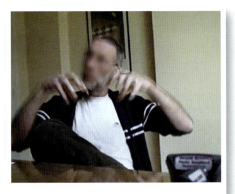

„Ich werde zu sehr unter der Fuchtel meiner Familie sein."

D: Erzählen Sie mir, wie es Ihnen geht?
P: Müdigkeit. Keine Kraft. Keine Lust, irgendetwas zu tun. Wenn ich es heute nicht mache, mache ich es morgen. Ich verschiebe ständig alles. Wenn ich es gar nicht mache, ist es auch egal. Körperliche Probleme; eine Hals- und Halswirbelblockade. Schmerzhaft, **mahlend und knackend**. Mechanische Probleme. Ich überlege, ob ich mein Haus verkaufen soll oder nicht.
Wenn ich jetzt nach 30 Jahren in Frankreich nach Deutschland zurückgehe, zu meinen Wurzeln, gehe ich mit einem kleinen Koffer zurück, mit genauso viel, wie ich damals hatte, als ich ging. Wenn ich zurückgehe, fühlt sich das für mich an, als hätte ich versagt, denn ich habe mein Ziel, ein Haus zu besitzen, nicht erreicht. Und wenn ich zurückgehe, muss ich ins Haus meiner Schwester gehen … davor habe ich Angst … **Ich werde zu sehr unter der Fuchtel der Familie stehen**, ein bisschen in Deckung. (Handgeste: mit ziemlicher Energie streckt er die Hände vor sich aus, flach, Handflächen nach unten, und drückt sie herunter, als ob er sie in Richtung eines imaginären Bodens pressen würde).
Sie würden sich um mich kümmern, sie sind eben so, aber das wäre mir zu viel. Vor einiger Zeit haben wir alle zusammen mit meinem Bruder eine Bootsreise gemacht, da habe ich es gesehen. Mein Bruder und meine Schwester sind nicht verheiratet und daran gewöhnt, alleine zu leben. Sie haben beide ein paar komische Angewohnheiten, die ihnen gar nicht bewusst sind. (Der Patient meint, dass ihm im Laufe der Reise bewusst wurde, wie sehr das eingefahrene Verhalten seiner Familie immer noch durchbricht und Kontrolle über ihn erlangt.)
Man wird ein wenig **zerdrückt,** aber das kümmert sie nicht. Ich habe mit meinem Bruder zusammen in einer kleinen Kabine von 12 Quadratmetern geschlafen, es war wenig Platz, aber auch geistig sehr beengt. (HG: deutet mit den Händen einen kleinen Raum an.) (Mit 'geistig sehr beengt' meint der Patient, dass seine Identität, seine Persönlichkeit und seine Lebendigkeit in der engen, kleinen Umgebung der Kabine, die er mit seiner gewöhnlich erdrückenden Familie teilte, eingeschränkt oder beschnitten waren.)
Ich muss meinen eigenen Weg finden, und wenn ich nach Deutschland zurück ziehen muss, muss ich mit ihnen reden. Wenn ich das nicht mache, wird sie über mich bestimmen: Tu *dies! Mach das!* Ich muss ihr dann sagen, dass sie mich manchmal einfach in Ruhe lassen soll, ich möchte alleine sein. Nach Deutschland zurückzugehen würde bedeuten, dass ich meine **Unabhängigkeit und meine Freiheit verliere.**
Ich bin sehr müde. Ich fange etwas an, beende es aber nicht, sondern mache etwas anderes, nie zusammenhängend. (HG: zeigt Bewegung von einem Punkt zum anderen.)
D: Mal abgesehen von den Fakten, was ist Ihr Gefühl?
P: Ich habe die Freude an der Arbeit verloren, die Freude, etwas fertig zu machen, anstatt eine Sache zu beenden, mache ich etwas anderes. Ich frage mich immer, ob ich nach Deutschland

CHELONIIDAE HARTSCHALIGE MEERESSCHILDKRÖTEN

zurückgehen soll oder nicht; wenn ich es tue, mache ich es mit meinem Verstand und aus Vernunft, aber nicht mit meinem Herzen.

D: Gefühl?

P: Kein Weg, kein klarer Pfad in meinem Leben. Ich bin mit meinem Leben gescheitert; als ich Deutschland verließ, um nach Frankreich zu gehen, haben alle gesagt, ich solle nicht gehen. Du bist verrückt! Und nun ist es, als ginge ich einen Schritt zurück und würde ihnen sagen: „Okay, ihr hattet recht, es hat nicht funktioniert, genau wie ihr gesagt habt."

D: Wie fühlt sich dieses Versagen für Sie an?

P: Zunächst einmal waren wir weder arm noch reich, von der materiellen Seite her bedaure ich es also nicht, nach Deutschland zurückzugehen. Ich kann aber schon sehen, dass ich nicht so erfolgreich war wie meine Freunde. Aber was muss man eigentlich in seinem Leben erreichen? Braucht man ein großes Auto, ein großes Haus und viel Geld? Ich finde es wichtiger, sich mit sich selbst gut zu fühlen; mein Leben ist nach meinem Geschmack und meinen Wünschen verlaufen, ich habe mir Freiheit des Geistes gewünscht. Materielle Dinge waren mir nicht wichtig.

D: Sie sprechen über Freiheit und machen diese Geste: Was meinen Sie damit?

P: Es war immer das gleiche in meinem Leben. Vor langer Zeit bin ich aus Deutschland weggegangen, weil ich Angst hatte, von meinem Vater **zerdrückt** zu werden. (HG: wie zuvor: die Hände ausgestreckt, die Handflächen zeigen nach unten, die Hände drücken nach unten).

D: Das Gefühl, zerdrückt zu werden?

P: So leben und alles so machen, wie ich es wollte.
Nicht überwacht werden. Mein Vater hat mich überwacht.
Und auch Angst vor Verantwortung und in diesem Bereich zu arbeiten, Angst überwacht zu werden, Anweisungen zu bekommen und selber Anweisungen zu geben. Deshalb bin ich nach Frankreich gegangen, damit ich all das hinter mir lassen konnte, **um keinen Chef über mir zu haben, mein eigener Chef zu sein, nicht in irgendeiner Hierarchie zu stecken**.

D: Was bedeutet es, jemanden über sich zu haben?

P: Nun, das ist nicht angenehm. Das Gefühl, dass jemand einen überwacht, ich mag das nicht. Da habe ich lieber nicht so viele materielle Dinge, **ich muss frei sein**, meine eigenen Entscheidungen treffen.

D: Gefühl?

P: Wenn jemand mich überwacht, bedeutet das, **er ist stärker als ich und hat Macht über mich**: Ich muss tun, was er sagt – ist da aber keiner, kann ich die Entscheidung treffen.

D: Ist stärker, hat Macht?

P: Eigentlich ist es, als würdest du dich an den Chef verkaufen: du tauschst dein Wissen, deine Arbeitskraft gegen Lebensmittel ein, damit du Essen kaufen und leben kannst, aber du bist nicht frei in deiner Entscheidung. Wie könnte ich so etwas tun? Es läuft immer wieder auf dasselbe hinaus: Die einfache Tatsache, dass jemand mir sagt, wie ich etwas zu machen habe – mir gefällt es nicht, wenn jemand mir sagt, wie ich einfache Sachen machen soll. Als mein Bruder mir sagte, ich solle nicht rauchen, habe ich erst richtig angefangen.

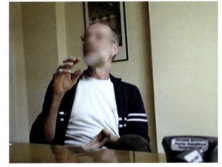

„Du bist ein wenig erdrückt."
„Wenig Platz, doch auch als Seele vermindert."

CHELONIIDAE HARTSCHALIGE MEERESSCHILDKRÖTEN

D: Gefühl?
P: Lass mich in Ruhe, du musst nicht für mich entscheiden.
D: Wie fühlt es sich in Ihrem Innern an?
P: Das verbietet sich von selbst. Das will ich mir nicht anhören, das will ich nicht tun, das will ich nicht befolgen, nur weil jemand es mir gesagt hat.
D: Was ist Ihr Gefühl im Innern? Nicht im intellektuellen Sinn.
P: Es ist schwierig zu erklären, denn ich komme auf die übergeordnete Stufe zurück. Tatsächlich ist es so, dass **ich mich verschließe**; ich spreche nicht viel, kein Schmerz, nicht körperlich, keine Verletzung.
D: Fahren Sie fort.
P: Es ist wie die **Schildkröte** (HG: zeigt beide Hände, eine oben, eine unten, wie ein Behälter): **jemand berührt meinen Kopf, und ich verschließe mich in** meinem **Panzer – meiner Hülle – ich ziehe** meinen **Kopf** und **meine Beine ein, ich schließe mich** einfach **ein.** (HG: zeigt das Zurückziehen der Hände und des Kopfes).
D: Was bedeutet das?
P: **Eigentlich will ich mich einschließen.** Aber bei der Arbeit kann man das ja nicht machen, man darf ja die Arbeit nicht verweigern. Aber jetzt habe ich meine Stelle aufgegeben und arbeite nicht mehr. Vielleicht hat es damit zu tun, dass ich, wenn ich für mich selber arbeite, nicht verpflichtet bin, Dinge zu tun, und dann verschiebe ich sie.
D: Aber wie ist das körperlich?
P: Müdigkeit am Morgen, wenn ich weggehe; ich habe nicht das Gefühl, mich erholt zu haben, ich habe keine Kraft.
D: Was fühlen Sie?
P: Ich habe das Gefühl, ich muss etwas tun, aber es gefällt mir nicht; ich brauche … ich muss … man muss ja Dinge tun, um im Leben normal zu sein (HG: deutet mit den Fingern Anführungszeichen in der Luft an). Nichts Schlechtes machen, etwas machen – es gefällt mir nicht: kein Verlangen, kein Ziel.
D: Beschreiben Sie 'ich habe kein Verlangen, keine Kraft'. Was ist Ihr Gefühl?
P: Als ich arbeitete, dachte ich, *ich werde Zeit haben, wenn ich in Rente bin*, doch nun, da ich nicht arbeite, mache ich überhaupt gar nichts.
D: Was war damals so schwierig, dass Sie über den Ruhestand nachdachten, als Sie noch jung waren?
P: Am schwierigsten war, dass mein Chef mich jeden Tag acht Stunden lang da behielt. Ich lebte mehr für meinen Chef als für mich selbst. Ich wollte für mich selbst leben. Ich kann es nicht leiden, wenn jemand über mir steht. Immer wenn mir jemand sagt, was ich tun soll, blocke ich ab, nur weil es von jemand anderem kommt. (HG: Hand zur Faust geballt).
D: Erzählen Sie etwas darüber 'ich blocke ab'. Was tun Sie, wenn Sie Ihre Faust ballen?
P: Ich beklage mich: *Ich Armer* – manchmal sage ich, *Ich habe genug, ich will meine Ruhe*, aber in Wirklichkeit bin ich nicht glücklich, habe also keine Ruhe. Ich mache hier und da etwas. Auf der einen Seite bin ich ruhig, auf der anderen Seite bin ich total nervös. Wenn ich fern sehe, schalte ich dauernd um … ich bin total labil.
D: Beschreiben Sie das.
P: Ich bekommen mehr Bestätigung, wenn ich in seinem Haus arbeite.
Anm.: Er hat im Haus eines homöopathischen Arztes gearbeitet.
Es ist viel ruhiger, auch wenn es schwer ist, weil ich morgens früh anfangen muss.
D: Welches Gefühl haben Sie, wenn Sie früh anfangen müssen zu arbeiten?

CHELONIIDAE HARTSCHALIGE MEERESSCHILDKRÖTEN

P: Ich denke dann, *ich muss gehen, ich habe es versprochen* … Allein die Tatsache, dass ich es mir sage, *ich muss es tun;* dann denke ich sofort, *ich habe keine Lust, es zu tun.*

D: Wie fühlt es sich dann an?
Anm.: Der Patient bleibt eine ganze Weile bei den Fakten – er kann die nächste Ebene nicht erreichen – und dann spürt er einen Schmerz in seinem rechten Arm, als er anfängt, zu sprechen.

P: Es ist schwer zu sagen.

D: Was passiert mit Ihrem Arm?

P: Wenn ich auf meinen Arm drücke, tut es weh. Vielleicht ist es eine Reaktion auf das, worüber wir reden.
Müdigkeit, kein Verlagen, mich zu bewegen, aufzustehen, zu laufen, zu reden – wenn du es nicht machst, denkst du, dass du es aber aber machen musst; es geht mir nie gut, weder wenn ich es mache, noch wenn ich es nicht mache, ich drehe mich im Kreis (HG).

D: Gefühl in diesem Moment?

P: Immer eine Entschuldigung, es nicht zu tun. Ich fühle … kein Verlangen – habe keine Lust, etwas zu tun —**Ich will mich wie eine Schildkröte in meinem Panzer einschließen … (gleiche HG: deutet mit der Hand das Zurückziehen an).** Ich habe keine Lust zu reden, bin froh, dass niemand anruft, **ich muss niemand sehen.** Je mehr du redest, desto mehr musst du dich rechtfertigen, erklären, warum und wie, warum du diese Entscheidung getroffen hast … nach Deutschland zurückzukommen. Ich muss mich nicht rechtfertigen: *Ich will das!* Und *hör auf! Das ist genug! Lass mich!*

D: Erzählen Sie mir über die Gesten 'abblocken' und 'eingeschlossen'!

P: Ich würde gerne ein Nickerchen machen, schlafen gehen. Du bist müde, du bist krank, manchmal geht es mir nicht gut, weil ich träume. **Ich will mich unter die Decke zurückziehen**, um mich bloß nicht erklären zu müssen. (HG: dieselbe Geste, mit großer Energie). Ich sage mir: „Morgen werde ich es tun", und am Morgen finde ich Gründe, es nicht zu tun, immer derselbe Kreislauf (HG: die Hand bewegt sich nach unten und weiter nach unten).

D: Was bedeutet diese Geste?

P: Sie bedeutet, dass ich immer wieder in den gleichen Kreislauf gerate, ich fange etwas an und beende es nicht. Ich möchte es gerne beenden, aber gleichzeitig habe ich das Gefühl „Ich habe es satt".

D: Gefühl?

P: Ekel, wie gegenüber dem Leben, es kotzt mich an (HG: legt seine Hände vor sich, hebt sie dann immer weiter nach oben). Jetzt kommt es an einen Punkt, wo ich abblocke. Ich möchte sagen: „Lassen Sie uns aufhören, es funktioniert nicht, lassen wir es bleiben."
Anm.: Hier meint er, dass er die Konsultation beenden möchte.

D: Erzählen Sie mir von Ihren Träumen?

P: Im Moment gerade ist es eine Mischung aus deutschen Erinnerungen und Frankreich. Ich verwechsle Leute. Träume, in denen ich Dinge aus der Vergangenheit wieder erlebe, schlechte Erfahrungen und andere Dinge. Ich erinnere

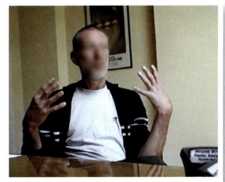

„Ich habe das Gefühl, ich würde mich gern in meinen Panzer zurückziehen, wie eine Schildkröte!

CHELONIIDAE HARTSCHALIGE MEERESSCHILDKRÖTEN

mich nicht. Manchmal sind die Träume angenehm, ruhig und sonnig, und manchmal träume ich von schlimmen Erlebnissen. Dinge, die du nicht mehr tun musst, Dinge, die nicht funktioniert haben. Dinge, die du nicht wieder und wieder machen oder sagen musst.

D: Gefühl?

P: Qual, halbwach, du musst aufwachen, um es zu beenden.
Als wärest du im Meer, du kannst nicht atmen – ich muss an die Oberfläche kommen, um Luft zu kriegen. Im Meer sein, und du hast Angst, dass du nicht genug Sauerstoff hast, und du sagst dir, du musst nach oben kommen, um zu atmen.
(Das ist typisch für eine Meeresschildkröte.)

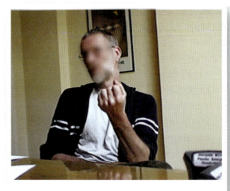

„Als ob ich drei Tage hart gearbeitet hätte."

D: Es ist ein Gefühl, als seien Sie lange unter Wasser gewesen und müssen jetzt schnell auftauchen?

P: Ja, ganz genau!

D: So ist es also, wenn Sie etwas machen müssen, es ist wenn …

P: (Unterbricht) Ja, das ist der Zeitpunkt, wenn **ich abblocke**! Ich könnte ja denken, dass ich diese Dinge nur für mich mache, doch ich mache sie gar nicht, es ist dumm, aber ich habe keine Lust, es zu tun. Dann kommt die Blockade. Ich fühle mich blockiert, bloß weil ich es tun muss.

D: Was ist blockiert?

P: Es ist der Arm, als ob die Muskeln **kontrahieren** und zu kurz sind, ein bisschen wund, als ob ich drei Tage hart gearbeitet hätte. (HG: Öffnet die Hand und schließt sie dann zur Faust).

D: Was zeigen Sie mit Ihrer Hand?

P: Es zieht mich, als würde ich pumpen, als würde ich etwas anziehen.
Ich versuche etwas zu fangen, meine Muskeln zu bewegen, obwohl es schmerzhaft ist.

D: Machen Sie weiter, was kommt Ihnen noch in den Sinn?

P: Meine rechte Hand gehört mir, aber meine linke nicht. Es ist nicht mehr meine Hand. Ich spüre sie, und sie ist heiß. (HG: Zeigt die Hände).
Anm.: Er spricht er über die Auswirkungen, die sein Schlaganfall auf seinen linken Arm hatte und die einige Zeit andauerten.

P: Das … das kann ich nicht; **ich kann meinen Arm nicht zurückziehen** – es zieht dort … zu kurz.

D: Bedeutet?

P: **Ich habe das Gefühl, dass meine Muskeln zu kurz sind, als täten sie weh, als würde ich sie ziehen oder austrecken müssen, um sie zu bewegen (HG); als wären sie zu kurz, dann musst du ziehen und strecken, um sie länger zu machen, das habe ich früher nicht gehabt. Sie sind zu kurz und ich muss sie zurückziehen, um sie zu strecken.**

D: Was spüren Sie in Ihrer Schulter?

P: Es ist zu kurz, es funktioniert nicht, es streckt sich nicht, schmerzhaft und kraftlos, auf beiden Seiten. Es ist hart, wenn ich es anfasse (zeigt unterschiedliche Körperteile, während ich frage). Es ist steif und hart.

CHELONIIDAE HARTSCHALIGE MEERESSCHILDKRÖTEN

Nicht wie Beton, aber wie … wie kann ich das sagen? … (schweift ab) … schmerzhaft!

D: Wie was?

P: Normalerweise ist ein Muskel nicht zu stark kontrahiert, sondern nur so wie es sein muss, aber hier … Als ob du dich immer anstrengen must, um etwas festzuhalten oder zu drücken, ich versuche, es zu tun, damit ich es Ihnen erklären und verständlich machen kann … es ist peinlich, du fühlst es nicht … die Muskeln sind kontrahiert, zu kurz, die Muskelspannung passt nicht zur Kontraktion, mit dem Mechanismus stimmt etwas nicht. Als ob du dich immer anstrengst, etwas zu schaffen.

D: Erzählen Sie mir mehr.

P: Selbst wenn ich meine Jacke ausziehe, schmerzt es, tut es weh. **Es ist zu kurz, zu klein, die Bewegung ist eingeschränkt, zu klein, zu kurz, zu sehr zusammengezogen und hindert mich daran, mich so wie früher zu bewegen** (HG: bewegt die Schulter auf und ab).

D: Erzählen Sie mir von Ihrem Rücken und Ihrer Schulter?

P: Wie ein Defekt (HG: zeigt den Nacken) – es geht in die Wirbelsäule … Es fühlt sich an, als ob es **mahlen** würde. Etwas das nicht passt, das nicht an der richtigen Stelle ist, etwas **Kontrahiertes** (HG: nimmt die Hände herunter) schmerzt mich (HG: bewegt die Schulter, um zu erklären, dass es wie eine Blockade im Nacken wäre)

D: Weiter?

P: **Etwas Komprimiertes, Enges, Hartes** (HG: schlägt die rechte Faust in die linke Hand). **Es ist wie Beton, der mit hartem Gummi bedeckt ist.** Beton würde bedeuten, dass es sich gar nicht bewegt. Da, es ist etwas zwischen hartem Gummi und hartem Moos (das bedeutet, es ist etwas zwischen hart und weich, Zement und Gummi), es bewegt sich, aber nur schwer.

D: Erzählen Sie mir mehr über 'zerdrückt' und die Geste?

P: Es hat zu tun mit meinem Vater und meiner Schwester.
Wenn Sie zu dem Bild mit dem Wasser zurückgehen, Sie nehmen es und Sie drücken es ins Wasser (HG: bewegt die Hände wieder nach unten, die Handflächen zeigen nach unten). **Sie übernehmen das Kommando und drücken es, bis es unter Wasser ist.**

D: Bedeutet?

P: **Sie verhindern, dass es Sauerstoff bekommt oder sich bewegen kann, das Kommando übernehmen —Sie erdrücken es, Sie zwingen es, drücken es unter Wasser** (selbe HG)
(Es unter Wasser drücken, verhindern, dass es Luft bekommt – ein weiterer Hinweis auf die Meeresschildkröte.)

D: Beschreiben Sie „erdrücken".

P: *Anm.: Erzählt die Geschichte seiner Frau, die verlangte, dass er das tat, was sie wollte, anstatt das, was ihm Spaß machte.*
Da ist jemand oder etwas, und ich muss es tun. In diesem besonderen Moment fühle ich mich **blockiert**. Ich möchte das nicht tun.

D: Erzählen Sie mir etwas von 'blockiert'?

P: **Blockiert ist dasselbe; wenn Sie jemanden erdrücken, blockieren Sie ihn, Sie hindern ihn daran, sich zu bewegen und Dinge zu tun.**
Es bedeutet nicht zerstören, sondern in Frage stellen, verhindern, davon abhalten, etwas zu tun, im Innern einschließen, zum Beispiel meine Schwester – sie will mich nicht erdrücken, mich nicht zerstören, sondern mich in die Form pressen, die sie sich wünscht … Beherrschen, Befehle geben und empfangen (HG: Handfläche zeigt nach unten und bewegt sich abwärts).

CHELONIIDAE HARTSCHALIGE MEERESSCHILDKRÖTEN

Ja … jemand versucht überlegen zu sein. Jemand versucht, mich zu beeinflussen, mir Befehle zu geben, jemand der möchte, dass ich das mache, was er will.

D: Das Gefühl dabei?

P: Ich möchte **nach Hause gehen, die Tür zumachen, mir die Decke über den Kopf ziehen und sagen: „Du kotzt mich an; ich bin lieber allein"**.

D: Im Körper?

P: Müdigkeit, **Schwere, keine Aktivität, die Festplatte im Ruhemodus, nicht tot, nicht sehr lebendig, zurückgezogen** … Erschöpfung. Muskelschmerzen, **sich bewegen fällt schwer,** Arme und Beine sind schwer, inaktiv wie ein Computer im Ruhemodus, es funktioniert nicht, wie eingeschlafen. **Macht große Mühe, sich zu bewegen,** Wundheit, man hat keine Lust, sich zu bewegen, da es einen zu viel Kraft kostet. Man braucht viel Kraft, um sich zu bewegen.

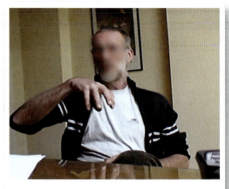

„Meine Schwester zerdrückt mich"
„Presst mich in die Form, die sie will."

D: Warum?

P: **Man braucht Kraft, um sich zu bewegen, ich muss meinem Arm befehlen, sich zu bewegen, wie ich mich zwinge, Dinge zu tun, mich zwinge, mich zu bewegen; ich sage meinen Beinen „laufe", da ich vorwärtslaufen muss, um die Maschine zu bewegen, zum Beispiel den Rasenmäher. Man macht Dinge nicht, weil man Freude daran hat, sondern weil sie getan werden müssen. (Bewegt die Schultern auf und ab, als ob sie blockiert wären.)**

D: Was ist das für eine Bewegung?

P: Damit ich weiß, ob ich nach rechts oder links gehen muss (macht eine neue HG vor sich im Kreis, schlangengleich). Die Bewegung kommt nicht automatisch, es ist schwierig, blockiert. Mein Gehirn muss den Befehl erteilen. Anstrengung bedeutet, dass man viel Energie braucht, und dann ist man noch müder, und man muss sich ausruhen, und man will sich nicht ausruhen, weil man etwas machen muss, aber man – man fühlt sich aber nicht danach, sich anzustrengen: Es ist wie ein Kreislauf (HG: beschreibt einen Kreis).

D: Wie fühlen Sie sich im Innern? Wie ist die Bewegung?

P: Es ist **hart**, blockiert (bewegt die Schultern), man musst sich Befehle geben … **Weniger geschmeidig, schwerer, nicht so leicht wie zuvor, mehr Anstrengung, mehr Energie.**

D: Was müssen Sie tun — mehr Anstrengung und Befehle geben?

P: **Schwerer … Früher passierte es einfach, von allein.**

D: Hauptempfindung?

P: **Ich habe weniger Kraft als früher, weniger geschmeidig.**

D: Was passierte, als Sie Deutschland verließen?

P: Ich hatte nach dem Studium keine Lust, eine Arbeitsstelle in diesem Bereich zu suchen. **Vielleicht auch die Idee, an einem festen Ort zu bleiben (HG: Hände flach ausgestreckt, Handflächen nach unten, bewegen sich abwärts);** sich niederzulassen, sich festzulegen, einem ausgetretenen Pfad zu folgen (HG: hält die Hände parallel zueinander vor sich ausgestreckt und bewegt sie vorwärts). Nicht dem Weg zu folgen, dem man folgen möchte. Meine

CHELONIIDAE HARTSCHALIGE MEERESSCHILDKRÖTEN

Freiheit besteht darin, am Punkt A zu sein, dort drei Tage zu bleiben, mich dann für Punkt B zu entscheiden, dort zu tun was ich möchte und womit es mir selbst und den anderen gut geht. Freiheit bedeutet, nicht unbedingt das zu tun, was geplant wurde, sondern in der Lage zu sein, nach rechts, links oder zurück zu gehen, an jeden Ort, zu jeder Zeit.

D: Was ist Freiheit?
P: **Die Erlaubnis, Dinge zu tun, ohne dass jemand über mir steht. Nicht zwischen zwei Mauern eingezwängt zu sein (HG — mit deutlicher Energie — die Hände sind parallel, die Handflächen weisen nach unten, die eine über der anderen, sie bewegen sich mehrmals hin und her). Zwischen zwei Mauern, vorherbestimmt, vorprogrammiert. Das ist dasselbe wie erdrückt werden: Man kann nicht nach rechts gehen, nicht nach links, man muss dem ausgetretenen Pfad folgen, ein bisschen wie auf der Autobahn.**

JACQUES FALLANALYSE:
HAUPTTHEMEN, DIE SICH DURCH DEN FALL HINDURCHZIEHEN

- Wenn ich etwas anfange, muss ich ganz bewusst eine Anstrengung unternehmen, mich dazu zu zwingen.
- Wenn mir jemand sagt, was ich tun soll und wie ich es tun soll; ich brauche die Freiheit zu wissen, dass niemand über mir steht, der mir sagt, was ich tun soll.
- Und so blockiere ich mich selbst: *blockieren* bedeutet, du wirst erdrückt von jemandem („wenn du ihn blockierst, erdrückst du ihn, und wenn du ihn blockierst, hinderst du ihn daran, weiterzukommen, Dinge zu erledigen". Ich weigere mich, etwas zu tun, wenn ich dazu gedrängt werde, und ich ziehe mich in meinen Panzer zurück, Kopf und Beine, um meine Ruhe zu haben.
- Und du hast keine Lust, dich zu bewegen, denn es kostet dich zu viel Kraft.

DIE WICHTIGSTEN, SICH WIEDERHOLENDEN GEDANKEN UND HANDLUNGSMUSTER DES PATIENTEN KÖNNEN FOLGENDERMASSEN ZUSAMMENGEFASST WERDEN

- Stör mich nicht, und wenn du mich störst, blocke ich und ziehe mich in meinen Panzer zurück.
- Ich hasse es, wenn jemand, der mich zerdrücken kann, über mir steht und mir Befehle gibt.
- Der Panzer schützt mich davor, zerdrückt und beherrscht zu werden, gleichzeitig ist er aber auch wie ein Gefängnis, er schränkt meine Freiheit ein.

FALLANALYSE

Die *Meeresschildkröte* taucht erstmals als Bild auf, als der Patient sagt, „Es ist wie bei der Schildkröte, jemand berührt meinen Kopf und ich schließe mich in meinen Panzer, meine Hülle ein, ich ziehe meinen Kopf und meine Beine ein und schließe mich einfach ein." Man könnte denken, es handelt sich lediglich um ein beliebiges Bild, wenn es nicht auch eine Verbindung zu den tieferen Ebenen des Falles gäbe. Es wird jedoch deutlich, dass dieses Bild direkt aus der Quelle seiner Krankheit stammt, da es konstant bleibt und immer wieder an die Oberfläche kommt, je mehr

CHELONIIDAE HARTSCHALIGE MEERESSCHILDKRÖTEN

die Fallaufnahme sich in Richtung der eigentlichen Energie des Falles bewegt, dem Ursprung seiner Beschwerden. Ich bestätige das Arzneimittel aber nicht allein mit Hilfe des Bildes (das mir deutlich auffiel). Vielmehr wurde darüber hinaus das Bild zur Quelle, und zwar durch die Gesten und die entsprechenden nicht-menschlich-spezifischen Wörter und indem ich die Empfindung und damit den Fall selbst verstanden habe.

Es ist sehr wichtig, die Quelle und damit auch meine Verschreibung zu verstehen. Beobachtet man eine Meeresschildkröte, die sich über den Boden schleppt, so spürt man eine Energie, die mühselige, schwierige Bewegung widerspiegelt. An Land fällt der Meeresschildkröte alles schwer: Die Bewegungen (die Beine sind steif und hart und bewegen sich ruckartig) lassen auf einen großen Energieaufwand schließen, als ob etwas Schweres auf den Schultern des Tieres lastet. Diese Vorstellung, dieses fast greifbare Gefühl einer drückenden Last, zieht sich durch den gesamten Fall und drückt sich aus in den zahlreichen Gesten und in der Aussage des Patienten, der von einem Panzer spricht, in den hinein er flüchten kann, wenn ihn etwas oder jemand zu sehr stört. Also verschrieb ich ihm Meeresschildkröte.

KÖNIGREICH: TIER

- Beherrschen / Beherrscht.
- Unterwürfig.
- Jemand, der stärker ist als ich.
- Jemand, der Macht über mich hat.
- Es wird ein Prozess beschrieben, in dessen Verlauf wir viele Situationen beobachten, in denen der Patient von Wettbewerb und Beherrscht-Werden spricht, besonders wenn es um die Gesten geht (wir finden hier keine Empfindung, kein Thema).
- Jemand, der Kontrolle über mich hat, indem er mir etwas befiehlt oder verbietet.
- Ich habe jemanden über mir, der ist stärker als ich.

UNTERKÖNIGREICH: REPTIL

In diesem Fall ist das Unterkönigreich leicht auszumachen, und zwar aufgrund des Trostes, den der Patient empfindet, wenn er sich in einen Panzer zurückzuziehen. Dieser Wunsch, sich zu verstecken ist charakteristisch für Reptilien und zudem ein deutliches Kennzeichen der Quelle seines Arzneimittels, der Meeresschildkröte.

Der Patient sagt:
- Sich seinen Weg suchen, nach rechts oder nach links, durch Menschen und Dinge hindurch (HG: Arm gleitet von rechts nach links, wie eine Schlange).

Die **Meeresschildkröte** ist mit Sicherheit das richtige Arzneimittel, da der Patient einen großen Teil dessen, was sein Leben ausmacht, in Form von Schildkröten-Eigenschaften erlebt. Hierzu gehört insbesondere das Gefühl, einen Panzer zu besitzen und seine Methode, mit Situationen umzugehen, indem er sich nämlich in den Panzer zurückzieht. Dies entspricht genau dem Verhalten einer Schildkröte. Einige seiner Empfindungen sind typisch für die Meeresschildkröten im Vergleich zu allen anderen Schildkröten: Er hat das Gefühl, lange unter Wasser gewesen zu sein und dringend an die Oberfläche kommen zu müssen, um Luft zu holen.

CHELONIIDAE HARTSCHALIGE MEERESSCHILDKRÖTEN

QUELLE: MEERESSCHILDKRÖTE

- Blockiert: wenn du jemanden zerdrückst, blockierst du ihn, du verhinderst, dass er vorankommt, dass er sich bewegt und etwas tun kann (die Schwierigkeit sich zu bewegen, die der Patient mehrfach beschreibt, erinnert an die schwerfällige Art der Fortbewegung der Meeresschildkröte an Land).
- Der Wunsch, sich in einen Panzer zurückzuziehen, den Kopf und die Arme einzuziehen (HG).
- Etwas außerhalb meiner selbst grenzt mich ein, meinen Raum oder meinen Geist (HG), *(Gefühl eines Schildkrötenpanzers, der ihn umgibt und dessen Gewicht ihn niederdrückt)*.
- Angst, zerdrückt zu werden (HG).
- Der Patient reagiert empfindlich darauf, dass seine Bewegungen, sein Lebensraum und seine körperlichen Leistung eingeschränkt sind, und er ist sich dessen sehr bewusst. Dass drückt sich darin aus, dass er davon spricht, etwas sei zu kurz, zu klein, es gebe eine eingeschränkte Beweglichkeit, etwas sei zu stark kontrahiert, die Bewegung werde unmöglich (HG: die Schulter bewegt sich auf und ab, um die blockierte Bewegung anzudeuten).
- Als ob du dich ständig anstrengen musst, etwas zu tun *(Gefühl der Meeresschildkröte, wenn sie sich mühselig an Land bewegt)*.

Der Patient erklärt, es sei Kraft erforderlich, um sich zu bewegen, dann spricht er davon, dass er sich nicht bewegen möchte, da ihn dies zu viel Kraft kostet *(wieder das Gefühl der Meeresschildkröte und ihrer mühseligen Bewegung an Land)*.

(Anm.: Man kann sich gut vorstellen, wie unwohl sich der Patient aufgrund seiner Erkrankung fühlen muss, da sie ihm unter anderem das Gefühl vermittelt, mit einem Panzer auf den Schultern leben zu müssen!)

WÖRTER DER QUELLE, DIE AUF DEN PANZER HINWEISEN

- Fühlt sich hart an (der Patient bezieht diese Aussage während der Fallaufnahme auf verschiedene Körperteile).
- Steif und hart (HG: der Patient zeigt auf seine Oberarme).
- Etwas ist komprimiert, hart (HG: der Patient schlägt die rechte Faust in die linke Hand); wie Beton oder etwas Hartes, das von hartem Gummi umgeben ist (ein passende Beschreibung eines Panzers).
- Schwer auf den Schultern, es ist zu kurz, es funktioniert nicht, es streckt sich nicht, schmerzhaft und kraftlos, beide Seiten (diese Beschreibung deutet an, wie unangenehm einem Patient mit dieser Erkrankung das Gefühl sein muss, sich im Innern eines Panzers zu befinden).
- (Nicht) zwischen zwei Mauern eingezwängt sein (HG).
- Dem ausgetretenen Pfad folgen, ein bisschen wie auf der Autobahn.
- Die Muskeln fühlen sich an, als wären sie zu kurz, als könnten sie nicht gestreckt werden. Wenn der Patient sich bewegt, spürt er einen Schmerz, als wären seine Muskeln zu kurz (HG). (Diese Empfindung, *etwas sei zu kurz,* sowohl in den Armen als auch in den Schultern, ist für einen Menschen unerträglich, für eine Schildkröte aber vollkommen normal).
- Das Wort *zerdrückt*, das der Patienten während der Fallaufnahme ständig wiederholt, beschreibt in der Schildkröten-Terminologie die Bedrohung, gegen die der Panzer schützen muss.
- Die Erkrankung des Patienten führt dazu, dass er sich blockiert fühlt, sie hindert ihn daran, etwas zu tun und gibt ihm das Gefühl, sich in einem Panzer zu befinden.

CHELONIIDAE HARTSCHALIGE MEERESSCHILDKRÖTEN

WÖRTER DER QUELLE, DIE DAS LEBEN EINER MEERESSCHILDKRÖTE IM WASSER BESCHREIBEN

- Versuchen zu atmen; an die Oberfläche kommen, um Sauerstoff aufzunehmen.
- Der Patient fühlt sich, als würde er zerdrückt, unter Wasser gedrückt, er fühlt sich blockiert, daran gehindert, sich zu bewegen und etwas zu tun.
- Der Patient spricht über das Konzept 'zerdrückt', dass er das Gefühl hat, jemand übernimmt die Kontrolle, kommandiert ihn herum und zwingt ihn auf eine Weise, die ihm das Gefühl gibt, unter Wasser gedrückt zu werden und keine Luft zu bekommen (die HG ist dieselbe).

SCHILDKRÖTENPSYCHOLOGIE: DAS THEMA UNABHÄNGIGKEIT

Der Patient beschäftigt sich mit und spricht über folgende Ideen, die das Thema Unabhängigkeit bei Schildkröten widerspiegeln:
- Ich möchte, das alles so geht, wie ich es will.
- Ich will meine Unabhängigkeit und Freiheit nicht verlieren.
- Es geht mir schlecht, wenn andere bestimmen, wie ich zu leben habe.
- Ich habe es lieber, wenn ich keine Befehle bekomme und auch keine geben muss.
- Wenn ich bedrängt werde, ziehe ich mich in meinen Panzer zurück.
- Ich möchte alles in meinem eigenen Rhythmus und nach meinen Willen tun.

KOMMENTARE DES AUTORS

Sehr früh im Verlauf der Fallaufnahme sagt der Patient: „Ich schließe mich in meinen Panzer ein. Ich ziehe meinen Kopf und meine Beine ein wie eine Schildkröte". Hören wir diese Worte von einem Patienten, stürzen wir uns gleich auf die Schildkröte. Hier möchten wir den Leser warnen: Mehr als 90 % der Patienten, die solche Dinge sagen, benötigen weder eine Schildkröte noch ein Reptil noch überhaupt ein Tier-Arzneimittel. Wird direkt zu Beginn einer Fallaufnahme das Bild einer Quelle genannt, so müssen wir dies immer mit Vorsicht betrachten. In diesem Fall jedoch beschreibt der Patient auch später in unterschiedlichen Situationen nicht nur das Sich-Zurückziehen, sondern ebenso weitere Eigenschaften der Schildkröte wie Aufplatzen, Zerbrechen, an die Oberfläche kommen, um Luft zu holen usw. Es wird deutlich, dass die für ein Tier und für eine Schildkröte charakteristischen Ausdrücke nicht nur in seinen Bildern vorkommen, sondern auch in seinen körperlichen Symptomen: Er spricht von Knacken, Ziehen der Muskeln usw. In diesem Fall finden wir diese Ausdrücke also nicht nur auf der Gemüts-, sondern auch auf der körperlichen Ebene und an anderen Stellen in der Fallaufnahme, einschließlich der Beschreibung des Gefühls, beherrscht zu werden oder zu beherrschen, sich blockiert zu fühlen und unfähig zu sein, sich zu bewegen.

Arzneimittel: *Lepidochelys olivacea* LM5

Jacques: Der Patient litt unter einer chronischen und tiefen Pathologie, die meiner Meinung nach eine tägliche Stimulierung durch das Arzneimittel erforderte. Um eine mögliche Verschlimmerung aufgrund einer C-Potenz zu vermeiden, wählte ich eine LM-Potenz.

CHELONIIDAE HARTSCHALIGE MEERESSCHILDKRÖTEN

ERSTES FOLLOW-UP AM 2. JANUAR 2008

P: **Viel besser!!** Es geht mir stimmungsmäßig viel besser. Es fällt mir jetzt ganz leicht, Dinge zu tun, es geht ganz schnell – sofort, im gleichen Moment. Ich stehe morgens mit mehr Energie auf. Ich schmiede Pläne für den Tag — anstatt dass ich warte, was passiert. Ich selber entscheide, was passiert, bin sehr viel aktiver. Ich führe Projekte durch — selbst Dinge, für die ich früher nie Zeit hatte — ich führe sie nun durch. Ich mache das jetzt, weil es mir Spaß macht. Früher habe ich überhaupt nichts gemacht: Ich stand auf und wartete auf den Abend. Früher war es egal, ob ich etwas mache oder nicht, ganz gleich, kein Unterschied.

Ich habe jetzt denselben Rhythmus wie vor meiner Erkrankung. Ich habe Lust, was zu machen, es macht mir Spaß. So ist mein Leben geordneter, besser strukturiert und normaler.

Es ist eine ganz andere Art, das Leben und die Dinge darin zu betrachten. Du willst etwas tun und Spaß daran haben. Wenn ich einkaufe, suche ich mir im Geschäft aus, woran ich Freude habe – was ich mag. Früher habe ich gewohnheitsmäßig eingekauft: immer das Gleiche.

D: Träume?

P: Von früher, Zeiten und Orte durcheinander, Deutschland und Frankreich. Keine Albträume wie vorher, in den Träumen geht es mir gut. Ich träume in den frühen Morgenstunden. Sie haben sich ein bisschen verändert.

Früher: Ich habe geträumt, aber es ging mir schlecht, ich habe in der Nacht geschwitzt; wenn ich am Morgen aufwachte, fühlte ich mich nicht erholt, ich bin auch jede Stunde aufgewacht. Es ging mir schlecht, ein bisschen, als hätte ich Albträume gehabt, falsch gelegen, was auch immer, Angst oder so, ich weiß nicht —es ging mir schlecht.

Nun: Jetzt geht es mir besser—meine Nächte sind gut, ich wache nicht auf. Am Morgen fühle ich mich erholt; ich stehe gern auf.

D: Wie geht es Ihnen körperlich?

P: Ich fühle mich nicht mehr so müde. Ich habe mehr Kraft und Ausdauer. Ich fange Dinge an und beende sie, hier hat sich viel geändert. Meine körperliche Kraft ist noch nicht so wie früher, ich bin noch nicht so kräftig: aber ich habe doch über 50 % mehr Kraft. Bewegungen fallen mir leichter, sie sind weniger schmerzhaft. Ich bin flexibler, ich habe mehr Freiheit, etwas zu tun.

Früher war ich steif, jetzt habe ich mehr Bewegungsfreiheit, es fühlt sich geschmeidiger an. Ich war wie blockiert (HG mit deutlicher Energie — bewegt die Arme und dreht den Kopf nach rechts und links). Ich hatte das Gefühl, in den Armen und den Schultern ist etwas zu kurz. Früher war ich im Geist und im Körper blockiert. Es fällt mir jetzt leichter, etwas zu tun — ich spüre jetzt mehr Freiheit, mehr Bewegung.

Ich habe Lust, etwas zu tun und ich mache es, obwohl es schmerzhaft ist. Das Gefühl, eingeschlossen zu sein, blockiert, zwischen zwei Wänden eingequetscht, ist weniger. Ich mache Sachen, weil ich es will, und danach bin ich glücklich, obwohl ich dabei ordentlich schwitzen musste.

Dem Patienten geht es also sowohl auf der Empfindungsebene besser, als auch auf der allgemeinen, körperlichen (Symptomen-)Ebene. Die Verbesserung ist auch auf der Ebene der Bilder und der Träume zu sehen (hier kann die Empfindung aufgrund wiederholter Fragen des Behandlers ausgedrückt werden).

P: Ich mache tatsächlich etwas und führe es auch zu Ende.

Arzneimittel: *Lepidochelys olivacea* LM7

CHELONIIDAE HARTSCHALIGE MEERESSCHILDKRÖTEN

ZWEITES FOLLOW-UP IM NOVEMBER 2008
(AUFGEZEICHNET DURCH DEN HOMÖOPATHEN)

Ich musste ihn anrufen, da er es nicht als notwendig ansah, zu kommen. Es ging ihm ausgezeichnet: Er arbeitete wieder ein wenig, aber vorsichtig, denn er hatte die Gerinnungshemmer noch nicht abgesetzt. Er hat einer Partnervermittlungsagentur geschrieben, um eine Frau kennenzulernen; ein solcher Schritt und das Zusammenleben in einer Beziehung – diese Vorstellung wäre früher unerträglich für ihn gewesen. Er hat eine Frau kennengelernt, mit der er eine Partnerschaft aufbaut. Er ist sehr glücklich.

Er bekam kein Arzneimittel mehr.

DRITTES FOLLOW-UP – TELEFONAT AM 6. MÄRZ 2009

Es geht ihm weiterhin gut. Darum hat er sich nicht gemeldet. Er ist mit seiner neuen Beziehung sehr beschäftigt. Er ist sehr erstaunt, dass diese kleinen Pillen ihn so verändert haben.

Er bekam kein Arzneimittel.

MÖGLICHE AUSDRÜCKE DER OLIV-BASTARDSCHILDKRÖTE BEI PATIENTEN

Alle Eigenschaften der Meeresschildkröten können zusammen mit spezifischen Ausdrücken der Oliv-Bastardschildkröte genannt werden:
- Spezifische Farbe: oliv-grau
- Dünner Panzer
- Flache, seichte Gewässer
- Große Gruppen, Massen
- Kraxeln, klettern, krabbeln, besteigen
- *Mangel an Bewegungsfreiheit (bezieht sich auf die steifen Extremitäten der Oliv-Bastardschildkröte und auf die Schwierigkeit, sich an Land zu bewegen)*
- *Eingezwängt sein oder ähnliche Aussagen, auf einen kleinen Bereich beschränkt zu sein (bezieht sich auf den Panzer)*
- *In einigen Fällen kann die Beschreibung „der Panzer zwängt mich ein" auch als Mauer beschrieben werden.*

Familie:
Chelydridae
Alligatorschildkröten

Homöopathisches Arzneimittel
Ovum *Chelydra serpentina* [Schnappschildkröte]

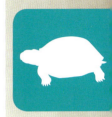
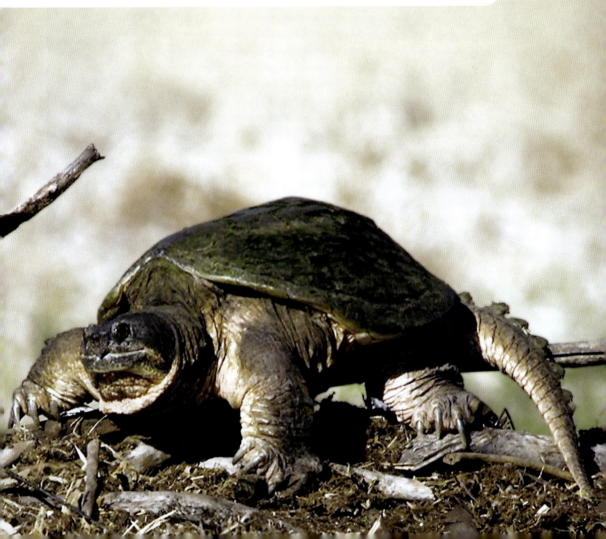

CHELYDRIDAE ALLIGATORSCHILDKRÖTEN

EINFÜHRUNG

Die Chelydridae bilden eine Familie in der taxonomischen Unterordnung Cryptodira (Halsberger-Schildkröten und Schildkröten, die ihren Kopf direkt in den Panzer einziehen).

Die Familie der Chelydridae besteht aus drei Arten:
- *Macrochelys temminckii* (Geierschildkröte)
- *Chelydra serpentina* (Schnappschildkröte)
- *Platysternon megacephalum* (Großkopfschildkröte)

ALLGEMEINE ANATOMIE

Mitglieder dieser Familie haben: SEHR GROSSE KÖPFE, STARKE KRALLEN und KRÄFTIGE KIEFER. Der obere Kiefer ist gebogen, und in der Lage, KRAFTVOLL ZUZUBEISSEN und kann ebenso

▼ Die Schnappschildkröte: Beachten Sie die raue Haut und den scharfen, gebogenen Kiefer.

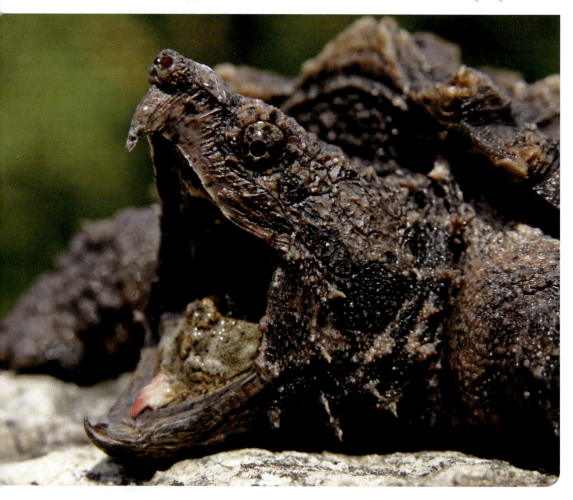

CHELYDRIDAE ALLIGATORSCHILDKRÖTEN

BEUTE AUFSCHLITZEN. Wie der Name es schon andeutet, SCHNAPPEN diese Schildkröten NACH JEDEM, DER SIE BEDROHT ODER ANGREIFT.

KOPF UND BEINE KÖNNEN NICHT VOLLSTÄNDIG IN DEN PANZER EINGEZOGEN WERDEN, weil der Kopf recht groß ist und der PANZER EHER KLEIN. Ein solcher Panzer bietet WENIGER SCHUTZ, aber GRÖSSERE BEWEGLICHKEIT als die Panzer der anderen Schildkröten. Der Bauchpanzer, oder Plastron, ist recht schmal. Dies ermöglicht der Schildkröte, BEINE UND KOPF FREI ZU BEWEGEN, und sie ist in der Lage, IHREN KÖRPER VOM BODEN ZU ERHEBEN, WENN SIE AN LAND LÄUFT, SO DASS NUR IHR SCHWANZ HINTERHERGEZOGEN WIRD.

Die Schildkröten haben LANGE, KRÄFTIGE SCHWÄNZE, an denen REIHEN VON HÖCKERN/ TUBERKEL sitzen. Bei der Art *Platysternon megacephalum* ist der Schwanz genauso lang wie der Panzer.

Man sagt, die beste Art, eine Schnappschildkröte aufzuheben, sei, sie am Schwanz zu packen. Dies kann die Schildkröte allerdings verletzen oder töten, da der Schwanz Teil der Wirbelsäule ist. Muss eine Schnappschildkröte bewegt werden, ist es am besten, sie mit einer Schaufel aufzuheben. Sicherer für die Schildkröte ist es, sie an beiden Seiten des Panzers zu ergreifen. Dies kann allerdings zu Verletzungen bei demjenigen, der die Schildkröte aufhebt, führen: Entweder durch die schnappenden Kiefer, wenn der Kopf mit dem langen Halse herumfährt, oder durch die rudernden Krallen.

Die Schildkröte kann mit ihrem LANGEN HALS IHREN GROSSEN KOPF EBENSO SCHNELL NACH VORNE WIE ZUR SEITE UND ÜBER DEN RÜCKEN SCHWINGEN.

Die Schnappschildkröte hat eine GEZAHNTE Kuppe und einen matten und rauen Carapax mit SCHWEREN KIELEN, der an der SEITE GEZAHNT ist. Die Beine sind groß, zwischen den Zehen befinden sich Schwimmhäute.

ERNÄHRUNGSVERHALTEN

Ungefähr ein Drittel der Nahrung dieser Schildkröten besteht aus Wasserpflanzen. Der Rest besteht aus Fischen, Insekten, Flusskrebsen, Schlangen, kleinen Säugetieren, Vögeln, Schnecken, Regenwürmern und Fröschen.

Sie sind auch bekannt dafür, Wasservögel und Aas zu fressen. Es kursieren Geschichten, wonach man die Fähigkeit der Schnappschildkröte, Aas aufzuspüren, dazu nutzt, Ertrunkene oder Mordopfer zu lokalisieren. Schnappschildkröten kommt eine besondere Rolle bei der Jagd auf Wasservögel zu: Sie greifen oft kranke Entenküken an und spielen daher eine wichtige Rolle bei in der Eindämmung der Verbreitung des Vogelgrippevirus.

VERHALTEN

Anders als andere Schildkröten BADEN Schnappschildkröten SELTEN IN DER SONNE ODER WÄRMEN SICH AN LAND. Stattdessen TREIBEN sie gerade unterhalb der Wasseroberfläche und WÄRMEN sich dort AUF. Schnappschildkröten LAUFEN oder HÜPFEN entlang des Bodens der flachen, trüben Gewässer, die sie bewohnen.

LEBENSRAUM

Diese Schildkröten leben hauptsächlich in Gewässern, die das ganze Jahr Wasser führen. Sie sind zwar in der Lage, in leicht salzigem Wassern zu überleben, BEVORZUGEN JEDOCH SÜSSWASSER, denn sie brauchen das Süßwasser, um zu rehydrieren. Sie sind **sesshafte** Lebewesen und

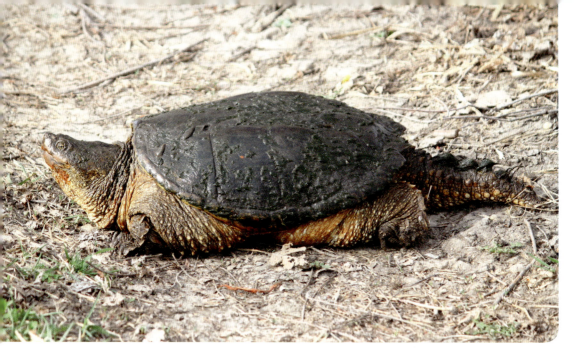

▲ Chelydra serpentina: Der unvollständige Panzer und der lange gezahnte Schwanz

bevorzugen LANGSAM FLIESSENDE GEWÄSSER, in denen der BODEN MIT WEICHEM SCHLAMM BEDECKT IST und die so SEICHT sind, dass sie den Kopf über die Oberfläche strecken können, während sie durch das Wasser WATEN.

Die meiste Zeit verbringen sie UNTER WASSER AUF DEM SCHLAMMIGEN BODEN, wo sie in Winterstarre fallen können und Tarnung möglich ist.

Sie sind in der Lage, EINE WEITE STRECKE ÜBER LAND ZURÜCKZULEGEN, um an sandigen, sonnigen Nistplätzen ZU NISTEN. Hier zeigt sich ihre semiaquatische Natur. Große männliche Schnappschildkröten haben FESTE REVIERE, in denen sie viele Jahre leben. Die Weibchen sind etwas reiselustiger und wandern umher. Sie verlassen ihre Heimreviere, um zu nisten und lassen sich danach manchmal in einem neuen Gebiet nieder. Schnappschildkröten bleiben IHREM HEIMATLICHEN REVIER TREU. Schnappschildkröten, die man umgesiedelt hat, sind in der Lage, nach Hause zurückzufinden, so lange es sich um eine zumutbare Entfernung handelt.

Schnappschildkröten, die in Gebieten leben, in denen im Winter Kälte herrscht, überleben diese mit Hilfe der Winterstarre. Man hat herausgefunden, dass sich das Blut der Schildkröten während dieser Zeit verändert, so dass es wie ein Frostschutzmittel in einem Autokühler wirkt. Folglich kann die Körpertemperatur einer Schildkröte auf einige wenige Grad über dem Gefrierpunkt sinken, eine wesentlich niedrigere Temperatur als bei den meisten anderen Tieren, die in Winterstarre fallen. Schnappschildkröten können in Gruppen überwintern. Obwohl man beobachtet hat, dass überwinternde Schnappschildkröten sich unter dem Wintereis bewegen, sind sie Feinden gegenüber sehr verletzlich, da sie sich nicht schnell genug bewegen können, um sich zu verteidigen.

BESONDERE ANGRIFFS- UND VERTEIDIGUNGSMETHODEN

Die Schnappschildkröte ist bekannt für ihre unfreundliche Art. Dies liegt darin begründet, dass sie mit ihrem langen Hals und kräftigen Kiefer SCHNELL AUSHOLEN KÖNNEN und nach jedem vorbeilaufenden Tier SCHNAPPEN, sei es ein Fisch oder andere Beute, die sie fressen wollen. Sie schnappen sogar nach Menschen, die ihnen zu nahe kommen. Weil sie einen kleinen Panzer haben,

CHELYDRIDAE ALLIGATORSCHILDKRÖTEN

der ihnen weniger Schutz bietet als dies bei anderen Schildkröten mit größerem Panzer der Fall ist, besteht ihre beste Verteidigung darin, mit Macht anzugreifen. Schnappschildkröten sind KÜHNE UND AGGRESSIVE KÄMPFER. Durch ihre massiven, scharfen Kiefer sind sie der SCHRECKEN DER MEISTEN AQUATISCHEN UND SEMIAQUATISCHEN LEBEWESEN. Interessanterweise ZEIGEN SIE AN LAND DEUTLICH BEDROHLICHERES UND AGGRESSIVERES VERHALTEN ALS IM WASSER. Im Wasser schwimmen Schnappschildkröten eher davon, wenn sie sich bedroht fühlen, als dass sie sich dem Kampf stellen. Es wird noch diskutiert, ob Schnappschildkröten aufgrund schlechter Laune angreifen oder aus Gründen der Angst und als Selbstverteidigung.

Die Schnappschildkröte LIEGT EINGEGRABEN oder getarnt im Schlamm, in seichten Gewässern, die es ihr erlauben, den langen Hals zu heben und die Oberfläche mit den Nasenlöchern zu durchbrechen. Lediglich die AUGEN UND NASENLÖCHER SIND ZU SEHEN. Auf diese Weise ist sie in der Lage, EIN AHNUNGSLOSES BEUTETIER AUS DEM HINTERHALT ZU ÜBERRASCHEN. Diese Lage ermöglicht es ihr auch, zu atmen, ohne sich aus dem Schlamm heraus zu bewegen. Sie können MIT IHREM HALS, DESSEN LÄNGE NICHT AUF DEN ERSTEN BLICK ZU ERKENNEN IST, MIT ERSTAUNLICHER SCHNELLIGKEIT AUSHOLEN und TREIBEN IHR STARKES, ZUSCHNAPPENDES MAUL MIT GROSSER GENAUIGKEIT VORWÄRTS. Erwachsene Schnappschildkröten ZIEHEN LEBENDE BEUTE wie Wasservögel INS WASSER, um ihren Fang ZU ERTRÄNKEN. Diese Vorgehensweise kann für eine Schnappschildkröte gefährlich sein, da die Beute kratzt und beißt. Mit ihren gebogenen Kiefern ERGREIFEN sie ihre Beute und ZERREISSEN SIE mit ihren kräftigen Krallen.

★ *Macrochelys temminckii* (Geierschildkröten):
Abgesehen davon, dass sie die größten Gruppe der Schnappschildkröten – Familie darstellen, besitzen die Geierschildkröten eine weitere interessante Eigenschaft. Sie nutzen ein Stück Fleisch auf ihrer Zunge, um hungrige Fische anzulocken. Dieser „Köder" sieht nicht nur aus wie ein Wurm, er wackelt auch wie ein solcher. Wenn ein Fisch nach diesem scheinbar leicht zu erringenden Mahl schnappen möchte, schlägt die Schildkröte schnell zu und umfasst mit kräftigen Kiefern den ahnungslosen Fisch.

CHELYDRA SERPENTINA [AMERIKANISCHE SCHNAPPSCHILDKRÖTE]

Ordnung: Testudines (Schildkröten)
Unterordnung: Cryptodira (Halsberger-Schildkröten)
Überfamilie: Testudinoidea (Sumpf- und Landschildkröten)
Familie: Chelydridae (Schnappschildkröten und Großkopfschildkröten)
Gattung: Chelydra (Schnappschildkröten)
Art: Chelydra serpentina
Trivialname: Amerikanische Schnappschildkröte

CHELYDRIDAE ALLIGATORSCHILDKRÖTEN

Die Quelle des verschriebenen Arzneimittels ist das Ei der Schnappschildkröte, da es hierzu eine Arzneimittelprüfung gibt und es leicht verfügbar ist. Jeder Teil des Lebewesens trägt die Energie und kann dazu genutzt werden, das Arzneimittel herzustellen.

EINFÜHRUNG

Chelydra kommt aus dem Griechischen und bedeutet Schildkröte. Der Begriff ist verwandt mit dem lateinischen *chelydrus*, was *amphibische Schlange* oder *Wasserschlange* bedeutet. Dies bezieht sich auf die AQUATISCHE NATUR und die PRIMITIVE ERSCHEINUNGSFORM dieser Art.

Serpentina kommt aus dem Lateinischen: *serpens* = die Schlange. Der Begriff ist verwandt mit dem lateinische Wort: *serpentinu* = schlangenähnlich. Er bezieht sich auf ihren LANGEN HALS.

PAARUNGSEIGENSCHAFTEN

Während der Paarungszeit **führen** männliche Schnappschildkröten mit Rivalen in flachen Gewässern **Revierkämpfe**. Die Kontrahenten stellen sich gegenüber auf und SPRINGEN VORWÄRTS; KRATZEND, TRETEND und auch BEISSEND kämpfen sie bis zu einer Stunde. Dem voraus geht das allgemeine Verhalten männlicher Wasserschildkröten, die sich im Wettstreit befinden: das Maul aufreißen, beißen, stoßen und kratzen.

Eine Paarung bei Schnappschildkröten beinhaltet:
- STARREN oder sich im Wasser gegenüber stehen.
- Aus der Schnauze BLÄSSCHEN AUSSTOSSEN.
- IN DEN NACKEN oder den Panzer des anderen beißen.
- Das Männchen **besteigt** den Panzer des Weibchens von hinten, HÄLT SICH MIT DEN LANGEN KRALLEN seiner Vorder- und Hinterfüße FEST und beißt manchmal das Weibchen oben in den Kopf.

CHARAKTERISTISCHES VERHALTEN

LEBENSRAUM

Schnappschildkröten sind KEINE GESELLIGEN Lebewesen. Soziale Interaktionen beschränken sich auf Aggression zwischen Individuen, gewöhnlich Männchen. Schnappschildkröten können sehr bösartig sein, wenn sie aus dem Wasser genommen werden, doch werden sie friedlich, wenn man sie wieder ins Wasser zurücksetzt.

Schnappschildkröten kommunizieren miteinander über Beinbewegungen, während sie sich ansehen. Auch nutzen sie ihren Geruchssinn, ihren Seh- und ihren Tastsinn, um Beute zu aufzustöbern. Sie können VIBRATIONEN IM WASSER spüren.

Wie die meisten Schildkröten kommen auch Schnappschildkröten Tage oder sogar Wochen ohne Nahrung aus. Wenn Nahrung verfügbar ist, fressen sie alles, was sie bekommen können und werden manchmal recht dick. Im Alter werden Schnappschildkröten sesshafter. Sie können bis zu 60 Jahre alt werden.

CHELYDRIDAE ALLIGATORSCHILDKRÖTEN

BESONDERE ANGRIFFS- UND VERTEIDIGUNGSMETHODEN

Die Eier und die Jungtiere von Schnappschildkröten gehören zur Beute anderer großer Schildkröten, des großen Fischreihers, von Krähen, Waschbären, Stinktieren, Füchsen, Ochsenfröschen, Wasserschlangen und großen Raubfischen wie dem Forellenbarsch. Sobald Schnappschildkröten jedoch größer sind, haben sie nur wenige Freßfeinde.

MATERIA MEDICA

Auszüge aus der Arzneimittelprüfung von Ovum *Chelydra serpentina* (NHA-Arzneimittelprüfung):
Hauptprüfer: Dr. Eric Sommermann, RSHom (NA) führte 2004 die Prüfung von *Chelydra serpentina* für die Northwestern Academy of Homeopathy durch.
   Quelle: 10-15 Eier der Schnappschildkröte aus Nordminnesota; zur Verfügung gestellt von Alex Lanning.
   (Anmerkung: Die Symptome der Prüfung sind in folgender Reihenfolge geordnet: Zunächst sind die Eigenschaften der Schildkröten allgemein genannt, dann die spezifischen Indikationen der semiaquatischen Schildkröten und Schnappschildkröten.)

ARZNEIMITTELSYMPTOME IN BEZUG AUF ALLGEMEINE EIGENSCHAFTEN DER SCHILDKRÖTE

- Merkwürdiges Gefühl, wie wenn man nachts durch einen Tunnel fährt … fühlte mich, als wäre ich eine Zelle oder etwas ziemlich Kleines, das durch ein Blutgefäß fließt (ähnlich dem Gefühl, in einem Panzer zu sein).
- Träumerisches Gefühl. Gefühl, verändert zu sein, als wäre ich nicht ganz da. Nicht wirklich verbunden mit dem, was ich tat. Beim Aufstehen am Morgen fühlte ich mich betrunken. Meine Sprache war undeutlich, mein Körper schwer, mein Kopf fühlt sich schwer an, ich fühlte mich, als könne ich nicht klar denken. Ein verschwommenes Gefühl in [meinem] Kopf, als ob ich im Moment etwas durcheinander bin. Geistig getrübt, verwirrt, benommen, schwierig, mich zu konzentrieren und mich auf die Aufgaben zu fokussieren, leicht abgelenkt und mir ist schwindelig. Ich schüttle meinen Kopf, um das Gefühl loszuwerden und in die Gegenwart zurückzukommen.
- Eigentlich denke ich ganz klar. Alles [scheint] klar, mehr Farbe, schärfer. [Ich] erwische mich dabei, wie ich die Blumen auf dem Perlendosendeckel ansehe, sie bemerke. Ich fühle mich euphorisch und positiv, wie umgeben von Möglichkeiten und Potentialen, dass ich Erfolg haben werde, wie ein Fenster oder ein sich öffnendes Tor der Gelegenheiten – ich kann es fast sehen, als ob sich irgendetwas im Kosmos geöffnet hat. Ich bin sehr gesegnet, sehr bewusst. Ich möchte still sein und sehen, was ich fühle und erlebe. Ich habe den tiefen Wunsch, nach innen zu gehen. Ich möchte meditieren.
- Ich verdrehe meinen Hals bei dem Versuch herauszufinden, was ich gesehen hatte, und hielt fast das Auto an, um zu gucken. Ich bemerkte Einzelheiten, die ich noch nie gesehen hatte und war deswegen neugierig.

CHELYDRIDAE ALLIGATORSCHILDKRÖTEN

- Ich habe das Gefühl, wenn ich nicht jeden Tag etwas erreiche, verliere ich Zeit und falle zurück. Wenn ich zurückfalle, werde ich nie wieder aufholen. Das Gefühl, die Zeit läuft ab.
- [Während der Reise] an einem bestimmten Punkt [erkannte ich plötzlich]: Wir sind auf der falschen Straße. Ich hatte dies Gefühl, wir sind auf der falschen Straße. Ich schaute auf die Karte und hatte Recht. Es war dunkel und mitten in der Nacht, und die Straße fühlte sich nicht richtig an (Gefühl, in der Nähe meines Reviers zu sein).
- Ich packe meine Sachen, um nach Hause zu fahren. Ich freue mich sehr darauf, nach Hause zu kommen.
- Es ist windig und es gefällt mir nicht. Ich bin ruhelos und möchte daheim, im Haus bleiben. (Hier und in der obigen Beschreibung können wir die Eigenschaft der Schildkröte sehen, die nach Hause zurück möchte, Heimweh).
- Traum: Ich war irgendwo, wo es viele Verstecke gab. Ich war dort mit mehreren Menschen, und irgendjemand wurde verhöhnt und ausgelacht. An irgendeinem Punkt mussten ich und ein Kumpel auf dem Boden krabbeln, damit wir nicht gesehen wurden. Später im Traum machte ich mich ebenfalls lustig über diese Person, und die anderen sagten zu mir: „Wir wussten gar nicht, dass du dazu fähig bist!" Der Ort, wo das stattfand, war wie eine Struktur aus Baumstämmen gebaut, mit vielen Stufen auf denen ich mich verstecken und herumkrabbeln musste. Nachdem ich aufgewacht war, fühlte ich mich schrecklich traurig und verärgert, dass ich jemanden ausgelacht hatte und meine Kumpel enttäuscht hatte. (Das Gefühl der Enttäuschung spürte ich fast den ganzen restlichen Tag.)

SPEZIFISCHE EIGENSCHAFTEN DER SEMIAQUATISCHEN SCHILDKRÖTEN

- Traum: Ich bin mit meiner Tochter in einem Auto, in einer Stadt mit steilen Hügeln. Es liegt Eis und Schnee. Ich versuche, auf den Hügel zu kommen, damit ich aus der Stadt heraus komme. Ich komme den Hügel nicht hinauf, daher fahre ich zurück. Ich finde einen anderen Hügel, der befahrbarer scheint. Ich fahre nach oben. Auf der anderen Seite sehe ich unten einen Pool mit Wasser. Ein Mann fährt dort hinein, um aus der Stadt zu kommen. Er fährt ganz tief hinein und der Pool scheint länger zu werden. Es sieht so aus, als wäre er nicht in der Lage, wieder nach oben zu kommen. Schließlich schwimmt er zur Spitze. Alle, die wir zuschauen, atmen erleichtert auf. Ich frage mich, wie ich hier wegkomme. Ich denke, ich muss meinen Mann anrufen und fragen, ob unser Auto es ohne Schaden durch den Pool schaffen kann (Ich habe ein Gefühl von Entmutigung, dass es keinen Ausweg gibt).
- Traum: Ich kann mich nur schlecht daran erinnern. Ich ging zum Haus eines Klassenkameraden. Es war ein abgelegener Ort. Ich hatte ein kleines Schneemobil, um dorthin zu gelangen. Er war mit mir auf dem Schneemobil. Ich war besorgt, denn das Gebiet, wohin wir wollten, war ein Feuchtgebiet. Ich war nicht sicher, ob der Untergrund wirklich komplett gefroren war oder wir vielleicht ins Wasser mussten. Tatsächlich wurde es ziemlich matschig, und die Maschine wollte nicht recht greifen. Ich hatte Angst, dass wir einsinken und dann feststecken würden. Ich gab ordentlich Gas, und wir kamen frei und fuhren eine Steigung hinauf, wo es fester war. Als wir oben ankamen, hob ich das Schneemobil auf und es sah aus wie ein großer „Spielzeughase" mit kleinen Füßen für die Schienen. Kein Wunder, dass es nicht richtig funktionierte. (In diesen zwei Träumen sehen wir Bilder von Wasser, schwimmen, graben und sinken.)

CHELYDRIDAE ALLIGATORSCHILDKRÖTEN

SPEZIFISCHE EIGENSCHAFTEN DER SCHNAPPSCHILDKRÖTE

- Ich war sehr **schnell und leicht beleidigt** bei einer Unterhaltung auf der Arbeit. Ich nahm es persönlich und fühlte mich, als wäre ich beleidigt worden. Sofort hatte ich das Gefühl, ich müsste mich verteidigen … ich habe nicht zugeschlagen, aber es war ein innerer Kampf, bis ich mich entschieden hatte, den Raum zu verlassen. Ich wurde innen sehr zittrig, und mein Gesicht war sehr heiß und angelaufen. Sehr reizbar und ärgerlich.
- Reizbarkeit in Verbindung mit Hämorrhoiden. Ich finde es widerlich, dieses schwanzartige Ding aus meinem Hintern hängen zu haben.
- Ich zeige manchmal eine ganze Menge mehr als ich eigentlich möchte … ich fühle mich verletzlich.
- Ich habe **sehr wenig Interesse, unter die Leute zu gehen,** und ihr sinnloses Geschwätz ärgert mich mehr als gewöhnlich. Ich möchte in Ruhe gelassen werden. Abneigung gegen Gesellschaft. Wunsch, mich zu verstecken und auszuruhen.

CHARAKTERISTISCHE KÖRPERLICHE SYMPTOME AUS DER ARZNEIMITTELPRÜFUNG

- Empfindungen: Druck, wie gequetscht während Schwindel, zieht am Hinterkopf nach unten.
- Auge: Schmerz, wie von einem Nagel, Gefühl wie von Sand, trübe Sicht.
- Ohr: Schmerz, intensiv, schneidend.
- Gehör: intensiv. Die Geräusche waren echoähnlich … Es war wie Walgesang unter Wasser.
- Geruchssinn: Empfindlich.
- Empfindungen im Hals: Als ob jemand mit seinen Fingern Druck ausübt.

FALL VON OVUM *CHELYDRA SERPENTINA* VON STARIA MANOS

Dieser Fall wurde ursprünglich 2003 aufgenommen, es handelt sich um eine Frau mittleren Alters, bei der eine bipolare Funktionsstörung, begleitet von schizophrenen Wahnideen, diagnostiziert wurde. Ich hatte ihr zwei Vogel-Arzneien verschrieben, da sie sich eingeschlossen, gefangen oder eingesperrt fühlte, doch sie halfen nicht. Dann folgte *Phosphor*, denn sie fürchtete Angriffe, handelte impulsiv und fühlte sich verlassen; *Phosphor* half ein bisschen, war jedoch nicht das Similimum.

Im September 2005 besuchte ich ein Seminar von Dr. Jayesh Shah in San Diego, Kalifornien, in dem er Themen der Arzneimittel von Mollusken und Bauchfüßern (Gastropoden) vorstellte. Dr. Shah präsentierte den Fall eines autistischen Jungen, in dem die Mutter des Jungen ständig über eine Mauer redete. Dr. Shah bat sie, diese zu malen, und ihre Skizze „einer Mauer" sah aus wie eine Schildkröte. Ich fand, dass dieser Schildkröten-Fall Ähnlichkeiten mit dem Fall hatte, der mir Schwierigkeiten bereitete. Sobald ich wieder zu Hause angekommen war, machte ich einen Termin und nahm den Fall neu auf.

Die Patientin bekommt, seit sie 17 Jahre alt ist, Medikamente gegen ihre Krankheit. Wenn ihre Krankheit aufflackert, sieht sie Leute, die nicht da sind. Ihre Symptome erinnern an die Symptome, die der Hauptdarsteller des Filmes „A Beautiful Mind" („Genie und Wahnsinn") durchlebte. Sie riecht Dinge, die nicht existieren und hört ständig Stimmen. Wenn es ihr besser geht, sind die Stimmen leiser, und sie kann sie von realen Stimmen unterscheiden. Wenn ihre Krankheit aufflackert, schreien „sie" ihr schreckliche und fürchterliche Dinge zu, die „sie" ihr

CHELYDRIDAE ALLIGATORSCHILDKRÖTEN

antun werden. Der Angstpegel, mit dem diese Frau lebte, war unvorstellbar. Sie war nicht in der Lage, mehr als ein paar Monate am Stück zu arbeiten, da der Arbeitsstress und der Umgang mit Menschen Krankheitsepisoden auslöst. Es gab Zeiten, da sie monatelang ihr Haus nicht verlassen konnte. Sie war während der Episoden im Krankenhaus.

TEILAUSZÜGE DER FALLAUFNAHME AUS DEM JAHR 2003

D: Was ist Ihre Hauptbeschwerde?

P: Helfen Sie mir nur, wieder ins Gleichgewicht zu kommen, dass ich mich wieder an Dingen freuen kann. **Ich wünsche mir ein größeres Gefühl der Sicherheit.** Ich habe nicht das Gefühl, dass ich das wirklich besitze.
Ich bin mir meiner Umgebung immer bewusst. Wenn ich draußen bin, schaue ich mir alle Leute immer genau an. Im Restaurant, auf dem Parkplatz und alle Autos, die vorbeifahren, ich möchte sofort in Deckung gehen können, wenn die Kugeln fliegen. Auch in meiner Ehe gibt es keine Sicherheit. Wie ich bereits sagte, ich will es kommen sehen, so kann ich mich besser vorbereiten und **sicher** sein. **Bei Angst fühle ich mich unsicher und ungeschützt.** Ich möchte irgendwo sein, wo ich mich nicht um meine Sicherheit sorgen muss. **Ich schaue mich immer um. Ich bin mir meiner Umgebung immer bewusst.** Ich bin in der Stadt aufgewachsen, und weil **niemand je für mich da war,** musste ich immer meine Umgebung kontrollieren. **Angst, dass jemand mich angreift, brutal vergewaltigt.** Vergewaltigung ist eine ganz große Sache, schon seit ich ein Kind war. Niemals möchte ich in dieser Situation sein. Vergewaltigung … einfach hilflos zu sein. **Ich denke, es wäre jemand, der größer ist als ich. Ich fühle mich unvorbereitet oder so, als hätte ich keine Kontrolle über diese Situation.** Ich habe Angst, dass, wenn H. (ihr Mann) und ich uns jemals trennen, ich mich wieder der Welt stellen und ganz von vorne anfangen muss. Mich der Welt stellen, einen Job finden, Geld verdienen, mich im Verkehr bewegen, eine Wohnung finden. Wegen meiner Krankheit wäre ich im Nachteil. Verzweiflung, ich würde traurig werden, depressiv (seufzt).

D: Erzählen Sie mir mehr über Ihre Krankheit?

P: Angst, ich fürchte mich; das, was ich fühle und die Stimmen, die ich höre, sind angsteinflößend. Es sind anstößige, gemeine Stimmen. Es fällt mir immer noch schwer zu duschen, wenn ich nackt im Badezimmer bin. Es sind eine oder mehrere männliche Stimmen. Ich habe Angst vor Stimmen im Badezimmer, ich glaube, sie haben Kameras. Die einzige Zeit, wenn ich mich nicht fürchte, ist, wenn ich in einem vertrauten Haus bin. Ich fühle mich erst sicher, wenn ich ganz sicher weiß, dass dort keine Kameras sind. **Ich finde einfach ein Versteck, so dass sie mich nicht sehen können.** Es ist schwer zu erklären. Das ist so, seit ich 17 oder 18 Jahre alt bin. In der Dusche ist man am verletzlichsten. Wie „Psycho" und die Szene in der Dusche. Ich höre auf meine Eingebung, wenn ich mit den Hunden spazieren gehe. Wenn diese sagt, „gehe nicht", dann gehe ich nicht. Als ich mit der Uni hätte fertig werden sollen, **war ich nicht in der Lage, in die große, schlimme Welt hinauszugehen.** Ich wusste nicht, was ich machen sollte. Ich brach das Studium ab und erlitt einen Nervenzusammenbruch.

FOLLOW-UP, FALL NEU AUFGENOMMEN IM OKTOBER 2005

D: Hauptbeschwerde?

P: **Verletzlichkeit**, denn das führt zu meinen Ängsten, und das führt zu meiner Paranoia. Verletzlichkeit, ich glaube, dass ist der Kern all dessen.

CHELYDRIDAE ALLIGATORSCHILDKRÖTEN

D: Verletzlichkeit ist wie?
P: **Ich dachte an das kleine Kind auf der Landstraße, oder in einem Sturm, und es ist überall Chaos, und es ist ungeschützt. Den Gefahren, allem möglichen ausgesetzt.** Du hältst an und wartest ab, was da passiert. Ich reagiere oder antworte eigentlich nicht, bis man mich **anfasst, angreift** oder **festhält**, dann reagiere ich. **Nur abwarten.** Verängstigt, **ungeschützt**, ängstlich. (HG: die Handfläche zeigt nach oben, die Finger berühren den Tisch). Als wollte sie sagen: „Nun gut, was passiert als nächstes?"
Dies ist ein Kernpunkt dieses Mittels. Im Tierkönigreich erwartet man normalerweise, dass die Beute wegläuft oder das Raubtier angreift oder kämpft. Bei Gefahr hält sie inne und wartet. Oft spricht sie in der dritten Person.
D: Ungeschützt?
P: Kein gutes Gefühl, es ist schlecht. Es ist ein bisschen wie ein winzig kleines Baby **auf dem Rücken, du bist verletzlich**. Da passiert so viel, zu viel passiert hier, und es ist chaotisch, und du kannst nichts dagegen tun, also **wartest du einfach ab**. Wenn du nicht mit dem Sturm mitgerissen bist, **hast du dich aus dem Chaos entfernt**. Deine Sinne sind so überwältigt. Wenn ich überwältigt bin, **mache ich einfach zu (HG), dann ist da die Nulllinie**, ich muss einfach anhalten. Ich muss aus der Situation raus.
D: Chaos?
P: **Als ob** man in der Mitte eines Tornados ist (HG: rudern im Kreis), du siehst den Trichter und die Wolke, Schmutz und Papier, und da ist das kleine Baby am Grunde des Trichters mit seiner kleinen weißen Windel. Was weiß schon ein Baby darüber? Es ist wie im „Zauberer von Oz", am Fenster, da siehst du, wie alles vorbeifliegt, doch anstelle des Hauses ist es das Baby. **Ich verstehe das überhaupt nicht und ich kann auch nichts dagegen tun,** also bin ich bloß da. Ich warte einfach und schaue, was passiert. Werde ich verletzt werden? Wo wirst du landen? Was auch immer passiert …
D: Sagen Sie mir mehr über „verletzlich"?
P: Für mich ist es **wie hinterhältig oder ausgekocht oder gewieft, irgendwie, weil du es gar nicht kommen siehst. Es ist einfach da, als käme es aus dem Nichts (HG krallenähnlich)**, wie ein Traum, du schläfst ein, du siehst oder hörst es nicht, bis es zu spät ist. Entweder wirst du **verletzt oder dir wird wehgetan oder du wirst getötet**. Oder, wie meistens, wachst du in Panik auf und da ist nichts.
Ich fragte sie nach der Handgeste, die krallenähnlich war (sie hat diese Geste mehrmals wiederholt, wobei ihre Finger in verschiedene Richtungen zeigten oder den Tisch berührten).
P: Irgendjemand ist bereits da. **Sie sind zu dicht,** du bist erledigt. (Dieselbe Geste, Finger nach außen.) **Ich möchte heftig atmen. Es ist wie der Inbegriff von Verletzlichkeit, ein Angriff auf Unschuldige. Es ist der Angriff eines größeren Tieres.** Hier ist kein richtiger Wettbewerb. Es ist eine abgemachte Sache. Es ist das größere Tier. Es ist zu spät, du bist erledigt. Wie vom Blitz erschlagen. Es ist wie der Hund über dir, dein **Bauch ist entblößt**, und **du hast überhaupt keine Verteidigungsmöglichkeit.** Er wird … Er wird … Es ist ein Mann, größer als ich, der mich verletzen wird, oder vergewaltigen oder töten oder alles zusammen. Das war wohl so, weil ich, als sie (ein Mädchen in ihrer Schule) **mich angriff,** anfing **zu treten und um mich zu schlagen und zu schreien**. Ich war erst sechs, in einem kleinen überfüllten Raum.
D: Erzählen Sie mir mehr über „mein Bauch ist entblößt"?
P: Es ist „Du hast mich erwischt". Da gibt es kein „Gib auf" (HG: Hände nach oben), **dein Bauch liegt frei, du bist aus dem Gleichgewicht geraten, wie eine Schildkröte auf dem Rücken,**

CHELYDRIDAE ALLIGATORSCHILDKRÖTEN

du kannst dich nicht verteidigen. Du sitzt fest, bist ihrer Gnade ausgeliefert. Du sitzt in der Falle, denn da ist noch ein (HG) Angreifer, und du sitzt in der Falle. Du kannst dich nicht bewegen. Du kannst schreien und weinen, doch du sitzt in der Falle. Ich zittere …

D: Aus dem Gleichgewicht?

P: Erinnert mich sehr an eine Schildkröte auf dem Rücken, sie **wackelt** da herum. **Du kannst nichts tun, bis jemand kommt und dich wieder umdreht;** du wippst (Körperbewegung, wackeln). Du sitzt fest. **Sieh nur, wie groß der Panzer ist, und wie kurz ihre Beine. Sie wird da einfach liegen bleiben und in der Mittagssonne verhungern, sie ist erledigt.**

D: Gegenteil von verletzlich?

P: Mächtig, Kontrolle haben. Kein schlechtes „mächtig". Du bist zuversichtlich, du brauchst dir keine Sorgen zu machen. Es ist wie wenn man 16 Jahre alt ist. Du weißt alles. Mächtig im Sinne von „man hat seine Jugend zurück". All die Dinge, die ich war, bevor ich krank wurde. **Körperlich kräftig, schön, attraktiv**, wie alle 16-Jährigen. (HG: Finger nach unten) Du bis noch nicht zerstört worden. Du hast deine jugendliche Kraft noch. Das verschwand alles, als ich H. (ihr Ehemann) traf, **da ist alles einfach gekippt** (HG: schnipsen).

(Die Betonung der Patientin auf gefällige körperliche Attribute (Kraft, Schönheit etc.) deutet auf das Königreich der Tiere hin, mit der Betonung darauf, dass man überlebt, indem man besser ist als andere, wie bei der Quelle ihres Arzneimittels.)

D: Feststecken/in der Falle?

P: Wie ein Raubtier, wie ein Angreifer; **sie können dich sehen, aber du kannst sie nicht sehen** (HG: zwei Finger zeigen nach außen). Wenn ich alleine bin, verbringe ich Zeit in meinem Schlafzimmer, denn es geht immer darum, dass „die" mich sehen. Ich weiß nicht, ob das daher kommt, dass ich auf irgendeine Art **niedergeknüppelt** wurde.

D: Die sehen mich?

P: Das ist noch etwas Mächtiges; jemand hat die Oberhand. Man muss da an den Film „A Beautiful Mind" *("Genie und Wahnsinn", Anm. d. Übers.)* denken. Es geht darum: „Was wirst du tun? **Warum schleichst du herum und siehst mich an?" Ungeschützt; sie können mich sehen, aber ich kann sie nicht sehen.** Verängstigt; es ist wie in „Alarmbereitschaft sein – Panik", es ist komplex. Es ergibt keinen Sinn. So viele Emotionen auf einen Schlag, aber du musst ruhig bleiben, um dich schützen zu können. Es ist ein Gefühl in Bezug auf deine Umgebung. Ich verstehe das Gefühl nicht, wenn ich schlafe. **Es ist ein Gefühl, als ob irgendetwas mir sehr nahe kommt, und es macht mich verrückt** (HG: die Hand kommt von außen an ihr Gesicht und sie dreht den Kopf weg). Sobald ich dieses Gefühl bekomme, öffne ich meine Augen und es ist weg. Es ist wie tiefes Schwarz. Ich bin in einem schwarzen Zimmer, doch es ist auch schwarz, wie ein Mantel, kein Mantel, es ist … ich sehe es nie. Es fühlt sich an wie … nicht schwer … aber wie eine Präsenz, es hat irgendwie eine Präsenz. Wenn Sie mir den Rücken zugekehrt hätten und ich wäre auch da, würden Sie meine Präsenz fühlen. Es ist schnell und ich kann spüren, wie es kommt. Ich fürchte mich. Ich werde ängstlich und panisch, und ich erwache! Meine Fenster sind geschlossen und meine Türen sind verschlossen. Das Fenster über meinem Kopf ist weit oben (HG).

D: In Ihrem Zimmer und alles ist verschlossen?

P: Es ist sicher, doch ich bin nicht entspannt. **Ich bin immer wachsam.** Ich fühle mich niemals sicher, und ich kann niemanden sehen, und sie können mich nicht sehen. Du kannst mich nicht sehen. **Wenn du mich nicht sehen kannst, kannst du mir nichts tun, doch das ist auch nicht wahr.** Du kannst mich nicht sehen. Du bist im Dunkeln, die Augen sind weit

CHELYDRIDAE ALLIGATORSCHILDKRÖTEN

offen, du bist ruhig und deine Atmung ist ruhig und du bist einfach wachsam. **Abwarten, sehen, ob du irgendwas tun wirst.** Abwarten, sehen, ob irgendjemand dich sieht, oder ob sie nicht wissen, dass du da bist. Du wartest einfach und planst. Es läuft immer darauf hinaus, sich selbst zu schützen, aufzupassen.

D: Dunkelheit?

P: **Ich mochte Dunkelheit**, nicht weil ich irgendetwas, das mich angreifen wollte, nicht sehen konnte. Ich mochte die Dunkelheit. Die Umgebung hat sich verändert … habe immer Angst, dass jemand mich mitten in der Nacht angreifen könnte. Die Dunkelheit ist zu einem verwundbaren Ort geworden.

D: Die Umgebung, erzählen Sie mir etwas über eine perfekte Umgebung — wie würde sie aussehen?

P: Ruhig … wo ich plane, ruhig, Frieden. **Es ist der Teich oder der Fluss in den Bergen. Es ist kühl.** Es ist sicher. Da ist nichts, was mich verletzen könnte. **Ich schwimme, ich lasse mich treiben.** Ich kann nichts hören. Du siehst Felsen und Bäume. Du siehst Schönheit, und Schönheit bedeutet Ruhe für mich, Natur ist Schönheit. **Es ist wie ein Schild, wie ein Schutz. Es ist ein Schutz davor, verletzt zu werden.**

D: Schild, Schutz?

P: Diese **Backsteinmauer** (die Frau im Fall von Jayesh Shah redete über eine Backsteinmauer), ein Licht fällt auf einen Teil der Mauer. Es ist eine hohe Mauer. Sie ist so hoch, dass das Licht nicht die ganze Mauer erhellen kann. Der obere Teil ist schwarz. (Ich bat sie, dies zu malen, sie brauchte eine lange Zeit. Sie malte einfach eine Steinmauer. Es ist nur ein Bild, denke ich.) Es ist wie ein Krieger, immer im Krieg, **immer auf der Hut,** es ist ein **Schutz vor Verletzung.** Es kann alles sein.

D: Vergewaltigung?

P: Der schlimmste Übergriff auf einen weiblichen Körper. Brutal vergewaltigt zu werden muss … Plane deine Verteidigung, entweder vorher, währenddessen oder danach. **Es nimmt mir den Atem. Du fällst einfach um, „Oh mein Gott!" Du wirst ganz schlaff, stellst dich tot.** Ich kann das nicht verarbeiten. Vergewaltigung ist das Schlimmste, das ich mir vorstellen kann. Ich habe gehört, wie es mit Babys passiert, kleine Jungen und Männer machen das. Von jemandem brutal gezwungen werden, den du nicht kennst, der **grausam** ist und **verdorben**. Ich würde kämpfen und treten und schreien. Würde ihnen das gefallen, würde ich aufhören und das Gegenteil machen. Ich weiß nicht, wie der Angreifer wäre. Wenn ich aufmerksam und wachsam bin und meine Türen und Fenster nicht offen lasse. Wenn sie dich wirklich haben wollen, **brechen sie ein und holen dich.**
(In der ursprünglichen Fallaufnahme 2003 sprach sie öfter darüber, dass sie Angst hatte, nackt in der Dusche zu stehen. Sie glaubte, dass im Abfluss Kameras wären.)

D: Duschen, nackt im Badezimmer, wie ist das?

P: Schutzlos. Es ist wie eine stille Vergewaltigung. Es ist, als ob du es nicht aufhalten könntest. Das bin nicht ich, das sind die Stimmen in meinem Kopf.

D: Schutzlos und in der Natur beobachtet?

P: Alles. Erst wie Affen und Lemure, dann wie Alligatoren und Krokodile. Wenn du an der Wasseroberfläche nur die Augen sehen kannst. Es ist ein bisschen gruselig. **Wann wird es zuschlagen?** Man beobachtet es, ist aufmerksam, ist wachsam, du musst überlegen, was du tun könntest, wie weit es weg ist. **Du weißt, dass es dich töten kann.** (HG: Die Finger bewegen sich hin und her, sie bewegen sich nach außen und nach innen.)

CHELYDRIDAE ALLIGATORSCHILDKRÖTEN

D: Geste?
P: Hineingehen, weg vom Unheil, in den Schutzraum, zurückziehen in ihren Schutzraum oder Panzer oder hinter die Absperrung. (HG: die Finger sind draußen) Du bist verletzlich. Jetzt, (HG: die Finger sind zusammen) eingezogen, du bist drinnen, weg von der Gefahr oder dem Unheil.
D: Wo hinein?
P: Sicher, kann dich nicht kriegen, alles ist gut. **Du bist sicher, du bist allein und niemand ist hier, der dir Leid zufügen könnte.** Du bist sicher, du bist weit weg vom Unheil. Nichts kann dich kriegen. Nun kannst du dich entspannen, du brauchst dir keine Sorgen mehr zu machen. Das ist ein guter Ort. **Es fühlt sch an wie von Wasser umschlossen, besonders im Teich.**

VERSCHRIEBENES ARZNEIMITTEL: *OVUM CHELYDRA SERPENTINA* C12

Sie denken nun vielleicht, dass eine C12 eine lächerlich niedrige Potenz ist, doch mit Hilfe der „Empfindungsmethode" ist das Auffinden des Similimums so viel einfacher. Das wahre Similimum tritt so tief in Resonanz mit dem ganzheitlichen Erleben und Krank-Sein des Patienten, dass jede Potenz wirkt. Daher kann man ohne Angst, dass die Potenz nicht ausreicht, um eine Wirkung zu zeigen, mit einer niedrigen Potenz beginnen und so eine Verschlimmerung vermeiden. Es ist schon vorgekommen, dass Patienten eine fürchterliche Verschlimmerungen erlebt haben, die lediglich eine C30 bekommen haben. Nun beginne ich niedrig und erhöhe die Potenzen graduell. Dieser langsame, beständige Heilungsweg hat sich für mich in meiner Praxis als sehr vorteilhaft erwiesen. Die meisten meiner Patienten berichten, dass es ihnen nach drei Jahren Behandlung mit dem gleichen Mittel – in aufsteigenden Potenzen je nach Bedarf – in 80-90 % der Fälle in allen Bereichen besser geht.

(Der behandelnde Homöopath geht hier nach der Methode vor (die einige Homöopathen bevorzugen), zu Beginn eines Falles eine niedrige Potenz des gewählten Mittels zu geben und je nach Bedarf zu erhöhen. Es sind neue Systeme in Gebrauch, die die optimale Potenz anhand dessen auswählen, wie der Patient seine Krankheit erlebt.)

FOLLOW-UP AM 20. MÄRZ 2006

(Fünf Monate lebte sie in Scheidung und hatte nicht mehr genug Geld, öfter zu kommen.)
SIE TRÄGT EINE ANSTECKNADEL AUF IHREM T-SHIRT. ES IST EINE SCHILDKRÖTE!!!!
(Sie wusste nicht, welches Mittel sie bekommen hatte.)
(Sie lebte in Scheidung und hatte einen Teilzeitjob.)
D: Was ist Ihnen aufgefallen?
P: Also, ich fühle mich, als wäre der Mühlstein abgeschnitten worden. Ich war in der Lage, aufrecht zu stehen. Ich fühle mich kräftiger. Ich fürchte mich immer noch jeden Tag, dass mich jemand tötet. Ich muss wachsam sein. Ich muss sehr viel allein erledigen. Ich lebe allein. Ich fühle mich fast wohl damit.
D: Ängste/Paranoia?
P: Ich weiß nicht, wo es vorher war, aber jetzt ist es eine unterschwellige, wenn auch ständige Erinnerung, die mich wachsam sein lässt. **Ich habe nicht die Angst wie früher, als würde mich jemand beobachten.**
D: Schutzlos, verletzlich?

CHELYDRIDAE ALLIGATORSCHILDKRÖTEN

P: Ich denke öfter daran, wenn ich dusche. Es stört mich immer noch. Letzte Woche war ich das erste Mal seit Jahren unter der Dusche entspannt. Normalerweise dusche ich so schnell, wie ich kann, doch diesmal ließ ich mir Zeit.

D: Stimmen?

P: Nein, die Stimmen sind eigentlich besser, und ich bin froh. Das war gut. (Sie hört sie immer noch, aber sie sind leiser, schreien sie nicht an.)

D: Können Sie sich noch erinnern, wann Sie das letzte Mal dieses überwältigende Gefühl hatten, das etwas sich Ihnen nähert?

P: Seit der Gerichtsverhandlung und Scheidung nicht mehr, vielleicht vor den Ferien … wahrscheinlich im November. Ich weiß und ich spüre auch, dass da ein Unterschied ist. Ich fühle mich emotional gefestigter. Ich esse besser. Ich schlafe besser. Meine Ängste sind ein bisschen weniger geworden, ich werde meine Ängste immer haben, aber sehr viel weniger. Ich habe dieses fürchterliche Gefühl nicht mehr.
Ich habe etwas abgenommen.
(Information aus der Akte: Verstopfung und Kälteschauer sind besser geworden.)

Empfehlung: Es geht ihr wesentlich besser.
Ich bestellte Ovum *Chelydra serpentina* C30.

FOLLOW-UP AM 05. JUNI 2006
(NEUN MONATE NACH DER NEUAUFNAHME DES FALLES)

Dieses Follow-up war nicht so gut. Sie hat ihr Mittel nicht genommen und alles wurde schlimmer, besonders ihre Ängste. Wegen ihrer Scheidung hat sie viel Stress. Die C30 war nicht stark genug. Ich verschrieb ihr eine C200.

Allerdings gab es auch gute Nachrichten. Sie war bei ihrem Psychiater, um sich ihre Medikamente verschreiben zu lassen und erzählte ihm, dass sie sich gerade scheiden ließ. Ihr Arzt wollte wissen, was Sie noch tue außer Medikamente zu nehmen. Sie sagte, sie verstehe nicht. Darauf erklärte er ihr, dass Menschen mit ihrer Diagnose nicht in der Lage wären, mit dem Stress der Scheidung so gut klarzukommen wie sie, und er fragte sie, ob sie neben der Medikation noch etwas mache. Sie berichtete dann von ihrer homöopathischen Behandlung und dass sie ein homöopathisches Mittel nimmt. Seine Antwort war: „Ich habe keine Ahnung, was das ist, aber machen Sie es weiter, denn es hilft ihnen!"

FOLLOW-UP AM 07. AUGUST 2006
(ELF MONATE NACH DER NEUAUFNAHME)

P: Ich nehme das Mittel alle zwei Wochen montags (Ovum *Chelydra serpentina* C200). Ich habe geträumt, was vor dem Mittel nie der Fall war. Ich erinnerte mich bloß daran, dass die Träume mir Angst gemacht haben. Im letzten Traum kam ein dickes, geschwollenes, verfaultes Gesicht vor. **Ein Dämon hielt mich fest. Ich war starr vor Schreck, er drückte mich nieder. Ich konnte nicht sprechen und konnte nichts sagen. Es hat mir wirklich Angst gemacht.**

D: Und wie geht es Ihnen insgesamt?

CHELYDRIDAE ALLIGATORSCHILDKRÖTEN

P: Besser. Ich werde unternehmungslustiger. Ich bin immer noch sehr ängstlich. Ich wache ab und an auf, doch ich schlafe besser, ich schrecke nicht mehr so leicht auf. Ich bin nicht mehr so gestresst. Ich fühle mich nicht mehr so unter Druck. Ich höre immer noch Stimmen. Ich sehe in die Richtung, wo sie herzukommen scheinen. Ich sage mir: „Niemand beobachtet mich, sie beobachten nicht jeden verdammten Schritt, den ich mache." Ich denke, ich ignoriere es mehr und kann vernünftig damit umgehen. Es ist einfach meine Krankheit.

D: Sonst noch etwas?

P: Ich habe meine Mitte gefunden, ich gehe aus dem Haus. Ich fahre langsamer, wenn ich Auto fahre. Es macht mir Spaß. Ich helfe einer Frau, die Krebs hat.
Beachten Sie die Ausgewogenheit: Sie ist nicht länger die auf den Rücken gedrehte Schildkröte.
Sie beklagt sich über ihre schmerzenden Füße und fühlt sich noch immer nicht wohl unter der Dusche, aber auch das wird besser.

Empfehlung: Weiter mit der 1M.

FOLLOW-UP AM 13. SEPTEMBER 2007
(FAST ZWEI JAHRE NACH DER FALLNEUAUFNAHME)

Sie kommt herein, schließt die Fenster und sagt: „**Ich möchte mich nur verstecken!**"
(Sie hat weder ihr Mittel noch die verschriebenen Medikamente genommen. Sie hat ernsthafte finanzielle Probleme, und ihr Ex-Mann schickt kein Geld mehr.)

D: Was ist geschehen?

P: Der Himmel stürzte ein und ich bin gestorben. Ich bin müde. Ich bin gerade völlig erschöpft. Ich kann nicht mehr denken. Gerade die letzte Woche und diese Woche ist es schwierig, alles aufrechtzuerhalten, es ist zu viel. Ich konzentriere mich darauf, einen Job zu bekommen (sie sucht einen zweiten Halbtagsjob).

D: Später an dem Abend hat mich eine Freundin der Patientin angerufen und gesagt, sie (die Patientin) sei verschwunden. Wir fanden sie um Mitternacht, sie lief eine Straße in der Nähe des Strandes entlang. Ihre Krankheit war außer Kontrolle geraten. Sie dachte, alle ihre Freunde und ihre Familie wären tot, von „ihnen" getötet. Die Polizei hat mir erlaubt, sie mit zu mir zu nehmen. und sie musste nicht ins Krankenhaus. Ich nahm sie mit nach Hause und gab ihr die nächsten 24 Stunden die 1M alle ein bis zwei Stunden. Damit kam sie aus dem manischen Zustand heraus. Den nächsten Tag verbrachte sie bei Freunden und nahm das Mittel drei bis vier Mal am Tag.
Ich bestellte Ovum *Chelydra serpentina* 10M von Helios. Sobald es eingetroffen war, nahm sie es.

FOLLOW-UP AM 27. JANUAR 2008 (ZWEI JAHRE UND DREI MONATE
NACHDEM SIE BEGONNEN HATTE, DIESES MITTEL ZU NEHMEN)

NUN NIMMT SIE DIE 10M

D: Gerüche?

P: Nun, vor ein paar Wochen habe ich etwas gerochen. Nicht so wie früher, da roch ich deutlich mehr.

D: Nackt und der Abfluss in der Dusche?

CHELYDRIDAE ALLIGATORSCHILDKRÖTEN

P: Das mit dem Abfluss stört mich nicht mehr. Ich bin auf die Knie gegangen und habe mich selbst überzeugt, dass da nichts ist, keine Kameras. Ich schließe die Badezimmertür nicht mehr ab.
D: Vergewaltigung?
P: Ich habe viel mehr Selbstvertrauen, sicherer. Ich habe all diese Ängste gerade nicht.
D: Stimmen?
P: Ich dachte, die Stimmen würden nie verschwinden. Ich dachte, ich müsste sie unterdrücken, aber ich höre die Stimmen gerade überhaupt nicht. Ich merke auch, dass ich nicht mehr so befangen bin. (ZUM ERSTEN MAL SEIT SIE 17 JAHRE ALT IST HÖRT SIE DIE STIMMEN NICHT MEHR!!!)
(Sie sagt, sie fühlt sich zu 70 % besser.)
D: Arbeit?
P: Auf der Arbeit ist es gut.
(Sie hat nun seit drei Jahren einen Teilzeitjob!)

FOLLOW-UP AM 04. JULI 2008 (ZWEI JAHRE UND NEUN MONATE)

P: Ich nehme die Dinge in die Hand und tue, was ich kann, **um die Mauern und Barrieren zu durchbrechen. Ich bleibe standhaft, statt zusammenzubrechen oder aufzugeben.** Ich tue, was ich tun soll. 25 Jahre lang habe ich Medikamente genommen, es war wie ein Pflaster, aber es hilft dir nicht, etwas zu verändern. Seit anderthalb Jahren nehme ich nun keine Medikamente mehr.
(Sie weiß seit einiger Zeit, dass ihr Mittel aus der Schnappschildkröte hergestellt ist. Sie scheint ihre Freude darüber und ihre Beziehung zu dem Mittel auszudrücken, indem sie sagt: „Ich habe nachgedacht … **Der Ort, wo ich glücklich bin, ist das Wasser. Da bin ich glücklich. Ich liebe die Kühle des Wassers, ich träume davon. Ich habe meinen Raum in der Farbe von Wasser angestrichen. Ich liebe es, Wasser zu trinken. Es ist so gut! Es ist wie eine Reinigung. Auf meinem Computerbildschirm zu Hause habe ich Blasen, all diesen kleinen Bläschen, die aufsteigen und obendrauf eine Welle.")
Dies ist bisher das letzte Follow-up. Sie nimmt die 10M nun alle zehn Tage. Die Medikamente, die ihr Arzt ihr verschrieben hat, hat sie schon lange nicht mehr genommen. Ich habe eine 50M bei Helios bestellt. Wenn sie das Mittel nicht nimmt, tauchen die Symptome wieder auf, aber nicht so stark. Sie kann schlafen. Sie hat keine Angst, alleine zu leben. Neben der Arbeit geht sie zum College, um sich weiterzubilden. Sie hilft vielen Menschen und hat einige streunende Tiere aufgenommen. Stress beeinträchtigt sie nun körperlich eher als geistig.
Ich habe noch weitere Patienten, die dieses Mittel nehmen. Im Folgenden beschreibe ich einige gemeinsame Merkmale meiner Schildkrötenfälle. Sie haben zu meinem Verständnis des Arzneimittels beigetragen.

FALLANALYSE

WICHTIGE SCHILDKRÖTEN-THEMEN

- ENTBLÖSST/SCHUTZLOS
- VERSTECKEN, besonders wenn Gefahr droht
- CHAOS, wie ein Sturm oder Tornado
- DUNKELHEIT, Angst in der Dunkelheit

CHELYDRIDAE ALLIGATORSCHILDKRÖTEN

- GEWALT /TURBULENT /LEIDEN
- SCHILD/BARRIERE/MAUER (eine Frau sprach davon, dass sie eine leere Hülle sei)
- WASSER, und manchmal Felsen oder Sand
- HILFLOS/WEHRLOS
- PLÖTZLICH
- SEXUELL: Vergewaltigung, starker Geschlechtstrieb oder sexuelle Energie

Der Hauptgrund, warum ich in diesem Fall Ovum *Chelydra serpentina* anderen Schildkrötenmitteln bei der Mittelauswahl vorzog, war das Element Wasser. Ich habe in diesem und zwei anderen Fällen festgestellt, dass die Patientinnen über Wasser reden, über den Strand, Sand oder Felsen.

KOMMENTARE DES AUTORS:
DIE THEMEN DES KÖNIGREICHES DER TIERE SIND SEHR KLAR

- Angegriffen werden von einem Größeren, Stärkeren und Mächtigeren
- Verletzlich, ungeschützt, der Gefahr ausgesetzt, angegriffen
- Sich wehrlos fühlen
- Sie nimmt eher die Sichtweise des Opfers ein

REPTILIENTHEMEN

- Plötzlicher Angriff aus dem Hinterhalt
- Kommt aus heiterem Himmel
- Versteckt sein, nicht gesehen werden, hinterhältig, gewieft

Von hier aus müssen wir weitere Merkmale des Angriffes verstehen, die auf das Unterkönigreich hindeuten

WICHTIGE AUSDRÜCKE DER SCHILDKRÖTEN

Wir erkennen die spezifischen Eigenschaften des Angriffs oder des Überfalls (diese Eigenschaften helfen uns, die einzelnen Ordnungen zu unterscheiden):
- Eine Schildkröte auf dem Rücken
- Aus dem Gleichgewicht, wackelig, sich überschlagen
- Du kannst so lange nichts tun, bis dich jemand umdreht
- Dunkelheit (Winterstarre, vergraben sein)
- Schild, Schutz, Schutz vor Verletzung
- Einbrechen und dich holen
- Umfallen, schlaff werden, sich tot stellen
- Sich in den Schutzraum zurückziehen, Hülle oder Barriere, fort von Gefahr und Leid
- Sicher, allein, niemand kann dich verletzen.

Die ganze Zeit sagt sie, sie sei: wehrlos, verletzlich, ungeschützt, der Gefahr ausgesetzt und angegriffen. Diese Themen weisen auf die Schildkröten hin.

CHELYDRIDAE ALLIGATORSCHILDKRÖTEN

BEI DIESER PATIENTIN HÖREN WIR SCHILDKRÖTEN-AUSDRÜCKE

- Möchte schwer atmen
- Im Teich, im Fluss sein
- Treiben, schwimmen
- Von Wasser umschlossen, im Teich

BESONDERE AUSDRÜCKE DER *CHELYDRA SERPENTINA*

- Hinterhältig, gewieft. Es ist einfach da, kommt aus dem Nichts. Du siehst es nicht kommen. Du siehst sie nicht, aber sie können dich sehen. (HG dieser Patientin zeigt sogar das Thema des plötzlichen Angriffes, eine Hand, die wie eine Kralle aussieht). Dies deutet einen Angriff der Schnappschildkröte aus dem Hinterhalt an, einen Angriff aus einem Versteck heraus.
Hier möchten wir noch einmal betonen, dass jede Geste immer ein Ausdruck der Quelle ist. Sie spiegelt nie den Haupträuber oder Hauptangreifer der Quelle wider. Krümmt zum Beispiel ein Patient, der das Mittel „Weißwedelhirsch" benötigt, seine Hände zu Krallen und schlägt er damit, bezieht er sich mit dieser Geste nicht auf den Schwarzbär, den Hauptfeind des Weißwedelhirschs. Jede Energie, die zu einem beliebigen Zeitpunkt wirkt, ist immer in Bezug zur Energie der Quelle zu sehen.
- Sorge, dass die Unterseite sichtbar ist (der Plastron der Schnappschildkröte ist proportional kleiner als der anderer Schildkröten und bedeckt weniger als die Hälfte ihrer Unterseite. Sie sind daher weniger geschützt und in diesem Bereich auch verletzlicher).

MÖGLICHE AUSDRÜCKE DER SCHNAPPSCHILDKRÖTE BEI PATIENTEN

Bei einer Schnappschildkröte beobachten wir:
- Allgemeine Eigenschaften der Reptilien: Tarnung, vergraben, untertauchen, verbergen und Angriff aus dem Hinterhalt.
- Allgemeine Eigenschaften der Schildkröten: Das Gefühl des Panzers, doch der Panzer bietet nicht ausreichend Sicherheit und Schutz. Sie werden kühn und aggressiv und verteidigen sich grimmig. Dies steht im Gegensatz zu den anderen, sanftmütigen Schildkröten, die sich in ihren Panzer zurückziehen, wenn sie angegriffen oder bedroht werden. Es gibt auch Hinweise auf Heimweh und das Verlangen, sich im vertrauten Umfeld aufzuhalten.
- Die besonderen Eigenschaften einer halbaquatischen Schildkröte: schwimmen, treiben, ganz im Wasser sein, waten, untertauchen, Winterstarre, buddeln und graben; auch Bilder von Wasser/Meer.

CHELYDRIDAE ALLIGATORSCHILDKRÖTEN

DENKART DER SCHNAPPSCHILDKRÖTE
BESONDERS IN BEZUG AUF ANGRIFF UND VERTEIDIGUNG, BEI PATIENTEN (ALSO MENSCHEN) BEOBACHTET

Die charakteristischste Eigenschaft der Schnappschildkröte, die man bei Patienten findet, ist ihre Neigung zu schnappen.

Schnappen bedeutet:
1. Die Kontrolle über die Emotionen verlieren. Die Kontrolle verlieren oder plötzlich in Wut ausbrechen.
2. Voller Zorn sprechen. Etwas voller Zorn oder gereizt sagen oder erwidern.
3. Jemanden oder etwas mit einer schnellen Bewegung oder schnellen Bewegungen beißen.

Genau so greift die Schnappschildkröte an:
- Plötzlich aus dem Hinterhalt
- Sie stürzt mit erstaunlicher Präzision und Geschwindigkeit vorwärts.
- Kraftvoll beißen, schlitzen, reißen
- Unter Wasser ziehen, ertränken

Signalwörter, die dieses Verhalten widerspiegeln:				
Vergraben	Schnappen	Vorwärts-stürzen	Schnelligkeit	Aggression
Untertauchen	Hineinbeißen		und Präzision	Gewalt
Teilweise ungeschützt	Abbeißen	Auf etwas springen		Zorn
		Hervorspringen	Schnell	Feindseligkeit
	Kauen	Herabstoßen Greifen	Blitzschnell	Reizbar
	Zermalmen	Stoßen	Flott	Kämpfen Grimmig
		Schnell stoßen	Rasch	Verschlimmerung
		Den Körper erheben	Flink	durch die kleinste Provokation
		Ausschlagen		Kratzen
		Vorwärts treiben Schwingen		Treten

KÖRPERTEILE UND FUNKTIONEN

- *Panzer (teilweise entwickelt)*
  - Unfähigkeit, sich komplett zurückzuziehen
  - Teilweise entblößt / ungeschützt sein
  - Verletzlichkeit der entblößten Teile

VERHALTEN

- *Nicht gesellig*
- Extreme Toleranz gegenüber Kälte (im Gegensatz den Reptilien allgemein)
- Empfindlich gegenüber Vibrationen
- Starren, Bläschen ausstoßen, in den Nacken beißen, festhalten

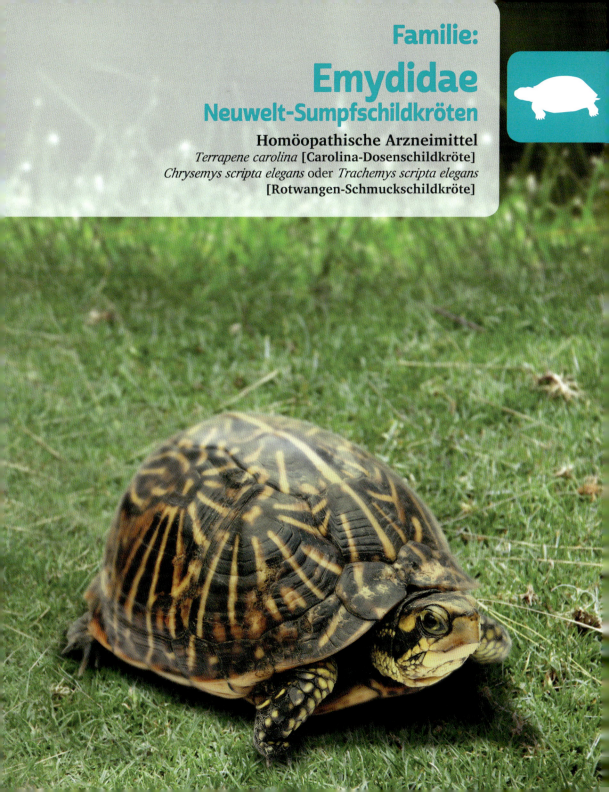

Familie:
Emydidae
Neuwelt-Sumpfschildkröten

Homöopathische Arzneimittel
Terrapene carolina [Carolina-Dosenschildkröte]
Chrysemys scripta elegans oder *Trachemys scripta elegans* [Rotwangen-Schmuckschildkröte]

EMYDIDAE NEUWELT-SUMPFSCHILDKRÖTEN

Die Familie der **Emydidae**, zu der auch die Schmuckschildkröte gehört, ist die größte und facettenreichste aller Schildkrötenfamilien. Die Größe dieser Schildkröte reicht von 11 bis 60 cm. Ihre Farben sind unterschiedlich, und es gibt keine hervorstechenden körperlichen Attribute. Emydidae sind die Schildkröten, die normalerweise in der Zoohandlung verkauft und als Haustier gehalten werden.

TERRAPENE CAROLINA [CAROLINA-DOSENSCHILDKRÖTE]

Ordnung: Schildkröten (Testudines)
Unterordnung: Cryptodira (Halsberger-Schildkröten)
Familie: Emydidae (Neuwelt-Sumpfschildkröten)
Gattung: Terrapene (Dosenschildkröten)
Art: Terrapene carolina (Carolina-Dosenschildkröte)
Name: Dosenschildkröte

EINFÜHRUNG

Der englische Name der Dosenschildkröte leitet sich von ihrem HOCH GEWÖLBTEN (KUPPEL- ODER BOGENFÖRMIGEN) PANZER ab.

Die *Terrapene carolina* besteht aus sechs Unterarten, die man überall in den östlichen Vereinigten Staaten und Mexiko findet. Die Langlebigkeit der Dosenschildkröte drückt sich darin aus, dass ihre typische Lebensspanne in Freiheit 80 bis 100 Jahre und in Gefangenschaft 30 bis 50 Jahre beträgt. Dosenschildkröten wachsen bis zu 20 Jahre lang.

ANATOMISCHE EIGENSCHAFTEN

Dosenschildkröten sind bekannt für ihren GELENKIGEN PANZER, der es ihnen erlaubt, sich FAST KOMPLETT IN IHRE KNÖCHERNE RÜSTUNG ZURÜCKZUZIEHEN, UM SICH VOR GEFAHREN ZU SCHÜTZEN. Dieses Sich-Zurückziehen SCHLIESST DAS TIER IN EINE SCHÜTZENDE 'DOSE' EIN. Es GIBT KEINE LÜCKE, UM SIE AUFZUBRECHEN, UND KEIN ENTBLÖSSTES FLEISCH.

Der PANZER HAT GROSSE REGENERATIVE KRÄFTE. Es existiert ein Bericht über den stark verbrannten Panzer einer Dosenschildkröte, der sich vollkommen regeneriert hat.

Diese Schildkröten haben einen steilen, gekielten, olivfarbenen, hoch gewölbten, gerundeten Carapax mit unterschiedlichen Zeichnungen. Normalerweise finden sich darauf GELBE BIS ORANGEFARBENE Streifen sowie Flecken, die oft ein HANDFÖRMIGES MUSTER auf dunklem Hintergrund bilden. Das Plastron kann gelb, braun oder schwarz sein oder eine Kombination dieser Farben. Der restliche Schildkrötenkörper kann ebenfalls farbige Markierungen zeigen.

ERNÄHRUNGSVERHALTEN

Dosenschildkröten jagen ihre Nahrung an Land. Die jungen Schildkröten sind ungefähr die ersten fünf Jahres ihres Lebens Allesfresser, sie fressen Beeren, Früchte, Würmer, Muscheln, Insekten,

EMYDIDAE NEUWELT-SUMPFSCHILDKRÖTEN

Pilze und Aas. Erwachsene Dosenschildkröten sind eher Pflanzenfresser. Alle Dosenschildkröten BRAUCHEN VIEL SEICHTES SÜSSWASSER (ca. ein Viertel oder ein Drittel ihrer Panzerhöhe tief), um darin zu paddeln, zu rehydrieren und Exkremente auszuscheiden.

CHARAKTERISTIKA DER PAARUNG

Um sich zu paaren, hängt die männliche Dosenschildkröte ihre hinteren Krallen hinter den unteren Panzer des Weibchens ein, damit sie nicht herunterfällt. In einigen Fällen hilft ihm das Weibchen, indem es mit dem hinteren Rand ihres unteren Panzers seine Hinterfüße festklemmt. Dieses Verhalten FESSELT, KLEMMT ODER KETTET das Männchen FEST. Diese zusätzliche Vorkehrung scheint notwendig zu sein, da der hoch gebogene Panzer dieser Schildkröten die Paarung ein wenig schwierig macht. Ein Männchen, das während der Paarung auf den Rücken fällt, stirbt, wenn es nicht in der Lage ist, sich wieder aufzurichten.

CHARAKTERISTISCHES VERHALTEN

Dosenschildkröten werden oft mit Landschildkröten verwechselt, aber sie sind eher mit den Meeresschildkröten verwandt. Trotz ihres Namens LEBT die Dosenschildkröte (nicht Dosen-Landschildkröte) EHER AN LAND. Sie sucht auch IM SOMMER DAS WASSER AUF (SEMIAQUATISCH). Dosenschildkröten sind NICHT SO GESCHICKTE SCHWIMMERINNEN ODER TAUCHERINNEN wie die eher aquatischen Schildkröten. Sie **paddeln** im Wasser herum und scheinen gern im **Wasser zu liegen**. Die schwach ausgebildeten **Schwimmhäute** an ihren Füßen weisen darauf hin, dass sie sich gern im Wasser aufhalten, dies aber nur einen Teil ihrer Lebenswelt darstellt.

Um Überhitzung im Sommer zu vermeiden, schränken sie ihre Aktivitäten ein und **ziehen sich zurück**: Sie liegen **versteckt** hinter Baumstämmen, **eingegraben** in Höhlen oder **eingezwängt** unter umgefallenen Bäumen oder Felsen. Dort bleiben sie, bis sie entweder gestört werden oder sie ein Sonnenstrahl erreicht. **Bei großer Hitze suchen sie schattige Teiche und Pfützen auf, um sich abzukühlen.** Dosenschildkröten lieben das **Waten** und **Liegen im Wasser**.

Ihrem Wesen nach **bleibt eine Dosenschildkröte innerhalb des Gebietes, wo sie geboren wurde (Heimatrevier).** Wird eine Schildkröte auch nur einen knappen Kilometer aus ihrem Heimatrevier entfernt, findet sie den Weg zurück nicht mehr und kann Jahre mit der Suche verbringen. Dosenschildkröten haben einen EXTREM AUSGEPRÄGTES HEIMFINDEVERMÖGEN, das sie **dazu bringt, dorthin zurückzukehren, wo sie geboren wurden.** Beim Versuch, nach Hause zu finden, sind die **wandernden Tiere** allerdings **Gefahren ausgesetzt.** Zudem sind sie **aus dem Paarungszyklus,** dessen Teil sie sonst gewesen wären, **ausgeschlossen. Die Reviere verschiedener Individuen überschneiden sich oft, unabhängig von Alter oder Geschlecht.**

Dosenschildkröten FINDET MAN OFT IN GRUPPEN, und SIE ZEIGEN KEINE AGGRESSION untereinander. Aufgrund ihres SANFTEN WESENS gehören sie leider auch zu den Lieblingen im Heimtierschildkrötenhandel.

Einige Arten der Dosenschildkröten fallen in Winterstarre, wenn sie in Gegenden leben, in denen es eine kalte Jahreszeit gibt. Sie kommen in aufeinanderfolgenden Jahren zu den gleichen Winterschlafplätzen zurück. Manchmal überwintert mehr als eine Schildkröte in einem Winterschlafquartier.

Eine vor Kurzem durchgeführte Studie hat gezeigt, dass die Dosenschildkröte, WENN SIE IHREN KIEFER ZUKLAPPT, in der Lage ist, LAUTE GERÄUSCHE ZU MACHEN (bis zu 75 dB). Man nimmt an, dass dieses Geräusch Feinde vertreiben soll oder als eine Art Paarungsruf eingesetzt wird.

EMYDIDAE NEUWELT-SUMPFSCHILDKRÖTEN

SPEZIFISCHE ANGRIFFS- UND VERTEIDIGUNGSMETHODEN

Wird sie bedroht oder erschreckt, ZIEHT die Dosenschildkröte SCHNELL IHREN KOPF, BEINE UND SCHWANZ IN IHREN PANZER EIN UND VERSCHLIESST IHN. INDEM SIE DEN GELENKIGEN ANTEIL DES PLASTRONS ZUM CARAPAX ZIEHT, KANN EINE DOSENSCHILDKRÖTE IHREN PANZER KOMPLETT VERSCHLIESSEN, BIS DIE GEFAHR VORÜBER IST. Auch andere Schildkrötenarten besitzen einen klappbaren Plastron, doch NUR DIE DOSENSCHILDKRÖTE KANN IHREN PANZER KOMPLETT SCHLIESSEN.

Zu den Fressfeinden dieser Schildkröte gehören Waschbären, Stinktiere, Kojoten, Hunde, Ameisen, Krähen, Schlangen und Schweine. Die Eier sind besonders gefährdet. Auch junge Schildkröten sind verletzlich, da ihr noch nicht gehärteter Panzer wenig Schutz bietet.

EIN FALL VON *TERRAPENE CAROLINA* VON JEFF BAKER

Fall einer 61-Jährigen Frau, die unter einer Kälteallergie leidet.

Diese Patientin war in den letzten zehn Jahren bis auf einige kurze Zeitspannen bei mir in homöopathischer Behandlung. Sie hat Yoga ausprobiert, Körpertherapie, verschiedene Pflanzenprodukte, ein wenig Akupunktur und Meditation, doch wenn ich sie sehe, ist es im Grunde genommen immer die gleiche alte Geschichte, und das war auch schon immer das Problem … zu viele Geschichten.

DER FALL, NEU AUFGENOMMEN AM 30. DEZEMBER 2004

P: Ich glaube nicht, dass es mir besonders gut geht. Ich habe wohl eine … der Winter … morgens ist meine Nase zu. Die Nase ist zu, ich huste. Nachts scheint es mir gut zu gehen, aber diese Kälte am frühen Morgen … Ich muss aufstehen und mich der morgendlichen Kälte stellen. Und ich habe ein Fieberbläschen, gewöhnlich gehen die ganz schnell weg, doch diesmal scheint es sich infiziert zu haben.

Und noch etwas: Es juckt mich irgendwie hier unten (Leiste) und ich dachte immer, das ist so eine Art Hitze.

Ich glaube, seit Mitte September ist meine Nase verstopft. Damals habe ich gerade einen Vorschlag für eine Show für mich selbst für 2008 ausgearbeitet. Es gab eine Frist. Ich hatte keine Bewegung, blieb lange auf, saß da und verkühlte mich. **Ich glaube, es hat mich aus dem Gleichgewicht gebracht.** An dem Tag, als ich ständig niesen und häufig meine Nase putzen musste, rannte ich die ganze Zeit herum. Mir wurde klar, dass ich das Gefühl bekam, ich sei verantwortlich dafür, dass alle glücklich sind. Mir wurde auch klar, dass ich das nicht würde schaffen könnte; dass ich mich nicht so viel um sie sorgen müsste. Irgendwie half das dann auch, dass die Symptome weggingen. Der nächste Tag war viel entspannter.

Es ist Angst vor der Kälte, oder dieses Ganze Nachdenken darüber, ob meine Hose warm genug ist, aber nicht zu warm. **Aber dann reicht diese Hose nicht von hier bis hier, und ich werde mich verkühlen. Ich will nicht schwimmen gehen, denn dann wird mir kalt.**

Mir scheint, alle Symptome gehen zurück auf dieses Kältegefühl.

Irgendwie habe ich die Vorstellung, dass es mich **einschränkt,** es lässt mich **erschauern,** ich wappne mich dagegen (HG: verschiedene Gesten). Wenn ich im Kino sitze und mir kalt wird, hole ich mein Schultertuch heraus und lege es mir um. Dann fühlt es sich sofort ganz angenehm und entspannt an.

EMYDIDAE NEUWELT-SUMPFSCHILDKRÖTEN

Mit der Kälte ist eine gewisse Spannung verbunden Kälte. Ich versuche dann, mit meinem Verstand dagegen anzugehen.

D: Beschreiben Sie Spannung.

P: Es ist, als ob man die **Luft anhält … die Muskeln zusammenzieht**. Es fühlt sich an, als würde es im Laufe des Tages sehr viel Energie verbrauchen. Und außerdem denke ich, es ist im Hintergrund zudem noch ein wenig irritierend und störend.

Jetzt ist der Zeitpunkt gekommen, über die Ebene der Tatsachen hinaus zu gehen und zu versuchen, die Empfindungen von der Ebene der Lokalsymptome zu trennen. Wenn Sie die Frage sehr allgemein stellen, können Sie den Patienten oft direkt auf die Ebene der Empfindung bringen.

D: Erzählen Sie mehr über Spannung und Zusammenziehen. Was ist Spannung und Zusammenziehen?

P: Genau genommen sind es Gegensätze. Das eine bedeutet **Ausstrecken** und durch das Ausstrecken eine **Enge** zu erzeugen, und das andere bedeutet **Zusammendrücken** und **gequetscht werden**. Wenn ich mich zusammenziehe, fühle ich mich angespannt. Vielleicht hat es damit zu tun, mit der Idee, angespannt zu sein (HG: ballt die Fäuste).

D: Beschreiben Sie das.

P: Zusammenquetschen. Als ob man **versucht, sich selbst zu schützen, wie ein kleines Tier, dass sich zusammenfaltet,** wie eine Schnecke oder eine Schildkröte … **die vielleicht in ihr Haus geht.** Eine Kugelassel würde sich einfach **aufrollen.** Wenn ich entspannt bin, sind meine Beine so wie jetzt, aber wenn ich angespannt bin, halte ich sie anders als im entspannten Zustand. Ich investiere Energie, um **sie zu halten**. Und ich habe das Gefühl, dass glückliche Zellen sich ausbreiten und treiben würden, während Zellen, die verkrampft sind, kleiner und enger sind. **Es fühlt sich also nicht so an, als wären es meine Muskeln, es passiert auf allen Ebenen.**

Es ist wunderbar, dass sie das sagt. Nun spricht sie, als hätte sie das Buch gelesen.

D: Wie ist das für die glücklichen Zellen?

P: Sie können das Leben irgendwie genießen … irgendwie **flüssig,** einfach in Flüssigkeit **treiben,** sie müssen nichts tun, und alles ergibt sich von selbst (HG: die Finger bewegen sich leicht). Die anderen sind irgendwie zusammengekauert, um sich warm zu halten, und sie sind so damit beschäftigt, sich warm zu halten – das ist ihre größte Sorge – dass sie keine Zeit für irgendetwas anderes haben.

D: Wie ist das, sich so zu fühlen?

P: Mir fällt so etwas wie ängstlich ein.

Ich mache mir Sorgen, dass ich nicht in der Lage bin, warm zu werden. Manchmal denke ich … ich weiß nicht, ob ich etwas im Fernsehen gesehen habe; manchmal, wenn ich mich ziemlich **in mich gekehrt** fühle, dieses Angebot schreibe und dann in Gesellschaft all dieser Menschen bin, die **extrovertiert** sind und das Leben genießen, dann brauche ich lange, um wieder **aus mir herauszukommen.** Ich kann da nicht einfach hineinspringen und ein Teil von ihnen sein. Ich brauche etwas Zeit, um mich anzupassen.

D: Wie ist das, aus sich herauszukommen?

P: Es ist dasselbe, aus dieser Enge herauskommen, aus diesem Zusammengezogensein. Aus mir herauskommen ist ein bisschen wie ein Wollknäuel, einfach wieder ein Faden zu werden anstelle von einem Wollknäuel.

(Sie zieht eine Verbindung zwischen 'aus sich herauskommen' und Enge und Zusammenziehen. Dies sind wichtige Empfindungswörter, die den Prozess und den Überlebensmechanismus beschreiben. Bis hierher beobachten wir das Bedürfnis, sich selbst zu beschützen, sich in einen Panzer zurückzuziehen, festzuhalten, Enge, Zusammenziehen, Beengung, Quetschen, introvertiert,

EMYDIDAE NEUWELT-SUMPFSCHILDKRÖTEN

und dann das Aus-Sich-Herauskommen, wie die extrovertierten Menschen um sie herum, wie ein Wollknäuel, das abgewickelt wieder zu einem Faden wird. Wir sehen beide Seiten.)

D: Erzählen Sie bitte mehr davon, wie Sie diese Enge, das Zusammenziehen erleben.

P: Wahrscheinlich ein unterschwelliges Gefühl von Frustration, Zorn, *nicht das schon wieder*. Es ist, als wollte ich fast aufgeben. **Vielleicht ist das meine persönliche Schwäche, dass mein Körper immer wieder diese Kerbe findet … und da hinein geht.**

D: Wie ist das Gefühl in dieser speziellen Kerbe?

P: Wie das Gefühl **eingeschränkt zu sein**. Ich versuche, Dinge unter Kontrolle zu bringen, damit ich in der Lage bin meine —**ich bin verletzlich, deswegen versuche ich, eine Verteidigung aufzubauen (HG: die Hände sind gewölbt und zusammengeführt).**

D: Was ist das?

P: **Der Panzer, die Verteidigung.** Ich kann nicht lange in meinem Taucheranzug bleiben. Ich drehe die Scheiben meines Autos hoch, damit ich den Luftzug nicht an meinem Hinterkopf spüre.

D: *Schnecke, Schildkröte, Rollassel, Panzer*: Erzählen Sie mir davon?

P: Ich denke, dieser Panzer ist eher eine Haut als eine harte Schale … wie diese Beutel zum Beispiel. Man kann Wasser in diesen Beuteln herumtragen, etwas, das ein wenig flexibel ist. Es fühlt sich für mich an, als wäre es ein wenig fest, wie die Haut einer Schildkröte. <u>Es bewegt sich vielleicht hinein und heraus (HG)</u>. Wenn mir kalt wird, werde ich faltig; und wenn ich mich nicht mehr ganz so verletzlich fühle, wird es glatt. Wenn mir warm ist, öffne ich mich. Ich nehme an, <u>wenn ich irgendwann aus diesem Schutz herauskrieche, möchte ich es in meiner Nähe haben, damit ich wieder hinein kann, wenn es nötig ist.</u> Ich habe tatsächlich immer ein Schultertuch bei mir, das hilft, aber manchmal brauche ich auch zwei.

(Dies ist eine sehr gute Beschreibung der Schildkröte. Sie beschreibt ihr Bedürfnis nach einem Panzer – zum Schutz, der Prozess – sich hinein und heraus zu bewegen, sich zu öffnen, aus dem Schutz herauszukriechen, dann die Angst – sie möchte den Schutz in ihrer Nähe behalten, so dass sie, falls erforderlich, wieder hineinkann. <u>Und es ist ein Panzer, der nicht hart ist; er ist biegsam und deutet daher auf die weicher gepanzerten und nicht auf die härter gepanzerten Schildkröten hin.</u>)

D: Erzählen Sie mehr von diesem Wesen.

P: Dieses Wesen, das in diesem Beutel oder worin auch immer lebt. Dieses Wesen also, ohne dieses … ich möchte es nicht Panzer nennen, ein Panzer ist doch irgendwie hart. Ich möchte es Beutel nennen. Wie war das noch … wie diese Feldflaschen, die aus Segeltuch oder Leder … wie eine Lederflasche? Ich bin da also drin und ich bin irgendwie … Wenn Sie es sich vorstellen können, **ich bin wirklich weich**. Diese Flasche bietet mir Schutz. Wenn ich also aus dieser Flasche herauskomme, müssen die Bedingungen wirklich gut sein, wie ein Gewächshaus. **Ich kann nicht unter allen Umständen hinausgehen, denn ich brauche meinen Schutz. Ich nenne es mal Panzer.** Es ist also irgendwie, als hätte ich eine dünne Haut, schätze ich. Und selbst wenn es sich gut anfühlen mag, herauszugehen, so scheine ich doch nie eine dicke Haut zu entwickeln … denn es endet immer damit, dass ich krank werde. **Ich verbringe also viel Zeit damit, entweder in diesem Panzer zu sein und zu versuchen, herauszukommen, oder herauszukommen, um dann wieder hineingehen zu müssen.**

Ich denke vielleicht, wenn ich erst mal draußen bin, dann hat sich endlich diese Haut entwickelt, und mir geht es gut. Und dann werde ich doch wieder **plattgemacht**.

D: Was bedeutet „*plattgemacht werden*"?

144

EMYDIDAE NEUWELT-SUMPFSCHILDKRÖTEN

P: Wie ein Insekt, dass **zerquetscht** wird. Ich werde krank, und dann muss ich dort wieder reingehen oder ich werde noch nicht einmal krank … **Ich bekomme einfach alle möglichen Symptome … dann ziehe ich mich zurück.**
(Ihre Angst besteht darin, zerquetscht zu werden, daher zieht sie sich zurück.)
D: Erzählen Sie mir ein bisschen mehr über die extrovertierten Menschen?
P: Sie **breiten** sich irgendwie so **aus**. Das sind Leute, die Ihnen irgendwie über den Weg laufen. Ich habe mit diesen Leuten nicht viel zu tun. Es ist irgendwie ein Schock, dass es Leute gibt, die **groß** sind und Witze machen … einfach eine komplett andere Welt.
D: Wie ist diese Welt?
P: **Da gibt es überhaupt keinen Panzer.**
Hier nennt sie uns ganz spontan das Gegenteil.
P: **Es ist wie … Die sind einfach da draußen und scheinen richtig stark zu sein, als ob sie nichts verletzen kann.**
Daraus können wir schließen, dass ihr Zustand, ihre Empfindsamkeit – direkt aus ihrem anderen Lied, der Quelle ihres Mittels – etwas damit zu tun hat, drinnen zu sein, nicht draußen; schwach zu sein, nicht stark; und verletzlich zu sein im Gegensatz zu unempfindlich.
P: Es ist egal. Sie laufen in Shorts herum, nichts an den Füßen … überhaupt nichts. **Ich mag in meinen Panzer eingehüllt sein**, doch *sie* stört nichts, sie fühlen sich wohl, sind laut, machen Witze und sind **sehr spontan**. Und sie scheinen **sehr aufgeschlossene und warmherzige Menschen** zu sein. Es scheint, als würden sie gar nichts tun: *hey, wenn du in das Geschäft gehen willst, dann geh doch.* Und **sie können alles tun.** Sie können das, was sie machen, einfach unterbrechen und etwas anderes machen. Sie kümmern sich nicht darum, was passiert … während ich versuche, meine Bilder fertig zu bekommen. Es gab immer etwas, was ich tun wollte … wie zum Beispiel Lesen. **Ich sitze einfach allein da, das möchte ich so.**
(Dies ist der Konflikt: drinnen zu sein (im Panzer, eingeschlossen und eingeschränkt) oder draußen zu sein (spontan, in der Lage, alles zu tun).
D: Beschreiben Sie, wie Sie es erleben, wenn sie mit diesen Menschen zusammen sind.
P: Es fühlt sich gut an, doch **es ist, als ob man falsch herum durch ein Fernglas schaut. Ich kann sie sehen, aber ich bin ganz weit weg** … es ist eine andere Art, „aus sich herauskommen" zu sagen. Ich müsste ihnen irgendwie näher kommen.
Indem ich aus mir herauskomme, längere Zeit mit ihnen verbringe, könnte ich **aus meinem Kokon kommen.** Vielleicht ist das ein besseres Wort als Panzer. Es fühlt sich eher kokonähnlich an und nicht so sehr wie ein Panzer.
Jetzt sagt sie also Kokon. Anfangs sprach sie von einer Schnecke, dann von einer Schildkröte, dann von einer Rollassel, dann von einem Panzer. Jetzt aber sagt sie, es ist eher wie ein Kokon als ein Panzer. Sie müssen jetzt aufpassen. Wir können nicht einfach die Bilder verwenden, die sie uns gibt und glauben, dass sie vom Arzneimittel spricht. Wenn Sie sich von dem Bild verlocken lassen, werden Sie in den meisten Fällen fehlgeleitet. Der einzige sichere Weg ist der, jeder Spur zu folgen, die sie uns nennt. Bilder werden erst wirklich wichtig, <u>wenn sie mit der Energie und der Empfindung übereinstimmen. Damit das Bild eine wirkliche Bedeutung bekommt, muss es tragfähig sein.</u>
D: Erzählen Sie mir von einem Kokon.
P: Ich erinnere mich, als ich ein Kind war, gab es verschiedene Sorten … es gab diese pelzigen Sorten, und einige waren eher ledrig. Wenn man einen Kokon berührt hat, konnte man spüren, wie er wackelt, und man wusste, er war voller Leben, denn er wackelte. Gewöhnlich

EMYDIDAE NEUWELT-SUMPFSCHILDKRÖTEN

war er voller … Larven, und es war nicht so, als wären die Larven irgendetwas Kleines in dem Kokon; sie haben ihn ganz ausgefüllt. Mein Kokon hat diese Stacheln nicht. Er hatte Kämme oder Stacheln. **Mein Kokon ist ganz mit einer ledrigen oder flexiblen Schicht bedeckt.**

Irgendetwas an dem, was sie sagt, passt nicht ganz. Unsinn ist völlig in Ordnung. Dem Unsinn sind wir auf der Spur, denn im Unsinn verbirgt sich genau die Sprache der Quelle. Doch Kokons voller Larven, die Stacheln und Kämme haben, passen irgendwie nicht.

D: Können Sie mir mehr darüber sagen?
P: Die andere Sorte?
D: Ja.
P: Es fühlt sich wie ein **dehnbares Material** an. Es schien mit Plastik bedeckt zu sein, aber es gab auch einige Unterschiede, es war nicht überall gleich, es waren einige spitze Kämme darauf … ich weiß nicht, warum.
D: Was passiert mit ihnen?
P: Sie wurden entweder Schmetterlinge oder Motten. Ich kann mich nicht erinnern, was was war. Es ist eher das Material, an das es mich erinnert. **Die Sache mit dem Panzer ist die: Er öffnet und schließt sich. Bei dem Kokon passiert aber eine Metamorphose. Wenn du einmal draußen bist, gehst du nicht wieder hinein. Es ist ein kokonähnlicher Panzer.**

Sie sehen hier, dass der Kokon für sie nicht ganz passend war. Je mehr sie ihre Vorstellung erläuterte, desto weniger passte sie. Was sie also sagt, ist, dass es um das Material geht, die Textur, und nicht darum, etwas zu werden, keine Metamorphose, kein Schmetterling, keine Motte!

P: Es gibt andere Analogien, wie z.B. Falltürspinnen oder Einsiedlerkrebse oder sogar etwas wie ein Streifenhörnchen, das in einem Baumloch lebt … Schutz haben. **Aber ich denke, bei einem Panzer geht es um das Gefühl, ihn mit sich herumtragen zu können.**

Ein bunter Strauß an Möglichkeiten: Falltürspinnen, Einsiedlerkrebse, Streifenhörnchen. Nun stellt sie uns ein ganzes zoologisches Kompendium an Arten vor, die Schutz benötigen; das ist die Eigenschaft, die allen gemein ist. Am Ende jedoch klärt sie jegliches möglicherweise entstandene Missverständnis auf und kehrt zum Panzer zurück.

D: Welchem ähnelt es denn nun am meisten?
P: Einem Panzer, einem weichen Panzer.
D: Erzählen Sie mir mehr über dieses Tier.
P: Ich dachte, das hätte ich schon gemacht. Ein Gefühl wie eine dünne Haut. Ich denke, manchmal zieht es sich so weit in den Panzer zurück, **es bleibt zu lange darin.**
Das ist wahrscheinlich das, was passiert, wenn es sich anfühlt wie vom falschen Ende des Fernglases. **Es fühlt sich an, als hätte man die Verbindung zur Welt verloren. Es dauert etwas, bis man wenigstens wieder da sein will … sich daran zu erinnern, wie es eigentlich ist … außerhalb des Panzers zu leben.** Irgendwie habe ich das Gefühl, als ob ich gerade drin bin, obwohl ich Gäste habe … und ich freue mich über sie … sie sind nicht wie diese Raum greifenden Leute. Und ich habe das Gefühl, dass ich, obwohl ich rede, nicht ganz hier bin. Letztens hatte ich dieses Gefühl sehr deutlich, und ich trank eine Tasse Kaffee, was mich dann irgendwie **herauszog.**
D: Wie ist es außerhalb des Panzers?
P: Ich würde sagen, da gibt es viel mehr Abwechslung, es ist bunter und irgendwie auch heller, es dauert eine Weile, bis sich die Augen daran gewöhnt haben. Einfach das Gefühl, viel präsenter zu sein. Wenn du erkältet bist, fühlst du dich manchmal, als hättest du **eine Wolke**

EMYDIDAE NEUWELT-SUMPFSCHILDKRÖTEN

über deinem Gehirn, einen Nebel, irgendwie (HG: dieselbe Panzer-Geste). Die Wolke lüftet sich manchmal, **aber wenn du da drin bist, kannst du kaum richtig denken und willst nicht von anderen Leuten belästigt werden**. Ich weiß, letzten Sommer war ich richtig in Ekstase. So habe ich mich schon Jahre nicht mehr gefühlt. **So befreiend ... trocken zu sein**.

D: Beschreiben Sie trocken?

P: Die Nebenhöhlen waren frei, nicht schleimig **(HG: offen [gegenteilige Geste])**. Und all diese Energie zu haben, nicht immer mit all diesen Dingen zurechtkommen zu müssen.

D: Erzählen Sie mir alles über die Welt dieses Lebewesens in dem Panzer.

P: **Es ist ruhig und friedlich ... sehr,** darin gibt es <u>nicht viele Einzelheiten</u>. **Irgendwie** <u>nichtssagend</u>. **Ein Gefühl, als würde es in einem Dunst hängen, man sieht die Grenzen kaum. Die GRENZEN SIND VERSCHWOMMEN ... aber es ist bequem und irgendwie gemütlich oder vertraut. Es braucht keine Stimuli von außen, fühlt sich eigentlich sehr zufrieden an.**

D: Warum möchte es denn herauskommen?

P: **Ich denke, ab und an möchte es die Anregung. DAS BEDEUTET BEQUEM, BEHAGLICH, SICHER, <u>ABER KEIN LEBEN</u>.** Ich denke, es möchte wählen können. Wenn es herauskommen möchte, dann geht es heraus, und wenn nicht, dann nicht – dann bleibt es einfach drin. Es ist nicht so, dass es immer da drin sein möchte. Es ist kein schlechter Ort, wahrscheinlich das Gefühl, nicht aus eigener Entscheidung drinnen oder draußen zu sein, und dann verbringt es viel Zeit zusammengezogen, um sich zu schützen.

D: Wovor schützt es sich?

P: Vor der Kälte. Und vielleicht auch vor anderen Dingen ... es niest immer noch und ihm ist warm. Ich weiß nicht. Es wäre schön, wenn der Panzer da wäre, es wäre ein entspannter Zustand und ich könnte in den Panzer hinein und wieder herausgehen. Das wäre schön; das wäre perfekt.

D: Wie ist die Welt da draußen? Ist sie trocken oder nass oder noch anders?

P: Wie im wahren Leben, alles zusammen.

VERSCHREIBUNG: *TERRAPENE CAROLINA* C200 (DOSENSCHILDKRÖTE), 03.01.05

FOLLOW-UP AM 03. FEBRUAR 2005

D: Stört Sie die Kälte noch so?

P: Ich würde sagen ja, denn sobald mir kalt wird, habe ich genauso viele Probleme wie früher. Aber ich habe schon den Eindruck, dass da ein Unterschied besteht. Irgendetwas verändert sich, kaum merklich.
Es gibt noch etwas. das ich nach Möglichkeit gerne tue, nämlich morgens spazieren gehen. Ich laufe, mein Blut kommt in Wallung, und ich habe den Eindruck, der Tag wird besser, als ob ich einiges aus mir herausbringe. Was ich Ihnen noch erzählen wollte ... mir sind einige Sachen eingefallen. Vor Jahren habe ich immer mit dem Arm über meinem Kopf geschlafen, und irgendwann habe ich damit aufgehört. Doch seit ich dieses Arzneimittel nehme, schlafe ich wieder so.

D: Wie fühlt es sich an?

EMYDIDAE NEUWELT-SUMPFSCHILDKRÖTEN

P: Es hat sich irgendwie GUT angefühlt, als ob meine Brust weit wird, ich strecke mich aus, es ist nicht so, als wollte ich meinen Kopf schützen.
D: Erzählen Sie mir etwas über „weit werden".
P: Ich glaube, ich habe das Gefühl, **ich kann leichter atmen.**
D: Sprechen Sie über „weit werden" … egal, was Sie dazu sagen können.
P: Nun, ich öffne mich und ich strecke mich.
D: Wie fühlt sich das an, „sich öffnen"?
P: Nun, frisch.
D: Beschreiben Sie „frisch".
P: Ein wenig kühl. Irgendwie ist das ein schönes Gefühl. Ich denke immer, es ist so anders; wenn du dich hier drin öffnest (Brust), bist du verletzlich, aber irgendwie schützt es diesen Bereich noch mehr. Es öffnet die Seite (sie bringt ihren Arm über ihren Kopf in die genannte Lage). Es wird weniger, aber ich merke es ganz deutlich. Ich habe irgendwie den Höhepunkt erreicht … diesen Monat.
D: Erzählen Sie noch ein bisschen mehr über das Sich-Öffnen … ganz allgemein.
P: Na ja, ich habe das Gefühl, das Sich-Öffnen ist eine gute Sache, positiv. Ich fühle mich immer noch zu introvertiert. Es fühlt sich gut an … das ist keine besonders gute Beschreibung.
D: Beschreiben Sie das gute Gefühl.
P: **Es ist ein Anreiz. Ich komme in Kontakt mit Menschen, und das gefällt mir. Und es spornt mich irgendwie an, bringt mich aus meinem Trott (HG), es kommt mehr herein, mehr Informationen kommen herein.** Also, die Idee, dass man irgendwie feststeckst, dass gewisse Dinge zur Gewohnheit wurden …
D: Und nun sind Sie offener?
P: Ich habe an einem Workshop teilgenommen … Ich hatte das Gefühl, **ich bräuchte endlich eine größere Welt, es ist nicht gut, einfach immer weiter in dieser zurückgezogenen Welt zu leben, so wie ich das gemacht habe** (die ganze Zeit machte sie Gesten (HG), beide Arme weit auseinander, mit hohlen Handflächen, die sich zueinander- und auseinanderbewegten).
Jeff: Das Arzneimittel scheint gut zu wirken, aber es ist noch zu früh, das mit Gewissheit zu sagen. Kein Arzneimittel.

FOLLOW-UP AM 27. JUNI 2005

P: Im April bekam ich die Zusage, meine Werke am MAC in einer großen Schau zu zeigen. Deswegen habe ich viel gemalt.
Vor fünf oder sechs Tagen, als ich in Kula[2] war, wurde ich von Insekten gestochen. Ich habe einen Freund besucht und schlief in einem Zelt. Vor fünf Tagen habe ich ein Nickerchen gemacht, und normalerweise geht es mir sehr gut nach einem Schläfchen. Ich bin aufgewacht und saß im Zelt und **fühlte mich wie Blei. Ich wollte mich nicht schnell bewegen, ich wollte mich gar nicht bewegen. Ich wollte keine Energie verbrauchen.** Ich wollte gern ein Video anschauen oder einfach gar nichts tun.

---

2   **Kula** ist ein Distrikt in Ost Maui, Hawaii

EMYDIDAE NEUWELT-SUMPFSCHILDKRÖTEN

Wir folgen unserer Routine, unseren Ritualen, und nach meinem Schläfchen kann ich mich **nicht mehr bewegen … Zombie** ist ein anderes Wort. Und das geht jetzt Tag für Tag so. Vorgestern bin ich einfach in einem der Räume geblieben und habe **Winterschlaf gemacht … ich wollte niemanden sehen**. Am Morgen ging es mir dann gut.

D: Erzählen Sie mehr über diesen Winterschlaf und „niemanden sehen wollen".

P: Zum Teil hatte es damit zu tun, dass Gäste kamen, ich wusste nicht, wer sie waren. Ich konnte einfach nicht besonders gesellig sein. Ich hatte keine Energie, war irgendwie im Halbschlaf, nur halb wach. An diesem Tag lag ich nur … wie Blei, wirklich schwierig, aufzustehen. Als ich dann endlich wach wurde, war alles wie in **Zeitlupe**. Ich habe einfach Dinge im Raum angestarrt und überlegt, was ich als nächstes tun wollte, schließlich ging ich zum Divan[3] … und starrte weiter Dinge an. Vor zwei Tagen ist mir dann endlich eingefallen, dass der Grund für dieses Verhalten der Insektenstich sein könnte. Am Freitag war dann die große Schau. Also dachte ich endlich daran, dass es der Insektenbiss war. Es ist jetzt empfindlich, aber irgendwann hat es auch einmal stark gepocht.

Heiß … empfindlich wie eine Verbrennung, oberflächlich. Ein wundes Gefühl, empfindlich, sehr empfindlich.

D: Was störte Sie am meisten?

P: Die Lethargie, der fehlende Antrieb und das Bedürfnis zu schlafen.

Dieses Gefühl von Blei … ein Gewicht … das Bett zieht mich herunter. Ein bisschen mehr darüber. Es fühlt sich an, als ob mein Stoffwechsel ganz, ganz langsam geworden ist. Alles, meine Beine, mein Kopf und meine Schultern fühlen sich schwer an. Es fühlt sich an wie ein Gewicht, zieht an mir.

Fühlt sich wie eine Gemütsverfassung an … eine traumähnliche Verfassung, aber es ist nicht mit Bildern angefüllt … ich liege nicht im Bett und denke über viele Sachen nach. **Es ist irgendwie wie tot. Einfach ganz wenig Energie, alles ist ganz ruhig und wie im Vakuum … ein Vakuum aus Blei.** Ein Vakuum ist eigentlich leicht, sollte leicht sein. Leere ist wohl eher das, was ich meine. Ja, es ist irgendwie so ein halb wacher, halb schläfriger Zustand.

Wie zugedröhnt, aber es gibt nicht viele Bilder … eher wie eine Wolke oder wie im Nebel. Aber ganz bestimmt ist da diese Schwere … du fühlst dich dahin gezogen.

Jeff: Wie Blei, Gewicht, schwer, Laster, Spannung, zusammengedrückt, verschlossen, geschlossen (mit Energiemustern, die zuerst Greifen oder einen Schleier darstellen und dann später das Gefühl ‚zurückgezogen'). Sie beschrieb auch das Gegenteil, nämlich offen. Obwohl sie nicht wieder auf die Quelle zu sprechen kam (Schildkröte), waren doch die Energie, die Empfindung, dieselben.

Das Interessante daran ist, dass dies ein Follow-up wegen eines akuten Problems war, vorgeblich ein Spinnen- oder Insektenbiss. Sie erwähnte am Telefon sogar die Lyme-Borreliose. Aber es war nicht der Biss, weswegen sie sich Sorgen machte, sondern die Lethargie, die Erschöpfung und das Bedürfnis, lange zu schlafen. Es zeigt, wie man zu dem Arzneimittel kommt, selbst in einer sogenannten akuten Situation: nämlich mit derselben Methode, und so gelangt man geradewegs zum selben Arzneimittel, das schon so viel Gutes bewirkt hat. Darüber hinaus (und das muss auch mit der Substanz und der Quelle zu tun haben) beschreibt sie ihre Verfassung wie drogenähnlich, keine Bilder. Sie sagt, es war wie Winterschlaf. Dies muss nun dem sehr ähnlich sein, was die Schildkröte erlebt; dass, wenn sie sich zum Schutz in ihren Panzer zurückzieht, sie in einem sehr inaktiven Zustand ist, ohne Gefühle oder Bilder.

Arzneimittel: *Terrapene carolina* C200.

---

3   Ein <u>Divan</u> ist etwas Ähnliches wie ein Sofa.

EMYDIDAE NEUWELT-SUMPFSCHILDKRÖTEN

FOLLOW-UP AM 03. NOVEMBER 2005

P: Es geht mir ausgezeichnet. Ich fühle mich wie … seitdem … ich die Lyme-Borreliose überstanden habe, die irgendwie dazu geführt hat, dass ich mich **wie eine Einsiedlerin vergraben habe**. Ich möchte aktiv sein, es ist ja nicht so, dass ich keine Leute kenne. Warum sie nicht anrufen, statt zu warten, bis sie mich anrufen?
Ich fühle mich, als wäre ich plötzlich ein ganz neuer Mensch. Es ist nicht nur … aber das war nur eine solche Erfahrung. Einmal bin ich nach San Francisco gefahren und hatte viel Spaß. Ich lese jetzt die New York Times, das ist eine ganz neue Erfahrung. Ich habe Lust auf Kunst bekommen. Einmal hatte ich spontan Lust, nach New York City zu fahren und dort einen Freund zu treffen. Ich habe mir Kunstwerke gekauft, und das hat alles ins Rollen gebracht. Ich kann mein Geld ausgeben, ich muss so nicht sein (HG).
D: Wie ist so?
P: Wir haben doch über Einengung, Einschränkung gesprochen. Nach New York zu fahren war fantastisch … **befreiend**.
D: Befreiend?
P: Wie **angetrieben**, wie eine Rakete, die abhebt, hinauf in das Weltall.
Es ist so, als ob man **in einen Fluss springt**. Plötzlich eröffneten sich viele Möglichkeiten. Ich hätte ihnen sagen können, das Bild steht nicht zum Verkauf, ich hätte auch nicht nach New York fahren können. Da ich aber zuließ, dass das Bild zu verkaufen ist, **eröffneten sich mir viele Möglichkeiten**.
Es fühlt sich weit, fröhlich, lebendig und aufregend an.
D: Das Gegenteil?
P: **Verschlossen, leblos, langweilig, eingeengt, all das.**
Jeff: Auf allen Ebenen ein außergewöhnliches Follow-up.

FOLLOW-UP AM 13. MÄRZ 2006

Ich bin kurz davor, eine Beziehung einzugehen. Ich habe ihn im Internet kennengelernt. Es fühlt sich gut an, ein wenig Würze im Leben. Ich hatte schon das Gefühl, ich würde immer mehr zur Nonne. Der Schriftsteller, dessen Buch ich gelesen habe, sprach von Einsamkeit, und dass man nicht wirklich kreativ sein kann, wenn man mit anderen Dingen im Leben beschäftigt ist. Ich sehe, wie ich ich selbst bin.
D: Was bedeutet das?
P: Es ist viel mehr Schwung in meinem Leben. Ich sage, was ich denke, und ich habe Freude daran, Menschen anzuspornen. An diesem Mann interessiert mich am meisten, dass er sich für Poesie interessiert.
Jeff: EIN SEHR SCHÖNES UND WICHTIGES FOLLOW-UP.
Arzneimittel: *Terrapene carolina* C200.

KOMMENTAR DES AUTORS

Das verschriebene Arzneimittel, *Terrapene carolina*, die Dosenschildkröte, die eine hart gepanzerte Schildkröte ist, hat eine Heilung herbeigeführt, obwohl die Aussagen der Patientin eine weich gepanzerte Schildkröte zu beschreiben schienen. Dies weist uns auf die Kraft und die Flexibilität der Arzneimittel hin. Das verschriebene Arzneimittel wirkte ohne Zweifel, weil es aus derselben

EMYDIDAE NEUWELT-SUMPFSCHILDKRÖTEN

Ordnung (hier: Testudines) stammt. Das ist der Punkt, an dem die spezielle Tierart mit Hilfe der allgemeinen Eigenschaften als das Tier dieses Falles ausgemacht werden kann.

SPEZIELLE EIGENSCHAFTEN VON SCHILDKRÖTEN

Empfindungswörter, die die Idee des Überlebens innerhalb eines Panzers ausdrücken:
- Sich selbst schützen, sich in einen Panzer zurückziehen, bedeckt sein, Verteidigung
- Den Panzer mit sich tragen
- Sich zusammenrollen, festhalten, Kerbe … hineingehen, eingepackt, sich zurückziehen, dort zu lang bleiben
- Einengen, zurückschrecken, strecken, eng, zusammendrücken, quetschen, zusammenziehen, entrollen
- Gequetscht, verletzlich, empfindlich, eingeschränkt, introvertiert
- Verschlossen

DAS GEGENTEIL

- weit, da draußen, stark, nichts kann sie verletzen
- Außerhalb des Panzers leben, sich öffnen, herauskriechen, hervorziehen, herauskommen aus (dem, was den Kokon umhüllt oder umgibt)
- Befreiend, extrovertiert, Bedürfnis, in der großen Welt zu sein
- Mich aus dem Gleichgewicht bringen
- Spitze Kanten

SPEZIELLE WÖRTER DER SEMIAQUATISCHEN SCHILDKRÖTE: FLÜSSIG, FLIESSEND

Die Dosenschildkröte ist semiaquatisch und sitzt, wenn es ihr möglich ist, im Wasser. Daher ist es möglich, dass die Patienten von Bildern mit einem Bezug zu Wasser berichten, wenn sie das Mittel Dosenschildkröte benötigen.

MÖGLICHE AUSDRÜCKE DER DOSENSCHILDKRÖTE BEI PATIENTEN

Bei einer Dosenschildkröte können wir Folgendes beobachten:
- Allgemeine Eigenschaften einer Schildkröte: hoch gewölbter oder kuppelförmiger Panzer, die Fähigkeit, sich in seinen Panzer zurückzuziehen, Winterstarre.
- Allgemeine Eigenschaften der semiaquatischen Schildkröten: die Fähigkeit, sich an Land und im Wasser zu bewegen, paddeln, waten, im Wasser liegen, verstecken, graben, buddeln, fließen.

EMYDIDAE NEUWELT-SUMPFSCHILDKRÖTEN

VERHALTEN

- Sich komplett einschließen, keine Lücke lassen und kein Körperteil entblößen

Signalwörter, die dieses „Einschließen" widerspiegeln:		
Wegsperren	Klammern	Ergriffen
Einklemmen	Sich anklammern	Niederdrücken
Eingeschlossen in einen Kasten	Zusammendrücken	Bewegungsunfähig machen
Fest hereingezogen	Festmachen	Festnageln
	Befestigen	Fesseln.
Vollständig zurückziehen	Sich festhalten	Zurückhalten
Verschlossen	Zusammenpressen	Einfangen
Vollständig innen eingeschlossen sein		
Den Panzer fest verschließen		

WEITERE EIGENSCHAFTEN

- Schnappendes Geräusch
- Innerhalb der Gruppe bleiben
- Nicht sehr aggressiv, von Natur aus sanft, sehr mild
- Stark ausgeprägtes Heimfindevermögen, Heimweh, Wunsch, zum Geburtsort zurückzukehren
- Spezifische Farben und Muster: Gelb, Orange, handförmige Muster

CHRYSEMYS SCRIPTA ELEGANS ODER *TRACHEMYS SCRIPTA ELEGANS* [ROTWANGEN-SCHMUCKSCHILDKRÖTE]

Ordnung: Testudines (Schildkröten)
Unterordnung: Cryptodira (Halsberger-Schildkröten)
Familie: Emydidae (Dosenschildkröten und Sumpfschildkröten)
Gattung: Trachemys (Buchstaben-Schmuckschildkröte) oder Chrysemys
Art: Trachemys scripta (Amerikanische Buchstaben-Schmuckschildkröte)
Unterart: Trachemys scripta elegans (Rotwangen-Schmuckschildkröte)
Trivialname: Rotwangen-Schmuckschildkröte

Es ist darauf hinzuweisen, dass die Schmuckschildkröten in der Homöopathie sowohl unter dem Namen „Trachemys" als auch unter dem Namen „Chrysemys" verwendet werden. Die Schmuckschildkröte, die heute Trachemys scripta elegans genannt wird, war in früheren Zeiten in der Nomenklatur unter dem Namen Chrysemys scripta elegans bekannt. Ebenfalls ist darauf hinzuweisen, dass die Trachemys scripta elegans (Schmuckschildkröte) der Chrysemys picta picta (Östliche Zierschildkröte) sehr ähnlich ist.

EMYDIDAE NEUWELT-SUMPFSCHILDKRÖTEN

EINFÜHRUNG

„Trachemys" ist abgeleitet aus dem Griechischen: „trachys", bedeutet *neu* und „emys", ist der griechische Name für eine Süßwasserschildkröte. „Scripta" kommt vom lateinischen Wort „scriptum", das Partizip Perfekt von „scribo", *Linien zeichnen* oder *schreiben*. „Elegans" ist ein lateinisches Wort für *fein* oder *elegant*.

ANATOMISCHE EIGENSCHAFTEN

Die Rotwangen-Schmuckschildkröte ist eine mittelgroße, im Wasser lebende Schildkröte mit „AUGEN-ÄHNLICHEN" Mustern auf dem Carapax und dem Plastron. Daher wird sie oft die „Pfauenaugen-Schildkröte" genannt. Diese Information findet man in Wikipedia, und sie wurde auch 1908 und 1912 veröffentlicht. Damals bezeichnete man das Tier als „Pfauenaugen-Schildkröte", die taxonomische Bezeichnung lautete *Clemmys irrigata*. Heute scheint die Hinterindische Pfauenaugen-Sumpfschildkröte, *Morenia ocellata*, die einzige Schildkröte zu sein, deren Panzermuster eine Ähnlichkeit mit Pfauenaugen aufweist.

Die Rotwangen-Schmuckschildkröte hat einen gelb-grünen Kopf mit charakteristischen RÖTLICH ORANGEN STREIFEN (eher rötlich) hinter den Augen. Diese Streifen werden sichtbar, wenn der Hals ausgestreckt ist.

▼ Chrysemys scripta elegans oder Trachemys scripta elegans
[Rotwangen-Schmuckschildkröte]

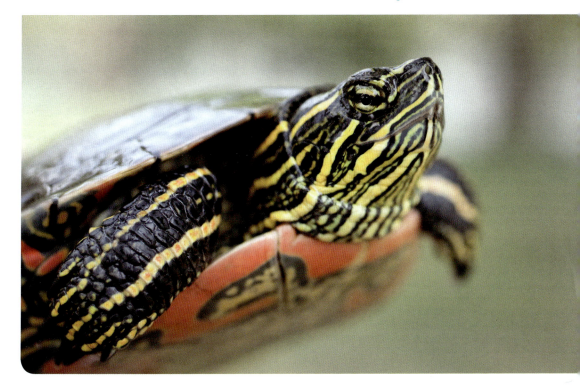

EMYDIDAE NEUWELT-SUMPFSCHILDKRÖTEN

Der NIEDRIGE, STROMLINIENFÖRMIGE ODER FLACHE CARAPAX hilft der Schildkröte, LEICHT durchs Wasser zu GLEITEN. Männchen sind mit drei bis fünf Jahren ausgereift, die Weibchen erst etwas später, mit fünf bis sieben Jahren.

ERNÄHRUNGSVERHALTEN

Rotwangen-Schmuckschildkröten sind allesfressende Schildkröten, die sich von einer Vielzahl kleiner Tiere und Pflanzenmaterial in der Wildnis ernähren. Sie fressen Flusskrebse, Aas, Kaulquappen, Schnecken, Grillen, Würmer und aquatische Insekten ebenso wie viele Wasserpflanzen wie Wasserlinsen, Wasserlilien und Hyazinthen. Jungschildkröten dieser Art fressen mehr Fleisch als die alten Tiere. Bei jungen Schildkröten besteht die Nahrung zu 70 % aus Tieren und zu 30 % aus Pflanzen. Wenn sie dann erwachsen sind, fressen sie überwiegend Pflanzen (90 %), und nur 10 % ihrer Nahrung besteht aus Tieren.

Rotwangen-Schildkröten produzieren keinen Speichel, denn wie die meisten aquatischen Schildkröten haben sie **festsitzende Zungen**. Sie müssen **ihr Futter im Wasser fressen**, da sie ihre Zunge nicht aus dem Maul herausstrecken können.

▼Chrysemys picta picta [Östliche Zierschildkröte]. Beachten Sie die Ähnlichkeiten zwischen den zwei Arten.

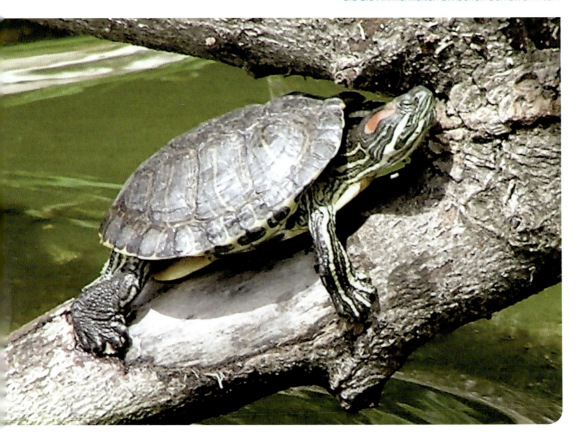

EMYDIDAE NEUWELT-SUMPFSCHILDKRÖTEN

PAARUNGSVERHALTEN

Balz und Paarung erfolgt unter Wasser. Das **Männchen schwimmt vor dem Weibchen rückwärts,** dabei FLATTERT oder VIBRIERT die Rückseite seiner langen Krallen, es streichelt Gesicht und Kopf des Weibchens. Das Weibchen schwimmt zum Männchen hin, und wenn es bereit ist, **sinkt** es zur Paarung auf den Boden. Wenn es nicht bereit ist, kann es gegenüber dem Männchen aggressiv werden. Manchmal sieht es so aus, als ob ein Männchen ein anderes Männchen umwirbt. Doch dies sind eher Dominanzgesten, und die Männchen fangen möglicherweise an zu kämpfen.

CHARAKTERISTISCHES VERHALTEN

Schmuckschildkröten sind **Süßwasser-Schildkröten, die in ruhigen, langsam fließenden Gewässern mit schlammigem Untergrund** leben, in denen es auch geeignete Orte zum Sonnenbaden gibt. Sie bevorzugen ruhige Gebiete mit Orten, die zum Sonnenbaden geeignet sind. Gewöhnlich SONNEN sich die Schmuckschildkröten in GRUPPEN. Manchmal bilden sie STAPEL und sonnen sich aufeinander. Das passiert meist, wenn geeignete Orte zum Sonnenbaden rar sind. Die Rotwangen-Schmuckschildkröte TAUCHT bei Gefahr SCHNELL ins Wasser. Diese Schildkröten sind **semiaquatisch** und verlassen das Wasser nur, um sich zu sonnen und um Eier abzulegen. Die Rotwangen-Schmuckschildkröte braucht ein großes Gebiet, in dem sie viel **schwimmen** kann.

Rotwangen-Schmuckschildkröten können **schnell von ihren Sonnenbadeplätzen ins Wasser gleiten,** wenn sie sich auch nur im Geringsten bedroht fühlen. Eine aufgeschreckte Rotwangen-Schmuckschildkröte, die von einem Feind außerhalb des Wassers bedroht wird, versucht **zu kratzen und zu beißen.** Rotwangen-Schmuckschildkröten sind TAGAKTIV. Nachts schlafen sie unter Wasser. Sie ruhen sich auf dem Grund aus oder **treiben** auf der Oberfläche, wobei sie ihren mit Luft gefüllten Hals als Treibhilfe nutzen.

Rotwangen-Schmuckschildkröten werden bei Temperaturen unter 10 °C inaktiv. Sie fallen in die Winterstarre, häufig unter Wasser oder unter Sandbänken und hohlen Baumstümpfen. Sie **bleiben in ihrem vertrauten Revier,** es sei denn, sie verlassen ihre nasse Heimat und gehen an Land, um einen Nistplatz für ihre Eier zu suchen.

Rotwangen-Schmuckschildkröten sind normalerweise RUHIG. Sie haben ein SCHLECHTES GEHÖR, doch REAGIEREN SIE SEHR EMPFINDLICH AUF VIBRATIONEN. Daher kann man sich nur schwer an sie heranschleichen. Sie sind UNERWARTET SCHNELL und **exzellente Schwimmerinnen.**

SPEZIFISCHE ANGRIFFS- UND VERTEIDIGUNGSMETHODEN

Sie jagen ihre Beute und fangen sie, wenn die Gelegenheit sich bietet.

Weil sie sehr empfindlich auf Vibrationen reagieren, erkennen sie schnell, wenn Fressfeinde oder Menschen sich nähern. Vor Gefahr weichen sie normalerweise zurück. Wenn man sich ihnen nähert oder sie erschreckt, RUTSCHEN SIE HEKTISCH von Steinen und Baumstämmen und GLEITEN ins Wasser. Im Wasser finden sie SICHERHEIT IM SCHUTZE DER DUNKELHEIT UND SIND IN DER LAGE, SICH UNGESEHEN IM SCHLAMMIGEN GRUND VERSTECKT ZU HALTEN ODER SICH ZWISCHEN BAUMWURZELN und WASSERPFLANZEN ZU VERBERGEN. Die jungen Schildkröten werden von einer Reihe von Raubtieren gejagt, so zum Beispiel Vögeln, Waschbären, Alligatoren und großen Fischen. Von Babyschildkröten ist bekannt, dass sie, wenn sie von einem Fisch verschlungen wurden, die innere Bauchwand des Fisches anknabberten, bis er seine Schildkröten-Mahlzeit wieder hervorgewürgt hat.

EMYDIDAE NEUWELT-SUMPFSCHILDKRÖTEN

„SIE KÖNNEN IHREN KOPF EINZIEHEN"
FALL VON *CHRYSEMYS SCRIPTA ELEGANS* VON UTA SANTOS-KÖNIG

(Bereits veröffentlicht in „Homoeopathic Links", 1-2/08, Band 21.)

EINFÜHRUNG

Mary, ein süßes Mädchen, 1996 geboren, suchte mich mit ihrer Mutter im September 2004 auf. Ihre Mutter machte sich speziell wegen Marys heftiger Kopfschmerzen Sorgen, zudem wegen ihrer großen Schüchternheit, ihrer Langsamkeit und ihrer Schwierigkeiten, abends einzuschlafen.

Manchmal wacht sie sogar aufgrund der Kopfschmerzen mit Übelkeit auf und muss sich erbrechen. Hinterher bleibt ein merkwürdiges Gefühl im Bauch zurück. Manchmal hilft es ihr, etwas sehr Kaltes zu trinken (sie möchte immer kaltes Wasser), oder sie braucht ein kaltes Bad. Der Schmerz sitzt in den Schläfen, und es fühlt sich an, als ob etwas nach innen presst.

Die Schmerzen kommen meist am Nachmittag oder am Abend, begleitet von Müdigkeit und Antriebslosigkeit. Nach dem Erbrechen geht es ihr besser.

Auch Hitze kann die Kopfschmerzen auslösen. Merkwürdigerweise schwitzt sie NIEMALS, egal wie warm ihr ist. Sie bekommt diese Kopfschmerzen ungefähr drei bis vier Mal pro Woche. In der Schule erscheint sie verträumt und langsam. Sie braucht viel Ruhe; wenn es zu laut wird, bekommt sie Kopf- und Bauchschmerzen.

Sie beobachtet viel und intensiv, mit dem Ergebnis, dass sie Dinge, die sie tun muss, niemals rechtzeitig fertig bekommt.

Mit drei Jahren ging sie in den Kindergarten. Dort hat sie nie mit Erwachsenen gesprochen.

Sie geht nicht ans Telefon, ruft niemanden an und möchte auch mit ihren Freunden nicht telefonieren. Wann immer es klingelt, hält sie sich die Ohren zu. Sie möchte mit niemandem am Telefon reden, weil sich die Stimmen dort so anders anhören.

Sie hat Angst vor der Dunkelheit, da dann Geister kommen könnten. Sie erzählt mir von ihrem geheimen Land, wo sie einen Husch und einen Schutzengel hat. In diesem geheimen Land ist der Regen aus Feuer und nicht aus Wasser. Während sie mit mir spricht, macht sie lange Pausen.

Ihre Mutter erklärt, dass Mary schon immer alles richtig ausdrücken wollte. Aus diesem Grund spricht sie in der Schule nicht viel, selbst wenn sie die Antwort weiß. Zu Hause redet sie ununterbrochen. Sie ist sehr präzise. Wenn sie über einen Baum spricht, sagt sie nicht „ein Baum", sondern „ein Ginkgo-Baum" und beschreibt die Blätter.

Sie ist sehr sozial, hilft anderen gerne und scheint gemocht zu werden. Zu Geburtstagsfeiern wird sie immer eingeladen. Ihr Lieblingsmärchen ist „Rotkäppchen", das Mädchen mit der roten Mütze, das den Wolf im Wald trifft.

Mary ist geruchsempfindlich. Sie riecht am Essen, bevor sie es isst. Sie liebt Zitronen, Pfefferminze und Salat und mag keinen Fisch und keine Milch. Essen ist jedoch kein großes Thema für sie.

Die Schwangerschaft verlief normal, die Geburt dauerte sehr lange. In den ersten drei Jahren gab es keine Probleme. Sie bewegt sich gern, fährt Fahrrad und schwimmt. Wasser ist ihr Element. Sie liebt das Meer und springt ins Wasser, selbst wenn es eiskalt ist. Als Baby hat sie immer geschrien, wenn ihr zu warm war.

Sie zeichnet und kocht gern, doch mit Puppen spielt sie nicht gern.

EMYDIDAE NEUWELT-SUMPFSCHILDKRÖTEN

BEHANDLUNG

Ich verschrieb *Astacus fluviatilis* (Europäischer Flusskrebs), und zwar aus folgendem Grund:
Massimo Mangialavori bezeichnet *Astacus fluviatilis* als ein Mittel, das die Hauptthemen der Meeresmittel enthält. Dies sind:
- Unreife.
- Die Bedeutung einer sicheren Umgebung, daraus folgend Schwierigkeiten und Schüchternheit außerhalb des Hauses.
- Sie halten Abstand (in Marys Fall durch die Weigerung, zu kommunizieren).
- KOPF: Drücken und Pulsieren an kleinen Stellen, besonders an der rechten Schläfe (Vermeulen über *Astacus fluviatilis*).
- Mary mag weder Fisch noch Milch – ein Thema bei vielen Meeresmitteln.
- Mangialavoris Thema des ÜBERMENSCHLICHEN SCHUTZES bei *Astacus fluviatilis* spiegelte sich meiner Meinung nach in Marys „geheimem Land" mit dem Schutzengel wider.
- Und natürlich ist WASSER ein großes Thema für Mary, obwohl sie eiskaltes Wasser liebt und ihr Zustand sich dadurch sogar bessert. Dies ist bisher von *Astacus fluviatilis* nicht bekannt.

FOLLOW-UP NACH *ASTACUS FLUVIATILIS*

Nach *Astacus fluviatilis* C30 bekam Mary nur noch einmal pro Woche Kopfschmerzen. Damit schienen Mary und ihrer Mutter zufrieden zu sein, und so sah ich sie erst im Januar 2006 wieder.

Sie beklagt sich über mehr Kopfschmerzen in letzter Zeit, doch sind sie nicht mehr so stark wie zuvor, und sie muss sich auch nicht mehr übergeben. Die Modalitäten sind die bereits bekannten, außer dass ihr Gesicht plötzlich blass wird. Sie scheint auch vollständig erschöpft zu sein und klagt über eine Empfindung von Kälte im Nacken.

Ihre Lehrerin macht ihr Ärger, da sie Mary ständig kritisiert, weil sie sich nicht aktiv genug am Unterricht beteiligt.

Sie braucht immer noch sehr lange, um ihre Hausaufgaben zu machen. Sie lernt gern Dinge über Tiere, und ihre Lieblingstiere sind die Schildkröten.

Ich bat sie, mir von Schildkröten zu erzählen, und ihr ganzer Gesichtsausdruck änderte sich, als sie sie in einer sehr zärtlichen und sympathischen Art und Weise beschrieb. Ihr gefällt besonders, dass Schildkröten ihren Kopf in ihren Panzer zurückziehen können und daher besser geschützt sind.

Im Dezember hatte ihr Vater einen schlimmen Unfall, und Mary bekam einen Schock, als sie ihn sah. Eine Wiederholung von *Astacus fluviatilis* schien ihr in dieser Situation sehr zu helfen. Trotzdem entschied ich mich, nachdem ich mich im Internet über Schildkröten informiert hatte, das Mittel zu wechseln. Ich gab ihr *Chrysemys scripta elegans* C200.

CHRYSEMYS SCRIPTA ELEGANS

(Auch *Trachemys scripta elegans*) (Rotwangen-Schmuckschildkröte)
  (Aus verschiedenen Internet-Quellen)
- Eine Unterart der Sumpfschildkröten, sie leben in Wassernähe.
- Schildkröten sind neugierige Tiere. Sie kennen ihre Umgebung sehr gut und mögen keine Veränderungen. Sie sind Einzelgänger, die ihre Ruhe und ihren Frieden haben wollen.
- Besonders ihr Geruchssinn ist sehr gut entwickelt. Wenn man den Hals einer Wasserschildkröte „pumpen" sieht, heißt das nicht, dass sie außer Atem ist, sondern dass sie riecht.

EMYDIDAE NEUWELT-SUMPFSCHILDKRÖTEN

- Durch den Geruch finden sie ihr Futter und die richtige Erde, um ihre Eier zu vergraben, auch Ihre Partner für die Paarung finden sie über den Geruch.
- Meeresschildkröten haben kein hochentwickeltes Gehirn, doch ihre visuelle, olfaktorische und akustische Wahrnehmung ist exzellent. Im Innern ihrer Nase wurden Partikel gefunden, die als Orientierung im Magnetfeld der Erde dienen.
- Als Haustier kann man sie entweder im kalten Keller oder sogar im Kühlschrank überwintern lassen.
- Reptilien schwitzen nicht.

Diese Informationen ermutigten mich, allein auf der Basis der Signatur dieses Mittel zu verschreiben (obwohl ich die Abneigung der Schildkröten, Anrufe zu tätigen, nicht bestätigen konnte …).

Nach der Konsultation rief mich ihre Mutter an und erzählte mir, wie berührt sie gewesen sei, als Mary die Schildkröten beschrieb. Ihr Eindruck, genau wie meiner, war, dass Mary ganz offensichtlich über etwas sprach, das ihr sehr ähnlich war. Etwas, mit dem sie sich sehr gut identifizieren konnte.

Einige Wochen später erhielt ich einen Anruf von der Mutter, die sagte, dass die Kopfschmerzen langsam besser wurden. Bei einer Gelegenheit, als eine Freundin zu Besuch war, hatten sie (ihre Freundin und Mary) einen Streit, und Mary wurde sehr ärgerlich und hysterisch, völlig außer Kontrolle, und hörte nicht auf. Ihre Mutter wusste sich nicht anders zu helfen als das Mittel nochmals zu geben.

„Sofort nachdem sich die Globuli auf ihrer Zunge aufgelöst hatten, hörte sie auf zu kreischen und redete nun in völlig normaler Art und Weise."

Ein weiterer Anruf am 31. Januar 2007 ergab, dass Mary das Mittel nur drei Mal innerhalb des letzten Jahres benötigt hatte. Sie hat die Schule gewechselt und blüht nun richtig auf.

Die letzte Konsultation fand am 26. April 2007 statt.

Im Februar 2007 hatte Mary sehr hohes Fieber, das auch nach einem Fiebermittel nicht sank.

Da erinnerte sich ihre Mutter daran, das Mittel zu geben, und innerhalb einer halben Stunde war Marys Temperatur wieder normal. Sie schlief ein und erwachte gesund und fit.

In der Schule fühlt sich Mary wohl, auch wenn sie nicht sehr aktiv teilnimmt. Sie antwortet nur, wenn sie etwas gefragt wird. Sie liebt Geographie und Mathematik.

Sie hat immer noch Angst vor Räubern.

Ihre einzige körperliche Beschwerde ist trockene Haut.

Ich verschrieb eine einfache Salbe mit Olivenöl und empfahl, das Mittel, falls erforderlich, zu wiederholen.

REFERENZEN

- Mangialavori M, Burley V. Remaining in a Safe Environment: the Sea Remedies. Modena Matrix, 2003.
- Vermeulen F. Synoptische Materia Medica II. Haarlem: Emryss Publishers, 1996.

ZUSAMMENFASSUNG

Dieser Fall ist ein Beispiel dafür, wie die Themen eines Falles auf eine bestimmte Arzneimittelgruppe – hier die Meeresmittel – hinweisen können, und wie die Eigenheiten des Falles helfen, das entsprechende Arzneimittel innerhalb dieser Familie zu finden.

EMYDIDAE NEUWELT-SUMPFSCHILDKRÖTEN

MÖGLICHE AUSDRÜCKE DER ROTWANGEN-SCHMUCKSCHILDKRÖTE BEI PATIENTEN

Patienten, die das Mittel Rotwangen-Schmuckschildkröte benötigen, sprechen vielleicht von Folgendem:
- Allgemeine Ausdrücke der Reptilien — sie führen ein Leben in Zurückgezogenheit, sonnen sich in Gruppen, der erste Impuls bei Gefahr ist Fliehen und Verstecken, doch wenn sie bedrängt werden, können sie angreifen.
- Allgemeine Ausdrücke semiaquatischer Schildkröten — schwimmen, vergraben, treiben, sinken, Winterschlaf halten, empfindlich gegenüber Schwingung, starke Bindung an das heimatliche Revier.

VERHALTEN

- Weggleiten

SIGNALWÖRTER, DIE DIE FÄHIGKEIT WEGZUGLEITEN BESCHREIBEN

- Wegrutschen, leicht rutschen
- Panisch in Deckung gleiten
- Schnell tauchen
- Zurückschrecken
- In der Gruppe bleiben
- Aufeinanderstapeln
- Besondere Farben und Muster: rote Streifen, „augenähnliche" Markierungen.

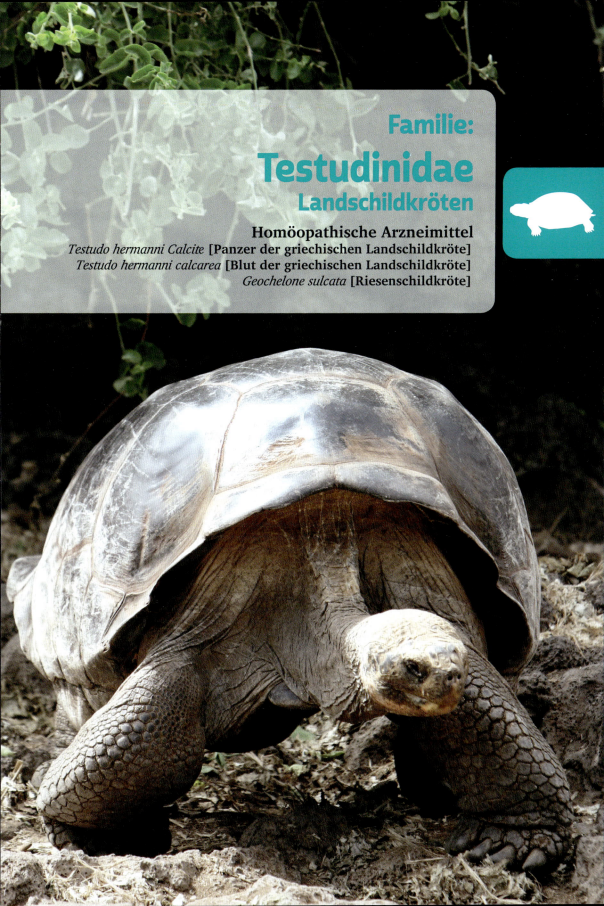

Familie: Testudinidae
Landschildkröten

Homöopathische Arzneimittel
Testudo hermanni Calcite [Panzer der griechischen Landschildkröte]
Testudo hermanni calcarea [Blut der griechischen Landschildkröte]
Geochelone sulcata [Riesenschildkröte]

TESTUDINIDAE LANDSCHILDKRÖTEN

EINFÜHRUNG

Die Familie Testudinidae enthält circa elf Gattungen und 40 bis 50 Arten.

HABITAT

Alle **leben an Land** und bewohnen warme Gebiete, vom Regenwald bis zur Wüste. Obwohl sie trockene Gebiete Feuchtgebieten vorziehen, legen sie sich, wenn sie die Möglichkeit haben, auch ins Wasser.

ALLGEMEINE ANATOMIE

Diese Schildkröten haben einen **kuppelförmigen Panzer**. Sie haben **Eigenschaften entwickelt, die es ihnen erlauben, an Land zu leben: dicke, elefantenähnliche Hinterbeine, kleine Füße ohne Schwimmhäute und kleine Zehen.** Die Vorderbeine haben normalerweise schwere Schuppen auf der vorderen Oberfläche. **Landschildkröten können ihren Kopf und ihre Gliedmaßen vollständig in den Panzer einziehen.** Man erkennt Landschildkröten auch an den fehlenden Drüsen in der Achselhöhle und der Leistengegend, auch haben sie nur vier Zehen an den Hinterfüßen.

ERNÄHRUNGSVERHALTEN

Die meisten Landschildkröten sind **Pflanzenfresser**: Sie fressen Blumen, Samen, Früchte und Gräser. Einige Arten sind Allesfresser, wenn sich die Gelegenheit bietet. Landschildkröten ermitteln über den Geruch, welche Pflanze oder welchen Teil der Pflanze sie fressen. Es wurde auch beobachtet, dass sie Pflanzen **zerquetschen**. Man nimmt an, dass sie hierdurch ein intensiveres Aroma der Pflanze riechen können.

ALLGEMEINE AUSDRÜCKE VON TESTUDINIDAE BEI PATIENTEN

Bei dieser Gruppe finden sich alle Ausdrücke der landlebenden Schildkrötenarten im Allgemeinen (siehe Seite 88).

TESTUDO HERMANNI [GRIECHISCHE LANDSCHILDKRÖTE]

Unterordnung: Cryptodira (Halsberger-Schildkröten)
Überfamilie: Testudinoidea
Familie: Testudinidae (Landschildkröten)
Gattung: Testudo
Art: Griechische Landschildkröte

TESTUDINIDAE LANDSCHILDKRÖTEN

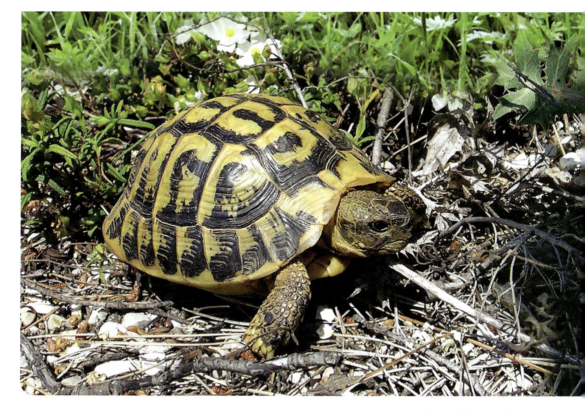

▲ Testudo hermanni

Trivialname: Griechische Landschildkröte
Wir haben Arzneimittel aus dem Panzer und aus dem Blut einer griechischen Landschildkröte hergestellt.

EINFÜHRUNG

Die griechische Landschildkröte (*Testudo hermanni*) ist eine von acht Landschildkröten, die unter die Gattung Landschildkröten fallen.
　Zwei Unterarten sind bekannt:
- Die westliche Unterart (*Testudo hermanni hermanni*)
- Die östliche Unterart (*Testudo hermanni boettgeri*)
Die östliche Unterart ist wesentlich größer als die westliche.
Die griechische Landschildkröte gilt heute als eine der gefährdetsten Arten.

ANATOMISCHE EIGENSCHAFTEN

Der Panzer hat eine INTENSIVE FÄRBUNG. Jungtiere und einige erwachsene Tiere haben attraktiv gemusterte SCHWARZE und GELBE Carapaxe (Panzer). Die Leuchtkraft der Farben kann im Alter schwinden und wird zu Grau, Strohgelb oder Gelb. An der Unterseite sitzen ZWEI MITEINANDER VERBUNDENE SCHWARZE BÄNDER entlang der mittig gelegenen Naht. Die Färbung des Kopfes

TESTUDINIDAE LANDSCHILDKRÖTEN

geht von dunkelgrün bis zu gelblich, mit vereinzelten dunklen Flecken. Ein besonderes Merkmal ist der GELBE FLECK AUF DER WANGE, den man bei den meisten Arten findet.

PAARUNGSEIGENSCHAFTEN

Männliche griechische Landschildkröten sind oft AGGRESSIV gegeneinander und auch gegenüber anderen Tieren. Man kann zwei männliche Tiere nicht gemeinsam halten, da sie miteinander kämpfen würden. Ein Männchen würde sogar ein in der Nähe lebendes Weibchen angreifen.

VERHALTEN

In Gegenden, in denen die Temperatur unter den Gefrierpunkt sinkt, fällt die griechische Landschildkröte in **Winterstarre**. Ihre ANFORDERUNGEN AN DAS KLIMA SIND SEHR SPEZIELL, und ein hoher Prozentsatz stirbt in Gefangenschaft, weil die Bedingungen, unter denen sie gehalten werden, nicht ihren Bedürfnissen entsprechen.

FALL (1) *TESTUDO HERMANNI* VON SUJIT CHATTERJEE
FALL EINER FRAU MIT BLUTENDEN HÄMORRHOIDEN

Einführung: Sie ist seit 1998 meine Patientin. Sie erhielt *Magnesium muriaticum*, *Collinsonia canadensis* und *Ambra grisea,* ohne dass sich viel besserte.

WIEDERAUFNAHME DES FALLES AM 07. JANUAR 2004

P: **Augenschmerzen, Rückenschmerzen, Spondylitis.** Eine Schwellung hier, ich habe die Medizin genommen, aber die Schwellung kehrte zurück.
  <Arbeit
  <mentaler Druck
Blutende Hämorrhoiden, prolabiert, mit Schmerzen beim Sitzen und beim Laufen. Wenn ich schlafe, **sticht** es (HG), daher sitze ich auf dem Sofakissen. Ich werde sehr schnell müde.
Im Büro reden die Leute, sie tratschen, ganz besonders mein Chef, er ist niemals am Platz. Ich muss ihn 120 Mal anrufen. Die Kolleginnen um mich herum, die Frauen, machen **politische Spielchen**. Warum kann ich nicht wie sie sein und auch mitmischen? Das Gefühl **bedrückt** mich. Ich ärgere mich auch über Papa. Ich komme nicht gut mit ihm klar. Er hat mich vor meiner Familie und meinen Freunden entmutigt und beleidigt, da habe ich mich schon dran gewöhnt. Ich werde verletzt. In der Rolle des Vaters ist er nicht gut. Er trinkt Alkohol. Meine Mutter ist nicht glücklich. Wenn ich heirate, bin ich meinem Mann gegenüber 110 % loyal. Ich habe diese Art von Zuversicht. Loyalität bedeutet, keine außereheliche Affäre zu haben, heutzutage ist das ja ein Abenteuer. Ich werde meinem Ehemann gegenüber ehrlich sein, egal was kommt, Gutes oder Schlechtes.
D: Was noch?
P: Der Chef ist ein sehr politischer Mensch. Wenn die Arbeit nach seinen Vorstellungen gemacht ist, hat er versucht, mir zu schmeicheln. Ich respektiere ihn, denn er ist eine sehr gute Vater-Figur. Ich vermisse die Aufmerksamkeit und Liebe meines Vaters.

TESTUDINIDAE LANDSCHILDKRÖTEN

Eine Freundin hat nach der Hochzeit aufgehört, mit mir zu reden. Wenn sie mich anruft, bin ich so aufgebracht, dass meine Hände und Beine anfangen zu zittern. Ich glaube, sie möchte, dass ich ihr einen Gefallen tue, aber ich habe schon so viel für sie gemacht. Was will sie *nun*? Ich möchte keinen Kontakt mehr mit ihr. Wenn sie mich nicht in ihrem Leben braucht, will ich sie auch nicht in meinem Leben.

Ich bemerke, dass sie fast ununterbrochen redet und dass sie sich auf der Ebene der Emotionen (Ebene 3) befindet.

D: Was stört Sie bei all Ihren Beschwerden am meisten?
P: Die Hämorrhoiden.
D: Erzählen Sie mir von den Hämorrhoiden.
P: Sie bluten viel, ich habe Verstopfung. Wenn ich Wasser lassen muss, kann ich noch nicht einmal sitzen, weil sie so herausstehen, es **sticht**.
Schmerzen, **es zwickt, etwas bohrt oder sticht (HG).**
Wenn man einen Dorn in den Fuß bekommt, dann sticht es, so ein Gefühl ist es.
Die Auswirkung der Hauptbeschwerde: stechende Schmerzen in den Hämorrhoiden, als ob etwas bohrt oder sticht (HG).

D: Welche Auswirkungen haben die Hämorrhoiden für Sie?
P: Ich verliere Blut. Ich will keine Schmerzen haben. Nach der Hochzeit wird es mehr werden. Jetzt macht die Familie meine Arbeit. Ich weiß nicht, wie die Schwiegereltern sein werden, gut oder schlecht. Vielleicht sind sie nicht so fürsorglich wie meine ältere Schwester. Wenn der Schmerz in den Hämorrhoiden beginnt, werde ich schwach, ich habe keine Kraft, ich kann noch nicht einmal sitzen. Ich muss auf einem weichen Kissen sitzen und schaukele darauf.

D: Was haben Sie für ein Gefühl, wie die Leute nach der Hochzeit sind?
P: Werden Sie mich mit so einem Problem akzeptieren? Sie werden mich rauswerfen. Sie werden denken: „Das Mädchen hat solche gesundheitlichen Probleme." Die Gesundheit beeinträchtigt meine Leistung. Zur Toilette zu gehen bereitet mir große Kopfschmerzen. Ich bin angespannt, wenn es auf der Toilette blutet. Ich kann nicht schnell aufstehen, ich brauche Zeit. Die Kleidung wird schmutzig.

D: Was ist das Gefühl bei „die Kleidung ist schmutzig"?
P: Ich mag das nicht. Ich trage helle Farben. Im Büro sind Männer. Die sollten nicht wissen, was ich für ein Problem habe. Es wird mir schlecht gehen. Die Regelblutung und auch dieses Bluten braucht Verschwiegenheit. Männer werden das nicht verstehen.

D: Wenn sie es verstehen würden, was wäre dann das Problem?
P: Ich würde es nicht mögen. Das sind Frauensachen. Männer sollten das nicht wissen. Sie wären mitfühlend, ich würde das nicht wollen. Ihre ganze Aufmerksamkeit wäre auf meine Kleidung gelenkt. Sie würden mir Ratschläge geben: „Geh doch zu einem guten Arzt." Ein peinliches Thema.
Jeder um mich herum ist gesund und ich bin es nicht. Ich würde mich allein fühlen. Ich komme damit geistig nicht klar. Selbst wenn mein Freund mich nach meiner Gesundheit fragt, **versetzt mir das einen Stich (HG)**. Meine Gesundheit ist so schlecht, dass er danach fragen muss.

D: „Geistig nicht klarkommen", was meinen Sie damit?
P: Leute mit guter Gesundheit sind geistig stark. Ich nicht.
D: Wie fühlt sich das an?
P: Es geht mir sehr schlecht damit. Ich möchte mich runtermachen.

TESTUDINIDAE LANDSCHILDKRÖTEN

D: Wie fühlt sich „runter" an?
P: Schwach, **schwach, unter ihnen, ich kann gar nicht mit ihnen konkurrieren (HG). Ich bin unten und sie sind oben.** Es **sticht** mich wie nichts anderes.
D: Was ist das für ein Gefühl, dass sie oben sind und Sie sind unten?
P: Ich fühle mich, als würde ich völlig allein gelassen, hinter ihnen **(HG).** Aufgrund dieses Problems überlegen sie, ob **sie mich mit einbeziehen oder nicht.** Ich würde zurückgelassen und **sie würden mir vorausgehen.** Ich würde mich sehr verletzt fühlen.
D: Wie fühlt sich das an, alleine gelassen, nicht mit einbezogen werden, gibt es einen Vergleich?
P: Sie vernachlässigen mich. Ich habe keine Bedeutung. Ich werde nicht mehr gebraucht. Ich tauge zu nichts.
Hier erhaschen wir einen Blick auf das Überlebensthema, auf Hierarchie, auf Opfer-Täter-Themen.
D: Allein, Einsamkeit, zu nichts gut?
P: Es verletzt mich, **sticht mich (HG),** wie wenn man eine Spritze bekommt und es durch die Haut sticht. Wenn man Blut abnimmt und man die Nadel herauszieht, ist es schmerzhaft.
Als ob jemand ein Messer in mein Herz gestoßen hätte **(HG)**, rein und raus. Die Auswirkungen werden ein Leben lang anhalten. Wie ein Messer, das in mein Herz **(HG)** gestochen wird, in diesem Bereich bleibt ein **Loch, leer**, und kein Blut fließt hinein, Schmerz, weil dem Herzen etwas zugestoßen ist.
D: Loch, leer?
P: Jemand sticht hinein, dann entsteht eine Lücke. Etwas, das gefüllt werden müsste und leer bleibt, so fühlt sich das an. Es wird nutzlos sein. Ein Kissen ist mit Baumwolle gefüllt. Wenn ich ein Messer nehme und reinsteche, kommt die ganze Luft heraus. Selbst wenn man es zunäht, bleibt da immer eine Lücke.
Das Kissen ist kaputt. Es wird sich sehr schlimm anfühlen. **Der Sinn des Lebens ist gestört.**
D: Geben Sie mir noch ein Beispiel?
P: Ich habe ein Herz und wenn jemand ins Herz **schlägt**, entsteht ein Loch. Ich lasse es zunähen, aber der Bereich bleibt leer.
D: Erzählen Sie von dem Gefühl „leer".
P: Ein Vakuum. **Ich breche** geistig und emotional zusammen und **falle hin.**
D: Was bedeutet zusammenbrechen und hinfallen?
P: Wenn ich hinfalle, habe ich keine Kraft aufzustehen. Stärke ist Macht.
D: Was ist Macht?
P: Ich werde nicht aufstehen können. **Ich kann nicht überleben.**
Ich werde zusammenbrechen. Ich fühle mich, als hätte Gott mir diesen Körper gegeben und ich war nicht in der Lage, für ihn zu sorgen. Ich konnte mich nicht vor der Person schützen, die mich gestochen hat. Ich konnte mich nicht verteidigen. Ich habe die Kraft nicht – kann nicht für mich sorgen. **Ich hätte meinen Körper schützen sollen** und mich um alles kümmern.
D: Wie würden Sie ihren Körper schützen?
P: Jemand versucht, mich zu **verletzten. Ich hätte mich geschützt.** Wenn er in mein Herz **stechen würde,** hätte ich versucht, seine Hand festzuhalten. **Wenn ich weiß, ich könnte fallen, laufe ich vorsichtig. Ich weiß zufällig, dass da ein Loch ist und laufe vorsichtig, damit ich mich nicht zu sehr verletze (HG).**
D: Was bedeutet „das Herz beschützen"?
P: Jemand versucht, mich zu **erstechen. Ich hätte meinen Körper beschützen sollen.** Als meine Hämorrhoiden anfingen, hätte ich auch anfangen sollen, meine Medizin zu nehmen. Nun geht das schon eine sehr lange Zeit.

TESTUDINIDAE LANDSCHILDKRÖTEN

D: Wenn jemand Sie ins Herz sticht, wie können Sie es schützen?
P: Mit meinen Händen **(HG),** ich kann ihn stoppen.
D: Lassen Sie einmal los. Was ist beschützt?
P: Für mich selber sorgen.
Wenn ich weiß, dass ich durch Zufall in diese Situation gekommen bin, meide ich sie **(HG), ich versuche, da** rauszukommen. **Rasch da rauszukommen.**
D: Was ist rasch?
P: Schnell, versuchen, schnell zu rennen, so schnell, dass die Person mich nicht erreichen kann. Ich nutze meine ganze Willenskraft und renne. Später werde ich, selbst wenn ich ein Problem habe (sie meint aufgrund des Rennens), **mich schützen, wenn er mich erreicht. Ich werde verhindern, dass er mich sticht.**
D: Wie?
P: Ich würde fest drücken, um diese Person umzuwerfen (HG). Ich würde ihn stoßen, zurückstoßen, runterziehen.
Ich würde mit meiner allerletzten Kraft und bis zum letzten Moment versuchen, es zu vermeiden und mich zu schützen. Wenn er es schafft, werde ich seelisch zusammenbrechen. Ich würde mich fühlen, als wäre ich nicht in der Lage, für mich zu sorgen.
Das Thema „schützen":
„Ich konnte mich nicht vor der Person schützen, die mich erstechen wollte. Ich konnte mich nicht verteidigen. Ich hätte meinen Körper beschützen sollen. Als meine Hämorrhoiden anfingen, hätte ich sofort anfangen sollen, meine Medizin zu nehmen". (Bezieht sich auf ihre Hauptbeschwerde).
Wie will sie sich selbst schützen? „Wenn jemand versucht, mich zu erstechen, bewege ich mich schnell oder renne schnell." Ich dachte, da Landschildkröten / Meeresschildkröten langsam sind, würden sie das Gegenteil tun wollen. Schlangen z.B. möchten fliegen, da sie keine Beine haben.
D: Wie sind Ihre Träume?
P: In der Vergangenheit habe ich geträumt, dass ich **von Bergen herunterfalle, Angst, von Bergen herunterzufallen**. Ich sehe viele Fische in meinen Träumen. Am Strand zappelte ein Fisch ohne Wasser. Ich habe eine Katze gesehen und konnte ihre dunklen blauen Augen sehen. Ich mag Katzen überhaupt nicht. Ich weiß nicht, wie Menschen in der Lage sind, eine Katze auf den Arm zu nehmen und zu küssen. Ich kann es nicht. Ich kann kein Tier umarmen. **Ich denke, sie sollten freigelassen werden**. **Lasst sie doch laufen, wo sie hinlaufen wollen. Ich möchte mich schützen,** das ist das Gefühl in Bezug auf mein Büro. Sie sprechen über sexuelle Themen. Aber mein sechster Sinn sagt mir, dass es da ein Problem gibt. Ich denke immer, dass mein Chef böse Absichten hat. **Er möchte mich emotional und körperlich verletzen. Wann immer ich mit ihm rede, sagt mir mein sechster Sinn, dass er mich anfassen möchte. Er möchte meinen Körper anfassen (HG). Ich möchte ihn ohrfeigen.** Ich mag es nicht, selbst wenn man auf der Straße läuft, und einer fasst einen an, kriegt man so ein Gefühl.
D: Was spüren Sie?
P: Seine Gedanken sind negativ. Verdorben. Er möchte Spaß, indem er mich anfasst. **Ich muss mich schützen. Verteidigen, ihn schlagen. Alle meine Kraft aufwenden, um mich zu schützen.** Möchte etwas in die Hand nehmen und nach ihm **werfen**. Mich mit meinen Händen schützen, ihn **festhalten**, wenn er versucht, mich zu schlagen. So etwas passiert in einer vollen Straße, Männer versuchen es. Heutzutage trage ich Armreifen, sonst hatte ich ein Amulett aus Metall, und ich schlage schnell zu **(HG)**. Das Amulett ist rund und ist aus fünf

TESTUDINIDAE LANDSCHILDKRÖTEN

bis sechs Metallen hergestellt, und wenn ich damit zuschlage, tut das weh. Das ist die meine erste Selbstverteidigungsmaßnahme (**HG**).

D: Was bedeutet diese Geste?

P: Selbstverteidigung (**HG**). Das bin ich; mein Körper muss für mich sorgen. **Der Person nicht die Möglichkeit geben, mich anzufassen.**

Ich werde mich entweder so oder so verteidigen (**HG: zuerst zeigt sie energielos ein Faust, dann hebt sie beide Hände vor ihre Brust, wie in einer Verteidigungsstellung**). Ich werde nicht zulassen, dass der Chef in meine Nähe kommt.

D: Gott bewahre … wenn er Sie berühren würde, was wäre das für ein Gefühl?

P: **Ich bringe ihn um.**

D: Wie?

P: Mit dem, was ich zu fassen kriege.

D: Was kommt Ihnen in den Sinn?

P: Ich habe ein Telefon auf dem Tisch, eine Wasserflasche, einen Briefbeschwerer. All das kann ich ihm an den Kopf schmeißen. Egal, wo er verletzt wird, das ist nicht wichtig.

Als sie den Traum beschrieb, sagte sie: „Tiere sollten freigelassen werden. Lasst sie doch laufen, wo sie hinlaufen wollen." Dann sagt sie spontan: „Ich möchte mich vor der Atmosphäre in meinem Büro schützen." Der Chef will meinen Körper anfassen. Er möchte mich emotional / körperlich verletzen. Ich muss mich selber schützen." Hier können wir die Berührungsempfindlichkeit beobachten. Berührung bedeutet für sie Verletzung. Sie möchte sich vor Berührung schützen.

D: Irgendwelche Träume, die Sie sehr beschäftigen?

P: Eine Sache noch, letzte Woche habe ich mir 'World-Trade-Fotos' angesehen, ganz schön, aber da war ein Foto einer Frau, sie war nackt und Teile ihrer Hand und ihrer Brust waren mit Natronlauge verbrannt worden. Ich konnte die Schmerzen in ihren Augen sehen. Man nannte sie Messing-Weiber. Während des Krieges in der UdSSR, als die Männer von der Armee dort waren, mussten die Frauen mit ihnen schlafen. Wenn sie versuchten, wegzulaufen, **wurden sie** mit Natronlauge **verletzt.** Dieses Foto ging mir nicht aus dem Kopf. Zwei unterschiedliche politische Parteien, und weil sie unterschiedliche Meinungen hatten, mussten unschuldige Menschen leiden.

D: Was hat Sie am meisten berührt?

P: **Ihre verbrannte Haut.**

In ihren Augen konnte ich sehen, dass sie nicht mehr leben wollte. In ihren Augen war kein Hass und keine Mitgefühl für diese Leute, sie war nicht willens, weiterzuleben, nachdem sie so **gequält** worden war. Kein Zorn, kein Mitgefühl, noch nicht einmal die **Kraft, aufzubegehren**. Ihre Augen übermitteln die Botschaft. Sie hat nicht die Kraft, auch nur einen Moment weiterzuleben.

D: Was bedeutet „Messing-Weiber"?

P: Das war der Ausdruck; *Messing-Weiber* sind so viele Frauen, die gequält wurden. Sie versuchen, mit ihnen zu schlafen, und wenn sie nicht willig sind, werden sie gequält. **Versuchen sie zu töten, zu verletzen, sie zu erstechen oder sie mit Natronlauge zu übergießen.**

D: Was passiert dann?

P: **Die Haut verbrennt, es tut weh, wenn die Haut abgeht.**

D: Andere Träume über Tiere?

P: Ich hatte einen Traum von einem Adler. Als ich eine Serie im Cartoon-Sender sah, schnappte sich ein Adler einen kleinen Vogel, eine Art Spatz. Der kam nicht wieder zum Vorschein. In der Schule sah ich einmal einen Adler. Ich liebe Landschildkröten und Elefanten.

TESTUDINIDAE LANDSCHILDKRÖTEN

D: Wieso erinnerten Sie sich jetzt gerade daran?
P: Gestern hat eine Freundin eine E-Mail bekommen, in der stand, der Geburtstag zeigt an, welches Tier man ist, und das Wesen wird dann entsprechend dem Tier beschrieben. Meine Freundin war Katze. Ich liebe Landschildkröten, aber mein Wesen wurde als das einer Meeresschildkröte beschrieben. Sie sind friedliebend. Ich liebe Menschen, auch wenn sie mich nicht lieben; ich helfe gern anderen Menschen. Bei meiner Kollegin passte Katze wunderbar: unehrlich, spielt mit Leuten, ist intrigant. Sie spielt immer Spielchen. Einmal war ein Kollege nicht da, und jemand aus dem anderen Büro wollte einige Papiere holen. Sie hätte sie ihm leicht geben können, aber sie tat es nicht, weil er sie in der Vergangenheit einmal bei der Arbeit aufgehalten hatte. Nun hat sie ihn also auch aufgehalten. Ich war erschüttert und erstaunt, denn es war eine offizielle Anfrage. Sie hat die Papiere nicht herausgegeben.
Sie beschreibt das Verhalten ihrer Freundin in Reptilien-Wörtern. Dem, was ihre Freundin tut, schreibt sie die Eigenschaften des Reptils zu, sich zu rächen.
(Interessanterweise sieht sie den Adler, der den kleinen Vogel schnappt. Landschildkröten werden von Vögeln ergriffen, sie fliegen mit ihnen hoch hinauf lassen sie dann fallen, damit sie aufbrechen und gefressen werden können. Sie sagt eigentlich, dass sie Meeresschildkröten mag, aber ihre Beschreibung ähnelt eher den Landschildkröten, sie sind friedliebender.)
D: Erzählen Sie etwas über Meeres- oder Landschildkröten?
P: **Sie sind langsam, verletzen niemanden. Ich weiß nicht warum, aber ich mag ihren Körperbau. Mir gefällt der Panzer oben drauf (HG), er schützt sie, sie laufen sehr langsam. Schildkröten können im Wasser und auch an Land leben. Sie sind an die Natur angepasst und können in jedem Klima überleben. Sie können sich sehr gut schützen, wenn ein Räuber kommt. Sie ziehen ihre Beine ganz in den Panzer hinein. Aufgrund ihrer Eigenschaften können sie in jedem Gebiet überleben und sich anpassen. Manche Tiere können nicht überleben, wenn das Klima sich ändert. Sie verletzen niemanden, es sind friedliche Tiere.**
D: Welches sind die Feinde der Land- und Wasserschildkröten?
P: Krokodile fressen sie so (*HG*). Sie leben ebenfalls im Wasser.
Das Krokodil öffnet sein Maul *(HG)* und springt sein Opfer an. Die Zunge schießt heraus, schnappt das Opfer und fährt wieder in den Mund zurück, das Krokodil kaut mit Zähnen (sogar) große Tiere wie Giraffen. Wenn die ins Wasser gehen, beißt das Krokodil zu.
Der Panzer der Land- oder Wasserschildkröte schützt sie; ihr Körper ist so beschaffen, dass er sie im Wasser und an Land schützt *(HG)*. Sie können leicht zum Stein werden, ganz hart, und **man kann sie nicht aufbrechen (*HG wie Stechen und Hämmern*)**. Etwas beschützt sie, sorgt für sie *(HG zeigt mit beiden Händen runde Strukturen)*.
D: Was bedeutet diese Geste und „beschützen"?
P: Es kann für sich selber sorgen *(HG)*. So für sich sorgen, wie man sich um ein Kind kümmert, es füttert. **Der Panzer schützt die Schildkröte** *(HG zeigt mit beiden Händen runde Formen)*.
D: Warum braucht die Schildkröte einen Panzer?
P: Um sich zu schützen. Ansonsten frisst das Krokodil sie in einem Bissen auf.
D: Irgendein anderes Tier, das Sie hassen oder mögen?
P: Ich weiß nicht, warum ich Katzen hasse und warum ich Angst vor Hunden habe. Ich kann mir nicht vorstellen, jemals Katzen im Haus zu haben. Ich denke, wenn sie springen, **verletzen mich ihre Krallen, es schmerzt, zwickt mich und tut lange weh**.
D: Hobbys und Interessen?
P: Stricken, Filme anschauen, am Strand allein sein, ich schaue gern den Sonnenaufgang und den Sonnenuntergang an.

TESTUDINIDAE LANDSCHILDKRÖTEN

Das tiefe Meer, jede Welle kommt und geht. Die Krebse kommen mit dem Wasser, bleiben, das Wasser fließt zurück ins Meer. Wenn wieder eine große Welle kommt, nimmt sie den Krebs mit sich mit.

D: Krebse?

P: Ich esse sie gern, das ist mein Lieblingsessen. Die schützende Schale ist hart. Ich kann das geistig und körperlich spüren. **Ich muss sehr stark sein. Ich mag Tiere mit Schalen, Krebse, Land- und Meeresschildkröten, denn die können sich selbst schützen.**

D: Landschildkröte oder Krebs, welches Tier mögen Sie mehr?

P: Die Landschildkröte! ... könnte ich nicht essen. Die Landschildkröte bewegt sich nicht! **Sie ist wie ich, langsam und stetig ... gewinnt das Rennen. Ich laufe ebenfalls sehr langsam.** Auf seine Gesundheit zu achten hat Priorität. Ich weiß, Sie werden mich heilen, und ich werde **frei und offen** sein.

D: Ihr Gefühl jetzt?

P: Entspannt. Etwas wird passieren, der sechste Sinn sagt es mir.

Ich hatte einmal einen Traum, in dem kam ein Hai vor, und ich konnte seine Zähne sehr gut sehen. Zickzack, ich hatte Angst. Wenn er **beißt**, habe ich Angst.

An dieser Stelle erinnerte ich mich an ihre Empfindlichkeit gegenüber Stechen und Stoßen, die sie in früheren Gesprächen genannt hatte.

WICHTIGE ANMERKUNGEN AUS EINEM FRÜHEREN FOLLOW-UP VOM 22.01.2002

(Zu dieser Zeit bekam sie das Mittel *Collinsonia canadensis*, und sie sprach über Meeres- und Landschildkröten.)

D: Was ist der Unterschied (zwischen Meeres- und Landschildkröten)?

P: Die Landschildkröte: Von der Form her ist sie größer als die Meeresschildkröte. Wenn ein Räuber kommt, kann sie ihre Arme und Beine an den Körper ziehen und wird **rund wie ein Stein. Sie kann ganz still sitzen**. Im Grunde genommen sind sie von derselben Art, aber es gibt einige Unterschiede.

D: Was ist der Hauptunterschied?

P: Der Hauptunterschied ist, dass die Landschildkröten Amphibien sind. Die Meeresschildkröten sind keine Amphibien. Die Landschildkröte kann aus dem Wasser kommen, um ihre Köpertemperatur zu regulieren.

D: Ist der Panzer sehr hart?

P: Im Vergleich zu der Meeresschildkröte ist **der Panzer der Landschildkröte sehr hart. Sie kann sich selber schützen. Wenn jemand sie schlägt, verletzt sie sich nicht leicht. Eher verletzen wir uns.** Der Schildkröte geht es gut. Sie wird höchstens leicht verletzt.

Nur das Krokodil kann sie verletzen, kein anderes Tier. Im Fernsehen haben sie gezeigt, dass Schildkröten nur von Krokodilen gefressen werden. Ein Krokodil ist im Vergleich gesehen sehr groß. Die neugeborenen Schildkröten können leicht auch von Krebsen gefressen werden.

D: Wie fressen sie sie?

P: Sie greifen danach und fressen sie. Sie haben Scheren *(HG)*. Sie ergreifen sie mit ihren Scheren und schlucken sie runter.

TESTUDINIDAE LANDSCHILDKRÖTEN

D: Wie fühlt sich die Meeres- oder Landschildkröte?
P: Er wird sie kriegen, sie wird plötzlich sterben. Er greift sie mit seinen spitzen Scheren und Zähnen. Das Neugeborene kann sich nicht schützen.
Arzneimittel: *Testudo hermanni* (Blut) C200, eine Gabe.
Ihr Zustand bestärkte mich in der Mittelwahl.

FALLANALYSE

Vergleich der Schildkröten-Symptome der Patientin mit den Empfindungen der Ordnung Theales (Teestrauchartige Pflanze):
- Stechende Schmerzen, wie von Nadeln
- Verletzung, besonders der Nerven
- Durchstochen, zertrümmert, durchgehende Wunde
- Schneiden; stechen mit einer scharfen Glasscherbe, einem Messer oder Stein; durchbohrt
- Es gibt jedoch kein Opfer–Täter–Thema.

FOLLOW-UP VOM 06. APRIL 2004

D: Wie geht es Ihnen?
P: Ja, mir geht es gut, wirklich gut, seit ich Ihr Medikament genommen habe. Die Hämorrhoiden bluten nicht mehr. Ich fühle mich geistig-seelisch besser. Im Kopf geht es mir, glaube ich, viel besser. **Ich bin in der Lage, mich selbst zu verteidigen. Ich kann mich um mich selbst kümmern und habe großes Selbstvertrauen.**
D: Wie meinen Sie das?
P: Selbstvertrauen in dem Sinne, dass ich unter vielen unterdrückten Gefühlen litt. Wenn irgendjemand mir irgendetwas gesagt hat, war ich nicht in der Lage, mit dieser Person zu reden. Ich denke, durch das Medikament habe ich viel Selbstvertrauen gewonnen. Ich fühle mich **nun sehr wohl, wenn ich mit jemandem kommuniziere. Ich kann mich leicht ausdrücken**.
D: Wie ist die Atmosphäre im Büro?
P: Die Atmosphäre im Büro ist okay. Es gibt da viele politische Spielchen, aber es ist okay, und es geht vorwärts. Ich muss es ja nicht sehen, manchmal kocht mir das Blut, aber das ist okay. Ich komme damit zurecht. Ich muss sie so akzeptieren, wie sie sind. Ich kann sie nicht ändern.
D: Wie war das Gefühl vorher?
P: Vorher war ich verwirrt. Ich war verängstigt. Ich habe immer gesagt, ich kann das nicht. **Ich war verängstigt. Ich habe gezittert.** Dann fingen die Hämorrhoiden an zu bluten. Dann wurde ich ganz verspannt. Meine Beine **haben viel gezittert,** doch jetzt komme ich damit klar. Ich muss nicht mehr überlegen, ob ich mit ihnen streite, ich habe Recht.
D: Wie können Sie sicher sagen, dass die Medizin wirkt?
P: Wegen des Seilspringens. Ich kann jetzt fünf Minuten am Stück einhundert Mal springen. Es gab eine Zeit, da fingen die Hämorrhoiden schon beim zweiten Sprung an zu bluten. Ich war nicht in der Lage, Seil zu springen. Nun springe ich fünf Minuten lang, einhundert Mal. Das ist definitiv eine sehr große Verbesserung.
D: Und der stechende Schmerz, war der nochmal da?
P: Der stechende Schmerz ist ebenfalls weg. Ich habe es komplett vergessen, bis Sie mich daran erinnert haben (lacht).

TESTUDINIDAE LANDSCHILDKRÖTEN

AUSZÜGE DES FOLLOW-UPS VOM 22. DEZEMBER 2005

P: Emotional fließe ich zu meinem Chef hin wie eine Wasserlache, die sich ausbreitet *(HG: Handfläche mit ausgestreckten Fingern)*. Ich versuche, diese Wasserflut zu stoppen, indem ich mich zurückhalte *(HG: geschlossene Faust)*. In der Vergangenheit brauchte ich meine Freundin als Schild, um mich zu schützen und mir Kraft zu geben. Jetzt fühle ich mich geerdet und kann für mich selbst sorgen.
Arzneimittel: *Testudo hermanni* 1M, eine Gabe.
Es geht ihr besser, doch ab und zu braucht sie das Arzneimittel noch.

KOMMENTAR DES AUTORS

Wichtige Ausdrücke von *Testudo hermanni*:
- Wenn ich hinfalle, habe ich keine Kraft, aufzustehen
- Ich hätte mich schützen sollen
- Vorsichtig laufen, nicht in ein Loch fallen
- Druck anwenden, um ihn umzuwerfen, runterzustoßen, runterzuziehen
- Angst und Träume vom Fallen
- Frei sein, in der Lage, umherzulaufen
- Werfen, Festhalten, Schlagen
- Die Haut schält sich (Häutung)
- Langsam, niemanden verletzen, friedliebend
- Der Panzer schützt
- Ruhig sein

EMPFINDUNGSWÖRTER

- Stechen, zwicken, stochern
- Zustechen
- Brechen
- Panzer, harter Panzer

FALL (2) *TESTUDO HERMANNI*: „SOBALD ICH MICH ÖFFNE, BIN ICH VERLETZLICH" VON SUSANNE SIEBEN

Fall einer 20-Jährigen Frau, Erstanamnese im Januar 2006.
D: Erzählen Sie mir etwas über Ihre Beschwerden?
P: Mein Magen – Übelkeit, besonders am Morgen nach dem Essen. Die letzten drei Monate waren wirklich schlimm, mit aufgeblähtem Bauch, Blähungen und Aufstoßen. Ich kann nicht auf dem Bauch liegen. Ich schlafe nachts normalerweise auf dem Bauch. Es ist sehr schlimm. Ich übergebe mich nicht, aber manchmal muss ich würgen, wenn mir übel ist. Das ist seit drei Jahren so. Manchmal besser, manchmal schlechter, dann ist es auch mal für einige Zeit gut. Die morgendliche Übelkeit besteht schon richtig lange.
D: Bitte beschreiben Sie es genauer. Wie fühlt sich das an, wie erleben Sie das?
P: Es ist sehr unangenehm, weil ich so einen Druck auf dem Bauch spüre und ein Gefühl von Würgen und Übelkeit. Ich weiß nicht genau, was das ist, aber manchmal fühlt es sich an, als

TESTUDINIDAE LANDSCHILDKRÖTEN

ob da zu viel Säure wäre. Und dann merke ich, dass ich so säuerliche Dinge wie Saft oder Wein nicht trinken kann. Mein Stuhlgang ist unregelmäßig, und manchmal muss ich bis zu fünf Mal am Tag auf die Toilette. Das ist kein Durchfall, aber im ganzen Bauch spüre ich einen **scharfen, stechenden** Schmerz.

D: Erzählen Sie mir mehr.

P: Ich überlege, was ich erzählen soll, es ist schwierig. Man fühlt sich irgendwie unwohl. **Es beeinflusst alles**.
Hier hätte ich weiter fragen sollen – aber ich hatte damals nicht bemerkt, dass dies der Punkt war, ab dem sie anfing zu verallgemeinern.

P: Ich kann nicht mehr still sitzen, weil alles so schmerzt. An manchen Tagen ist es so schlimm, dass ich mich nur hinlegen kann, oder manchmal weine ich wegen der Schmerzen. Aber das war jetzt schon lange nicht mehr so.

D: Erzählen Sie mir mehr über das Gefühl in Ihrem Bauch, den scharfen, stechenden Schmerz, den Druck, das Würgegefühl und die Übelkeit. Erzählen Sie mir etwas mehr.
Ich wollte ihre Hauptbeschwerde besser verstehen.

P: Es ist wie ein Stechen, und ich spüre einen starken Druck im Bauch. Manchmal sind es sehr spezielle Stiche und ich kann genau sagen, jetzt sticht es. Wenn es sticht, ist die Übelkeit geringer. Dann ist sie nur unterschwellig da. Dieses Stechen kommt nur, wenn ich gegessen habe. Und dann kann ich sagen, hier ist der genaue Punkt, wo es besonders stark schmerzt. Das Stechen und der Druck gehören zusammen. Da gibt es kleine Bereiche, wo es sich anfühlt, **als ob jemand mich mit dem Messer sticht (HG)**, so dass ich mich vor Schmerzen krümme, blitzartig, doch es kommt wieder und wieder. Es ist nicht so, dass der Schmerz da ist und dann wieder nicht. Für eine gewisse Weile ist er konstant. Es ist schwierig zu beschreiben. Die Schmerzen halten ein bis zwei Stunden an.

D: Beschreiben Sie es bitte genauer? Ich verstehe „Stechen" und „Druck" nicht.

P: Das Stechen und der Druck gehören zusammen. Es ist eine Art Stechen, das aufgrund des Drucks kommt. Das ist ein bisschen übertrieben, aber wenn jemand etwas Schweres nimmt und sich darauf stellt, so ein Druck ist das, von außen, und gleichzeitig **bohrt etwas nach innen**, sozusagen.
Das scharfe Gefühl steht für die Stelle, wo der Schmerz ist. Es ist kein Druck auf einen großen Bereich, sondern nur auf einen kleinen Bereich. Es sticht in einem kleinen Bereich, und zur gleichen Zeit drückt es. Man hat den Eindruck, es ist ein **Druck von außen.** Wenn man fest mit der Hand drückt, dann kommt der Druck. Das passiert in einem bestimmten Gebiet, und es sticht, und gleichzeitig ist da ein Druck. **Es dringt in in mich ein. Wirklich, als ob jemand mit dem Messer zusticht und dann drückt. Der Stich hält an, weil der Druck von außen nicht aufhört.**

D: Und was für einen Einfluss haben der Schmerz und der Druck auf Sie?

P: Zunächst einmal beeinflusst mich das im täglichen Leben. An den Tagen, an denen es schmerzt, habe ich schlechte Laune.
Hier ein Hinweis auf die Potenz – 200 – das Problem berührt ihre Emotionen.

P: Ich kann vieles nicht machen, weil ich mich hinlegen muss. **Ich bin eingeschränkt,** wenn ich lernen und den Unterricht besuchen will. Es ist ein allgemeines Gefühl von Unwohlsein. Es geht dir nicht gut, du denkst ständig darüber nach und fühlst dich ruhelos. In einer Unterhaltung kannst du dich nicht auf dein Gegenüber konzentrieren, da du dich nur auf dich selbst konzentrierst, und manchmal willst du auch nicht. Besonders, wenn die Übelkeit da ist, geht man nicht mal eben wohin und macht etwas. Erst brauche ich Zeit und Ruhe, sonst bekomme

TESTUDINIDAE LANDSCHILDKRÖTEN

ich nichts erledigt. Ich schlafe viel. **Wenn es da ist, bin ich müde. Ich bin introvertierter. Ich bin mehr mit mir beschäftigt**.

D: Erzählen Sie mir etwas über „introvertiert, beschäftigt mit sich".

P: Weil ich mich ausruhen muss, denke ich über meinen Magen nach, warum es kommt und weshalb. Ich versuche herauszufinden, ob ich Stress hatte, ob mich etwas geärgert hat. Ich versuche herauszufinden, was passiert ist.

Schmerz als Reaktion auf eine Emotion – ein weiteres Zeichen für die 200er Potenz.

D: Wie fühlt es sich innen an, wenn Sie anfangen nachzudenken? Was erleben Sie dabei? Wie erleben Sie Stress?

P: Viel Spannung, innen sehr angespannt, besonders im Bauchbereich. **Ich bin nicht entspannt, alles ist verkrampft**. Alles ist hochempfindlich, läuft mit hohem Tempo. **Wenn ich Stress habe, ist jeder Körperteil sehr empfänglich für Impulse von außen**. Egal was – ich nehme es sofort auf, direkt ins Herz. Zu Zeiten, in denen ich Ruhe habe und entspannen kann, bin ich nicht so empfindsam. Wenn ich Stress habe, kommt es mir sehr nahe.

D: „Hochempfindlich, der Körper ist empfänglich"?

P: **Ich bin sehr nervös. Innen fühlt es sich an, als ob etwas jetzt sofort kommt, und du weißt nicht was.** Es ist vollständige Anspannung. Es ist kein Schmerz, auch keine Übelkeit. Es ist, als hätte ich etwas falsch gemacht, oder als ob ich etwas Unangenehmes zugeben müsste. So ist alles irgendwie durcheinander.

(Angst vor einem plötzlichen Angriff ist ein Reptilien-Thema.)

Da ich die Verbindung noch nicht wirklich sehen konnte, kam ich zur Hauptbeschwerde zurück. Rückblickend ist natürlich klar, wo ich hätte weitermachen müssen.

D: Bitte beschreiben Sie die Übelkeit noch mal.

P: Es ist wie zu viel Säure. Es ist das Gefühl, das man hat, wenn man eine ganze Weile nicht gegessen hat. Diese Art von Übelkeit. Ich fühle mich unwohl und kann nicht richtig in den Tag starten. Es beeinflusst mich zweifellos.

D: In welcher Art und Weise?

P: Ich kann nicht am normalen Tagesablauf teilnehmen. Ich kann mich nicht ganz auf etwas einlassen, solange das da ist. Du musst immer auf dich achten, so fühlt sich das an.

D: Sich auf nichts konzentrieren, auf sich selbst achten?

P: Wenn dieser Schmerz da ist, fange ich automatisch an, darüber nachzudenken, wo er herkommt. Ich sitze da und denke nach.
Ich kann einer Unterhaltung oder dem Unterricht nicht folgen, da ich ständig denke, mir ist so übel. Ich kann wirklich nichts anderes tun.

D: Wofür interessieren Sie sich am meisten?

P: Hauptsächlich für Dinge, bei denen ich aktiv etwas tun kann. Sachen, bei denen ich nicht nur herumsitze und zuhöre. Dann kann ich mich viel leichter auf Sachen einlassen. Wenn ich eine Aufgabe habe, ich etwas tun kann oder etwas organisieren kann, dann bin ich in meinem Element und dann muss ich nicht denken. Und dann tue ich es gern. Wenn ich dann im Unterricht sitze, und der Unterricht besteht nur aus Theorie, ist es für eine Weile okay. Dann fängt es an, dass **ich abschalte und mit meinem Innenleben beschäftigt bin. Dann bin ich nicht mehr da.**

D: Abschalten? Nicht mehr da sein?

P: Ich bin **in mich gekehrt (habe mich in mich selbst zurückgezogen)**, und dann denke ich nur über mich nach und über das, was mich stört. Ich bin dann nicht präsent. Wenn man mich etwas fragt, **bin ich manchmal vollständig abwesend und bekomme nichts mit.**

TESTUDINIDAE LANDSCHILDKRÖTEN

D: Dieser Zustand, „introvertiert, abwesend, nicht da": Erzählen Sie mir mehr davon!
P: In diesem Moment lebst du irgendwo in deiner Fantasie. Was ich tun würde, was ich zu tun habe, was ich mag und wo ich gerne wäre. Diese Dinge. **In diesem Moment bist du nicht in der Realität.** Du sitzt nicht im Unterricht oder wo auch immer, sondern dort, worüber du gerade nachdenkst. Ich bin dann sehr intensiv dort. Im Unterricht ist dann also nur mein Körper anwesend.
(„Ich schalte ab und bin mit meinem Innern beschäftigt, so dass ich nicht mehr da bin."
„Ich bin vollständig abwesend. Ich habe nichts mitbekommen."
„In diesem Moment lebst du irgendwo in deiner Fantasie."
„In diesem Moment bist du nicht in der Realität."
Dies sind wichtige Aussagen, mit denen man Mollusken und Schildkröten voneinander unterscheiden kann. Die Einzelheiten sind auf Seite 89 beschrieben.)
D: Weiter?
P: Naja, in deinen Gedanken bist du nur mit dir beschäftigt. In deinen Gedanken machst du bestimmte Sachen, du führst Unterhaltungen, die du dir vorstellst oder die du später führen wirst, und du bekommst nichts um dich herum mit. Es ist wie ein kleiner Aussetzer.
Und kleine Dinge bringen mich dann zurück. Zum Beispiel wenn jemand neben mir hustet oder niest. Oh ja, ich bin hier, und dann versuche ich, wieder ins Thema hinein zu kommen, und abhängig vom jeweiligen Thema **ziehe ich mich wieder zurück in meine Welt der Gedanken und bleibe dort**. Es ist das Gleiche, sowohl mit Unterhaltungen als auch mit dem Unterricht. Besonders dann, wenn ich nicht wirklich am Thema interessiert bin.
D: Zurückziehen, nicht mitbekommen, was um mich herum vorgeht?
P: Ich bin mit meinen eigenen Sachen so beschäftigt, dass ich nicht bemerke, was um mich herum vor sich geht, selbst nicht, wenn jemand mich anschaut. Ich bemerke es nicht, **denn ich habe meine Sinne der Außenwelt gegenüber abgeschaltet. Ich schaue mich nicht mehr um.** Wenn ich zu laut spreche, jemanden störe oder etwas wirklich Wichtiges passiert während des Unterrichts, schaue ich mich nicht um, und ich bemerke nicht, was passiert.
Ich bin so gestrickt, dass ich, wenn etwas passiert, sehr viel darüber nachdenke. Ich lasse es zu, dass Dinge mir sehr nahe kommen. Zu nahe, würde ich sagen. Ich nehme mir alles zu Herzen. Wenn etwas passiert, selbst kleine Dinge, habe ich das Gefühl, ich muss sie in meinem Inneren lösen. Ich muss es in Ordnung bringen. Was ist gerade passiert? **Was hat das mit mir gemacht?**
Ein guter Hinweis auf das Tierreich.
P: Und dann **ziehe ich mich zurück, gehe in mich** und kläre es **(HG). Und dann kann und will ich nicht sehen, was draußen vorgeht.** Ich möchte es in mir klären, was auch immer es ist.
D: Erzählen Sie bitte mehr darüber.
P: Ich bin ein sehr emotionaler Mensch, und deswegen verheddern sich meine Emotionen manchmal. Egal ob ich einen Streit hatte, jemand Neues kennengelernt habe, jemand Besonderes, oder ein tolles Erlebnis hatte. Dann **wirbeln die Emotionen durcheinander** und ich kann nicht wirklich sagen, was es ist. Dann muss ich es in Ordnung bringen und schauen, was dieser **Streit mit mir macht**.
Das Gefühl, dass die Krankheit ihr etwas zufügt, ist ein weiterer Hinweis auf das Tierreich.
P: Welches Gefühl ist das? **Schau mal aus dem Chaos der Emotionen heraus,** was ist es? Was möchte ich? Das bedeutet in Ordnung bringen. Überprüfen. War das nötig? Und muss das so weitergehen?
Zu diesem Zeitpunkt in der Fallaufnahme spricht sie nun vom Konzept <u>aus etwas herausschauen</u>.

175

TESTUDINIDAE LANDSCHILDKRÖTEN

P: Besonders dann, wenn es einen Streit gab. War es notwendig, es noch weitere fünf Male zu diskutieren? Bin ich wirklich zornig oder bin ich traurig? All das führt sofort zu einem Chaos in meinem Innern, und dann **ziehe** ich mich **zurück** (HG: sie neigt sich mit ihrem ganzen Körper nach hinten und bewegt ihre Hände zu ihrem Bauch). Und ich schaue nach draußen, was ist passiert? Was berührt mich wirklich? Oder in einem Streit, was ist mein Anteil? Was habe ich dazu beigetragen?

Habe ich ein Recht darauf, mich verletzt zu fühlen, Zorn zu spüren, oder bin ich zu weit gegangen? Wann **habe ich vielleicht den anderen verletzt**? Diese Dinge muss ich für mich klären. Und das braucht Ewigkeiten, und dann fängt es an, ich ziehe mich zurück und alles wirbelt um mich herum.

D: Wirbeln?

P: **Der Rückzug ist ein Gefühl von „in mich gehen". So, wie ich jetzt gerade bin, wenn Sie mich anfassen, dieser Teil ist nicht wirklich da. Selbst wenn meine Augen offen sind und ich jemanden anschaue, nehme ich die Welt da draußen nicht wirklich wahr. Wenn ich meine Hand auf dem Tisch hier liegen habe, spüre ich den Tisch unter meiner Hand nicht, weil ich sozusagen weg bin, von der Außenwelt in mich hinein.**

Es ist schwer (HG: wie zuvor, die Hände bewegen sich zu ihrem Bauch, ihrem Rumpf) **von außen in mich hinein. Dann bin ich** *hier* (HG: sie deutet auf den gesamten Bereich ihres Rumpfes). **Dann fange ich mit diesem Gedankenwirbel an, meine Emotionen zu sortieren.** Was fühle ich da?

D: Wirbel?

P: Ich stelle mir eine Dose vor, mit allen Emotionen darin, und sie wird die **ganze Zeit geschüttelt oder gerollt. Es gibt** keine Ordnung. Du kannst nicht sagen, ob es Zorn oder Traurigkeit ist. Es ist alles vermischt. Ich fühle Zorn aufsteigen. Dann wiederum fühle ich mich traurig und verletzt, und dann halte ich diesen Wirbel an und sage, ich greife die Emotionen, drehe und wende sie, und schaue sie eine nach der anderen an, **was macht dies mit mir**? Wohin gehört es? Was hat sich hier **hineingeschlichen** und gehört nicht hierher? Das passiert mir sehr oft. Und dann diesen Wirbel anhalten und schauen, was vor sich geht.

<u>Hineinschleichen</u> ist ein gutes Reptilienwort.

D: Was ist die Hauptempfindung, die mit all diesen Emotionen verbunden ist?

P: Als ich ein Teenager war, war es Wut. Ich hasste mich selbst. Und ich hasste alles um mich herum und **ging auf mich selbst los** (*Tierthema*). Es war die Wut der Verzweiflung.

Du warst verzweifelt und wütend, konntest aber nicht sagen, wo es herkam. **Es ging gegen mich, gegen alles**. Ich hätte an die Wand schlagen können, da ich nicht mehr wusste, wohin mit so viel … es hat mich wirklich überwältigt. Doch das ist nun viel besser, seit ich nicht mehr zu Hause wohne.

Ich bin auch sehr misstrauisch. Ich fasse nicht leicht Vertrauen. Ich werde schnell misstrauisch. Vertrauen in dem Sinne, dass ich alles hinterfrage, alles prüfe. Kann es wahr sein? Es fällt mir schwer, Dinge einfach so laufen zu lassen, wie sie sind. **Sich jemandem wirklich zu öffnen, mit jemandem eine Beziehung aufzubauen. Ich bin immer sehr vorsichtig**.

Die Ideen Verheimlichung und sich einer Gefahr aussetzen sind wichtige Reptilien-Themen.

(Das Hauptmerkmal bei Reptilien ist das Bedürfnis, sich zu verstecken oder zu verbergen und dann plötzlich anzugreifen. Es ist ein Angriff aus dem Hinterhalt. Dies ist ihr Überlebensmechanismus.

Jede Reptilien-Ordnung hat eine besondere Art, sich zu verstecken, zu verbergen, zu tarnen oder anzugreifen:

TESTUDINIDAE LANDSCHILDKRÖTEN

Meeres- und Landschildkröten. Rückzug in ihren Panzer.
Echsen: schnelle, wendige Bewegungen, Warnsignale, um ihr Opfer in einen Schockzustand zu versetzen, indem sie ihren Körper verändern (die Farbe wechseln oder sich größer machen) sowie Autotomie (den Schwanz abwerfen) usw.
Schlangen: Drohhaltungen, Tarnung, Nachahmung, um Räuber zu verscheuchen; oder Angriffe in Form von Beißen (Gift) oder Zusammenziehen.

P: **Blind vertrauen, bedingungslos, das kann ich nicht.** Selbst wenn ich Leute richtig gut kenne, habe ich immer ein grundlegendes Gefühl, nämlich Angst vor Enttäuschung. **Wenn ich jemandem vertraue und er missbraucht mein Vertrauen,** dann fühle ich mich verletzt, traurig und zornig und bin deprimiert.
Ich ziehe mich tagelang zurück, rede nicht viel und bin noch mehr mit mir beschäftigt. Ich versinke in Selbstmitleid, in der Traurigkeit, absolut allein und enttäuscht. **Ich baue eine Mauer um mich herum auf. Ich vertraue dir nicht mehr.**
Andere Reptilienthemen sind die fehlende Nähe zu anderen und die Unfähigkeit, jemandem zu vertrauen.

D: Erzählen Sie mir mehr über diesen Rückzug.

P: **Es kommt ganz plötzlich.** Ich bin eine, die viel lacht, und ich liebe es, mich mit Leuten zu treffen und irgendwo mit ihnen hinzugehen, in einer großen Runde zu sitzen und irgendjemand kommentiert etwas. Dann kommt ein Gedanke, und sofort bekomme ich dieses Gefühl: „**Ich bin nicht mehr hier**".

(„Es kommt ganz plötzlich ... Ich bin nicht mehr hier." Ein weiterer Reptilien-/-Schildkröten-Ausdruck: sich tarnen, verschwinden.)

P: Und dann **gehe ich in mich.** Dann kann ich mich nur um mich kümmern. Unabhängig davon, in welcher Umgebung ich bin. Egal, ob ich in der Disko bin oder mit einer Freundin im Unterricht, es passiert einfach so. Ich kann es nicht aufhalten. Freunde, die mich gut kennen, **versuchen mich herauszuholen,** und manchmal sind sie nach einiger Zeit erfolgreich. Es reicht nicht, einfach nur „hey" zu sagen, und ich bin wieder da. **Es ist, als ob du die Tür eines Hauses schließen würdest, und ich bin da drinnen, und nur gewisse Leute haben einen Schlüssel und können mich da rauszuholen. Aber** das ist nicht einfach, denn in dem Moment will ich nicht da rausgehen. **Es ist, als ob der Körper ein Haus wäre, und ich schließe die Tür und gehe hinein.** Selbst wenn ich gerade zum Fenster hinausgesehen habe oder an der Türschwelle stand.

D: Weiter, was kommt Ihnen in den Sinn? Sie ziehen sich zurück?

P: Es ist nicht unangenehm. **Es ist wie ein Schutz. Es ist mein Haus, mein Revier, mein Bereich. Niemand kann reinkommen, und keiner kann mich verletzen.** Es sind meine Gedanken, meine Gefühle, ist alles meines. **Niemand kann reinkommen, und ich möchte auch niemanden dort haben. Ich fühle mich da drin sicher. Wenn ich mich für eine längere Zeit zurückziehe, kann es sein, dass ich mich einsam fühle, aber ich bin sicher. Eine Art Sicherheit.** Ich weiß, worum es geht, und ich weiß, was ich tun muss.

D: Weiter, Sie machen das richtig gut.

P: Es ist eine Umgebung, die ich kenne. Ich kenne meinen Weg, ich finde ihn blind, und niemand sagt mir, was ich tun soll. **Es ist mein Bereich, mein Revier und ich bin Herrin im Haus.** Ich kann herrschen. Ich kann alles so machen, wie ich will.
Ich bin von niemandem abhängig. Manchmal fühlt sich das gut an. Manchmal möchte ich Dinge mit anderen durchsprechen und darüber sprechen, was in mir vorgeht. **Doch sobald ich mich öffne, werde ich verletzlich.** Hier kommt die Geschichte mit dem Vertrauen

TESTUDINIDAE LANDSCHILDKRÖTEN

wieder hoch. Ich muss wirklich jemandem vertrauen. **Und das ist der Grund, warum ich niemanden wirklich in meinen Bereich hineinlasse.** Denn es geht um meine Gedanken und Emotionen, das ist nur natürlich. **Wenn ich jemanden nahe an mich heranlasse, zeige ich ihm meine schwachen, verletzlichen Punkte.**

Das zuzugeben macht mich wütend oder traurig. Ich fühle so oder so. **Ich zeige demjenigen meine schwachen Punkte. Ich fürchte mich davor, verschmäht zu werden. Dass jemand mich ausnutzt.** Das Vertrauen, das Zutrauen. **Von diesem Punkt an offenbare ich mein Innerstes. Das ist der Punkt, an dem ich jemanden vollständig hereinlasse. Dann wüsste diese Person alles von mir. Und ich würde mich vollständig schutzlos fühlen. Dieser Schutz, mein Haus, wäre weg.** Oder ich teile mein Innerstes, und diese Person könnte gleichzeitig **mein Haus** vollständig **zerstören**, so wie ich das auch selbst kann. Doch wenn es die andere Person tut, habe ich keinen Einfluss darauf. Ich kann nur darauf vertrauen, dass sie es nicht tut. Es gibt gewisse Bereiche, da kann ich Leute hereinlassen, aber nicht vollständig.

D: Beschreiben Sie „Schutz".

P: Schutz ist dieses Haus. Dieser Panzer, dass ich niemandem erzähle, was vorgeht. Das ist der Schutz, dass ich niemanden hereinlasse.

D: Schutz wovor?

P: **Davor, verletzt zu werden**, wissend, jemand könnte meine Gefühle verletzen, was so gerade vor sich geht. Es ist, als wäre ich angezogen, und sonst wäre ich **nackt und er könnte alles sehen.** Wie ein Panzer (HG: eine Hand geht zur Schulter und die andere zu ihrer Hüfte in einer runden Bewegung). **Ich bin innerlich nackt, und er kann alles sehen.** Das macht mir Angst, denn ich weiß nicht, wie die andere Person damit umgeht.

(Auch hier dient die Idee des Panzers nicht nur als eine feste Begrenzung, sondern „ohne Panzer bin ich nackt und werde gesehen". Der Schutz dient mehr als Versteck. Der Panzer wird als Kleidung oder Abdeckung gesehen, durch die man unsichtbar wird.)

D: Mehr Schutz? Panzer?

P: **Es ist wie ein Panzer, ein starker Schutz, und ich weiß, du kannst ihn nicht zerstören, wenn ich es nicht will.** Vielleicht an manchen besonderen Punkten, aber **du kannst ihn nicht zerstören, wenn ich es nicht erlaube.** Er fühlt sich ganz und gar sicher an, denn ich habe die Kontrolle, ich bestimme über den Schutz.

D: Sie haben eine Geste gemacht, als Sie den Panzer beschrieben haben.

P: Es ist wie ein Schutzpanzer. **Wenn die Schildkröte sich in ihren Panzer zurückzieht,** das ist ein gutes Beispiel. Sie macht es wegen der Feinde. **Du kannst auf den Panzer klopfen. Du kannst sie herumschubsen. Und trotzdem lebt sie.** Und so ist das auch mit meinem Schutz. Du kannst klopfen und **schütteln**, doch es hat keine Auswirkungen. Du kannst nicht hereinkommen, er gehört mir und **ich entscheide, wann ich herauskommen will und wen ich näherkommen lassen möchte. Ich habe die Macht, das zu entscheiden. Wenn ich weiß, dass jemand dort nicht sein sollte, sage ich NEIN.**

D: Weiter – Sie machen das sehr gut.

P: Es wird immer schwieriger.

D: Erzählen Sie das mit der Schildkröte noch einmal?

P: Dieser Vergleich mit der Schildkröte ist gut. Denn genau so ist es. **Ich kann herauskommen. Ich trage meinen Panzer immer mit mir und er ist ein Teil von mir. Ich kann herauskommen und mich wie eine Schildkröte zeigen, meinen Kopf rausstrecken und die Beine, und ich kann herumlaufen und muss nicht weggehen.**

TESTUDINIDAE LANDSCHILDKRÖTEN

("Ich kann herauskommen und mich wie eine Schildkröte zeigen, meinen Kopf rausstrecken und die Beine, und ich kann herumlaufen und muss nicht weggehen." Das Zeigen und Enthüllen ist ebenfalls ein wichtiges Reptilien-Schildkröten-Thema.)

P: Innen. **Doch wenn jemand kommt, den ich als Feind betrachte, ziehe ich mich wie eine Schildkröte zum Schlafen zurück.** Ich weiß nicht, ob eine Schildkröte das kann, doch so kann ich mich in mich zurückziehen. **So wie die Schildkröte immer ihren Panzer mit sich herumträgt und immer die Möglichkeit hat, sich zurückzuziehen, so habe ich das auch. Wenn ich mich jemandem öffnen würde, hätte er die Gelegenheit, hereinzukommen und könnte anderen sagen, wie man hineinkommt. Und so lange es geschlossen bleibt, kann ich für jedermann offen sein, denn ich habe die Möglichkeit, HALT zu sagen, nicht hierher, und ich bin dann in meinem Schutzraum.** Es kann bewusst und auch unbewusst passieren. Einfach darüber zu verfügen, mit mir beschäftigt zu sein.

Hier kommt sie wieder zurück.

P: Dann fühlt sich das für mich nicht so an, dass dies ein Schutz vor Feinden ist. Aber es gibt Dinge, die ich nicht selber lösen kann, Dinge über die ich mit niemandem reden kann, denn ich muss sie mit mir ausmachen. Dann ziehe ich mich zurück, und dann passiert es automatisch und unbewusst.

D: Erzählen Sie mir von dem Vorgang des Zurückziehens.

Ich wollte mehr über den Prozess herausfinden. Da ich wusste, dass es bei Mollusken und Schnecken eine Art von Zusammenziehen ist, überlegte ich, wie es bei einer Schildkröte wohl wäre. Es kam aber nicht.

P: Wie eine kleine Maschine im Innern, sie fängt an zu laufen.
Die Maschine läuft, du musst es jetzt tun. Ich kann dem kaum widerstehen. Es passiert, egal wo ich bin. Ich kann es nicht aufhalten. Ich kann nicht sagen: „Nein, ich sitze hier mit Freunden, und es ist nett hier und ich werde später über das Problem nachdenken, es hat keine Eile". So geht es nicht. Aber ja, denke ich, und **Peng … schon bin ich drin**.

D: Beschreiben Sie „Peng! Ich bin drin"!

P: Also, genau wie die Schildkröte, Kopf rein. Ich bin in meinem Haus und fange an, Dinge in Ordnung zu bringen. Manchmal schnappe ich ein paar Dinge von außen auf, doch bekomme ich Rückmeldungen von anderen wie: „Was war mit dir? Gerade eben hast du noch gelacht, und nun?" Ich mache wohl den Eindruck, dass ich traurig oder abwesend bin, oder dass **ich wirklich nicht mehr so anwesend bin wie zuvor**. Ich fange an, Dinge in Ordnung zu bringen. Mir ist bewusst, dass das jetzt nicht passend ist und ich versuche, es ganz schnell zu machen. Und ich versuche zu denken, okay. Es ist ein bisschen überzogen, in dieser Situation so zu reagieren. Du könntest darüber sprechen, dann wäre es ausgestanden. Aber das ist nur für einen kurzen Moment möglich, und dann kommt es zurück. Wenn ich Dinge also nicht ordentlich löse, kommen sie zurück.

(„Peng … Ich bin drin."
„Ich bin wirklich nicht mehr so anwesend wie zuvor."
Beachten Sie die Plötzlichkeit und das Unsichtbar-Werden.)

Ich konnte das gleiche Verhaltensmuster wieder und wieder in anderen Bereichen in diesem Fall beobachten. Zwei Wörter wiederholte sie mehrmals (editiert), und sie waren energiebesetzt, daher hinterfragte ich diese Wörter.

Zappelig
Wirbeln

TESTUDINIDAE LANDSCHILDKRÖTEN

Wirbeln – aufgrund eines Streites mit Freunden – sich ungerecht behandelt fühlen. Kann es nicht lösen, Zorn, sich schlecht fühlen. Bin überlastet mit Emotionen. Könnte dem anderen erzählen, wenn ich mich verletzt fühle, und könnte das Gleiche auch ihm antun. Und wenn ich den anderen dann verletzt habe, tut es mir eine Sekunde später leid.

D: Verletzt?
P: Mein Vertrauen wurde missbraucht. Wenn ich ihn verletzt habe, weiß ich, wo er verletzlich ist, und ich habe das ausgenutzt.
Obwohl also Wirbeln ein paar Mal erwähnt wurde, war es nicht energiebesetzt in Form einer Geste. Trotzdem hatte ich das Gefühl, nachfragen zu müssen, denn es ist ein ungewöhnliches Wort. Dazu befragt, sprach sie von Misstrauen und missbrauchtem Vertrauen und davon, sich verletzt zu fühlen.
D: Zappelig?
P: Ich kann nicht still sitzen. Ich denke, dass ich **nutzlos** bin, wenn ich nur eine Sache auf einmal mache. Oder ich denke, dass ich **etwas verpasse**. Oder ich mache eine Sache und in meinen Gedanken mache ich bereits die nächste Sache. Nichts mit Ruhe machen. Aber das passiert meistens, wenn ich mich zurückziehe. Dann bin ich nur mit mir beschäftigt und mit nichts von außen.
D: Nutzlos?
P: Wenn ich nur eine Sache mache.
D: Etwas verpassen?
P: Wenn ich eine gute Party verpasse und hinterher Freunde treffe, die alle dort waren, und dann reden und lachen sie darüber und ich kann nicht teilhaben. Dann fühle ich mich **ausgeschlossen**.
D: Ausgeschlossen?
P: Der Zeitpunkt, an dem ich mich in mein Haus zurückziehe, ist nahe.
D: Nutzlos?
P: Dinge im täglichen Leben sollten Sinn ergeben, sonst fühle ich mich überflüssig. Ich werde nicht gebraucht. Und dann fühle ich mich einsam und ziehe mich in mein Haus zurück, und ich weiß nicht, wann ich wieder herauskomme.
D: Wie war die Fallaufnahme für Sie?
P: Schwierig. Ich habe erkannt, und das war für mich vorher nicht so offensichtlich, dass ich mich sehr oft in mich zurückziehe.

ARZNEIMITTEL: *TESTUDO HERMANNI* (PANZER) C200, EINE GABE. FOLLOW-UP NACH FÜNF MONATEN

P: Die erste Woche war merkwürdig. Ich war sehr ruhig. So kenne ich mich nicht.
Und ich kann sicher sagen, dass es sich geändert hat. **Ich kann mein Leben viel besser koordinieren.** Mit Stress umgehen. Ich kann NEIN sagen und mich um mich kümmern. Keinerlei Magenprobleme. Keine Übelkeit.
Ich kann alles essen. (Als sie das erste Mal da war, ernährte sie sich glutenfrei.) Ich habe es geschafft, viele Dinge zu tun, die ich schon immer tun wollte, aber mich niemals traute und für die ich außerdem zu faul war. Ich habe manche Sachen sehr viel strukturierter durchgeführt. Einen Job finden, für die Uni lernen, mehr Struktur in mein Leben bringen. Und ich schaffe es, meinem Innern zuzuhören.
Es ist ein gutes Gefühl, zu wissen, was man tut. NEIN zu sagen, wenn ich nicht ausgehen möchte, auf mich zu achten. Das Gefühl ist „ich mache was ich möchte". Und ich habe angefangen, etwas zu tun, um meine Träume zu erfüllen. Ich habe angefangen zu arbeiten.

TESTUDINIDAE LANDSCHILDKRÖTEN

D: Träume?
P: Ins Ausland gehen, nicht Europa, für ein halbes Jahr oder ein Jahr.
Ich hatte viele Probleme damit, mich immer zurückzuziehen. Es ist noch nicht ganz weg, manchmal passiert es immer noch, aber es ist längst nicht mehr so extrem. Weil ich besser koordiniert bin, schaue ich, was mir gut tut und mache nur Dinge, die mir guttun. Ich muss mich nicht mehr so oft zurückziehen. Ich merke, dass es wieder passiert, wenn ich überlastet bin, aber es ist besser geworden. Es passiert nicht mehr bei Kleinigkeiten. In Situationen, in denen ich müde bin und nicht genug Kontrolle über mich habe, da kann es passieren, dass ich in mein altes Muster zurückfalle. Aber ich bekomme ganz bewusst mit, was passiert und komme auch ganz bewusst da wieder raus. Ich merke, dass es anfängt, und dadurch kann ich damit anders umgehen, denn ich möchte das nicht mehr, und ich habe viel mehr Spaß am Ausgehen.

SUSANNE

Einige Monate später brach sie nach Südamerika auf, um sich ihren Traum zu erfüllen, sechs Monate zu reisen. Sie hatte viel Spaß und keine größeren Probleme.

KURZES FOLLOW-UP IM AUGUST 2007

Es geht ihr weiterhin gut. Das Mittel wurde seit der einmaligen Gabe im Januar 2006 nicht wiederholt. Sie ist sehr stabil, keine Magenprobleme mehr. Keine Probleme damit, sich in sich selbst zurückzuziehen. Sie ist jetzt schwanger, mit ein wenig Übelkeit.

ARZNEIMITTEL: *TESTUDO HERMANNI* (PANZER) C200, EINE GABE WURDE WIEDERHOLT.
FOLLOW-UP AM 29. MAI 2008

Im März bekam sie ihr Baby. Die Übelkeit der ersten Schwangerschaftsmonate war nach der Mittelwiederholung kein Problem mehr.
P: Meine Schwangerschaft war traumhaft. Mir geht es gut und ich bin gesund. Die Magenprobleme sind komplett verschwunden. Ich bin glücklich.
Keine Probleme mehr mit dem Sich-Zurückziehen, sie fühlt sich präsent in ihrem Leben. Sie ist mit ihrem drei Monate alten Baby und der Universität zu beschäftigt, um zu einem längeren Gespräch zu mir zu kommen, insbesondere, da es keine Probleme gibt.

KOMMENTARE DER AUTORIN:
WICHTIGE AUSDRÜCKE DER *TESTUDO HERMANNI*

- Ich schalte ab und bin mit meinem Innern beschäftigt, sodass ich nicht mehr da bin.
- Dieser Panzer, dass ich niemandem erzähle, was vor sich geht. Das ist der Schutz, dass ich niemanden hereinlasse … Ich bin nackt, und er kann alles sehen. Wie ein Panzer … Innen bin ich nackt und er kann alles sehen.

TESTUDINIDAE LANDSCHILDKRÖTEN

- Ich kann herauskommen und mich wie eine Schildkröte zeigen, meinen Kopf herausstrecken und die Beine, und ich kann herumlaufen und muss nicht weggehen.
- Peng … Ich bin drin.
- Ich bin nicht mehr wirklich anwesend, so wie ich es zuvor war.
- Sobald ich mich öffne, bin ich verletzlich.
- Müde, introvertiert, mit mir beschäftigt.
- Ich ziehe mich zurück.
- Ich habe meine Sinne von der Außenwelt abgeschottet.
- Ich schaue mich nicht mehr um.
- Ich ziehe mich in mich zurück und weiß nicht, was draußen passiert, und ich will es auch nicht wissen.
- Herausschauen.
- Rückzug ist ein Gefühl von „in mich gehen".
- Sich hereinschleichen.
- Schutz, mein Haus, mein Revier, mein Bereich.
- Niemand kann herein … niemand kann mich verletzten.
- Niemand kann herein, ich möchte auch nicht, dass jemand hereinkommt.
- Innen drin ist es einsam, aber sicher.
- Sicherheit.
- Ich lasse niemanden in meinen Bereich.
- Wenn ich jemandem erlaube, mir nahe zu kommen, zeige ich ihm meine schwachen, verletzlichen Stellen.
- Sich völlig schutzlos fühlen, mein Haus ist weg.
- Schutz, Panzer, niemanden wissen lassen, was vor sich geht.
- Du kannst es nicht zerstören, wenn ich es nicht erlaube.
- Ich habe die Kontrolle. Ich bestimme über den Schutz.
- Du kannst auf den Panzer klopfen, du kannst ihn schubsen, doch sie (Schildkröte) lebt weiter.
- Wenn ich weiß, da ist jemand, der da nicht sein sollte, und ich sage NEIN.
- Ich kann herauskommen. Ich kann meinen Panzer mit mir herumtragen und er ist ein Teil von mir. Ich kann herauskommen, mich wie eine Schildkröte zeigen, meinen Kopf und die Beine herausstrecken, und ich kann herumlaufen und muss nicht weggehen.
- Ich kann für jedermann offen sein, aber ich habe die Möglichkeit, HALT zu sagen, nicht hier, und ich bin in meinem Schutzraum.
- Sich ausgeschlossen fühlen.

KÖRPERLICHE EMPFINDUNGEN

- Starkes Stechen
- Immenser Druck
- Mit einem Messer stechen (HG)
- Etwas drückt nach innen
- Druck von außen
- Stetiges Zustechen mit Kraft
- Schütteln, Rollen
- Klopfen, Schubsen

TESTUDINIDAE LANDSCHILDKRÖTEN

FALL (3) *TESTUDO HERMANNI* VON STARIA MANOS

Erste Konsultation: 03. Februar 2007

Fall eines 44-jährigen Mannes, der an Depressionen und geringem Selbstwertgefühl litt und Suchtverhalten zeigte.

Beobachtung: Er kam pünktlich an und blieb 3,5 Stunden. Wenn ich versuchte, zu einem Ende zu kommen, lieferte er noch weitere Informationen. Er redet gern und wollte nicht gehen. Direkt als er hereinkam, fing er an zu reden. „Ich habe zu viele X-Chromosomen (weibliche Chromosomen). Ich bringe meiner Frau Blumen mit. Ich bin durch den Laden gelaufen und da redeten zwei Frauen, und ich habe auch ihnen Blumen gekauft. Ich wollte was Nettes für sie tun. Ich habe 20 Dollar bezahlt. Ich stehe auf Frauen. Ich rede zu viel. Ich bin intelligent und **extrovertiert**, doch leider möchte ich zu viel helfen. Ich war früher sehr großzügig, doch nun **bin ich ein wenig vorsichtiger**."

D: Hauptbeschwerde?

P: **Helfen Sie mir, mich vor der Welt zu schützen,** oder vor die Gleichgültigkeit der Leute. Ich brauche eine **dickere Haut**. **(HG alle seine Fingerspitzen biegen sich nach unten und berühren meinen Schreibtisch mit der Handfläche aufgewölbt.)** Ich wünschte, ich hätte mehr Energie und ein wenig mehr Schlaf. Ich würde gerne aufwachen, rausgehen und das Leben im Allgemeinen besser finden. Ich würde gern meine Einstellung dem Leben gegenüber etwas verbessern. Mir geht es gut, ich bin gesegnet, aber als mein Leben zu Bruch ging, haben die Leute gesagt „Leck mich am Arsch — du bist schlimmer als schlimm."

Später beschrieb er dies als eine **vernichtende** *Niederlage.*

P: Ich bin sehr emotional. Ich denke, das ist ein kleiner Krieg der X-Chromosomen.

D: Schützen?

P: **Ein Kokon, damit Sachen abblitzen oder abprallen, wie eine äußere Hülle. Damit du nicht nachdenkst, oder ich mich NICHT daran störe, wenn Leute mich verletzen.** Ich weiß, dass ich intelligent bin. Mir gefallen meine Stärken. Ich habe auch Eigenschaften, die sind nicht so toll. Wie meine **Hartnäckigkeit** … falsches Wort, Hartnäckigkeit. Es ist etwas, das mir eigen ist. **Ich habe es geschafft, rechtschaffen zu bleiben.** Wie beim Trinken (Alkohol), aber ich habe ein Versprechen gegeben. Es hat mich sehr verletzt, dass niemand mich ernst genommen hat. Ich habe erwartet, etwas zurückzubekommen. Es wurde keine Abmachung getroffen, um mich wieder einzugliedern. Ich dachte, komm, lasst uns nach vorne schauen, doch NEIN … sie dachten, „**den begraben wir.**"

Er hatte einige Probleme mit Trinken und Autofahren und hat Hilfe bei einer Gruppe von Freunden gesucht.

Ich habe es ausgeblendet. Ich konnte hier sitzen und dir eine Margarita machen … ich, ich bin fertig damit. Ich habe das abgestellt. Das wird nicht mehr wichtig sein. Ich werde mein Wort nicht brechen. Ich musste nochmal schwören, mir Ärger vom Leib zu halten.

D: Äußere Hülle?

P: Ein **Schild**, das man mit sich trägt, nicht sichtbar, doch er lässt **alle Negativität abprallen**, **ein Multifunktionspanzer.** Er muss mir erlauben, mein Selbstwertgefühl zu behalten, und alle Negativität **dieser gefährlichen Welt** und das achtlose Denken der Leute sollen abprallen.

D: Dickere Haut, wie meinen Sie das?

P: Das ist eine schwere Frage, um ehrlich zu sein. Ich denke zurück an diesen bionischen Mann (bezieht sich auf den Hauptdarsteller in dem Film „*Der Sechs Millionen Dollar Mann*"), der in den Werkzeugkasten gefasst hat und all diese Angelhaken in seinem Arm stecken hatte.

TESTUDINIDAE LANDSCHILDKRÖTEN

Er hat sie rausgenommen und nicht geblutet. Das ist dicke Haut. **Ich kann mit unfairen Bedingungen nicht umgehen.**

D: Hartnäckigkeit?

P: Wenn ich etwas fertig machen muss, bekomme ich es auch fertig. Ich tue, was ich muss, um es zu schaffen. Ich sage nicht: „Oh, das ist so schwer" (er seufzt). Wie ein Pitbull, der sich irgendwo festbeißt, er beißt sich fest und lässt nicht los. Ich möchte … **Ich werde vielleicht vorübergehend zurückgeworfen, aber ich werde es weiter versuchen.**

D: Gefährliche Welt?

P: Es scheint den Leuten egal zu sein. Wenn jemand anderes bekümmert ist, bemerken sie es nicht, oder sie bagatellisieren es oder antworten irgendetwas Liebloses. Es bricht einem das Herz.

D: Durchsichtiger Panzer?

P: Unsichtbarer Panzer; es ist nicht so, also hätte ich einen Karton um mich herum. Wie ein **Kraftfeld**, das man nicht sehen kann, wie bei **Raumschiff Enterprise,** die Laser gingen da nicht durch. **Der Schild ist erst da, wenn der Feind schießt.** Ich erwarte genau so hohe Leistung, sehr hohe Leistung.

D: Hohe Leistung?

P: Ich erwarte, dass Sachen auf eine bestimmte Art und Weise gemacht werden, 2 + 2 ergibt niemals 5. Zumindest nehme ich keinen teilnahmslosen Standpunkt ein. Zeig mir, dass du es versucht hast. Ich überarbeite alle Seminararbeiten, um sicherzustellen, dass sie alle von guter Qualität sind. Mein Lehrer ist eher kühl und farblos; ich habe ein Rede- und Schreibtalent, das habe ich jetzt gemerkt.

D: Erzählen Sie mir mehr über diesen Mann, der kühl und farblos ist.

P: Frustration, das bringt mich um. Siehst du das nicht, verstehst du es nicht? Es ist der schwarze Fleck an der weißen Wand, genau hier ist es. Ich habe das Gefühl, mein Kopf explodiert gleich. Mein Körper spannt sich an; ich will losgehen, weiterkommen. „Komm, lass uns gehen, nun komm schon!" Ich mache dasselbe, wenn ich Auto fahre. Ich bin immer ungeduldig, wenn ich fahre. Das ist ein Widerspruch in sich. Ich habe alle Geduld der Welt. Wenn ich jemandem bei der Arbeit helfe und die Person sagt: „Oh, ich bin so dumm", sage ich: „Nein, bist du nicht." Ich hätte kein Problem damit, wenn jemand echt keine Ahnung hat, aber wenn jemand bereits Bescheid weiß, verliere ich die Geduld.

D: Erzählen Sie mehr darüber:, „Ich verliere die Geduld"!

P: Frustration, ich fange an, zornig zu werden. Ich kann richtig wütend werden. Nicht, dass **ich sie umbringen möchte**. Wenn ich Auto fahre, würde ich mich gern an ihr Autofenster stellen und sagen: „**Ich möchte vorwärts kommen, ich möchte fahren.**" Das ist der Zeitpunkt, an dem du dich in **deinen Panzer zurückziehen** musst. Ich stecke hinter ihnen fest, der Bus fährt knappe 50 km/h. Mein Nacken verspannt sich, auch mein Oberkörper, mein Kopf und die Schultern. Du hältst mich auf. Du bremst mein Verhalten aus, engst mein Ziel ein. Du dämpfst meine Wünsche. **Du hältst mich zurück.**

D: Hältst mich zurück?

P: **Ich kann mich nicht schnell vorwärts bewegen, nicht so schnell, wie ich möchte. Beschränken, nicht zulassen,** nicht erreichen, was ich tun möchte. **Obschon ich verstehe, dass mich ein Polizist überholen könnte, wenn ich zu schnell fahre. Das würde meine Anstrengungen, vorwärts zu kommen, ernsthaft einschränken, aber ich will da hin. Ich muss mich weiterbewegen. Sie könnten auch auf der Autobahn sein. Ich fahre 110 km/h und lande hinter einem, der 90 km/h fährt. Das schränkt mich ein, das setzt meiner Bewegungsmöglichkeit Grenzen.** Das sind Neandertaler.

TESTUDINIDAE LANDSCHILDKRÖTEN

D: Wie war es in der Kindheit?

P: Ich liebe meinen Vater, aber der Mann war ein Arschloch. Sie nannten ihn nicht umsonst Dick (Wortspiel im Englischen: Prick(Arschloch) = Dick). **Brutal.** Aber hier muss ich doch unterscheiden. Als ich jung war, brachte er mir besser als jeder andere das Lesen bei, dadurch wurde ich intelligenter. Als ich jung war, als ich erwachsen wurde und anfing zu denken, **da wurde er brutal, unnachgiebig und unvernünftig.** Es gab Momente, da **sind unsere Welten aufeinandergeprallt (HG: schnippt mit den Fingern)**. Ich fing an, Haschisch zu rauchen, ich habe eine Suchtstruktur. Meine Mutter war die Nährende, sie hat sich gekümmert, war überfürsorglich und hat zwischen mir und meinem Vater vermittelt.

Mein Vater ist harsch und unnachgiebig. Es ist irgendwie so, als ob du immer nur so gut bist wie das, was du tun kannst. Wenn er mich mal lobte, hatte das immer etwas Herablassendes. Was kann ich tun, um ihn glücklich zu machen oder ihm aus dem Weg zu gehen? Es war ein Krieg, als ich anfing, selber zu denken. Mein Vater, **der kann einen kastrieren**. **Ich musste sehr hart kämpfen**, um bei der Arbeit und in der Kirche Anerkennung zu bekommen. Ich wünsche mir, dass alle miteinander klar kommen, ich denke, das wäre sehr schön. Jeder kommt mit jedem klar, kein Krieg, keiner hackt auf einem anderen herum. Wir wünschen uns alle so ein idealtypisches Leben.

D: Idealtypisches Leben?

P: Ein Paradies, nur Harmonie, ausgeglichen. Jeder kommt klar, keine Bosheit, kein Streit und keine Uneinigkeit. Niemand denkt, dass jemand anderes höher oder niedriger steht als er selbst. Das ist mein Ideal.

D: Das Gegenteil?

P: Straßenkämpfe, **Leute, die dich angreifen oder überfallen**, die dich niederwerfen und dich höhnisch verlachen. Es ist ihnen egal. Du könntest dort **nach einem Überfall liegen und bluten**, und niemand kümmert sich.

D: Träume?

P: Ich muss über diesen einen nachdenken … in *Raumschiff Enterprise* waren sie von einem Schutzschild umgeben, der es ihnen unmöglich machte zu träumen. Ich hatte Träume, da konnte ich fliegen. Naja, **manchmal wollte ich fliegen, aber ich kam nicht vom Boden weg.**

D: Fliegen?

P: Es war so: Du weißt, wie fliegen geht, aber du konntest nicht. Ich kann nicht abheben. **Ich werde nicht schnell genug, um abzuheben**.

D: „Werde nicht schnell genug"?

P: Ich kann es nicht beschreiben. Wenn ich Auto fahre, kann ich 200 km/h fahren und es ist immer noch nicht schnell genug.

D: Ängste aus der Kindheit?

P: Ich hatte Angst, dass man mich in der Schule nicht würde leiden können. Ich passte nicht in diese Umgebung. Dort waren mehr Rabauken. Das war nicht gut. Die Mittelschule und auch die Sekundarstufe waren für mich wie für jeden Teenager eine Zeit der Veränderung und des Umbruchs. Ich hatte nicht viel Angst vor Autoritäten. Ich erinnere mich an keine größeren Ängste. Ich wollte herumkommen, wollte ein Auto haben.

D: In der Natur, was mögen Sie dort?

P: Eigentlich mag ich die Natur. Sie kann unbequem sein, wie einmal, als wir campen waren. Der Tag zog sich endlos, bloß **herumsitzen und sich an einem Stein wärmen** … Nichtstun. Ich mag Menschen und bin gern mit Menschen zusammen, wenn sie freundlich sind. Wir waren

TESTUDINIDAE LANDSCHILDKRÖTEN

mit all diesen College-Kids zusammen. **Anfangs bin ich vielleicht ein bisschen ruhig und zurückhaltend, aber wenn ich dann aufgetaut bin, fühle ich mich wohl. Schnee und Eis mag ich nicht.** Wärme vertrage ich besser als Kälte.

EINSCHÄTZUNG VON M. STARIA

Gleich zu Beginn spricht der Patient von der „gefährlichen Welt", vor der er beschützt werden möchte. Er bezieht sich auf eine dickere Haut oder einen äußeren Multifunktions-Schutzschild, welcher Negativität abstößt. *Brutal* ist das Wort, mit welchem er seinen Vater beschreibt.

SCHILDKRÖTENTHEMEN, WIE ICH SIE BEI DIVYA CHHABRA GELERNT HABE

- Um in der konkurrenzbetonten räuberischen Außenwelt zu überleben, haben die Schildkröten einen Schild, der ihre weichen, verletzlichen Körper schützt – wirksam gegenüber den meisten Raubtieren (außer dem Menschen).
- Allerdings können sie nicht aus ihrem Panzer herauskommen, da ihre Wirbelsäule mit dem Panzer verbunden ist (siehe Abbildung).
- Jede Anpassung hat ihren Preis. Welchen Preis bezahlt die Schildkröte für ihren Panzer? Hier drückt sich der Konflikt des Patienten aus, der sich in einem Schildkröten-Zustand befindet.
- Diese Patienten sind emotional recht empfindlich. Sie werden gekränkt, gequält, verletzt, leicht verwundet in der harschen, rauen Welt.
- Sie werden beschuldigt oder erniedrigt – dies ist ihre Wahrnehmung dessen, wie die Welt da draußen sie behandelt. Dann ziehen sie sich zurück, sondern sich ab, werden hartherzig und gefühllos wie ein Stein (ziehen sich in ihren Panzer zurück).

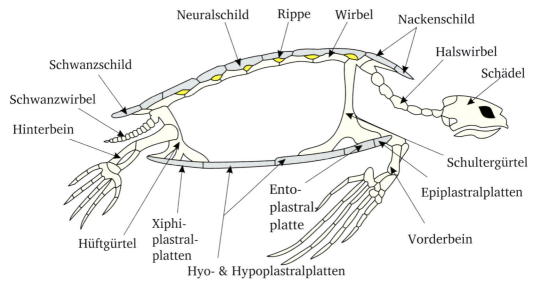

Laterale oder seitliche Ansicht eines Schildkrötenskelettes

TESTUDINIDAE LANDSCHILDKRÖTEN

- Ihr Panzer schützt sie dann und ist stark. Er ist oft Symbol dafür, dass die Patienten, wenn sie eine Entscheidung treffen müssen, angewiesen sind auf Führung und Rat (Reptilienthemen).
- Der Konflikt entsteht, da die Komfortzone gleichzeitig Einschränkung, Erstickung und Klaustrophobie bedeutet.
- Sie sehnen sich dann nach der Freiheit offener Räume. Dies findet sich wieder in den Hobbys Tanzen, Sport und dem Wunsch zu fliegen.
- Die Führung, die sie gesucht und auf die sie sich verlassen haben, scheint nun eine Macht zu sein, Kontrolle auszuüben, in ihren Raum einzudringen. Sie aber wünschen sich, unabhängig und frei zu sein.
- Die Welt allerdings erscheint ihnen brutal, es ist schwierig, ihr entgegenzutreten. Sie fühlen sich ungeschützt und verletzlich, wenn sie aus ihrem Panzer kommen.

STARIA

Der Hinweis, der für mich diesen Fall von anderen Schildkröten-Fälle abhob, war sein Gefühl, die Welt allgemein und sein Vater speziell seien brutal. Wie Divya Chhabra sagte, „sie fühlen sich gekränkt und verletzt von der brutalen, rauen Welt".

Schildkröten = Bedürfnis, vor der brutalen Welt da draußen beschützt zu werden.
Mittel: *Testudo hermanni* (Panzer) C12

JANUAR 2008 FOLLOW-UP AM TELEFON (ELF MONATE NACH SEINEM ERSTEN BESUCH)

Er erzählte, er habe seine Arbeit verloren, sieht das überraschenderweise aber relativ ruhig. Er arbeitet ehrenamtlich und betätigt sich seit fünf Jahren zum ersten Mal wieder als öffentlicher Redner. Er ist zufriedener.

Es mag verrückt klingen, dass ich bei meinen Patienten mit solch niedrigen Potenzen beginne, aber meiner Erfahrung nach kann, wenn man das wahre Similimum gefunden hat, selbst eine niedrige Potenz eine deutliche Wirkung auf das System zeigen.

FOLLOW-UP AM 16. FEBRUAR 2008

P: Ich habe die C12 genommen. Das ist jetzt ein paar Tage her.
Ich hatte einige Schwierigkeiten: Trinken und andere Sachen. Ich wusste, ich muss etwas verändern. Ich wusste es tief in meinem Herzen. Ich habe den Preis bezahlt.
Die Probleme in Bezug auf Sich-Wertlos-Fühlen und ein niedriges Selbstwertgefühl sind verschwunden, irgendwann waren sie einfach **kein Thema mehr**.
Ich dachte immer: *Toll, wenn ich auftreten kann, werden sie mich mögen!* Nun ist es mir egal. Direkt in der ersten Woche, als ich das Mittel genommen hatte, sagte mein Körper: *Hey, du gibst mir das, was ich brauche.* Ich erinnere mich an alles. Ich fühle mich ganz normal, ganz natürlich.
D: Normal?
P: Natürlich ist gut, ich kann der Negativität widerstehen. Der ganze Unfug ist weg. Das einzige, was ich anders gemacht habe: Ich habe das Mittel genommen. Ich habe nur die C12 genommen.
Die Angst vor der Fortbewegung ist weg.

TESTUDINIDAE LANDSCHILDKRÖTEN

EMPFEHLUNG: ABWARTEN

Er sagt, er möchte die C30 nicht nehmen. Er reagiert immer noch gereizt, wenn er hinter einem langsamen Auto herfahren muss, aber nicht mehr so sehr. Er hat seine Arbeit verloren. Er wurde aufgrund der allgemeinen Kürzungen wegen der schlechten wirtschaftlichen Lage entlassen, aber er ist erstaunlich ruhig dabei.

KOMMENTARE DER AUTORIN

- Dasitzen und sich auf dem Stein wärmen (beschreibt das Sonnenbaden der Reptilien)
- Mag weder Schnee noch Eis (weist auf eine Empfindlichkeit gegenüber zu extremer Kälte hin)

SPEZIFISCHE EIGENSCHAFTEN / AUSDRÜCKE VON TESTUDO HERMANNI

- Helfen Sie mir, mich zu schützen
- Dicke Haut
- Kokon, abblitzen, Dinge abprallen lassen, wie eine äußere Hülle
- Menschen kränken mich
- Dich begraben
- Es ausblenden
- Schutzschild, alle Negativität wird abgewehrt, Multifunktions-Schutzschild
- Gefährliche Welt
- Dicke Haut
- Der Feind schießt
- Sich in einen Panzer zurückziehen
- Dahinter feststecken
- Langsam
- Fortschreitend
- Hartnäckigkeit

MÖGLICHE AUSDRÜCKE DER TESTUDO HERMANNI BEI PATIENTEN

Das Arzneimittel *Testudo hermanni* benutzt alle auf Seite 88 beschriebenen Ausdrücke der Schildkröte.
   Zusätzlich dazu gibt es einige spezifische Merkmale der griechischen Landschildkröte:
- Überwiegend terrestrisch (an Land lebend)
- Aggressiv
- Sie können sich auch besonders zu den Farben ihrer speziellen Farbgebung hingezogen fühlen: Schwarz und Gelb.

TESTUDINIDAE LANDSCHILDKRÖTEN

GEOCHELONE SULCATA [SPORNSCHILDKRÖTE]

Unterordnung: Cryptodira (Halsberger-Schildkröten)
Überfamilie: Testudinoidea
Familie: Testudinidae (Landschildkröten)
Gattung: Geochelone
Art: Geochelone sulcata
Trivialname: Spornschildkröte
Familie: Testudinidae (Landschildkröten)
Erklärung auf Seite 162.

GATTUNG: GEOCHELONE

Die Schildkröten der Gattung Geochelone, die man auch als *typische Schildkröten* kennt, leben in *Afrika, Amerika, Asien* und auf verschiedenen Inseln im Ozean. Sie fressen **hauptsächlich Pflanzen**, besonders **dunkles Grünzeug**. Geht man nach der Länge ihres Panzers, sind die Arten dieser Gattung eine der GRÖSSTEN Schildkrötenarten weltweit. Insbesondere der Panzer der Galápagos-Schildkröten *(Galapagos nigra)*, kann bis zu 1,80 m lang werden.

GEOCHELONE SULCATA
EINFÜHRUNG

Die Spornschildkröte ist die DRITTGRÖSSTE SCHILDKRÖTE des afrikanischen Festlandes und wird in Bezug auf die Größe nur noch von den gigantischen Inselschildkröten auf Aldabra und Galápagos übertroffen. Beide gehören der Gattung Geochelone an. Die Spornschildkröte ist die größte nicht auf einer Insel lebende Schildkröte und somit die größte kontinental lebende Schildkröte.

Einige afrikanische Völker betrachten die Sulcata als Mittlerin zwischen Mensch und Gott. Daher wird die Schildkröte oft in den Dörfern gehalten, um zwischen dem Anführer des Dorfes und den Vorfahren zu vermitteln. In den Gebieten der Dogon[4] ist die Schildkröte selbst heute ständig an der Seite des Anführers des Dorfes, damit es ihm jederzeit möglich ist, mit den Vorfahren der Dorfbewohner zu kommunizieren.

HABITAT

Die Spornschildkröte ist beheimatet in der Sahara und der Sahelzone, einem Übergangsgebiet mit halbtrockenem Grasland, Savanne und Dornstrauchsavanne. Man findet sie im Tschad, in Eritrea, Äthiopien, Mali, Mauretanien, Nigeria, im Senegal und im Sudan. Diese Art VERTRÄGT KEIN FEUCHTES ODER KALTES WETTER.

---

4 **Die Dogon** sind eine ethnische Gruppe, die auf dem Bandiagara-Plateau, Mali, südlich des Niger in der Nähe der Stadt Bandiagara, Mopti, lebt. Sie sind bekannt für ihre Mythologie, Maskentänze, Holzskulpturen und ihre Architektur.

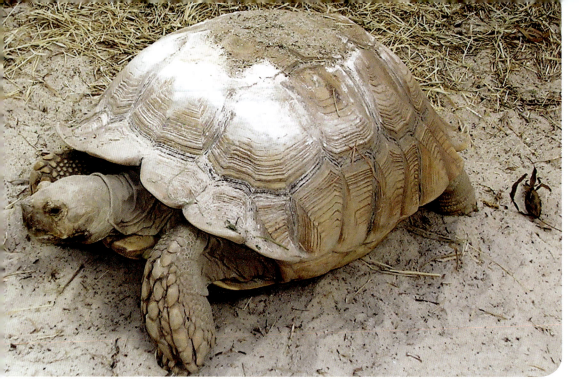

▲ Geochelone sulcata

ANATOMISCHE MERKMALE

Erwachsene Tiere haben eine Panzerlänge von ungefähr 45 cm und wiegen ca. 32-45 kg. Sie wachsen sehr schnell: Wenn sie schlüpfen, messen sie 5-7,5 cm, und innerhalb der ersten Jahre erreichen sie schnell eine Größe von 15-25 cm. Die älteste bekannte Schildkröte dieser Art war 56 Jahre alt, doch man nimmt an, dass sie bis zu 80 Jahre alt werden können.

Diese in der WÜSTE LEBENDE Schildkröte ist aufgrund ihrer SANDFARBENDEN TÖNUNG gut **getarnt**, der Panzer besitzt eine DICKE, GOLDENE BIS GELBBRAUNE ODER KUPFERÄHN-LICHE Färbung. Der breite, ovale Carapax ist am vorderen und hinteren Rand AUFFALLEND GEZAHNT und weist an den einzelnen Schilden AUFFÄLLIGE WACHSTUMSRINGE auf. Im Alter sind diese Wachstumsringe deutlicher ausgeprägt. Die Vorderseite der Vorderbeine bedecken GROSSE, ÜBERLAPPENDE SCHUPPEN. Die Rückseite der Oberschenkel besitzt zwei oder drei GROSSE KEGELFÖRMIGE SPOREN. Die Hautfärbung an den Beinen geht in die Panzerfarbe über. Ihre DICKE HAUT dient möglicherweise dazu, den Flüssigkeitsverlust durch Schwitzen gering zu halten.

ERNÄHRUNGSVERHALTEN

Diese Tiere sind UNERSÄTTLICHE FRESSER, sie fressen ausschließlich **Pflanzen.** Oft werden sie als „Fressmaschinen" bezeichnet, da sie täglich STUNDENLANG GRASEN UND NACH FUTTER SUCHEN können. Sie grasen ähnlich wie Kühe oder Schafe. Wüstenvegetation ist normalerweise spärlich und von geringem Nährwert. Daher produzieren sie auch eine große Menge Exkremente. Von diesen Schildkröten ist bekannt, dass sie ihre eigenen und auch die Exkremente anderer Tiere fressen.

TESTUDINIDAE LANDSCHILDKRÖTEN

CHARAKTERISTISCHES VERHALTEN

Sulcatas sind AKTIVE Schildkröten, sie GRABEN und KLETTERN gern, STREIFEN umher UND BEWEGEN SICH FREI. Wenn sie über eine steile Oberfläche klettern, kann es leicht passierten, dass sie **fallen und auf ihrem Rücken landen**. Passiert dies, so ist es für sie aufgrund ihrer Größe schwierig, sich wieder aufzurichten. Daher kann ein solcher Vorfall sogar zu ihrem Tod führen.

Sulcatas halten keine Winterruhe, sie **übersommern**. IST SCHLAMM VERFÜGBAR, DREHEN SIE SICH AUF DEN RÜCKEN, um sich abzukühlen. Steigen die Temperaturen auf über 40 °C, fangen sie an zu speicheln und schmieren ihren Speichel zur Kühlung auf die Vorderbeine. Untersuchungen haben gezeigt, dass Schildkröten, die unter trockenen Bedingungen aufgezogen wurden, dazu neigen, eine Anomalie des Panzers zu entwickelt, bei der sich die Schuppen ähnlich einem Buckel pyramidenförmig aufwölben.

Die Tiere GRABEN gern und können dies auch gut. Ihre Höhlen sind ungefähr 76 cm tief. Manche GRABEN SOGAR TUNNEL, die teilweise über 3 m lang sind.

Sulcatas sind SEHR STARK und man weiß, dass sie ZÄUNE UND SOGAR MAUERN EINREISSEN. Hält man die Tiere in Gefangenschaft, müssen alle Scharniere und Riegel gut befestigt sein. Die Zäune und Mauern müssen solide genug sein, um den Anstrengungen, die unzweifelhaft gegen sie gerichtet sein werden, zu überdauern! Sulcatas verhalten sich sehr AGGRESSIV GEGENEINANDER. Diese Aggression setzt in dem Moment ein, in dem sie schlüpfen und erreicht ihren Höhepunkt, wenn sie paarungsbereit sind. Bei Männchen beobachtet man häufig gegenseitiges **Rammen** und Versuche, den anderen **auf den Rücken zu werfen**. Da sie sehr KRÄFTIG UND AUSDAUERND sind, sollte man nicht mehr als eine Schildkröte, besonders nicht mehrere Männchen, halten.

Sie WACHSEN AUCH SEHR SCHNELL. LEUCHTEND BUNTE GEGENSTÄNDE ZIEHEN SIE STARK AN, und sie werden versuchen, um jeden Preis dorthin zu gelangen. In Gefangenschaft verwendet man manchmal eine leuchtend bunte Blume oder einen anderen bunten Gegenstand, um sie zu locken und in Bewegung zu setzen. Sie werden VOR DEM REGEN sehr AUFGEREGT UND FANGEN AN UMHERZULAUFEN.

BESONDERE ANGRIFFS- UND VERTEIDIGUNGSMETHODEN

Erwachsene Männchen ZISCHEN, wenn man ihnen zu nahe kommt, und **ziehen sich in ihren Panzer** oder ihr **Erdloch** zurück, wo sie sich **einkeilen.** Weibchen tun dies ebenfalls, machen aber auch KRÄCHZENDE Geräusche. Ein weiteres merkwürdiges Verhalten besteht darin, dass sie IHREN PANZER VOM BODEN HEBEN UND IHN MIT EINEM GEWALTIGEN AUFSCHLAG HERUNTERFALLEN LASSEN.

MATERIA MEDICA

AUSZÜGE AUS DER ARZNEIMITTELPRÜFUNG *GEOCHELONE SULCATA* VON TODD ROWE
REPTILIENTHEMEN

Reptilienthemen, die sich in der Prüfung zeigten, waren: Zusammenschnüren und Zusammendrücken, Angriff und Verteidigung, Gewalt, Verschwörung, Misstrauen, Feindseligkeit sich selbst

TESTUDINIDAE LANDSCHILDKRÖTEN

gegenüber, Sexualität, Redscligkeit, plötzlicher, unvorhergesehener Angriff, Todesangst, Wunsch zu töten. Das Thema Töten stand deutlich im Vordergrund, besonders im Zusammenhang mit dem Abschneiden des Kopfes. Schildkröten sind im Kopfbereich besonders verletzlich. Ein weiteres wichtiges Thema, das sich im Verlauf der Prüfung zeigte, war eines von Spaltung und Trennung. Dies ist ein bei Tieren häufig anzutreffendes Thema, besonders ausgeprägt ist es bei Reptilien.

PRÜFSYMPTOME, DIE AUF SCHILDKRÖTENARZNEIMITTEL HINDEUTEN

- Verschiedene körperliche Empfindungen, die die Prüfer erlebten:
  - Zusammengedrückt durch ein kreisförmiges Band, begleitet von einer Handgeste, die kreisförmiges Zusammenziehen beschreibt.
  - Schmerzen in den Armen, als wäre man hart angefasst worden.
  - Ich bin außer mir vor Sorge um meinen Sohn. Das hält mich fest. Es bedrängt mich sehr.
  - Ich hatte das Gefühl, ich möchte aus meiner Haut heraus.
  - In der ersten Nacht spürte ich innerhalb einer Minute eine körperliche Reaktion, es fing in der rechten Brust an; niederschmetternder Druck, der bis hinunter in mein Brustbein ausstrahlte.
  - Der Druck war meistens kreisförmig.
  - Einschränkung bedeutet, sich nicht bewegen oder tief Luft holen zu können; eingeengt sein.
- Das Gefühl, eine auf dem Rücken liegende Schildkröte zu sein. Ich liege auf dem Rücken und kann mich nicht umdrehen. Als ob ich in einem Panzer gefangen wäre (allgemeine Empfindung von Schildkröten).
- Interessanterweise kam Langsamkeit in den Arzneimittelprüfungen überhaupt nicht vor (diese Eigenschaft wird gewöhnlich mit Schildkröten in Verbindung gebracht).

PRÜFSYMPTOME, DIE KENNZEICHNEND FÜR *GEOCHELONE SULCATA* SIND

- Mehrere Prüfer hatten während der Prüfung Liebeskummer. Das Gefühl wurde als romantische Aufregung bezeichnet. Ein Prüfer hatte dies schon lange Jahre nicht mehr erlebt, ein anderer Prüfer hatte es noch nie erlebt. Die Gefühle waren intensiv.
- Die zentrale Empfindung, die in dieser Prüfung auftrat, war ein Gefühl von Kribbeln / Prickeln / Brennen, als ob etwas lebendig würde.
- Wüstenthemen:
  Ein Wüstenthema war in dieser Prüfung besonders ausgeprägt: lang andauernde Erstarrung, gefolgt von hyperaktiver Energie, Aufregung und Eile. Dies bezieht sich direkt auf die zentrale Empfindung. In diesem erstarrten Zustand bestand ein Wunsch nach dunklen, höhlenartigen Plätzen (das Tier verbringt viel Zeit damit, während der Sommerhitze zu übersommern) und Lichtempfindlichkeit.
  Andere Wüstenthemen der Prüfung waren: Wasser, Dehnung und Zusammenziehen, Gewalt, Angriff und Verteidigung, groß und klein, herumwandern, Ruhelosigkeit, Isolation, Tod und Sterben; starker Durst ohne Verlangen zu trinken ist für Wüstenmittel charakteristisch. Ein kribbelndes Gefühl ist ebenfalls typisch für Wüstenmittel.

TESTUDINIDAE LANDSCHILDKRÖTEN

- Aggressivität geprägt durch Reizbarkeit, Ärger und das starke Verlangen, zu töten (dies war überraschend, wenn man die Sanftmut und die vegetarische Ernährung dieser Tiere, besonders der Landschildkröten, betrachtet). Der gemeinsame Nenner dieser Reizbarkeit wurde als „bissig" bezeichnet.
- Mitgefühl und Wohlwollen; der Wunsch, andere zu beschützen. Dies erlebten viele Prüfer, die sich in einer mütterlich-schützenden Rolle sahen und davon träumten, Babys oder andere schützen zu wollen. Das ist interessant, da das Tier seine Jungen nicht beschützt.
- Allgemeine Eigenschaften: rechtsseitige Symptome, eher warm mit Hitzewallungen, nächtliche Verschlimmerung, Verletzungsanfälligkeit, Gewichtszunahme, Schwellungen und Mattigkeit.
- Miasma: Eine miasmatische Einteilung ist aufgrund einer einzelnen Prüfung schwierig. Nichtsdestotrotz gibt es Hinweise auf das Lepra-Miasma: suizidale Neigung, Mordgedanken, Selbstverachtung und Selbsthass, Abscheu, Hilflosigkeit, Hoffnungslosigkeit, Selbstquälerei, sich missachtet und schmutzig fühlen, sich nicht gut genug fühlen. Auch das syphilitische Miasma stellt sich als eine Möglichkeit dar.

Einige Träume, die auf das Miasma hindeuten:

1. „Ich habe geträumt, dass ich mich im Dunkeln auf meine Toilette setzte. Es stellte sich heraus, dass sie mit den Exkrementen von jemand anderem gefüllt war, und sie war so voller Scheiße, dass sie überall an meinen ganzen Hintern geschmiert war. Ich drehte mich um, um nachzusehen, und konnte mich dann nicht entscheiden, ob es wirklich die Scheiße von jemand anderem war oder meine eigene."
2. „Ich saß irgendwo in Texas in einem Bus und konnte keine Toilette finden. Jede Toilette, die ich mir ansah, war eklig. Schließlich fand ich eine, aber die Tür war zum Teil herausgerissen worden, und kleine Mädchen streckten ständig ihren Kopf herein und wedelten mit der amerikanischen Flagge in meinem Gesicht herum."

FALL *GEOCHELONE SULCATA* VON BEN TA'ATI

Fall einer 34-Jährigen Frau, die an einer chronischen bipolaren Depression und schweren Beklemmungen leidet, Erstanamnese im November 2007. Sie war in der Vergangenheit mehrmals im Krankenhaus und hat anhaltende Selbstmordgedanken.

D: Was bedrückt Sie in Bezug auf Ihre Gesundheit am meisten?
P: Meine Depression. Es ist gerade wieder viel schlimmer, ich bin in einer Krise. Ich war bereit, einen Psychiater aufzusuchen, doch das hat in der Vergangenheit auch nicht geholfen. Bei mir wurde schon vor Jahren eine bipolare Störung diagnostiziert.
D: Wie war das für Sie?
P: Ich habe das Gefühl, ich sitze in der Falle. Mein Leben ist gut, ich habe zwei gute Jobs, ich bin gesund, ich habe einen tollen Freund … aber ich funktioniere nicht, in meinem Kopf gibt es keine Pause, ich schlafe nicht, ich fühle mich hilflos.
D: Erzählen Sie mir davon „in der Falle" zu sitzen?
P: Es saugt mich wieder ein, ich bin in diesem Kreislauf gefangen, es wird nicht zulassen, dass es mir gut geht. Ich bin in meinem eigenen Gehirn gefangen. Schöne Dinge lässt es mich nicht genießen. Ich sitze in seiner Falle und bin so einsam.
D: Was bedeutet einsam?
P: Ich bin sehr glücklich mit meinem Freund. Er hat meine Depression noch nie mitgekriegt. Ich habe Angst, dass ihn das von mir wegbringt, dass ich immer allein bin auf der Welt, du bist auf dich selbst gestellt. Ich fühle mich noch nicht einmal wert, zu beten, GOTT, ich fühle mich so allein.

TESTUDINIDAE LANDSCHILDKRÖTEN

D: Wie ist das, allein zu sein?
P: Es kann gut sein. Ich bin sehr stolz darauf, eine starke Persönlichkeit zu werden. Dieses Jahr wurde ich geschieden, das ist einfach traurig.
D: Wie erleben Sie „traurig"?
P: Ich habe das Gefühl, es nicht wert zu sein, mit anderen zusammen zu sein. Es belastet mich.
D: Wie fühlt sich „traurig" an?
P: Ich fühle mich irgendwie nicht da, irgendwie leer, nicht in der Welt, ich nehme daran nicht teil.
D: Wie ist das, es so zu erleben?
P: Du fühlst dich, als wärst du nebensächlich. Warum bin ich hier? Was mache ich falsch? Es sieht aus, als ob du schwach wärest.
D: Wie ist das, schwach zu wirken?
P: Ich bin sehr tüchtig, und wenn ich in dieses Muster falle, fühle ich mich schwach. Warum kann ich da nicht rauskommen?
D: Wie ist das, schwach zu sein?
P: Anstrengend; es ist anstrengend, zu funktionieren, schwer, Teil der Welt zu sein, wenn du keine Kraft dazu hast.
D: Wie ist das denn?
P: Hilflos, einsam.
Als ob ich von allem fortgezogen werde, das ich liebe. Ich fühle mich, als müsste ich sterben, das Ende, ich fühle ein vollständiges Nichts. Als ob das Leben von mir weggezogen wird. Meine Seele, das, was ich bin, wird aus meinem Körper gesogen.
D: Wie fühlt sich das an?
P: Als ob ich sterben muss. Ich werde in diesem Panzer stecken, die Welt wird um mich herumwirbeln, und ich werde kein Teil davon.
D: Wie ist das, in diesem Panzer zu stecken?
P: Das ist wie eine Falle. Ich sitze da und kann nicht teilhaben. Ich kann alles sehen und kann kein Teil davon sein.
D: Erzählen Sie mir von dem Panzer.
P: Wie jemand, der nicht viel Energie hat, der nur weint und in der Welt nicht funktionieren kann, wenig Beweglichkeit. Da drin ist ein Feuer, diese ordentliche Person, dieser Panzer ist mein Körper. Wenn ich doch herausgehen könnte und die Person erleuchten und eine ganze Person sein könnte, nicht nur der Geist drinnen, den niemand sehen kann. Ich habe das Gefühl, dass ich der „Panzer" bin, und dass ich gefangen bin.
D: Ist das gut oder schlecht?
P: Er hat mich manchmal beschützt. Er ist sicher.
D: Wie ist das, sicher zu sein?
P: Früher war ich das. Ich ging da immer hinein. Jetzt möchte ich frei davon sein. Ich habe ein Bild von mir, wie ich mich nicht bewege, wie ein Kadaver.
D: Wie fühlt sich der Panzer an?
P: Vorher war er wie eine Rüstung, jetzt sehe ich ihn als etwas Leichteres. Du kannst ihn zerbrechen, aber ich bin dazu nicht in der Lage.
D: Wie fühlt es sich da drinnen an?
P: Sehr ruhig, ich glaube, es sind Wolken über mir. Es ist nicht erholsam. Als ob man unter Wasser ist, manchmal liege ich so in der Badewanne, man kann nicht hören oder reden.
D: Welche Ängste haben Sie?

TESTUDINIDAE LANDSCHILDKRÖTEN

P: Für immer gefangen in diesem Kreislauf zu sein, kein glücklicher Mensch zu sein. Ich habe Angst vor tiefem Wasser. Dieses Jahr bin ich an den Ozean gefahren, es ist so riesig. Ich habe Angst vor dem Sterben, Angst vor Unbekanntem. Ich habe das Gefühl, ich werde jung sterben und nicht in der Lage sein werde, mein Leben zu teilen.

D: Was ist mit dem tiefen Wasser?

P: Die unendliche Ausdehnung, ich verstehe nicht, was unter mir ist, kann es nicht erfassen, da ist so viel. In der Schule wurde ich bei einer Verabredung vergewaltigt und später auch von meinem Ehemann. Ich kann nichts dagegen tun.

D: Wie fühlen Sie sich damit?

P: **Zornig**, es macht mich so wütend. Hilflos, ich kann sehr gewalttätig in Bezug auf meine Gefühle sein, ich würde mich selber verletzen. Wenn ich wegen irgendetwas zornig bin, fange ich an, mich zu kratzen oder meine Haare auszureißen.

D: Wie ist das?

P: Vollständige Hilflosigkeit.

D: Haben Sie bestimmte Nahrungsmittelverlangen?

P: Alle Salate, Erdnussbutter, Schokolade, Salz.

D: Gibt es eine Abneigung gegen bestimmte Nahrungsmittel?

P: Fleisch ekelt mich an! Austern und Erbsen.

D: Träume?

P: Sie können sehr lebhaft sein, und ich träume in Farbe. Ich habe viele Science-Fiction-Träume.

D: Erzählen Sie mir von Ihrer Kindheit.

P: Meine Eltern wurden geschieden, als ich zehn Jahre alt war. Sie rissen meinen Bruder und mich auseinander. Ich fühlte mich als Kind immer einsam. Ich war nicht glücklich. Ich erinnere mich daran, dass ich lernen musste, alles allein zu machen.

D: Wie war das?

P: Einsam, im Haus sein und wissen, dass draußen was los ist.

D: Wie war die Beziehung zu Ihrem Vater?

P: Er war sehr anspruchsvoll, hat mich mich nicht so genommen, wie ich war, er war sehr wertend. Ich war niemals gut genug, ich wurde niemals geliebt oder akzeptiert einfach nur als die, die ich war.

D: Wie war das für Sie?

P: Frustrierend; ich hatte niemanden, zu dem ich gehen konnte, ich habe versucht, mit allem allein klarzukommen. Deswegen habe ich versucht, mich in mir selbst zu verkriechen.

D: Wie ist das?

P: Das ist das mit dem Panzer.

D: Wie war die Beziehung zu Ihrer Mutter?

P: Schwierig, es fällt ihr schwer, Beziehungen aufzubauen. Es besteht keine starke Verbindung zu ihr.

D: Hatten Sie in der Vergangenheit Gewichtsprobleme?

P: Meine Eltern ließen sich scheiden, als ich zehn Jahre alt war. Damals begannen die Gewichtsprobleme. Ich aß viel zu viel und fühlte mich in dem Durcheinander verloren. Ich war richtig dick. Ich habe jetzt über 30 kg abgenommen, ich wog mal 91 Kilo. Ich habe das Gefühl, ich bin ständig hungrig.

D: Wie ist das, im Durcheinander verloren zu sein?

P: Losgelöst; nicht Teil dieser Welt sein.

D: Wie schlafen Sie?

TESTUDINIDAE LANDSCHILDKRÖTEN

P: Ich konnte noch NIE gut geschlafen. Es fällt mir nicht leicht zur Ruhe zu kommen. Selbst wenn ich krank bin, schlafe ich nicht gut. Ich wache zu früh auf. Ich bin eine schreckliche Schlaferin. Ich wache nicht erfrischt auf, aber trotzdem gehe ich ins Fitness-Studio. Ich bewege mich gern, ich mache viele Herz-Kreislauf Übungen. Das Wort ERFRISCHT würde mir niemals über die Lippen kommen!

ARZNEIMITTEL: *GEOCHELONE SULCATA* LM1
FOLLOW-UP AM 02. JANUAR 2008

D: Wie geht es Ihnen mit Ihren Ängste / Ihrer Stimmung?
P: Ich kann tatsächlich ohne Grund lächeln! Ich fühle mich freier und zuversichtlicher, selbst wenn etwas um mich herum nicht ganz richtig läuft. Ich habe immer noch ab und zu Ängste, aber ich komme da viel schneller wieder raus. Ich habe das Gefühl, ich kann damit aufhören und eine bessere Sicht auf die Dinge bekommen.
D: Wie schlafen Sie jetzt?
P: Ich kann tatsächlich einschlafen! Das ist GROSSARTIG! Ich schlafe relativ fest, und kann auch wieder einschlafen. Manchmal stehe ich in der Nacht noch einmal auf.
Weiter mit LM1, da die Patientin auf dem Wege der Besserung ist.

JULI 2008

P: Ich habe meinen Panzer abgeworfen! Obwohl ich manchmal das Gefühl habe, dass ich in den Panzer zurückkriechen möchte. Ich schlafe gut und wache normalerweise nur einmal auf, dann schlafe ich wieder ein. Ich fühle mich kräftiger und zuversichtlicher.
Bis zum **Dezember 2008** hatte sie keine größeren Angstattacken. Entschied sich, schwanger zu werden.
Im **April 2009** berichtete sie, dass sie schwanger sei. Sagte, sie fühle sich seelisch ausgeglichen. Sie bekam ihr Kind im Oktober 2009. Zu diesem Zeitpunkt nahm sie das Mittel nicht mehr. Bis Januar 2010 hat sie das Mittel nicht mehr gebraucht und hatte keine Depressionen / Ängste mehr.
Wichtige Rubriken der *Geochelone sulcata* (abgeleitet aus der Arzneimittelprüfung von Todd Rowe), die in diesem Fall bestätigt wurden:
- Verlangen nach Aktivität
- Angst vor der Zukunft
- Verlangen, im Bett zu bleiben
- Neben sich stehen
- Abneigung gegen Gesellschaft
- Konzentration beeinträchtigt
- Gedanken an den Tod
- Sich den Tod wünschen
- Wahnidee, bald zu sterben
- Wahnidee, er sei ein Versager
- Wahnidee, von Messern
- Als wäre man in einem Traum
- Verlangen zu fliehen
- Gefühl von Hilflosigkeit
- Treten, schlagen im Schlaf

TESTUDINIDAE LANDSCHILDKRÖTEN

- Lichtempfindlich
- Selbstmordneigung
- Selbstmordneigung, mit einem Messer
- Umherschweifende Gedanken
- Hitzewallungen
- Fettleibigkeit
- Morgendliche Müdigkeit

MÖGLICHE AUSDRÜCKE DER *GEOCHELONE SULCATA* BEI PATIENTEN

Diese ähneln der *Testudo hermanni*, und wir erkennen die gemeinsamen Merkmale der an Land lebenden Schildkröten (wie auf Seite 88 beschrieben).

Besondere Merkmale dieser Art sind:

KÖRPERTEILE UND -FUNKTIONEN

- Besondere Vorliebe für sandartige Farben: Gold bis Gelbbraun oder Elfenbein.

VERHALTEN

- *Trägheit (Sommerschlaf) abwechselnd mit Perioden gesteigerter Aktivität*
  - *Verlangen, versteckt zu bleiben (Bilder von Höhlen und Löchern) abwechselnd mit hyperaktivem Verhalten begleitet von Aufregung und Eile. Dies ist eine häufig zu beobachtende Eigenschaft der Reptilien in der Winterstarre. Doch scheint dieses Merkmal bei dieser Art ausgeprägter.*
- *Bezug zum Leben in der Wüste*
- *Schlimmer bei kaltem und feuchtem Wetter*
- *Unersättlicher Appetit (bei Patienten drückt sich dies in Form von unterschiedlichen Essstörungen sowie Gewichtsproblemen aus)*
- Graben, klettern, buddeln
- Stark; kann Dinge mit Macht zerstören, kräftig, ausdauernd, belastbar
- Wächst schnell
- Fühlt sich von leuchtenden Farben angezogen
- Aufregung vor Regen
- Zischen, krächzen
- *Wüstenthemen: Wasserthemen, Dehnen und Zusammenziehen, Gewalt, Angriff und Verteidigung, groß und klein, umherwandern, Ruhelosigkeit, Isolation, Tod und Sterben, starker Durst ohne Verlangen zu trinken, Ameisenlaufen*
- *Mitgefühl, Wohlwollen, Wunsch, zu beschützen*
- *Kribbeln/Prickeln/Brennen, als ob etwas lebendig wird*

ANGRIFFS- UND VERTEIDIGUNGSMETHODEN

- *Aggressiv, Verlangen zu töten*

TESTUDINIDAE LANDSCHILDKRÖTEN

ÜBERSICHT ÜBER DIE UNTERSCHIEDE

MEERESSCHILDKRÖTEN

Flacher, stromlinienförmiger Panzer, unterstützt beim Schwimmen und verhindert das Untergehen.
Unfähig, sich in den Panzer zurückzuziehen (nicht einziehbar).
Flossen.
Gleiten, paddeln.
Schwimmen, tauchen (sehr gut ausgebildete Fähigkeiten).
Sie kommen nur zur Eiablage an Land.
Schwerfällige Bewegungen an Land.
Die Luft anhalten und lange unter Wasser bleiben, Sprint zur Oberfläche.
Empfindsam gegenüber Gerüchen, Geräuschen und Vibrationen.
Schneller Spurt.
Fallen nicht in Winterstarre.
Wandern.
Ausgeprägte Sexualität.
Angriff aus dem Hinterhalt.
Schwere Verletzungen, starkes Bluten.
Zerdrücken, mahlen.

	Charakteristische Körpermerkmale	Lebensraum	Bewegung	Charakteristisches Verhalten & Angriffsarten / Gefühl beim Angriff
Eretmochelys imbricata [Echte Karettschildkröte]	Schnabelähnliches Maul, scharf und gebogen (stärker als andere Meeresschildkröten).	Lebt in Höhlen und unter Felsvorsprüngen.		In der Umgebung leben Schwämme, sie frisst hauptsächlich Siliciumschwämme. Sehr wanderfreudig.
Lepidochelys olivacea [Oliv-Bastard-Schildkröte]	Flossen. Große Meeresschildkröte. Olivgraue Färbung. Dünner Panzer.	Seichte Gewässer mit weichem Boden.		Massennistplätze, kommen in großen Gruppen an Land.

TESTUDINIDAE LANDSCHILDKRÖTEN

LANDSCHILDKRÖTEN

Können sich vollständig in den Panzer zurückziehen.
Gewöhnlich langsamer, unbeholfener, schwerfälliger Gang.
Schwerer, kuppelförmiger Panzer.
Eingeschränkte Beweglichkeit aufgrund des Panzers.
Kurze, keulenförmige, stämmige Beine.
Ausgeprägte Sexualität.
Winterstarre.
Wandern nicht.
Guter Orientierungssinn.
Revier, Heimweh.
Eher ruhig, friedliebend, fügsam, von sanfterem Charakter.

	Charakteristische Körpermerkmale	Lebensraum	Bewegung	Charakteristisches Verhalten & Angriffsarten / Gefühl beim Angriff
Geochelone sulcata [Spornschildkröte]	Sehr groß, große konische Sporen, Umzahnungen, auffällige Wachstumsringe, dicke Haut, große, überlappende Schuppen, sandfarbene Färbung.	Lebt in der Wüste. Versteckt sich in Höhlen und Löchern.	Graben, buddeln, klettern. Nicht langsam (anders als gewöhnlich bei Landschildkröten).	Lang andauernde Erstarrung und Trägheit im Wechsel mit Hyperaktivität. Unersättlicher Appetit. Stark, belastbar. Wächst schnell. < Kälte, Feuchtigkeit. Angezogen von leuchtenden Farben. Aufregung vor Regen. Hochaggressiv.
Testudo hermanni [Griechische Landschildkröte]	Kuppelförmiger Panzer. Schwarze und gelbe Muster.		Langsamer, schwerfälliger, unbeholfener Gang.	

TESTUDINIDAE LANDSCHILDKRÖTEN

SUMPFSCHILDKRÖTEN

Können den Kopf teilweise oder vollständig in den Panzer einziehen.
Schwimmen, sinken, treiben, waten, eintauchen, im Wasser paddeln.
Kommen an Land, um Eier abzulegen.
Graben, buddeln etc.
Legen keine großen Entfernungen zurück.
Winterstarre.
Starker Geschlechtstrieb.

	Charakteristische Körpermerkmale	Lebensraum	Bewegung	Charakteristisches Verhalten & Angriffsarten / Gefühl beim Angriff
Chrysemys scripta elegans oder *Trachemys scripta elegans* [Rotwangen-Schmuckschildkröte]	Rote Streifen, augenähnliche Markierungen. Niedriger, stromlinienförmiger, flacher Carapax.	Süßwasser, langsam fließende Gewässer mit schlammigem Grund.	Heruntergleiten, leicht gleiten. Rasch und schnell tauchen.	Bleibt innerhalb der Gruppe. Sonnt sich in Gruppen. Stapeln sich aufeinander. Schlechtes Gehör, Vibrationsempfindlich. Flattern, vibrieren. Hektisch in sichere Ecken in Deckung gleiten.
Ovum *Chelydra serpentina* [Schnapp-Schildkröte]	Primitives Aussehen. Großer Kopf, scharfkantiger und gebogener Kiefer, scharfe Krallen. Raue Haut. Kiele, Höcker, Knoten, Panzerkerbungen. Langer Hals: schwingt nach vorn. Panzer nur teilweise entwickelt.	Vorzugsweise im Wasser. Im trüben Wasser liegen, nur teilweise sichtbar. Bevorzugen Süßwasser mit geringer Tiefe. Langsame Bewegungen. Boden mit weichem Schlamm bedeckt.		Unsozial. Starren, stoßen Bläschen aus, halten sich mit langen Krallen fest und beißen in den Nacken. Kratzen, treten, werfen Sand. Männchen leben in festen Territorien. Aggressiv und wild (da Panzer nicht genug Schutz bietet). Versteckt, Getarnt. Jagd aus dem Hinterhalt. Schnell zubeißen. Springen vorwärts. Schnelligkeit und Genauigkeit. Kraftvoller Biss. Zerren Beute ins Wasser. Greifen, schlitzen, zerren, beißen.
Terrapene carolina [Carolina-Dosen-schildkröte]	Hoch gewölbter/ hoher/ bogenförmiger Panzer. Panzer kann sich erneuern. Panzer mit Scharnieren. Gelb-orange, handförmige Muster.	Brauchen ausreichend seichtes Süßwasser.	Keine geschickten Schwimmerinnen und Taucherinnen.	Ziehen sich vollständig ein. Kein Spalt bleibt offen, kein Teil ist entblößt. Klammern, drücken, fesseln, klemmen. Nicht sehr aggressiv, sanft, milde. Machen laute Geräusche, indem sie ihre Kiefer zuschlagen. Ausgeprägtes Heimfindevermögen. Kehren an den Geburtsort zurück. Bleiben innerhalb der Gruppe.

200

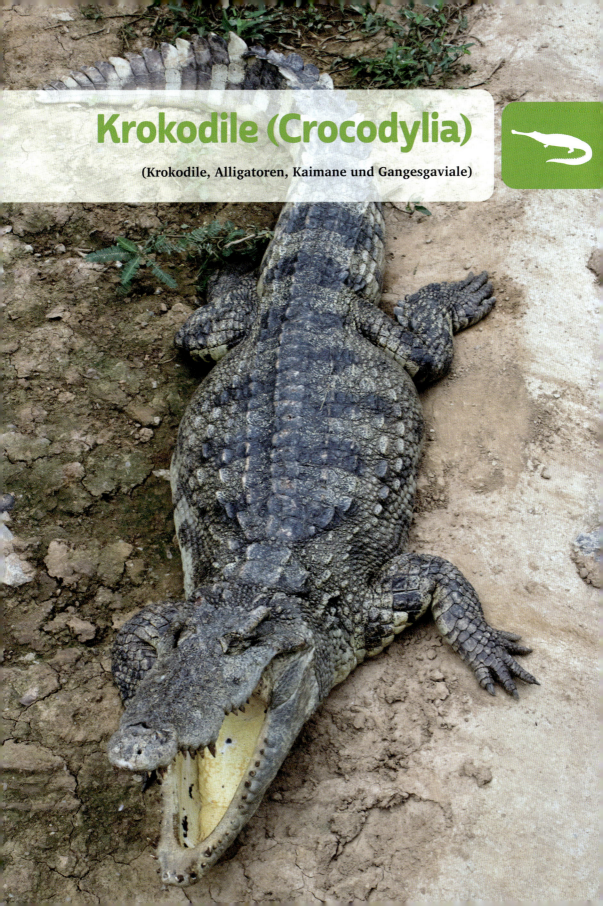

Krokodile (Crocodylia)

(Krokodile, Alligatoren, Kaimane und Gangesgaviale)

KROKODILE (CROCODYLIA)

EINFÜHRUNG

DER GRIMMIGE UND STARKE JÄGER AUS DEM HINTERHALT

Zur Ordnung Crocodylia gehören die **größten** heute noch lebenden Reptilien. Zudem gehören sie auch zu den größten Wirbeltieren, die noch an Land kommen.

Der Name der Ordnung Crocodylia kommt aus dem Griechischen „krokodeilos", ein Begriff, der sich ursprünglich auf eine Art Echse bezog. Sein lateinisches Gegenstück wiederum bezog sich ursprünglich auf ein Landreptil, den Nilwaran. Im Laufe der Zeit bezeichneten dann beide Wörter das Krokodil. Im Mesozoikum, vor 65 -245 Millionen Jahren, beherrschte der Archosaurius (siehe Seite 37 in der Klassifikationsübersicht) das Land. Die einzigen **gigantischen** Archosaurier, die bis heute überlebt haben, sind die heutigen Krokodile. Sie besitzen ähnliche Körperformen wie ihre uralten Vorfahren. Von den Archosauriern, den „regierenden Reptilien" des Mesozoikums, sind für uns heute lediglich die Krokodile, Schildkröten und Vögel als Erinnerung an die Zeit geblieben, als diese mächtigen Giganten die Erde bevölkerten. Seit der damaligen Zeit haben sich die Krokodile zu den fortschrittlichsten der überlebenden Reptilien entwickelt. **In vielen ihrer Merkmale ähneln sie eher den Säugetieren oder Vögeln als anderen Reptilien.**

Die Menschen haben die großen, **fleischfressenden** Reptilien schon immer gefürchtet, und das mit gutem Grund. Die massive und einschüchternde Erscheinung der Alligatoren und Krokodile weist auf **räuberische Grausamkeit und Gefahr** hin.

Krokodile sind in der menschlichen Kultur und Mythologie schon immer präsent. Die alten Ägypter betrachteten die Krokodile nicht nur als ein Symbol für Macht, Schutz, Fruchtbarkeit und Verrat, sondern auch als Symbol für die Zerstörung der unwerten Seele nach dem Tod. In einigen Bevölkerungsgruppen in Pakistan wird das Krokodil noch immer als heilig betrachtet. Krokodile symbolisierten in der westlichen Kultur Habgier, Heuchelei, Verrat, Dunkelheit und Tod. Die Symbolik der Krokodile im Osten ist positiver. Dort bringt man das Krokodil mit Initiation, Urteilsvermögen und dem Rhythmus und der Harmonie der Welt in Verbindung. In allen Kulturen werde die Tiere **mit dem Tod in Verbindung gebracht**. Oft werden sie **Herren der Unterwelt** genannt. Zudem sind sie symbolisch verbunden mit Wasser, Blitz und Regen.

ALLGEMEINE ANATOMIE

Die äußerlichen Merkmale, aufgrund derer sich Krokodile von anderen Reptilien unterscheiden, sind in der Hauptsache zurückzuführen auf die Anpassung an ein semiaquatisches Leben.

Krokodile sind zwischen 1 und 7 m lang. Alle Krokodilarten besitzen kräftige Kiefer, einen breiten, leicht geplätteten Körper und einen langen, senkrecht abgeflachten muskulösen Schwanz.

Augen und Nasenlöcher des Krokodils befinden sich oben auf dem Kopf, so dass diese oberhalb der Wasseroberfläche bleiben, während der Körper vollständig unter Wasser liegt. Auf diese Weise sind die fleischfressenden Reptilien in der Lage, die Vorgänge an Land genau zu beobachten.

Die meisten Krokodile sind dunkelgrün, grau oder braun. Jungtiere haben hellere Markierungen, die mit dem Alter verschwinden. Die Haut ist von **Schuppen** bedeckt, die sich nicht

KROKODILE (CROCODYLIA)

Klassifikation

Reich: Animalia
Stamm: Chordata
Unterstamm: Vertebrata
Klasse: Reptilia
Ordnung: Crocodylia
Familie: Crocodylidae

Unterfamilie: Alligatoridae
- Alligator
- Kaiman
- Mohrenkaiman
- Glattstirnkaiman

Unterfamilie: Crocodylidae
- Krokodil
- Panzerkrokodil
- Stumpfkrokodil

Unterfamilie: Gavialidae
- Gangesgavial
- Sunda-Gavial

überlappen und in Flocken abfallen; hierin unterscheiden sie sich von anderen Reptilien. Krokodile werfen, anders als Schlangen, ihre Haut nicht im Ganzen ab. Je nach Art und Größe des Krokodils ist die Wasserabsorption durch die Haut unterschiedlich stark, wie alle anderen Reptilien auch besitzen sie jedoch eine **verminderte Hautdurchlässigkeit**. Daher können Krokodile, anders als Alligatoren, nicht in einem kälteren Klima leben. Alligatoren können auch in einem Klima leben, in dem die Temperaturen jahreszeitenbedingt unter den Gefrierpunkt sinken.

Unter den Schuppen des Krokodiles befinden sich schmale Knochenplatten, die Osteoderme genannt werden. Diese bedecken seinen Körper von Kopf bis Fuß und bilden eine **harte, schützende Rüstung**. Ebenso wie die Schuppen des Panzers einer Schildkröte oder die Außenrinde eines Baumstammes weisen die Osteoderme des Krokodiles jährliche Wachstumsringe auf, anhand derer man ihr Alter bestimmen kann. Unter den Schuppen und Osteodermen liegt eine weitere kräftige und flexible Schicht der Rüstung, die aus knochigen, sich überlappenden Schindeln besteht, die Knochenschuppen genannt werden. Die kombinierte Stärke dieser Strukturen sorgt dafür, dass sogar leichte Munition wie eine 22er-Kugel vom Rücken und der Seite eines Krokodiles abprallen würde.

Tatsächlich wurden im Laufe der Geschichte aus Krokodilhaut Schilde angefertigt. In alten Zeiten trugen Beja-Bogenschützen aus dem Sudan, die in der ägyptischen Armee dienten, Schilde aus Krokodilhaut. Krokodile besitzen eine **harte Rüstung** als Schutz, ähnlich wie die Schildkröten. Im Falle der Krokodile nimmt man an, dass die Rüstung eine Rolle bei der Wärmeregulation spielt. Man nimmt an, dass die zahlreichen Gefäße, die die Halswirbel-Osteoderme der Krokodile versorgen, die Hitze, die beim Sonnenbad aufgenommen wird, über die Blutgefäße der Knochen in das Körperzentrum führen.

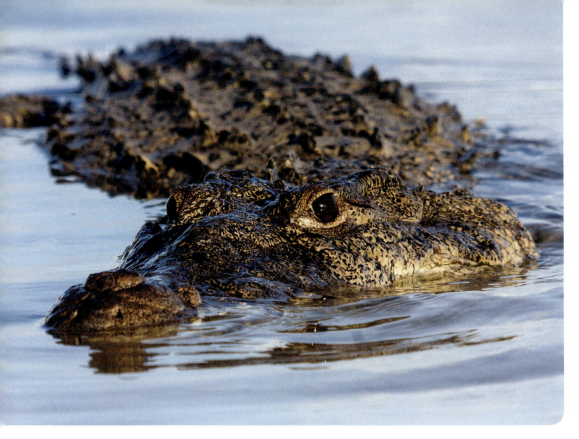

▲ Lage der Augen und Nasenlöcher beim Krokodil

Die **großen, sehr kräftigen und tödlichen Kiefer der Krokodile sind mit scharfen Zähnen bewaffnet.** Die **Beißkraft** eines Krokodils liegt Messungen zufolge in einem Bereich von ca. 3.000 Pfund und darüber. Ihre Kiefer sind so kräftig, dass sie sogar eine gepanzerte Schildkröte **aufbrechen** und fressen können. Die Zähne sind konisch geformte Stacheln, sie können **Beute ergreifen und festhalten** und sie anschließend **in Stücke reißen**. Im Gegensatz zum Hai, dessen scharfe und gezackte Zähne dazu da sind, seine Mahlzeit auseinanderzureißen und zu schneiden, **sind die Zähne des Krokodils dazu gemacht, die Beute zuerst zu zertrümmern und dann mit einem kräftigen Biss zu töten.** Ist die Beute erst auf den **scharfen Zähnen aufgespießt**, wird sie **ganz heruntergeschlungen**. Manchmal **zerlegt** ein Krokodil ein großes Beutetier, indem es den Kadaver mit dem Kiefer festhält und ihn unter Wasser **gewaltsam in der Horizontalachse herumschleudert.** Wenn die Beute immer noch zu groß ist, um in einer Mahlzeit gefressen zu werden, **versteckt** das Krokodil sie, wenn es sie alleine getötet hat. Wenn zwei oder mehr Krokodile beteiligt sind, wird das Opfer **in Stücke gerissen**, während jedes Krokodil versucht, so viel als möglich zu **verschlingen**.

(Versteck: 1. Geheimes Lager, wo Geld oder Wertsachen versteckt werden.
2. Ein geheimer Vorratsplatz.
3. Etwas dorthin zu tun, wo es hinpasst oder hingehört.)

Die meisten Krokodile, wie auch der Homo sapiens (Mensch), haben thekodonte Zähne. Im Gegensatz zu Säugetieren **erneuern sich die Zähne eines Krokodils**, außer bei besonders alten Tieren, **ein Leben lang**. Ein einzelnes Krokodil verbraucht im Laufe seines Lebens ungefähr 3.000 Zähne. Jeder Zahn ist hohl, und der neue Zahn wächst innerhalb des alten Zahnes. So steht der neue Zahn bereit, wenn der alte Zahn ausfällt.

KROKODILE (CROCODYLIA)

Krokodile **haben keine Lippen, daher ist ihr Maul undicht, wenn es geschlossen ist**. An der Kehle und in der Nähe der Kloake sind Drüsen, die während der Balzrituale eine geruchsintensive, ölige Substanz absondern. Das Männchen **reibt** mit seinem Kiefer über **den Kopf und den Rücken** des Weibchens.

Die Muskeln, die den Kiefer schließen, sind besonders kräftig, im Gegensatz **dazu sind die Muskeln, die den Kiefer öffnen, relativ schwach.** Daher kann ein Mensch das Maul eines Alligators mit bloßen Händen geschlossen halten. Ein Streifen Isolierband ist ausreichend, um die Schnauze des Alligators geschlossen zu halten und ist eine gebräuchliche Methode, wenn Alligatoren gefangen oder transportiert werden.

Die Haut des Krokodils ist mit Sinnesgruben bedeckt, man nennt sie dermale Druckrezeptoren. Hierbei handelt es sich um kleine schwarze Punkte auf der Haut. Diese pigmentierten Knötchen enthalten Nervenbündel, die auf die **geringste Störung an der Wasseroberfläche reagieren**. Durch die **Vibrationen und Druckveränderungen im Wasser sind sie in der Lage, ihre Beute zu finden und zu fangen. Aufgrund dieser speziellen Fähigkeit können sie Gefahr und Eindringlinge sogar in völliger Dunkelheit entdecken**. Alligatoren und Kaimane haben diese Druckrezeptoren nur an ihrem Kiefer, Krokodile jedoch auf jeder Schuppe ihres Körpers.

Krokodile besitzen einen zweiten knochigen Gaumen, mit diesem können sie **auch atmen, wenn sie halb unter Wasser sind,** auch dann, wenn das Maul voller Wasser ist. Ihre inneren Nasenlöcher öffnen sich auf der Rückseite ihrer Kehle, wo ein spezieller Teil der Zunge, „Gaumenventil" genannt, den Atemtrakt unter Wasser abdichtet. **Sie können ihr Maul unter Wasser öffnen, ohne zu ersticken**. Ihre Ohren sind mit Klappen bedeckt, die sich schließen, damit kein Wasser eindringt.

Die Augen des Krokodiles sind unbewegliche Kreise mit drei Augenliedern. Das dritte Lid, die Nickhaut, ist durchsichtig, doch schützt sie das Auge vor Wasser. Krokodile haben vertikale, katzenähnliche Pupillen, die sich in der **Dunkelheit** weiten, damit die Tiere **besser sehen können**. Eine Schicht Tapetum lucidum im Inneren ihres Auges verbessert ihre **Fähigkeit, nachts zu** sehen, stark und bewirkt zudem, dass ihre Augen in der Dunkelheit leuchten. Krokodile können unter Wasser nicht gut sehen.

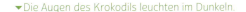

▼ Die Augen des Krokodils leuchten im Dunkeln.

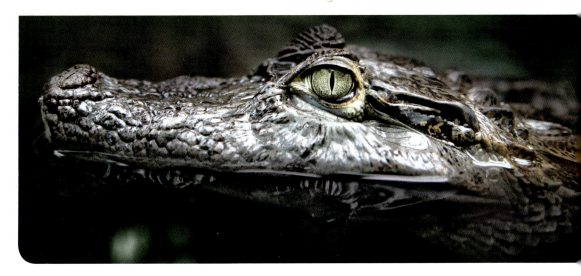

KROKODILE (CROCODYLIA)

Krokodile haben kurze Beine mit fünf Zehen an den Vorderbeinen und vier Zehen an den Hinterbeinen. Die Zehen besitzen teilweise **Schwimmhäute**, dadurch können die Tiere im Wasser **schnelle Bewegungen und Drehungen** machen oder zu **schwimmen anfangen**. Ein Fuß mit Schwimmhaut ist ein Vorteil in dem flacheren Wasser, in dem die Tiere sich manchmal laufend fortbewegen. Die Vorderbeine sind schwächer, kleiner und kürzer als die Hinterbeine. Sie nutzen ihre Füße, um die Beute **niederzudrücken**, **während** sie große Fleischstücke mit ihren kräftigen Kiefern **herausreißen**. Auch zum **Graben** und **Buddeln** nutzen sie ihre kräftigen Krallen.

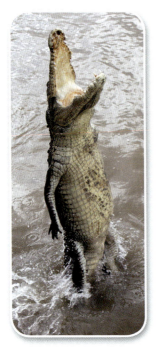

Krokodil springt senkrecht in die Luft.

Krokodile haben einen **kräftigen Schwanz**, den sie zur Fortbewegung und zur Kommunikation nutzen. Mit Hilfe dieses Schwanzes sind sie in der Lage, den ganzen Körper **senkrecht aus dem Wasser zu katapultieren**, um Beute aus überhängenden Ästen zu **schnappen**. Der Schwanz **entwickelt die nötige Schubkraft**, wenn das **Krokodil aus dem Wasser schießt, um ein Säugetier zu ergreifen, das sich zu nahe ans Ufer gewagt hat**. Fliegende Beute wird durch die Luft in ihr weit geöffnetes Maul befördert.

Die **Steine, die ein Krokodil schluckt, werden Gastrolithen genannt**. Dies bedeutet wörtlich „Magensteine". Sie dienen als Gegengewicht und **erlauben es dem Krokodil, seine Position im Wasser zu halten, während es in einem leichten Winkel zur Oberfläche treibt, um unter Wasser zu lauern**. Gastrolithen dienen auch der Verdauung der Beute. Der Magen eines Krokodiles ist in zwei Kammern aufgeteilt. Der erste Magen ist ein kräftiger Beutel aus Muskelgewebe, ähnlich dem Kaumagen eines Vogels. Man nimmt an, dass an dieser Stelle die Mahlbewegungen der Gastrolithen die Zerkleinerung der Beute unterstützen.

Der zweite Magen, der säurehaltiger ist als bei jedem anderen Tier, kann nahezu alle Teile der Beute verdauen, einschließlich Knochen, Federn, Panzer und sogar Hörner!

Krokodile haben eine Leber, doch keine Blase. Urin und Faeces werden im Verlauf der Ausscheidung in der Kloake gemischt.

ERNÄHRUNGSVERHALTEN

Krokodile sind Fleischfresser, die eine Mischung aus lebender Beute und Aas fressen. Sie sind **opportunistische Jäger**: Sie fressen, wenn sie hungrig sind, alles, was sie fangen können.

Die größeren Krokodile fressen sogar Menschen. Vögel, kleine Säugetiere und Fische werden **ganz heruntergeschluckt**. Ihr **guter Geruchssinn** hilft ihnen, Aas sogar auf weite Entfernungen zu entdecken. Wenn leichte Beute wie z.B. ein totes Säugetier entdeckt wird, fressen sie es, ohne zu zögern.

Krokodile müssen nicht oft fressen. 60 % dessen, was sie fressen, wird als Fett eingelagert, daher **können sie lange Zeit ohne Fressen überdauern**. Sie brauchen mehrere Tage, um eine große Mahlzeit zu verdauen.

KROKODILE (CROCODYLIA)

An extrem heißen Orten wie z.B. Afrika verwest das Fleisch der Beute relativ schnell, doch das scheint die Krokodile nicht zu stören. Im Gegenteil: Für die Krokodile scheint es von Vorteil zu sein, leicht verwestes Fleisch zu fressen, da es besser verdaulich ist. Dieses Verhalten hat den **grausamen Raubtieren** einen schlechten Ruf eingebracht. Tatsächlich aber leisten sie – ebenso wie die Aasgeier und Hyänen an Land – einen sehr nützlichen Reinigungsdienst in den Seen und Flüssen.

FORTPFLANZUNG

Männliche Krokodile sind **polygam** und paaren sich mit verschiedenen Weibchen. Während der **Paarungszeit sind sie aggressiver**. Weibchen signalisieren ihre Paarungsbereitschaft mit einem **unterwürfigen Anheben des Maules**.

Das Weibchen legt seine Eier in Wassernähe ab, entweder in einer Mulde aus Pflanzen und Schlamm oder in eine Höhle unter der Erde. Sie **bewacht die Eier** und **hilft den schlüpfenden Jungen aus dem Nest, wenn sie sie rufen hört**. Oft reagiert sie **sehr grimmig auf einen Eindringling und verfolgt diesen über eine kurze Distanz, bis er sich ausreichend weit vom Nest entfernt hat**.

Im Gegensatz zu anderen Reptilien verlassen Krokodile ihren Nachwuchs nicht. **Das Weibchen trägt die Jungen vorsichtig in seinem Maul zum Wasser, damit sie erste Schwimmversuche unternehmen können.** Die Jungen sind von Anfang an in der Lage, eigenständig Futter finden, doch bleiben sie ja nach Art unterschiedlich lang gruppenweise in der Nähe der Mutter. Sie profitieren von ihrem Schutz. Während dieser Zeit kommunizieren die Jungtiere untereinander und mit der Mutter über hörbare Grunzlaute. Das erwachsene Krokodil **reagiert auf Hilferufe der Jungtiere und verteidigt sie resolut gegen gefährliche Eindringlinge. Dieses Verhalten unterscheidet die Krokodile von anderen Reptilien**.

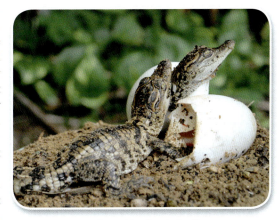

Zwei geschlüpfte Krokodile

VERHALTEN

Krokodile sind **eindrucksvolle semiaquatische** Räuber, die auch „**Monster aus dem Sumpf**" genannt werden. Sie entfernen sich nicht weit von Flussmündungen, Sümpfen, Seen oder Flüssen, auch wenn alle Arten für die Eiablage ans trockene Land kommen müssen.

KROKODILE (CROCODYLIA)

Krokodile **baden** tagsüber **in der Sonne**, um ihre Körpertemperatur zu erhöhen; in der Nacht **ziehen** sie sich ins Wasser **zurück**. Wenn sie sich überhitzt haben, liegen sie mit **weit geöffnetem Maul** an den Flussufern, um Hitze abzuleiten. So bleiben sie lange Zeit liegen. Einige Krokodilarten übersommern (verschlafen den Sommer). Nach dem Fressen suchen die Krokodile eher Wärme, da sie die Verdauung beschleunigt.

Ist es kalt, liegen Alligatoren, die in moderaten Klimazonen leben können, vollständig unter Wasser (mit Ausnahme ihrer Nasenlöcher) entlang steiler Uferbänke. So bleiben Schwanz und Körper im tieferen, wärmeren Wasser.

Eine weitere Anpassung der Krokodile an ihre Umwelt findet sich in ihrer Fähigkeit, Salz auszuscheiden. Viele Krokodilarten haben spezielle salzsezernierende Drüsen, die es ihnen erlauben, in Brack- oder Salzwasser zu überleben. Alligatoren besitzen diese Fähigkeit nicht, daher geht es ihnen in Salzwasser nicht gut.

Krokodile haben sich speziell angepasst an ihren **begrenzten Lebensraum – hier können sie gut überleben. Dies steht im Gegensatz zu den Schlangen, die keine Extremitäten besitzen und aufgrund ihrer Anpassungen in einem weitläufigen Lebensraum überleben können, da sie sich an Land, auf Bäumen und im Wasser bewegen können.** Die **hohe Intelligenz der Krokodile, ihr ausgeprägtes Seh-, Hör- und Geruchsvermögen machen sie zu erfolgreichen Jägern im Wasser.**

Krokodile sind **extrem träge**, da ihr Stoffwechsel sehr langsam ist. Sie bewegen sich **hauptsächlich, um zu fressen, sich zu paaren oder zu kämpfen.**

Krokodile ernähren sich, indem sie ihr Futter verwesen lassen oder, wenn sie Beute im Wasser ergreifen, indem sie zubeißen und die Beute kraftvoll schütteln oder herumschleudern, bis maulgroße Teile abgerissen sind. Dies nennt man **Todesrolle**, eine Anpassung, die sich in den Millionen Jahren der Evolution entwickelt hat. Selbst Jungtiere sind in der Lage, eine Todesrolle durchzuführen, wenn man ihnen Fleischstücke präsentiert.

Wesentlich für die Fähigkeit, eine Todesrolle durchzuführen, ist die Biegsamkeit des **Schwanzes**, der sich in einem **bestimmten Winkel zum Körper befinden muss**. Macht man den Schwanz bewegungsunfähig, ist das Krokodil nicht mehr in der Lage, eine Todesrolle durchzuführen.

REVIERVERHALTEN

Erwachsene Krokodile sind **sehr revierbewusst, und Streitigkeiten werden hauptsächlich mit Gebrüll ausgetragen.** Besonders Alligatoren sind sehr laut. Sowohl Männchen als auch Weibchen **heben ihren Kopf** über die Wasseroberfläche und **geben ein lautes, sekundenlang andauerndes, kehliges Gebrüll** von sich. Ein Männchen, das ein Revier in Besitz nehmen oder verteidigen will, **brüllt wiederholt** in kurzen Abständen ein halbes Duzend Mal. Es stößt zudem **einen tiefen Ruf mit sehr niedriger Frequenz** aus, der für Menschen kaum zu hören ist und der seinen **Körper in Vibrationen versetzt**. Hierbei **springt das Wasser in Tröpfchen auf seinem Rücken.**

Das Revier wird markiert, indem die Tiere ihren Kopf **laut** auf das Wasser **klatschen** oder ihre Kiefer **zusammenschnappen lassen. Die so erzeugten Geräusche stellen für die Rivalen eine Herausforderung dar.**

Herrschaft wird durch Größe und Aggressivität bestimmt. Die streitenden, brüllenden Tiere rangeln **mit offenem Maul** an der Wasseroberfläche miteinander, zeigen ihre Zähne und **springen einander an.** Sie **schlagen** ihren Schwanz hin und her und erzeugen so große Wasser-

KROKODILE (CROCODYLIA)

fontänen. Rivalisierende Männchen, obwohl in der Lage, **kraftvoll zu beißen,** bekämpfen sich, indem sie ihre Köpfe **gewaltsam aneinander** schlagen, manchmal mit solch einer **Kraft**, dass der **Zusammenprall** weithin zu hören ist.

Das dominante Männchen **schwimmt gebieterisch und selbstbewusst**, Kopf und Rücken sichtbar an der Wasseroberfläche. Der Besiegte akzeptiert seinen Rang und bleibt tief **unter Wasser**. Auch zeigt der Unterlegende eine besondere Geste, wenn sich das siegreiche Männchen nähert. Er **hebt** seinen Kopf aus dem Wasser, verharrt mehrere Sekunden bewegungslos, sein heller Hals ist sichtbar und sein Maul geschlossen. Dann darf er sich **wie ein begossener Pudel zurückziehen**, ohne vom dominanten Männchen nochmals angegriffen zu werden. Dieses Verhalten dient offenbar dazu, körperliche Gewalt, Verletzungen und Sterblichkeit in der Krokodilwelt zu reduzieren. Manchmal verursachen diese Kämpfe **schwere Verletzungen**. Gewöhnlich ist der **Schwanzansatz** verletzt, nicht aber die **verletzlichere Brustregion,** und nur selten wird ein Teil eines Beines **abgebissen**.

Krokodile haben eine **bemerkenswerte Selbstheilungskraft**. In Gefangenschaft müssen nur ernsthafte Verletzungen behandelt werden. (Diese Information erhielten wir vom Zoologen des Chennai Crocodile Park in Indien).

(Eine interessante Beobachtung hat Dr. Meghna Shah gemacht, als sie das Chennai Crocodile Flussufer besuchte, um Krokodilverhalten zu beobachten mit dem Ziel, das Wissen um die homöopathische Verschreibung von Reptilienmitteln zu erweitern: „Wir sahen ein dominantes Männchen, das ein Gebiet in Besitz nahm und es keinem anderen Krokodil, Männchen oder Weibchen, erlaubte, in sein Reich zu kommen. Wenn ein Krokodil sein Glück versuchen wollte, wurde es kurzerhand mit einem lauten Grunzen vom regierenden Giganten hinausgeworfen. Das unterlegene Krokodil schwamm zügig davon, um sich vor dem Angriff zu schützen. Dieses Verhalten zeigt auch, wie vehement Krokodile ihr Revier schützen.")

▼ Zusammenkunft von Krokodilen

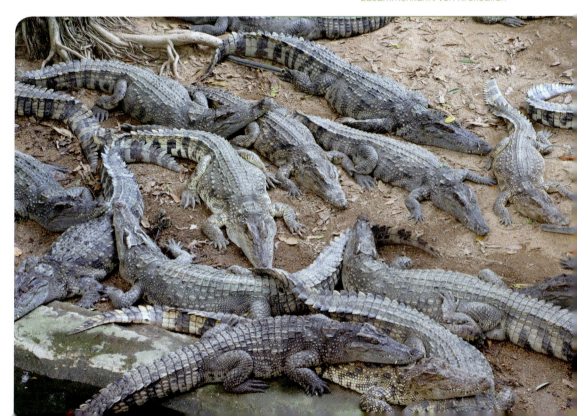

KROKODILE (CROCODYLIA)

Dominante Tiere kontrollieren den Zugang zu Partnern, ausgewählten Nistplätzen, Futter, Sonnenplätzen und Lebensraum. Während einer Dürreperiode jedoch werden Reviere ignoriert, wenn Krokodile sich im vorhandenen bewohnbaren Gebiet zusammendrängen; einzig Hierarchien werden weiterhin beachtet.

Krokodile sind **normalerweise einzelgängerische Tiere, doch ausreichend Nahrung bringt viele Individuen zusammen.** Es wurde beobachtet, dass einige Arten **gemeinsam jagen**.

FORTBEWEGUNG

Der normale Gang eines Krokodils an Land ist der „hohe Gang". Unter den Reptilien haben nur die Krokodile eine Fußknöchelstruktur, die eine 90-Grad-Rotation erlaubt. So können die Beine fast vollständig unter dem Körper platziert werden; dadurch können **sie sich hoch über den Boden erheben**. Dieser hohe Gang erinnert an die Fortbewegung der Säugetiere. Kein anderes Reptil bewegt sich so. Allerdings können sie mit dieser Beinstellung nicht lange schnell laufen. Kommen sie beim Laufen aus dem Takt, nutzen die meisten Arten den typischen Reptiliengang, **breitbeinig auf dem Bauch**. Diesen Gang nutzen sie auch, wenn sie ein Flussufer hinauf- oder heruntergleiten oder sich über Schlamm bewegen.

Krokodile können auch **rennen**, indem sie einfach ihren Gang beschleunigen. Bei kleineren Krokodilen wird dies dann zu einem „**Galopp**", hier scheint das Tier zu **hüpfen**. Manche erreichen Geschwindigkeiten von 16 km/h. Sie sind in der Lage, sich **schnell zu bewegen, wenn sie gejagt werden oder Beute verfolgen**. Aufgrund ihrer großen Größe und der kurzen Beine sind sie an Land nur über kurze Entfernungen **beweglich**. Normalerweise sind sie an Land **langsam und unbeholfen**.

Krokodile können auf kurze Entfernungen **sprinten**, doch können sie diese Sprints nicht lange aufrechthalten, denn sie ermüden schnell. Eine Krokodillänge ist ausreichend, um mit einem **explosiven Sprint** ein **unaufmerksames Opfer zu erbeuten**, bevor es überhaupt reagieren kann. Hier sind Krokodile unübertroffen, sich aus dem **Stand in die Bewegung zu katapultieren**, in der Hoffnung, die kurze Distanz zu ihrer Beute zu überbrücken, **bevor diese reagieren kann**.

Sie können wie Delphine auch einen „**Schwanzgang**" machen, wobei sie ihren Kopf und ihren Körper senkrecht aus dem Wasser halten.

Im Wasser sind Krokodile großartig angepasste Raubtiere. Ihr stromlinienförmiger Körper erlaubt es ihnen, **schnell zu schwimmen**. Sie verbringen die meiste Zeit damit, **herumzuschwimmen oder zu treiben**, während sie ihre Beine an den Körper pressen, um den Strömungswiderstand zu vermindern. Krokodile schwimmen mit Hilfe ihrer kraftvollen Schwänze, die ihren Körper in hohe Geschwindigkeiten **bringen**, ungefähr 40 km/h schnell. Während sie gemächlich herumschwimmen, lässt die Bewegung eben dieses Schwanzes sie langsam, scheinbar **mühelos** durch das Wasser gleiten. Diese Art der Bewegung ist sehr effizient; so wurden einige Arten bereits hunderte Kilometer vom Land entfernt im Meer gesichtet. Krokodile **schwimmen nur schnell, um Gefahr zu entkommen oder Beute zu verfolgen**.

Krokodile **tauchen** aus verschiedenen Gründen **unter Wasser** und verweilen dort. Während der meisten freiwilligen Tauchgänge bleiben Krokodile ungefähr 10 bis 15 Minuten unter Wasser. Wenn das Krokodil sich vor einer Gefahr **verbergen** muss, kann die Tauchdauer länger sein, bis zu 30 Minuten oder mehr. Bei Gefahr oder bei extrem kalten Temperaturen können die meisten Krokodile bis zu zwei Stunden unter Wasser bleiben. Der Herzschlag reduziert sich dann auf zwei bis drei Schläge pro Minute. Dies senkt den Sauerstoffverbrauch, und das Herz versorgt auf diese Weise nur noch die wichtigsten Körperteile.

KROKODILE (CROCODYLIA)

KOMMUNIKATION

Krokodile **kommunizieren miteinander über Geräusche, Haltung, Bewegung, Gerüche und Berührung.** Laute werden erzeugt, indem sie Luft durch eine Stimmbox (Larynx) in den Hals pressen. Jungtiere **bellen** oder äußern Hilferufe, wenn sie in Gefahr sind. Sie können auch bei der Fütterung stimmgewaltig sein. Geräusche, sowohl von den Jungtieren als auch von den Erwachsenen, scheinen sie auch zusammenzuhalten. Die Kommunikation unter Krokodilen beginnt bereits vor dem Schlüpfen. Das häufigste Geräusch eines erwachsenen Tieres ist ein **lautes**, wiederholtes **Gebrüll**, das von anderen erwachsenen Tieren erwidert wird. Während der Paarung kann man leiseres Schnurren oder Heulen hören. Bedrohte Krokodile **knurren**. Erwachsene Tiere **grunzen**, um Jungtieren mitzuteilen, dass sie zu Hilfe kommen, und sie können **zischen**, wenn sie Jungtiere verteidigen. Sie kommunizieren ebenfalls, wenn sie ihre Kiefer mit geschlossenem Maul **langsam** vom Boden **heben**. Dies ist auch ein **ansteckendes Verhalten** und unterstützt langfristige Sozialbeziehungen.

KROKODILSTRÄNEN

Jeder hat schon den Ausspruch „**Krokodilstränen weinen**" gehört. Hier **drückt** derjenige, **der weint, sehr unehrliche Reue aus**. Entweder seine Traurigkeit ist nicht echt, oder er versucht, **Sympathie zu erwerben, wo keine verdient ist.** Ist dies nur eine wirklichkeitsfremde Redewendung, basierend auf dem ironischen Konzept, dass ein Krokodil weinen kann, oder weinen Krokodile tatsächlich Tränen? In Wahrheit produzieren die Tränendrüsen der Krokodile Tränen, die die Augen befeuchten sollen und Einfluss auf das Bakterienwachstum haben. Wenn das Krokodil frisst, wird Luft durch die Nasennebenhöhlen gepresst, vermischt sich mit den Tränen aus den Tränendrüsen, entleert sich im Auge und führt somit zu einer wässrigen Vorstellung von „**falscher Reue**".

Es lassen sich auch frühere Quellen des Mythos der „Krokodilstränen" finden, und man kann leicht erkennen, warum sich diese Redensart bis in die heutige Zeit erhalten hat. Das Bild eines solch verstohlenen Jägers wie des Krokodils, das um seine Opfer weint, ist aufgrund des Kontrastes und der Ironie außerordentlich einprägsam. Ein Buch aus dem 14. Jahrhundert, das in viele Sprachen übersetzt wurde und seinen Weg um den Globus fand, heißt „Mandeville's Reisen". Seine Geschichte über eine Kreatur, die weinte, wenn sie Menschen tötete und fraß, scheint ursächlich für die Verbreitung dieses Mythos zu sein.

ANGRIFFS- UND VERTEIDIGUNGSMETHODEN

VERTEIDIGUNGSMETHODEN

Krokodile sind **sehr erfolgreiche Jäger und stehen an der Spitze ihrer Nahrungskette.** Trotzdem ist die Sterblichkeitsrate bei schlüpfenden Jungen und Jungtieren hoch. Auch die Eier werden von anderen Arten gefressen. Alligatornester werden von Waschbären, Opossums, Stinktieren, Schweinen, Schwarzbären und Gila-Krustenechsen besucht. Jungtiere werden von großen Fröschen, Wasserschlangen, Schnappschildkröten, Kanadareihern, Amerikanischen Reihern, Waldstörchen, Schlangenhalsvögeln, Waschbären, Hornhechten und Schwarzbären gejagt.

KROKODILE (CROCODYLIA)

ANGRIFFSMETHODEN

Krokodile werden **unverdientermaßen als grausam bezeichnet**. Die meisten Krokodile **jagen ihre Beute nicht**, da sie die Geschwindigkeit nicht aufrechterhalten können. Sie sind im Wasser **sehr schnell**. Krokodile jagen im **Verborgenen**: Sie liegen **unter Wasser auf der Lauer**.

Das wachsame Krokodil **liegt wartend** im flachen Wasser und verlässt sich auf seine **Tarnung**. **Sichtbar** sind nur seine **Augen, Ohren und Nasenlöcher, der restliche Körper ist unter Wasser**, und so bewegt es sich in **unmittelbarer Nähe der Beute, ohne gesehen zu werden**. Krokodile verlassen sich auf ihre **erschreckenden und plötzlichen explosiven Gewaltausbrüche. Dies ist bei einer solchen lethargisch erscheinenden Kreatur vollkommen unerwartet**. Der **plötzliche Sprung** eines Krokodiles kann **es fast vollständig aus dem Wasser katapultieren**.

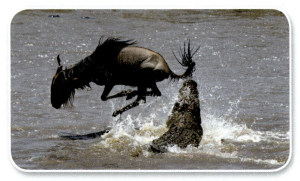

Krokodil erbeutet ein Gnu

Die Beute ist oft ein durstiges Tier, das ans Wasser gekommen ist. Das Krokodil entdeckt die Beute mit Hilfe seines **guten Geruchssinn**. Während es wartet, hat es seine Füße um der besseren Stabilität willen unter dem Körper ausgebreitet. Dann bewegt es sich ein wenig aufwärts, während sein Körper langsam **absinkt**. Muskelklappen schließen seine Nasenlöcher, und die drei Beulen (Augen und Nasenlöcher) verschwinden unauffällig von der Oberfläche. Ahnungslos beginnt die Beute zu saufen. Unter Wasser bewegt das Krokodil sachte seinen Schwanz und **treibt langsam** auf die nichtsahnende Beute zu, nähert sich sehr vorsichtig und wartet auf den Überraschungsmoment. Plötzlich explodiert das Wasser vor dem Opfer in großen Fontänen, das Krokodil **schnellt** mit Hilfe seiner Beine und dem kraftvollen **Antrieb** seines Schwanzes aus dem Wasser heraus. Es **ergreift** sein Opfer an der Schnauze oder am Bein, **überwältigt es in einer einzigen fließenden Bewegung und zieht es dann unter Wasser**.

HERVORSCHNELLEN

1. Plötzliche Vorwärtsbewegung, mächtiger Angriff nach vorne.
2. Schneller Schritt beim Fechten, ein plötzlicher Ausfall auf den Gegner zu.
3. Plötzlich in drohender Weise vorwärtsschießen, eine jähe Angriffsbewegung machen.

Nach der tödlichen Attacke **schleudert** das Krokodil die Beute mit heftigen Kopfbewegungen hin und her (oft **rollt es sie**). Das Krokodil **bricht die Beine oder das Rückgrat** seines Opfers und **hält es unter Wasser, bis es tot ist**. Keine noch so kräftige Gegenwehr wird es aus dem **kraftvollen Griff** des Krokodils befreien.

Oft werden kleine Lebewesen ergriffen. Sie werden häufig **mit einer schnellen seitlichen Bewegung des Kopfes geschnappt, bevor das Opfer überhaupt erkennt, dass es in Gefahr war**. Tiere am Ufer sind eher in Gefahr, da der schlammige Untergrund es ihnen erschwert, rechtzeitig zu entkommen. Tiere, die den Fluss durchqueren, sind ebenfalls leichte Beute. Größere Fische werden gegen Steine oder Baumstümpfe **geschlagen** und getötet. Sie bringen die Fische auch an

KROKODILE (CROCODYLIA)

die Wasseroberfläche und jonglieren sie so lange in der Luft, bis ihr Kopf nach unten zeigt. Krokodile **stoßen** ihren Kopf auch gegen große Säugetiere, **brechen** dabei ihre Beine oder **schubsen** sie ins Wasser. Dann sind sie in der Lage, ihre **Opfer mit dem Kopf zuerst herunterzuschlingen**.

Krokodile **schlingen ihre Opfer lieber unter Wasser** herunter, da dem Opfer dort die Flucht erschwert wird.

Menschen fallen großen Krokodilen manchmal bei Bootsunfällen und unter anderen unglücklichen Umständen zum Opfer. Dies passiert gewöhnlich, wenn das Krokodil Stellen im Wasser entdeckt, an denen Menschen sich häufig aufhalten. Dort warten die Krokodile dann auf die menschliche Beute, genauso wie sie auf die Tiere warten, die zum Saufen kommen.

Die drei Krokodilarten können – trotz aller Gemeinsamkeiten – mit Hilfe der Übersicht auf Seite 251 unterschieden werden.

AUSDRÜCKE BEI PATIENTEN

KÖNIGREICH – KÖNIGREICH DER TIERE

Auf Empfindungsebene A sind die Hauptthemen:
- Überleben – der Wille oder der Instinkt, zu überleben
- Ein Prozess und eine Lebensgeschichte
- Kampf mit sich selbst oder der Situation, ein Konflikt
- Ich gegen dich, Wettbewerb
- Hierarchie
- Vergleich
- Sexualität

UNTERKÖNIGREICH – REPTIL

Auf der Empfindungsebene B können wir in einem Fall, in dem ein Krokodil-Arzneimittel benötigt wird, folgende allgemeine Reptilieneigenschaften erkennen:
- Angriff aus einer versteckten, verborgenen Position heraus
- Tarnung
- Heimlich angreifen, Schnelligkeit und Überraschung
- Plötzlicher Angriff aus dem Hinterhalt
- Gewalttätiger Angriff
- Sonnenbaden
- Harte schützende Rüstung / Schutzschild

ALLIGATOR MISSISSIPPIENSIS: AUSZÜGE AUS TODD ROWES ARZNEIMITTELPRÜFUNG

(Die folgenden Themen und Prüfsymptome stehen ebenfalls stellvertretend für Krokodilthemen allgemein.)

KROKODILE (CROCODYLIA)

Dies war für viele Teilnehmer eine beeindruckende Prüfung. Themen der Kraft und des Willens, Selbstbewusstsein und standhafte Selbstbehauptung wurden während der Prüfung angesprochen.

Viele Prüfer beschrieben ein Gefühl der Eigenständigkeit (voller Selbstvertrauen) und der Fähigkeit, Dinge zu tun, die ihnen vorher unangenehm waren. Begleitet wurde dies von einem Gefühl erhöhter Wachsamkeit (wachsam sein, Feinde überraschen). Ein deutliches Gefühl der Freiheit, Furchtlosigkeit, Erhabenheit und Schönheit verbunden mit dieser Kraft. Zusammen mit dem Thema Kraft tauchten Themen wie Situationen unter Kontrolle bringen, Autorität und Dominanz auf. Außerdem brachte die Prüfung ein Gefühl hervor, dass man alles tun und erreichen könne (hemmungslos, keine Bedingungen, ich selbst sein wollen). Einige Beispiele: „Bin mir bewusster, wer ich bin, auch meiner Abwehrmechanismen und meiner Schwindeleien bewusster." „Ich habe keine Angst mehr, lächerlich zu wirken oder gesehen zu werden." „Tun, was ich tun möchte und mich nicht darum kümmern, was andere denken."

Einige Prüfer erlebten das als eine Manie, während andere erhebliche Depressionen erlitten, sogar bis zu dem Punkt, wo sie das Leben als nicht mehr lebenswert erachteten.

Die negative Seite dieses Themas der Kraft zeigte sich in Form von Gier und Wut. Gier beispielsweise zeigte sich oft in Zusammenhang mit Stehlen und Klauen. Große Angst vor Räubern, Träume von Räubern, Spionage-Träume, Träume von kriminellen Familien und das Bedürfnis, ohne Reue zu stehlen.

Die Wut konnte plötzlich und intensiv sein. Sie äußerte sich hauptsächlich als Reizbarkeit, verbunden mit Intoleranz und Ungeduld. Viele beschrieben es als „besonders empfindlich sein". Wut wurde schnell ausgelöst, besonders durch Lärm. Viele Themen handelten von dem Gefühl, angegriffen zu werden und sich verteidigen zu müssen, besonders gegen die Dummheit anderer. Einige beschrieben es als „empfindlich" und „kratzbürstig", während ein anderer sagte: „Meine große Furcht war, dass ich meine Wut nicht kontrollieren konnte. Wenn mir das nicht gelänge, würde alles explodieren. Unendliche Wut, so wütend, dass ich alles um mich herum hätte zerstören können."

Viele der Prüfer beschrieben eine starke Verbindung mit dem Tod.

Die Energie der Arzneimittelprüfung war sehr intensiv, plötzlich und gewalttätig. Viele beschrieben ein intensives und überwältigendes Gefühl der Panik oder des Schreckens. Zwei der Prüfer sagten, es fühle sich ähnlich an wie damals, als sie als kleines Kind verlassen wurden. Bei einem Prüfer wurde dieses Gefühl begleitet von einem anhaltenden Hypertonus: „Ich schlief eine Stunde und erwachte gelähmt vor Angst und großem Schrecken. Ich war wie versteinert und konnte mich nicht bewegen. So ängstlich war ich noch nie. Wenn ich auch nur einen Muskel bewegen würde, hätte ich ernsthafte Schwierigkeiten. Es fühlte sich an, als würde mein Herz aus der Brust springen. Ich spürte diesen Schrecken, als ich sechs Jahre alt war und allein gelassen wurde, weil mein Vater meine Mutter irgendwo nach Chicago bringen musste. Das war sehr ähnlich."

Viele der Prüfer erlebten gesteigerte Sexualität und Wettbewerbsthemen.

Es gab viele Erlebnisse mit und Träume von Tieren, Träume von Dinosauriern. (Man nimmt an, dass Alligatoren direkt mit den Dinosauriern verwandt sind.) Einige Prüfer träumten auch vom Tod großer Tiere und dass sie ihre Körper ansahen.

Das Thema Wasser war während der ganzen Prüfung sehr präsent. Es manifestierte sich als Bilder vom Tauchen, Schwimmen, Sich-Treibenlassen und von Fischen. Viele der Prüfer hatten ein starkes Verlangen nach Fisch, besonders nach Lachs. Prüfer sprachen darüber, dass sie sich

KROKODILE (CROCODYLIA)

im Wasser friedlich und zu Hause fühlten. Ein weiterer interessanter Aspekt des Wasserthemas hatte mit Bewässerung zu tun. Dies mag vielleicht zusammenhängen mit der Wichtigkeit von Wasserständen in den Nistplätzen der Alligatoren. Diese Nester sind gefährlich platziert, da die geringste Überflutung sie zerstören kann.

Die Lärmempfindlichkeit war bei vielen Prüfern sehr ausgeprägt. Dies rief starke Reizbarkeit besonders gegenüber Stimmen hervor. Ein Prüfer beschrieb dies so: „Ich reagierte sehr empfindlich auf Geräusche. Ich wollte mich aufblähen und diese lauten Geräuschen anschreien. Ich habe alles getan, was ich konnte, um es nicht kaputtzuschlagen oder zu erdrosseln, wenn es passierte. Ich hatte das Gefühl, der Lärm dringt in mich ein. Komm mir nicht zu nahe und nerve mich nicht."

Im Gegensatz zu der Gewalt und den wütenden Ausbrüchen wurden auch friedliche Gefühle durch die Prüfung hervorgerufen. Diese waren besonders verbunden mit Wasser, Dunkelheit, sich treiben lassen und langsam irgendwo entlang kriechen.

Die Prüfung des amerikanischen Alligators brachte auch Themen von Tod, Töten und Verfolgen / Verfolgt werden zum Vorschein:

Einige beschrieben Träume von Tod, Schuld und Geheimnissen. Beispiele:

„Die Frau vertraut mir an, dass sie auch noch eine andere Seite hat. Sie hat das Baby ihrer Tochter umgebracht, indem sie ihm einen Schlauch in den Mund gesteckt hat. Es tut ihr leid, dass sie es getan hat und niemand anderes weiß das. Jeder denkt, sie sei ein wunderbarer Mensch."

„Ein Freund und ich wollten eine Leiche ausgraben. Wir gruben, bis wir einen Körper fanden. Es war ein alter Mann. Wir gruben ihn aus und er wurde plötzlich lebendig und jagte uns. Wir wussten damals nicht, was mit ihm passiert war. Später besuchte ich einen alten Mann und er zeigte uns seine Waffen und Messer und wie man damit jemanden töten kann. Ich denke, er war der Mann, den wir vor einigen Jahren ausgegraben haben."

„Ich war in eine Verschwörung verwickelt. Ich wurde von einer Frau verfolgt, die mich töten wollte. Sie beherrschte die Kampfkunst und hat auf mich geschossen. Sie hat mich zwar nicht gefangen oder getötet, aber sie machte mir das Leben höllisch schwer. Ich hatte Angst."

Ein Prüfer sprach davon, in einer Familie zu leben.

„Ein Bild meiner Großtante, und es wurde mir klar, dass sie die Struktur oder der Klebstoff war, der meine weit verstreute Familie zusammenhielt. Nachdem sie gestorben war, war es nicht mehr dasselbe." Diese Krokodilprüfung brachte denselben Wunsch, zu einer Gruppe gehören zu wollen, zu Tage wie Prüfungen von Säugetierarzneien.

Ein Prüfer sagte: „Ich hatte Angst vor meinen Träumen, sie ziehen mich runter." (Interessanterweise zieht das Krokodil seine Beute ins Wasser, ertränkt sie und reißt sie auseinander, indem es sie herumschleudert, bevor es sie herunterschlingt.)

Es kamen weitere allgemeine Themen auf, wie z.B. der Wunsch, besser mit Anstrengungen fertig zu werden (Krokodile sind sehr lethargisch) oder eisige Kälte (sie vertragen keine große Kälte). Die Besserung durch Bewegung ist interessant, da Krokodile nach einer großen Anstrengung eine geraume Zeit benötigen, um sich wieder zu erholen. Deutliche körperliche Merkmale betrafen den Appetitverlust am Tag, zusammen mit dramatisch erhöhtem Hunger nachts sowie explosiver Stirnkopfschmerz, der von Übelkeit begleitet war. Der gesteigerte Appetit nachts erklärt sich dadurch, dass die meisten Alligatoren nachts aktiv sind und dann auch fressen. Einige Prüfer beschrieben ein Gefühl von enormem Gewicht und Druck auf ihren Schultern.

KROKODILE (CROCODYLIA)

ANGRIFFSMETHODEN

Krokodile sind bekannt für ihre erschreckenden, plötzlichen und explosiven Gewaltausbrüche, etwas völlig Unerwartetes, das von etwas ausgeht, das anscheinend vorher so lethargisch und inaktiv war. Sie haben sich ausgezeichnet an ihr Habitat im Wasser angepasst, das im Vergleich zum Lebensraum der wendigen Schlangen und Echsen eher begrenzt ist. Da sie opportunistische Jäger sind, können sie eine lange Zeit warten, bevor sie ihren tödlichen Angriff ausführen und ihre unachtsame Beute überwältigen.

Besondere menschliche Ausdrücke, die die Angriffsmethoden beschreiben, setzen sich zusammen aus Ausdrücken die kraftvollen Muskeln, Kiefer, Krallen, Zähne und den Schwanz betreffend sowie Worten, die die besondere Angriffsform beschreiben.

- *Kraftvoll (oder Kraft) und Stärke*

Patienten, die ein Krokodil-Arzneimittel benötigen, stellen sich als *sehr kraftvoll, massiv und dominant dar* (abgeleitet von der schieren Kraft der großen Muskeln, kraftvollen Kiefer, Zähne und Schwänze der Krokodile). Sie sind *furchtlos,* da sie keine Feinde haben. *Sie kennen keine Einschränkungen oder Grenzen. Sie sind sehr aggressiv und greifen eher an, als dass sie flüchten.* Ihr Angriff ist vehement und endet in völliger Zerstörung (deutet auf das syphilitische Miasma hin).

Krokodile sind sehr selbstbewusst, selbstsicher, durchsetzungsfähig und standhaft. Sie wissen, was sie wollen und kümmern sich nicht darum, was andere denken. Sie verlassen sich auf sich selbst (unabhängig, autark). Keine Einschränkungen ihrer Freiheit — dies ist ihnen sehr wichtig.

- Stark / mächtig innerhalb des eigenen begrenzten Gebietes.

Der Lebensraum von Krokodilen ist im Vergleich zu Tieren, die sich an Land frei bewegen können oder Meeresbewohnern, die frei im Wasser schwimmen können, eher eingegrenzt. Krokodile können nur in bestimmten Gegenden leben und können einen gewissen Umkreis nicht verlassen. Sie müssen auf ihre Beute warten, um sie angreifen zu können. Sie sind also sehr stark / mächtig, aber nur in einem kleinen, begrenzten Gebiet. Begibt man sich in dieses Gebiet, ist man in Gefahr, meidet man es aber, kann das Krokodil einem nichts tun.

Man könnte an eine örtlich agierende Mafia oder einen Verbrecher denken, der in einem kleinen Gebiet Verbrechen ausübt. Der Hauptunterschied zwischen Krokodilen und Schlangen ist dieser: „stark / mächtig in einem begrenzten Gebiet".

- Versteckt, verborgen, teilweise unter Wasser, heimlich, lauern, warten (ebenfalls ein Reptilienthema)
- Vollständig bewegungslos, ruhig
- *Flink, wachsam und aufmerksam*
- *Plötzlicher, explosiver Gewaltausbruch, kurzer Ausbruch von Gewalt, völlig unvorhersagbar*
- Plötzliches Hervorspringen, plötzlicher Angriff aus dem Hinterhalt
- *Überwältigt* (die Beute), *die Kontrolle haben*
- *Greifen* und ziehen (die Beute mit ihren kraftvollen und starken Krallen und Kiefern)
- *Kräftig zubeißen,* fest anpacken, greifen, halten, ergreifen, packen (die Beute mit ihren kräftigen Zähnen)
- Drehen, schlagen (das Opfer von einer Seite auf die andere Seite schlagen)
- Zuschlagen, umherwerfen, auseinanderbrechen, rollen
- Gewaltsam schleudern
- In Stücke reißen
- Unter Wasser zerren, keine Flucht möglich

KROKODILE (CROCODYLIA)

- Ertrinken
- Kraftvoller Griff
- Ganz herunterschlingen

Im Folgenden möchten wir die allgemeinen Schlagwörter der oben genannten Eigenschaften nennen. Diese Wörter stammen aus den Fällen, aus der Naturkunde und dem Wörterbuch.

Schlagwörter, die Kraft und Stärke beschreiben:

Aggressiv	Gigantisch
Gefährlich	Gewaltig
Dominant	Riesig
Grausam	Massiv
Furchtlos, mutig	Monströs
Grimmig	Überdimensional
Kämpferisch	Kraftvoll
Beeindruckend	Furchteinflößend, fürchterlich
Beängstigend	Titanisch

SCHLAGWÖRTER, DIE „HEMMUNGSLOS" SIGNALISIEREN

Hemmungslos
Sich an nichts halten

SCHLAGWÖRTER, DIE DIE SCHEINBARE BEWEGUNGSLOSIGKEIT UND DAS LETHARGISCHE VERHALTEN BESCHREIBEN

Man kann sich die verborgene Kraft und Gewalttätigkeit, die sich unter der Oberfläche dieser Patienten verbirgt, nicht vorstellen, da sie charakteristischerweise ein sehr ruhiges und unbewegliches Wesen an den Tag legen.

Starr	Leise
Unbeweglich	Lautlos
Träge	Statisch
Inaktiv	Unbeweglich
Lethargisch	Still
Bewegungslos	Reglos
Geräuschlos	Sprachlos
Ruhig	

KROKODILE (CROCODYLIA)

Schlagwörter, die das Vorwärtsschnellen und die plötzlichen, explosiven Gewaltausbrüche beschreiben:

Unerwartet schnappen	Aggression	Beißen (mit Kraft)
Nichtsahnend fangen	Blutvergießen	Brechen
Auf etwas stürzen	Brutal	Sprengen
Kurze Explosion	Grausam	Abhacken
Springen	Destruktiv	Zerquetschen
Plötzlicher Sprung	Grimmig	Schneiden
Plötzlich hervorspringen	Töten	Verstümmeln
Plötzlich hervorstürzen	Chaos	Durch die Luft werfen
Plötzlicher Ausbruch Durchstoßen	Gnadenlos	Schlagen
Nicht vorhersagbar	Mord	Aufspießen
Gewalttätiger Ausbruch	Rücksichtslos	Verschandeln
	Metzelei	Durchbohren
	Vehement	Auseinanderreißen
	Gewalt	In Stücke reißen

Wenn er seinen Fall schildert, erzählt der Krokodil-Patient von Situationen, die in irgendeiner Form einen Ausbruch beschreiben:
1. Plötzlicher starker Gefühlsausbruch.
2. Intensive Aktivität, ein plötzlicher Ausbruch von Energie oder Wachstum.

Der Fall eines Patienten, der ein Krokodil-Arzneimittel benötigt, kann interessante Ausdrücke enthalten, die gewaltsames Schleudern beschreiben. Dies bezieht sich auf die Gewohnheit der Krokodile, ihre Beute unter Wasser zu herumzuschleudern, um sie zu töten und auseinanderzubrechen.

Schlagwörter, die sich hierauf beziehen, sind:

Rollen	Rotieren
Wirbeln	Herumwirbeln
Verdrehen	

Schlagwörter, die die erschreckende Fähigkeit des Krokodiles beschreiben, alles an sich zu reißen und die Kontrolle zu übernehmen:

Erobern	Die Situation unter Kontrolle haben
Jemanden überwältigen	Die Kontrolle übernehmen
Bezwingen	Für sich gewinnen
Übermannen	Besiegen

KROKODILE (CROCODYLIA)

Schlagwörter, die die Fähigkeit beschreiben, mit einem kräftigen Griff zu schnappen, zu zerren oder zu ziehen (unter Wasser) und zu ertränken:

Angreifen	Unter die Oberfläche drücken
Ergreifen	Untertauchen
Festhalten	Festklammern
Zerren	Kräftiger Griff
Ertränken	Kräftiger Schlag
Flucht (Flucht schwierig)	Hereinziehen
Kraft	Herunterziehen
Untergehen	An sich reißen
Greifen	Sinken
Packen	Wegschnappen
	Festhalten

Charakteristische Ausdrücke, die auf dominantes Durchsetzungsvermögen hinweisen und möglicherweise als Wörter der Quelle gesehen werden können:

- Verschiedene Geräusche wie bellen, grunzen, brüllen, kläffen, zischen oder schnurren
- Den Körper erschüttern, vibrieren
- Ein eigentümliches Empfinden, dass Wassertropfen auf dem Rücken tanzen
- Klatschen, erheben (ihren Kopf über die Wasseroberfläche)
- Schnappen (ihre Kiefer auf die Oberfläche des Wassers)
- Weit geöffnetes Maul
- Aufeinander zu springen
- Um sich schlagen (mit dem Schwanz von rechts nach links)
- Heftiges Gegeneinanderschlagen (ihrer Köpfe)
- Donnern, knallen, schlagen, zuschlagen, zerschmettern
- Kraftvoller Biss

VERHALTEN

- **Krokodile ähneln Säugetieren und Vögeln, was**
- **Revierbewusstsein,**
- **elterliche Fürsorge,**
- **Themen rund um Revierverhalten und Hierarchie betrifft.**

Kampf um die Vormacht (und Paarungsrechte) innerhalb einer Gruppe. Das robuste und dominante Tier nimmt die erste Stelle ein (Wasseroberfläche), während der Schwächere unterwürfig reagiert und sich zurückzieht (untertaucht). Krokodil-Patienten sprechen davon, Teil einer Gruppe zu sein *(Familie, Zusammengehörigkeit)* und auch vom Gegenteil, nämlich davon, ausgeschlossen zu werden. *Es besteht Angst, plötzlich verlassen zu werden, ähnlich wie ein Kind dies spüren würde.*
- **Elterliche Fürsorge**
  - **Mutter**instinkt, mütterlich, zärtlich, liebevoll, warm
  - **Für**sorglich, verantwortungsvoll
  - **Defensiv**, abschirmen, beschützen, bewachen
  - **Gr**immig bewachen

219

KROKODILE (CROCODYLIA)

- **Bewegung – Hinweise auf die semiaquatische Lebensweise**
  - Kurze Ausbrüche von Schnelligkeit oder Bewegung
  - Plötzlich aus dem Stand in die Bewegung schnellen
  - Sich schnell herumdrehen, sich plötzlich bewegen
  - Unbeholfen, gespreizt gehen, laufen, sich drehen (an Land)
  - Rennen, galoppieren, hüpfen (an Land)
  - *Schwimmen, gleiten, davonschleichen, schnell schwimmen, herumschwimmen*
  - *Treiben, etwas ausgleichen, treiben, im Wasser schweben (das Gegenteil ist sinken)*
  - *Bilder von Wasser / Meer*
- **Erhöhte Empfindlichkeit**
  - Ausgezeichneter Geruchs-, Hör- und Sehsinn
  - *Lärmempfindlich*
  - Empfindlich gegenüber kleinsten Veränderungen in der Umwelt
  - Fähigkeit, schon geringe Vibrationen und Druckveränderungen zu erspüren
  - Erhöhte Empfindsamkeit oder Wachsamkeit in der Dunkelheit
  - Fähigkeit, in der Dunkelheit zu sehen
  - Die Augen leuchten im Dunkeln
- **Kälteempfindlich**
- **Bunkern, verstecken**
  Diese Eigenschaft kann man bei Menschen als Einlagern verstehen, z.B. Reichtum oder Nahrungsmittel für zukünftigen Gebrauch zu lagern.
- **Todesrolle**
  Die große Energie, die Krokodile bei der Durchführung der Todesrolle aufbringen, ist „rollend" und wird bei Patienten deutlich.
- **Gute Selbstheilungskraft**
  Im Complete Repertorium gibt es eine Rubrik: Generalities; WOUNDS; heal; quick tendency to (2) (Allgemeines, Wunden, heilen, Neigung, schnell zu). Sie enthält die Mittel lyss., manc. Krokodil könnte in diese Rubrik aufgenommen werden.
- **Verletzlicher Brustbereich**
- **Fähigkeit, unter Wasser zu atmen, ohne zu ersticken.**
- *Träume – Tiere, Katzen, Insekten, große Tiere, Alligatoren, Dinosaurier*
- *Verlangen – Fisch, Lachs*
- **Charakteristika der Paarung**
  - *Aggression, Sexualität und Wettbewerb sind gesteigert*
  - Gewalt (Kampf um den Partner)
  - Polygamie

DER KÖRPER UND SEINE FUNKTIONEN

- **Hart und flexibel (Haut mit knöchernen Platten)**
  - Rüstung
  - Brustpanzer
  - Schusssichere Weste
  - Verteidigen
  - Bewachen
  - Halb durchlässig

KROKODILE (CROCODYLIA)

- Schutzende Rüstung oder Abdeckung
- Schutzschild
- Stark
- Hart

- **Häuten oder Abwerfen** – in Stücken
- **Keine Lippen** – stärkere Speichelbildung
  Weitere Unterschiede zwischen Krokodilen und Alligatoren werden auf Seite 251 beschrieben.

VERGLEICH MIT SCHLANGEN UND ECHSEN

Verglichen mit Schlangen und Echsen haben Krokodile einen begrenzten Lebensraum. Schlangen und Echsen sieht man überall. Außer in sehr kalten Gegenden sind sie weltweit verbreitet. Krokodile sind in ihrem begrenzten Gebiet sehr mächtig / kräftig, dominant und furchtlos. Sie unterliegen keinen Einschränkungen. Sie besitzen weder Raffinesse der Schlangen (planvoll, durchtrieben etc.) noch die unterschiedlichen Möglichkeiten der Echsen, Signale auszusenden (Autotomie, Farbwechsel etc.). Sie liegen einfach da und warten geduldig ab. Aus einem völlig inaktiven und lethargisch wirkenden Lebewesen wird plötzlich eine Schrecken verbreitende, gewalttätige Kreatur, deren Handlungen in vollständiger Zerstörung enden. Ergreifen, festhalten und herunterziehen (unter Wasser ziehen) – dies ist für Krokodile ebenfalls kennzeichnend. Zudem findet man bei ihnen elterliche Fürsorge, die den meisten Schlangen und Echsen fehlt.

VERGLEICH MIT *LAC LEONINUM*

Die Angriffsweise des Krokodiles ähnelt der von *Lac leoninum*. Beide brechen plötzlich in Gewalt aus, sie schnellen jäh vor, Macht, Hierarchie, Kampf bis zum Ende und vollständige Zerstörung sind weitere gemeinsame Themen. Der Hauptunterschied zu *Lac leoninum* ist, dass die Löwin meist in Gruppen jagt und sich an ihre Beute anpirscht.

Im nachfolgenden Abschnitt schauen wir uns die Arzneimittel der folgenden Familien an:

Unterfamilie: Alligatorinae	Unterfamilie: Crocodylinae
Arzneimittel:	Arzneimittel:
Alligator mississippiensis (Alli-m.) [Mississippi-Alligator]	*Crocodylus acutus* [Spitzkrokodil]
	Crocodylus niloticus [Nilkrokodil]
	Crocodylus novaeguineae [Neuguinea-Krokodil]

Unterfamilie:
Alligatoridae
Alligatoren und Kaimane

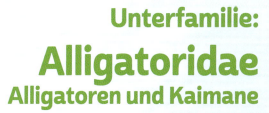

Homöopathisches Arzneimittel
Alligator mississippiensis (Alli-m.) [Mississippi-Alligator]

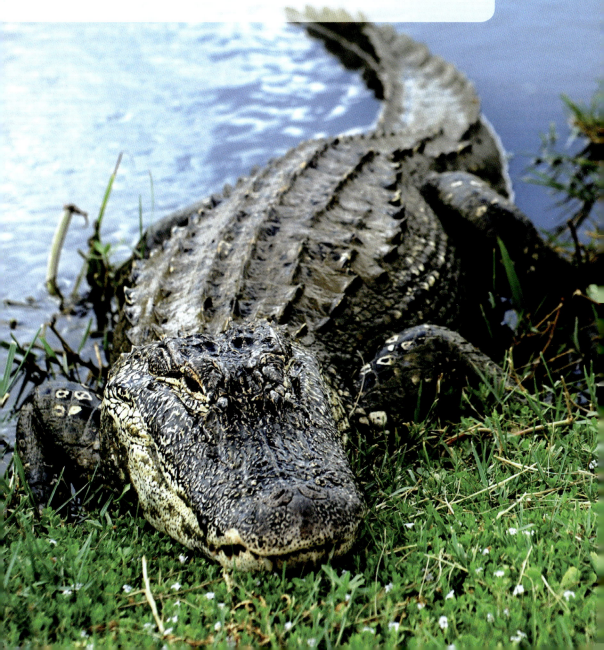

ALLIGATORIDAE ALLIGATOREN UND KAIMANE

EINFÜHRUNG

In dieser Familie gibt es zwei Alligator-Arten:
1. *Alligator mississippiensis* (Mississippi-Alligator); einheimisch nur im Südosten der Vereinigten Staaten.
2. *Alligator sinensis* (China-Alligator); er lebt am Mündungslauf des Jangtsekiang an der chinesischen Pazifikküste.

ALLIGATOR MISSISSIPPIENSIS (ALLI-M.) [MISSISSIPPI-ALLIGATOR]

Ordnung: Crocodylia
Familie: Crocodylidae
Unterfamilie: Alligatoridae
Gattung: Echte Alligatoren
Art: Mississippi-Alligator
Trivialname: Mississippi-Alligator, Hechtalligator

HABITAT

Mississippi-Alligatoren findet man von der südlichen Grenze Virginias entlang der atlantischen Küste bis nach Florida. Man findet sie auch am Golf von Mexiko und westlich bis zum Rio Grande in Texas. Ihr HAUPTLEBENSRAUM SIND DIE SÜSSWASSERSÜMPFE UND MOORE. Sie leben auch in Flüssen, Seen und kleineren Gewässern.

ANATOMISCHE EIGENSCHAFTEN

Der Mississippi-Alligator ist **groß und kräftig,** mit einem großen, leicht gerundeten Körper, dicken Extremitäten und einem BREITEN SCHWEREN KOPF, vermutlich angepasst ist an das LEBEN IN STARK BEWACHSENEN SÜMPFEN UND GEWÄSSERN; DÜNNE SCHNAUZEN WÄREN BEWEGLICHER, DOCH EIN SCHWERER KOPF HAT MEHR WUCHT, EINE BEUTE ZU FANGEN, INDEM ER DIE DICHTE VEGETATION PLATT DRÜCKT.

DER VIERTE UNTERE ZAHN DES ALLIGATORS PASST GENAU IN EIN LOCH IM OBEREN KIEFER, DAHER SIEHT MAN DIESEN NICHT, WENN SIE IHR MAUL SCHLIESSEN (IM GEGENSATZ ZU DEN KROKODILEN).

Männchen werden ungefähr 3-4,5 m lang und können 450 kg wiegen. Weibchen werden maximal 3 m lang.

Sowohl Alt- als auch Jungtiere sind schwarz, doch die Jungtiere haben gelbliche Querbänder und einen breiten gelben Streifen. Die Augenfarbe ist meist silbrig.

ALLIGATORIDAE ALLIGATOREN UND KAIMANE

CHARAKTERISTIKA DER PAARUNG

Das OFFENSICHTLICHSTE NESTBAUVERHALTEN VON ALLEN REPTILIEN findet sich beim Mississippi-Alligator, der **Erdhügel gebaut. Das Weibchen bleibt in Nestnähe, um es vor Eindringlingen zu schützen. Manchmal unterstützt es ihre Jungen beim Schlüpfen und beim Verlassen des Nestes.**

Eine neuere Studie hat ergeben, dass ALLIGATOREN NICHT PROMISKUITIV SIND, wie man bisher angenommen hatte. Bis zu 70 % der Weibchen kehren mehrere Jahre lang zum gleichen Partner zurück. Dies zeigt Paarungstreue.

CHARAKTERISTISCHES VERHALTEN

Über einen kurzen Zeitraum können die Alligatoren einen gewissen Salzgehalt tolerieren, obwohl sie, ANDERS ALS KROKODILE, ZUR SALZSEKRETION KEINE LINGUALEN ODER BUKKALEN (zur Wange gehörenden) DRÜSEN BESITZEN.

Der Mississippi-Alligator ist berüchtigt wegen seiner KNOCHENZERSCHMETTERNDEN BISSE. Einige Quellen behaupten, dass sie die stärkste Beißkraft aller an Land oder im Meer lebenden Tiere haben.

Die Mississippi-Alligatoren sind die STIMMGEWALTIGSTEN UND LAUTESTEN aller Krokodilartigen. Die Kommunikation beginnt schon früh im Leben, bereits im Ei. SIE HABEN EIN AUSSERORDENTLICH VARIABLES VOKABULAR, DAS SEHR VIELE SOZIALE BOTSCHAFTEN ÜBERMITTELN KANN.

Alligatoren **fressen in den kälteren Monaten nicht.** Studien in Gefangenschaft zeigten, dass Alligatoren im Allgemeinen ihren Appetit bei Temperaturen unter 27 °C verlieren. Bei Temperaturen unter 23 °C stellen sie das Fressen ein. Den Winter können sie mit ihren Energiereserven leicht überstehen.

Erwachsene Alligatoren können FROST ÜBERLEBEN, wenn sie im Wasser sind. Sie **tauchen** mit ihrem Körper **unter**, doch halten sie ihre Nasenlöcher über die Wasseroberfläche, so dass sie noch atmen können, wenn die Wasseroberfläche zufriert. Auch im flachen Wasser können sie mit Hilfe eines Atemloches überleben.

Gelegentlich frieren ihre Schnauzen im Eis fest, doch solange ihre Nasenlöcher nicht bedeckt sind, können sie normalerweise überleben. Die meisten anderen Krokodilarten würden bei solch niedrigen Temperaturen sterben. Es ist schon vorgekommen, dass Alligatoren UNTER DEM EIS GEFANGEN waren und ohne Atemzug mehr als acht Stunden überleben konnten. Durch das eisige Wasser verlangsamt sich ihr Stoffwechsel. Dies ist ein weiteres Beispiel ihrer erstaunlichen Überlebensfähigkeiten.

Erwachsene Alligatoren sind Vagabunden mit der einzigartigen Eigenschaft, dass sie einen ausgeprägten Instinkt haben, in ihr HEIMATLICHES REVIER ZURÜCKZUKEHREN. Außerdem haben sie einen AUSGEZEICHNETEN ORIENTIERUNGSSINN.

ALLIGATOR-LÖCHER

Der größte Beitrag der Alligatoren zum Erhalt des Sumpflandes und der dort lebenden Tiere sind die „ALLIGATOR-LÖCHER". Dies sind nicht die Nester der Alligatoren, sondern ihre Methode, die Trockenzeit und den Winter zu überstehen: Sie nutzen diese Löcher als SCHUTZ UND ZUM ÜBERWINTERN. Alligatoren ziehen es normalerweise vor, halb abgetaucht zu treiben, doch ZIEHEN SIE SICH, wenn der Wasserspiegel in der Mitte des Sommers sinkt, IN DIESE LÖCHER ZURÜCK.

ALLIGATORIDAE ALLIGATOREN UND KAIMANE

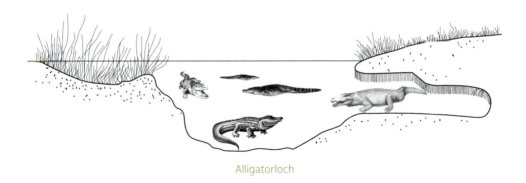

Alligatorloch

Sie halten ein kleines Rinnsal offen, indem sie den Sand oder Schlamm vom Boden ABGRABEN. Sie leben dann von den Fischen oder anderen Tieren, die sich in diese kleine Pfütze verirren. Während der Trockenzeit und besonders während großer Dürreperioden GEBEN Alligatoren-Löcher auch anderen Tieren SCHUTZ. Die Löcher spenden Fischen, Krustentieren, Schlangen, Schildkröten, Vögeln und anderen Tieren wie auch dem Alligator selbst lebenswichtiges Wasser. Manchmal erweitert der Alligator dieses Loch, indem er unter einem überhängenden Flussufer einen VERSTECKTEN SCHLUPFWINKEL gräbt. Nachdem er einen Tunnel von circa 6 m Länge gegraben hat, erweitert er den Bau am Ende. So entsteht ein Raum mit einer Decke, die hoch genug über dem Wasserniveau liegt, so dass der Alligator atmen kann.

SPEZIFISCHE ANGRIFFS- UND VERTEIDIGUNGSMETHODEN

Bis in die 1950er Jahre hinein wurden die Alligatoren ihrer Haut wegen gejagt und beinahe ausgerottet. Seit damals stehen sie unter Naturschutz, und der Bestand hat sich erholt.

Alligatoren sind in der Lage, Menschen zu töten, doch normalerweise haben sie Angst vor Menschen. **Sie sehen Menschen nicht als Beute**, doch würden sie aus Gründen der **Selbstverteidigung angreifen, wenn man sie provoziert**. DER SCHWANZ DES ALLIGATORS IST EINE FURCHTERREGENDE WAFFE, FÄHIG, EINEN MENSCHEN UMZUWERFEN UND IHM DIE KNOCHEN ZU BRECHEN. AUCH WENN DIESE TIERE NORMALERWEISE NICHT TÖTEN, SOLLTE MAN SIE IN RUHE LASSEN.

Alligatoren sind DEUTLICH WENIGER GEFÄHRLICH ALS DAS BERÜCHTIGTE NIL-KROKODIL UND DAS SALZWASSERKROKODIL. Alligatorbisse sind aufgrund der Infektionsgefahr ernst zu nehmende Verletzungen. Die unsachgemäße Versorgung oder Vernachlässigung eines Alligatorbisses kann sich zu einer Infektion ausweiten, die zur Amputation einer Gliedmaße führen kann.

Alligatoren jagen nachts im Wasser, **indem sie nach kleiner Beute schnappen und sie dann in einem Stück herunterschlingen.** Seine STUMPFEN, BREITEN KIEFER HELFEN IHNEN, DIE BEUTE IN DER DICHTEN VEGETATION ZU FANGEN. **Große Beute wird ertränkt, indem sie unter Wasser gezogen und dann stückweise gefressen wird.**

ALLIGATORIDAE ALLIGATOREN UND KAIMANE

MATERIA MEDICA

Auszüge aus der Arzneimittelprüfung von Todd Rowe
Themen und Prüfsymptome, die auf Alligatorarzneien hinweisen:

Bilder von Höhlen im Meer, Versteck. „Ich fühlte mich verschlossen, niemand soll mich stören, ich fühle mich in mir selbst eingeschlossen, in einem Kokon, ich wollte immer zu Hause sein, war glücklich, wenn ich das Haus nicht zu verlassen brauchte."

Dies ähnelt den Alligator-Löchern.

Ein Prüfer hatte einen merkwürdigen Traum: „Ich war ein Kohlenstoffatom und konnte mich nicht mit einem anderen Kohlenstoffatom verbinden, eine zweidimensionale Form, irgendwie ein cremig-grauer Hintergrund; es hörte nicht auf; ich wollte irgendeinen Ort finden, an den ich gehen konnte, konnte nirgends eine Verbindung eingehen; das war merkwürdig, denn Kohlenstoff verbindet sich doch mit allem; ich bin gerannt, fühlte große Panik, konnte nicht viel schlafen; dies war der merkwürdigste Traum, den ich je hatte."

Beobachtungen von Melinda Leeson bezüglich der Alligatoren aus Arzneimittelprüfungen und Fällen (sie nahm an der Arzneimittelprüfung teil und lebt bereits seit 20 Jahren mit Alligatoren):

„Bewunderung für ihre Zähigkeit und ihre Fähigkeit, selbst unter schwierigen Bedingungen zu überleben. Eine gewisse primitive Neugierde und Anziehungskraft, ähnlich dem Interesse und der Neugierde, die wir für Dinosaurier oder alptraumhafte Reptilien in Filmen entwickeln.

Ich nehme an, dass die tiefen Ängste, die wir gegenüber Alligatoren haben, mehr mit ihrer magischen Fähigkeit zusammenhängen, abzutauchen und unsichtbar zu werden. Wenn ich meinen Feind nicht sehen kann, während er mich sehr wohl sehen kann, und er sich in Angriffsnähe bewegt, ohne dass es mir bewusst ist, so bin ich nicht in der Lage, mich zu verteidigen … und ich habe sehr viel Angst."

FALL VON *ALLIGATOR MISSISSIPPIENSIS* VON MELINDA LEESON, DOM, AP

(Ein Fall aus Reference Works, zur besseren Lesbarkeit überarbeitet.)

Ein Fall von erschwerter Atmung und Zorn.

Mann, 34 Jahre

Er besitzt und führt eine Baumpflegegärtnerei. Er ist ein **korpulenter, kräftiger und muskulöser** Mann, 1,80 m groß, mit lichtem grauem Haar, das ihm ein 15 Jahre älteres Aussehen verleiht. Er erscheint in Arbeitskleidung, bedeckt mit Sägemehl und Schmutz. Er hat ein eher rustikales Auftreten und nimmt leicht Kontakt mit Menschen auf. Er vermittelt den Eindruck, dass er hart arbeitet, **kräftig und zäh ist** und fair im Umgang mit seinen Männern und den Kunden.

02. JULI 1997

Seine Frau hat den Termin gemacht. Seine Hauptbeschwerde ist die erschwerte Atmung während des Schlafes, begleitet von lautem Schnarchen und gelegentlichen Atemstillständen. Bei der Untersuchung zeigt sich, dass seine Zunge so **groß** ist, dass er anfängt zu

ALLIGATORIDAE ALLIGATOREN UND KAIMANE

würgen, als ich sie mit dem Zungenspatel herunterdrücke. Er merkt an, dass es seinem Zahnarzt aus demselben Grund nicht möglich ist, Zahnbehandlungen im hinteren Bereich der Mundhöhle durchzuführen. Bei Druck auf die Zunge fängt er an zu würgen. Die Nasenatmung ist erheblich eingeschränkt. Auf der rechten Nasenseite ist der Luftfluss zu 90 % vermindert.

Bei der Untersuchung zeigen sich auch mehrere tiefe Narben seitlich auf seiner rechten Brust, im Nacken und an der Schulter. In seinem Anamnesebogen ist zu lesen, dass die Narben von verschiedenen Unfällen stammen, durch die er fast sein Leben verloren hätte – ein Anker, der versehentlich auf seiner Schulter landete, Verbrennungen zweiten Grades durch ein Feuer bei einer Explosion, ein Vorfall, bei dem er fast ertrunken wäre und verschiedene tiefe Verletzungen durch eine Kettensäge, wo das Fleisch bis auf die Knochen durchtrennt wurde. Über die Verletzungen sagt er: „**Es heilt unheimlich schnell bei mir. Ich bin ein alter Alligator. Ich mache einfach weiter. Ich habe keine Zeit, krank zu sein.**"

Das erste, was er mir erzählt, ist ein Witz über eine läufige Hündin. Er lacht auf eine fröhliche, robuste Art. Es scheint, **als wolle er mich für sich gewinnen**.

D: Was bereitet Ihnen zurzeit Stress?

P: Stress bereitet mir, mich sechs bis sieben Tage die Woche um mein Geschäft zu kümmern, die Ausrüstung geht kaputt, Zeitpläne sind einzuhalten, ich muss mit 'ungeschliffenen' Angestellten arbeiten und meine Frau tut nicht, was sie soll (sie arbeitet bei ihm im Büro). Sie vergisst Dinge und ich fühle mich hilflos. Ich verlasse mich auf sie und sie lässt mich hängen. Ich versuche, es aus dem Kopf zu bekommen und mit ihr darüber zu sprechen, doch am Ende werde ich sauer und angespannt. Wenn ich sage, ich mache das, dann mache ich das auch. Wenn sie sagt, sie macht das, macht sie es nicht. Es ist, als ob sie mich **anlügt**. Ich hasse das. Ich möchte gegenüber dem Kunden nicht **inkompetent** erscheinen. Die Arbeit ist doch wichtig.

D: Sonst noch etwas?

P: Finanzieller Stress. Ich habe auf dem Haus eine große Hypothek und meine Frau besteht darauf, dass unsere Kinder auf eine Privatschule gehen. Sie will so viel von mir. Es kostet eine ganze Menge. Ich mag schöne Dinge, aber sie bedeuten mir nicht so viel. **Ich gehe gerne nach draußen und bin in der Natur.**

D: Wie kommen Sie mit den Männern zurecht, die bei Ihnen arbeiten?

P: Ich gehe mit ihnen raus und schwitze mit ihnen. Ich bin da, um ihnen zu helfen und um ihr Chef zu sein. Viele meiner Männer arbeiten schon seit Jahren bei mir.

D: Was in Ihrem Leben würden Sie als stressfrei beschreiben?

P: Ich spiele sehr gern mit meinen Kindern. Ich wünschte, ich hätte mehr Zeit für sie. **Ich angle gern. Ich sehe es gern, wenn das Licht auf dem Wasser tanzt. Ich jage gern.** Wenn ich mich hinsetzte, schlafe ich richtig schnell ein. Ich gehe gern aus meinem Körper heraus, fünf Minuten und ich bin weg.

D: Wie waren Sie als Kind?

P: Ich war eines von fünf Kindern, wir waren zu viele für meine Mutter. Wenn ich ihr zu viel wurde, setzte sie mich in meinen Laufstall in einem Zimmer am anderen Ende des Hauses und machte beim Weggehen die Tür zu. Es machte mich verrückt, es war, als wäre ich in einen Käfig eingesperrt, alleine in einem Raum eingeschlossen, **weit weg von meiner Mutter** und nicht in der Lage, herauszukommen.

ALLIGATORIDAE ALLIGATOREN UND KAIMANE

Ich hatte Angst, dass sie mich vergessen hatte. Es machte mich so böse, ich dachte mir, ich werde das Ding hier **zerstören**. Also **zerbrach** ich jede einzelne Stange des Laufstalles und schlug mit einer dieser Stangen gegen die Tür und schrie **wie rasend** nach ihr. Als sie dann endlich kam, war sie wirklich wütend. Vier andere Kinder waren in diesem Laufstall gewesen. Und ich mit meinen zwei Jahren habe Kleinholz daraus gemacht.
Mein Vater war die ganze Woche im Lastwagen unterwegs. **Ich war sehr unabhängig,** und wenn ich entschieden hatte, dass ich etwas Bestimmtes machen wollte, tat ich das auch. Meine Mutter hat sich alles gemerkt, was ich verbrochen hatte, damit mein Vater sich darum kümmern konnte, wenn er am Ende der Woche nach Hause kam. Er war ein strenger Mann. **Um mich zur Räson zu bringen, schlug er mich wieder und wieder, und dann sperrte er mich in mein Zimmer. Ich hatte keine Angst vor ihm. Ich gab nicht nach.** Auch meine älteren Brüder versuchten, mich unter ihre Kontrolle zu bringen. Sie waren wirklich gemein und schlugen mich jeden zweiten Tag.
Einmal fesselten sie mich zwölf Stunden lang an einen Baum. Ich war außer mir. Ich wollte es ihnen heimzahlen. Ich wollte, dass sie Angst vor mir hatten. Deswegen habe ich einen meiner Brüder mit dem Baseball-Schläger geschlagen. Als ich zwölf war, habe ich einem anderen Bruder einen Pfeil in den Hintern geschossen. Innerlich wusste ich, dass meine Eltern und meine Brüder mir nur bis zu einer gewissen Grenze was tun würden. Meine Familie dachte, ich wäre verrückt, ich wäre gewalttätig. Also dachte ich, wenn sie denken, ich bin verrückt, dann zeige ich ihnen, dass ich verrückt bin. Wenn sie so etwas erwarten, dann ist es gut, du kannst dann alles tun.
Ich wurde schnell erwachsen. Ich bin von zuhause fort gegangen, als ich 15 war. Ich schmiss die Schule und musste sofort erwachsen sein. Ich musste lernen, wie ich mich selbst ernähre und eine Wohnung finden, meine Rechnungen zahlen, ein Geschäft aufbauen, das sich trägt, **organisieren und vorausplanen**. Ich war schon immer geschäftstüchtig. Ich kann gut planen und gut organisieren. Ich hake Dinge im Laufe des Tages ab und plane neu, wenn Dinge sich ändern, und falle nicht hinter den Zeitplan zurück. Du musst was erreichen! Meine einzige Gegnerin ist die Zeit. Ich bin überall viel zu schnell hingefahren, bis ich zu viele Strafzettel hatte. Nun versuche ich, einfach zu fließen, aber es muss doch alles rechtzeitig erledigt werden. Ich habe mit 16 ein Mädchen aus reichem Haus geheiratet. Ihr Vater hat unser Leben unerträglich gemacht, und so ist sie zu ihren Eltern zurück gezogen. Ihr Vater und ihr Bruder **haben mich immer runtergeputzt**. Eines Tages hat ihr Bruder etwas Schlechtes über sie gesagt. **Ich habe ihn mit der Schaufel halb tot geschlagen**. Die Ehe wurde annulliert.

D: Haben Sie irgendwelche Ängste?
P: Ratten. Die hasse ich. Wenn ich eine sehe, will ich sie töten. Große Städte. Bei einem Besuch in New York habe ich mich ganz klein und eingezwängt gefühlt. Es war viel zu laut, ständig dieses Hupen. Polizisten, sie sind wie die Gestapo, nicht loyal gegenüber denen, denen sie dienen. Nur der Regierung gegenüber sind sie loyal. **Vertraue ihnen niemals.**
D: Zum Beispiel?
P: Als ich mit meiner ersten Frau ausging, kamen ihr Vater und vier Bullen um 2.00 Uhr nachts zu mir und hämmerten an die Tür. Alle **haben sie sich auf mich gestürzt**, mich an einen Stuhl gefesselt und **mich zusammengeschlagen**. Sie drohten mir, mir Drogen unterzujubeln und mich ins Gefängnis zu werfen, wenn ich nicht aufhören würde, mich mit dem Mädchen zu treffen. Ich habe dann alles gesagt, was sie hören wollten. Ich war ihnen ausgeliefert. Aber das alles hat mich noch wütender gemacht.

ALLIGATORIDAE ALLIGATOREN UND KAIMANE

D: Können Sie mir mehr darüber erzählen?
P: Als die Polizisten mich zusammengeschlagen haben, **haben sie mir gedroht, mich in einen Käfig zu schmeißen** für etwas, das ich nicht getan hatte. Es würde etwas sein, aus dem ich nicht rauskäme. Ich habe mich damals genauso gefühlt wie zu der Zeit, als man mich als Kind in mein Zimmer eingesperrt hat. Ich konnte mir nicht vorstellen, wie es sein würde, für zehn Jahre hinter Gitter zu wandern. Als ich darüber nachdachte, habe ich mich daran erinnert, dass ich in einem vergangenen Leben im Gefängnis gesessen habe. Ich kann nicht lange an einem kleinen Ort bleiben. Ich muss raus. Dann geht es mir besser.
D: Erinnern Sie sich an frühere Leben?
(Er hat in der Fallaufnahme oft Erinnerungen an andere Leben erwähnt, daher stellte ich ihm diese Frage.)
P: Ja, schon seit ich klein bin. Meine Familie hat immer gesagt, ich hätte eine blühende Fantasie, aber ich konnte mich daran erinnern, in früheren Leben andere Sachen gemacht zu haben, ich kannte Leute von vorher, erinnerte mich an Dinge, die passiert waren.
D: Irgendwelche anderen Ängste?
P: Ich habe Angst, dass mein Geschäft nicht gut läuft.
D: Was ist mit Träumen?
P: Manchmal habe ich Träume, die sind wie Visionen mit starken Gefühlen, die sich in mein Gedächtnis gebrannt haben. Vor einem Jahr hatte ich die Vision, dass ich ein Vogel sei, ein fliegender Falke. Als ich flog, konnte ich gerade noch die Baumwipfel sehen. Alles war unter Wasser. Ich musste sehr lang fliegen, bevor ich Land fand und ich war müde. Ich sah mir all dieses Wasser an und wunderte mich: *wo ist es hergekommen*?
D: Können Sie etwas über die Schulterverletzung erzählen?
P: Das ist karmisch. Ich war mit zwei Freunden im Boot unterwegs. Wir hatten alle Süßwassertrommler gefangen, die wir brauchten, und waren gerade dabei, nach Zackenbarschen zu suchen. Wir hatten den Anker verstaut, doch er fiel heraus und verfing sich in irgendetwas in den Untiefen, als ich gerade den Rückwärtsgang einlegte. Das Seil hat sich gespannt und den Anker in meine rechte Schulter geschleudert. Es hat sehr weh getan.
Im Krankenhaus hatte ich einen Traum, der mir erklärte, dass mein Freund in einem früheren Leben vergessen hatte, das Segel richtig festzuzurren. Der Ausleger ist dann auf meine Schulter geknallt. In dem Leben bekam ich Wundbrand und starb. Ich wusste, dass ich geheilt werden würde, als ich spürte, wie diese warme Brise durch meinen Körper zog. Ich denke, es ging darum, einander zu verzeihen. Ich brauchte über ein Jahr, bis ich den Arm wieder bewegen konnte. **Die Ärzte haben gesagt, es heilt besser als erwartet**.
D: Und die Verletzung durch Feuer?
P: Vor einem Jahr verursachte mein bester Freund versehentlich eine Explosion, als ich unter der Motorhaube eines Lastwagens arbeitete und er diesen anlassen wollte. Das Feuer verbrannte meine rechte Seite, Brust, Hals, Schulter und Gesicht. Es hat sehr weh getan. Im Krankenhaus gab man mir Kodein, aber es half nicht. Es machte mich nur ärgerlich, so als ob ich **jemandem den Schädel einschlagen will**. Ein anderer Arzt hat mir dann Morphium gegeben. Es war wie Feuer, das durch meinen Körper zog. Es fühlte sich gut an. Dann schlief ich. Ich wollte meinem Freund die Schuld an dem Unfall geben, aber ich wusste, ich sollte lernen, keine Schuldzuweisungen zu machen. Die Verbrennung ist dann sehr gut und schnell geheilt. Ich habe gelernt, jedes Mal ganz ruhig mit dem Schmerz umzugehen, eine vernünftige Reaktion. Ich kümmere mich einfach um mich selbst. **Ich bin ein alter Alligator, ich mache einfach weiter**.

ALLIGATORIDAE ALLIGATOREN UND KAIMANE

D: Gab es eine Zeit, als Sie dachten, Sie könnten sich nicht um sich selbst kümmern?
P: Einmal **bin ich fast ertrunken**, als ich ungefähr zwölf Jahre alt war. Ein Freund **warf** mich versehentlich über Bord. Das Ankerseil war um meinen Fuß gewickelt. Als es sich um den Propeller wickelte, war ich wirklich **verheddert**. Ich bin fast verrückt geworden. Das Seil hielt mich unten. Ich konnte die Oberfläche sehen, **aber ich konnte dort nicht hinkommen**. Ich wurde panisch, mir wurde schwindelig. Dann hörte ich eine Stimme in mir „du hast ein Taschenmesser, schneide das Seil durch." Ich nahm mein Messer und fing zu schneiden an. Ich kam frei, gerade als mir die Luft ausging.
D: Erinnern Sie sich an bedeutende Träume?
P: Träume von der Arbeit, Dinge erledigen, organisatorische Dinge.
Träume von Heilung, wenn ich mich verletzt hatte, über spirituelle Dinge, darüber, an Orte in anderen Welten zu reisen. Manchmal sind es hellseherische Träume von Dingen, die dann später passieren.
Träume von **Wasser und einer Flut. Eine Wand aus Wasser kommt auf uns zu, kracht in die Häuser. Sie ist so mächtig, sie wird uns zerstören.** Wir müssen sehr schnell fahren, um dem Wasser zu entkommen.
Wiederkehrende Träume von Veränderungen auf der Erde, Wasser, wo einst Land war, meine Familie ist in **Gefahr;** ich muss sie in die Berge bringen.
Ich hatte Träume davon, **unter Wasser zu sein.**
Außerdem träume ich von **Alligatoren**. Auch meine beiden Töchter träumen von ihnen. Sie werden gejagt. Ich spreche mit ihnen oder ich jage sie als Mahlzeit.

ALLGEMEINES

Temperatur/Schwitzen: Beim Arbeiten draußen leicht überhitzt. Schwitzt stark.
Durstig, trinkt täglich große Mengen Wasser. Möchte lieber draußen in der Natur sein.
Nahrungsmittelverlangen: Rotes Fleisch und Kartoffeln mit viel Butter, gebratenes Steak oder Huhn, Kekse und Sauce. Coca-Cola.
Nahrungsmittelabneigungen: Milch, die mochte er noch nie, noch nicht einmal als Baby, Tofu, Sauerkraut, alle Nahrungsmittel, die zu sehr nach Essig schmecken.
Empfindlichkeiten: Ich mag **den Lärm von Autohupen nicht und auch keine kreischenden Kinder.**

KÖRPERLICH

Kopf: Kopfschmerz frontal/temporal beim Erwachen, wöchentlich, pulsierend und hämmernd.
Magen: Kein Appetit am Morgen. Hunger setzt zwischen 11.00 Uhr vormittags und 15.00 Uhr nachmittags ein. Bei der Arbeit bin ich immer durstig. Ich liebe eiskaltes Wasser.
Rektum: Nach dem Essen entfährt mir eine große Menge übel riechender Blähungen; ich habe zweimal am Tag Stuhlgang. Gelegentlich weicheren Stuhlgang, nachdem ich Salat gegessen habe.
Brust: Wenn ich mich richtig aufrege, bekomme ich einen schlimmen Schmerz in der Brust. Es fühlt sich wie ein Herzinfarkt an, dabei zeigt er auf sein Brustbein.
Rücken: Schmerz und Steifigkeit, der sich manchmal bis zum rechten Bein herunterzieht. Periodisch heftiger Schmerz in den Füßen. < Großzehengrundgelenk. Tritt gleichzeitig mit dem Schmerz in den Fußknöcheln auf, schlimmer, nachdem er rotes Fleisch gegessen hat.

ALLIGATORIDAE ALLIGATOREN UND KAIMANE

Nieren: Manchmal Schmerz um meine rechte Niere herum, schlimmer am Morgen und beim Erwachen, besser nach einer heißem Dusche und durch Strecken.

Vor sieben Jahren hatte ich Nierensteinkoliken, mit scharfen, stechenden Schmerzen in meiner rechten Niere, als ob man mich mit einem heißen Messer sticht.

Männliche Geschlechtsorgane: **Sehr starkes sexuelles Verlangen,** „Ich habe gern so oft wie möglich Geschlechtsverkehr."

Schlaf: Tiefer Schlaf, schläft leicht ein. Schnarcht laut und hört von Zeit zu Zeit auf zu atmen. Dann schreckt er aus dem Schlaf hoch und schnappt nach Luft. Erinnert sich klar und im Detail an viele Träume.

Einschätzung: Das Arzneimittel, das ich ihm geben wollte, *Alligator mississippiensis*, gab es zu dieser Zeit noch nicht.

Ich habe ihm eine Ernährungsumstellung vorgeschlagen und eine Einzelgabe von *Kalium nitricum* C200 verschrieben, und zwar aufgrund folgender Symptome: explosives Wesen, familienorientiert, hohe Arbeitsmoral, verlässt sich nur rudimentär auf Logik sowie Beharrlichkeit. Die Rubriken waren:

- Atmung kommt im Schlaf zum Stillstand
- Leberschmerzen; brennend/schneidend

Kalium nitricum schien die Häufigkeit und Intensität der Apnoe zu mindern, doch Veränderungen in seinem Wesen waren nicht spürbar.

Es gab dann eine Pause von einem Jahr, da sein Mittel schwierig zu besorgen war. Er erhielt seine erste Gabe *Alligator mississippiensis* im Mai 1998.

Die Rubriken waren unter anderem:

- Gemüt, Zorn, gewalttätig
- Gemüt, spricht, Geschäft über
- Atmung, schwierig, während Schlaf, Erwachen, um Ersticken zu vermeiden, muss
- Atmung, Stillstand, Schlaf, während
- Gemüt, Träume, Gefahr/Überflutungen/Wasser/Ertrinken
- Wahnideen, Visionen
- Gemüt, Verlassen sein
- Gemüt, Angst, Ratten, vor
- Kopfschmerz, Stirn, Schläfen
- Leberschmerzen
- Nase, verstopft, rechts

Themen des Falles waren unter anderem:

- Scheitert in der Kindheit daran, sich zu verteidigen
- Enttäuschungen in der Kindheit im Hinblick auf Liebe/Vertrauen
- Aggression/Angriff, Zurückweisung, Isolation tauchen als Themen auf, auf die Lebensumstände reagiert er auf der Ebene des Überlebens
- Versagensangst hinsichtlich seiner Leistung und bei der Arbeit
- Enges Verhältnis zur Natur

Innerhalb der ersten drei Wochen nach dem Mittel verließ ihn seine Frau und nahm die Kinder mit. Im Verlauf des nächsten Jahres versuchte er, mit den Folgen zurechtzukommen. Er bekam weitere Gaben der C200 im Oktober 1998 und nochmal im November 1999. Nach dem Wiederauftreten einer rechtsseitigen Nierenkolik im September 2000 erhielt er die 1M. Nach dem Wiederauftreten der Schlafapnoe wurde die 1M im November 2001 wiederholt. Alle Symptome gingen zurück. Die folgenden Notizen stammen aus der Zeit, als er *Alligator mississippiensis* erhielt.

ALLIGATORIDAE ALLIGATOREN UND KAIMANE

FOLLOW-UP IM JULI 1998

D: Können Sie mir mehr über Ihre Gefühle berichten?
P: Ich hasse es, von meinen Kindern getrennt zu sein. Ich spüre eine Leere, richtig einsam, als hätte man mir etwas Unersetzliches gestohlen, etwas, das ich niemals mehr zurückbekommen kann. Sorge; das fühle ich in meinem Magen, wie Schmetterlinge. Zornig; **ein wirbelndes Gefühl**.
D: Können Sie mir mehr darüber erzählen?
P: Es ist eine Energie in mir und um mich herum. Ich bin Teil dieses **Wirbels**. Es fängt oben in meinem Kopf an, wenn ich sauer werde, und ich drücke es runter in meinen Solarplexus. Dort halte ich es und vergrößere es, **spinne daraus einen Kraftwirbel**. Je wütender ich werde, desto schneller wirbelt es, bis ich es demjenigen, der mich zornig macht, entgegenschleudern kann. Manchmal war es so, dass der Zorn so mächtig wurde, dass er mich kontrollierte. Manchmal hatte ich unter gewissen Umständen richtige Aussetzer, da erinnere ich mich an nichts, weil der Zorn so mächtig wurde.
Wenn jemand in mich eindringt, fühle ich nichts. Morphium war auch so. **Menschen können mich nicht verletzen**, und ich kann keinen Schmerz fühlen. Dann bin ich unbesiegbar. **Achtung, hier komme ich**. Je wütender ich werde, desto mehr ist es da. Ich nenne es den eisernen Vorhang. Sein Zweck ist die **Zerstörung** … von allem, was ihm im Weg steht.
(Wirbeln, Spinnen – weist auf die Todesrolle hin.)
D: Was macht Sie wütend?
P: Wenn man mich hintergeht oder anlügt.
D: Hintergehen?
P: Meine Frau hat mich verlassen, ohne es mir zu sagen, heimlich hat sie mir die Kinder weggenommen, hat sich eine Wohnung gesucht und mir nicht gesagt, wo sie sind. **Es erwischte mich völlig unvorbereitet.**
D: Können Sie mir mehr erzählen?
P: Es war, als würde sie mich **angreifen, als ich es nicht erwartete**. Ich hatte Angst, ich würde meine Kinder verlieren. Ich spürte das gleiche Wirbeln in meinem Magen, **Ärger baute sich auf.**
Jetzt versuche ich, ein bisschen vernünftig zu sein. Ich werde es immer noch los, indem ich ausspreche, was mir im Kopf herumgeht, aber es ist dieselbe Kraft. Der Zorn sitzt eher in meinem Geist, nicht mehr so in meinen Gefühlen.
Bericht seiner Frau: „Das erste Mal in seinem Leben ist er in der Lage, zu verhandeln. Er beschimpft mich nicht mehr, seit ich ihm gesagt habe, er solle es lassen, und das ist das erste Mal, dass er etwas macht, weil ich ihn darum gebeten habe. Seit der Mitteleinnahme redet er vermehrt über 'Veränderungen auf der Erde'. Er ist überzeugt, dass ein Feuerring eine Kettenreaktion von Vulkanausbrüchen und Erdbeben auslösen wird und die folgenden Flutmassen uns überschwemmen werden. Er möchte mit den Kindern in die Berge ziehen, dort ein Haus bauen und Nahrungsmittel anbauen. Er kauft Waffen, um jeden zu erschießen, der die Ernte stehlen möchte."

FOLLOW-UP IM AUGUST 1999

Seine jüngste Tochter lebt bei ihm. Die ältere Tochter lebt bei ihrer Mutter. Die Kommunikation unter ihnen ist schlecht. Die ältere Tochter hat verschiedene Probleme. Er und seine Frau sind

ALLIGATORIDAE ALLIGATOREN UND KAIMANE

sich noch nicht in allen Punkten der Scheidung und der Kinderbetreuung einig. Beide haben einen Rechtsanwalt, der die offenen Dinge regeln soll.

P: Ich habe viel Zeit damit verbracht, mir über mich selber klar zu werden.
Ich habe erkannt, dass das Geistige und das Emotionale zwei unterschiedliche Körper sind. Sie vermischen sich nicht miteinander. Ich weiß, dass ich einen starken Charakter habe, und ich weiß, dass ich ein großes Energiefeld um mich herum habe. Ich weiß, dass ich anderen Menschen sehr viel Freude bereiten kann, ihnen aber auch **viel Angst einjagen kann.** Ich muss nun lernen, diese beiden Körper im Gleichgewicht zu halten. Ich bin in meinen emotionalen Körper hineingegangen und habe zum ersten Mal in meinem Leben gesagt, es ist für mich in Ordnung.

D: Haben Sie nochmal von Überflutungen geträumt?

P: Nein. Aber ich muss sagen, als ich all die Veränderungen auf der Erde gesehen habe, dachte ich, eine Flut würde über mich hereinbrechen (lacht). Es war nicht die Flut, es war mein Leben, das über mich hereinbrach. Wenn ich nun von Wasser träume, bin **ich in einem wunderbaren Schwimmbad. Es ist schön und warm hier.** In einem Traum kommt meine Frau in das Schwimmbad, aber sie geht an das andere Ende des Beckens. Meine ältere Tochter ist da, aber ich kann sie nicht sehen. Die jüngste bleibt in meiner Nähe. Im Becken sind auch spirituelle Lehrer, und einer von ihnen geht zu meiner Frau. Ich habe verstanden, dass wir alle im selben Becken des Lebens sitzen, jedoch an unterschiedlichen Enden, und uns nicht besonders gut verstehen. Wir haben alle unsere Probleme, aber zur gleichen Zeit wird auch für uns gesorgt, und wir werden alle gleich geliebt, egal was wir tun. Wir müssen alle karmische Aufgaben erledigen. Ich muss mich einfach da hineinbegeben.

FOLLOW-UP IM SEPTEMBER 2000

P: Ich scheine mehr mit mir im Reinen zu sein, seit ich das Mittel nehme. Meine Energie ist ausgeglichener.

Melinda: Ich behandle ihn nun seit mehr als zehn Jahren. Mit dem gleichen Arzneimittel geht es ihm gut. Auf der körperlichen Ebene hat er immer noch viel mit ARBEIT zu tun, er muss arbeiten und essen. Er isst ständig das Falsche, und davon viel zu viel, und hat deswegen Entzündungsschmerzen im ganzen Körper. Wenn er sich zum Schlafen hinlegt, bildet sich Schleim, weswegen er dann schnarcht und ab und zu Atemaussetzer hat. Das Essen scheint eine Ersatzhandlung für ihn zu sein, er vermeidet es, seiner Freundin, mit der er zusammen lebt, ein Ultimatum zu stellen. Sie ist sehr fordernd und reagiert oft negativ auf die Dinge, die ihr im Leben widerfahren. Ab und zu setzt er sich mit ihr zusammen und versucht zu erklären, was ihn an ihrem Verhalten stört, und er bittet sie, daran zu arbeiten. Allerdings toleriert er weiterhin ihre Negativität und geht mit Humor über die schwierigeren Momente hinweg.

Ich habe von 1983 bis 2003 am Ufer des Myakka-Flusses im Südwesten Floridas gelebt, zusammen mit Ziegen, Hühnern, Hunden und Katzen. Teile des Anwesens waren eingezäunt, doch wilde Tiere bewegten sich frei entlang der nicht eingezäunten Bereiche des Flussufers. Nachdem ich Zeugin wurde, wie die Nachbarn Gewehre heranschleppten und auf das Wasser schossen, sobald sie einen Alligator sahen, bemerkte ich auch, dass die Alligatoren später zurückkehrten und die Haustiere des Schützen töteten. Es war, als ob der Geruch des Waffenöls jedes Vertrauen und jedes Wohlwollen ausmerzte. Ich fasste den Entschluss, einen Weg zu finden, wie wir alle friedlich miteinander leben konnten, zumindest entlang meiner Grund-

ALLIGATORIDAE ALLIGATOREN UND KAIMANE

stücksgrenzen. Im ersten Jahr dachte ich viel darüber nach, während ich unter einem Baum in Flussnähe saß, egal ob ein Alligator sich in der Nähe sonnte oder nicht. Ich machte ein inneres Versprechen, dem Wasser und dem Uferbereich fern zu bleiben und bat die Alligatoren, nicht in den Grenzbereich zwischen Wasser und trockenem Land einzudringen, es sei denn, die Grenze zwischen Wasser und Land ist für sie nicht richtig deutlich. Ich trug keine Waffe mehr und brachte meinen Haustieren bei, hinter der unsichtbaren, 4 m breiten Sicherheitszone zwischen Land und Wasser zu bleiben. In diesen 20 Jahren hatten wir nicht einen Konflikt, noch nicht einmal während der jährlichen Überflutungen, wenn die Land- und Wassergrenzen komplett verwischt werden. Es kam mir niemals in den Sinn, dass einer meiner Patienten ein Mittel aus Alligator benötigen würde. Ebenso wenig ahnte ich, dass er die Person sein würde, der den Alligator besorgt.

(Noch ein Gedanke: Das wäre doch ein Modell für Frieden auf Erden.)

ALLIGATORIDAE ALLIGATOREN UND KAIMANE

MÖGLICHE AUSDRÜCKE DES MISSISSIPPI-ALLIGATORS BEI PATIENTEN

Es tauchen die allgemeinen Eigenschaften der Krokodilartigen auf, man muss dann zwischen den zwei Arten unterscheiden – Alligatoren und Krokodilen.

ANGRIFFS-/VERTEIDIGUNGSMETHODEN

- Kräftiges Zermahlen oder kräftiger Biss (im Vergleich zu Krokodilen)

VERHALTEN

- Vertragen Salz nicht so gut (im Vergleich zu Krokodilen).
- Deutliche elterliche Fürsorge. Sie können im Vergleich zu Krokodilen gewalttätig und grausam sein, wenn sie ihre Jungen verteidigen.
- *Alligator-Löcher (Höhlen, Schlupfwinkel).*

SCHLAGWÖRTER

Loch
Eingraben
Zufluchtsort
Unterschlupf
Refugium
Geheimer Ort

- Sehr laut, gesprächig (mehr als Krokodile)
- Weniger gefährlich
- Fähigkeit, unter Wasser Frostperioden zu überleben, manchmal sogar ohne zu atmen
    - Kältetoleranter als Krokodile
    - Bilder davon, unter dem Eis gefangen zu sein (Möglichkeit)
- Starker Drang, nach Hause zurückzukehren, Heimweh
- Ausgezeichneter Orientierungssinn
- Ehrlichkeit, Loyalität, Treue

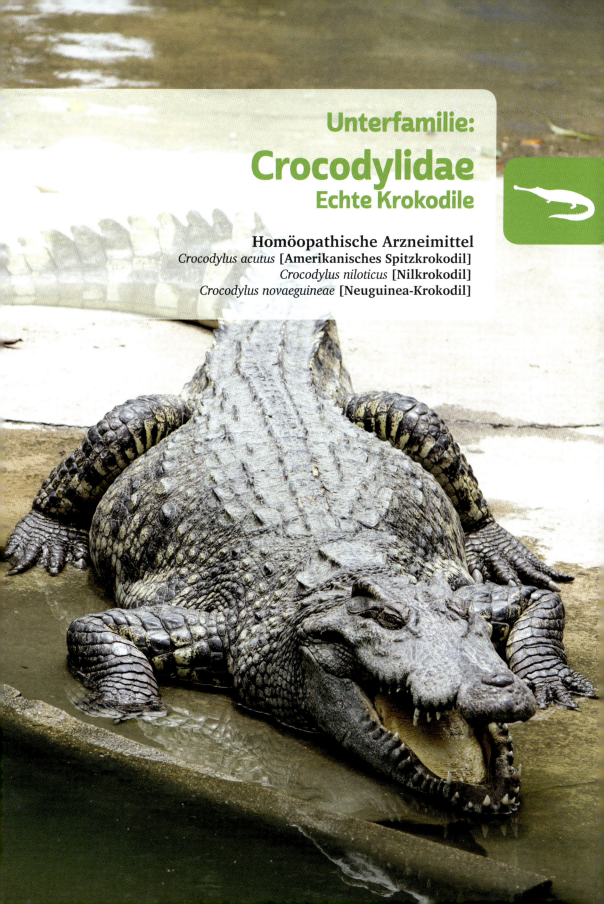

Unterfamilie: Crocodylidae
Echte Krokodile

Homöopathische Arzneimittel
Crocodylus acutus [Amerikanisches Spitzkrokodil]
Crocodylus niloticus [Nilkrokodil]
Crocodylus novaeguineae [Neuguinea-Krokodil]

CROCODYLIDAE ECHTE KROKODILE

EINFÜHRUNG

Der Name Krokodil stammt von den Griechen, die diese Tiere am Nil beobachtet haben. Die Griechen nannten sie *krokodilos*, ein Wort, das aus *kroke*, „Kieselstein" und *drilos*, „Wurm" zusammengesetzt ist. Die Griechen haben dem „Wurm der Steine" diesen Namen gegeben, weil Krokodile die Angewohnheit haben, sich auf Steinen am Ufer zu sonnen.

ALLGEMEINE ANATOMIE

Die verschiedenen Arten sind unterschiedlich groß. KROKODILE BESITZEN SALZDRÜSEN AUF DER ZUNGE, DIE IN SALZIGEN GEBIETEN EINEN EVENTUELL BESTEHENDEN SALZÜBERSCHUSS ABSONDERN. Auf diese Weise erhalten sie für sich ein ausgewogenes Salz-Wasser-Verhältnis. Krokodile VERTRAGEN SALZ. Alligatoren vertragen Salz aufgrund der Physiologie und Funktion ihrer Zungendrüsen nur in kleineren Mengen. Die Zugendrüsen findet man bei Krokodilen, Alligatoren, Kaimanen und Gavialen gleichermaßen. Zellstruktur, Form und salzabsondernde Funktionen unterscheiden sich allerdings je nach Art. Nur die wahren Krokodile (Unterfamilie: Mitglieder der Crocodylidae) besitzen Drüsen, die in der Lage sind, größere Salzkonzentrationen abzusondern.

ALLGEMEINE AUSDRÜCKE BEI PATIENTEN

Im Folgenden stellen wir alle Ausdrücke der Krokodilähnlichen vor, sowie diejenigen, die für Krokodile kennzeichnend sind:

ANGRIFFSMETHODEN

- Sie greifen und reißen eher (Alligatoren zermahlen eher).

VERHALTEN

- Bewohnen weitläufigere Gebiete (im Gegensatz zu Alligatoren, die dort leben, wo dichte Vegetation herrscht)
- Wandern über größere Entfernungen (im Gegensatz zu Alligatoren)
- Aggressiver und gefährlicher (als Alligatoren)
- Sind nicht in der Lage, in einem kälteren Klima zu leben (im Vergleich zu Alligatoren).
In der Unterfamilie Crocodylidae gibt es drei Arzneimittel der Gattung Krokodil.

CROCODYLIDAE ECHTE KROKODILE

CROCODYLUS ACUTUS
[AMERIKANISCHES SPITZKROKODIL]

Ordnung: Crocodylia
Familie: Crocodylidae
Unterfamilie: Crocodylinae (Crocodylidae)
Gattung: Crocodylus
Art: Crocodylus acutus
Trivialname: Amerikanisches Spitzkrokodil

HABITAT

Spitzkrokodile bewohnen Süßwasser-Küstenregionen im Südosten Floridas sowie in Zentral- und Südamerika und den karibischen Inseln. Sie bevorzugen Süßwasser, können aber auch in Brackwasser überleben.

ANATOMISCHE EIGENSCHAFTEN

Im Vergleich zu anderen Krokodilarten ist IHR PANZER WENIGER MARKANT.

FORTPFLANZUNG

Diese Art baut ihre NESTER hauptsächlich in LÖCHERN, doch Populationen ohne Zugang zu geeigneten Nistplätzen (solchen, wo sie graben können und die relativ gut entwässert werden können) bauen mit allen auffindbaren Nistmaterialien Nesthügel. Überschwemmungen sorgen für eine hohe Sterblichkeit. Die Krokodile nisten in der Trockenzeit. So vermeiden sie es, dass die Nester überschwemmt werden. Dies ist besonders wichtig bei Nestern, die Gefahr laufen, nach starkem Regen unter die Wasseroberfläche zu sinken.

Das Ausmaß elterlicher Fürsorge scheint variabel zu sein. Einige Quellen sprechen von minimalem Schutz des Nestes und der Neugeborenen. Andere Quellen sprechen von einem höheren Ausmaß an elterlicher Aufmerksamkeit. Hierzu gehört auch das Bewachen des Nestes (in der Nähe wird eine Höhle gegraben), um den Jungen beim Schlüpfen zu helfen und sie zu beschützen. Feinde sind Vögel, wilde Katzen, Waschbären und auch große Fische. Es scheint, als ob die Jungtiere einige Tage nach dem Schlüpfen den Nistplatz verlassen. Man vermutet, dass dieser Mangel an elterlicher Fürsorge und das frühe Verlassen des Nestes ein direktes Resultat der rigorosen Bejagung dieser Art in der zweiten Hälfte des 20. Jahrhunderts ist. Eine schnelle Anpassung war erforderlich, um unter diesen Bedingungen zu überleben.

Es wurde ebenfalls beobachtet, dass diese Jungtiere in den ersten Wochen ihres Lebens weniger Laute von sich geben als andere Arten.

CROCODYLIDAE ECHTE KROKODILE

CHARAKTERISTISCHES VERHALTEN

Amerikanische Spitzkrokodile sind KÄLTEEMPFINDLICHER als amerikanische (Mississippi-)Alligatoren. Im Gegensatz zum Mississippi-Alligator, der bei Wassertemperaturen von 7.2 °C einige Zeit überleben kann, würde ein Amerikanisches Spitzkrokodil hilflos ertrinken. Man nimmt an, dass diese Kälteempfindlichkeit der Grund dafür ist, dass das Spitzkrokodil nicht so weit in den Norden gewandert ist wie die Alligatoren. Spitzkrokodile WACHSEN SCHNELLER als Alligatoren.

Erzählungen davon, dass Vögel und Fische die Zähne der Krokodile säubern, wurden so oft wiederholt, dass man sie für wahr halten könnte. Sie müssen allerdings mit Vorsicht betrachtet werden, da die Berichte aus früheren Jahrhunderten über Beobachtungen und Geschichten über Vögel, die die Zähne der Altweltkrokodile reinigen, in heutigen Zeiten nicht bestätigt wurden. Die Tatsache, dass das Spitzkrokodil sich auf FISCHE FÜR DIE ENTFERNUNG VON PARASITEN VERLÄSST, stammt aus einer einzigen Expertenquelle aus dem Jahr 1972.

 Crocodiles: Their Natural History, Folklore, and Conservation (1972), von C.A.W. Guggisberg. Auszug aus dem Buch (Seite 42):
Während es keine Berichte über Vögel gibt, die die Zähne der Neuweltkrokodile bearbeiten, wurde kürzlich entdeckt, dass die Zähne des Spitzkrokodils von einem Fisch „gereinigt" wurden.

MÖGLICHE AUSDRÜCKE BEI PATIENTEN

Beim Spitzkrokodil finden sich alle Ausdrücke der Krokodile. Besonderen Indikatoren sind:
- Schnelleres Wachstum
- Bezug zu Fischen (Möglichkeit)
- Nistlöcher bauen, ein Haus bauen
- Weniger lautstark

CROCODYLUS NILOTICUS [NILKROKODIL]

Ordnung: Crocodylia
Familie: Crocodylidae
Unterfamilie: Crocodylidae
Gattung: Crocodylus
Art: Crocodylus niloticus
Trivialname: Nilkrokodil

EINFÜHRUNG

Die Geschichte der Verehrung des Nilkrokodiles geht weit zurück. Sie datiert aus der Zeit der Pharaonen, als Hunderte von Krokodilen zusammen mit den toten Königen mumifiziert wurden.

CROCODYLIDAE ECHTE KROKODILE

Heutzutage wird ihnen weniger Bewunderung, als viel mehr Angst und Intoleranz entgegengebracht, da sie Tierherden und Menschen überfallen. Das Nilkrokodil und das Salzwasserkrokodil sind die einzigen der acht Krokodilarten, von denen bekannt ist, dass sie Menschen angreifen, OHNE PROVOZIERT WORDEN ZU SEIN. Sie sind sehr SOZIAL, und man kann oft eine große Anzahl von ihnen Seite an Seite auf den Uferbänken beobachten.

HABITAT

Sie leben überall in Afrika südlich der Sahara und im Nilbecken. Man findet sie auch in Madagaskar, dort sowohl im Süß- als auch im Brackwasser, in Süßwasser-Sumpfgebieten und Mangrovensümpfen.

ANATOMISCHE EIGENSCHAFTEN

Das Nilkrokodil ist das längste Krokodil Afrikas und wird manchmal als das drittgrößte Krokodilartige nach dem Salzwasserkrokodil und dem Gangesgavial betrachtet. Es ist ungefähr 5 m lang und 750 kg schwer.

Gehirn und Herz sind beim Nilkrokodil weiter entwickelt als bei jedem anderen lebenden Reptil.

ERNÄHRUNGSVERHALTEN

Geschlüpfte Jungtiere fressen anfangs Insekten, dann kleinere im Wasser oder an Land lebende Wirbeltiere. Die Nahrung eines Nilkrokodils besteht hauptsächlich aus Fisch, Amphibien und Reptilien, doch greift es alles an, was seinen Weg kreuzt, einschließlich Zebras, kleinere Nilpferde, Stachelschweine, Vögel und andere Krokodile. Es frisst auch Aas und kann im Verlauf einer Mahlzeit sein halbes Eigengewicht fressen.

FORTPFLANZUNG

Weibliche Nilkrokodile sind Lochnister und VERGRABEN IHRE EIER IM SAND, statt sie in der verfaulenden Vegetation abzulegen. Ein Weibchen NUTZT SEIN GANZES LEBEN LANG DAS GLEICHE NEST. Nachdem es die Eier vergraben hat, **bewacht** es sie während der dreimonatigen Brutzeit. Der künftige Vater bleibt oft in der Nähe, **beide Eltern greifen heftig alles an, was sich den Eiern nähert.** Die Mutter entfernt sich nur vom Nest, wenn sie sich kurz im Wasser (Thermoregulation) oder an einem schattigen Plätzchen abkühlen muss. Obwohl beide Eltern sich aufmerksam um die Nester kümmern, werden sie oft von Menschen, Waranen oder anderen Tieren geplündert, während die Mutter vorübergehend abwesend ist.

Bei Nilkrokodilen entscheidet die Temperatur über das Geschlecht (TSD). Dies bedeutet, dass das Geschlecht des schlüpfenden Jungtieres nicht durch Genetik bestimmt wird, sondern aufgrund der Durchschnittstemperatur im mittleren Drittel der Brutperiode.

CHARAKTERISTISCHES VERHALTEN

Die Geschichten über Nilkrokodile, die ihre Zähne von Vögeln reinigen lassen (eine symbiotische Beziehung mit dem Regenpfeifer), entstanden in früheren Zeiten und wurden in aktuellen

CROCODYLIDAE ECHTE KROKODILE

Beobachtungen nicht bestätigt. Die Geschichte wird als reine Wahrheit beschrieben, besonders in wissenschaftlichen Artikeln für Kinder, doch gibt es keine Berichte oder Fotos moderner Herpetologen.

> ★ In der *Firefly Encyclopedia of Birds* von Christopher Perrins ist auf Seite 253 zu lesen:
> Der andere Name des ägyptischen Regenpfeifers, Krokodilvogel, stammt aus einem Bericht des griechischen Historikers Herodot, der schrieb, dass gewisse Vögel — und spätere Kommentatoren hielten es für diese Vogelart — auf dem Nil die Reste aus den Zähnen der sonnenbadenden Krokodile pickten. Trotz der Tatsache, dass dies durch Anekdoten zweier bedeutender deutscher Ornithologen im 19. und 20. Jahrhundert bestätigt wurde, wurde dieses mutmaßliche Verhalten niemals tatsächlich nachgewiesen!

SPEZIFISCHE ANGRIFFS- UND VERTEIDIGUNGSMETHODEN

Erwachsene Nilkrokodile nutzen ihren Körper und ihren Schwanz, um GRUPPEN VON FISCHEN ANS UFER ZU TREIBEN, UM SIE DANN MIT EINEM SCHNELLEN SEITLICHEN RUCK IHRES KOPFES ZU FRESSEN. SIE ARBEITEN AUCH ZUSAMMEN, INDEM SIE SCWHIMMENDE GRUPPEN VON FISCHEN DADURCH AUSBREMSEN, DASS SIE UM SIE HERUM IM FLUSS EINEN HALBKREIS BILDEN. Das dominanteste Tier frisst zuerst. Gruppen von Nilkrokodilen können sich zum Fressen Hunderte von Metern von einem Gewässer entfernen. Wenn Gruppen von Nilkrokodilen Beute teilen (KOOPERATIVES FRESSVERHALTEN), nutzen sie sich gegenseitig als Hebelkraft, beißen kräftig zu und drehen dann ihre Körper, um große Fleischstücke herauszureißen. Dieses Drehen stellt die charakteristische **Todesrolle** des Krokodils dar. Auch erreichen sie die notwendige Hebelkraft, indem sie ihre Beute unter Ästen oder Steinen unterbringen, bevor sie drehen und reißen. Sie rauben auch die Jagdbeute anderer Tiere, doch verfaulendes Fleisch meiden sie.

▼ Nilkrokodil: Kooperatives Fressverhalten

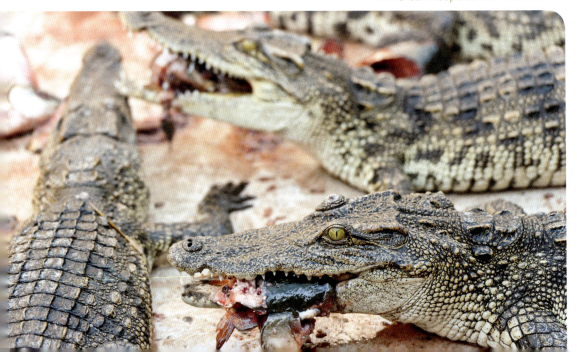

CROCODYLIDAE ECHTE KROKODILE

FALL VON *CROCODYLUS NILOTICUS*
VON STARIA MANOS CCH, RSHOM (NA)

Eine Frau mittleren Alters.
    Ihre Hauptbeschwerde ist Migräne.
    Ihr erster Ehemann war kein guter Mann. Sie leidet immer noch sehr unter dem versteckten Missbrauch. Derzeit ist sie mit einem Mann verheiratet, der schwer krank ist, und sie ist diejenige, die arbeitet.
    HG = HANDGESTE
    KS = KÖRPERSPRACHE

24. DEZEMBER 2007

„Ich habe einen weiten Weg zur Arbeit. Ich verdiene das Geld für meine Familie."
    Beobachtung: Sie sieht älter aus als sie ist. Sie sitzt auf dem Fußboden anstatt auf dem Stuhl und weint die meiste Zeit während der Anamnese.

D: Hauptbeschwerde?
P: Ich wünschte, meine Migräne würde weggehen. Sie hat **ganz klar** die Kontrolle über mein Leben.
Ich habe eine Schulterverletzung. Sie **springt heraus**, und ich muss sie wieder reindrücken. Ich wäre gern in der Lage, Sachen zu machen, ohne dass meine Schulter herausspringt und weh tut. Es gab eine Zeit, da konnte ich meinen Arm nicht über meine Schulter heben. Hier ist eine Blockade (HG: drückt ihre Finger in die Schulter). Ein Chiropraktiker hat mit Schmerzpunkten gearbeitet. Ich habe eine 5%ige Behinderung.
D: Die Schulter?
P: Die Schulterschmerzen stammen aus einer älteren Verletzung, als ich mit den Kindern gearbeitet habe. Es ist passiert, als ich mit einem Jungen gearbeitet habe, der fast genauso groß war wie ich, er hatte eine zerebrale Kinderlähmung. Er hat das Gleichgewicht verloren und mich mitgezogen. Schlagartig tut dir alles weh. Am anderen Tag überreichte mir der Busfahrer einen Rucksack. Er war beladen mit Babygläschen; ich dachte, mein Arm würde abfallen. Wenn ich meine Hand hier reinstecken könnte (wieder drückt sie ihre Finger tief in ihre Schulter). Wenn ich nur tief da drinnen reiben könnte. Meine Finger sind taub und kribbeln, es zieht in meinen Kopf, so gespannt und gereizt ist es.
D: Tief drinnen?
P: Es fühlt sich an wie eine Blockade, als ob du deine Hand da nicht durchstecken kannst (weint). Es hat die Größe einer Orange, und du kannst da niemals dran. Der Muskel hinter der Brust, es ist besser als vor dem Autounfall. Ich schlafe mit einem Kissen, damit es höher liegt. Wenn es zu hoch liegt oder zu niedrig, dann schmerzt es und verhakt sich. Es ist hier unten (zeigt auf die Achsel), irgendwie hier hinter (oberhalb der Brust).
Wie das Gefühl, wenn die Migräne anfängt. Ein Kater von zu viel Alkohol. Du versuchst, es irgendwie zu schaffen (HG) und fühlst dich nicht klar im Kopf. Wenn ich das in meinem Kopf spüre, weiß ich, es ist ein Notfall (KS: Arme vor der Brust gekreuzt, wackelt mit dem ganzen Körper, während sie immer noch auf dem Fußboden sitzt). Es passiert, wenn dieser Nebel kommt, oder wenn ich sehr müde bin und schlecht schlafe. Ich bin für drei Tage erledigt, man kann mich auszählen.
D: Orange?

CROCODYLIDAE ECHTE KROKODILE

P: Ich kann Ihnen nicht sagen, ob es hart oder weich ist, es ist immer da. Es ist (HG: auswärts rollend) nicht rund, eher plattgehauen, es ist nicht nur da (HG: zeigt auf den gleichen Bereich), sondern hat auch Finger, die sich rausstrecken. Noch flacher, und es könnte in die andere Richtung wandern. Mein Arm wird taub, wenn ich viel geschnitten oder geschrieben habe. Ich merke, wie die Taubheit sich ausbreitet. Dahinter schmerzt es … wenn ich da bloß drankommen könnte, oder anders liegen könnte oder so! Wenn ich es reiben könnte, würde es sich entspannen wie ein Wadenkrampf. Der Schmerz war wie ein Brennen, aber nur die Unterseite hat gebrannt.

D: Brennen?

P: Ich weiß, wenn ich nähe, bekomme ich die gleiche heiße, brennende Empfindung. Es ist nicht, als ob man auf kaputtem Glas läuft. Es ist stechend. Ich denke … so, als ob der Kopf wie ein Ballon wäre, und der **platzt** dann**, so schnell** … Luftzug, brennen. Innerhalb weniger Tage bin ich überall verspannt.

D: Die Finger sind wie?

P: **A**us den kleinen Fingern wachsen Drähte. Keine Farbe, sie scheinen nur spitzer zu sein, einige Enden sind spitzer. Was mich überrascht ist, dass ich immer damit lebe. Es tut mir weh, darüber zu reden und darüber nachzudenken.

D: Erzählen Sie mir mehr über die Migräne?

P: Ich habe sie, seit ich denken kann. Ich habe gedacht, ich hätte ein Problem mit den Nebenhöhlen. Ich habe Medikamente aus der Apotheke dagegen genommen, die nicht verschreibungspflichtig waren, und ich bekam ein Kribbeln, **Krabbeln** im Kopf. Man hat ein CT von meinen Nasennebenhöhlen gemacht. Man hat dann eine falsche Diagnose gestellt. Dann habe ich aufgehört, bestimmte Sachen zu essen. Ich reagiere empfindlich auf Wetterveränderungen, besonders wenn es nebelig wird. Wenn es heiß ist und ich in einen kühlen Raum gehe. Ich hasse es, ins Schwimmbad zu gehen. Ich habe Kopfschmerzen. Ich habe das Gefühl, man hat mich. **Sie haben die Kontrolle über mein Leben**. Es gibt Tage, an denen ich aufwache und aus dem Gleichgewicht bin. Ich fühle mich getrennt, ein Teil von mir erledigt die täglichen Aufgaben, der andere Teil ist abgeschaltet. **Irgendetwas stimmt mit mir nicht**. Ich sehe keine Flecken, aber ich bin aus dem Gleichgewicht. Mein rechtes Auge wird richtig schlaff, das linke nicht. Ich werde stiller. Wenn ich mich hinlegen kann und etwas Ruhe bekomme, dann ist es nicht ganz so schlimm.

D: Ein abgetrennter Teil?

P: Gott … es ist wie wenn ich gar nicht da wäre. Ich denke, wie ein Stern, der nicht seine ganze Helligkeit besitzt (HG). Ich habe dieses … und das ist einfach … einfach nicht da. Es ist kein Schmerz. Es geht mir bloß nicht richtig gut. Ich weiß nicht. Ich weiß nicht, was ich fühle. Ich weiß nicht …

D: Helligkeit?

P: Ich bin Helligkeit. Ich wache gut gelaunt auf und liebe das Leben. Manchmal sprüht man eben nicht so, und **es fehlt der letzte Schliff**.

D: Wetter, Nebel kommt?

P: **Furcht**. Ich weiß, dass wenn die Feuchtigkeit … Ich spüre den Druck, und es ist Druck. Schiebt sich über meine Augenbrauen und geht runter bis zu meinen Ohren. Hinten auf der rechten Seite meines Nackens, hat die Größe eines Golfballes. Ich spüre, dass genau da ein Ball ist. Wenn ich ihn bloß hinausreiben könnte. Aber mein Kopf hämmert so stark. Mein Kopf schmerzt so stark, dass ich nicht atmen möchte, und selbst die Atembewegung schmerzt. Ich brauche so lange, bis ich dann entspannen kann. Mein Nacken und meine Schultern schmerzen. Es

CROCODYLIDAE ECHTE KROKODILE

fühlt sich an, als ob **eine Abrissbirne** deinen Kopf an der Seite **getroffen** hätte. Mein Mann legt Eis in einen Waschlappen. Wenn es kalt ist, ist besser für mich, etwas Kaltes an der Haut zu haben, schätze ich.

Ich würde meinem ärgsten Feind keine Migräne wünschen. Wenn ich aufwache, hört sich meine Stimme richtig knisternd oder kratzend an. So **hält es dich unter Kontrolle**. Es **beherrscht alles andere**. Es hat das letzte Wort.

D: **Beherrscht**?

P: Etwas gegen meinen Willen. Etwas, das ich wirklich hasse (weint). Das hört sich jetzt wirklich richtig dumm an, aber mein **Exmann hat mich immer kontrolliert**. Tatsächlich ist er pädophil, und ich habe einen Sohn und einen Bruder, die beide seine **Opfer** waren. Jeder in der Familie ist ein Opfer, und du hast das Gefühl, du bist **weniger als eine** Frau, oder du bist noch unwichtiger. Du bist nichts wert.

D: Beherrscht?

P: Es war wie in einem Boot auf dem Meer, es stürmt ganz fürchterlich und die Wellen sind so hoch und du hast Angst. Eine Welle wird **dich verschlingen** und dir den Atem verschlagen. Ich werde sterben. Mir ist kalt und ich kann nicht atmen. Ich kriege einfach keine Luft. (KS: Kopfschütteln).

D: Ein Ball auf dem Nacken und auf dem Kopf?

P: Er ist wirklich hart, und egal wie sehr du ihn reibst, er wird nicht kleiner. Es ist so stramm, wie … mmh … hört sich blöd an, aber meine Mutter hatte einen Wecker, den man einmal pro Woche aufzog, ein Sieben-Tage-Wecker. Ich fühle mich, als wäre ich zu stark aufgezogen, ich bin ein Zehn-Tage-Wecker, zu fest **aufgedreht**. Ich erinnere mich nicht, ob es wie Hitze war. **Mehr wie ein Stein. Er wäre kalt und ist hart.** Es fühlt sich an wie **verdreht und krallend, und es zieht, zwickt. Es ist hart**. Es ist ein Krallen, Ziehen, als ob die Haut auf dieser Seite des Gesichtes schrumpft. Alles ist irgendwie fehl am Platze.

D: Drehen?

P: Drehen wäre eher (HG: geht herum) rund, wie eine Trichterwolke, aber kleiner, **wirbeln und drehen, aber kräftig**. Ja, genau!

D: Ziehen und Kneifen?

P: Es hat diese Kontrolle, es schnappt sich einfach meinen Kopf. Du **drehst jemanden den Kopf herum** und zwingst ihn, etwas zu tun, das ist wirkliches Beherrschen.

D: Beherrschen und ziehen, wie?

P: Wie ein Wolf oder ein **wildes Tier, das reißt und zerrt, und an etwas zieht und es schüttelt, mit langen, scharfen Zähnen**.

Hier beschreibt sie die Substanz in der Natur, die ihren Kopf nimmt und ihn herumdreht.

D: Wildes Tier, das reißt und zerrt?

P: Kojote, ein Bär.

D: Beherrscht wie was?

P: Wie ein Tiger oder ein Löwe, der beherrscht. Das kommt mir in den Sinn.

D: Wie war Ihre Kindheit?

P: Glücklich, ich bin die älteste von fünf Kindern. Meine Eltern sind sehr mitfühlend. Wir sind auf einem Bauernhof aufgewachsen auf und hatten unsere Aufgaben. Wir haben Ball gespielt oder sind am Ende des Tages <u>schwimmen</u> gegangen.

Ich habe einen Bruder, wir haben einander ergänzt. Mädchen durften nicht in der Mannschaft spielen. Ich war so gut wie jeder andere aus der Mannschaft, aber Mädchen durften nicht mitspielen.

CROCODYLIDAE ECHTE KROKODILE

D: Ergänzen?
P: Mit jemandem Schritt halten, Seite an Seite (HG). Mit jemandem im Gleichklang sein (HG – immer im Kreis herum).
D: Schwimmen?
P: Wir hatten keine Swimmingpools, aber am Ende der Straße war ein kleiner **Teich, in dem man schwimmen** konnte. Alle Nachbarn trafen sich dort, es war wie eine erweiterte Familie. Wir sind einfach dort hingegangen **zum Entspannen und Abkühlen**. Ich habe auf die Wasserpflanzen geachtet, ich wollte mich nicht darin verheddern, damit ich nicht hinfalle. Dort, wo ich schwamm, waren keine Wasserpflanzen. Ich hatte Angst vor den Wasserpflanzen.
D: Wasserpflanzen?
P: **Ich würde ertrinken, ich würde feststecken, und ich dachte, ich käme da nicht mehr heraus.**
Da waren so viele. Ich denke, ich habe eine phobische Angst davor, festzustecken. (Sie pausiert und denkt nach.)
Vor 20 Jahren sind wir mal mit der Straßenbahn gefahren, vielleicht nennt man es auch Tram, eine von den beiden. Ich erinnere mich, dass ich **nicht atmen konnte.** Wenn wir eine Straße entlang fahren und ein Tunnel kommt, und ich muss in den Tunnel hineinfahren und kann das Ende nicht sehen, werde ich panisch. Ich kann nicht atmen. Mein Hals wird ganz eng und die Luft wird mir knapp. Ich habe das Gefühl, alles wird enger und ich **ersticke** (HG – nach innen). Ich wusste, dass **über mir das Wasser ist**, und wollte einfach nur raus. Ich wusste einfach, dass die Wände auf mich einstürzen würden, wie mit der Abrissbirne, da kommt sie.
D: Was ist das körperlich für eine Empfindung?
P: Ich spüre das Wasser nicht, aber **ich habe Angst, dass es über mich hereinbrechen wird. Ich will nicht ertrinken. Ich stelle mir das kalte und dunkle Wasser vor, und ich bin dabei, zu ertrinken.**
Ich weiß nicht, warum es mich stört, wenn ich ertrinke.
Dieses viele Sprechen über Wasser und die starken Empfindungen machen deutlich, dass die Substanz, die wir suchen, eine Verbindung zum Wasser haben oder im Wasser leben muss.
D: Wie würden Sie sich beschreiben?
P: Ich habe so viel Energie. Ich lache viel, ich koche, nähe und stricke gern. Ich liebe das Leben, Farben und Vogelgesang. Ich höre gern die Flügel einer Libelle oder einen zwitschernden Vogel. Ich fühle mich ausgelassen. An meinem schlimmsten Tag ist dann diese **Dunkelheit überall um mich herum. Ich kann darunter nicht hervorkommen.** Ich fühle mich **hässlich**, sogar zornig.
D: Träume?
P: Ich träume von Dingen aus dem Fernsehen, ein Kind, das entführt wurde, Dinge, die mich an Sachen erinnern. Ich erwache schreiend und mein Mann hält mich einfach. Es sind die Kinder (jetzt weint sie sehr stark). Neulich las ich in einer Zeitschrift etwas über Raubtiere, und das hat mich sehr mitgenommen. (Sie spricht von Männern, die Kinder sexuell belästigen.) Das hat mich sehr mitgenommen, weil weder die Kinder noch die Erwachsenen wissen, wie man mit solchen Raubtieren umgeht.
Ich hatte es nicht erwartet. Ich war darauf nicht vorbereitet. Dieser Artikel beschrieb alles das, mit dem ich gelebt hatte. Ich denke, es hat mich innerlich sehr mitgenommen. Ich habe meinen jüngsten Sohn nicht beschützt. Meine Nerven lagen blank. Wir sind weggezogen, wir haben uns **versteckt, damit wir außerhalb seiner Reichweite waren**.
D: Ihr Exmann?

CROCODYLIDAE ECHTE KROKODILE

P: **Ich sehe da zwei Seiten.** Die eine Seite ist sympathisch, warm und unterhaltsam. Und dann gibt es auch diese **dominante** Seite (weinend), seine **hässliche** Seite. Er ist **mies und verletzend.** Er ist selbstsüchtig und ich hasse ihn. Und offensichtlich ist er nie aus meinem Leben verschwunden.
(Die zwei Seiten, ein guter Hinweis auf Reptilien.)

D: Raubtier?

P: Immer ein Mann. **Raubtiere sind hinterhältig. Sie wissen, wie sie die Hindernisse umgehen können,** um das zu bekommen, was sie wollen, und sie gewinnen immer, denn **sie sind stärker als du.**

D: Was wäre Ihre perfekte Umgebung?

P: Ich liebe die Wärme eines Sandstrandes mit einer leichten Brise ... warm, luftig, mit Palmen, die sich im Wind bewegen. Keine Boote. Ich will keine Boote hören. Ich mag einfach nur die warme Sonne, nicht zu heiß, und den angenehmen Santa-Ana-Wind (ein Wind, der in Südkalifornien vorkommt, eine warme, trockene Brise). Tropisch.
Ich liebe Farben und ungewöhnliche Pflanzen. Ich mag das Grün des Wassers. Ja ...

D: Sonst noch was?

P: Im letzten Bericht meiner Ärztin steht, dass ich eine Fettleber habe. Ich denke nicht, dass ich übergewichtig bin. Sie hat von Mineralien gesprochen, die sie nimmt, die „geben mir Energie, und helfen mir, Schärfe oder Klarheit zu gewinnen."

FALLANALYSE

Folgende Merkmale weisen auf ein Krokodilarzneimittel hin:
Angst vor dem Ertrinken, heruntergezogen werden, nicht atmen können, Furcht, Dominanz und Kälte spüren. Die Geste, mit der sie immer einen Kreis beschrieb, ist ebenfalls wichtig. Zudem ist es interessant, dass sie lieber auf dem Fußboden sitzen wollte und nicht auf einem Stuhl, es schien ihr zu gefallen, auf einer niedrigeren Ebene zu sein als ich.
Die Frage „Was ist die perfekte Umgebung für Sie?" hat mir schon oft geholfen, das Arzneimittel zu bestätigen. In diesem Fall benennt sie das Krokodil an keiner Stelle, aber bei der Frage nach der Umgebung zeichnet sie ein deutliches Bild davon, wo das Raubtier leben würde: An einem warmen, tropischen Ort mit ungewöhnlichen Pflanzen und grünem Wasser. Es ist eine hilfreiche Frage.

ARZNEIMITTEL EINMAL WÖCHENTLICH:
CROCODYLUS NILOTICUS C6

[Anmerkung: Ich beginne bei meinen Patienten immer mit einer niedrigen Potenz; normalerweise und wenn möglich mit einer C6 oder LM1. Ich bin recht erfolgreich damit. Die Vorteile sind, dass es weniger Verschlimmerungen und mehr Beständigkeit bei den Follow-ups gibt. Ich habe von Anfang an erstaunliche Heilerfolge mit diesen niedrigen Potenzen erzielt. Ich denke, das ist darauf zurückzuführen, dass wir durch die Empfindungsmethode eher in der Lage sind, das „Similimum" zu finden, das die Heilung auf einer sehr tiefen Ebene fördert.]

CROCODYLIDAE ECHTE KROKODILE

FOLLOW-UP AM 11. AUGUST 2008 (6½ MONATE NACH DER ERSTKONSULTATION):

CROCODYLUS NILOTICUS C6, EINE GABE JEDEN SECHSTEN TAG (SIE GIBT ZWEI GLOBULI IN 120 ML WASSER, NIMMT EINEN ESSLÖFFEL DAVON UND SCHÜTTET DEN REST WEG)

P: Als ich das erste Mal bei Ihnen war, hatte ich zwei bis drei Mal pro Woche Migräne, aber jetzt geht es mir besser. Ich habe seitdem noch keine Migräne gehabt. Ich hatte Kopfschmerzen, aber keine ausgewachsene Migräne.
D: Was ist mit der Blockade tief im Innern?
P: Ich denke, da ist nichts, mir fällt nichts ein, das mir das Gefühl gibt, eingesperrt zu sein.
Ich habe etwas über Sexualstraftäter gelesen. Mein Mann und ich haben letztens lange darüber geredet. Ich habe ihm von Gefühlen erzählt, die ich noch nie ausgesprochen habe. Ich denke, man fühlt sich schuldig, wenn man seine Kinder nicht beschützt. Ich habe mich wirklich schrecklich gefühlt, weil ich meine Kinder nicht beschützt habe.
D: Überall angespannt?
P: Ich kann Ihnen sagen, dass ich mich nicht angespannt fühle. Ich bin in der letzten Zeit sehr viel gelaufen.
Ich versuche, gesund zu bleiben. Als ich zur Physiotherapie gegangen bin, habe ich vieles gelernt, das ich täglich machen kann. Es hält mich bei Kräften, und es geht mir besser als vorher. Das war jetzt nicht das erste Mal, dass wegen der Schulter behandelt wurde. Beim letzten Mal habe ich keine Fortschritte gemacht. Dieses Mal hat mir die Therapie wirklich geholfen.
D: Abgetrennt/merkwürdig?
P: Nein, ich erinnere mich nicht, mich so gefühlt zu haben. Nein, das spüre ich jetzt nicht. Ich fühle mich einfach besser als Mensch, ich selbst, einfach nur ich.
Ich habe keine solche Migräne, wie ich sie zuvor hatte.
D: Innere Kälte?
P: (lacht) Mir ist nicht kalt, nein, gar nicht. Ich fühle mich auch nicht negativ. Ich habe nie von mir selbst geglaubt, dass ich ein geringes Selbstwertgefühl habe … es … diese Blockade … meine Schulter blockiert nicht.
Staria: Wenn die Patientin zu den Follow-ups kommt, sagt sie, es geht ihr viel besser, aber sie kann es sich nicht leisten, öfter zu kommen. Ich lasse sie immer noch das Mittel in Wasser aufgelöst nehmen, um es abzumildern und einer LM-Potenz ähnlicher zu machen.
Ich weiß, dass viele Homöopathen denken, es ist verrückt, bei einer Patientin mit der C6 anzufangen, aber dieser Fall ist ein perfektes Beispiel dafür, wie viel Heilung schon bei einer niedrigen Potenz geschieht, wenn es das Similimum ist. Sie nimmt die verschriebenen Medikamente gegen Migräne jetzt nur noch selten. Sie nimmt auch keine Schlaftabletten mehr und fängt nun an zu träumen. Emotional öffnet sie sich jetzt in Bezug auf die Missbrauchserfahrungen in der Vergangenheit.

CROCODYLIDAE ECHTE KROKODILE

FOLLOW-UP AM 12. AUGUST 2009 (EIN JAHR UND ACHT MONATE NACH DER ERSTKONSULTATION): ZU DEM ZEITPUNKT HATTE ICH IHRE POTENZ AUF CROCODYLUS C12 ALLE SIEBEN TAGE ERHÖHT

Manchmal nimmt sie es nach sechs Tagen.
   Sie berichtete, dass sie eine akute Krankheit mit einem schlimmen Husten und einer krächzenden Stimme bekam, die sechs Wochen andauerte. Sie ging mehrfach zum Arzt, doch nichts konnte ihren Zustand bessern. Ich denke, sie hatte eine Heilungskrise.
D: Hatten Sie weitere Migräneanfälle?
P: Ich denke, wenn Sie in die Unterlagen schauen (sie führt Buch und bringt mir diese Notizen mit), können Sie sehen, dass die Migräne weniger geworden ist. Ich musste meine Migränemedikamente nicht so oft nehmen, nur einmal im Monat. Ich bekomme nur dumpfe Kopfschmerzen, das ist toll! Ich hatte früher zwei- bis dreimal pro Woche Migräne, und nun bekomme ich einmal im Monat Kopfschmerzen, und die sind nicht so intensiv. Ich nehme meine Migränemedikamente, und so werden die Kopfschmerzen nicht zu Migräne.
D: Wie schlafen Sie jetzt?
P: Ich schlafe sehr gut.
   Sie hat jetzt überhaupt keine Probleme mehr mit ihrer Schulter, auch mit dem tauben, kribbelnden Gefühl in den Fingern nicht mehr. Ab und an hat sie noch Hitzewallungen, doch nicht so oft oder intensiv wie zuvor.
   Im Juli hatte sie einen Traum. Sie konnte sich nicht an viel erinnern, doch es ging um Schlangen, und das versetzte sie in Angst. Emotional fühlt sie sich in der Lage, besser mit ihren erwachsenen Kindern umzugehen und ruhig zu bleiben, selbst wenn sie sich um ihren Mann und seine gesundheitlichen Probleme kümmert.
Empfehlung: Das Arzneimittel in der C12 jeden sechsten Tag.
   Staria: Ich habe auch festgestellt, dass Patienten, die in der Vergangenheit sexuelle Gewalt erfahren haben, sehr vorsichtig behandelt werden müssen und dass die Heilung nur langsam fortschreitet. Selbst die Einnahme des Arzneimittels einen Tag früher kann schon zu viel für ihr System sein.

MÖGLICHE BESONDERE AUSDRÜCKE DES NILKROKODILS BEI PATIENTEN

Das Nilkrokodil weist alle allgemeinen Ausdrücke des Krokodiles auf, ebenso wie seine eigenen, besonderen Symptome:
- Kooperatives Verhalten, sie brauchen einander, arbeiten in Gruppen oder Partnerschaften zusammen.
- Heimweh, zum Ursprung zurückkommen
- Fähigkeit, stärker zuzubeißen
- Nicht provozierter Angriff
- Gesellig
- Vergraben

CROCODYLIDAE ECHTE KROKODILE

CROCODYLUS NOVAEGUINEAE
[NEUGUINEA-KROKODIL]

Ordnung: Crocodylia
Familie: Crocodylidae
Unterfamilie: Crocodylidae
Gattung: Crocodylus
Art: Crocodylus novaeguineae
Trivialname: Neuguinea-Krokodil

EINFÜHRUNG

Crocodylus novaeguineae (Neuguinea-Krokodil) ist eine Krokodilart, die in Neu--Guinea gefunden wird. Die Gattung Crocodylus umfasst 13 recht ähnliche Arten.

HABITAT

Diese Krokodile leben in den Tropen; in Asien, Afrika, Australien und Amerika. Obwohl sie Salzwasser vertragen, findet man sie nur selten in Brackwasser-Küstengegenden und niemals gleichzeitig am selben Ort wie das Salzwasserkrokodil (Crocodylus porosus), mit dem sie im Wettbewerb stehen.

VERHALTEN

In erster Linie ein NACHTAKTIVES TIER.

▼ Crocodylus novaeguineae]

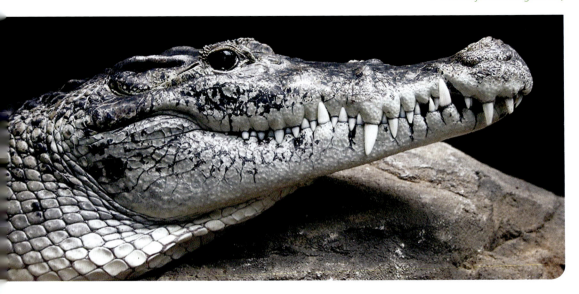

CROCODYLIDAE ECHTE KROKODILE

MÖGLICHE SPEZIFISCHE AUSDRÜCKE BEI PATIENTEN

Beim *Crocodylus novaeguineae* finden sich alle allgemeinen Ausdrücke der Krokodile. Seine einzige spezifische Eigenschaft ist seine nächtliche Lebensweise.

TABELLE DER UNTERSCHIEDE

	Alligator und Kaiman	Krokodil	Gangesgavial
Form der Schnauze	Breiterer, kürzerer Kopf, U-Form, die Schnauze ist stumpfer als beim Krokodil. Breite und flache Schnauze, daher kräftiger. Die Kopfknochen müssen die Wucht aushalten, mit der Schildkröten und hartgepanzerte Wirbeltiere aufgebrochen werden, da diese ihre Nahrung darstellen. Die breite Schnauze ist kräftig genug, sich auf der Jagd durch dicke Vegetation hindurchzupressen.	Längerer, schmalerer Kopf, V-förmig, mit einer dreieckigen Schnauze. Die Augen sind weiter vorne als beim Alligator. Die spitze Schnauze ist nicht so kräftig wie die vom Alligator. Trotzdem ist das Krokodil in der Lage, eine hohe Bisskraft aufzubringen.	Lange, sehr spitze Schnauze. Das Schnauzenende eines männlichen Gangesgavials bildet eine knollenförmige Verdickung, die sich im Alter vergrößert. Diese besitzt innen eine Klappe. Atmet das Tier, stößt es damit ein zischendes Geräusch aus. Während der Balz stößt er damit Bläschen gegen den Bauch des Weibchens. Die Verdickung hat dem Tier seinen Name gegeben: *Ghara bedeutet* auf Hindi, (regionale Sprache in Indien) „Topf".

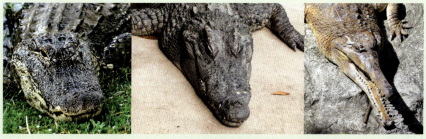

Vergleich der Schnauzen von Alligatoren, Krokodilen und Gangesgavialen

CROCODYLIDAE ECHTE KROKODILE

	Alligator und Kaiman	Krokodil	Gangesgavial
Zähne	Der vierte Zahn eines Alligators passt in ein Zahnfach im Oberkiefer, dadurch ist er bei geschlossenem Maul versteckt. **Nur die oberen Zähne** sind bei geschlossenem Maul sichtbar.	Eine Aussparung im Oberkiefer beherbergt den vierten unteren Zahn, daher bleibt er stets sichtbar. **Obere und auch untere Zähne** eines Krokodils sind bei geschlossenem Maul sichtbar.	Die Zähne des Gangesgavials sind an der Schnauzenspitze größer. **Obere und auch untere Zähne** eines Gangesgavials sind bei geschlossenem Maul sichtbar.
Funktion des Kiefers	Alligatorenkiefer sollen **Knochen zermahlen** und können eine **Beißkraft** von 450 kg aufbringen.	Die Kiefer des Krokodils sind viel schmaler und werden zum **Greifen und Reißen** von Beute genutzt.	Lange, dünne Kiefer erlauben das notwendige **schnelle Schnappen,** um unter Wasser Beute zu fangen.
Physiologie des Kopfes und Ernährung	Aufgrund ihrer breiten, schweren Schnauze können Alligatoren sowohl **hart** gepanzerte als auch weichere Beute fressen.	Die weder dicke noch dünne Schnauzenform eines Krokodiles kann man als allgemein betrachten. Sie ist ideal geeignet für die **große Vielfalt an Beute,** die das Krokodil in seiner Umgebung findet.	Dünne Schnauzen sind sehr gut an die Bewegung im Wasser angepasst, da sie weniger Wasserwiderstand bei der **seitlich wippenden Bewegung** bieten, die die Tiere nutzen, um Fische zu fangen. Die dünne, schmale Kieferform erlaubt es ihnen allerdings nicht, wie andere Krokodile große Beute und Säugetiere zu fangen. Daher **fressen sie** hauptsächlich Fisch.

CROCODYLIDAE ECHTE KROKODILE

	Alligator und Kaiman	Krokodil	Gangesgavial
Dermale Druckrezeptoren	Dermale Druckrezeptoren sind kuppelförmige Papillen, die als kleine Punkte oder Grübchen auf der Haut der Krokodile erscheinen. Sie dienen als Sinnesorgan für Wasserbewegung und um Störungen im Kontakt zwischen Luft und Wasser aufzunehmen. Dadurch ist es Krokodilen möglich, sich anhand der Veränderungen des Druckes oder der Bewegung im Wasser zu orientieren und Beute zu lokalisieren.		
	Bei Alligatoren nur auf den Kiefern vorhanden.	Am ganzen Krokodilkörper vorhanden.	Vorhanden an den Kiefern und der Unterseite der Gangesgaviale.
Salzwassertoleranz	Alligatoren haben keine Drüsen, die Salz absondern. Sie können nur **eingeschränkt im Salzwasser überleben, und ihr Lebensraum ist auf Süßwasser begrenzt.**	Krokodile **vertragen Salzwasser**; sie haben spezielle Drüsen, die Salz filtern. Daher sind sie **in der Lage,** die Grenze von Süß- zu Salzwasser **zu überqueren** und für längere Zeit im Salzwasser zu leben. Crocodylus porosus, als Salzwasserkrokodil bekannt, hat eine hohe Salztoleranz. Es brütet im Süßwasser und wandert dann an seinem Standort zwischen den örtlichen Süß- und Salzwasser(küsten)bereichen hin und her.	Die Salz absondernden Drüsen auf der Zunge der Gangesgaviale **ermöglichen** ihnen eine **gewisse Salztoleranz in Bezug auf das Wasser**.

253

CROCODYLIDAE ECHTE KROKODILE

	Alligator und Kaiman	Krokodil	Gangesgavial
Thermische Vorlieben	Alligatoren vertragen Kälte besser. Sie sind in der Lage, bei Temperaturen unter Null zu überleben.	Krokodile können nur in den Tropen leben. Sie brauchen ganzjährig beständig warmes Wetter und vertragen keine Kälte.	
Temperament	**Weniger aggressiv** als Krokodile. Alligatoren **gehen Menschen eher aus dem Weg als dass sie sie angreifen**, es sei denn, sie werden provoziert.	Krokodile sind **sehr aggressiv**. Sehen sie Menschen, neigen sie dazu, zu flüchten. Sie **greifen große Beutetiere** und manchmal auch Menschen an.	Gangesgaviale sind **nicht sehr gewalttätig oder aggressiv**. Nervös und scheu. Sie sind **sehr wasseraffin** und **tauchen** bei Gefahr oder wenn sich Menschen nähern eher in tieferes Gewässer.
Elterliche Fürsorge	Ausgeprägte elterliche Fürsorge. Die Mutter bewacht das Nest, bis hohe Geräusche aus den Eiern sie veranlassen, das Nistmaterial zu entfernen. Sie trägt die Jungen in ihrem Maul zum Wasser. Sie bleiben zum Schutz ein Jahr lang bei ihr.	Ausgeprägte elterliche Fürsorge. Die Mutter beschützt das Nest. Sind die Jungen geschlüpft, trägt sie sie im Maul zum Wasser. Sie bleiben zum Schutz bis zu zwei Jahre lang bei ihr.	Hohe elterliche Fürsorge. Das Muttertier besucht und schützt das Nest in der Nacht, doch bleibt sie tagsüber im Wasser. Sie beschützt ihre Jungen, trägt sie jedoch nicht zum Wasser. Dies liegt vermutlich daran, dass ihrer Schnauze aufgrund ihrer Form nicht dazu geeignet ist.

CROCODYLIDAE ECHTE KROKODILE

	Alligator und Kaiman	Krokodil	Gangesgavial
Vokalisation	Krokodile sind unter den Reptilien am stimmgewaltigsten. Ihr Habitat besteht aus dichter undurchsichtiger Vegetation, daher kommunizieren sie mit Lauten. Krokodilbabys machen bereits in den Eiern Geräusche, damit die Mutter ihnen beim Schlüpfen hilft und sie schützt. Sie machen hohe Geräusche, wenn sie nach ihren Müttern rufen. Diese Rufe werden auch von anderen erwachsenen Tieren in der Nähe beantwortet.		
	Alligatoren: **zwitschern, brüllen und zischen**.	Krokodile: **zischen, knurren und brüllen.**	Die knollenartige Verdickung an der Spitze der Schnauze des männlichen Gangesgavials ruft ein **brummendes Geräusch** hervor und **verstärkt** dieses auch.
Interessante Fakten	„**A**l**ligator-Löche**r" sind tief ausgehöhlte Kuhlen im Schlamm des Sumpfes, die sie mit ihren Mäulern, Krallen und Schwänzen graben. In der Trockenzeit und während der Dürre werden sie zu kleinen Teichen; sie bleiben mit Wasser gefüllt und halten den Alligator und auch andere Tiere, die sich am „Alligator-Loch" aufhalten, am Leben. Ein starker Drang, in das heimatliche Revier zurückzukehren, zusammen mit einem ausgezeichneten Orientierungsvermögen. Nicht so promiskuitiv wie früher angenommen (Treue).		Im Vergleich zu anderen Krokodilen sind die Beine des Gangesgavials wenig entwickelt. Er ist **nicht in der Lage, seinen Bauch anzuheben und an Land zu laufen** und kommt im Schlamm schwer vorwärts. Aus diesem Grund verlässt er das Wasser kaum.

CROCODYLIDAE ECHTE KROKODILE

	Alligator und Kaiman	Krokodil	Gangesgavial
Besondere Eigenschaften der Krokodilarten	*Alligator mississippiensis* [Mississippi Alligator] (In der vorherigen Spalte beschrieben.)	*Crocodylus acutus* [Spitzkrokodil] *Crocodylus niloticus* [Nil-Krokodil] *Crocodylus novaeguineae* [Neuguinea-Krokodil] (Weitere Unterschiede zwischen den Krokodilmitteln sind in der untenstehenden Tabelle enthalten)	

Crocodylus acutus [Spitzkrokodil]	*Crocodylus niloticus* [Nil-Krokodil]	*Crocodylus novaeguineae* [Neuguinea-Krokodil]
· Wachsen schnell · Bezug zu Fischen (möglich) · Baut Nester/Löcher, baut ein Haus	· Kooperatives Fressen · Bildet Halbkreise · Vergräbt Eier im Sand · Nutzt das ganze Leben lang denselben Nistplatz · ist in der Lage, kräftig zuzubeißen · Unprovozierter Angriff · Gesellig	· Hauptsächlich nachtaktiv

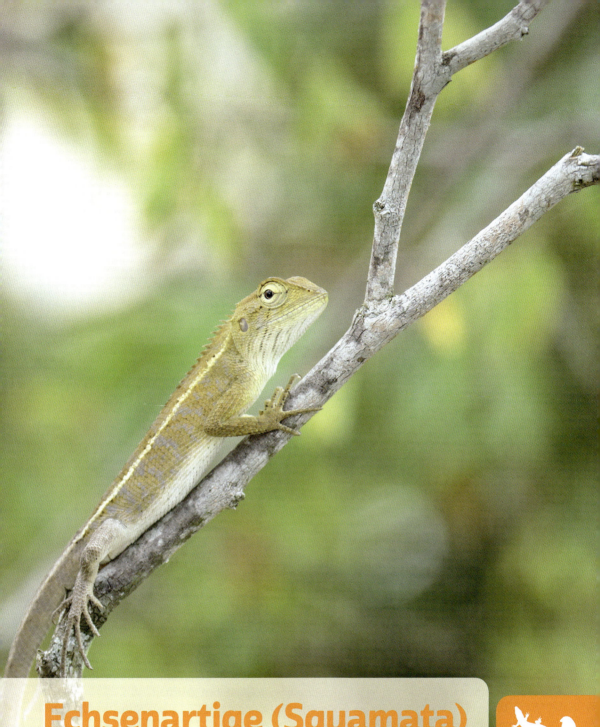

Echsenartige (Squamata)

Echsen, Doppelschleichen, Schlangen

ECHSENARTIGE (SQUAMATA)

EINFÜHRUNG

Die Squamata bilden die größte und erfolgreichste Gruppe der Reptilien. Die Gruppe enthält 95% aller Reptilien. Geologisch betrachtet beginnt die Geschichte der rezenten (noch existierenden) Squamata-Familien und naher Verwandter im späten Jura (vor ca. 150 Millionen Jahren). Squamata umfassen Schlangen, Echsen und Doppelschleichen. Derzeit gibt es 7.200 Squamata-Arten[5], also mehr als alle Säugetierarten zusammen. Von allen Squamata sind die Hälfte Echsen, 130 sind Doppelschleichen (keine Extremitäten, „Wurmechsen"), die übrigen sind Schlangen. Mitglieder der Squamata sind, bis auf die Antarktis, auf allen Kontinenten zu finden.

Klassifikation

Königreich: Animalia
Phylum: Chordata
Unterphylum: Vertebrata
Klasse: Sauropsida (Reptilia)
Unterklasse: Diapsida
Ordnung: Squamata

Unterordnung
- LacertilIa oder Sauria (Echsen)
- Serpentes oder Ophidia (Schlangen)
- Amphisbaenia (Doppelschleichen)

ALLGEMEINE ANATOMIE

Squamata zeichnen sich durch ihre Haut aus, die **hornige Schuppen oder Schilde** trägt. Sie besitzen alle bewegliche, quadratische Knochen, wodurch sie in der Lage sind, **den Oberkiefer relativ zur Hirnrnschale zu bewegen**. Dies erklärt die **Beweglichkeit, Flexibilität und Kraft des Kiefers sowie die Möglichkeit, diesen sperrangelweit zu öffnen**; all dies hilft ihnen beim Beutefang. Die anpassungsfähige Kieferstruktur ist bei Schlangen besonders auffällig. Sie ermöglicht es ihnen, **vergleichsweise große Beute aufzunehmen und herunterzuschlingen**. Diese Anpassung hat den Squamata den Erfolg beim Überleben gesichert.

Die männlichen Mitglieder der Gruppe der Squamata sind die einzigen Wirbeltiere mit einem Hemipenis (paariges Begattungsorgan).

Die Zungen der Squamata sind **eingekerbt oder gespalten**. Squamata haben **keine** oder nur **sehr kleine Gliedmaßen** und einen **langgestreckten Körper** (biologische Evolution).

Neuere Studien haben ergeben, dass die meisten Schlangen und auch mehr Echsen als bisher angenommen ein **Gift**-Verteilungssystem entwickelt haben (abgewandelte Speicheldrüsen,

---

5   Ref: Herpetologie, College-Ausarbeitung von Laurie Vitt

ECHSENARTIGE (SQUAMATA)

die durch Gänge mit den Giftzähnen verbunden sind). Man nimmt an, dass diese gemeinsame Eigenschaft sich phylogenetisch bei den Squamata entwickelt hat. Zunächst glaubte man, die Gila-Krustenechse und die Skorpion-Krustenechse seien die einzigen giftigen Echsen. Nun wurden aber auch giftige Substanzen bei den Waranen und den Leguanartigen identifiziert.

FORTPFLANZUNG

Die Squamata sind die einzige Reptiliengruppe, die sowohl vivipare (lebendgebärende) als auch ovovivipare Arten enthält, auch ovipare (eierlegende) Reptilien sind hier zu finden.

Die meisten Squamata-Mütter **kümmern sich nicht um ihre Jungtiere. Sie entfernen sich entweder sofort nach der Eiablage oder nach der Geburt.** Eine Ausnahme bilden lediglich einige Echsen und Schlangen (wie der Python). Die Pythons, Schlammnattern und Skinks zum Beispiel bleiben bei ihren Eiern, bis die Jungen schlüpfen. Das Weibchen wickelt seinen Körper um die Eier und schützt sie.

Während die meisten Arten Nachwuchs erst nach der Paarung hervorbringen, vermehren sich einige Arten **parthogenetisch**. Bei vielen dieser Arten, wie zum Beispiel bei der Wüsten-Rennechse, gibt es nur Weibchen. Die Jungen sind identische Kopien der Mutter. Darüber hinaus gibt es weitere sieben Echsen- und Schlangenfamilien, bei denen die Arten ausschließlich aus Weibchen bestehen.

VERHALTEN

Bei den Squamata finden sich verschiedene Lebensweisen: Sie k**lettern, graben, kriechen, sie bewegen sich im Wasser, und einige gleiten sogar.**

MÖGLICHE SQUAMATA-AUSDRÜCKE BEI PATIENTEN

- Gute Beweglichkeit und Flexibilität des Kiefers
- Große Maulöffnung
- Wichtige Wörter die Fortbewegung betreffend:
  Klettern, graben, schwimmen, kriechen, gleiten, schlittern

DIE FOLGENDEN MERKMALE TRIFFT MAN HÄUFIG BEI SCHLANGEN UND ECHSEN AN

- Gift (für viele Schlangen und manche Echsen der Heloderma, Waran- und Leguan-Gruppen).
- Gespaltene oder eingekerbte Zunge (alle Schlangen und auch einige Echsen wie die Waran-Echse).
- Züngeln (alle Schlangen und einige Echsen, z. B. die Waran-Echse). Bei Patienten kann man das beobachten, wenn sie ihre Zunge kurz herausstecken und dann wieder hereinziehen.

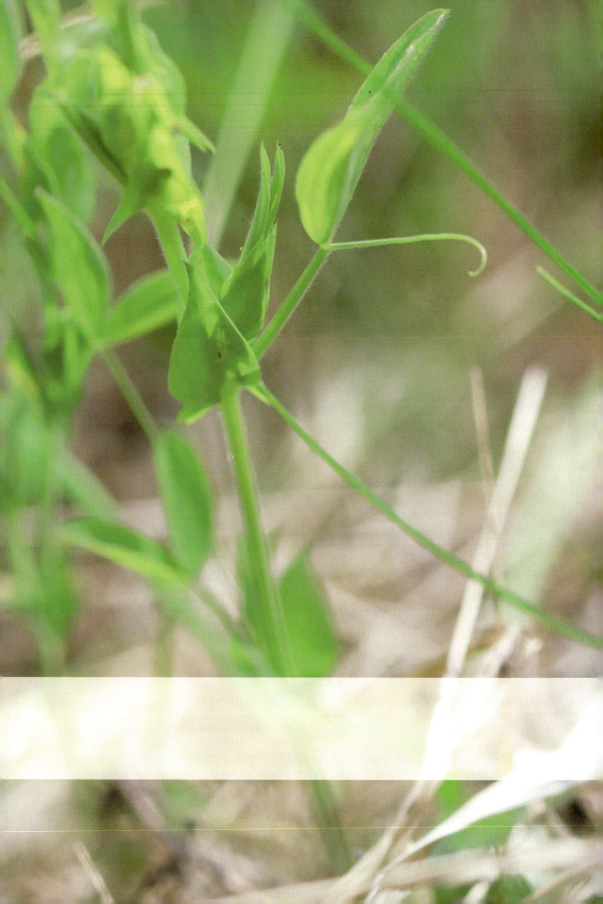

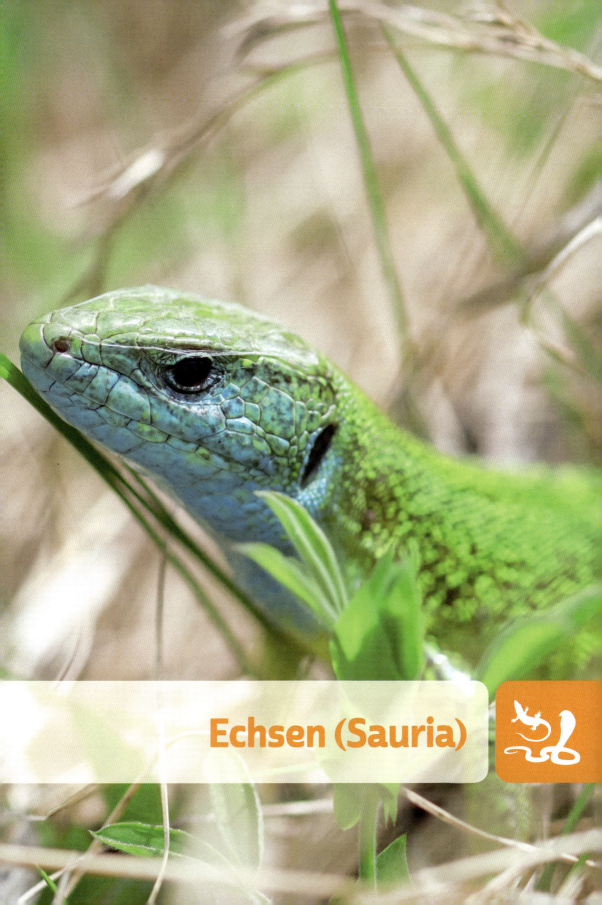

Echsen (Sauria)

ECHSEN (SAURIA)

EINFÜHRUNG

Haben Sie schon einmal eine Echse beobachtet, die über eine Mauer **huscht**, als wäre sie sehr **in Eile, plötzlich irgendwo anhält, mucksmäuschenstill ist** und dann zu zwitschern beginnt?

Echsen sind schon seit Jahrhunderten Zielscheibe von Aberglaube und Spekulation. Bei ihnen handelt es sich um eine der erfolgreichsten und faszinierendsten Reptiliengruppen überhaupt. Sie haben sich vor über 314 Millionen Jahren entwickelt und sind die größte Reptiliengruppe. Es gibt mehr als 4.300 Arten, in einer Vielzahl von Formen, Größen, Gestalten und Verhalten, und sie faszinieren uns auch heute noch.

Echsen (und andere Reptilien) unterscheiden sich von Amphibien. Aufgrund ihrer trockenen, schuppigen, undurchlässigen Haut konnten die Echsen alle Verbindungen zu einem wässrigen Umfeld kappen. Ihre Körper haben sich in vielen Hinsichten spezialisiert und angepasst und ihnen so das Überleben gesichert. Echsen bevölkern nahezu die gesamte Welt und sind in der Lage, in unterschiedlichen Lebensräumen zu überleben: von den Sümpfen bis zu den Regenwäldern, vom Wald bis zu den dürren, trockenen, heißen Wüsten. Unter den Reptilien sind sie am weitesten verbreitet; außer in der Antarktis findet man sie auf allen Kontinenten.

Echsen sind bemerkenswert und werden bemerkt wegen ihrer leuchtenden Farben, schnellen Bewegungen und der nahezu kühnen Toleranz gegenüber menschlicher Gegenwart (bis zu einem gewissen Punkt). Man ist immer wieder überrascht von der bemerkenswerten Fähigkeit der Echsen, an senkrechten Mauern und über Zimmerdecken davonzuhuschen oder einfach über alte Zäune, Holzstöße, Baumstämme oder Steine **loszusausen** und **eilig davonzuflitzen**. Sie können am **Boden leben**, **Höhlen graben** oder durch die Luft **gleiten**! Andere Echsen wiederum bewegen sich langsam und verlassen sich zum Schutz mehr auf die Tarnfarbe als auf Schnelligkeit und Geschicklichkeit.

Im Gegensatz zu ihren Artgenossen, den Schildkröten, sehen wir die Eidechse nie als lustige, liebenswerte Kreatur in Kindergeschichten und Filmen. Die meisten Menschen finden sogar ihren schieren Anblick widerlich. Dies ist verständlich, denn wenn man genau in ihre kleinen Gesichter schaut, sieht man noch die Überbleibsel der furchterregenden Dinosaurier, die fähig waren, einen Menschen mit einem Happs zu verschlingen. Leider haben die diabolischen Kräfte, die ihnen zugeschrieben werden, bewirkt, dass die Menschen sie in vielen Ländern fürchten. Die Menschheit lebte schon immer mit Reptilien, von der Schlange im Garten Eden bis hin zu Godzilla in Japan, also ist die Echse ein etwas fremder, jedoch vertrauter Archetypus.

ALLGEMEINE UNTERSCHIEDE ZWISCHEN LEGUANEN UND SCHUPPENKRIECHTIEREN

Leguane	Schuppenkriechtiere (Scleroglossa)
Alle Tiere dieser Art haben eine fleischige Zunge, mit der sie ihre Beute ergreifen.	Der Name stammt aus dem Griechischen: „skleros" bedeutet *hart*, und „glossa" bedeutet *Zunge*. Die Tatsache, dass die Echsen mit ihren Kiefern die Beute ergreifen, bewirkt, dass sie ihre Zunge als gut entwickeltes chemosensorisches Instrument nutzen können. Aufgrund ihrer sensiblen Zungen und ihres weiten Jagdreviers haben sie mehr Zugriff auf verborgene und sesshafte Beute, als die Echsen der Leguan-Familie.

ECHSEN (SAURIA)

Klassifikation

Königreich: Animalia
Phylum: Chordata
Subphylum: Vertebrata
Klasse: Reptilia
Unterklasse: Lepidosauria
Ordnung: Squamata

Unterordnung: Iguania (Leguane, Chamäleons und Verwandte)
- **Familie:** Agamidae (Agamen)
- **Familie:** Chamaeleonidae (Chamäleons)
- **Familie:** Iguanidae (Leguane)
- **Familie:** Corytophanidae (Helm-Basilisken)
- **Familie:** Crotaphytidae (Halsband-Leguane)
- **Familie:** Hoplocercidae (Leguanartige)
- **Familie:** Opluridae (MadagaskarLeguane)
- **Familie:** Phrynosomatidae (Zebraschwanzleguan)
- **Familie:** Polychrotidae (Anolis)
- **Familie:** Tropiduridae (Leguanartige)

Unterordnung: Scleroglossa (Geckos, Skinks, Giftechsen, beinlose Echsen und Warane)

Überfamilie: Gekkonoinae (Geckos)
- **Familie:** Gekkonidae (Geckos)
- **Familie:** Eublepharidae (Lidgeckos)
- **Familie:** Pygopodidae (Flossenfüße)

Überfamilie: Scincoidea (Skinks und Verwandte)
- **Familie:** Lacertidae (Mauereidechse)
- **Familie:** Xantusiidae (Nachtechsen)
- **Familie:** Scincidae (Skinks)
- **Familie:** Dibamidae (Schlangenschleichen)
- **Familie:** Cordylidae (Gürtelschweife)
- **Familie:** Gerrhosauridae (Schildechsen)
- **Familie:** Teiidae (Schienenechsen)
- **Familie:** Gymnophthalmidae (Brillentejus)

Überfamilie: Anguoidea (Schleichen, einschl. Giftechsen und Warane)
- **Familie:** Anguidae (Schleichen)
- **Familie:** Helodermatidae (Gilatier und Krustenechsen)
- **Familie:** Varanidae (Warane)
- **Familie:** Lanthanotidae (Taubwaran)

ECHSEN (SAURIA)

ALLGEMEINE ANATOMIE

Echsen bilden eine große und artenreiche Gruppe, die nicht einfach zu definieren ist. Sie zeigen unterschiedliche Anpassungen am Körper, die ihnen dabei geholfen haben, sich an ihren jeweils unterschiedlichen Lebensraum anzupassen. Auch wenn sie Schlangen ähneln, so hat eine **typische Echse einen gut erkennbaren Kopf, vier gut entwickelte Beine mit Krallen und einen langen Schwanz**. Natürlich gibt es auch hier Ausnahmen. Echsen gibt es in unterschiedlichen Größen, von kleinen, zierlichen und geheimnisvollen Tierchen bis hin zu großen drachenähnlichen Plünderern. Einige haben nur zwei Beine und manche gar keine!

Auch im Hinblick auf die Länge unterscheiden sie sich: Manche Geckos zum Beispiel sind nur 3 cm groß, während Warane über 3 m lang sein können. Der kleinste ist der Zwerggecko, der leicht auf einer Fingerspitze Platz findet! Die erwachsenen Echsen wiegen von ca. 1 g bis hin zu 150 kg!

Echsen haben eine trockene, schuppige und undurchlässige Haut, die sie abwerfen, oder sie häuten sich in großen Flocken. Die **Schuppen** einer Echse können lang, glatt und überlappend oder auch klein, rau und nietenähnlich sein, und das in nahezu jeder Kombination. Echsen können auch unregelmäßige Schuppen haben, oder große Schuppen, die zwischen lauter kleinen Schuppen verteilt sind. Keine Echse jedoch besitzt die einzelnen Reihen breiter Bauchschuppen, die für Schlangen kennzeichnend sind.

Echsen verfügen über eine große Zahl von unterschiedlichen Hautmerkmalen oder –zeichnungen. Hierzu gehören ausfahrbare Halsfächer, Schwanzkämme, Hörner oder Helme auf dem Kopf, Papilotten um den Hals und Stacheln. Die Anoli-Echsen zum Beispiel verfügen über einen leuchtenden Hautfleck am Hals, der *Wamme* genannt wird. Die Wamme ist normalerweise zwischen

▼ Ein winziger Gecko

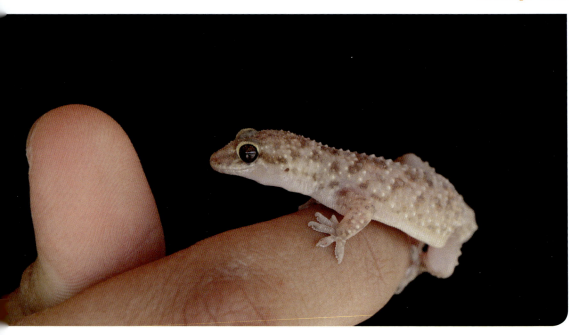

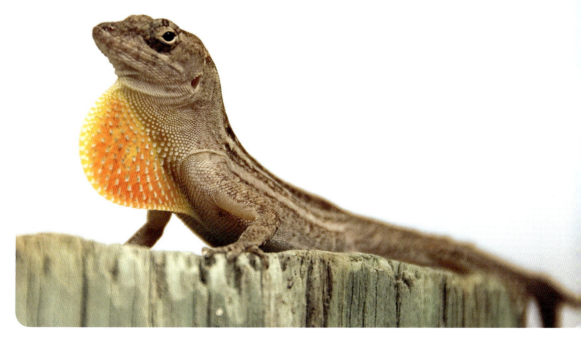

▲ Eine Anolis-Echse zeigt ihren leuchtend bunten Hals (Wamme) her, was sie auch sofort viel größer erscheinen lässt.

Schuppen versteckt und wird nur zur Schau gestellt, um potenzielle Feinde abzuschrecken oder einen Partner auf sich aufmerksam zu machen.

Anders als Schlangen, deren Augenlider nicht beweglich sind, haben die meisten Echsen **bewegliche Augenlider**. Es gibt einige Arten, die gar keine Augen und noch nicht einmal Ohren haben, während manche Arten Augen haben, die von einer durchsichtigen Schuppe anstatt eines beweglichen Lides bedeckt sind. Bei Echsen bewegt sich das untere Augenlid nach oben. Bei einem menschlichen Auge ist das genau umgekehrt.

Echsen haben keine Ohrmuschel wie Säugetiere, doch sie haben eine äußere Ohröffnung und ein Trommelfell dicht unterhalb der Haut, das **Geräusche aufnimmt, die über die Luft übertragen werden**. Bei Schlangen ist dies nicht möglich. Daher **hören die Echsen besser als Schlangen**.

Die Zunge der Echse kann kurz oder lang sein, schlank und gespalten oder weit herausstreckbar. **Die Zunge nimmt Partikel aus der Umwelt auf und übermittelt diese dem chemosensorischen Organ** am Gaumendach.

Die meisten Echsen haben **scharfe Zähne**, die hauptsächlich dem **Ergreifen, Festhalten** und **Zerquetschen** von Nahrung dienen und nicht so sehr zum **Kauen**. Manche Pflanzenfresser wie z. B. Leguane haben Zahnkronen in Blattform mit gezackten Schneidekanten. Die Zähne mancher großer Raubtiere sind konisch geformt und leicht zurückgebogen.

Einige Echsen, wie die Leguane und die Bartagamen, haben ein drittes Auge, das „Scheitelauge" genannt wird. Dies ist ein lichtempfindliches Sinnesorgan in der Mitte oben auf dem Kopf und ist verbunden mit der Zirbeldrüse. Mit seiner sehr einfachen Linse und der Netzhaut nimmt das Scheitelauge Veränderungen in Bezug auf Licht wahr. Hierdurch kann die Echse die Wärmeregulation ihres Körpers steuern. Das Scheitelauge hat auch eine Verteidigungsfunktion, da der Körper eines sich annähernden Raubtiers die Lichtverhältnisse verändert.

Viele männliche Echsen haben vergrößerte Poren an der Unterseite ihrer Schenkel, mit deren Hilfe sie durch Reiben **ihr Revier markieren**.

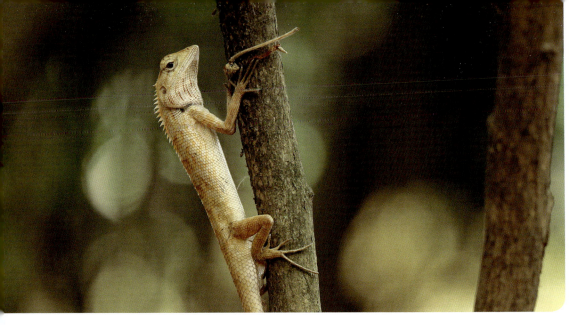

▲ Ein Helmbasilisk

Viele männliche Echsen haben fünf Zehen an jedem Fuß. Die unterschiedlich entwickelten Beine der Echsen ermöglichen ihnen ihre jeweilige Fortbewegung, helfen ihnen, sich an ihren Lebensraum anzupassen und sichern somit ihr Überleben. Sie können in Höhlen, am Boden, in Bäumen oder im Wasser leben.

BODENBEWOHNER

Echsen, die am Boden leben, besitzen große, schwere Füße. Ihre Beine sind kurz und kräftig gebaut. In vielen Fällen sind am Boden lebende Echsen mit großen Füßen auch in der Lage, sich in die Erde **einzugraben** und **einzubuddeln**. Einige Arten, die keine oder kaum ausgebildete Extremitäten besitzen, schieben sich manchmal einfach durch lose Erde und losen Sand, indem sie schnelle '**Schwimmbewegungen**' ausführen. Einige Echsen, die kleine, schwache Beine haben, **bewegen sich langsam**. Einige am Boden lebende Leguanartige und Agamenartige sind in der Lage, zweibeinig zu laufen. Einer von ihnen ist der eigentümliche Helmbasilisk (*Basilicus basilicus*), der sogar eine kurze Zeit über die Wasseroberfläche rennen kann. Aufgrund dieser einzigartigen Fähigkeit hat man ihm den Spitznamen „Jesus-Christus-Echse" gegeben. Während er auf zwei Beinen läuft, hält er den Schwanz nach hinten oben und hält so das Gleichgewicht.

BAUMKLETTERER

Die Arten, die *klettern*, haben komplexe Beine mit mehreren Gelenken. Die Knochen in ihren Beinen sind recht fragil. Einige Echsenarten sind wendige Kletterer und verfügen über **lange, gebogene und scharfe Klauen**, die ihnen **festen und sicheren** Halt auf den Ästen geben.

WASSERBEWOHNER

Die Wasserbewohner haben kurze, aber sehr kräftige Beine. Aufgrund der Schwimmhäute zwischen ihren Zehen sind sie in der Lage, **schnell und wendig zu schwimmen**. Die Schwänze

ECHSEN (SAURIA)

dieser Echsen sind auch darauf ausgelegt, sie beim Schwimmen zu unterstützen. Es ist wichtig zu wissen, dass die im Wasser lebenden Echsen nur semiaquatisch leben, da sie sich auch an Land und in Bäumen aufhalten.

SPEZIALISIERTE FUSSANPASSUNGEN BEI ECHSEN

FLIEGENDE DRACHEN

Die am besten angepassten Gleitflieger sind die agamenartigen Echsen, die man auch 'fliegende Drachen' nennt (die Art der Draco). Sie verfügen über ausfahrbare seitliche Hautverlängerungen, die von verlängerten Rippen unterstützt werden. Einige andere Spezies haben ähnliche Vorrichtungen zwischen ihren Zehen. Diese Hautlappen ermöglichen es ihnen, von einem Baum zum nächsten zu GLEITEN, anstatt tatsächlich zu fliegen. Auf diese Weise können sie sanft landen.

DIE KLETTERFÄHIGKEIT DES GECKOS UNTER ZUHILFENAHME SEINER SEHR KLEBRIGEN FÜSSE UND SEINES SCHWANZES

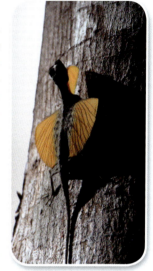

Ein fliegender Drache mit leuchtend bunten, weit auseinandergefalteten Flügeln

Manche Geckos haben gar keine Krallen, während andere Geckos feste Krallen haben. Einige Arten besitzen einziehbare Krallen mit platten, gezahnten Polstern am Ende eines jeden Zehs. Diese Polster bestehen aus Millionen von mikroskopisch kleinen Strukturen, die dazu dienen, AUF GLATTEN, SENKRECHTEN FLÄCHEN HALT ZU FINDEN. Ihre einziehbaren Krallen besitzen hunderte von Lamellen (feine Platten) auf der Unterseite der Zehen. Jede Lamelle besteht aus pinselähnlichen Härchen (Setae, (hunderte bis tausende) mit zahlreichen gespaltenen Enden und einer letzten Strähne von weniger als 0,25 Mikrometer im Durchmesser. Diese feinen, haarähnlichen Spatulae VERBINDEN SICH MIT DEN KLEINSTEN UNREGELMÄSSIGKEITEN DER OBERFLÄCHE, AUF DER SIE KLETTERN, und geben dem Gecko Halt.

Diese Strukturen sind auch in der Lage, mittels der Van-der-Waals-Kräfte eine gewisse Adhäsionskraft zu entwickeln (Einzelheiten hierzu werden weiter unten unter „Intermolekulare Kräfte" erläutert). Dies ermöglicht es ihnen, mit ihren FÜSSEN einen FESTEN HALT zu finden. So können sich Geckos viel besser FESTHALTEN, und es ist ihnen möglich, GLATTE, VERTIKALE OBERFLÄCHEN ZU ERKLIMMEN UND ÜBER DIESE OBERFLÄCHEN ZU LAUFEN oder KOPFÜBER ZU HÄNGEN. Die Borsten wirken nicht wie Saugnäpfe, daher sind Geckos NICHT IN DER LAGE, SICH AN GLATTEN, NASSEN OBERFLÄCHEN FESTZUHALTEN. Der außerordentlich ENGE KONTAKT, der bei der oben beschriebenen Methode entsteht, ist äußerst SCHWER ZU LÖSEN. Zeitlupen-Aufnahmen eines sich bewegenden Geckos zeigen, dass ER SEINEN FUSS NICHT IN EINER EINZIGEN VERTIKALEN BEWEGUNG ABZIEHEN kann. Vielmehr muss er JEDE EINZELNE KANTE JEDER BORSTE ANHEBEN, so dass der Winkel der Haare zur Oberfläche, auf der sie haften, verändert wird. Nur dann ist er in der Lage, den gesamten Fußballen ABZULÖSEN.

Moleküle üben aufeinander **intermolekulare Kräfte** aus und beeinflussen somit die makroskopischen Eigenschafen des Materials, zu dem die Moleküle gehören. Diese Kräfte ziehen einander

ECHSEN (SAURIA)

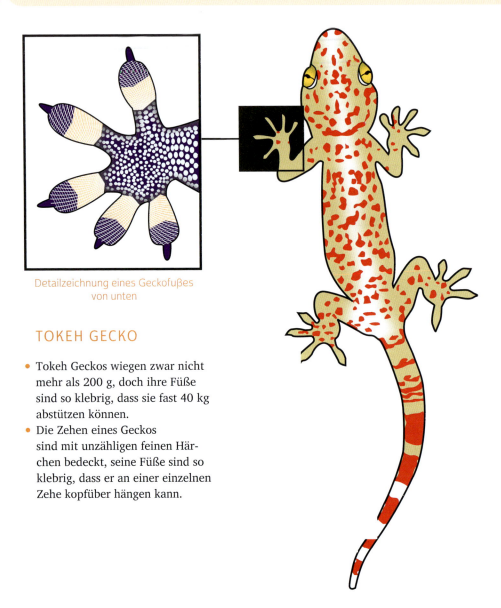

Detailzeichnung eines Geckofußes von unten

TOKEH GECKO

- Tokeh Geckos wiegen zwar nicht mehr als 200 g, doch ihre Füße sind so klebrig, dass sie fast 40 kg abstützen können.
- Die Zehen eines Geckos sind mit unzähligen feinen Härchen bedeckt, seine Füße sind so klebrig, dass er an einer einzelnen Zehe kopfüber hängen kann.

entweder an, oder sie stoßen sich ab. Sie sind in zwei Klassen eingeteilt: Kurzstreckenkräfte und Langstreckenkräfte.

Langstreckenkräfte oder Van-der-Waals-Kräfte, wie man sie auch nennt, wirken anziehend und erklären zahlreichen physikalische Phänomene, wie zum Beispiel Reibung, Oberflächenspannung sowie Adhäsion und Kohäsion von Flüssigkeiten und festen Substanzen.

Hochgeschwindigkeits-Aufnahmen dieser erstaunlichen Bewegungen zeigen auch, dass der Schwanz eines Geckos das vielleicht erstaunlichste Talent beherbergt. Ihr beeindruckender Schwanz macht die Geckos zu den WELTBESTEN AKROBATEN, durch ihn können sie die MEISTER-

ECHSEN (SAURIA)

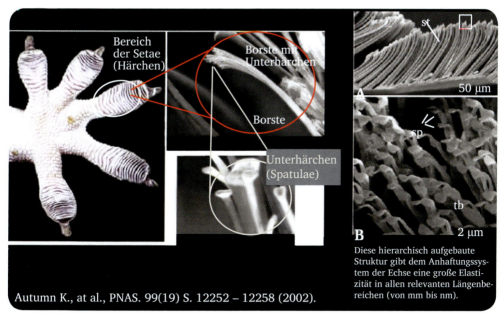

Autumn K., at al., PNAS. 99(19) S. 12252 – 12258 (2002).

Diese hierarchisch aufgebaute Struktur gibt dem Anhaftungssystem der Echse eine große Elastizität in allen relevanten Längenbereichen (von mm bis nm).

Struktur eines Gecko-Fußes

LEISTUNGEN EINES STUNTMANS vollbringen. Sie sind in der Lage, glatte, vertikale Oberflächen hochzuklettern, als ob sie einen Fallschirm trügen oder immun gegenüber der Erdanziehungskraft wären. Aufgrund dieser außergewöhnlichen Eigenschaft überlegen Wissenschaftler nun, ob sie künftige Astronauten mit Roboterschwänzen nach dem Modell dieser Echsen ausstatten wollen!

Videomaterial dieser Elite-Echsenkletterer zeigt, dass Geckos sich AN DEN OBERFLÄCHEN mit haarigen Zehen FESTHALTEN, die sich – sind die Bedingungen ideal – INNERHALB VON MILLISEKUNDEN ENTKRÄUSELN UND ABLÖSEN. Treffen sie auf eine glatte Stelle, tritt der Schwanz in Aktion. Wenn sie SCHNELL KLETTERN, dient der Schwanz als FÜNFTES NOTBEIN. Wenn sie mit einem Vorderfuß AUSRUTSCHEN, schwingt der Schwanz an die Mauer und verhindert, dass ihr Kopf nach HINTEN KIPPT. Reicht das nicht aus, lehnen die Geckos ihre Schwänze wie einen Fahrradständer gegen die Mauer, um zu verhindern, dass sie HALS ÜBER KOPF HERUNTERFALLEN. Klettert ein Gecko zum Beispiel kopfüber auf der Unterseite eines Blattes und ein starker Wind geht, so würde eine Echse normalerweise auf den Rücken fallen. Dies passiert, weil sie nicht in der Lage ist zu gleiten und sich daher verletzen könnte. Der Schwanz des Geckos jedoch, der immer bestrebt ist, in der LUFT KORREKT AUSGERICHTET ZU SEIN, fängt sofort an, das Tier zu SCHWINGEN, während es noch in der Luft ist, UM SICH SELBST KORREKT AUSZURICHTEN. Es schwebt also gleichsam IM KONTROLLIERTEN GLEITFLUG MIT WUNDERSCHÖNEN MANÖVERN IN DER LUFT, während es seinen SCHWANZ SCHWINGT UND DREHT. Es bewegt seinen Schwanz auf und ab wie ein Delfin. Es SCHWIMMT DURCH DIE LUFT, um sein Landeziel zu erreichen. Geckos gehören wahrlich zu den erstaunlichsten LUFTAKROBATEN der Natur.

ECHSENSCHWANZ

Echsen besitzen lange Schwänze, die **bei der Bewegung** als **Balancierhilfe** dienen und Fett speichern können; dies dient als Nahrungsquelle in Zeiten von Nahrungsmittelknappheit und

ECHSEN (SAURIA)

während der Fortpflanzung. Auch sichert der Schwanz den sozialen Status, da schwanzlose Männchen wahrscheinlich eher kein Weibchen finden und schwanzlose Jungtiere es schwerer haben, ein eigenes Revier zu erlangen. Der Verlust des Schwanzes hat ernsthafte Folgen für die Echse und kann potenziell existenzbedrohend sein.

SCHWANZ-AUTOTOMIE

Die Fähigkeit der Echsen, **freiwillig oder absichtlich einen Teil** ihres Schwanzes abzubrechen, nennt man „**Autotomie**".

BEDEUTUNG

Selbst-Amputation: Die Fähigkeit (bestimmter Tiere), den Teil ihres Körpers, der von einem Aggressor **ergriffen, gepackt oder eingeklemmt** wurde, abzuwerfen, um dem Angreifer zu **entgehen**.

Bei vielen Arten ist der Schwanz **fragil und abtrennbar**. Einige Echsen haben die ungewöhnliche Fähigkeit, den Schwanz zu „**amputieren**", wenn sie **angegriffen** werden oder ein Feind den Schwanz ergreift. Nach Abwurf des Schwanzes **entkommen sie in ein sicheres Versteck**. Manchmal **wedelt** die Echse mit dem Schwanz, wenn sie bedroht wird, dann wird der Schwanz anstelle des Körpers angegriffen. Diesen wirft sie dann ab und rennt davon, während das Schwanzstück noch bis zu fünf Minuten am Boden **zuckt**. Der Schwanz der Echse besitzt ein eigenes Nervensystem und kann noch minutenlang **weiterzucken**, nachdem er abgetrennt wurde. Dies dient offenbar dazu, den Angreifer abzulenken, während die schwanzlose Echse **in Deckung huscht**. Die **Amputation geschieht sehr schnell** und nahezu **ohne Blutvergießen**.

Der Schwanz bricht an einer der **Sollbruchstellen**. Diese Sollbruchstellen sind über (nicht zwischen) bestimmten Wirbeln lokalisiert. Die Sehnen, die sie verbinden, können **willentlich getrennt werden**. Auch die Muskeln sind so angeordnet, dass sie sich **sauber trennen**. Jedoch verlieren nicht alle Echsen ihren Schwanz leicht. Die Kragenechse zum Beispiel hat einen kräftigen Schwanz, der nur selten abgetrennt wird. Auch die Schwänze der Agamen, der Warane und Chamäleons trennen sich nicht leicht ab. Diese Echsen haben feste Schwänze, die sich auch nicht mehr komplett regenerieren, wenn der ursprüngliche Schwanz abgeworfen wurde.

Die Echsen opfern ein Körperteil, um ihr Leben zu retten. Der Räuber frisst den Schwanz möglicherweise sogar, da sich darin Fettreserven befinden. In einigen Fällen kommt die Echse zurück und frisst ihren eigenen Schwanz, um die Fettreserven wieder für sich zu verwerten.

Manchmal führt selbst ein kleiner Stoß oder ein leichtes Ziehen dazu, dass der Schwanz **abbricht**. Um diese Strategie noch effektiver zu machen, kann der Schwanz auch auffällig gefärbt sein. Dies **verwirrt** den Angreifer und **lenkt die Aufmerksamkeit fort** vom Kopf und anderen verletzlichen Körperteilen. In den meisten Fällen **wächst** der Schwanz **schnell nach**. Der neue Schwanz wird jedoch nicht mit Knochen verstärkt wie der ursprüngliche, sondern mit Knorpel. Gelegentlich erfolgt die Abtrennung des Schwanzes unvollständig und der Schwanz bleibt mit dem Körper durch Fleisch verbunden. Dann heilt die Wunde und zudem wächst ein Ersatzschwanz. Das bedeutet, diese Echse hat dann zwei Schwänze!!

Manche Baumbewohner haben lange **Greifschwänze**. Diese erlauben es ihnen, sich 'affenähnlich' um einen Ast zu wickeln oder zu kringeln; es verleiht ihnen mehr Sicherheit auf ihrem hohen Aussichtsplatz. Schwänze dieser Arten brechen nicht sehr leicht ab.

(Interessanterweise, bedeutet das Wort „greifen": **in der Lage sein, einen Gegenstand zu ergreifen und ihn festzuhalten, besonders, indem man sich um ihn herumwickelt**.)

ECHSEN (SAURIA)

ERNÄHRUNGSGEWOHNHEITEN

Die Nahrungsmittelpalette einer Echse ist recht abwechslungsreich. Die meisten Echsen sind Insektenfresser. Einige Arten sind Pflanzenfresser. So fressen zum Beispiel die maritimen Leguane auf den Galapagos-Inseln Algen von nassen Felsen. Stachelige Echsen sind Allesfresser. Sie fressen sowohl Pflanzen als auch kleine Tiere. Manche großen Echsen wie die Gila-Krustenechse sind Fleischfresser. Sie fressen kleine Tiere einschließlich anderer Echsen. **Die meisten Echsen finden ihr Futter dadurch, dass sie es sehen, wenn es sich bewegt, doch manche können es auch über den Geruch finden, den sie (wie die Schlangen) durch Züngeln aufnehmen.** Gewöhnliche Echsen jagen Insekten, Spinnen, Schnecken und Regenwürmer. Sie betäuben ihre Beute durch **Schütteln**, dann **schlingen** sie sie **in einem Stück herunter**.

CHARAKTERISTIKA DER PAARUNG

Männliche Echsen haben verschiedene Strategien, um die Aufmerksamkeit eines Weibchens auf sich zu ziehen (eine detaillierte Beschreibung findet sich auf Seite 272 „Körpersignale").

Bei den meisten Echsen **zeigen Männchen ihr Revier durch ritualisierte Posen an**. Dies geschieht durch verschiedene **Haltungen, die sie durch ritualisierte Bewegungen verstärken**. Artenabhängig gehören hierzu entweder „Liegestütze" oder „Kopfnicken". Das unterlegene Männchen nimmt normalerweise eine unterwürfige Haltung ein. Wenn Weibchen den Schwanz heben, entweder nur das Grundgelenk des Schwanzes oder aber den ganzen Schwanz, signalisieren sie so Paarungsbereitschaft.

Während der Balz der Echsen hält das Männchen das Weibchen mittels eines **Bisses** fest, während es seinen Schwanz in die richtige Paarungsposition bringt.

Die meisten Echsen vermehren sich durch Eiablage, doch es gibt einige Arten, die ihre Jungen zur Welt bringen, nachdem sie die Eier in ihrem Körper ausgebrütet haben. Andere wiederum gebären lebende Junge.

Die Eier einer Echse sind normalerweise mit einer **ledrigen Haut umhüllt und porös**, sie können sich durch die Aufnahme von Feuchtigkeit ausdehnen, während die Jungen wachsen.

Sind die Eier einmal abgelegt, lässt die Echse es damit genug sein. Sie praktizieren keine elterliche Fürsorge. Es gibt allerdings Ausnahmen. Echsen bleiben allgemein nicht in der Nähe der Eier, um sie zu beschützen oder um sie warm zu halten. Glücklicherweise sind die frisch geschlüpften Echsen zu keiner Zeit von den erwachsenen Tieren abhängig und in der Lage, sofort und ohne die Hilfe der Mutter für sich selbst zu sorgen.

VERHALTEN

Echsen sind wie alle Reptilien ektotherme (kaltblütige) Tiere. Sie nehmen die Temperatur ihrer Umgebung an. Sie genießen warme, trockene Wetterbedingungen und verschaffen sich Wärme durch ein Bad in der Sonne. Sonnenbaden ist für das Überleben einer Echse von großer Wichtigkeit.

Einige Arten sind am aktivsten während des Tages und im Sommer. Manche verstecken sich an besonders heißen Tagen in Höhlen, unter Steinen oder Geröll und kommen erst zum Vorschein,

ECHSEN (SAURIA)

wenn es kühler wird. Viele fallen im im Winter in Winterstarre. Es gibt einige Arten, wie die Geckos, die hauptsächlich nachtaktiv sind.

Die meisten Echsen – außer den Waranen – nutzen die Lungen, die sie zum Laufen benötigen, auch zum Beatmen der Lunge. Daher ist es für sie schwierig, gleichzeitig zu atmen und zu laufen.

KÖRPERSIGNALE

Echsen kommunizieren mit Hilfe komplexer Körperbewegungen, um Herrschaft über ein Revier anzuzeigen, die Balz einzuleiten und auch, um Unterwerfung zu signalisieren. Manche Signale sind nur für die eigene Art gedacht, während andere Signale auch von anderen Arten genutzt werden. Der Gebrauch dieser artspezifischen, rituellen Signale reduziert die Notwendigkeit eines offenen Kampfes. Auch können so Individuen artverwandte Tiere als Partner für die Paarung erkennen.

Durchdachte Posen, die sich bei Echsen entwickelt haben:

- **Gaffen:** Pose mit offenem Maul.
- **Hervorspringen:** eine kurze, schnelle Bewegung auf ein anderes Tier zu. Männchen kämpfen manchmal miteinander, indem sie aufeinander zuspringen, bis das schwächere Tier aufgibt.
- **Verfolgung:** ein schnelles Hinterherrennen.
- **Beißen:** ein anderes Tier mit dem Maul ergreifen (wird sowohl bei aggressiven Akten als auch während der Paarung genutzt).
- **Aufblähen:** sich aufpumpen, den Körper oder die Kehle (Wamme) vergrößern.

Viele Echsen nutzen auch Hörner und Kämme. Der Gebrauch dieser beeindruckenden Verzierungen beschränkt sich oft auf die Männchen. Die Weibchen vieler Arten können ihr Revier ebenfalls durch stereotype Bewegungen ähnlich denen der Männchen verteidigen.

Das Sich-Aufblähen der Echse, das sie praktiziert, um größer und beeindruckender zu erscheinen, ist sehr interessant. Es ähnelt dem Verhalten von Menschen, die Schulterpolster in ihre Jacken und Erhöhungen in ihre Schuhe stecken, oder auch dem Tragen von hohen Absätzen und Haarverlängerungen. **Echsen können sich mit Luft aufblähen und sich hoch auf ihren Beinen aufrichten,** um gegenüber anderen Echsen und potentiellen Feinden **größer und eindrucksvoller zu erscheinen.** Der amüsante Teil dieser Taktik ist die Tatsache, dass dies nur in Seitenansicht funktioniert. Wenn man sie von hinten oder geradewegs von vorne anschaut, wenn sie sich so aufbläht, dann erscheint sie eher dünn (seitlich zusammengedrückt). Von der Seite aus gesehen wirkt sie allerdings außerordentlich furchteinflößend.

- **Einen Buckel machen (Rücken):** den Rücken nach oben heben, oft begleitet vom „Einsaugen" der Flanken. Hierdurch erscheint sie größer als sie tatsächlich ist.
- **Kopfwackeln oder zitterndes Nicken:** Der Kopf wippt oder wackelt auf und ab, oder es wippt der ganze Körper.
- **Liegestützen:** Der ganze Körper wippt auf und ab. Hierbei können alle vier Beine oder nur die Vorderbeine beteiligt sein. Genau wie bei Menschen Liegestütze Kraft und Durchhaltevermögen ausdrücken, bedeuten sie auch bei einer Echse eine kämpferische Warnung „Raus aus meinem Revier!"
- **Farben, Tarnung, Warnfarben:** Auffällige Farben. Farbe ist aus verschiedenen Gründen ein wichtiger Aspekt in der Biologie der Echsen. Unter den Reptilien sind die Echsen am stärksten visuell orientiert, und Farbflecken spielen eine bedeutende Rolle in der Kommunikation unter den Individuen. Die Farbe hilft der Echse auch dabei, mit ihrer Umgebung zu verschmelzen, um so der Aufmerksamkeit des Fressfeindes zu entgehen.

Manche nutzen **Warnfarben**. Der Blauzungenskink zum Beispiel streckt dem Feind die blaue Zunge entgegen. Das Erscheinen dieser auffallend blauen Zunge in Kontrast zu dem

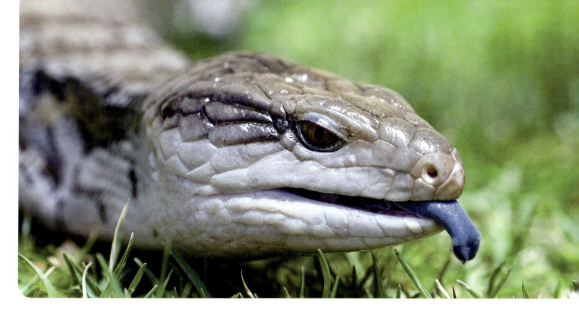

▲ Ein Blauzungenskink zeigt seine blaue Zunge

roten Maul, und dies in Verbindung mit einem Zischen reicht, um Vögel oder Reptilien fortzuscheuchen.
- **Winken**: Diese Bewegung wird von einer unterlegenen Echse ausgeführt, sie gesteht ihre Niederlage ein, indem sie dem überlegenden Herausforderer zuwinkt.
- **Geräusche**: Zischen und Quieken.

Führen diese Signale nicht zum Erfolg, dann geht die Echse zu körperlicher Gewalt über. Trächtige oder nicht paarungsbereite Weibchen nutzen Signale, um die Männchen davon abzubringen, sich ihnen anzunähern.

SINNE

Die Sinne einer Echse sind an ihre Lebensweise angepasst.
- **Sehsinn**
  Der Sehsinn ist bei fast allen Echsen der wichtigste Sinn. **Sie sind in der Lage, sich schnell bewegende Beute zu fangen.** Vielen Echsen fällt es schwerer, unbewegliche Gegenstände wahrzunehmen als bewegliche. Viele Echsen können Farben sehr gut sehen. Einige Echsen, die unter der Erde leben, können gar nicht sehen. Im Allgemeinen hilft der Sehsinn den Echsen, zusammen mit ihren farbenfrohen Körperteilen, Gesten und Bewegungen, bei der Kommunikation und auch, um Männchen von Weibchen zu unterscheiden.
- **Hörsinn**
  Das Gehör ist unterschiedlich ausgebildet. Bei Geckos und Schlangenechsen jedoch sind Geräusche wichtige Mittel der intraspezifischen Kommunikation.
- **Geruchssinn**
  Tejus-Echsen und Warane besitzen ein hoch entwickeltes Jacobson-Organ, und sie züngeln mit ihrer langen gespaltenen Zunge, um Duftpartikel aufzufangen. Hierin ähneln sie den Schlangen.

FORTBEWEGUNG

Unter den verschiedenartigsten Überlebensmechanismen faszinieren diejenigen, die mit der Fortbewegung in Verbindung stehen, am meisten. Unterschiedliche Fortbewegungsarten hängen von den unterschiedlichen Anpassungsmerkmalen des Echsenfußes ab.

ECHSEN (SAURIA)

Echsen können:
- **Laufen**
- **Klettern, anhaften und klettern auf glatten, senkrechten Oberflächen**
- **Gleiten**
- **Sprinten**
- **Graben**
- **Anhaften**
- Von **erhöhten Plätzen herunterspringen**
- **Einige können sogar schwimmen.**
- Sie laufen, indem sie ihr Gewicht von einer Seite zur anderen werfen. So kommt ihr eigentümlicher, **schlängelnder** Gang zustande. Durch diese Gangart kommt auch ihr Schwanz ins **Schwingen** und dient als Gegengewicht. Einige Arten nehmen sogar beim **Rennen mit Höchstgeschwindigkeit** ihre Vorderfüße vom Boden.

Einige Echsen können **schnell beschleunigen** und besitzen eine **gut ausgebildete Fähigkeit, ihre Bewegungsrichtung rasch zu ändern**. Einige Arten nutzen die **zweifüßige Fortbewegung**. Während sie mit Hilfe ihrer kraftvollen Hinterbeine schnell vorwärtsrennen, heben die Vorderfüße vom Boden ab.

Studien haben gezeigt, dass Echsen eine **schnelle Entwicklung** durchlaufen, **wenn sie in ein neues Habitat gebracht werden**. Diese schnelle Entwicklung betrifft nicht nur die Struktur und die Körperfunktion einer Spezies, sondern beeinflusst auch ihr Verhalten und ihre Entwicklungsgeschichte.

Echsen, besonders die Anoli-Echsen, senden ihrem Rivalen visuelle Signale, die sozusagen **den geräuschvollen Hintergrund „übertönen"**, um ihr Anliegen durchzusetzen. Dieses Signal muss deutlich genug sein, dass der Rivale es sehen kann, aber nicht so auffällig, dass einem vorbeiziehenden Fressfeind vermittelt wird: „Friss mich". Ihr Zuhause im Wald kann visuell gesehen eine geräuschvolle Umgebung sein, in der sich Äste und Blätter im Winde bewegen. In einer solchen Situation haben sie eine Strategie entwickelt, ihre Nachricht zu übermitteln. Unter derartigen Bedingungen werden die Bewegungen der Echse schneller und übertriebener.

ANGRIFFS- UND VERTEIDIGUNGSMETHODEN

VERTEIDIGUNGSMETHODEN

Alle Echsen scheinen echte Überlebenskünstler zu sein. Sie haben ein Arsenal an Verteidigungsmethoden entwickelt und wenden großartige Überlebensstrategien an. Die Welt einer Echse ist voller Gefahren und sie haben viele Feinde: Hungrige Schlangen, Vögel und andere Fressfeinde sind überall, jederzeit bereit zuzuschlagen. Um diesen Feinden zu entkommen, **muss die Echse immer flink und bereit sein, schnell wegzulaufen und sich zu verstecken**. Tatsächlich haben Echsen einige der merkwürdigsten Strategien entwickelt, Feinde abzuwehren und die Flucht anzutreten!

Eine gute Methode, nicht gefressen zu werden, besteht darin, nicht bemerkt zu werden (Tarnung). Wurde man aber bereits bemerkt, besteht die nächstbeste Lösung darin, sich nicht fangen zu lassen oder so unappetitlich wie möglich auszusehen.

Dies sind einige der Verteidigungsstrategien, die Echsen entwickelt haben:
- Die erste Verteidigungslinie sind die **Tarnung und das Nachahmen lebloser Objekte**, wie z. B. Äste und Blätter. **Farbe spielt in der Verteidigung der Echsen eine wichtige Rolle**.

ECHSEN (SAURIA)

Einige Arten wie das Chamäleon und die Anoli Echsen **können ihre Farben wechseln** und **vollständig mit der Umgebung verschmelzen**, sie werden nahezu **unsichtbar**. Andere Echsen **verhindern, dass sie auffallen**, indem sie ihren Körper dicht an Felsen oder Baumstämme pressen, damit sie keinen Schatten werfen. Das Motto lautet in diesen Fällen: „**Kannst du vor dem Feind nicht weglaufen, so kannst du vielleicht verschwinden**".
(Siehe Bild auf Seite 48)

- **Flucht** – ist die Tarnung fehlgeschlagen oder wurden Bewegungen bemerkt und ist die Echse damit enttarnt, rettet sie sich in der Regel durch Flucht (wegrennen). Da Echsen nicht in der Lage sind, sich über eine längere Entfernung schnell zu bewegen, besteht ihr Revier normalerweise aus einem klar umrissenen Gebiet, das einen oder mehr Rückzugsorte bietet. Flucht bedeutet dann also, einen **raschen Sprint** zu diesem Versteck zurückzulegen, obwohl sie auch **auf dem Weg dorthin ein- oder zweimal innehalten**. Die Art des Rückzugsortes hängt hauptsächlich von ihrem Lebensraum ab.
  - ▸ Offenes Land: sich in ein Erdloch eingraben / in ein Erdloch abtauchen, unter die Erde gleiten.
  - ▸ Steine oder einzelne Felsen: sich flach machen, so dass sie sich in einen engen Felsspalt drücken können.
  - ▸ Aquatisch: schwimmen, zum Grund tauchen und sich vorübergehend unter Felsen und Geröll verbergen (z. B. *Iguana iguana*).
  - ▸ Wüste: durch den Sand schwimmen, eine kurze Strecke rennen und dann unter den Sand tauchen.
  - ▸ Baumbewohner oder zum Teil auf Bäumen lebende Echsen: auf höhere Äste klettern, sich um den Stamm herum auf die andere Seite bewegen oder sich in das tiefste Dickicht dorniger Büsche hinein verkriechen.
- **Autotomie** – freiwilliges Abwerfen des Schwanzes (wie oben beschrieben).
- **Warnsignale** – Einige Echsen überraschen Feinde, indem sie etwas völlig Unerwartetes tun. Wenn sie bemerken, dass ihre Stellung in Frage gestellt wird, bringen sie ihre Körpersprache ins Spiel und **stellen eine kühne und einschüchternde Drohpositur zur Schau**. Sie übermitteln sehr clever die Botschaft: „**Komm her, wenn du dich traust!**"
(Siehe „Körpersignale" auf Seite 272).
  - ▸ Einige Arten, wie die Hornechsen, können, wenn sie sich in die Ecke gedrängt fühlen, einen kleinen Strahl Blut aus der Nebenhöhle neben ihren Augen spritzen. Sie können auch auf einige Entfernung in das Maul des Angreifers spritzen. Studien zufolge hat dieses Blut einen widerwärtigen Geschmack.
  - ▸ In einigen Fällen ist die reine Anatomie der Echse ausreichend, selbst den ausgehungertsten Fressfeind **abzuschrecken**. Einige, wie der Dornteufel in Australien, sind mit Warzen und Knubbeln bedeckt und sehen aus wie eine Miniaturbergkette mit Hörnern.

VERGELTUNGSMASSNAHMEN

Wenn sie in die Ecke gedrängt werden, verteidigen sich große Echsenarten wie der Waran sehr aggressiv mit ihren beeindruckenden Zähnen und Krallen sowie mit ihrem peitschenähnlichen Schwanz.

ANGRIFFSMETHODEN

Nicht alle Arten sind harmlose Kämpfer. Werden sie von einem Feind oder Rivalen bedroht, stürzen sie sich kopfüber in den Kampf und verlassen sich dabei auf ihre Kraft, Wildheit oder

ECHSEN (SAURIA)

einen Biss, der wahrlich übel sein kann. Echsen können sehr aggressiv werden und die Haltung *„wer nicht wagt, der nicht gewinnt"* einnehmen, wenn sie sich mit einem Feind konfrontiert sehen. Das sind potenziell alle, die größer sind als sie selbst, und dies trifft fast auf den Rest der Welt zu, wenn man bloß 23 cm groß ist.

Echsen verlassen sich in erster Linie auf ihren Seh- und ihren Geruchssinn, wenn sie jagen, je nach der Art der Nahrung, die sie fressen. Pflanzenfresser **suchen aktiv** nach Nahrung, während Insektenfresser entweder **auf der Lauer sitzen oder nach Beute suchen**. Die Insektenfresser **bewegen sich schnell und wendig**. Sie haben ein großes Beutespektrum und sind unter den Echsen am erfolgreichsten.

Ihre verschiedenen Angriffsformen sind:
- **Beißen und Kratzen** – besonders bei den großen Arten wie den Waranen. Viele Arten sind in der Lage, kräftig zuzubeißen und durchtrennen die Haut des Opfers mit ihren kräftigen Kiefern.
- **Schlagen mit dem Schwanz**
- **Gift** – Nur zwei Echsenarten, die Gila-Krustenechse und die Skorpion-Krustenechse, sind wirklich giftig. Andere Echsen, von denen man annahm, dass sie nicht giftig sind, sind möglicherweise ein wenig giftig, verlassen sich jedoch in erster Linie auf **Schnelligkeit, List und Kraft**.
- Einige Arten haben spezialisierte Jagdmethoden. Die Warane mit ihren kraftvollen Extremitäten graben Krokodileier aus und halten gleichzeitig Ausschau nach der Krokodilmutter, die ihre Eier grimmig verteidigen wird.

UMGANG MIT DER BEUTE

Die Beute wird **ergriffen** und dann **heruntergeschlungen**. Echsen **schütteln ihre Beute heftig und schlagen** sie manchmal gegen einen Stein oder auf den Boden, um sie zu überwältigen. Oder sie **kauen die Beute wiederholt, um sie zu zerkleinern**, bevor sie sie herunterschlucken.

Es sind das endlose Spiel von **nicht-gefangen-werden oder im-Wettbewerb-eingeholt-werden** und „evolutionäre Weiterentwicklung", das die Echsen zu faszinierenden Überlebenskünstlern machen.

AUSDRÜCKE VON ECHSEN BEI PATIENTEN

Echsen zeigen typische Reptilieneigenschaften:
- Sonnenbaden
- Winterstarre
- Tarnung
- Verstecken oder Fliehen
- Keine elterliche Fürsorge

Neben einigen oder allen allgemeinen Echseneigenschaften zeigen Patienten, die Echsen-Arzneimittel benötigen, auch jene Charakteristika, die für die jeweilige Art spezifisch sind: Ihre Angriffs- und Verteidigungsmethoden, die jeweiligen Körperteile und ihre Funktionen stehen im Vordergrund.

ECHSEN (SAURIA)

VERHALTEN

- **Schnell / Tempo und wendig**

Schnell und wendig zu sein sind wichtige Eigenschaften der Echsen. Sie können sich ruhig und vollkommen bewegungslos verhalten und sich plötzlich wie in einem Rausch schnell bewegen und sprinten. Es ist die Fähigkeit, schnell zu handeln, in einer schwierigen Situation klar zu denken und sich schnell aus dieser Situation hinauszumanövrieren.

Das Konzept der Schnelligkeit und Wendigkeit bezieht sich bei Echsen nicht nur auf ihre Bewegungen, sondern zieht sich auch durch ihre Funktionen und Reaktionen. Die Chamäleons zum Beispiel bewegen sich sehr langsam, doch können sie ihre Beute sehr präzise mit ihrer Zunge in Lichtgeschwindigkeit fangen.

Schlagwörter, die auf Geschwindigkeit und schnelle Bewegungen hinweisen:	
Zügig	Lichtgeschwindigkeit
Losschießen	Schnell sein
Losstürzen	Beschleunigen
Sich beeilen	Schnelligkeit
Impuls zu springen	Schneller werden
Ruckartig	Schnell rennen
Sprunghaft	Schnelle Bewegung
Lebhaft	Sich schnell und plötzlichen bewegen
Rennen	Plötzlich die Richtung ändern
Eilen	Plötzliche schnelle Bewegung
Hetzen	Flott gehen
Hasten	Rakete
Krabbeln	Abgehen wie eine Kugel
Ausgelassen	
Sprinten	
Geschwind	
Rasen	

Schlagwörter, die die Wendigkeit der Echsen wiedergeben:
- Aktiv
- Alarmbereitschaft
- Aufmerksam
- Bewusst
- Geschickt
- Schnell und behände
- Biegsam
- Flink
- Wachsam
- Schnelles Denken
- Reaktionsschnell
- Geschmeidig
- Umsichtig
- Wehrhaft

ECHSEN (SAURIA)

- **Bewegung**
  Schlagwörter für die verschiedenen Bewegungsformen:

  Anhaften;
  Überkopflaufen und ähnliche Aktivitäten, die sich über die Schwerkraft hinwegsetzen;
  Graben, buddeln, sich den Weg bahnen, schnelle Schwimmbewegungen;
  Schlängeln, schwänzeln, sich krümmen, sich drehen und winden;
  Im Zickzack, sich drehen und wenden;
  Gleiten, schleichen, schlüpfen, schwimmen;
  Klettern, springen, fliegen, hüpfen, abtreiben.

HAFTEN/ANHAFTEN

Dies ist ein charakteristisches Symptom in Echsen-Fällen: anhaften, festhalten, festkleben. Man kann die Fähigkeit beobachten, eine Mauer hochzuklettern und über Kopf zu gehen.

Schlagwörter, die die Fähigkeit der Echse, anzuhaften, widerspiegeln:
  An etwas hängen
  An etwas festhalten
  Sich an etwas festsaugen
  Ankleben, an der Wand kleben
  Greifen
  Durchhalten
  Festhalten
  Befestigt
  Festgeklebt
  Geerdet
  Feststecken

HANDLUNGEN, DIE SICH ÜBER DIE SCHWERKRAFT HINWEGSETZEN

  Auf den Kopf gestellt
  Die Wände hochgehen
  Akrobatische Handlungen

KOMMUNIKATION MIT HILFE VERSCHIEDENER SIGNALE

Echsen kommunizieren mit Hilfe unterschiedlicher, stereotypischer Verhaltensweisen: Farben zur Schau stellen, Tarnung, Farbwechsel und verschiedene Körperformen. Aus diesen unterschiedlichen Möglichkeiten, sich zur Schau zu stellen, können wir viele charakteristische Eigenschaften in Echsenfällen ableiten.
  - Zurschaustellen von Farben: leuchtende Farben tragen oder sich davon angezogen fühlen.
  - Bluffen, sich aufblasen und Körperteile einsetzen, um größer oder kräftiger zu erscheinen.
  - Aufmerksamkeit vermeiden oder auf sich ziehen oder drohen mit Hilfe verschiedener Gesten und Funktionen wie: Autotomie, Winken, Farbwechsel, Tarnung, Starren, Kopfnicken, einen Buckel machen, Liegestützen, Zittern usw.

ECHSEN (SAURIA)

SCHLAGWÖRTER, DIE DIE OBIGEN EIGENSCHAFTEN AUSDRÜCKEN

Autotomie oder Selbstamputation (und die Neubildung)	
Abschneiden	Regenerieren
Freiwillig / absichtlich abbrechen	Erneuern
Abbrechen	Wiederherstellen
Amputieren	Neu entwickeln
Abwerfen	
Abtrennen	
Sauber zerbrechen	
Sollbruchstelle	
Ohne Blutvergießen	
Fragil	
Schwachstellen	

Man muss auch wissen, dass Autotomie etwas ist, dass plötzlich geschieht – plötzlich abschneiden, plötzlich entfernen, plötzlich abbrechen usw.

BLUFFEN, AUFBLÄHEN (UM GRÖSSER ZU ERSCHEINEN, ALS MAN IST)

Sich selbst beweihräuchern	Größer erscheinen
Prahlen	Aufblähen
Aufschneiden	Vergrößern
Betrügen	Ausdehnen
Schwindeln	Aufgeblasen
Überlisten	Aufbauschen
So tun als ob	Anschwellen
Sein eigenes Ding drehen	
In die Irre führen	
Vorgeben	
Jemanden reinlegen	
Große Klappe haben	
Angeben	
Eigenlob	
Tricksen	
Eindruck schinden	

- Sehr guter Seh- und Gehörsinn
- Revierbewusstsein

VERTEIDIGUNGSMETHODEN

- **Entkommen und verstecken** – das Mittel der Wahl bei Reptilien, doch bei Echsen kann man die folgenden Details beobachten:
  - Rennen, wegrennen, flüchten, klettern
  - Tauchen, abtauchen, gleiten

ECHSEN (SAURIA)

- Verstecken, dazwischenzwängen
- Schwimmen, untertauchen
- In Deckung huschen

ANGRIFFSMETHODEN

- die Fähigkeit, sich schnell bewegende Beute zu fangen: eine Kombination aus Geschwindigkeit, Wendigkeit, schnellen Bewegungen, scharfer Sicht und gutem Gehör
- Beute in einen Schockzustand versetzen (für Echsen sehr kennzeichnend)
- Beißen und reißen
- Zerschmettern, wild schütteln
- Ergreifen, festhalten, fassen, packen
- Zerkleinern, mehrfach kauen

SCHLAGWÖRTER, DIE DIE ANGRIFFSMETHODE BESCHREIBEN

Angreifen	Verprügeln	Zusammendrücken
Tauchen	Schlagen	Zerkleinern
Hüpfen	Enthäuten	Pressen
Herabstoßen	Zuschlagen	
Anspringen	Peitschen	
Dreinschlagen	Etwas treffen	
Stoßen	Peitschen	

IN EINEN SCHOCKZUSTAND VERSETZEN

„In einen Schockzustand versetzen" ist ein für Echsen sehr kennzeichnendes Verhalten. Dieses Phänomen wurde bei Echsen schon sehr oft beobachtet. Leuchtet man eine Echse in der Dunkelheit mit einer Taschenlampe an, verharrt sie anfangs reglos. Wenige Sekunden lang bewegt sie sich nicht, als befände sie sich im Schock, und dann plötzlich huscht sie davon.

SCHLAGWÖRTER, DIE AUF DEN „SCHOCKZUSTAND" HINDEUTEN

Auslöschen
Erstarren
Unfähig, sich zu bewegen
Bewegungslos
Vollständig gelähmt

KÖRPERTEILE UND -FUNKTIONEN

- Bewegliches Augenlid
  Sie sind fähig zu blinzeln (im Gegensatz zu den Schlangen, die unbewegliche Augenlider haben und so in der Lage sind, unheilvoll zu starren)

ECHSEN (SAURIA)

- Schwanz
  Greifschwanz
  Umwickeln
  Greifen
  Aufwickeln

CHARAKTERISTISCHE AUSDRÜCKE BEI EINEM GECKO

Bisher gibt es noch kein aus Gecko hergestelltes Arzneimittel. Im Verlauf des Studiums der Echsen-Arzneimittel haben wir allerdings festgestellt, dass diese in ihrem Verhalten ebenfalls sehr interessant sind. Daher fassen wir hier die möglicherweise wichtigen Gecko-Ausdrücke zusammen, wie sie sich aus dem Teil über diese Tiere im Kapitel „Echsen — Einführung" ergeben.

- Vollführen verschiedener akrobatischer Akte:
  - Sie finden schnell halt und bewegen sich auf glatten, vertikalen Oberflächen
  - Sie hängen kopfüber
  - Sie haben einen festen Stand
  - Sie bleiben in engem Kontakt
  - Entgegen der Schwerkraft
  - Sie können nicht an glatten, nassen Oberflächen anhaften
  - Adhäsionskraft, haften, kleben bleiben
  - Ergreifen, greifen
  - Haftung an unregelmäßigen Oberflächen
  - Klettern
  - Rückwärts kippen
  - mit dem Kopf zuerst fallen
  - Luftakrobatik mit verschiedenen ausgleichenden Bewegungen – Schwingen in der Luft, um sich auszurichten, gleichmäßig gleiten, kontrolliert, Luftmanöver, schwingen und drehen, durch die Luft schwimmen
- Verstärkte Aktivität in der Nacht
- Lautstark (redselig)

ECHSEN (SAURIA)

Im folgenden Abschnitt werden wir die Arzneimittel der folgenden Familien behandeln:

Unterordnung: Leguana	Unterordnung: Schuppenkriechtiere
Familie: Agamidae Arzneimittel:	**Familie: Anguidae**
Chlamydosaurus kingii	**Arzneimittel:**
[Kragenechse]	*Anguis fragilis*
Calotes versicolor	[Blindschleiche]
[Blutsaugeragamen]	**Familie: Lacertidae**
Pogona vitticeps	**Arzneimittel:**
[Farbbartagame]	*Lacerta agilis*
Familie: Iguanidae	[Zauneidechse]
Arzneimittel:	*Lacerta vivipara*
Iguana iguana	[Waldeidechse]
[Grüner Leguan]	**Familie: Helodermatidae**
Familie: Chamaeleonidae	**Arzneimittel:**
Arzneimittel:	*Heloderma horridum*
Chamaeleo zeylanicus	[Skorpion-Krustenechse]
[Indisches Chamäleon]	*Heloderma suspectum*
Furcifer oustaleti	[Gila-Krustenechse]
[Riesenchamäleon]	**Familie: Varanidae**
Familie: Phrynosomatidae	**Arzneimittel:**
Arzneimittel:	*Varanus komodoensis*
Sceloporus occidentalis	[Komodowaran]
[Westlicher Zaunleguan]	

UNTERORDNUNG: LEGUANARTIGE

EINFÜHRUNG

Die Leguanartigen umfassen Chamäleons, Leguane und Anoli sowie deren Verwandte. Diese Gruppe ist benannt nach der bekannten amerikanischen Echse, dem grünen Leguan oder *Iguana iguana*.

KLASSIFIKATION

Unterordnung: Iguania (einschließlich Leguane, Chamäleons und Verwandten)
Familie: Agamidae (Agamen)
Familie: Chamaeleonidae (Chamäleons)
Familie: Iguanidae (Leguane)
Familie: Corytophanidae (Helmbasilisken)
Familie: Crotaphytidae (Halsbandleguane)
Familie: Hoplocercidae (Leguanartige)
Familie: Opluridae (Madagaskar-Leguane)
Familie: Phrynosomatidae (Zebraschwanzleguane)
Familie: Polychrotidae (Anolis)
Familie: Tropiduridae (Leguanartige)

ECHSEN (SAURIA)

ALLGEMEINE ANATOMIE

Die Leguane sind die FARBENPRÄCHTIGSTEN aller Echsen, und die Männchen tragen mehr Farben als die Weibchen. Leguane werden circa 2 m lang und sind PRACHTVOLL VERZIERT, besonders die Agamen und die Leguanartigen. Sie besitzen einen Saum flacher STACHELN auf ihrem Rücken sowie KRONEN, SCHUPPEN, RÜSCHEN und LAPPEN — SIE ALLE DIENEN IHNEN ZUR KOMMUNIKATION.

ERNÄHRUNGSGEWOHNHEITEN

Unter den Echsen sind die Leguane ungewöhnlich, da sie neben Insekten HAUPTSÄCHLICH BLÄTTER FRESSEN.

CHARAKTERISTIKA DER PAARUNG

Die Männchen nutzen ihre auffälligen Farben sowohl, um Weibchen anzulocken als auch um den Besitz eines Territoriums anzuzeigen. Zudem dient die Zurschaustellung von Farben dazu, Rivalen Furcht einzuflößen. Männchen sind **sehr revierbewusst** und verjagen andere Männchen. Sie paaren sich mit jedem bereiten Weibchen, das in ihrem Revier lebt oder sich dort hinein verirrt.

Sie setzen sich auf einen herausragenden Aussichtspunkt, NICKEN HEFTIG MIT IHREM KOPF und machen KNIEBEUGEN. MANCHMAL STELLEN SIE DIE LEUCHTENDEN SCHUPPEN AN IHREM HALS UND IHRER BRUST ZUR SCHAU. Das Männchen nähert sich dem Weibchen mit PULSIERENDEN, RUCKARTIGEN BEWEGUNGEN.

ALLGEMEINES VERHALTEN

Die meisten Arten LAUERN ihrer Beute auf und FANGEN SIE MIT IHRER ZUNGE.

▼ Eine Leguanart – beachten Sie die flachen Stacheln auf dem Rücken

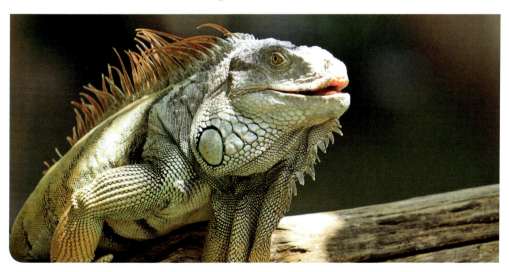

283

ECHSEN (SAURIA)

Fühlen sich sich bedroht, springen die AUF BÄUMEN LEBENDEN Tiere mit großer Sicherheit vom Ast ins Wasser und SCHWIMMEN mit kräftigem Einsatz ihres langen, kielförmigen Schwanzes DAVON. Leguanartige können ÜBER LANGE ENTFERNUNGEN UNTER DER OBERFLÄCHE SCHWIMMEN, um einer Gefahr zu entkommen.

UNTERSCHIEDE ZWISCHEN ECHSEN (IM ALLGEMEINEN) UND LEGUANARTIGEN

Echsen	Leguanartige
Die Zunge ist eingekerbt oder gespalten, die Echse züngelt ständig, um Duftpartikel aufzunehmen, die in dem Sinnesorgan in ihren Mäulern gespeichert werden. Die Zunge wird nicht zum Fressen benutzt.	Die meisten Arten ergreifen ihre Beute mit der Zunge.
Größtenteils Insektenfresser. Die Mahlzeiten werden nicht mit der Zunge ergriffen, sondern mit einer Kopfdrehung und durch Zupacken mit dem Kiefer, welcher mit schmalen, zylindrischen Zähnen besetzt ist.	Zum großen Teil Pflanzenfresser, die Blätter fressen.
	Farbenprächtig und mit prachtvollen Verzierungen ausgestattet: Kämme, Stacheln, Lappen und Wammen.
	Besondere Körpersignale beinhalten: Kopfnicken /-wackeln, Liegestützen, Zurschaustellen leuchtender Verzierungen (Schuppen, Kämme usw.)

ECHSEN (SAURIA)

MÖGLICHE MENSCHLICHE AUSDRÜCKE DER LEGUANARTIGEN

VERHALTEN

- Klettern, schwimmen, springen
- Revierbewusst
- Einzelgänger
- Besondere Signale (Ausdrücke und mögliche Wörter der Quelle) in Bezug auf Kommunikation beinhalten:
  - Zurschaustellen leuchtender Farben: Beim Menschen ist das ein Wunsch, sich farbig zu kleiden.
  - Verzierungen: Beim Menschen drückt sich dies aus als Wunsch nach Schmuck oder Juwelen.
  - Kopfwackeln oder Kopfschütteln.
  - Liegestützen
- Eher Pflanzenfresser (Vegetarier)

ANGRIFFSMETHODEN

- Lauerjäger, plötzlicher Angriff
- Ergreifen (mit der Zunge)
- Das Tier fängt/jagt Beute, die es sehen kann

Familie:
Agamidae
Agamen

Homöopathische Arzneimittel
Chlamydosaurus kingii [Kragenechse]
Calotes versicolor [Blutsaugeragame]
Pogona vitticeps [Farbbartagame]

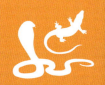

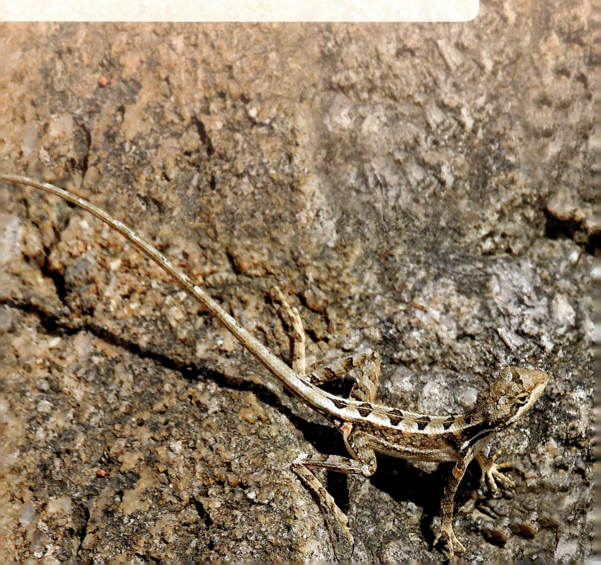

AGAMIDAE AGAMEN

EINFÜHRUNG

Die verschiedenen Gruppen der Leguanartigen, die die Palöotropis (biogeographische Großregion, Anm. d. Ü.) und die Paläarktis bewohnen, nennt man „Agamen". Die Familie der Agamidae enthält mehr als 300 Arten. Normalerweise leben sie auf der Erde, doch einige Arten leben auch in den Bäumen oder auf Felsen.

HABITAT

Die meisten Agamen bewohnen die **warmen Regionen** Australiens, Südasiens und Afrikas. Weitere Agamenarten kann man in Südeuropa und auf verschiedenen indisch-australischen Inseln finden. Sie wurden auch in Gebiete eingeführt, in denen sie nicht beheimatet sind, zum Beispiel in den Süden der Vereinigten Staaten und nach Madagaskar, und zwar über den Handel allgemein und den Haustierhandel. Agamen leben in warmen Regionen, von heißen Wäldern bis hin zu tropischen Regenwäldern.

ANATOMISCHE EIGENSCHAFTEN

Agamen besitzen in der Regel **gut entwickelte, kräftige Beine.** Gewöhnlich sind sie **tagaktiv** mit **gutem Sehvermögen**. Sie haben matte, raue Schuppen, die Seite an Seite liegen und für das Leben in Wüstenregionen gut geeignet sind. Den Agamen (außer der Gattung Uromastyx) fehlen **Sollbruchstellen** in den Schwanzwirbeln. **Bricht der Schwanz bei diesen Echsenarten ab, so geschieht dies intervertebral (zwischen den Wirbeln). Es führt nicht zu einem Nachwachsen des langen, sich verjüngenden, biegsamen Schwanzes, wie dies bei den Echsen der Fall ist, die autotomiefähig sind, deren Schwänze also Sollbruchstellen besitzen und nachwachsen**. Wachsen die Schwänze der Agamen nach, sind sie unterschiedlich beschaffen: Manche sind harte, stachelige Keulen, andere wiederum ähneln den nachgewachsenen Schwänzen der autotomiefähigen Arten in Bezug auf Größe und Form, sind jedoch nicht biegsam. Die Augen sind schmal, die Augenlider stehen hervor, während die Zunge breit und kurz ist.

Eines der Hauptmerkmale der Agamen sind ihre Zähne. Die Zähne sitzen am äußeren knöchernen Rand ihres Maules (acrodont) auf und liegen nicht auf der inneren Seite am Kiefer an (pleurodont). Diese Eigenschaft haben sie mit den Chamäleons gemein, sie ist jedoch bei Echsen eher ungewöhnlich.

MÖGLICHE AUSDRÜCKE BEI PATIENTEN

- Vorliebe für Wärme/Wüstenbedingungen und die hellen Stunden des Tages.
- Ausdrücke, die sich auf die Autotomie des Schwanzes beziehen.

AGAMIDAE AGAMEN

CHLAMYDOSAURUS KINGII [KRAGENECHSE]

Ordnung: Squamata
Unterordnung: Iguania
Familie: Agamidae
Gattung: Chlamydosaurus
Art: Chlamydosaurus kingii
Trivialname: Kragenechse

EINFÜHRUNG

Die Kragenechsen erhielten ihren Namen aufgrund der KRAUSE UM IHREN HALS.

HABITAT

Kragenechsen sind Mitglieder der Drachenfamilie. Sie leben in den tropischen und warmtemperierten Wäldern und Savannen in Nordaustralien und im Süden Neuguineas.

▼ Chlamydosaurus kingii mit geöffnetem Maul und aufgestellter Halskrause.

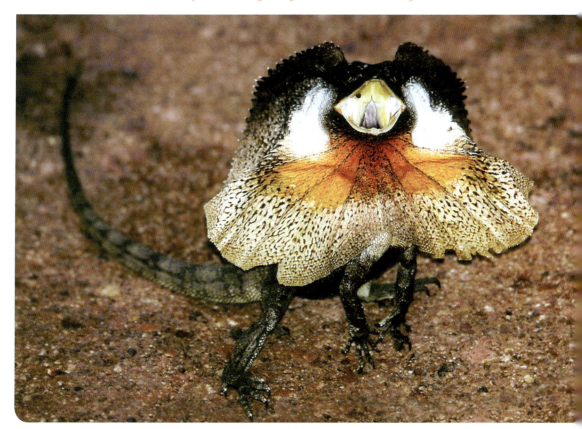

AGAMIDAE AGAMEN

ANATOMISCHE EIGENSCHAFTEN

Der GROSSE, LEDRIGE KRAGEN liegt normalerweise gefaltet wie ein Umhang um Schultern und Hals des Tieres. Er wirkt wie eine große Halskrause und wird von langen Knorpelstäben gestützt. Er liegt normalerweise gefaltet am Hals des Tieres und stellt sich auf, wenn die Echse ängstlich oder erregt ist und erlaubt ihr so die Flucht. Einige Fachleute glauben, dass die Kragenechse ihre Kragen nicht ausbreiten kann, ohne auch ihr Maul zu öffnen. Der Kragen dient auch der Thermoregulation. Die Echse kann die Temperatur ihres Körpers regulieren, indem die Hitze mit Hilfe des Kragens verteilt wird.

ERNÄHRUNGSVERHALTEN

Kragenechsen fressen Insekten, Spinnen und manchmal kleine Säugetiere und Echsen (im Gegensatz zu den herbivoren Leguanen).

CHARAKTERISTISCHES VERHALTEN

Die meiste Zeit ihres Lebens verbringen sie in den Bäumen, kommen jedoch gelegentlich auf den Boden, um Ameisen und kleine Echsen zu fressen. Wie die anderen Reptilien sind auch die Kragenechsen tagaktiv und verlassen sich auf die Sonne, die ihren Körper wärmt. Gewöhnlich **leben sie allein** und sind **revierbewusst**.

SPEZIFISCHE ANGRIFFS- UND VERTEIDIGUNGSMETHODEN

Wenn die Kragenechse Gefahr wittert, KAUERT SIE SICH zunächst LANGSAM auf den Boden und sieht aus wie ein stämmiger Ast, hier verlässt sie sich auf ihre natürliche Körperfarbe, die ihr als **Tarnung** dient.
    Wenn dieses einzigartige Lebewesen sich bedroht fühlt oder grimmig aussehen muss, STELLT ES SICH AUF DIE HINTERBEINE, REISST SEIN GELBES MAUL SPERRANGELWEIT AUF und ENTFALTET SEINEN ENORMEN, BUNTEN HAUTLAPPEN, DER SEINEN KOPF UMGIBT. PLÖTZLICH ÖFFNET ES DIESEN KRAGEN WIE EINEN REGENSCHIRM UND ZEIGT EINE BREITE, RUNDE FLÄCHE LEUCHTEND ORANGER ODER ROTER SCHUPPEN. Dadurch erscheint der KOPF DEUTLICH GRÖSSER ALS SONST. Der Bluff wird noch verstärkt, indem die Kragenechse **laut zischt** oder sogar dem Feind **entgegenspringt**. Das ganze Spektakel wirkt sehr bedrohlich. Die Echse gibt sich so ein **irreführendes, wildes Erscheinungsbild,** das einige Feinde in die Flucht scheucht. Sie kann sogar große Schlangen und jagende Hunde wegscheuchen.
    Manchmal steigert sie die Bedrohung noch, indem sie wiederholt den SCHWANZ auf den BODEN SCHLÄGT. Lässt sich der potentielle Feind so nicht in die Flucht schlagen oder bleibt er unbeeindruckt davon und rückt weiter vor, verliert die Echse die Nerven und versucht **wegzurennen.** SIE ERGREIFT EINFACH DIE FLUCHT, MACHT PLÖTZLICH KEHRT, MAUL UND KRAGEN OFFEN, UND RENNT LOS, DIE BEINE NACH RECHTS UND LINKS WERFEND. AUCH DURCH DIESE HALTUNG ERSCHEINT SIE GRÖSSER UND BREITER. SIE RENNT OHNE ANZUHALTEN ODER ZURÜCKZUSCHAUEN WEITER, BIS SIE AUF ZWEI FÜSSEN LAUFEND DIE SICHERHEIT EINES NAHEN BAUMES ERREICHT. Dort ist sie wirklich zu Hause. Diese Art von „HASTIGEM UND SCHLACKSIGEM RÜCKZUG" ist eine der eigenartigsten Verhaltensweisen, die man in der Natur beobachten kann.
    In Australien nennt man diese Echse aufgrund dieses Verhaltens auch *„Fahrradechse"*.

AGAMIDAE AGAMEN

Auf einem Baum verlässt sie sich auf **Tarnung**, um **verborgen zu bleiben**. Presst sie sich mit dem Körper und dem Schwanz gegen die Rinde, den Kragen am Rumpf gefaltet, sieht sie aus wie der Stumpf eines Zweiges. Das einzige, was sie verrät, ist die Tatsache, dass sie ihre AUGEN AUF DEN FEIND GERICHTET HALTEN MUSS. Wenn der Feind den Baum umrundet, passt die Echse ihre Position an und DREHT sich Millimeter für Millimeter um den Ast, um die Position des potentiellen Angreifers zu überprüfen und um sicherzugehen, dass sie sich nicht noch höher in den Baum zurückziehen muss.

Wird sie gezwungen zu kämpfen, fügt die Echse dem Angreifer mit ihren kräftigen, hundeähnlichen Zähnen **schmerzhafte Bisse zu**. Sie ist jedoch nicht giftig. Ihre größten Feinde sind Raubvögel, größere Echsen, Schlangen, Dingos und Wildkatzen.

MÖGLICHE AUSDRÜCKE DER KRAGENECHSE BEI PATIENTEN

Neben den allgemeinen Ausdrücken der Echsen und Leguane können wir insbesondere die Geschwindigkeit und Wendigkeit, das Sich-Tarnen, das Kopfnicken, die Liegestützen, das Rennen und Klettern sowie das einzelgängerische Wesen beobachten.

Spezifisch für die Kragenechse sind:
- Ausdrücke und Wörter, die sich auf das Ausbreiten des Kehllappens beziehen, wenn sie in Gefahr sind oder wenn sie drohen oder bluffen wollen.
  Mögliche Wörter der Quelle dieses Verhalten betreffend sind:
  - Ausbreiten oder plötzlich aufflackern, wie ein offener Regenschirm, entfalten, ausdehnen, zur Schau stellen, aufbrechen.
  - Sehr schnell rennen, rennen ohne anzuhalten oder sich umzudrehen, davonschießen, sprinten, überstürzt, schlaksig, flitzen, hetzen, Geschwindigkeit, rasche Flucht.
  - Sperrangelweit offen.
  - Zischen, springen, anspringen, ausschlagen.
  - Tarnung, im Auge behalten.
  - Schmerzhafter Biss.
- Klettern (da die Kragenechse hauptsächlich eine Baumbewohnerin ist).
- Fleischfressend.

CALOTES VERSICOLOR [BLUTSAUGERAGAME]

Ordnung: Squamata
Unterordnung: Iguania
Familie: Agamidae
Gattung: Calotes
Art: Calotes versicolor
Trivialname: Blutsaugeragame

AGAMIDAE AGAMEN

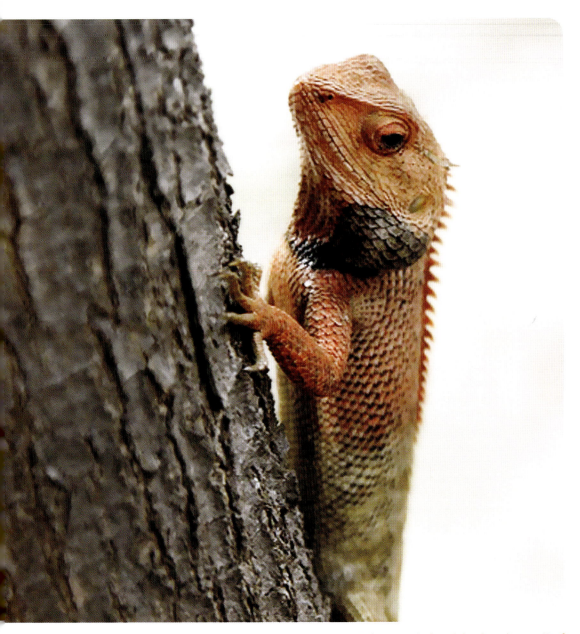

▲ Calotes versicolor mit leuchtend rotem Kopf

EINFÜHRUNG

Blutsaugeragamen haben ihren grauenvollen, jedoch unzutreffenden Namen deswegen erhalten, weil die Kehlen der Männchen während der Paarungszeit blutrot werden können. Sie saugen kein Blut, aber sie können JE NACH STIMMUNG DIE FARBEN WECHSELN. Der Farbwechsel beschränkt

AGAMIDAE AGAMEN

sich häufig auf Kopf und Schultern, manchmal kann er sich aber auch über den ganzen Körper und den Schwanz ausbreiten.

HABITAT

Blutsaugeragamen sind geographisch auf dem Festland Asiens, im östlichen Iran, über den indischen Subkontinent wie auch in ganz Indochina und Indo-Malaysia weit verbreitet. Eingeführte Bestände finden sich sowohl in der alten als auch in der neuen Welt. Sie BEVORZUGEN besonders GARTENANLAGEN, DA DIE NIEDRIGEN PFLANZEN UND HÄNGENDEN KLETTERPFLANZEN EINEN IDEALEN LEBENSRAUM BIETEN.

ANATOMISCHE EIGENSCHAFTEN

Diese Blutsaugeragamen bezeichnet man auch als „kammtragende Baumechsen", da sowohl Männchen als auch Weibchen einen KAMM vom Hals bis zum Schwanz tragen. Blutsaugeragamen **häuten** sich wie die Chamäleons, und im Gegensatz zu anderen Echsen WERFEN SIE IHREN SCHWANZ – der LANG, FEST UND SPITZ ist – NICHT AB. Blutsaugeragamen sind in der Lage, DURCH UNABHÄNGIGE ROTATION IHRER AUGEN IN ZWEI RICHTUNGEN GLEICHZEITIG ZU SCHAUEN. Sie haben seitliche Körperschuppen, die nach hinten und nach oben zeigen.

CHARAKTERISTIKA DER PAARUNG

Während der Paarungszeit verhalten sich Männchen sehr **revierbewusst und jagen andere Männchen davon, indem sie ihre KÖPFE BLUTROT werden lassen.** Sie erreichen dies, indem sie **Liegestütze machen und / oder ihre Köpfe hin- und herbewegen.** Damit bieten diese EHER SCHEUEN ECHSEN EIN GRIMMIGES SCHAUSPIEL. Der männliche Blutsaugeragame wirbt um das Weibchen, indem er seinen KOPF MIT ROTEN FARBEN AUFHELLT. Sofort nach der Paarung verschwindet diese leuchtende Farbe wieder.

CHARAKTERISTISCHES VERHALTEN

Blutsaugeragamen, wie auch die entfernt verwandten Chamäleons, sind SCHEU und HARMLOS. Von ihnen weiß man, dass sie ÜBER JAHRE HINWEG IN DEMSELBEN BAUM ODER BUSCH LEBEN.

MATERIA MEDICA

Zusammenfassung einer Arzneimittelprüfung von *Calotes versicolor*, durchgeführt von Sigrid Lindemann aus Auroville

PRÜFUNGSSYMPTOME, DIE ALLGEMEIN AUF ECHSEN HINWEISEN

- Bewegungslos, Füße sind am Boden festgeklebt. Ein völlig geerdetes Gefühl.
- Ganz versunken in Geräusche und Vibrationen. Spürt die Vibrationen auf dem Boden.

AGAMIDAE AGAMEN

- Gefühl, mein Gesicht und meine Persönlichkeit schnell ändern zu können.
- Sehen: aufmerksam, schlau, aufmerksam in die Gruppe hinein, mit bewegungslosem Körper. Still, nur die Augen bewegen sich, ich bin mir meiner Augenhöhlen bewusst. Aufmerksame Blicke.
- Impuls zu springen, sprunghafte Stimmung.
- Handstand, den Boden ansehen, Körper nach oben gebogen.
- „Ich schaffe es ganz allein." „Ich werde meinen Weg finden." (Unabhängig sein).
- Meine Zähne scheinen schärfer zu sein oder sind tatsächlich schärfer, ich beiße mir innen auf die Wangen.
- Negative Gedanken flitzen wie eine Rakete vorbei.

SPEZIFISCHE PRÜFUNGSSYMPTOME FÜR DIE LEGUANE ODER *CALOTES VERSICOLOR*

- Wunderbare Farben: Bilder von Emil Nolde und sogar Vincent van Gogh kommen mir in den Sinn.
- Kopf / Stirn: hin und her bewegen, atemsynchron.
- Ich bin mit einem Mann, den ich kaum kenne, in einem Zimmer und möchte mit ihm schlafen. Ich frage, ob er ein Kondom hat und er sagt nein. In diesem Moment ist die ganze Stimmung sofort vollständig weg und die Sache ist vorbei (die plötzliche Stimmungsänderung spiegelt die plötzlichen Farbwechsel des Chamäleons, das zu den Leguanartigen gehört, wider).
- Träume davon, immer denselben Weg zu gehen, den ich aus der Vergangenheit kenne, verschiedene Szenen, aber aus Gewohnheit immer denselben Weg gehen.
- Ich identifizierte mich mit einem Chamäleon, weil ich das Gefühl hatte, ich habe die Fähigkeit, mich jeder Situation anzupassen. Alles war gut, alles war schön.

MÖGLICHE AUSDRÜCKE DER BLUTSAUGERAGAME BEI PATIENTEN

Zunächst einmal finden sich die üblichen Ausdrücke der Echsen und Leguane wie: Kämme haben, Liegestützen, den Kopf hin und her bewegen sowie greifen. Zudem können sich bei den *Calotes versicolor* auch die folgenden Charakteristika zeigen:
- Farbwechsel – Zurschaustellung eines leuchtenden Rots, dies reflektiert wechselnde Stimmungen
- Scheu, harmlos
- Keine Autotomie / Phänomen des Abbrechens des Schwanzes
- Abwerfen der Haut, Häutung
- In der Lage sein, in zwei Richtungen gleichzeitig zu schauen
- An ein und demselben Ort leben

AGAMIDAE AGAMEN

POGONA VITTICEPS [FARBBARTAGAME]

Ordnung: Squamata
Unterordnung: Iguania
Familie: Agamidae
Gattung: Pogona (Bartagamen)
Art: Pogona vitticeps
Trivialname: Farbbartagame

HABITAT

Diese Art findet man normalerweise in den **trockenen, felsigen Halbwüsten und den Trockenwäldern** Australiens.

ANATOMISCHE EIGENSCHAFTEN

Die Farbbartagame variiert in der Farbe von braun über grau und rotbraun bis hin zu orange. Sie misst mit Schwanz, der manchmal länger als ihr Körper ist, bis zu 60 cm. Die *Pogona* hat AN IHRER KEHLE, IHREM HALS UND DEM KOPF SCHUPPEN, DIE SCHARFE STACHELN BILDEN. Auch an den Seiten ihres Körpers hat sie Schuppen. Der Name der Echse geht zurück auf diese STACHELIGEN VERLÄNGERUNGEN, DIE EINEM MENSCHLICHEN BART ÄHNELN. Dieser Bart ist bei den Männchen dunkler als bei den Weibchen. Während der Balz und der Paarung ist dieser Bart noch dunkler, fast schwarz. Wie alle Agamen haben auch die Farbbartagamen gut entwickelte Beine, die ihnen helfen, den Körper vollständig vom Boden zu erheben. Dadurch nehmen sie nicht so viel Hitze auf, und der Bauch wird besser gekühlt.

CHARAKTERISTISCHES VERHALTEN

Kennzeichnend für die Farbbartagamen ist das typische **Kopfnicken** der Leguanartigen, das AUFBLÄHEN IHRER STACHELIGEN KEHLE und das WEDELN MIT DEM ARM. Manchmal zeigen sie auch einen **partiellen Farbwechsel**. Männchen locken so potentielle Partnerinnen an, drücken Besitzansprüche ein Revier betreffend aus – typischerweise bezogen auf die höher gelegenen Sonnenbadeplätze – oder der Farbwechsel dient der Verteidigung. Die Weibchen zeigen diese Farbwechsel entweder, um ein balzendes Männchen zu entmutigen, oder um es zu ermuntern.

Die unterschiedlichen Arten des Nickens haben unterschiedliche Bedeutungen:

- Langsame Nickbewegung: oft von erwachsenen weiblichen Tieren genutzt, um dem Männchen Unterwerfung zu signalisieren.
- Schnelles Nicken: signalisiert Dominanz bei Männchen. Oft begleitet von einem aufgeblähten und / oder schwarzgefärbten Bart.
- Heftiges Nicken: bei Männchen vor der Paarung. Dieses Nicken ist viel heftiger und setzt den gesamten Körper in Bewegung.

Das Wedeln mit dem Arm findet sich sowohl bei Männchen als auch bei Weibchen:

- Ein Männchen wedelt nur mit dem Arm, um seine Unterwerfung gegenüber einem dominanten Männchen anzuzeigen. Das Weibchen signalisiert mit dem Wedeln, dass es zur Paarung bereit ist und begleitet dies mit einem langsamen Kopfnicken.

AGAMIDAE AGAMEN

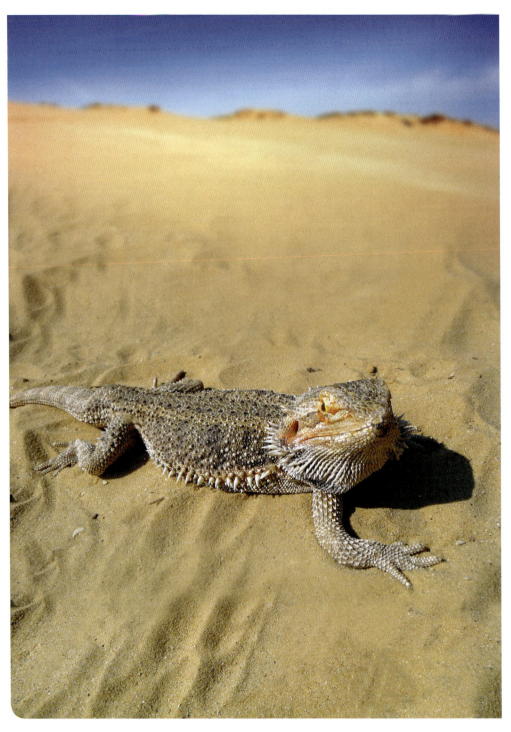

▲ Pogona vitticeps

AGAMIDAE AGAMEN

- Jungtiere wedeln mit dem Arm, sobald sie geschlüpft sind und zeigen so, dass sie eine Bartagame sind und auch, dass sie keine Bedrohung für andere Bartagamen darstellen. Im Grunde genommen sagen sie „Bitte tu mir nicht weh, ich bin eine Bartagame."
Normalerweise sind sie **nicht gesellig**, außer wenn sie sich an gemeinsamen Sonnenplätzen oder Futterstellen treffen.

CHARAKTERISTIKA DER PAARUNG

Das Verhalten während der Balz und der Paarung ist im obigen Abschnitt über das Verhalten beschrieben. Darüber hinaus kann man beobachten, dass trächtige Weibchen Annäherungen von Männchen zurückweisen, indem sie sie verfolgen und auf den Rücken drehen.

ANGRIFFS- UND VERTEIDIGUNGSMETHODEN

Fühlen Bartagamen sich bedroht, PRESSEN SIE IHREN KÖRPER AN DEN BODEN, BLÄHEN IHRE STACHELIGE KEHLE AUF UND ÖFFNEN IHR MAUL, UM GRÖSSER ZU ERSCHEINEN.

MÖGLICHE AUSDRÜCKE DER *POGONA VITTICEPS* BEI PATIENTEN

Bei der Bartagame finden sich üblichen Ausdrücke der Echsen und auch der Leguanartigen im Allgemeinen, wie z. B. das Kopfnicken, das Sich-Aufblähen, um größer zu erscheinen, der Farbwechsel, das Klettern, Einzelgängertum und ein Bezug zu bzw. eine Vorliebe für warme Gegenden, speziell Wüsten.
  Besondere Indikationen:
- Stacheln / stachelige Projektionen (mögliche Wörter der Quelle/Ausdrücke)
- Wedeln mit dem Arm (möglicherweise als sehr spezifische Geste zu beobachten).

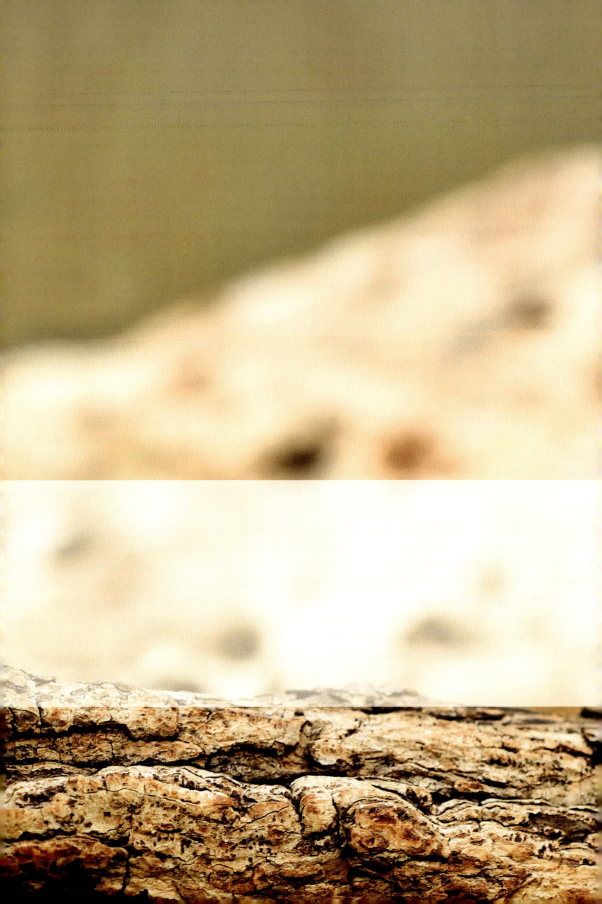

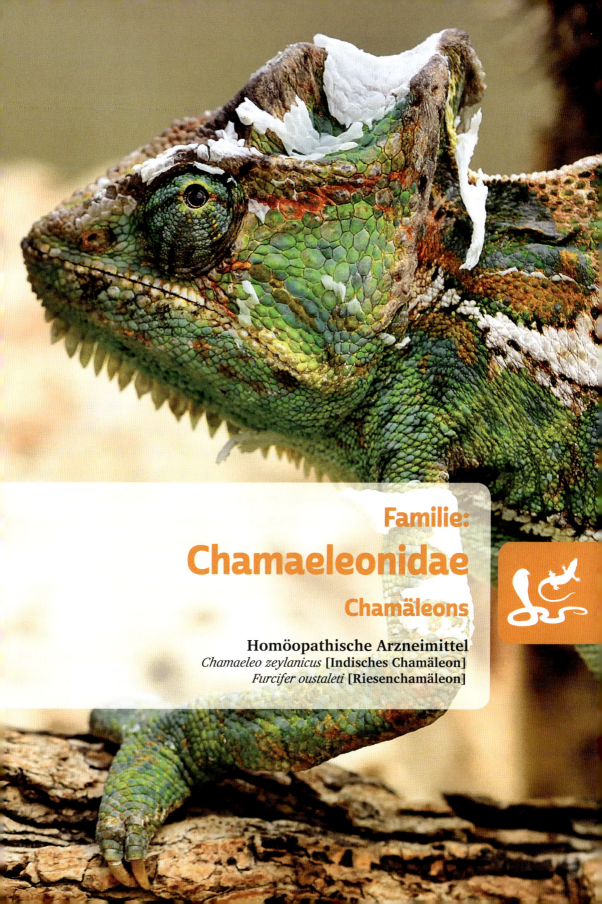

Familie:
Chamaeleonidae
Chamäleons

Homöopathische Arzneimittel
Chamaeleo zeylanicus [Indisches Chamäleon]
Furcifer oustaleti [Riesenchamäleon]

CHAMAELEONIDAE CHAMÄLEONS

EINFÜHRUNG

Der Name leitet sich aus zwei griechischen Wörtern ab: *khamai* = am Boden, in der Nähe des Bodens, oder Zwerg; *leon* = ein Löwe, daher: „ein Löwe in der Nähe des Bodens", ein kleiner Löwe.

Da die Echse ihre **Farbe entsprechend ihrer Umgebung wechselt**, hat das Wort **Chamäleon** im Laufe der Zeit folgende Bedeutung erlangt: Es bezeichnet jemanden, der sein Verhalten oder seine Ansichten ändert. Hierdurch **verschafft er sich in einer bestimmten Situation einen Vorteil, anstatt durchweg seine wahre Persönlichkeit zu zeigen oder seine wahren Ansichten zu äußern.**

Die Chamäleons gehören zu der Familie der Chamaeleonidae. Sie sind eine Familie der Unterordnung der Leguanartigen, die eine **Reihe von besonderen Charakteristika entwickelt haben, wobei jeder Teil ihres Körpers radikal an ein Leben auf Bäumen angepasst wurde. Kennzeichnend sind ihre Greifhände und ihre langen, ausfahrbaren Zungen.** Die Zunge kann die ein- bis eineinhalbfache Länge des Chamäleons erreichen und schießt schneller heraus als das menschliche Auge zu folgen vermag. Die **Zungenspitze ist klebrig, damit das Chamäleon damit die Beute fangen kann**. Chamäleons können ihren Aufenthaltsort verschleiern, indem sie sich ihre Fähigkeit, die Farbe zu wechseln, zunutze machen. Manchmal ist die Veränderung des Aussehens Teil der visuellen Kommunikation des Chamäleons. Wird es zum Beispiel zornig, färbt es sich rot. Ein sehr, sehr zorniges Chamäleon wird schwarz.

ALLGEMEINE ANATOMIE

Die unterschiedlichen Chamäleonarten besitzen folgende Gemeinsamkeiten: die Struktur ihrer Füße, ihre Augen, untypische Echsenohren und die Zunge. Chamäleons existieren in verschiedenen Größen und Körperstrukturen, mit einer Länge von ca. 2,8 cm bis zu 68,5 cm. Viele haben **Verzierungen am Kopf oder im Gesicht, wie z. B. Kämme oder Hörner, die entweder hart und knöchern oder hornähnliche flexible Anhängsel sind.** Sie haben auch **Fransen** und **Dornen**, wodurch sie zu vierfüßigen Rammböcken werden. Viele Arten sind sexuell dimorph (zwei unterschiedliche Formen). Die Männchen tragen normalerweise mehr Verzierungen als die Weibchen.

Ihr Torso ist auf jeder Seite stark abgeflacht. Diese Körperform ermöglicht das Absorbieren von UV-Strahlung am Morgen und in den späten Stunden des Tages, vermeidet dies jedoch während der heißesten Stunden. Dieses schmale, blattähnliche Profil sorgt dafür, dass die Chamäleons im Blattwerk nicht auffallen. Manche wiegen sich sogar hin und her und ahmen so Blätter nach, die sich im Wind bewegen.

Die Füße des Chamäleons sind **zweigeteilt und zum Klammern geeignet**. Die fünf Zehen an jedem Fuß sind in zwei Gruppen aufgeteilt: eine Gruppe von zwei und einer Gruppe von drei Zehen, die insgesamt den Fuß zangenähnlich aussehen lassen. Dieses Merkmal ist kennzeichnend für Chamäleons und fehlt bei anderen Echsen. Es hilft ihnen, Äste **fest zu ergreifen** oder sich an diesen **festzuklammern**. Jede Zehe besitzt eine **scharfe Kralle, damit das Chamäleon beim Klettern auf Oberflächen wie beispielsweise Rinde zusätzliche Haftung hat**.

Die **klammerartig greifenden** Füße des Chamäleons werden ergänzt durch einen **langen Greifschwanz**, der sich **aufwickeln** kann. Füße und Schwanz werden zusammen benutzt, um auf den Ästen zu **balancieren,** so kann sich das Chamäleon wie ein Akrobat in Zeitlupe bewegen. Der Schwanz wird manchmal auch als Waffe benutzt. Das Chamäleon kann seinen **Schwanz abwärts einrollen** wie die Feder einer Uhr und ihn nahezu wie ein fünftes Bein benutzen. **Anders**

CHAMAELEONIDAE CHAMÄLEONS

als andere Echsen können Chamäleons ihren Schwanz nicht abwerfen oder ihn sich neu wachsen lassen (keine Autotomie).

Von allen Reptilien haben Chamäleons die auffallendsten Augen. Das obere Augenlid ist mit dem unteren verbunden, es bleibt nur eine nadelgroße Öffnung, durch die hindurch die Pupille sichtbar ist. Chamäleons besitzen das anatomische Äquivalent eines „Rückspiegels". Jedes Auge kann sich **unabhängig vom anderen Auge hin und her und nach oben und unten drehen und sich gleichzeitig auf zwei unterschiedliche Objekte fokussieren. Dies ergibt eine getrennte, doch koordinierte Sicht.** Chamäleons besitzen eine komplette 360-Grad-Sicht um ihren Körper herum. Damit verfügen sie über die einzigartige Fähigkeit, mit dem einen Auge nach vorne und nach oben zu sehen und mit dem anderen nach hinten und unten zu schauen, ähnlich einer 3D-Sicht. Die einzigen toten Winkel liegen direkt über oder unter den Augen – Augen, die in der Lage sind, **Gefahr aus jeder Richtung zu sehen**.

Entdeckt ein Chamäleon Beute, so kann es beide Augen in dieselbe Richtung fokussieren und so eine scharfe räumliche Sicht und Tiefenwahrnehmung erlangen. Während ein Auge nach rechts zur Beute schaut, kann das andere nach links oder sogar nach hinten schauen, um näherkommende Feinde zu erkennen. Die Augen stehen aus dem Kopf regelrecht heraus und erledigen ihre Arbeit, während Kopf und Körper des Chamäleons sich vollkommen still verhalten.

▼ Nähere Ansicht eines Chamäleon-Auges.

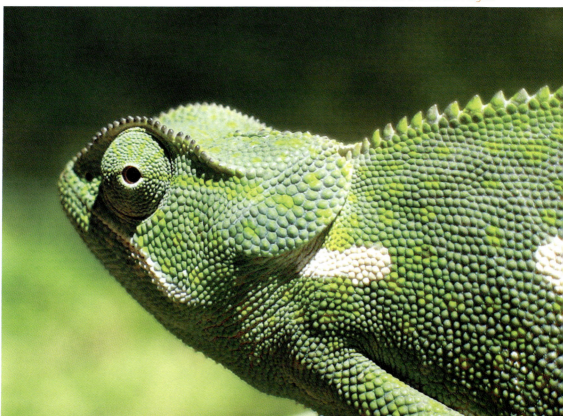

CHAMAELEONIDAE CHAMÄLEONS

Für Reptilien haben Chamäleons eine sehr scharfe Sicht, sie können kleine Insekten auf große Entfernung entdecken (5-10 cm).

Die Zunge eines Chamäleons ist seine tödlichste Waffe. Es hat eine sehr lange, **blitzschnelle** Zunge, die teilweise länger als sein ganzer Körper ist. Die Zunge ist in der Lage, **rasch aus dem Maul zu schnellen, herausgeschleudert mit einer unglaublichen Geschwindigkeit**. Die Chamäleons **stellen** ihrer Beute zuerst **langsam nach**. Kommt die Beute dann in Reichweite, hält sich das Chamäleon gut am Ast fest und **schleudert dann die Zunge mit tödlicher Präzision in unglaublicher Geschwindigkeit heraus**. Gewöhnlich **trifft es das Ziel** in der Körpermitte mit seiner Zungenspitze.

Die Zunge **schießt im Bruchteil einer Sekunde heraus,** schneller als ein menschliches Auge folgen kann und mit einer Geschwindigkeit von ungefähr 26 Körperlängen in der Sekunde. Die Zunge trifft die Beute in circa 30 Tausendstel einer Sekunde. Sie besitzt eine **verdickte und klebrige Spitze**, die von Muskeln umgeben ist und dazu dient, die Beute zu fangen. Trifft die klebrige Spitze auf die Beute, **heftet sie sich an, ergreift** sie und **formt dann rasch einen schmalen Saugnapf**. Hat die Zunge die bedauernswerte Beute **gefangen**, wird sie schnell in das Maul **zurückgezogen**, wo sie vom meisterhaft jagenden Chamäleon **zerdrückt und verschlungen wird.**

Selbst kleine Chamäleons können große Heuschrecken oder Gottesanbeterinnen fressen. Dieser Vorgang ist innerhalb einer Sekunde vorbei. Wenn die Zunge nicht gebraucht wird, liegt sie sauber **aufgerollt** am Boden des großen Mauls.

Chamäleons besitzen kein vomeronasales Organ, auch bekannt als chemo-sensorisches oder Jacobson- Organ. Wie Schlangen haben auch Chamäleons kein äußeres oder Mittelohr. Dies lässt vermuten, dass Chamäleons taub sind, doch sollte angemerkt werden, dass Schlangen Vibrationen durch ihre Schädelknochen wahrnehmen. Die meisten Chamäleons **kommunizieren über Vibrationen**, die durch festes Material wie z. B. Zweige übertragen werden.

▼ Die Zunge des Chamäleons schießt heraus

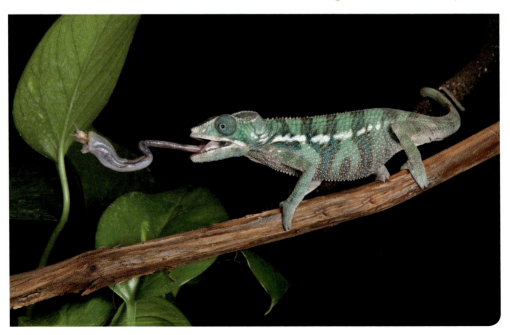

CHAMAELEONIDAE CHAMÄLEONS

ERNÄHRUNGSGEWOHNHEITEN

Chamäleons fressen Heuschrecken, Gottesanbeterinnen, Grillen, Grashüpfer und andere Insekten. Größere Chamäleons können auch kleine Vögel und andere Echsen fressen.

CHARAKTERISTIKA DER PAARUNG

Chamäleons machen reichlich Gebrauch von ihrer „**Fähigkeit, die Farbe zu wechseln**", um potentielle Paarungspartner anzuziehen. Die Männchen sind auffallender gefärbt als die Weibchen.

ALLGEMEINES VERHALTEN
DIE FARBE WECHSELN – „DER MEISTER DER VERKLEIDUNG"

Alle Chamäleons können **rasch ihre Hautfarbe wechseln** und nahezu **unsichtbar werden**. Die Fähigkeit, a**bsichtlich rasch die Farbe zu wechseln,** nutzt es zur **Kommunikation und um seinen physischen und psychischen Zustand sowie sein Stimmungslage auszudrücken. Sie dient nicht nur der Tarnung.** Merkwürdig ist, dass Chamäleons sich bei ihren Farbwechseln nicht an Hintergrundschattierungen oder Mustern orientieren und vielleicht noch nicht einmal Farbunterschiede erkennen. Die Tarnung der Chamäleons besteht darin, ihrer Umwelt entsprechend gefärbt zu sein. Ist ein Chamäleon zornig, kann es schwarz vor Wut werden. Ein balzendes Tier bekommt bunte Flecken und ein unterwürfiges wird blassgrün. Die verfügbare Farbpalette für diese Reaktionen ist artenabhängig.

Die Farbe spielt eine Rolle in Bezug auf:
- Kommunikation
- Temperaturkontrolle: Sie werden dunkler, wenn sie sich wärmen müssen
- Stimmung und emotionale Befindlichkeit
- Verteidigung des Reviers
- Anlocken eines Paarungspartners
- Schutz vor Fressfeinden

Am Höhepunkt der Paarungszeit sind die Farben spektakulär, da die Männchen die Weibchen beeindrucken wollen. Das Konzept der Tarnung wird scheinbar dadurch aufgehoben, dass sie aus irgendeinem Grund im Dunkel der Nacht bei entspanntem Zustand blass, fast weiß werden und im hellen Licht immer dunkler. Den Anreiz zu reagieren erhalten sie nicht allein durch das Licht, das ihre Augen auffangen, sondern auch durch die Lichtkraft, die auf ihrer Haut auftrifft.

Chamäleons wechseln die Farbe, indem sie die Pigmentzellen, die in ihrer Haut verteilt sind, ausdehnen oder kontrahieren (chromatophor). Bei Ausdehnung der Zellen verdunkelt sich die Haut aufgrund der Verteilung von Melaninpigmenten. Ziehen sie sich zusammen, wird die Haut heller. Auf diese Weise können sie eine große Anzahl verschiedener Farben wie Pink, Blau, Rot, Orange, Grün, Schwarz, Braun, Gelb und sogar Muster erzeugen.

Ultraviolettes Licht ist Teil des Sehspektrums eines Chamäleons. Setzt man Chamäleons ultraviolettem Licht aus, zeigen sie erhöhtes geselliges Verhalten und verstärkte Aktivität. Sie sonnen sich öfter und fressen mehr, paaren sich auch öfter, da das Licht eine positive Auswirkung auf die Zirbeldrüse hat.

Chamäleons sind **Einzelgänger** (üblich bei Leguanartigen). Sie sind **scheu und sehr unsozial. Sie verlassen sich auf ihre Tarnung, damit sie verborgen bleiben.** Männchen und Weibchen

CHAMAELEONIDAE CHAMÄLEONS

verteidigen ihren Bereich, indem sie sich aggressiv gegenüber anderen Individuen verhalten, ihr **Maul weit öffnen, ihren Körper aufblähen und zischen**. Männchen verhaken ihre Hörner ineinander und versuchen, den Gegner zu vertreiben. Sie können im Zweifelsfall auch **beißen**.

Chamäleons sind sehr **revierbewusst**. Ein Individuum beansprucht und verteidigt nicht nur einen dreidimensionalen Raum innerhalb eines Busches, es hat sogar innerhalb dieses Reviers spezielle Plätze für besondere Aktivitäten. Es hat einen Ort, wo es übernachtet, einen anderen, wo es ein morgendliches Sonnenbad nimmt, und einen, wo es regelmäßig jagt.

BEWEGUNG

Chamäleons sind ergonomisch gesehen dazu geeignet, in dünnen Ästen zu klettern. Sie sind deutlich **langsamer** in ihren Bewegungen als andere Echsen (doch ergreifen sie unachtsame Beute in erstaunlicher Geschwindigkeit mit ihrer Zunge). Sie sind **unfähig, schnelle Bewegungen auszuführen** und haben die befremdliche Angewohnheit, **einfach loszulassen und sich** auf den Boden oder einen tiefer gelegenen Zweig **fallen zu lassen**. Dort angekommen, nehmen sie sofort wieder ihre charakteristische **bewegungslose Haltung** ein. Die meisten Echsen laufen mit einem breitbeinigen Gang, während ein Chamäleon, das **über einen einzelnen dünnen Ast läuft, notwendigerweise alle vier Füße direkt unter sich behalten muss**. Um unter diesen Umständen das Gleichgewicht zu halten, macht es seinen Körper **schmal**, so dass sein Körpermittelpunkt direkt über dem Zweig liegt, auf dem es läuft. Aufgrund dieser Anpassungen **fällt es ihnen schwer, auf geraden Flächen zu laufen, und sie neigen dazu, unbeholfen zu schwanken**, wenn sie dazu gezwungen sind.

Am Boden laufen Chamäleons auf eine langsame, gestelzte Art, **jedes Bein wird in einer merkwürdig schwingenden, zögernden Weise bewegt, bevor es auf den Boden gesetzt wird**. Dies ist dem **angestrengten, unsicheren Gang** eines Menschen nicht unähnlich, der lange Zeit krank im Bett gelegen hat. Die Weibchen der meisten Arten müssen hinunter auf die Erde, um dort ihre bis zu 40 Eier in von ihnen vorbereiteten Löchern abzulegen.

ANGRIFFS- UND VERTEIDIGUNGSMETHODEN

Chamäleons verteidigen sich typischerweise nicht nur mit Hilfe von Gesten als Signale, sondern auch durch Körperfarben – „die Tarnung" (wie oben erklärt).

Chamäleons hocken **bewegungslos und warten geduldig**, dass ihre Beute so nah kommt, dass sie sie erreichen können. **Unablässig suchen sie ihre Umgebung ab, indem sie ihre Augen hin- und hergleiten lassen**. Hat ein Chamäleon ein Beutetier entdeckt, rückt es **mit Unheil verkündender Langsamkeit** vor, **sehr bedächtig, einen Fuß vor den anderen setzend**. Falls nötig, kann es auf einem Zweig auf nur einer Hand und einem Fuß reglos verharren. Es lehnt sich langsam nach vorne, beide Augen auf das Ziel gerichtet, um stereoskopisch die genaue Entfernung zur Beute einzuschätzen. Zur Unterstützung **wiegt es hierbei manchmal den Kopf von rechts nach links**. Ist das Blattwerk dicht, kann es vielleicht mit nur einem Auge eine klare Sicht auf das Ziel erlangen. Selbst dann ist seine Schätzung der Entfernung sehr **akkurat**. Mit Augen wie Teleobjektive kann es die Entfernung schätzen. Der Schuss, der kommt, darf weder zu kurz noch zu lang sein. Es muss sein Ziel mit der Präzision und Kraft eines Boxers treffen, der dem Gegner einen Kinnhaken versetzt. (Der Einsatz der Zunge wird auf Seite 302 beschrieben.)

CHAMAELEONIDAE CHAMÄLEONS

TYPISCHE AUSDRÜCKE DES CHAMÄLEONS BEI PATIENTEN

Die Chamäleons unterscheiden sich von anderen Echsen in den folgenden Bereichen: schnelle Bewegung, Fähigkeit, sich festzuhalten und autotome Sollbruchstellen bei den Schwanzwirbeln. Das einzige typische Echsensymptom ist das Versetzen des Gegners in einen Schockzustand, wenn zum Beispiel die Zunge in blitzartiger Geschwindigkeit zuschlägt oder das Tier sich tarnt (die Farbe wechselt). Chamäleons zeigen auch einige typische Eigenschaften der Leguanartigen.
Zudem besitzen sie eigene, spezifische Merkmale:

VERHALTEN

- *Fähigkeit, die Farbe zu wechseln*
Wird jemand als Chamäleon beschrieben, bezieht sich dies auf die Fähigkeit dieses Menschen, sich an verschiedene soziale Situationen anzupassen. Oft bedeutet dies, dass dieser Mensch keine eigenen Wertmaßstäbe hat oder diese in Gesellschaft schnell über Bord wirft, wenn es opportun erscheint.
  Schlagwörter, die sich auf die Fähigkeit beziehen, die Farbe zu wechseln:
  - Schnell die Farbe wechseln, unsichtbar, verschmelzen, Tarnung
  - Die Farbe leicht und mit Absicht wechseln
  - Die Farbe wechseln, um Stimmungsänderung anzuzeigen
- Bewegung
  - Unfähig, schnelle Bewegungen auszuführen (typisch für ein Chamäleon)
  - Langsame, akrobatische Bewegungen
  - Sich auf einer schmalen Linie vorwärts bewegen, im Zentrum der Schwerkraft bleiben, im Gleichgewicht bleiben
  - Schwierigkeiten, auf einer gerade Fläche zu laufen: angestrengter, unsteter Gang
  - Langsam laufen, wanken, gestelzt, jedes Bein auf schwingende Art hin und her bewegen, bevor sie es aufsetzen
- Keine (oder möglicherweise keine stark ausgebildete) außersinnliche Wahrnehmung (Hellsichtigkeit) (bei Schlangen und einigen Echsen aufgrund des fehlenden Jacobson-Organs zu finden).

ANGRIFFSMETHODEN

Die wichtigen Begriffe mit Bezug zu ihrer Angriffsmethode, bei Patienten zusammen mit den typischen Eigenschaften der langen und herausstreckbaren Zunge des Chamäleons zu beobachten:
- Reglos, still verharren, bewegungslos, unbeweglich, wie erstarrt, unbewegt
- Geduldig warten, lauern
- Die Umgebung unablässig mit den Augen absuchen
- Sich sehr langsam bewegen
- *Ausdrücke und Wörter, die sich vom Einsatz der Zunge des Chamäleons ableiten lassen:*
  ▶ Blitzschnell, schnell herausstrecken, mit großer Geschwindigkeit abschießen, im Bruchteil einer Sekunde herausschießen, unglaublich große Schnelligkeit

CHAMAELEONIDAE CHAMÄLEONS

- *Tödliche Genauigkeit*
- *Auf das Ziel schießen oder das Ziel treffen*
- *Klebrige, anhaftende Spitze*
- *Greifen*
- *Schnell zurückziehen, aufrollen*
- *Zerdrücken, herunterschlingen*

Den gesamten Prozess kann man folgendermaßen zusammenfassen: Am Anfang steht eine Zeit des Wartens und Beobachtens. Zur richtigen Zeit wird blitzschnell angegriffen, dann folgt die Tarnung. Man kann das mit Taschendieben vergleichen, die auf den richtigen Moment warten. Ist dieser Moment gekommen, strecken sie schnell ihre Hand aus, greifen nach dem Gegenstand, nehmen ihn an sich und verschwinden dann in der Menschenmenge.

KÖRPERTEILE UND IHRE FUNKTIONEN

- Augen
  - Bewegen sich unabhängig voneinander hin und her, drehen sich
  - Getrennte, jedoch koordinierte Sicht
  - Sich auf unterschiedliche Objekte zur gleichen Zeit konzentrieren
  - Fähigkeit, Gefahr aus jeder Richtung zu erkennen

Bei Menschen kann dies die Fähigkeit sein, zwei verschiedene Richtungen zur gleichen Zeit im Blick zu behalten. Ein Auge hält Ausschau nach Gefahr, das andere konzentriert sich auf das Ziel.

- Füße
  Schlagwörter, abgeleitet von der Funktion der Füße:
  Zweigeteilt, Greiffüße, zangengleich
  Greifen, fester Griff, ankern, Zugkraft, Halt, klammern
- Schwanz
  - Aufrollen, nach unten abrollen

CHAMAELEO ZEYLANICUS (DIVYA) [INDISCHES CHAMÄLEON]

Ordnung: Squamata
Unterordnung: Iguania
Familie: Chamaeleonidae
Gattung: Chamaeleo
Art: Chamaeleo zeylanicus
Trivialname: Indisches Chamäleon

HABITAT

Dies ist die einzige Chamäleonart, die nur auf dem indischen Subkontinent zu finden ist.

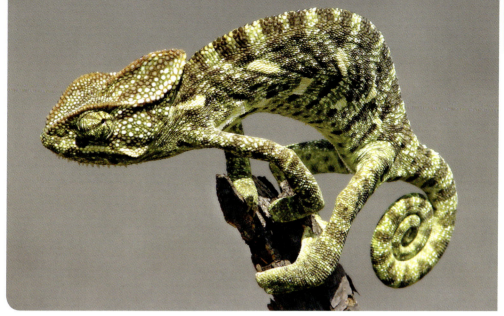

▲ Chamaeleo zeylanicus

ANATOMISCHE EIGENSCHAFTEN

Eine der interessantesten Eigenschaften des indischen Chamäleons ist seine EXTREM LANGE ZUNGE. Diese kann manchmal sogar seine Körperlänge übertreffen. Der Kopf hat einen KNÖCHERNEN HELM, der mit KÄMMEN oder HÖCKERN verziert ist.

EIN FALL VON *CHAMELEO ZEYLANICUS* VON JOANNE GREENLAND

Eine 50-jährige Frau kommt im August 2004 mit Depressionen, nachdem ihr Partner gestorben ist. Er litt jahrelang an einem Lymphom und starb schließlich an Leukämie.
Status:
Frühe Stadien von Arthritis in den Gelenken, besonders der Füße, Taubheit in den Zehen, Steifheit und Schmerzen in den Gelenken.
Analfisteln (derzeit)
Übergewicht: 103-110 kg

WAS STÖRT SIE AM MEISTEN?

Ich verhake mich und komme da nicht raus. Ich rege mich unnötig auf. Ich habe meinen Partner, mit dem ich 19 Jahre zusammen war, an den Krebs verloren. Von den 19 Jahren war er ungefähr zehn Jahre krank. Es war nicht alles schlimm, doch das **Ende war fürchterlich**. Ihm die ganze Zeit im Krankenhaus **beim Leiden zusehen und nichts tun zu können**. Ich war so erleichtert, als es vorbei war und ich **nicht mehr so tun musste**, als ob bei mir alles in Ordnung ist. Ich verließ das Krankenhaus zum letzten Mal und dachte: Gott sei Dank! Dann hielt mich die Beerdigung auf Trab. Wir hatten darüber gesprochen, also wusste ich genau, wie er es wollte, es war ziemlich umfangreich und theatralisch. Das war gut für mich. Dann kamen die Leute nicht mehr. Niemand hat angerufen, und ich **wurde allein gelassen**. Elend, im Bett. Ich **habe mich in der Wärme zusammengerollt**. Ich renne vor meinen Problemen weg. Ich bin stur. Ich gehe ins Bett und bleibe dort tagelang. **Ich falle in Winterstarre** und verstecke mich vor dem Leben. **Unter den Decken vergraben, versteckt**.

CHAMAELEONIDAE CHAMÄLEONS

MUSSTE NICHT MEHR SO TUN, ALS SEI ALLES IN ORDNUNG?

Ich bin gut darin, eine Maske aufzulegen. Ich kann für mein Publikum **meine Farbe wechseln.** Ich gehe raus und scheine glücklich und fröhlich zu sein. **Ich lasse sie denken, dass ich stark bin, klarkomme und alles unter Kontrolle habe.** Darunter herrscht nur Chaos. **Diesen Teil können sie nicht sehen, dieser versteckte Teil ist sehr traurig, verletzlich, einsam und ängstlich.**

(Hier können wir ein spezielles Verhalten beobachten, das ihre Art zu überleben darstellt. Es lautet „die Farbe wechseln". Wir sehen die Tarnung als typische Reptilieneigenschaft an, mit der Umgebung zu verschmelzen, doch Echsen besitzen eine besondere Eigenschaft, „die Farbe zu wechseln", dies ist charakteristisch für ein Chamäleon.)

ERZÄHLEN SIE MIR MEHR

Alleinsein tut mir nicht gut. Ich bin so deprimiert. Ich **verstecke** mich unter meiner Bettdecke. Ich will mich darum nicht kümmern.

ALLEINSEIN TUT MIR NICHT GUT?

Er hat das Beste in mir zum Vorschein gebracht. Ich musste mich vor ihm nicht **verstellen**. Ich konnte ich sein, und er war glücklich damit. Er hat verstanden, was ich schon erreicht habe und was ich mir noch wünsche. Ich teile meine wahren Gedanken nicht gern mit anderen. **Menschen benutzten solche Informationen gegen dich**. Nun habe ich niemanden mehr.

ERZÄHLEN SIE MIR MEHR

Ich wurde aus dem katholischen Internat geworfen, weil ich über den Zaun stieg, nach der Sperrstunde noch draußen war und einen Jungen geküsst habe. Ich habe nichts Schlimmes gemacht. Ich war 17 und mir war langweilig. Die Nonnen hatten es auf mich abgesehen. Sie **verdächtigten** mich, etwas im Schilde zu führen. Sie **behielten mich im Auge**, ich denke, sie waren **eifersüchtig**, weil ich Spaß hatte und sie im Kloster **gefangen** waren.

Ich wurde nach Hause geschickt, und nach ein paar Monaten starb meine Mutter an Nierenversagen. Sie war schon lange Zeit krank. Es hat sich schließlich doch als Segen erwiesen[6]. Es war gut, diese Monate mit ihr zu verbringen, bevor sie starb.

ERZÄHLEN SIE MIR MEHR

Ich habe schon immer Pessimisten **gehasst** und nun werde ich einer. Ich fühle mich mies, bin pessimistisch und einsam.

ERZÄHLEN SIE MIR MEHR

Ich bin **misstrauisch geworden**. Ich sehe an allem das Schlechte. Ich denke, dass die Leute **sich gegen mich verschwören**. Ich habe meine Arbeitsstelle aufgegeben, weil ich das Gefühl hatte, ein gleichgestellter Kollege, der aber dachte, **er wäre mein Vorgesetzter, versuchte immer,**

---

6 (* im Englischen: blessing in **disguise** = ein '*getarnter, verschleierter*' Segen, Anm. d. Ü.)

CHAMAELEONIDAE CHAMÄLEONS

mich herunter zu ziehen. Er hätte andere gegen mich aufgehetzt, weil er eifersüchtig auf meine Fähigkeiten war.

Ich war gut, und das wusste er. Er war dumm, und das wusste er auch. **Er sorgte dafür, dass andere dachten, ich wäre dumm und er wäre gut. Er hat meine guten Ideen als seine eigenen ausgegeben und machte mich vor den anderen klein**.

(Das ist Empfindungsebene C und weist auf das Königreich hin; Tier.
Hier sehen wir die Themen „ich gegen ihn" und „er tut mir das an".)

ICH BIN IN SCHOCKSTARRE VERFALLEN, ICH KONNTE MICH NICHT WEHREN

(„Sie warten auf den richtigen Moment und schlagen unerwartet aus dem Nichts zu.")
Das ist Empfindungsebene C2 und weist auf das Unterkönigreich hin; Reptil. Doch das Gefühl „Schockstarre" ist für Echsen sehr kennzeichnend.)

ERZÄHLEN SIE MIR MEHR

Also bin ich gegangen. Ich hatte genug. Den Verlust meines Partners hatte ich noch nicht überwunden. Ich kam nicht klar damit. **Ich wollte nicht, dass jemand mich so sah. Ich war verletzlich. Weil ich ein unabhängiger, kräftiger Mensch bin, wollte ich nicht, dass jemand sah, dass ich nicht klarkam. Ich hatte nicht gewonnen, und es wurde offensichtlich für andere, dass ich nicht klarkam. Ich war ihnen und ihren Angriffen gegenüber verletzlich.** Bei meinem Spiel gibt es immer **jemanden, der das haben will, was du hast**. Ich dachte, ich gehe besser, solange ich noch meinen Kopf oben trage. Nun habe ich schon über ein Jahr nicht mehr gearbeitet, und denke, ich sollte wieder anfangen, aber ich habe keine Motivation. Wenn ich wieder dahin zurück gehe, wo ich war, wird es eine Pleite. Ein Schritt rückwärts. Es macht mich krank, den **Leuten Gewalt zu zeigen** (sie ist Regisseurin). Ich möchte dem Publikum **lieber Kurzweil, Freude, Farben, viele wechselnde Farben und Glück zeigen**. Ich denke, sie wollen das auch. Menschen haben genug Unglück in ihrem Leben. Wir verlieren unsere Lieben. Der Tod ist belastend. Was ist der Sinn? Schwärze. Niemand ruft zurück. **Es fühlt sich an, als ob ich ein zweites Mal vertrieben und zurückgewiesen worden wäre.**

(Hier sehen wir die Gewalt auf der einen Seite und die Kurzweil, die Freude, Farben, viele wechselnde Farben und Glück auf der anderen Seite.)

SCHWÄRZE?

Keine Farbe. Es existiert einfach. Man kann sich **nirgends verstecken.** Es ist immer das Gleiche. Keine Veränderung. Es ist fürchterlich, deprimierend.
(„Keine Farbe", das ist sehr interessant, da Chamäleons bunt gefärbt sind. Vorher hat sie das Gegenteil gesagt; dass sie Filme machen möchte, mit vielen Farben, vielen wechselnden Farben.
„Es ist schwarz", „keine Farbe" und „man kann sich nicht verstecken". Verstecken ist für Reptilien sehr wichtig, da sie sich selber als benachteiligt wahrnehmen, schwach und kraftlos. Ihre erste Verteidigung ist daher das Verstecken.)

CHAMAELEONIDAE CHAMÄLEONS

DIE ANALFISTEL?

Es tut weh, wenn ich Stuhlgang habe, gerade wenn es losgeht. Es fühlt sich **verdreht und gequetscht** an. **Der Schmerz schießt diagonal vom Anus nach oben. Es geht sehr schnell, plötzlich und stechend. Wie Nadelstechen.** Ich kann mich nicht bewegen. Es ist sehr schmerzhaft.

ERZÄHLEN SIE MIR MEHR ÜBER DIESEN SCHMERZ

Da gibt es nicht viel mehr. Er ist stechend. Es passiert schnell. Du weißt, dass es passieren wird, denn du bist zum Klo gegangen und musst …; aber du wartest angespannt, dann fängt es an, **wumm, da hat es dich. Ein stechender, bohrender Schmerz.**
 („Schnell, plötzlich und stechend" „Wumm, da hat es dich", „Stechend, bohrend."
 „Gequetscht" bedeutet „etwas zusammendrücken". Auf der Empfindungsebene C3: kennzeichnend für Echsen.)

WAS STÖRT SIE AM MEISTEN DARAN?

Der Schmerz. **Du konzentrierst dich auf etwas, bei dem du nicht gewinnen kannst.**

ERZÄHLEN SIE MIR VOM TOD

Alle Hoffnung verlässt Dich. Die Unschuld in Bezug auf die Sterblichkeit geht verloren. Der Tod ist ein pragmatischer/realistischer Teil des Lebens. Aber er nimmt dem Leben die Freude. Du fragst dich: **„Wie kann ich überleben?"**

FREUDE?

Die Fähigkeit, sich mit Leichtigkeit jeglichen Umständen, jeglicher Umgebung anzupassen.

UND WAS IST DAS ERGEBNIS DAVON?

Schutz, Sicherheit, Glück, Frieden.

ERZÄHLEN SIE MIR MEHR

Ich möchte nicht abgelehnt werden. Ich habe meinem Kollegen das Leben zur Hölle gemacht, weil ich nicht rausgeschmissen werden wollte. Es ist eine Last, ehrgeizig zu sein. Es bedeutet, du bist nicht wie die anderen. Wenn ich wäre wie die anderen, wäre es einfach. Stattdessen muss ich wissen, was sie wollen, dann **ändere ich meine Erscheinung, um das zu bekommen, was ich will. Ich beobachte, plane, und dann, mit einem Fingerschnippen, mache ich mich zu dem, was nötig ist.** Ich bin streng mir selbst gegenüber. Ich bin niemals zufrieden. Ich will immer noch mehr. **Ich muss größer sein als sie. Ich muss besser sein als sie.** Ich kann mich nicht zufriedengeben. Ich muss **besser sein als sie**. Sehen Sie mich an, sehen Sie mich an. **Ich kann mich ändern und mich ihren Bedürfnissen anpassen.**

CHAMAELEONIDAE CHAMÄLEONS

EHRGEIZ?

Ich kann dem nicht entkommen. Aber die anderen bedrohen dich. Sie wollen dich kleinkriegen. Sie **starren** dir gradewegs **ins Gesicht** und sagen: „Wag es ja nicht!"

(Um also zu überleben, um zu zeigen, dass sie stärker, größer und besser als die anderen ist, die sie kleinmachen und herabsetzen und versuchen, ihr überlegen zu sein, muss sie ihre Erscheinung ändern. Sie wechselt ihre Farben. Es ist sehr plötzlich, „mit einem Fingerschnipsen kann ich mich ändern".)

TRÄUME?

Letztens habe ich von sechs Helikoptern geträumt, die in einer Formation über mir flogen. Ich war einer der Piloten. Ein Helikopterpilot hat mir zugewinkt und stürzte dann ab. Er war abgelenkt; **ich habe ihn nicht gedeckt. Ich habe nicht für ihn gelogen**. Ich wollte weder ihm noch seiner Familie mit diesem **Betrug** helfen.

GEFÜHL IN DIESEM TRAUM?

Ich war besser als er. Ich ließ nicht zu, dass er mich zu Fall brachte.

TRAUM NUMMER ZWEI

Ich war panisch. **Ich musste schneller gehen. Ich musste da raus. Ich wurde verfolgt und ich musste mich in Sicherheit bringen.** Mir wurde Zeit gegeben. Diese Leute hielten mich zurück. Ich schrie. Sie wollten nicht, dass ich mich ändere. Ich hatte Angst davor, zu **verschwinden**. Man würde mich **nicht sehen**. Man würde mich **nicht hören**. Ich wäre vollständig **unsichtbar**.

GEFÜHL IN DIESEM TRAUM?

Angst. Ich wusste, ich musste da raus. Es war eine Sache des **Überlebens**.

FETTSUCHT?

Ich kann es nicht wirklich sehen, obwohl ich weiß, dass es da ist. Ich esse richtig, ich treibe Sport. Andere Leute sehen mich als fett.

ERZÄHLEN SIE MIR MEHR

Fette Leute sind faul. Ich denke das und gebe mein Urteil ab über Leute, die nicht so groß sind wie ich. Mein Vater hat gesagt, ich bin faul, aber das bin ich nicht. **Fett ist nicht geschmeidig. Lose Haut**. Es sieht aus, als würde **die komplette Haut abgehen** und ein normaler Mensch ist darunter. **Fett zu sein ist nicht geschmeidig, nicht chic, nicht sexy.**

CHAMAELEONIDAE CHAMÄLEONS

GESCHMEIDIG, CHIC UND SEXY?

So fühle ich mich, wenn ich eine Taille habe. Ich grinse innerlich, das kann niemand sehen. Ich fühle mich lebendig. Du setzt ein Gesicht auf für andere und fühlst dich gut. Das wahre Ich ist in deinem Herzen und deinem Gehirn.

ERZÄHLEN SIE MIR MEHR

So wollen die Leute dich haben. Es ist dein akzeptables Gesicht. Das Gesicht, das die **Erniedrigungen und das Hinterhältige** der anderen ausbremst.

ERZÄHLEN SIE MIR MEHR

Du fühlst dich klar im Kopf. Du kannst deine Gedanken sortieren. Du hast ein äußeres Gesicht. Du fühlst dich 100 % am Leben.

ERZÄHLEN SIE MIR MEHR

Du verhältst dich, wie andere das erwarten. **Du bist jeweils ein unterschiedlicher Mensch für unterschiedliche Leute**. Du zeigst deinen Freunden ein Gesicht, deiner Familie ein anderes, und Fremden wieder ein anderes. Das alles bin ich, doch die eine Gruppe weiß nicht, welches Gesicht ich der anderen Gruppe zeige. Das ist nicht mein wahres Selbst. Keines von diesen Gesichtern ist das. Alle sind **Verkleidungen**.

ERZÄHLEN SIE MIR MEHR

Ich verändere für unterschiedliche Leute die Art, wie ich spreche, die Art, wie ich rede, und die Art, wie ich laufe.
   Ich bin wie ein Chamäleon. Ich kann in einem Zimmer sein, und wenn ich durch die Tür in ein anderes Zimmer gehe, verändere ich mich so schnell, wie wenn man mit dem Finger schnipst. Ich kann meinen Akzent verändern, mein Aussehen, alles. Sie wüssten nicht, dass ich dort war, wenn Sie mich zuvor in dem anderen Zimmer gesehen hätten. Ich bin absolut anders.
   (Sie spricht von der Quelle. Das Bedürfnis, sich schnell zu verändern, ist ein wesentliches Thema der Echsen.)

WIRKUNG?

Ich habe eine **Tarnung** für jede Gelegenheit.

WIRKUNG?

Ich fühle mich mächtiger, habe die Kontrolle, bin weniger **verletzlich**.

ERZÄHLEN SIE MIR MEHR

Ich habe es perfektioniert. Ich verändere wirklich meinen Gang, meine Sprache, meinen Akzent, alles.

CHAMAELEONIDAE CHAMÄLEONS

ERZÄHLEN SIE MIR MEHR

Ich mache es, um in unterschiedliche Gruppen hineinzupassen. Nun geschieht es automatisch. Ich brauche noch nicht einmal darüber nachzudenken.

HINEINPASSEN?

Ich fühle mich sicher, wenn ich hineinpasse. Wenn ich Teil einer Gruppe bin, bin ich sicherer. Deswegen trage ich mehr Gewicht mit mir herum. So erscheine ich männlicher. **Männer sind mächtiger als wir. Ich arbeite in einer Männerwelt, und ich muss in der Lage sein, mit ihnen Schritt zu halten**. Du wirst nach deiner äußeren Erscheinung beurteilt. Du wirst nach deinem Aussehen beurteilt.

(Das Bedürfnis hineinzupassen erwächst aus einem inneren Gefühl, machtlos zu sein, „dass Männer mächtiger sind als wir und ich in der Lage sein muss, mit ihnen Schritt zu halten". Dies ist ein wichtiges Überlebensthema, und einen Angriff nimmt sie wahr als plötzlich, etwas, das aus dem Nichts kommt (Reptil). Daher legt sie eine Verkleidung an, wird jedes Mal zu einer vollständig anderen Person, verändert ihre Erscheinung und ihre Tarnung. Mit Tarnung meint sie auch „die Farben wechseln" (Chamäleon), und sie macht das „ganz plötzlich, schnell, mit einem Fingerschnippen" (Echsenthema).)

ERZÄHLEN SIE MIR ETWAS ÜBER „HINEINPASSEN"?

So wie das Chamäleon. Damit es in Sicherheit ist, kann es sofort seine Farbe wechseln und sich der Umgebung anpassen. Das mache ich auch. Ich verändere meine äußere Erscheinung dem entsprechend, was benötigt wird. Das habe ich schon immer gemacht. Ich bin mir dessen jetzt nicht einmal mehr bewusst, es geschieht einfach.

ERZÄHLEN SIE MIR ETWAS ÜBER CHAMÄLEONS

Ich liebe sie. Ich habe eins.

SIE HABEN EINS?

Ich habe ein paar, keine echten. **Kleine Verzierungen.** Sie faszinieren mich. Mir gefällt die Art, wie sie sich einfach anpassen. Sie können sich so verändern, dass sie sich einfach einfügen. Man **weiß gar nicht, dass sie da sind**.
Verschreibung: *Chamaeleo zeylanicus C*200

FOLLOW-UP IM SEPTEMBER 2004 (EINEN MONAT SPÄTER)

Ich habe nicht mehr das Bedürfnis wegzulaufen. Meine Eingeweide bereiten mir keine Probleme. Ich habe keine Schmerzen und keine Schwierigkeiten beim Stuhlgang. Ich hatte eine Koloskopie und alles war in Ordnung. Meine Hämorrhoiden sind wieder normal. Ich bin motivierter, gehe ins Fitness-Studio, treibe Sport und walke jeden Tag. Ich habe 3 kg abgenommen.

Ich habe das Gefühl, ich möchte alles aufräumen. All dieser überflüssige Müll. Ich habe jetzt das Gefühl, ich bin von der Vergangenheit geschieden und kann neu anfangen.

CHAMAELEONIDAE CHAMÄLEONS

IM BETT BLEIBEN?

Nein, seit ich bei Ihnen war, bin ich nicht mehr im Bett geblieben. Ich bin wirklich motiviert und es verändert sich wirklich etwas. Es geht mir deutlich besser.
    Keine Mittelgabe.

ZWEITES FOLLOW-UP IM NOVEMBER 2004 (DREI MONATE NACH DEM ERSTEN TERMIN)

Ich habe die Sachen meines Partners ausgeräumt. Sein Werkzeug und seine Kleidung usw. habe ich weggegeben. Ich habe ein paar Sachen behalten, aber ich hatte **das Bedürfnis, mich weiterzuentwickeln** und das ganze Zeug loszuwerden.
    Ich habe jetzt 5 kg abgenommen, jetzt geht es langsamer. Ich walke nicht mehr so viel und treibe auch nicht mehr so viel Sport. Ich bin nicht mehr den ganzen Tag im Bett liegen geblieben, aber meine Motivation ist nicht mehr so gut.
    Ich habe aufgehört, in die Kirche zu gehen. Ich bin es leid, mir Predigten anzuhören. Ich brauche keine wissenschaftliche Arbeit darüber. Ich glaube nicht, dass das, was sie sagen, wahr ist. Sie wollen einem auf die **krumme** Tour das Geld aus der Tasche ziehen. Es stört mich nicht, Geld zu geben, aber **Schwindeleien** mag ich nicht.
    Ich hatte das Gefühl, als würde man mich nicht als Individuum betrachten. Ich habe daran gearbeitet, aber jetzt bin ich darüber hinweg. Es lenkt mich völlig vom Schreiben ab.

ABLENKUNG?

Ich **verstecke** mich vor dem, was ich wirklich tun will. Ich habe genug. Ich bin aus den falschen Gründen dort. Ich bin so gut. Sie brauchen mich. Ich bin so charismatisch. Ich kann **aufs Stichwort loslegen**. Ich kann Menschen dazu bringen, alles zu tun, was ich möchte. Ich kann Menschen bezaubern. Ich kann sie dazu bringen, **mich in einem anderen Licht zu sehen**.
    Ich kann es nach Bedarf an- und abschalten. Während ich durch die Tür gehe, verändere **ich mich**.
    Ich habe das Gefühl, ich habe einen Rückfall. Ich habe mich ein wenig **zurückgezogen**. Ich neige dazu, mich wieder im Bett zu verkriechen. Meine Eingeweide sind wieder durcheinander. Ich habe diesen Job nur gemacht, um ihnen zu helfen, aber ich **habe das Gefühl, dass sie mich benutzt haben**.
Verschreibung: *Chamaeleo zeylanicus* C200

FOLLOW-UP IM MAI 2005 (NEUN MONATE NACH DER ERSTEN GABE DER C200 UND SECHS MONATE NACH DER ZWEITEN GABE)

Die Fistel ist wieder aufgetreten. Es ging mir 110 % besser. In den letzten Wochen nicht ganz so gut. Ich habe mein Leben unter Kontrolle. Kein Bedürfnis, ins Bett zurückzugehen. Ich schreibe jeden Tag. Ich möchte aber nicht weiter abrutschen, deswegen bin ich hergekommen.

CHAMAELEONIDAE CHAMÄLEONS

TRAUM

Ich habe einen Mann kennengelernt. (Sie nennt einen bekannten Hollywood-Star, wir nennen ihn B., um seine Privatsphäre zu schützen.) Wir waren auf einem jüdischen Fest. Er mochte mich. Ich sah fett aus. Wir waren in einer Synagoge. Ein anderer Mann ließ eine Bombe explodieren. Ich **habe B. gepackt**. Ich dachte: Will ich mich retten, oder will ich B. retten? Versuche ich hier, die Heldin zu sein? Möchte ich, dass B. mich als Heldin sieht, damit er nicht denkt, dass ich fett bin und mit mir zusammen sein möchte?

(Hier sehen wir wieder ihr Bedürfnis, als jemand anderer gesehen zu werden, jemand, der sie nicht ist.)

Verschreibung: *Chamaeleo zeylanicus* C200

FOLLOW-UP IM FEBRUAR 2006 (ANDERTHALB JAHRE NACH DER ERSTEN GABE DER C200)

Es geht mir gut. Diese ganze schreckliche Zeit, als mein Partner starb – jetzt erinnere ich mich nur noch an das Ende. Ich danke Gott, dass es vorbei ist. Das Hochgefühl, dass alles vorbei ist. Ich habe mich an jede einzelne Minute dieser letzten Tage erinnert. Ich konnte mir sagen, es ist jetzt zehn Uhr morgens: An dem Tag bevor er starb, habe ich mich so und so gefühlt, usw … Daran kann ich mich jetzt nicht mehr erinnern. Wenn ich intensiv nachdenke, könnte ich die Antwort finden, aber das tue ich nicht. Ich denke über das neue Leben nach, über mein neues Ich, das positive Leben, das ich jetzt führen kann. Ich bin nun in der Lage, im Hier und Jetzt zu leben. Ich kann alles erledigen, was ich erledigen will. Ich habe ein neues Mantra: **Mit dir oder ohne dich kann ich glücklich sein**.

(Ihre Bedürftigkeit und ihre Abhängigkeit von anderen sind weniger ausgeprägt.)

Ich bin konzentriert, aber nicht rücksichtslos. **Ich habe verstanden, dass wir uns alle auf einer Reise befinden und dass ich Fähigkeiten in einigen Bereichen besitze, andere aber Fähigkeiten besitzen, die ich nicht habe**. Aufgrund dieser Erkenntnis komme ich besser mit anderen Leuten klar. Wenn irgendetwas nicht so gemacht wird, wie ich es will, in meinem Tempo, dann bin ich in der Lage, einen Schritt zurückzutreten und die Sache neu zu bewerten. Dazu war ich überhaupt nicht in der Lage, bevor ich hier bei Ihnen war. Ich bin wirklich glücklich. Ich habe 10 kg abgenommen, seit ich das erste Mal hier war. Ich bin jetzt glücklich mit meinem Gewicht. Ich muss nicht noch mehr abnehmen. Ich kann dieses Gewicht leicht halten. Ich bin gewalkt und habe Sport getrieben. Vielleicht nicht so viel wie vorher, aber jetzt bin ich mit mir und meinem Leben im Gleichgewicht. Ich habe viel geschrieben, sehr konzentriert und klar, und in der Zeit bin ich nicht gewalkt oder ins Fitness-Studio gegangen. Jetzt brauche ich ein bisschen von Ihrem Mittel, damit ich wieder loslegen kann. Ich brauche etwas, um in die Gänge zu kommen. Ich habe das Gefühl, als ob mich nichts wirklich berührt. Meiner Meinung nach geht es mir nicht ganz so gut wie vorher.

DIE FISTEL?

Damit habe ich keine Probleme mehr gehabt. Mein Stuhlgang ist perfekt. Die richtige Konsistenz und Farbe und das richtige Gewicht. Ich bin damit sehr glücklich. Es hört sich verrückt an, glücklich über seinen Stuhlgang zu sein, doch es macht mir Freude, dass mein Stuhl so aussieht, wie der Doktor sagt, dass guter Stuhl aussehen sollte.

Es tut mir nichts weh.

CHAMAELEONIDAE CHAMÄLEONS

SCHMERZEN UND WEHWEHCHEN?

Ich habe keine. Ich fühle mich großartig. Ich habe allerdings das Gefühl, als ob es gerade zurückkommt. Ich möchte es erwischen, bevor es noch schlimmer wird.

ERZÄHLEN SIE MIR MEHR

Ich habe das Gefühl, in **Winterstarre** fallen zu wollen, mich wieder im Bett einzurollen. Es ist kein gutes Gefühl, wie 'heute-machen-wir-einen-faulen-Tag'. Es ist eher ein 'ich-will-mich-vor-der-Welt-verstecken'-Gefühl.
Verschreibung: *Chamaeleo zeylanicus* C200
Es geht ihr weiterhin gut.

KOMMENTARE DER AUTORIN: HAUPTTHEMEN DES TIERREICHS

- Ich lasse sie denken, dass ich stark bin, klarkomme und alles unter Kontrolle habe
- Menschen nutzen diese Art von Information gegen dich
- Sie verschwören sich gegen mich
- Er war ranghöher und versuchte, mich zu Fall zu bringen
- Andere gegen mich aufbringen
- Er war eifersüchtig
- Er setzte mich herab

SPEZIFISCHE REPTILIENEIGENSCHAFTEN

- Ich rolle mich im Warmen zusammen
- In Winterstarre fallen
- Sich unter den Decken vergraben, verstecken
- Ich bin gut darin, eine Verkleidung anzulegen
- Der Teil von mir, den sie nicht sehen können, der versteckte Teil, der ist traurig, verletzlich, einsam und ängstlich
- Vortäuschen
- Misstrauisch
- Sie warten auf den richtigen Moment und schlagen dann aus dem Nichts zu, vollkommen unerwartet
- Ich wollte nicht, dass mich jemand so sah
- Ich war verletzlich
- Mein Aussehen verändern
- Deckung, Lügen, Betrug
- Lose Haut, als ob sie abfiele (wie bei einer Häutung)

SPEZIFISCHE ECHSENEIGENSCHAFTEN

- Schnell, plötzlich und stechend
- Auf ein Fingerschnippen hin kann ich mich verändern

CHAMAELEONIDAE CHAMÄLEONS

- Der Drang zu rennen
- Auf das Stichwort hin loslegen
- (zu)packen
- Ich verfiel in Schockstarre, ich konnte mich nicht wehren
  Das Bedürfnis, als jemand anderer wahrgenommen zu werden, als er/sie in Wirklichkeit ist. Als jemand gesehen werden, der stärker, mächtiger und größer ist.

SPEZIFISCH FÜR LEGUANARTIGE (MERKMALE DER UNTERORDNUNG)

- Viele Farben, bunt
- Verzierungen

SPEZIFISCHE MERKMALE DER CHAMÄLEONS

- Ich kann meine Farbe wechseln
- Ich wechsle zu dem, was gerade gebraucht wird
- Für verschiedene Leute immer jemand anders sein

MÖGLICHE AUSDRÜCKE ODER WÖRTER DER QUELLE BEI PATIENTEN

Die Symptome weisen auf die allgemeinen Eigenschaften der Echsen, der Leguanartigen und der Chamäleons hin. Die spezifischen Symptome sind die folgenden:
- Eine extrem lange Zunge
- Knöcherne Helme, Kämme oder Höcker

FURCIFER OUSTALETI [RIESENCHAMÄLEON]

Ordnung: Squamata
Unterordnung: Iguania
Familie: Chamaeleonidae
Gattung: Furcifer
Art: Furcifer oustaleti
Trivialname: Riesenchamäleon

HABITAT

Furcifer oustaleti ist eine sehr GROSSE CHAMÄLEON-ART in Madagaskar.

CHAMAELEONIDAE CHAMÄLEONS

ANATOMISCHE EIGENSCHAFTEN

Furcifer oustaleti wird bis zu 50-60 cm groß. Die Farbe ist hauptsächlich MATT, mit gelben, roten oder grünlichen Flecken. Wenn das Tier sich im Blattwerk aufhält, hat es manchmal einen weißen Streifen an jeder Seite. Wird es gestört, kann ein solches Monster sich IN EINE MISCHUNG VON AUFFALLEND UNTERBROCHENEN MUSTERN VERWANDELN, MAN SIEHT LEUCHTENDES GELB, WEISS- UND SCHWARZTÖNE, DIE FAST WIE EIN PSYCHEDELISCHES POSTER AUSSEHEN. Es hat KEINE HÖRNER, besitzt jedoch einen GROSSEN, FLACHEN HELM über seinem Kopf und Nacken.

MÖGLICHE AUSDRÜCKE BEI PATIENTEN

Beide Arzneimittel zeigen die üblichen Merkmale der Chamäleons. Der einzige Unterschied zwischen *Furcifer oustaleti* und *Chamaeleo zeylanicus* ist die Fähigkeit des ersteren, sich von einer sehr glanzlosen in eine sehr auffallend gefärbte Erscheinung zu verwandeln.

▼ Furcifer oustaleti

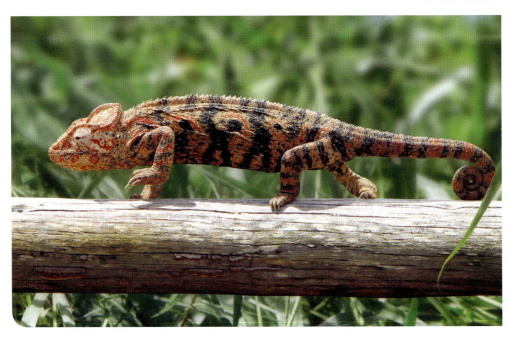

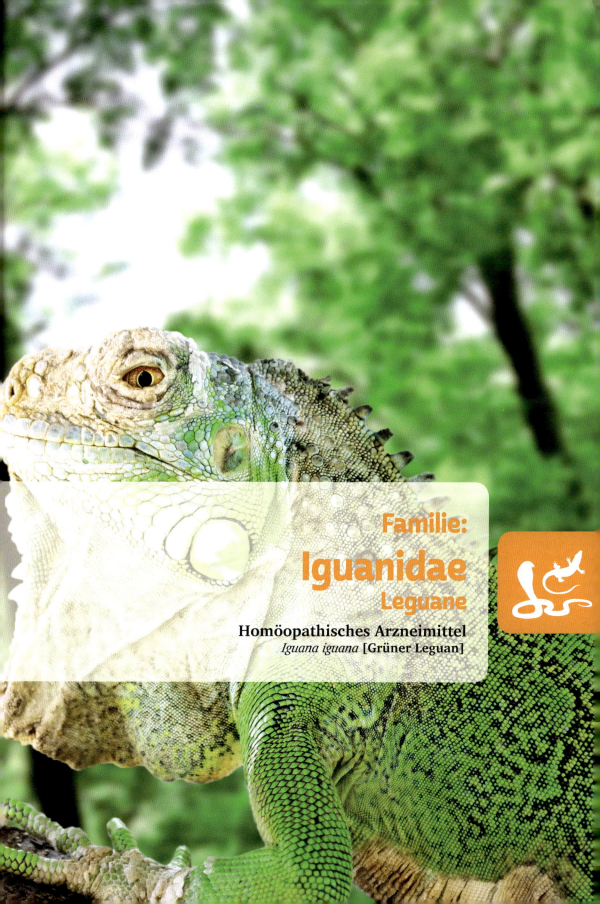

IGUANIDAE LEGUANE

Die Leguanartigen umfassen Echsen mit **gut entwickelten Beinen, beweglichen Augenlidern und Zungen, die kürzer und weniger herausstreckbar** sind als die der Chamäleons, deren lange Zungen besonders auffallen.

IGUANA IGUANA [GRÜNER LEGUAN]

Ordnung: Squamata
Unterordnung: Iguania
Familie: Iguanidae
Gattung: Iguana
Art: Iguana iguana
Trivialname: Grüner Leguan

EINFÜHRUNG

Das Wort „Iguana" ist von „iwana" abgeleitet und bedeutet „Echse" auf Spanisch-Arawak[7], der Sprache der Taino[8] auf den karibischen Inseln.

Die Gattung Iguana enthält zwei Arten: Den grünen Leguan und den *Iguana delicatissima*, der auf den kleinen Antillen[9] lebt.

HABITAT

Der *Iguana iguana* oder grüne Leguan ist eine GROSSE, AUF BÄUMEN LEBENDE Art in Mittel- und Südamerika. In Mittelamerika wird häufig das Fleisch des Leguans gegessen. Man nennt ihn auch „Bambushühnchen", oder „Huhn aus den Bäumen".

ANATOMISCHE EIGENSCHAFTEN

Der grüne Leguan hat eine EXOTISCHES ERSCHEINUNGSBILD MIT SCHÖNER FÄRBUNG, STATTLICHER GRÖSSE UND EINEM UNGEWÖHNLICHEN, DINOSAURIERÄHNLICHEN AUSSEHEN. Er wird vom Kopf bis zum Schwanz circa 1,5 m lang. Einige Exemplare sind auch mehr als 2 m lang und können bis zu 5 kg wiegen. Ein außergewöhnliches Exemplar kann bis zu 10 kg wiegen. Normalerweise sind die Tiere grau oder grün, obwohl einige Populationen auch orange sein können.

Die FARBE EINES LEGUANS KANN VARIIEREN UND IST ABHÄNGIG VON SEINER STIMMUNG, TEMPERATUR, GESUNDHEIT ODER SEINEM SOZIALEM STATUS. Hier ähnelt er dem Chamäleon. Die Farbwechsel helfen auch bei der Thermoregulation. Am Morgen, wenn die Körpertemperatur niedrig ist, ist die Hautfarbe dunkler und hilft der Echse, Sonnenwärme zu absorbieren. Wird es heißer und brennt die Sonne von oben nieder, wird die Haut der Tiere heller oder blasser, die Sonnenstrahlen können so besser reflektiert werden und die aufgenommene

---

7   Arawak: Indios, die früher überall in den Antillen und jetzt im Nordosten von Südamerika leben.
8   Taino: Ein ausgestorbener Indio-Stamm der Arawak-Indios, der auf karibischen Inseln gelebt hat.
9   Antillen: Eine Inselkette der Westindischen Inseln. Dazu gehören auch Kuba, Jamaica und Puerto Rico.

IGUANIDAE LEGUANE

Hitze wird minimiert. Aktive, dominante Leguane haben für gewöhnlich eine dunklere Farbe als rangniedrigere Leguane, die im selben Umfeld leben. Sechs bis acht Wochen vor und auch während der Balz zeigen die Männchen ein leuchtendes Orange oder eine goldene Färbung.

Die Leguane haben kräftige Beine und einen LANGEN, SCHARFEN, PEITSCHENÄHNLICHEN SCHWANZ. Die Fähigkeit zur **Autotomie** ist vorhanden. Entlang ihres Rückens besitzen sie einen KAMM ZAHNÄHNLICHER SCHUPPEN. Erwachsene Tiere haben eine fleischige, pendelnde WAMME unter ihrer Kehle, die bei Männchen recht groß ist. Diese fleischige Struktur dient zum einen der Selbstverteidigung und spielt eine Rolle bei der Balz, zum anderen unterstützt sie auch bei der Hitzeabsorption und –verteilung. Die STÄMMIGE Gestalt lässt die Leguane unbeholfen erscheinen, doch sind sie (verglichen mit Chamäleons) AN LAND SCHNELL UND WENDIG. Sie besitzen STARKE KIEFER und RASIERMESSERSCHARFE ZÄHNE. Die Leguane haben ein drittes Auge, das „Scheitelauge" (siehe Seite 265 und 871).

ERNÄHRUNGSVERHALTEN

Jungtiere haben einen umfassenderen Speiseplan als Alttiere. Sie fressen sowohl Insekten als auch Früchte, Blumen und Blätter, da ihr Proteinbedarf aufgrund des raschen Wachstums sehr hoch ist. Ältere Tiere, die ihre Maximalgröße fast erreicht haben, fressen Blätter mit niedrigem Phosphor- und hohem Kalziumgehalt, um ausreichend Nährstoffe zu erhalten.

CHARAKTERISTIKA DER PAARUNG

Das KOPFNICKEN dient dem grünen Leguan sowohl dazu, einen möglichen Partner zu umwerben, als auch als Mittel vielfältiger sozialer Interaktion. Die Heftigkeit und die jeweilige Anzahl des Kopfnickens hat für die anderen Leguane eine bestimmte Bedeutung.

Abgesehen vom Kopfnicken sind die langen, aufrecht stehenden Stacheln und die ausgebreitete Wamme, die den Kopf größer erscheinen lässt, weitere Besonderheiten, die Weibchen anlocken sollen. RAMPONIERTE UND ANGEKAUTE Stacheln deuten auf ein Männchen mit einer **niedrigen Stellung in der Paarungshierarchie** hin.

Erwachsene Männchen sind sehr revierbewusst. Sie sondern Pheromone ab und hinterlassen ihren Duft auf den Weibchen oder an Ästen. Zur Paarung nähert sich das Männchen dem Weibchen und besteigt sie. Um sie zu fixieren, greift er ihre Schulter mit den Zähnen, wobei er ihr manchmal Verletzungen zufügt. Die Paarung dauert mehrere Minuten. Weibliche Leguane können das männliche Sperma über mehrere Jahre einlagern, somit können die Eier auch zu einem sehr viel späteren Zeitpunkt befruchtet werden.

KENNZEICHNENDES VERHALTEN

Grüne Leguane sind **tagaktive Baumbewohner**, DIE OFT IN DER NÄHE VON GEWÄSSERN LEBEN. Sie sind ektotherm und **baden** in der Sonne, um Wärme aufzunehmen. NORMALERWEISE LEBEN SIE ALLEIN, DOCH MANCHMAL KANN MAN SIE AUCH IN GRUPPEN an bevorzugten sonnigen Plätzen FINDEN. In der Wildbahn werden die meisten Streitereien über Sonnenbadeplätze ausgefochten. Die meiste Zeit verbringen sie im Kronenschluss der Wälder ungefähr 12-15 m über dem Grund. Zu unregelmäßigen Zeiten klettern sie herunter, um sich zu paaren, Eier zu legen oder den Baum zu wechseln.

Grüne Leguane sind GESCHICKTE KLETTERER. Ihre langen Beine und langen Krallen sind für das **Klettern** besonders gut entwickelt. Sie sind sehr ROBUST – sie können aus einer Höhe von

IGUANIDAE LEGUANE

15 m herabfallen, ohne sich zu verletzen! Das liegt daran, dass sie die Krallen ihrer Hinterfüße dazu nutzen, Blätter, Zweige und alles andere, was ihnen auf dem Weg nach unten begegnet, mit einer GREIFENDEN Bewegung festzuhalten, um den Fall zu bremsen. Sie sind aber auch ROBUST GENUG, UM AUF DEM HARTEN BODEN ZU LANDEN.

Sie haben einen GUTEN GERUCHS- UND HÖRSINN. Ihre AUSGEZEICHNETE SEHFÄHIGKEIT erlaubt es ihnen, FORMEN UND BEWEGUNGEN ÜBER LANGE ENTFERNUNGEN WAHRZUNEHMEN.

Bei kaltem, nassem Wetter bevorzugen es die grünen Leguane, am Boden zu bleiben, da es dort wärmer ist. Sie sind EXZELLENTE SCHWIMMER. Während er schwimmt, bleibt ein Leguan oft UNTERGETAUCHT und lässt seine vier Beine schlaff am Körper hängen, während er sich mit kraftvollen Schlägen des Schwanzes fortbewegt.

Der grüne Leguan kann LEICHT GEZÄHMT werden und braucht keine konstante Überwachung. Daher betrachten ihn viele als das ideale Haustier! Sie sind jedoch NICHT ANHÄNGLICH und man sollte sie nicht als Kuscheltier auswählen. SIE MÖGEN ES NICHT, WENN MAN SIE HOCHHEBT! Manchmal werden sie gegenüber ihrem Besitzer aggressiv. Dies gilt besonders für männliche Leguane und weibliche Halter. Ein sexuell reifes männliches Tier kann einen unprovozierten Angriff auf eine ahnungslose weibliche Halterin ausüben. Entweder ist sie der Privatsphäre des Leguans zu nahe gekommen, oder aber menschliche Duftnoten übermitteln den Chemorezeptoren der Leguane unbekannte Botschaften.

SPEZIFISCHE ANGRIFFS- UND VERTEIDIGUNGSMETHODEN

Der Leguan **erstarrt oder flieht,** wenn er bedroht wird. Normalerweise lebt er in der Nähe eines Flusses und sonnt sich in Bäumen, die über dem Wasser hängen, so kann er einfach von den überhängenden Zweigen in das Wasser TAUCHEN, um feindlichen Raubvögeln oder Säugetieren zu entkommen.

Die kryptische Färbung sorgt in den hohen Bäumen des Waldes, in dem er lebt, für eine vorzügliche **Tarnung**. Da diese Sorte Echsen ihrer grünen Umgebung sehr ähneln, können sie **unbeweglich und daher unbemerkt bleiben,** wenn sie einen Feind sichten. JUNGE LEGUANE TRIFFT MAN HÄUFIG IN KLEINEN GRUPPEN AN, SIE NUTZEN DIE „SELBSTSÜCHTIGE-HERDE-" ODER „MEHR AUGEN SIND BESSER" – STRATEGIE, UM RAUBTIEREN ZU ENTGEHEN.

Wenn der grüne Leguan in die Ecke getrieben wird, breitet er seine WAMME aus und ZEIGT SIE; er VERSTEIFT SICH, BLÄHT seinen Körper auf und NICKT DEM ANGREIFER MIT DEM KOPF ZU. Bleibt die Bedrohung bestehen und er wird gefangen, WINDET er sich UND DREHT SICH UM SICH HERUM und SCHLÄGT oder PEITSCHT mit seinem Schwanz. Er kann auch BEISSEN und seine Krallen zur Verteidigung nutzen. VERLETZTE TIERE KÄMPFEN EHER ALS GESUNDE.

Grüne Leguane werden NORMALERWEISE VON FALKEN gejagt, und diese ANGST VOR FALKEN wird von Menschen ausgenutzt, um sie in freier Wildbahn zu fangen. Das Pfeif- oder Schreigeräusch des Falken lässt den Leguan ERSTARREN, so kann er leichter gefangen werden.

FALL VON *IGUANA IGUANA* VON:
APRIL BOWEN, SAN DIEGO, KALIFORNIEN

Mädchen, 16 Jahre alt.

GESCHICHTE: Das Mädchen hat eine weiße Mutter und einen schwarzen Vater. Die Mutter wurde nach kurzer Bekanntschaft schwanger, die Eltern heirateten schnell. Die Mutter wurde zwei Monate nach der Geburt der Patientin wieder schwanger, daher wurde sie **plötzlich abgestillt**. Sie war schon immer **eifersüchtig** auf ihre jüngere Schwester. Ihre Mutter fühlte sich bei

IGUANIDAE LEGUANE

all dem schuldig, daher bekam das Mädchen immer, was es wollte und durfte schon sehr früh **eigene Entscheidungen treffen.**

Während der Schwangerschaft beauftragte die Mutter einen **Privatdetektiv,** weil sie ihrem Ehemann zunehmend **misstraute.** Sie war sehr zornig, als sie erfuhr, dass sie über alles, was sie sich in ihren wildesten Träumen hätte vorstellen können, hinaus **hintergangen und belogen** worden war (so hatte ihr Mann ihr zum Beispiel nicht erzählt, dass er bereits verheiratet war und sich nie um eine Scheidung gekümmert hatte, so dass ihre Ehe ungültig war). **Er hatte seinen Namen zweimal geändert.** Er hielt sie eine ganze Weile mit immer mehr **Lügengeschichten** bei der Stange. Sie fühlte sich von ihm in hohem Maße **hintergangen und betrogen,** und schließlich verließ sie ihn. Er leistete wenig finanzielle Unterstützung und schenkte seinen Töchtern wenig Aufmerksamkeit.

Als kleines Kind war die Patientin immer sehr **anhänglich und bedürftig,** besonders verlangte sie nach Berührungen. Sie **klammerte sich an ihre Schafsfellwolldecke,** bis sie ein Teenager war, **nuckelte an ihrem Daumen** bis sie zehn Jahre alt war und **trank aus ihrer Babyflasche** noch bis zu ihrem zwölften Lebensjahr. Sie **hasste Schokolade,** und das ist für die meisten Kinder ungewöhnlich. **Sie hatte eine starke Abneigung dagegen, neue Orte zu besuchen und wollte lieber mit ihrer Mutter daheimbleiben.** Sie wollte noch nicht einmal bei anderen Kindern im Haus spielen, in Vergnügungsparks gehen oder andere Dinge unternehmen. Sie weigerte sich, irgendetwas Neues auszuprobieren. Da sie die Schule nicht regelmäßig besuchte, hatte sie große **Lernschwierigkeiten** und kam beim Lesen kaum über die Lesefähigkeiten der dritten Klasse hinaus. Selbst einfache Rechenübungen fielen ihr schwer.

Sie hatte eine merkwürdige Angewohnheit, bis sie ein Teenager war: **Sie rannte auf allen Vieren (Füße und Hände, nicht die Knie) sehr schnell und sehr anmutig. Sie konnte sehr schnell und behände sein und auch mühelos Hindernisse überwinden. Sie bewegte sich sehr geschmeidig, nicht unbeholfen oder trampelig.** Die Leute sagten oft, sie erinnere sie an einen Geparden. Manchmal war das die einzige Art, wie sie sich fortbewegte.

ERSTES GESPRÄCH: 24. AUGUST 2007 (KG = KÖRPERGESTE)

BEOBACHTUNG

Sehr attraktiv, Mischlingsmädchen, 16 Jahre alt, sie trägt ein schwarzes T-Shirt mit einem weißen Schädel darauf. Viel Akne, auf der Stirn und den Wangen. Sie ist nicht gerne hier, ihre Großmutter hat darauf bestanden. **Sie ist sehr lebhaft, redselig, witzig und lacht schnell.** Ihre Eltern sind geschieden und ihr Vater lebt weit entfernt in einem anderen Staat. In den letzten fünf Jahren hat sie ihn nur selten gesehen.

H: Was stört Dich am meisten?
P: Mein Vater, **ich möchte von ihm loskommen und von dem, was er mir angetan hat.**
Dies ist der erste Hinweis auf das Königreich – Tier. Auch kennen wir aus der Geschichte der Mutter die dahinterliegende Geschichte von Betrug, Lügen, Fantastereien, Namensänderungen, Misstrauen und Eifersucht.
Meine Mutter hat mir ein Flugticket gekauft, ich sollte hinfliegen und ihn treffen. Einen Tag, bevor es losgehen sollte, rief er an und sagte, er könne nicht. Er sagte, er könne sich nicht leisten, mir etwas zu essen zu kaufen, könne sich auf der Arbeit keinen Urlaub nehmen und habe nicht wirklich einen Platz für mich.

IGUANIDAE LEGUANE

H: Wie war das für Dich?
P: Ich war stocksauer und traurig und fühlte mich **verraten**. Ich wollte ein Loch in die Wand hauen.
H: Bitte beschreibe „verraten" noch etwas.
P: Wie ... er sagte mir ... er machte mir Hoffnung. **Er hat mich zerquetscht wie eine Milchtüte.** (HG – Faust schlägt in die Handfläche).
H: Was meinst du mit, „hat mich zerquetscht wie eine Milchtüte" (imitiert HG)?
P: Wissen Sie, wenn eine Milchtüte leer ist, dann ist da nichts drin, das die Seiten aufrechthält. Die Tüte **geht dann sehr schnell kaputt**. **Er macht mich nieder**; erst macht er mir Hoffnungen. Ich war wirklich wütend. Es war, als **würde er sein wahres Gesicht zeigen**.
Zerquetscht mich, macht mich kaputt – Hinweise auf das Tierreich.
Dann sagt sie, „er zeigt sein wahres Gesicht" – der erste Hinweis auf ein Reptil – eine Echse.
H: Er **zeigt sein wahres Gesicht?**
P: Er zeigt sich gegenüber jedermann als netter Mensch, er tut so, als ob er sich kümmert, besonders um die Kinder, aber das tut er nicht. Jetzt sehe ich sein wahres Gesicht, wie er wirklich ist.
H: Wie war diese Erfahrung für Dich?
P: Alles **ging irgendwie unter** (HG – runter und nach außen), meine Welt ging irgendwie unter. Es geht unter – es nichts mehr da, das dich glücklich macht. Du bist völlig unmotiviert, noch irgendetwas zu tun. **Ich konnte mich kaum bewegen.**
Das Gefühl „konnte mich kaum bewegen" ist kennzeichnend für Echsen. Sie versetzen ihre Beute in Schockstarre, bevor sie sie fressen. Ihre erste Reaktion darauf, das wahre Gesicht ihres Vaters zu sehen, bestand darin, dass sie sich kaum bewegen konnte.
Spontan, sehr emotional, brach es aus ihr heraus:
„Er hat mir das Herz gebrochen! Er hat mir (HG – gebeugter Arm, Fäuste geballt, schlägt mit dem Ellenbogen vehement nach unten) das Herz GEBROCHEN!! Er ... **hat es mir aus der Brust gerissen** (HG – in Richtung Brust, heftig, die Bewegung vollführt das Herausreißen), und hat es überall verschmiert (HG – zeigt eine schmierende Bewegung)!"
Herausreißen – sie sagt es, begleitet von einer auffälligen Geste. Dies ist ein deutlicher Hinweis auf die Quelle.
H: Beschreibe es noch weiter, bitte.
P: **Er hat es herausgerissen** (HG – aus der Brust reißen), **genau so als ob er es physisch rausgerissen hätte!** Mir wurde noch nie zuvor das Herz gebrochen. Ich mochte ihn wirklich. Nachdem er angerufen hatte, **konnte ich mich kaum bewegen. Ich war schwach und wollte nicht, dass mich jemand so sah.**
H: Was bedeutet „schwach"?
P: Nicht stark. Das Gegenteil von stark. Ich war mental schwach. Eine Zeit lang ist man gegenüber allem um einen herum sehr empfindlich. Ich war sehr **lichtempfindlich. Ich wollte im Dunkeln sein**. Einige Monate lang konnte ich **auch keine Leute um mich herum ertragen**. Ich kam nur selten aus meinem Zimmer im Keller. **Ich wollte alleine sein, im Dunkeln, in meiner Höhle**. Danach hatte ich eine sehr lange unsoziale Phase. Ich war sehr ernst und wollte nicht lachen. **Die Anwesenheit anderer Leute, ihre Energie, ihre Vibrationen drangen in meine Blase ein** (HG – ( ) die Klammern zeigen, wie die Handgeste aussah – sie zeigte mit dieser Geste einen Raum um sich herum).
H: Blase?

IGUANIDAE LEGUANE

P: Wissen Sie, der **eigene Bereich. Es ist einfach wie ein allgemeiner Bereich**, ungefähr einen halben Meter um mich herum. Wenn Leute mir oder meiner Blase zu nahe kommen … ich will es nicht Klaustrophobie nennen. Es ist nicht so, als hätte ich Angst vor ihnen, aber ich möchte sie nicht in meiner Blase haben.

H: Was ist die wichtigste Auswirkung, die all dies auf Dich hat?

P: Wenn meine Hündin sterben würde, würde ich sie sehr vermissen. Ich würde meine Hündin mehr vermissen als meinen Vater. Er ist nichts für mich. Also vermisse ich eigentlich nichts. Nach einer Weile spürst du einfach nichts mehr. Wenn ich ihn in einem Supermarkt sehen würde, würde ich ihn nicht ansprechen, noch nicht einmal Hallo sagen. Ich würde an ihm vorüberlaufen, als wäre er ein Niemand.

H: Was ist das für eine Erfahrung, wenn Dir das Herz herausgerissen wird?

P: Es tut weh. Es ist, als würde **dein „geistiges" Herz herausgerissen**; dein Geist, dein Zen, wird richtig traurig, als wäre eine Sicherung durchgebrannt. Es ist wie … **flicke dich wieder zusammen** (HG – die Hände kommen an der Spitze zusammen, die Finger bewegen sich sehr schnell).
Ich setze das „Abschneiden der Gefühle" zu ihrem Vater gleich mit dem „Verlieren des Schwanzes" bei der Echse, die ums Überleben kämpft. Beides sind Verteidigungsmaßnahmen. Ich habe außerdem bemerkt, dass sie, immer wenn Emotionen hochkommen, sehr schnell und gewandt das Thema wechselt.

H: Irgendwelche Träume?

P: Ich war in meinem Schlafzimmer im Keller und jemand wollte durch die Tür hereinkommen. Ich **habe mir** meine Machete **geschnappt** (**HG – der Arm ist gebeugt und in der Faust hält sie wachsam und wie zur Verteidigung ein imaginäres Messer**) und mich hinter meinem Bett versteckt, dann bin ich nach oben **gerannt** und über Möbel **gesprungen**. Aus irgendeinem Grund musste ich noch mal in das Haus zurück, und sie brachten gerade eine Bombe an. Ich war sehr in Eile, ich musste etwas holen, aber ich wusste nicht, was. Ich fühlte mich wie ein **Geheimagent**. Ich hatte nur meine Machete, die ich **herumschwingen** konnte (**HG – schwenkt hin und her**), und ich **rannte** davon.
Ich habe ab und zu Träume, wo ich versuche, Dinge zu finden, die niemand sonst finden kann. **Ich bin oft wie ein Spion oder Geheimagent**. In einem Traum habe ich ein Haus ausgeraubt und etwas an der Mikrowelle kaputt gemacht. Das Hauptgefühl war Angst, aber es war auch wichtig, dass **ich nicht erwischt werden wollte**.
Schnappen, verstecken, rennen, springen, beeilen, peitschen.
Diese Wörter scheinen wichtige Wörter der Quelle zu sein.

H: Irgendwelche Ängste?

P: Als Kind hatte ich Angst vor Spinnen. **Ich hatte keine Angst vor Schlangen!** Meine ältere Schwester hatte eine Schlange als Haustier. Ich hatte niemals Angst vor Hunden oder Katzen. Ich habe zwei Ratten.
Ich bin lieber alleine. Ich kann für eine Woche oder mehr ohne Freunde sein.
Die Jungs, mit denen ich mich verabrede, sind nicht so gut. Der letzte war gerade auf Bewährung aus dem Knast gekommen, und er raucht. Der davor war eine Memme. **Er GEHÖRTE mir vollständig!** Er war so eine Memme, so ein Mädchen, fast wie eine Lesbe. **Aber wenn sie mich zum Essen einladen, bin ich ganz AHHH! (KG – schwärmerisch).**
Die Geste signalisierte, dass sie alles für Essen tun würde.

H: Erzähle mir ein bisschen mehr über „gehörte mir vollständig, Memme".

325

IGUANIDAE LEGUANE

P: **Ich habe viel mit ihm gespielt, wie wenn man etwas vor einer Katze herumbaumeln lässt (HG – lässt einen Faden baumeln)**
Zum besseren Verständnis muss ich erwähnen, dass das Tempo der Patientin grundsätzlich ein sehr schnelles war, sie eilte von einem Gedanken zum nächsten. Es war schwer, sie zu bremsen und sie auf irgendetwas festzunageln. Ich hatte den Eindruck, dass ihre Beziehungen nicht auf Liebe und Zuneigung basierten, sondern mehr etwas mit „was springt für mich dabei raus?" zu tun hatten. Sie neckte ihn und spielte mit seiner Zuneigung.

Es war so einfach! Aber dann hat er mich in einen Autounfall verwickelte **brachte mich beinahe um**! Ich fahre gerne **schnell.** Ich glaube, ich habe sein Auto verhext. Bevor wir losfuhren, sagte ich: „Ich hoffe, wir haben keinen Unfall, wegen dieser Kindersicherung kann man die Tür ja gar nicht öffnen!" Als wir dann den Unfall hatten, hatte ich das Gefühl, dass das Auto sich immerzu drehte, und **instinktiv habe ich mich irgendwo festgehalten. Ich klammerte mich (HG) ganz fest an den Griff**. Als wir endlich anhielten, bin ich völlig ausgeflippt. **Ich wollte WEGRENNEN!** Ich war **voller Adrenalin,** ich lief auf meinen Knien, **krabbelte schnell herum**, mir war schwindelig. Ich schrie (HG – beide Arme gebeugt, Fäuste geballt, zeigen nach vorne und schwingen kraftvoll nach unten): „Wir müssen hier weg! Wir müssen hier weg!!". **Mein Instinkt sagte mir, ich müsste so schnell wie möglich weglaufen.** Meine Freunde mussten mich festhalten, sie versuchten, mich zu beruhigen. **Ich wollte unbedingt weglaufen. Es fühlte sich an, als würde ich verrückt werden, als wäre ich auf Speed oder so**.

Greifen, klammern, festhalten, schnell krabbeln, so schnell wie möglich weglaufen, auf Speed – sehr spezifische Wörter der Quelle.

Ich habe seither sehr schlimme Rückenprobleme, weil ich mich so verspannt habe. Ich erlitt ein schlimmes **Schleudertrauma**. Ich kann nicht gut gerade sitzen. Als ich wieder zur Schule ging, konnte ich nur so gehen: SCHRITT–SCHRITT– SCHRITT (KG – zeigt sehr langsame Bewegungen).

Schleudertrauma, kneifen, beißen, sehr wichtige Wörter der Quelle.

Manchmal habe ich Bauchweh, aber dann trinke ich einfach eiskaltes Wasser und es wird besser. Appetit: Mein Magen ist wie ein unendlich großes Loch! Ich kann essen und essen und essen!

INTERESSEN

Ich liebe alle Farben. Ich mag es, wenn Dinge passieren, wenn was los ist. Meine Lieblingsfarbe ist Rot, doch nun mag ich gerade Grün lieber. Gelb, Orange oder Blau mag ich eigentlich nicht. Ich **mag** auch **Weiß und Schwarz gern**. (Sie trägt ein schwarzes T-Shirt mit einem weißen Schädel darauf.)

H: Magst Du irgendwelche Tiere besonders gern?
P: Ich mochte Katzen, doch nun hasse ich sie. Ich bin ein echter Hundemensch. Tiger sind cool. **ICH MAG KEINE VÖGEL!!** (KG – schaudert dramatisch zusammen). Da flippe ich total aus, selbst draußen. Ich weiß nicht, warum. **Ich habe Angst, dass sie herabstürzen und mich angreifen.**

Echsen mag ich wirklich. Mein Vater hatte einen Leguan. Ich kann gut mit Reptilien umgehen. Ein Freund von mir hatte einen richtig coolen Leguan, so groß wie eine Katze. Er nahm ihn an der Leine mit nach draußen und die Leute flippten aus. Eines Tages will ich auch mal einen als Haustier.

IGUANIDAE LEGUANE

H: Was machst Du gern?
P: Ich LIEBE Musik! Alles, was einen **schönen Rhythmus hat, wo man leicht zu tanzen kann. Ich mag Hiphop und Rap,** ich liebe Heavy Metal. Da, wo ein **starker Beat ist und ein Chor.** Ich mag **coole Beats, coole Rhythmen. Die können einen Takt halten, Mann!** (HG – schlägt einen Rhythmus mit ihren Händen). **Ich liebe Rhythmus. Ich mag Musik, bei der ich mit meinem Kopf mitwippen kann** (KG – fängt an, mit ihrem Kopf zu wippen, als ob sie Musik hört). **Ich nicke IMMER mit dem Kopf mit** (KG – noch mehr Kopfnicken). Ich kann gar nicht anders, besonders nicht, wenn ich gute Laune habe, Musik höre und tanze. **Ich LIEBE es zu tanzen!** Ich tanze dann durch das ganze Haus. Ich will keinen Tanzunterricht nehmen, ich **will frei sein**. Ich würde gerne Swing lernen. Das macht bestimmt viel Spaß. **Immer wenn ich Musik höre, tanze ich und nicke mit dem Kopf.**
Wenn ich alles werden könnte, was ich will, würde ich Pilotin werden. **Ich würde so gerne fliegen!** Da ist man **SO frei!** Du **kannst abheben**, du hast **alle Macht.** Irgendwas beim Fliegen zieht mich wirklich an. Das ist wie nach Miami ziehen ... ich weiß nicht warum, ich wollte schon immer in Miami, Florida, leben. Irgendwann werde ich das auch.
H: Was ist so attraktiv an Miami?
P: **Es ist warm und feucht dort, die Tage sind lang.** So ein Wetter liebe ich.
Ich MUSS **in der Sonne sein.** Es gefällt mir nicht, dass hier kaum Sonne ist. **Ich bin nicht dafür gemacht, irgendwo zu leben, wo es kalt und regnerisch ist oder heiß und trocken.** Ich bin noch nie dort gewesen, aber ich habe immer gewusst, dass ich einmal da hinziehen werde. **Ich habe eine gespaltene Persönlichkeit. Ich trete einfach aus mir heraus, um aus meinem Körper heraus zu kommen.**
H: Erzähl mir mehr über das Fliegen.
P: Es ist einfach komplett anders. Du bist immer auf dem Boden. **Als ich ein Kind war, lebte ich immer in den Bäumen, immer den Baum hoch, ich konnte auf alles klettern. Es gefällt mir dort zwischen den Blättern, es ist nett und kühl und schattig, niemand stört dich da. Man fühlt sich wirklich frei und man hat eine gute Sicht auf die Dinge.** Ich bin immer in unseren Olivenbaum geklettert und da stundenlang geblieben.
Fliegen wäre toll, denn du kannst in einer riesigen Eisenröhre abheben. Mein Freund ist zur Luftwaffe gegangen und lernt nun, mit Flugzeugen zu arbeiten und sie zu reparieren, aber ich möchte im Cockpit sitzen. Ich habe ein bisschen Höhenangst. **In einem geschlossenen Käfig zu sein ist für mich besser. Im Käfig des Zippers (ein Fahrgeschäft in einem Vergnügungspark) fühle ich mich sicher, aber im Riesenrad hatte ich Angst, denn es ist offen. Du weißt nie, wann einer von diesen verrückten Vögeln dich angreift** (lacht)!
H: Verrückte Vögel?
P: Wissen Sie, wie in diesem alten Film, „Die Vögel", in dem sie anfingen, alle anzugreifen.
H: Wie geht es in der Schule?
P: Ich gehe in eine alternative Schule. **Da ist alles ganz offen. In der normalen Schule waren alle immer in Gruppen.**
H: Was war das größte Problem für Dich?
P: Es war SO strukturiert. Ich **lasse mich leicht ablenken**. Ich muss immer Centstücke oder irgendetwas haben, das ich anfassen oder ansehen kann. Ich **lasse mich immer von allem möglichen ablenken, z. B. von einem tollen Auto, das vorbeifährt** (KG – dreht den Kopf, als würde sie einem Auto hinterhersehen). „Das ist beeindruckend!" Ich mag Technologie, Computer und Kameras. Geschichte interessiert mich überhaupt nicht. Man redet bloß über irgendeinen Typen, der irgendeinen anderen Typen in der Vergangenheit umgebracht hat.

IGUANIDAE LEGUANE

SPONTAN

ICH HASSE KINDER! Ich hasse Kinder so sehr!! (schaudert). Oh! Halt sie bloß von mir weg!! (HG – schubst die Handflächen vom Körper weg, wie: „bleib weg!") Es ist nicht so, dass sie unausstehlich oder gemein sind oder **dich mit einem Stock schlagen**. Sie machen aber so viel Arbeit!! **Sie klammern sich immer an dich (HG – klammernde Bewegung), halten sich an dir fest**. Ich weiß nicht, was ich mit ihnen tun soll. Sie sind so teuer.

H: Erzähle mir von etwas, das dir ganz viel Stress bereitet hat?

P: Als ich noch keinen Hund hatte. Ein Hund ordnet mein Leben. (HG – Arme gebeugt, Fäuste vor ihrem Körper zusammengedrückt). Es ist schön, sich um etwas zu kümmern. Es ist wie: „Du bist mein Baby!" (HG – wiegt ein Baby) *ohne* das Baby. Einen Hund zu haben brachte mir bei zu teilen. Vorher war ich **ziemlich selbstsüchtig**. **Ich dachte immer darüber nach, was** ich **wollte und niemals über etwas anderes oder jemand anders**. Wenn ich darüber nachdenke, **war ich wirklich gierig, niemals zufrieden mit dem, was ich hatte**. Ich wollte immer noch mehr. **Ich wollte niemals mit irgendjemandem teilen, nie**. Wenn du einen Hund hast, musst du auch über jemand anderen als immer nur über dich selbst nachdenken. Als ich zwölf war, waren wir gerade auf ein Zwanzig-Hektar-Grundstück gezogen und fanden heraus, dass wir keinen Hund halten durften. **Das hat mich auseinander gerissen, mich in Stücke gerissen (HG – reißende Bewegung),** dass ich keinen Hund haben durfte. In meinem Leben würde es eine Leere geben. Menschen und Katzen können das nicht auffüllen. Es ist ein unbewusstes Gefühl. Es war nicht nur so, dass ich einen Hund wollte, ich BRAUCHTE einen Hund! Ich wurde richtig wütend! Einmal **drohte ich, meine Familie umzubringen. Ich war bipolar damals. Ich versuchte ständig, mich zu rächen.**

H: Rächen? Erzähl mir mehr.

P: **Ich habe lange Zeit an einem Groll festgehalten, monatelang. Ich dachte dann (HG – Finger warnend gehoben): „Dich krieg ich noch!"**

H: Erzähl mir mehr von der Zeit damals, als du deine Familie töten wolltest.

P: Da gab es nichts zu tun, wirklich ÜBERHAUPT NICHTS auf diesem ganzen Grundstück. Ich war einfach nur allein. Ich malte mir aus, mit einem Hund zu spielen, und durfte keinen haben. **Ich wünschte, sie wären alle tot. Ich erkannte, wie viel Willenskraft ich hatte. Ich WUSSTE, ich könnte ein Messer nehmen und meine Mutter erstechen, während sie dasaß und nähte.** Es war wie eine Erleuchtung, dass ich diese Willenskraft besaß.

H: Erzähl mir noch etwas, das dir auch viel Stress verursacht hat.

P: **Meinen Vater zu verlieren**, als er sagte, er könne das nicht. Er ist ein Arschloch! **Das hat er mir angetan**! **Er lügt ständig und hält seine Versprechen nicht! Jetzt denke ich, dass NICHTS besser ist als ER.**

Auf irgendeine Art bin ich sogar erleichtert, weil ich mir keine Gedanken mehr um ihn machen muss. Ich glaube, **ich habe intensivere Gefühle für meinen Hund als für meinen Vater**. Ich glaube, ich sage den Leuten nicht einmal, dass ich noch einen Vater habe. Ich sage einfach: „Mein Vater wurde von einem Zug überrollt."

Wofür gibt es überhaupt einen Vater? Wir haben uns oft NASCAR (Autorennen) angeschaut. Ich kann mich erinnern, dass ich damals noch sehr klein war. Ich saß auf seinem Schoß und **der Lärm der Autos, wie sie immer im Kreis fuhren, ließ mich einschlafen. Ich höre da immer noch gerne zu.**

IGUANIDAE LEGUANE

Es stört mich irgendwie. **Ich versuche, Leute zu meiden**, die mir innen drin ein schlechtes Gefühl geben. In seiner Nähe habe ich einfach kein gutes Gefühl. Ich hänge gern mit meinen Freunden herum. Wenn ich ihre Energie sehe, geht es mir gut. **Ich sauge sie wie ein Schwamm auf, sonne mich in ihrer guten Energie**.

Ich denke, es ist schlecht für mich, aus mir herauszukommen. Es fällt mir leicht, Mauern zu errichten (HG – schiebt die Handflächen zur Seite raus).

H: Was meinst Du damit, „Mauern zu errichten"?

P: Um es ganz einfach zu sagen: Ich wäre gerne weniger emotional. Ich würde Gefühle lieber ignorieren, Gefühle, die da sind, einfach wegschieben (HG – schiebt ihre Handflächen vom Körper weg).

H: Erzähl mir mehr darüber, „wegschieben" (Widerspiegeln der HG).

P: Sie vermeiden. **Ich flicke mich selbst wieder zusammen, sehr schnell** (HG – bei „zusammenflicken" macht sie dieselbe Geste wie zuvor). Wenn ich ignoriert werde, ist es ganz leicht für mich, einfach wegzugehen. Ich bin **unabhängiger als die meisten** meiner Freunde.

H: Gibt es etwas, worauf du besonders empfindlich reagierst?

P: Ich mag Menschen, die wirklich sie selbst sind, die **unabhängige Denker sind**. Ich fühle mich von Leuten angezogen, **die glücklich sind, so wie sie sind**. Ich mag keine Leute, die große Sonnenbrillen tragen und eine „reiche Göre"-Einstellung haben.

Ich klammere mich nicht bei gewissen Leuten an. Das ist auch so etwas: Ich **hasse Leute**, die sich „**anklammern**". (HG – klammernde Bewegung). Es fällt mir leichter, mit Jungs Freundschaften zu schließen. Mädchen **klammern mehr**. Dieses eine Mädchen **KLAMMERT sich gern an** (HG – als ob sie **etwas wild abstreift, versucht es wegzukriegen, sehr übertrieben**). Sie ruft mich jeden Tag an, manchmal mehrmals am Tag. Sie **ist immer sehr bedürftig**. Mir **gefällt es nicht, immer gebraucht zu werden**.

DIE GESCHICHTE, DIE IHRE MUTTER ERZÄHLT

Sie überraschte mich, als sie mir erzählte, ihre Tochter habe ihr gesagt, „**Meine Liebe ist wie der Schwanz einer Echse. Sie kann nur vier oder fünf Mal zerbrochen werden!**"

Nun, warum sie mir gegenüber das nicht erwähnt hat, werde ich niemals erfahren, aber sie sprach darüber, „sich selbst wieder zusammenflicken"; unglücklicherweise verfolgte ich diese Aussage in jenem Moment nicht weiter.

APRILS FALLANALYSE

Hinweise auf das Königreich der Tiere:
- Es geht immer um 'sie gegen ihren Vater'.
- Was er ihr angetan hat — sie zerbrechen, auseinanderreißen, ziehen etc.
- Verraten, Lügen, Hintergehen, betrügen, Vertrauen.
- Anfangs gab ich ihr, basierend auf den folgenden Symptomen, Chamäleon:
- Das Bedürfnis, sich zu tarnen oder sein wahres Gesicht zu verstecken
- Die Fähigkeit, die Zunge aufzurollen, sie konnte mit ihrer Zunge ihre Nasenspitze erreichen.
- Ihre Mutter sagt: „Sie ist wie eine Echse."
- Fühlt sich von Farben angezogen.

IGUANIDAE LEGUANE

VERSCHREIBUNG: *CHAMAELEO ZEYLANICUS* 1M, EINE GABE

Unter dem Mittel schien sich nicht viel zu ändern und ich war ziemlich enttäuscht. Nachdem ich über diesen Fall im „insight-alliance homoeopathic"-Diskussionsforum (Webgruppe unter www.onlinehmp.com) gesprochen hatte, schaute ich mir die anderen Echsen noch genauer an. Über das Chamäleon las ich Folgendes:
- Sie werfen ihren Schwanz nicht ab.
- Sie bewegen sich sehr langsam (bei ihr spielten die Faktoren schnell und laufen eine Rolle).
- Sie kämpfen nur selten, sondern wechseln nur die Farbe (bei ihr schien ein Bedürfnis nach Gewalt zu bestehen).

Ich dachte über ihren Wunsch nach, ins warme, feuchte Miami umzuziehen und auch über ihre Neigung, in Bäumen unterwegs zu sein. Daher schien eine tropische Echse, die im Dschungel lebt, plausibler zu sein als ein heißer, trockener Wüstenbewohner. Und der „Leguan" war die Echse, die sie auch beim Namen nannte, obwohl sie auch sagte, dass sie im Allgemeinen „gut mit Reptilien umgehen" kann.

KOMMENTARE DER AUTORIN: SPEZIFISCHE REPTILIENMERKMALE

- Plötzlich abgestillt (Mangel mütterlicher Fürsorge), unabhängig
- Lichtempfindlich, braucht Dunkelheit
- Sonnenbaden

SPEZIFISCHE ECHSENMERKMALE

- Seinen Namen ändern, Lügenmärchen (Tarnung)
- Sein wahres Gesicht zeigen
- Anklammern und festhalten
- Konnte sich kaum bewegen (in Schockstarre fallen)
- So schnell wegrennen, wie ich konnte, Geschwindigkeit
- Wie ein Echsenschwanz, es abschneiden
- Einen Arm verlieren, den Schwanz abbrechen

SPEZIFISCHE *IGUANA-IGUANA*-MERKMALE

- Kopfwackeln (Kopfnicken)
- Klettern
- Herausfliegen, herausspringen
- Helle Farben
- Schnappen, verstecken, springen, rennen, peitschen
- Greifen, ergreifen, festhalten, nicht loslassen können
- Auseinanderreißen
- Allein, in der Dunkelheit, in der Höhle

ARZNEIMITTEL: *IGUANA IGUANA* 1M, EINE GABE

Ich hörte nichts mehr von ihr oder ihrer Mutter, bis ich eines Tages einen Anruf erhielt, dass sie wieder in der Stadt sei und sie fragte, ob ich eine Stunde Zeit für sie hätte. Ich war sehr überrascht zu hören, dass sie hergekommen war, um ihren Vater zu besuchen und sogar bei ihm übernachtete.

Erstes persönliches Follow-up, 24. Oktober 2008 (Ein Jahr und zwei Monate nach der Erstkonsultation), sieben Wochen nach der Einnahme von *Iguana iguana* **1M:**

P: In letzter Zeit ist mir einiges klar geworden, Dinge haben plötzlich Sinn ergeben. Ich habe diese **ganze Sache mit dem „persönlichen Freiraum" verstanden. Ich mag niemanden in meinem Bereich** (HG – definiert einen ca. einen halben Meter großen Raum um sich herum). Zurzeit arbeite ich in einem gehobenen Gasthaus in der Haushaltsführung, und ich LIEBE es! Dass ich im Gaststättengewerbe arbeiten möchte, ist wirklich verrückt. Den ganzen Tag habe ich mit Leuten zu tun, aber wenn ich nach Hause komme, **wenn da jemand in meinem Bereich ist, den reiße ich in Stücke! (HG – reißt mit den Krallen)**. Der Freund meiner Schwester lebt praktisch bei uns, und sie hat immer irgendwelche Leute da. Das ist meine Wohnung! (HG – ihre Faust schlägt in die Handfläche).

H: Erzähl mir mehr darüber: „sie in Stücke reißen".

P: Das ist nur so eine Redensart. Ich bin wirklich reizbar, wirklich genervt. **Ich bin gern allein, aber ich mag auch Leute.** Ich komme mit jedem in der Schule gut klar, aber ich habe nur einen guten Freund, und das ist ein Junge. **Ich könnte leicht wochenlang niemanden sehen**.

H: Ich war sehr überrascht zu hören, dass du bei deinem Vater wohnst. Was ist passiert?

P: (Grinst) Oh! Ich erinnere mich gut, all diese Dinge gesagt zu haben! **„Er hat mein Herz heraus gerissen und es überall hin verschmiert"** (HG – reißende und schmierende Bewegung). Das war wirklich intensiv (lacht)!

Er hat mich wirklich verraten (HG – der Vorderarm, am Ellenbogen gebeugt, wird kräftig heruntergedrückt), aber ich bin darüber hinweg. Er war bloß mein Vater, bloß der, der mich ‚gemacht hat' (HG – zieht von der Brust weg). Er war niemals wirklich da. Vor diesem Vorfall war er bloß der Typ, den ich ab und zu sah oder von dem ich manchmal ein Geschenk bekam. Als er das damals gemacht hat, hat es mich nur darin bestätigt, **ihm nicht zu trauen**. Er hat mich ständig angerufen und versucht, mich dazu zu bringen, mit ihm zu reden, aber ich habe mich geweigert. Dann **war ich über die Sache** hinweg und endlich ließ er mich in Ruhe.

Ich dachte, ich will meine Familie kennenlernen, ich wollte, dass er mich kennenlernt, und ich wollte wissen, wo ich herkam. Echt, ich sehe absolut aus wie er. Jeder denkt, ich bin adoptiert, denn ich sehe meiner Mutter überhaupt nicht ähnlich! (Ihre Mutter ist eine sehr hellhäutige Weiße und ihr Vater ein dunkelhäutiger Afroamerikaner). Es ist **schwer, herauszufinden, womit man sich identifizieren soll.** Also habe ich ein Flugticket gekauft, um ihn zu besuchen (mit 17 Jahren hat sie das Ticket mit selbst verdientem Geld gekauft). Ich habe zu meiner Schwester gesagt: „Du gehst nicht mit! Das ist meine Reise!!"

(Interessanterweise hat sie ihre Entscheidung, ihren Vater zu besuchen, circa eineinhalb Wochen nach der Einnahme von *Iguana iguana* 1M getroffen.)

H: Also, was hat dich dazu gebracht, ihn zu besuchen?

P: Als er seine Versuche aufgab mit mir zu reden, mich in Ruhe ließ und drei Monate lang nicht mit mir gesprochen hat. Da hatte ich den Gedanken, dass er plötzlich sterben könnte. **Es war sehr schwer für mich, ihm zu vertrauen. Es fällt mir schwer, Männern wieder zu**

IGUANIDAE LEGUANE

vertrauen, ein gebranntes Kind scheut das Feuer, sagt man ja. Er ist mein Vater, also muss ich mit ihm reden. Ich habe meiner Mutter gesagt, meine **Liebe ist wie ein Echsenschwanz** (nach ein paar Minuten sagt sie jetzt diesen Satz).

H: Was meinst du damit, „meine Liebe ist wie ein Echsenschwanz"?

P: Wissen Sie, wenn einer Echse der Schwanz abgeschnitten wird, kann er ein paar Mal wieder nachwachsen. Wenn der Schwanz wieder und wieder abgehackt wird, passt die Echse sich nach einer Weile an und es wächst nichts mehr nach. Ich habe mich so gefühlt: Wenn er meinen Schwanz noch einmal abhackt, wächst er nicht mehr nach. Er hat (HG – Fäuste geballt, der gebeugte Arm schlägt nach unten) meinen Schwanz **ABGEHACKT!!!** (Sehr heftig, den Tränen nahe, das stärkste Gefühl, dass sie in dem ganzen Fall gezeigt hat). Aber dann fing ich an zu überlegen, dass er mein Vater **ist, und ich wollte, dass er weiß, wer ich bin**. Er hat also kein Essen im Kühlschrank. Das ist nicht wichtig, **ich kann ganz gut für mich selbst sorgen. Ich brauche niemanden, der sich um mich kümmert.** Gestern und heute war es gut zwischen uns. Ich möchte, dass er weiß, wer ich bin, und ich habe das Gefühl, das passiert nun endlich nach all den Jahren. Und ich glaube, ich fange an zu verstehen, warum er manches so gemacht hat, wie er es gemacht hat.

H: Wie geht es deinem Hals und deinem Nacken seit dem Unfall?

P: Meinem Nacken geht es gut. Als ob da nie was kaputt war.
Mein unterer Rücken stört mich noch. Er wird steif, richtig schlimm, das tut weh! Das passiert meistens, wenn ich mich über die Badewanne lehne, um meinen Hund zu waschen.
Etwas Wichtiges ist mir allerdings aufgefallen: Ich kann jetzt mit Männern im Auto fahren und flippe wegen ihres Fahrstils nicht mehr so aus wie früher.

H: Was meinst Du damit? (Im ersten Gespräch hat sie diese Angst nicht erwähnt.)

P: Nachdem ich den Unfall hatte, bin ich beim Autofahren immer ausgeflippt, besonders bei Männern. Insbesondere in Kurven habe ich geschrien: „FAHR LANGSAM!!" Als ich sozusagen um die Ecke flog, fühlte ich schon wieder dieses Ziehen an der Seite. Ich habe oft Leute, die so fuhren, tatsächlich abserviert.

H: Erzähl mir mehr darüber.

P: Ich kann mich noch erinnern, dass mein Vater am Steuer eingeschlafen ist, er ist einfach weggenickt. Ich weiß noch, **dass ich ihn einfach angestarrt habe. Ich habe nicht geblinzelt**, um sicher zu gehen, dass er nicht am Steuer einschläft. Und die Tatsache, dass er ein Mann ist. **Männern traue ich im Allgemeinen nicht. Es liegt in ihrer Natur, anzugeben**. Männer wollen immer das coolste, auffälligste und schnellste Auto. Sie geben gerne an und denken, sie können uns damit beeindrucken. Ich war davon beeindruckt, doch nach dem Unfall wollte ich bloß, dass sie langsam fahren. Es scheint jetzt so, als ob das Gefühl fast weg ist.

H: Beschreibe es doch ein bisschen, wie das war, als du das Gefühl hattest?

P: Ich war immer sehr **nervös, mit weit aufgerissenen Augen.** Ich wurde sehr **unruhig (HG – zuckt hin und her mit ihrer Hand)** und so, besonders mit all dem Verkehr hier. Ich wäre **einfach aus dem Auto gesprungen,** wenn es nötig gewesen wäre. Ich wurde richtig zornig, so, dass ich **sie hätte schlagen können**, dass ich **sie körperlich verletzen wollte**, damit sie aufhören! Wütend und panisch! Erst **wütend, aber dann überwiegt die Panik, und ich springe aus dem Auto**. Ich werde zornig, und wenn sie anhalten und ich wieder einsteigen soll, schmeiße ich etwas gegen das Auto.

H: Erzähl mir mehr über „aus dem Auto springen".

P: Ich reiße (HG------→ verzweifelt) die Tür auf und spring raus.

H: Wie hat sich die „Panik" bei Dir gezeigt?

332

IGUANIDAE LEGUANE

P: Wie Adrenalin. Als **würde ich einen Arm hergeben,** um aus dem Auto zu kommen! Es ist sehr **selbstsüchtig. Ich denke nur an mich, mich, mich!**
H: Was meinst Du damit, du würdest „einen Arm hergeben"?
P: Ich meine, ich würde alles tun, damit ich meinen Arm nicht verliere. Klingt merkwürdig, nicht? Ich würde einen Arm hergeben, um zu vermeiden, dass ich einen Arm verliere!
H: Was bedeutet „einen Arm hergeben"?
P: Das machen Echsen. Wenn sie in Gefahr sind, brechen sie ihren Schwanz ab oder eine Zehe, und so kommen sie davon und können überleben. Es ist ihr Verteidigungsmechanismus. Es heilt von selbst innerhalb von ein paar Wochen.
H: Bitte beschreibe deine Erfahrung, wenn du in diesem schnellen Auto sitzt, noch etwas genauer.
P: Ich greife nach allem um mich herum (Krallen halten sich fest).
H: Greifen?
P: Festhalten, weil ich Angst habe. Greifen bedeutet verzweifelt festhalten. Ich kann nicht loslassen, das sagt mir mein Instinkt, wenn ich Angst habe.
H: Ich meine mich zu erinnern, dass du erzählt hast, du liebst Autos, besonders schnelle Autos?
P: Mir gefällt es, wie sie aussehen, **ich fahre gern in einem beeindruckenden Auto.** Aber ich mag keine **aufheulenden Motoren.** Das ist wirklich merkwürdig, weil ich **gerne Autounfälle ansehe und die Motoren höre.** Ich schaue mir bei YouTube immer Autounfälle an.
H: Wie ist dein Appetit?
P: Ich habe in letzter Zeit nicht mehr so viel gegessen. Es scheint, als ob ich viel schneller satt werde. Ich fühle mich nicht mehr so **ausgehungert** wie früher. Früher wurde ich nie satt. Ich habe versucht, mich jetzt gesünder zu ernähren und habe ein bisschen abgenommen. [Obwohl sie nicht dick war, ist sie nun sichtbar schlanker.]
H: Was ist jetzt mit deiner Haut und der Akne? (Es scheint gut auszusehen.)
P: Ich habe damit jetzt nicht mehr so viele Probleme. Meine Haut scheint reiner zu werden. Ich denke, es ist vielleicht, weil ich älter werde. Sie wird **glatter**. Ich hatte fettige Haut, aber auch diese Stellen mit **trockener, schuppiger Haut,** an denen ich ständig herumfummelte. Nun ist sie glatter und gleichmäßiger.
H: Gibt es im Moment etwas, dass dich stört?
P: Ich weiß gerade nichts; doch, vielleicht, dass meine Schwester und all ihre Freunde aus meinem Bereich verschwinden. Ich brauche meinen Freiraum! Wenn ich den ganzen Tag Menschen um mich herum habe, möchte ich nach Hause kommen und mich in Ruhe entspannen. Ich möchte dann nicht mehr gesellig sein. Abgesehen davon läuft es gerade gut.
PLAN: Abwarten.
Ursprünglich war ihre Hauptbeschwerde:
„Mein Vater – **ich will über ihn und das, was er mir angetan hat, hinwegkommen.**" Und es scheint, als ob sie genau daran jetzt arbeitet.

Mit *Iguana iguana* 1M läuft es gut für sie, derzeit ist keine Wiederholung erforderlich. Vieles ändert sich. Aus eigenem Antrieb hat sie eine richtige Beziehung mit ihrem Vater aufgebaut, und sie hat ihr eigenes Geld verwendet, um das zu erreichen. Früher hat sie alle ihre Emotionen ihm gegenüber abgeschnitten, sie hat geleugnet, dass sie etwas für ihn empfand und weigerte sich über Monate, mit ihm zu sprechen. Eine Woche nach der Einnahme von *Iguana iguana* hat sie sich entschieden zu versuchen, eine Beziehung zu ihm aufzubauen. Sie scheint ein wenig Empathie und Verständnis für ihn zu haben, während sie früher nur darüber nachdachte, was das alles mit ihr macht. Ich bin nicht sicher, wie es sich entwickeln wird, da ihr Vater eine lange Geschichte von Betrug, Lügen und nicht eingehaltenen Versprechen mit sich herumträgt.

IGUANIDAE LEGUANE

Die panische Angst, in einem schnellen Auto zu fahren, ist sozusagen über Nacht verschwunden. Ihr Appetit ist ausgeglichener und sie isst weniger. Ihr Nacken schmerzt sie nicht mehr, auch wenn sie nach bestimmten Tätigkeiten immer noch einen steifen Rücken bekommt.

Ihre Haut ist bedeutend reiner. Sie kann sich mehr auf die Schule konzentrieren und wird nicht mehr so leicht abgelenkt. Das Lernen scheint ihr leichter zu fallen.

Ihr Denken ist gereift. Selbstsüchtigkeit und Ich-Bezogenheit wurden ersetzt durch mehr Empathie für andere, und sie hat erkannt und ist sich bewusst geworden, dass sie selbstsüchtig gewesen ist. Sie scheint keinerlei Verbindung zwischen der Mitteleinnahme und den vielen Veränderungen, die sich kurz darauf eingestellt haben, herzustellen. Für sie war die Fallaufnahme ein Novum, ähnlich der Ausarbeitung eines Geburtshoroskopes.

Ihre Mutter hat mir am Telefon erzählt, dass sie unglaublich gereift sei. Auf eigene Initiative hat sie sich einen neuen, besser bezahlten Job gesucht. Sie bereitet sich jetzt auf ihre Ausbildung am College vor (für sie sehr uncharakteristisch). Ihre Mutter war sehr überrascht, als sie hörte, dass ihre Tochter sich über Colleges informiert hat und was man tun muss, um aufgenommen zu werden, da sie früher nicht im Entferntesten daran interessiert war, ein College zu besuchen. Zudem hat sie sich bei der Fahrschule angemeldet. Früher hatte sie immer gesagt, dass sie nicht Autofahren lernen müsste, weil sie gut mit öffentlichen Verkehrsmitteln, dem Skateboard oder Fahrrad klarkommt. Ihre Mutter hat weiter erzählt, dass ihre starke Launenhaftigkeit verschwunden ist und es sogar eine Freude ist, sie um sich zu haben. Das war vorher nicht der Fall. Auch ihre Mutter hat diese Veränderungen bei ihr nicht auf das Arzneimittel bezogen.

KURZES TELEFONGESPRÄCH ANFANG DEZEMBER 2008 (ZWÖLF WOCHEN NACH DER EINNAHME VON *IGUANA IGUANA* 1M)

P: Mein Vater und ich haben kommen gerade sehr gut miteinander aus. Zurzeit ruft er mich zweimal die Woche an. Nach der High School ziehe ich zu ihm, damit ich in der Nähe des Junior College wohne, das ich mir ausgesucht habe. Es scheint so, als ob er es nun zum ersten Mal in meinem Leben richtig versucht. Langsam fühlt es sich so an, als hätte ich, wie die anderen Kinder auch, einen richtigen Vater. Manchmal vertraue ich ihm sogar. Es geht mir gut. Ich glaube nicht, dass im Moment irgendetwas nicht stimmt.

MÖGLICHE SPEZIFISCHE AUSDRÜCKE DES GRÜNEN LEGUANS BEI PATIENTEN

ALLGEMEINE ECHSENEIGENSCHAFTEN

- Tarnung, bewegungslos bleiben
- Bei Angriff erstarren oder flüchten
- Autotomie (im Gegensatz zu Chamäleons)

IGUANIDAE LEGUANE

ALLGEMEINE LEGUANEIGENSCHAFTEN

- Klettern, schwimmen, springen
- Zurschaustellung leuchtender Farben
- Revierbewusstsein
- Kopfnicken, versteifen, aufblähen, Kehllappen (Wamme)
- Kämme, Stacheln

Zu den oben genannten Echsen- und Leguaneigenschaften kommen noch die spezifischen *Iguana iguana* Eigenschaften hinzu:

VERHALTEN

- Fähigkeit, die Farbe je nach Stimmung zu wechseln (wie das Chamäleon)
- Bewegung
  - Geschickte Kletterer, exzellente Schwimmer (sehr speziell und dem Chamäleon unähnlich)
  - An Land schnell und geschickt (im Gegensatz zum Chamäleon)
  - Kann aus großer Höhe herunterfallen und bleibt unverletzt; kann auf harten Boden aufprallen; robust
- Neigung, zurückgezogen zu leben, ebenso wie das Bedürfnis, mit anderen zusammen zu sein, um sich vor einer Bedrohung zu schützen
- Ausgeprägter Gehör-, Geruchs- und Sehsinn
  - Sind in der Lage, Umrisse und Bewegung auf Entfernung zu erkennen
- Nicht sehr liebevoll
- Mag nicht hochgehoben werden
- Aggressiver, wenn sie verwundet oder verletzt sind
- Diese Patienten reagieren möglicherweise auf Falken oder haben Träume /Ängste in Bezug auf Falken.

KÖRPERTEILE UND IHRE FUNKTIONEN

- Im Gegensatz zu anderen Echsen, die sich aufgrund mangelnder Größe klein fühlen, hat der *Iguana iguana* dieses Gefühl nicht, da er recht groß ist.
- Kräftiger Schwanz: peitschen, um sich schlagen, Hiebe
- Krallen: ergreifen, festhaken, erfassen, zupacken, auseinanderreißen
- Rasiermesserscharfe Zähne: beißen, kauen, schlagen
- Exotische Erscheinung, wunderschöne Färbung
- Besondere Farbe: Grün

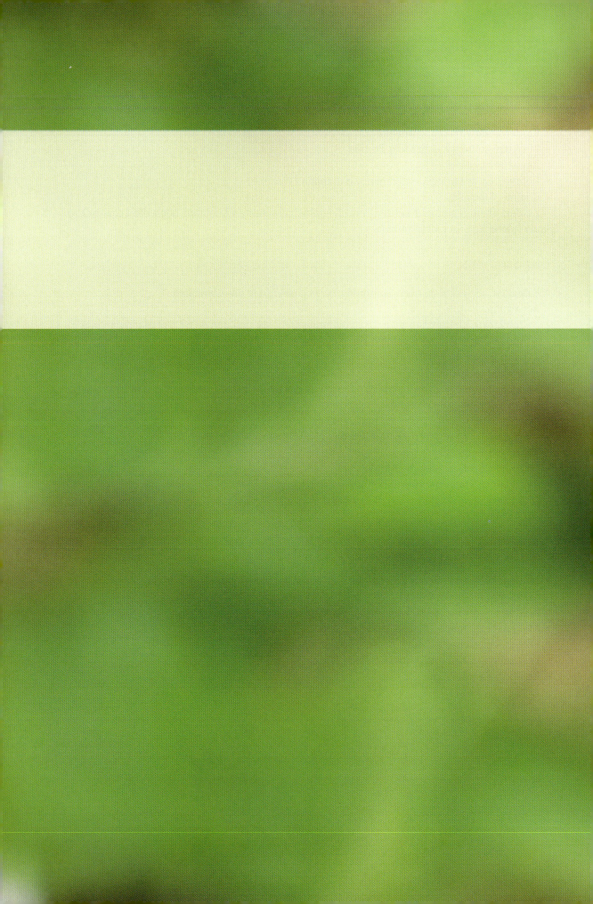

Familie:
Phrynosomatidae
Zaunechsen und Krötenechsen

Homöopathisches Arzneimittel
Sceloporus occidentalis [Westlicher Zaunleguan]

PHRYNOSOMATIDAE ZAUNECHSEN UND KRÖTENECHSEN

Die Phrynosomatidae sind eine Familie unterschiedlicher Echsen, die zwischen Panama und dem Süden Kanadas leben. Die Zuordnung dieser Familie wird noch diskutiert. Einige Experten sind der Ansicht, dass sie zu den Leguanartigen gehören, während andere sie als eigenständige Familie sehen. Das bevorzugte Habitat der meisten dieser Arten sind heiße, sandige Wüsten. Die Stachelleguane (Gattung Sceloporus) bevorzugen steinige Wüsten oder sogar feuchte Waldränder. Diese Echsen sind entweder eierlegend oder vivipar.

SCELOPORUS OCCIDENTALIS (WESTLICHER ZAUNLEGUAN)

Ordnung: Squamata
Unterordnung: Iguania
Familie: Phrynosomatidae (Zaunechsen und Krötenechsen)
Gattung: Sceloporus (Stachelechsen)
Art: Sceloporus occidentalis
Trivialname: Westlicher Zaunleguan

EINFÜHRUNG

Sceloporus: aus dem Griechischen *skelos,* „Bein" und *porus,* „Poren", zurückzuführen auf ihre Poren (eine Reihe kleiner Löcher), die an der Unterseite ihrer Oberschenkel lokalisiert sind. *Occidentalis* bezieht sich darauf, dass sie im Westen verbreitet sind.

Es ist das in Kalifornien am häufigsten vorkommende Reptil. Es werden sechs Unterarten genannt:
- *Sceloporus occidentalis becki*
- *Sceloporus occidentalis biseriatus*
- *Sceloporus occidentalis bocourtii*
- *Sceloporus occidentalis longipes*
- *Sceloporus occidentalis occidentalis*
- *Sceloporus occidentalis taylori*

HABITAT

Im Gegensatz zu anderen Arten der Phrynosomatidae mag diese Art unterschiedliche Lebensräume: von den Wäldern bis hin zu großen Höhen, Weideland und Waldgebiete. Sie VERMEIDET DIE UNWIRTLICHE WÜSTE.

ANATOMISCHE EIGENSCHAFTEN

Der westliche Zaunleguan ist ungefähr 15-23 cm groß und braun-schwarz. Sein besonderes physisches Attribut ist der LEUCHTEND BLAUE BAUCH und die an der Bauchseite GELBGEFÄRBTEN

PHRYNOSOMATIDAE ZAUNECHSEN UND KRÖTENECHSEN

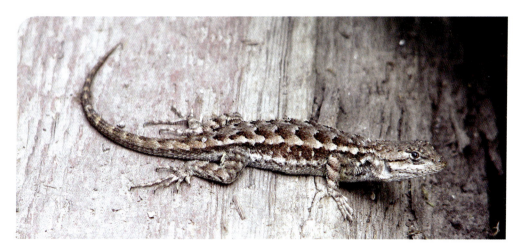

▲ Sceloporus occidentalis

BEINE. Einige Arten haben sogar einen blauen Fleck an ihrer Kehle. Bei Weibchen oder Jungtieren ist der blaue Fleck matter oder fehlt ganz. Die Schuppen besitzen SCHARFE KIELE.

VERMEHRUNG

Diese Art ist eierlegend und legt ihre Eier jedes Jahr im Frühjahr ab.

CHARAKTERISTISCHES VERHALTEN

Man sieht diese Echse sehr HÄUFIG AN AUFFÄLLIGEN STELLEN wie Zäunen, Felsen und Wegen, wo sie ihr SONNENBAD nimmt. Man kann beobachten, wie sie auf und ab nickt oder Liegestütze macht, um ihren leuchtend blauen Bauch dem Rivalen oder der künftigen Partnerin zu zeigen. Zaunleguane sind GESCHICKTE KLETTERER und SPRINGER und SPRINGEN VON EINEM FELSEN ZUM NÄCHSTEN. Sie sind SEHR AKTIV und jagen oft nach Insekten. Zwischen den Mahlzeiten sonnen sie sich. Im Winter fallen sie in Winterstarre.

Wie viele Echsenarten ist auch der Zaunleguan in der Lage, seine Farbe der Umgebung anzupassen. Hell gefärbte Echsen auf dunklen Felsen werden dunkler. Interessanterweise BLEIBEN EINIGE ECHSEN DUNKEL, WENN MAN SIE AUF EINEM HELLEN HINTERGRUND PLATZIERT, SIE AHMEN SO DEN SCHATTENWURF durch einen Spalt oder eine Unregelmäßigkeit im Felsen NACH.

Interessante Anmerkung:
Westliche Zaunleguane können möglicherweise das Auftreten der Lyme-Borreliose in ihrem Umfeld eindämmen! Kürzlich wurde entdeckt, dass, wenn infizierte Zecken das Blut dieser Echsen saugen, die Spirochäten, die die Lyme-Borreliose übertragen, zerstört werden. In Gebieten mit Zaunleguanen tragen circa 5 % der Zecken diese Krankheit, in anderen Gebieten sind es bis zu 50 %.

Bericht in der NY Times News Service, 19. April 1998.

PHRYNOSOMATIDAE ZAUNECHSEN UND KRÖTENECHSEN

BESONDERE ANGRIFFS- UND VERTEIDIGUNGSMETHODEN

Diese Echsen sind leichte Beute für Raubtiere, da sie oft ins Freie kommen. Ihre Verteidigung besteht normalerweise darin, wachsam zu sein und schnellen zu fliehen. Auch nutzen sie die AUTOTOMIE ihres Schwanzes. Unglücklicherweise macht sie ihre VORLIEBE FÜR HOCH GELEGENE ORTE zu einer leichten Beute für Schlangen, Falken und räuberische Säugetiere.

Studien haben gezeigt, dass FEUERAMEISEN ZAUNLEGUANE AUFSCHRECKEN KÖNNEN. Feuerameisen scheinen zu den Feinden dieser Echsen zu gehören, wenn sie sich sammeln und eine Echse, die sich am Boden bewegt, angreifen. Wenn die Zaunleguane auf eine Bedrohung treffen, erstarren sie normalerweise und **verschmelzen** mit ihrer Umgebung. Je weniger sich jedoch der Zaunleguan in diesem speziellen Fall bewegt, wenn er nämlich von Feuerameisen umringt ist, desto eher wird er zu Tode gestochen. Die Echse SCHÜTTELT sich entweder, um die Ameisen loszuwerden und **flüchtet dann in ihr Refugium,** oder sie BLEIBT EINFACH MIT GESCHLOSSENEN AUGEN LIEGEN UND LÄSST SICH von den Ameisen in weniger als einer Minute TÖTEN. Dies kann man besonders dann beobachten, wenn sich die Echse an einem ihr nicht vertrauten Ort befindet.

MÖGLICHE AUSDRÜCKE BEI PATIENTEN

Neben den allgemeinen Merkmalen der Echsen und Leguane, wie z. B. Kopfschütteln, Liegestützen, Klettern, Autotomie des Schwanzes und der Fähigkeit, die Farbe zu wechseln, besitzt der *Sceloporus occidentalis* die folgenden charakteristischen Eigenschaften:
- Abneigung gegen / Bilder von Wüsten
- Besondere Färbung: leuchtendes Blau
- Sehr aktiv und wendig
- Klettern
- Einen Schatten imitieren
- Vorliebe für hoch gelegene Orte, Anhöhen

PHRYNOSOMATIDAE ZAUNECHSEN UND KRÖTENECHSEN

UNTERORDNUNG: SCLEROGLOSSA

Klassifikation

Unterordnung:
Scleroglossa (einschl. Geckos Skinks, giftige Echsen, beinlose Echsen, Warane etc.)

Überfamilie: Gekkonoidea (auch Geckos)
- **Familie:** Gekkonidae (Geckos)
- **Familie:** Eublepharidae (Lidgeckos)
- **Familie:** Pygopodidae (Flossenfüße)

Überfamilie: Scincoidea (Skinks und Verwandte)
- **Familie:** Lacertidae (Echte Eidechsen)
- **Familie:** Xantusiidae (Nachtechsen)
- **Familie:** Scincidae (Skinks)
- **Familie:** Dibamidae (Schlangenschleichen)
- **Familie:** Cordylidae (Gürtelschweifen)
- **Familie:** Gerrhosauridae (Schildechsen)
- **Familie:** Teiidae (Schienenechsen)
- **Familie:** Gymnophthalmidae (Zwergtejus)

Überfamilie: Anguoidea (Schleichen)
- **Familie:** Anguidae (Schleichen)
- **Familie:** Helodermatidae (Gila-Krustenechse und Skorpion-Krustenechse)
- **Familie:** Varanidae (Warane)
- **Familie:** Lanthanotidae (Taubwarane)

Scleroglossa – Der Name kommt aus dem Griechischen „skleros", und bedeutet *hart/fest*, und „glossa", *Zunge*. Echsen dieser Unterordnung fangen die Beute, indem sie sie mit dem Kiefer **ergreifen**. Zudem verfügen sie über **ein gut entwickeltes chemosensorisches System und können ihre Beute in einem großen Gebiet suchen. So haben sie Zugriff auf mehr Beute, die versteckt lebt oder still sitzt** als andere Echsenarten, wie zum Beispiel der Leguan.

PHRYNOSOMATIDAE ZAUNECHSEN UND KRÖTENECHSEN

MÖGLICHE ALLGEMEINE AUSDRÜCKE DER SCLEROGLOSSA BEI PATIENTEN

- Erhöhte Mobilität des Kiefers, deutlichere Bilder vom Schlucken sehr viel größerer Dinge.
- Kräftigeres Zubeißen (als nur durch die Bewegung der Zunge möglich wäre).
- Hochentwickeltes chemosensorisches System, hierunter fallen eventuell übermäßige Geruchsempfindlichkeit und/oder die eigentümlich Neigung, Gerüche über den Mund wahrzunehmen.
- Jagen, sich nach etwas umsehen, suchen.
- Fähigkeit, etwas zu fangen, das versteckt ist / irgendwo sitzt / sich langsam bewegt / inaktiv ist.

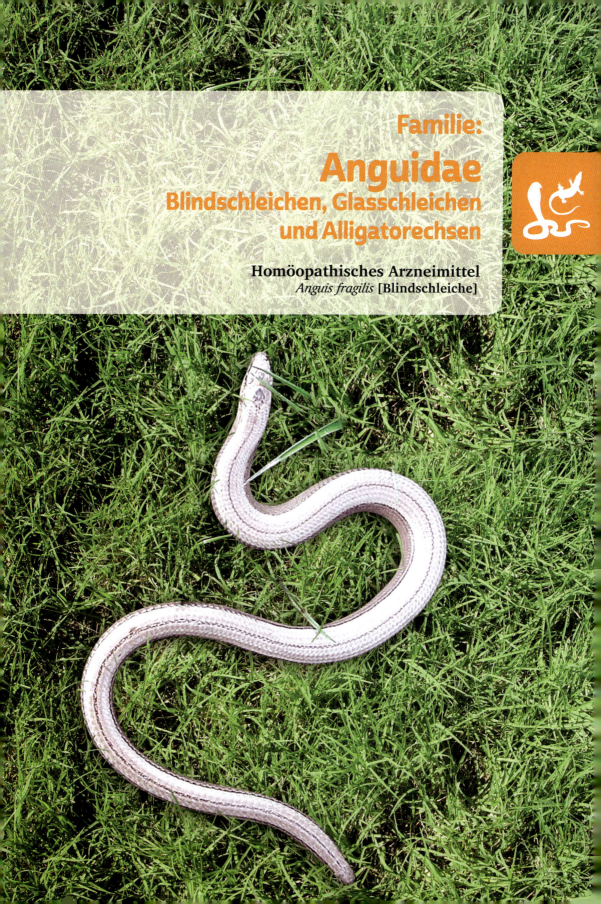

Familie:
Anguidae
Blindschleichen, Glasschleichen und Alligatorechsen

Homöopathisches Arzneimittel
Anguis fragilis [Blindschleiche]

ANGUIDAE BLINDSCHLEICHEN, GLASSCHLEICHEN UND ALLIGATORECHSE

EINFÜHRUNG

Das Wort „Glas" in der Bezeichnung „Glasschleiche" ist von der **Autotomie des Schwanzes einiger Arten** abgeleitet, die ihren **Schwanz wie Glas zerspringen** lassen können, um dem Feind zu entgehen.

ALLGEMEINE ANATOMIE

„Alligatorechsen" sind **stark geschuppte, fast gepanzerte Echsen** mit dicken **Hautknochenplatten.** Bei einigen Arten sind rechteckige Schuppen charakteristisch.

Bei den Anguidae findet man viele unterschiedliche Körperformen. Einige Anguidae-Arten sind sehr klein und besitzen keine Extremitäten. *Anguis fragilis* besitzt gar keine Extremitäten, andere sind recht lang und ohne Extremitäten. Beide jedoch ähneln Schlangen. Einige haben kräftige, aber kurze Extremitäten sowie recht große, dreieckige Köpfe mit kräftigen Kiefern. Anguidae sind zwischen 10 cm und 1-1,5 m lang.

Einige Arten haben **Krausen oder Falten an jeder Seite, die es ihnen erlauben, ihre ansonsten feste Haut auszudehnen.** Diese Anpassung wird nötig, wenn ein Weibchen trächtig ist oder ein Tier eine große Mahlzeit gefressen hat.

VERHALTEN

Anguidae leben hauptsächlich **auf dem Boden**, außer den Anguis fragilis, die zum Teil in Erdlöchern leben.

MÖGLICHE ALLGEMEINE MENSCHLICHE AUSDRÜCKE BEI ANGUIDAE

- Ein möglicher Ausdruck oder ein Gefühl: zerbrechen wie Glas.
- Gepanzert, unflexibel (spezifische Wörter der Quelle).

ANGUIS FRAGILIS [BLINDSCHLEICHE]

Ordnung: Squamata
Unterordnung: Scleroglossa
Überfamilie: Anguoidea
Familie: Anguidae
Gattung: Anguis
Art: Anguis fragilis
Trivialname: Blindschleiche, Haselwurm, Hartwurm

ANGUIDAE BLINDSCHLEICHEN, GLASSCHLEICHEN UND ALLIGATORECHSEN

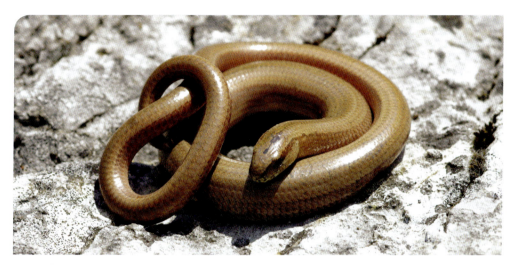

▲ Eine zusammengerollte Anguis fragilis

EINFÜHRUNG

Blindschleichen sind nicht LANGSAM. Würden Sie versuchen, eine zu fangen, würde sie SCHLEUNIGST DAVONGLEITEN. (Quelle: „Life in Cold Blood" („Kaltblütig") von David Attenborough).

ANATOMISCHE EIGENSCHAFTEN

Die Blindschleiche wird zwischen 30-40 cm bis maximal 50 cm groß.

Im Vergleich zu den anderen Anguidae hat die Blindschleiche einen WEICHEN, SCHUPPIGEN UND GLÄNZENDEN SCHLANGENÄHNLICHEN KÖRPER. Sie hat einen unauffälligen Kopf mit einer züngelnden Zunge. Blindschleichen sind in keiner Weise wie schleimige Würmer. Es handelt sich um Echsen OHNE EXTREMITÄTEN, obgleich sich innerlich noch Überreste der Beckenknochen und des verkümmerten[10] Beckenringes finden, an dem die Beine ihrer Vorfahren ansetzten.

Diese beinlose Echse sieht oberflächlich mehr wie eine Schlange denn wie ein Wurm aus. Bei näherem Anblick unterscheidet sie sich von den Schlangen durch folgende Merkmale:
- Augenlider, die sich schließen oder blinzeln können.
- Schmale Ohröffnungen (bei Schlangen nicht vorhanden).
- Die Zunge ist in der Mitte eingekerbt (und nicht komplett gespalten wie bei Schlangen).
- Sie wirft ihre Haut wie andere Echsen in Fetzen ab (statt sich wie die Schlangen komplett zu häuten).
- Sie besitzt die Fähigkeit, bei Bedrohung den Schwanz abzuwerfen.

Einmal abgeworfen, regeneriert sich der Schwanz nur sehr langsam, daher haben viele erwachsene Tiere eine „gestutzte" Erscheinung.

---

10 Verkümmert: Ein kleiner, degenerierter oder unvollständig ausgebildeter Körperteil, der im Laufe der Evolution seine Bedeutung verloren hat.

ANGUIDAE BLINDSCHLEICHEN, GLASSCHLEICHEN UND ALLIGATORECHSE

Junge Blindschleichen sind oft LEUCHTEND GEFÄRBT, mit einem METALLISCHEN SCHIMMER und einem Streifen in der Mitte. Auch erwachsene weibliche Tiere zeigen diesen Streifen, doch Männchen sind normalerweise kupferbraun oder grau. Einige sind, besonders in der Paarungszeit, BLAU GETÜPFELT.

Blindschleichen besitzen GERIFFELTE ZÄHNE, die es ihnen erlauben, weiche, wirbellose Beute wie z. B. Nacktschnecken, haarlose Raupen und Regenwürmer **zu ergreifen und ganz herunterzuschlucken**. Dies ist ein Merkmal der Scleroglossa-Echsen. Schnecken werden normalerweise gemieden, es sei denn, sie sind noch jung und ihr Haus kann leicht zerbrochen werden.

ERNÄHRUNGSVERHALTEN

Blindschleichen **fressen Beute, die sich langsam bewegt,** wie Nacktschnecken, Schnecken, Spinnen, Insekten und Regenwürmer.

CHARAKTERISTIKA DER PAARUNG

Während der Paarungszeit **sind die Männchen sehr revierbewusst und kämpfen, indem sie den anderen mit dem Kiefer ergreifen.**

CHARAKTERISTISCHES VERHALTEN

Es ist nicht ungewöhnlich für diese sehr SCHWER ZU FASSENDEN beinlosen Echsen, dass sie einen großen Teil ihrer Zeit damit verbringen, sich durch das Erdreich **zu buddeln**. Blindschleichen bevorzugen einen FEUCHTEN LEBENSRAUM wie Weideland, Gärten, Farmland, Waldränder und offene Felder. Die Blindschleiche BUDDELT IN WEICHEM BODEN, und nur IHR KOPF IST SICHTBAR. Blindschleichen sind gewöhnlich SCHEUE Tiere und werden NICHT OFT BEIM SONNENBAD GESEHEN. Sie bevorzugen Lebensräume, die ihnen ausreichend Schutz und Wärme bieten, VERSTECKEN sich unter Baumstämmen, flachen Steinen oder Abfallhaufen und bleiben so VOLLKOMMEN UNBEMERKT.

Blindschleichen haben eine sehr lange Lebensspanne, doch ungefähr die Hälfte davon verbringen sie in *Winterstarre.* Sie verbringen ihre Winterstarre GEMEINSAM ODER ALLEINE und teilen ihr Quartier manchmal mit anderen Reptilien. Man sagt, dass die Blindschleiche diejenige Echse ist, die am längsten lebt. Sie wird in freier Wildbahn ca. 30 Jahre alt, in Gefangenschaft sogar bis zu 54 Jahre!

SPEZIFISCHE ANGRIFFS- UND VERTEIDIGUNGSMETHODEN

Eine der häufigsten Todesursachen für Blindschleichen in Vorstädten ist die Hauskatze, gegen die sie sich nicht verteidigen kann.

ANGRIFFSMETHODEN

Sie richten sich neben der Schnecke auf, STOSSEN mit ihrem Kopf HERAB, um sie in ihrer Köpermitte zu ergreifen, und SCHLINGEN sie dann LANGSAM herunter.

ANGUIDAE BLINDSCHLEICHEN, GLASSCHLEICHEN UND ALLIGATORECHSEN

VERTEIDIGUNGSMETHODEN

Die Taktiken der Blindschleichen sind folgende: Versuch, **sich schnell zu entfernen**, KOTABSATZ, **Autotomie** und ERSTARREN, UM MIT HILFE VON TARNUNG UNENTDECKT ZU BLEIBEN.

MÖGLICHE AUSDRÜCKE VON BLINDSCHLEICHEN BEI PATIENTEN

Blindschleichen-Patienten zeigen allgemeine Echseneigenschaften: die Fähigkeit, den Schwanz zu verlieren, Winterschlaf, Revierbewusstsein, Tarnung, versteckt bleiben, schwer zu fassen sein und schnelles Entkommen. Zudem zeigen sie die allgemeinen Scleroglossa-Eigenschaften.
Spezielle Eigenschaften der Blindschleichen:

KÖRPERTEILE UND FUNKTIONEN

- Ohne Extremitäten, zylinderförmig (wie Schlangen)
- Spezielle Farben: leuchtende Farben, metallisch, bläulich

VERHALTEN

- Angst vor Katzen (Möglichkeit)
- Bewegung
    - Da sie keine Gliedmaßen besitzen, kommen die üblichen Ausdrücke der Echsen in Bezug auf Bewegung, wie klettern, rennen, anklammern, davonschießen etc., nicht vor.
    - Buddeln.

ANGRIFFS- UND VERTEIDIGUNGSMETHODEN

- Schnell davongleiten
- Stechen, ergreifen
- Langsam verschlingen

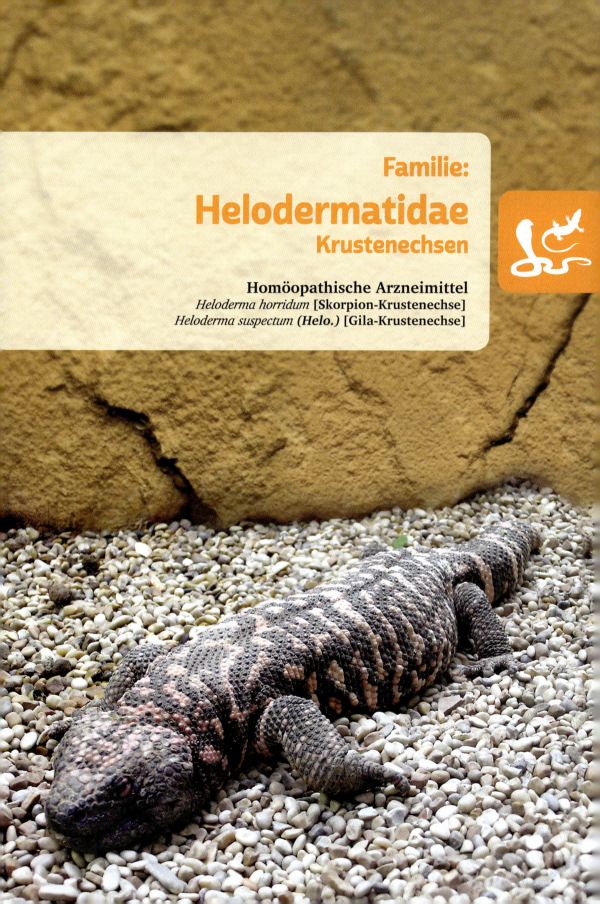

Familie: Helodermatidae
Krustenechsen

Homöopathische Arzneimittel
Heloderma horridum [Skorpion-Krustenechse]
Heloderma suspectum (**Helo.**) [Gila-Krustenechse]

HELODERMATIDAE KRUSTENECHSEN

EINFÜHRUNG

Die Familie der Helodermatidae besteht aus lediglich zwei Arten:
- *Heloderma horridum* (Skorpion-Krustenechse)
- *Heloderma suspectum* (Gila-Krustenechse)

Im Gegensatz zu den Schlangen, ihren nahen Verwandten, sind nur **sehr wenige Echsen fähig, einen giftigen Biss auszuführen,** entweder um ihre Beute zu erlegen oder in Selbstverteidigung. Die einzigen Echsenarten dieser Welt mit gut entwickelten GIFT-Drüsen sind die zwei Arten der Helodermatidae-Familie.

Dies sind die Gila-Krustenechse und die Skorpion-Krustenechse. Ihr Gift ist dem Gift der Texas-Klapperschlange *(Crotalus atrox)* ähnlich. Ihr Biss ist recht schmerzhaft, doch selten tödlich für den Menschen. Er verursacht eine BETÄUBENDE LÄHMUNG ÄHNLICH DER PARALYSIS AGITANS ODER DER RÜCKENMAKRSSCHWINDSUCHT. Das Gift der Heloderma-Echsen unterscheidet sich von dem der Schlangen, da es alkalisch ist, während das der Schlangen säurehaltig ist.

GATTUNG: HELODERMA
EINFÜHRUNG

„Heloderma" kommt aus dem Griechischen „Helos", *Kopf eines Nagels oder Dübels,* und „derma" oder „Haut". Somit bedeutet Heloderma „genietete Haut".

Keine andere Echse findet sich so oft in Mythen und Krimis wie diese zwei. Die Aura der Rätselhaftigkeit, die diese zwei faszinierenden Echsen umgibt, resultiert möglicherweise aus ihrem sehr **geheimnisvollen** Lebensstil. Viel Zeit verbringen sie in **Erdlöchern**, und man findet sie ausschließlich in **abgelegenen** Gebieten. Sie sind die einzigen überlebenden Repräsentanten einer altertümlichen Echsengruppe, die man Monstersaurier nennt.

ALLGEMEINE ANATOMIE

Die Heloderma sind Echsen mit einen **schweren Körper** und **einem plumpen Erscheinungsbild** mit **kurzen, dicken Schwänzen,** die Fett speichern können. Im Gegensatz zu Giftschlangen, die ihre hohlen, oberen Zähne (Reißzahn) nutzen, sitzen die Giftdrüsen der Heloderma im unteren Kiefer. Ihre Zähne sind gefurcht, aber nicht hohl. Das Gift entleert sich durch mehrere Gänge, die sich zwischen den Kiefern und den Lippen öffnen, in das Maul. Die Haut der Heloderma besteht aus kleinen Perlen, Osteoderme genannt. Jede Perle enthält ein kleines Stückchen Knochen, wodurch ihre Haut eine fast **panzerähnliche** Qualität bekommt.

ERNÄHRUNGSVERHALTEN

Ihre Beute sind nestjunge Tiere, am Boden nistende Vögel und Vogeleier. Sie **fressen relativ große Mahlzeiten** und haben einen sehr niedrigen metabolischen Ruheumsatz. Dadurch und durch die Fähigkeit, im Schwanz Fett zu speichern, ist es für sie nicht notwendig, regelmäßig nach Nahrung zu suchen. Wahrscheinlich brauchen sie nur drei bis vier Mahlzeiten pro Jahr, um zu überleben!

HELODERMATIDAE KRUSTENECHSEN

VERHALTEN

Die Heloderma sind **lethargische** Echsen mit einem **langsamen, schwerfälligen und breitbeinigen Gang**. Sie sind **nachtaktive Einzelgänger**. Beide Arten sind **träge: Sie verstecken sich in Erdhöhlen und kommen nur zur Nahrungsaufnahme oder zur Paarung heraus**. Diese Arten sind ovipar. Sie suchen in ihrem Streifgebiet Nahrung methodisch auf oder unter der Erde, da beide Arten **starke Gräber und gute Kletterer sind**. Ihre Futtersuche wird durch ihren **gut ausgeprägten Geruchssinn** unterstützt. Ihre **dicken und kräftigen Gliedmaßen helfen ihnen beim Graben**.

PAARUNGSEIGENSCHAFTEN

Im Frühjahr **kämpfen rivalisierende Männchen** nach genau festgelegten Regeln. Sie nutzen weder ihre scharfen, kräftigen Krallen noch ihren giftigen Biss. Anfangs **raufen** sie eher sachte miteinander, um die Kraft des anderen einzuschätzen. Dann **ringen** sie ernsthaft miteinander und versuchen, den anderen **niederzudrücken**. Dieser Ringkampf kann durchaus mehrere Stunden dauern. Der Gewinner ist derjenige, der öfter die Oberhand behielt. Sie messen ihre Kräfte und so wird trotz ihrer tödlichen Waffen keiner ernsthaft verletzt.

ANGRIFFS- UND VERTEIDIGUNGSMETHODEN
GIFTBISS – TÖDLICHE WAFFE

Beide Arten haben einen **starken, kräftigen und festen Biss; mit ihren scharfen, gefurchten Zähnen halten sie gut fest, während sie kauen**, dies verstärkt den **Gifteintritt** in die Bisswunde. **Sie verbeißen sich wie eine Bulldogge und lassen wie diese nicht gern los**. Beide Arten **kauen ihr Gift unablässig in ihr Opfer** oder ihren Gegner hinein, sie injizieren es nicht durch hohle Zähne, wie es Giftschlangen tun. Der Biss dieser zwei Krustenechsenarten ist so energisch, dass zwei Methoden vorgeschlagen werden, wie das Opfer sich aus ihrem Zugriff befreien kann:
1) Einen Ast in ihr Maul zwängen, dieses aufstemmen und gleichzeitig die Echse auf den Boden drücken.
2) Die Echse unter Wasser tauchen. Dies ist eine sehr grobe Methode!

Der Biss ist **extrem schmerzhaft,** das Gift verursacht einen **schmerzhaften toxischen Schock** und wird so zu einer effektiven Verteidigungswaffe. In seltenen Fällen kann es auch bei einem Menschen tödlich wirken.

MÖGLICHE ALLGEMEINE AUSDRÜCKE DER HELODERMA BEI PATIENTEN

KÖRPERTEILE UND FUNKTIONEN

- Spezielle Wörter in Bezug auf die Haut: perlenbesetzt, gepanzert, genietet

HELODERMATIDAE KRUSTENECHSEN

VERHALTEN

- Langsam, träge, lethargisch
- Einzelgänger, weltabgeschieden
- Fressen große Mahlzeiten

BEWEGUNG

- Ungeschickt, unbeholfen, breitbeinig
- Buddeln, Graben, Klettern

ANGRIFFSMETHODEN

- Starker, kräftiger und fester Biss, wie eine Bulldogge, die nicht ablässt.
  Beharrlichkeit:
1. Entschlossen oder eigensinnig; Neigung, an jeder Entscheidung, jedem Plan oder jeder Meinung festzuhalten, ohne Änderungen oder Zweifel zuzulassen.
2. Festhalten; schwer zu lösen, abzuschütteln oder loszureißen, wie ein kräftiger Griff.
3. Hartnäckigkeit; lang anhaltend und schwierig zu ändern, zu zerstören oder loszuwerden.
4. Klebrig oder Klammernd
5. Nicht leicht zu lösen.

EINIGE SYNONYME

Eigensinnig
Widerspenstig
Entschlossen
Fest
Beharrlich
Nachdrücklich
Zielstrebig
Standhaft
Unflexibel
- Fester Griff
  Weitere Wörter:
  Greifen
  Ergreifen
  Umklammern
  Festhalten
  Erfassen
  Umschlingen
  Schnappen
  Umfassen
- Rangeln, ringen, Armdrücken, niederdrücken
- Unablässig kauen
- Giftig
- Schmerzhafte Bisse

HELODERMATIDAE KRUSTENECHSEN

VERGIFTUNGSSYMPTOME

- Betäubende Lähmung
- Paralysis agitans
- Rückenmarksschwindsucht (Tabes dorsalis)
- Schwellung
- Übelkeit
- Erbrechen
- Hypertonie oder Hypotonie
- Tachykardie
- Atemnot
- Schwitzen
- Lymphangitis und Lymphadenopathie

Es scheint in unserer Materia Medica eine Verwirrung hinsichtlich dieser zwei Arzneimittel zu bestehen. Edward Anshutz´ schreibt in seinem Buch „**Neue, Alte und Vergessene Arzneimittel**":

Die Gila-Krustenechse lebt in Arizona, Neu-Mexiko und Texas. Sie ist schmaler als die mexikanische Art und wird von Cope Heloderma suspectum genannt.

Die Arzneimittelprüfungen und klinischen Fälle, die nun folgen, stammen aus dem Virus der Gila-Krustenechse, das von Dr. Charles D. Elden, Phoenix, Arizona, im Jahre 1890 gewonnen wurde, der dieses als mögliches Arzneimittel für die Paralysis Agitans und die Rückenmarksschwindsucht erwähnte. Das Virus stammt von einer gefangenen Krustenechse, die er reizte, so dass sie in ein Stück hartes Glas biss; und auf diesem Wege erhielt er einige Tropfen der klebrigen, gelben Flüssigkeit.

Die gesamten Informationen, die wir in unserer Materia Medica haben und die sich auf Heloderma horridum beziehen, gelten eigentlich für Heloderma suspectum.

HELODERMA HORRIDUM
[SKORPION-KRUSTENECHSE]

Ordnung: Squamata
Unterordnung: Scleroglossa
Überfamilie: Anguoidea
Familie: Helodermatidae (Krustenechsen)
Gattung: Heloderma
Art: Heloderma horridum
Trivialname: Skorpion-Krustenechsen

UNTERARTEN

- *Heloderma horridum horridum*
- *Heloderma horridum alvarezi*
- *Heloderma horridum exasperatum*
- *Heloderma horridum charlesbogerti*

HELODERMATIDAE KRUSTENECHSEN

EINFÜHRUNG

„Horridum" bedeutet „*schrecklich*", die „*schreckliche genietete Echse*"! Auch die Skorpion-Krustenechse, eine nahe Verwandte der Gila-Krustenechse, ist giftig.

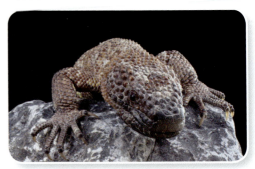

Heloderma horridum – beachten Sie die perlenähnliche Haut.

ANATOMISCHE EIGENSCHAFTEN

Sie wird bis zu 70–100 cm groß, ist damit BEDEUTEND GRÖSSER ALS DIE GILA-KRUSTENECHSE UND HAT GEDÄMPFTERE FARBEN.

CHARAKTERISTISCHES VERHALTEN

Skorpion-Krustenechsen KÖNNEN NIEDRIGE TEMPERATUREN SEHR GUT VERTRAGEN. Selbst bei 5°C sind sie in der Lage, sich zu bewegen, und zu zischen, wenn sie gestört werden.

EIN FALL VON KOMODODRACHE – *VARANUS KOMODOENSIS* (*HELODERMA HORRIDUM* WURDE ALS ZOOLOGISCHES SIMILE GEGEBEN)

VON MICHAEL RUTLEDGE

Die Patientin ist Mutter zweier Kinder, 35 Jahre alt, mit einer psychotischen Depression und der Neigung, **sich selbst zu verletzten**. Ihre erste große Krise hatte sie im Jahre 2003. Sie war mehrere Monate lang im Krankenhaus und erhielt Psychopharmaka. Sie benötigte dann einige Jahre, um sich von den Nebenwirkungen zu erholen. Während dieser Zeit schien es, als könnten ihr verschiedene homöopathische Mittel aus der Familie der Leguminosae helfen, doch berichtete sie, dass der psychotische Zustand weiter im Hintergrund schlummerte. Am 15.08.2009 bat sie mich um Hilfe, denn ihre Psychose flackerte auf und sie fing wieder an, sich in die Arme zu schneiden, um Erleichterung zu erhalten. Es erschien sehr riskant, näher anzuschauen, wie sie ihre Psychose erlebt, also versicherte ich ihr mehrmals, dass nichts geschehen könne, wenn wir es zusammen angehen.

ERSTES ANAMNESEGESPRÄCH, 15. AUGUST 2009

P: Vor vier Tagen hatte ich einen größeren Zusammenbruch. Auf dem Weg zur Universität merkte ich, dass es wieder schlimmer wurde.
Ich fing wieder an, mir in die Arme zu schneiden. Das Schneiden bringt es nach außen, sonst würde es zu sehr wehtun. So kann ich den Schmerz auszuhalten. Der Schmerz sitzt in meinem Magen, es fühlt sich verletzt und wund an.

HELODERMATIDAE KRUSTENECHSEN

Ich gerate aus dem Gleichgewicht. Ich falle aus dieser Welt heraus, aber ich muss hierbleiben, ich kann auf gar keinen Fall gehen. **Die andere Welt ergreift mich, sie zerren an mir.** Meine **Fassade** funktioniert ganz gut. Wenn ich allein bin, ist es schlimmer, egal wo. Es schiebt sich in den Vordergrund, es schleicht sich an, das passiert nicht plötzlich. **Ich habe dann ein Bild von einem Drahtseilakt. Ich versuche, das Gleichgewicht zu halten. Unter dem Seil ist ein Abgrund und Monster mit Zähnen und Krallen.**

D: *Erzählen Sie mir von der anderen Welt.*

P: Ich spüre einen Druck. Der Luftdruck ist viel höher. **Ein Sumpf oder Marschland, Nebel und giftige Gase. Ein Ort, wo Drachen leben, mit Giftzähnen und Krallen. Es gibt keine Sonne und es ist kalt. Plötzlich ist da eine tödliche Bedrohung.**
Die Monster fressen dich, beißen in dein Bein, reißen dich auseinander und ich muss zuschauen. Ich kann da nicht rauskommen, ich muss da alles loslassen. Es ist schrecklich, ein Verlust all dessen, was einen Menschen am Leben erhält. Nur Verzweiflung und Traurigkeit bleibt übrig, und der Schmerz, alles zu verlieren.

D: *Monster und Drachen?*

P: **Sie sind erbarmungslos, nicht sehr groß, überall spitz, und sie haben scharfe Krallen und Zähne. Sie reißen das Fleisch auseinander und vergiften es.** Sie sind so groß wie Nilpferde und stinken fürchterlich. **Sie haben Krallen wie ein Tiger, jedoch ohne Fell, schuppige Haut wie eine Echse.** Kennen Sie Warane? Mit Spitzen auf der Haut.
(Die Wörter, die sie benutzt, beschreiben keine Drachen im eigentlichen Sinne, sondern ganz speziell den Waran.)

D: *Nebel im Sumpf?*

P: Der Nebel ist dicht und liegt wie ein Schleier auf der Erde. Es ist kalt, dunkel und stickig, keine Luft zum Atmen. Der Nebel bringt dich dazu, dein sicheres Rückzugsgebiet zu zerstören. Er zerstört meinen Sicherheitsanzug, der mich auf meinem Weg dahin geschützt hat. Weißer Nebel vergiftet mich, ohne dass ich ihn berühre, nur wenn ich ihn ansehe. Er murmelt und singt Schlaflieder. Wie wunderschön, alles zu vergessen und loszulassen. Ein Ohr hört ihm zu: Er hat recht, es ist leichter, einfach hier zu sitzen, einzuschlafen und auf die Drachen zu warten. Meine andere Hälfte kreischt in Panik, erinnert mich daran, wie wunderschön es hier auf dieser Welt ist und warum es absolut notwendig ist, zurückzukommen.
Der Nebel, der aus dem Sumpf aufsteigt, besteht aus untröstlicher Traurigkeit.
Ich spüre auch eine große Ruhe. Es fühlt sich kühl, weich und endlos an. Keine Spannung mehr, kein Kampf mehr. Ich habe mich damit arrangiert. Es fühlt sich angenehm an, nur der Gedanke, dass es so nicht bleiben kann, stört. Auch ein Drache würde einschlafen, aber im **Hintergrund lauert die Zerstörung.** Eine einlullende, lauernde Ruhe. Ich sollte mich verteidigen, aber es ist einfacher, nachzugeben.

D: *Das Gift des Drachen?*

P: **Es zerstört Gewebe, löst es auf, so dass es nicht mehr heilen kann. Es verändert auch die Eigenschaften des Blutes.**

D: *Das Gift des Nebels?*

P: Das Gift des Nebels hat eine andere Auswirkung. Es vergiftet die Gedanken, verändert das Bewusstsein, verändert deinen Willen und spricht mit deinem Geist. Das einzige was hilft, ist, deine Augen zu schließen und ganz fest an etwas anderes zu denken.
Wenn der Druck ansteigt, sehe ich Kriegsbilder. Das Leid der Menschen berührt mich am meisten. Es gibt keine Flucht, nur Tod und Zerstörung, geliebte Menschen werden getötet. Am schlimmsten ist, dass die Menschen Schuld an alledem sind.

HELODERMATIDAE KRUSTENECHSEN

D: *Wo kann man all dies finden?*
P: **Kalte Vulkane, unbewohnte Orte, Berge, wilde Tiere in den Bergen. Kälte und fehlendes Sonnenlicht. Die Wärme kommt von dem Blut, das aus den Wunden fließt.**
   Arzneimittel: *Heloderma horridum* 1M, eine Gabe.

Als Arzneimittel hätte ich *Varanus komodoensis* bevorzugt, doch es war nicht verfügbar. Heloderma ist phylogenetisch gesehen am nächsten. Die Vergiftungserfahrung mit dem Nebel erinnerte mich an das verletzte Opfer eines Drachens, das langsam an der Infektion stirbt und weiß, dass es getötet und gefressen wird, wenn es zu schwach zum Weglaufen ist.

FOLLOW-UP AM 25. AUGUST 2009 (EINE WOCHE SPÄTER)

P: Es wurde sehr schnell besser. Ich habe das Arzneimittel am Samstagnachmittag genommen. Ich war sehr müde und froh, im Bett zu liegen, diesem schweren Gefühl nachzugeben. Am Abend bin ich früh ins Bett gegangen. Die Nacht war merkwürdig, wie eine Fahrt in der Achterbahn. Ich schlief in pendelnden Bewegungen. Es war merkwürdig, ich konnte nicht schlafen, obwohl ich sehr müde war. Ich habe das Fenster geöffnet und heraus gesehen und bin dann fast wieder eingeschlafen. Ich hatte das Bedürfnis, frische Luft zu atmen und draußen zu sein und war doch so müde. Wie gleichzeitig schlafen und wach sein. Sehr müde und verwirrt aufgrund des Schwindels. Am Sonntag fühlte ich mich, als hätte ich Beruhigungsmittel genommen, müde, langsam und weich, wie eine Krabbe, die gerade ihre alten Schichten abgeworfen hat. Ruhig, traurig und erstaunt. Der Druck ist weg, er hat sich aufgelöst wie eine rosa Wolke und ist einfach verschwunden. Die Müdigkeit verschwand dann in den Tagen danach. Gestern bin ich zu einer Beerdigung in der Familie gegangen, da bin ich dann auch aus dem Gleichgewicht gekommen, aber ganz anders als vorher. (Sie erzählt eine Geschichte voller Gefühle, aber ich habe den Eindruck, es handelt sich hier um eine ganz normale menschliche Reaktion, und das hat sie bestätigt: Es hat sie berührt, aber es war kein Problem).
D: *Was ist der Hauptunterschied?*
P: Vor dem Arzneimittel konnte ich meine Grenzen nicht finden. Ich habe sie ignoriert und bin einfach über sie hinweg gegangen. Ich habe mich sicher in alle möglichen Katastrophen hineinmanövriert, jedes Mal gefolgt von einem größeren Zusammenbruch.
   Jetzt bin ich unduldsam, wenn ich meine Grenzen erreicht habe. Ich kann jetzt nicht mehr einfach über sie hinweg gehen. Ich spüre sie viel klarer und unmissverständlicher.

FOLLOW-UP AM 15. NOVEMBER 2009 (DREI MONATE SPÄTER)

P: Dieses lauernde Gefühl, dass mich zehn Jahre lang begleitet hat, ist innerhalb von sechs Wochen nach Einnahme des Mittels verschwunden. Anfangs hatte ich wilde Träume, aber keine Albträume.
   Jetzt habe ich seit vier bis sechs Wochen einige intensive und oft auch unangenehme Träume. Auch das allgemeine Gefühl, ungeschützt zu sein und das Leiden der ganzen Welt nicht draußen halten zu können, hat sich verstärkt. Doch dieses Mal bin ich nicht zusammengebrochen und es ist leichter für mich, meine Grenzen zu akzeptieren, aber ich muss vorsichtig sein.
   Der „Film" der anderen Welt ist weniger intensiv. Es ist einfacher, einen Schritt zurückzutreten, so dass die Bilder mich nicht mehr so gefangen nehmen. Ich habe jetzt erkannt, dass mein

HELODERMATIDAE KRUSTENECHSEN

Zustand durch den Druck von außen verursacht wird. Ich nehme die Bilder jetzt als Symptome, und dadurch habe ich Möglichkeiten, mich zu entscheiden. Letzte Woche habe ich einen Tag frei genommen. Ich habe auch einen Termin mit einem Ernährungsberater gemacht. Das Bedürfnis, mich um mich selbst zu kümmern, ist größer. Ich schlafe gut. Insgesamt geht es mir jetzt ungefähr 30 % besser.

Arzneimittel: *Heloderma horridum* 1M, eine Gabe.

FOLLOW-UP AM 19. NOVEMBER 2009 (WEITERE VIER TAGE SPÄTER)

P: Ich habe die Wirkung des Arzneimittels sofort gespürt, genau wie damals, als ich es zum ersten Mal genommen hatte, ein Gefühl von Weichheit und Müdigkeit, endlich kann ich schlafen. Es wäre so schön, diesem Gefühl einfach nachzugeben, aber das kann ich aufgrund meiner Verpflichtungen gegenüber meiner Familie und meinem Job nicht. Es hat sich angefühlt, als ob sich ein Vorhang zwischen mich und das allgemeine Leid auf der Welt schiebt. Es geht mir besser, denn die Angst ist weg. Ich bin mehr mit mir in Kontakt und fühle mich nicht mehr so offen und verletzlich. Bevor ich das Mittel genommen hatte, bin ich zusammengebrochen und **Teile von mir wurden in Richtung Abgrund gezogen**. Das Arzneimittel zieht mich davon weg.

E-MAIL VON MICHAEL RUTLEDGE AM 24. SEPTEMBER 2010

Bis zu diesem Zeitpunkt scheint der Fall ein homöopathisches Happy-End zu haben. Vor Kurzem habe ich die Patientin gefragt, ob sie bei sich auf lange Sicht irgendwelche allgemeinen Veränderungen bemerkt habe, und sie erwiderte: „Andere Therapien haben mir niemals eine solche lang andauernde und tiefe Besserung gebracht. Die Drachen sind verschwunden." Sie hat das Mittel nicht wiederholt, außer wie hier in der Darstellung des Falls beschrieben.

INTERESSANTE FAKTEN ÜBER DEN *VARANUS KOMODOENSIS*, DIE BEDEUTSAM FÜR DEN FALL SIND

- Kleine (junge) Komododrachen sind **versierte Baumkletterer**. *(„Drahtseilakt", so vermeiden sie, von den erwachsenen Tieren gefressen zu werden.)*
- Die Zähne des Komododrachen sind lang, gebogen und gezackt und so angeordnet, das ein **möglichst großer Brocken Fleisch abgebissen** und im Ganzen heruntergeschluckt werden kann.
- Der Komodowaran ist kraftvoll und behände, und doch ist der Überraschungsmoment das Mittel der Wahl, um größere Beute zu fangen.
- Nachdem er durch schnelles Zuschlagen die Beute zu Fall gebracht hat, fängt der Komodowaran an, **sie mit seinen kräftigen Krallen und großen, gezackten Zähnen in Stücke zu reißen**. **Tiere, die den Erstangriff überleben, sterben mit großer Wahrscheinlichkeit an der Infektion, die der Biss verursacht,** da der Speichel des Komodowaran bis zu 50 verschiedene Bakterienstämme *(und auch Gift)* enthält und damit besonders infektiös ist.

HELODERMATIDAE KRUSTENECHSEN

MÖGLICHE SPEZIFISCHE AUSDRÜCKE DER SKORPION-KRUSTENECHSE BEIM MENSCHEN

Man findet die allgemeinen Ausdrücke der Echsen und der Scleroglossa zusammen mit den spezifischen Ausdrücken der *Heloderma horridum*:
- Vertragen niedrige Temperaturen gut, heiße Temperaturmodalitäten.

HELODERMA SUSPECTUM (HELO.) [GILA-KRUSTENECHSE]

Ordnung: Squamata
Unterordnung: Scleroglossa
Überfamilie: Anguoidea
Familie: Helodermatidae (Krustenechsen)
Gattung: Heloderma
Art: Heloderma suspectum
Trivialname: Gila-Krustenechse, Gilatier
Unterarten
- *Heloderma suspectum cinctum*
- *Heloderma suspectum suspectum*

EINFÜHRUNG

Der Name „Gila-Krustenechse" bezieht sich auf den Gila-Fluss in Arizona. „Suspectum" kommt aus dem Lateinischen: „misstrauisch" oder „verdächtigt". Dies bezieht sich auf die Giftigkeit des Tieres, die zur Zeit der Namensgebung vermutet, aber damals noch nicht bestätigt war.

HABITAT

Heloderma suspectum ist eine giftige Echsenart, die im Südwesten der Vereinigten Staaten und Nordmexiko lebt.

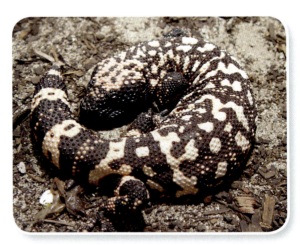

Heloderma suspectum—beachten Sie die auffällig gefärbten kontrastfarbenen Bänder im Vergleich zur matt gefärbten Heloderma horridum

HELODERMATIDAE KRUSTENECHSEN

ANATOMISCHE EIGENSCHAFTEN

EINE AUFFALLEND GEFÄRBTE ECHSE MIT SCHUPPEN IN KONTRASTFARBEN: LEUCHTENDES LACHSROSA, GELBWEISSE STREIFEN ODER EINE SOLCHE NETZSTRUKTUR AUF TIEFSCHWARZEM UNTERGRUND, das alles in KOMPLIZIERTEN MUSTERN.

Dieses Farbschema warnt potentielle Angreifer, dass ihr Biss giftig ist; möglicherweise dient es ihr aber auch als **Tarnung**. Die Zähne sind nur lose befestigt, daher brechen sie leicht heraus und können lebenslang nachgebildet werden.

Heloderma horridum	*Heloderma suspectum*
(Skorpion-Krustenechse)	(Gila-Krustenechse)
Die größere der beiden Arten. Gedämpfte Farben.	Die kleinere der beiden Arten. Leuchtende Farben.

CHARAKTERISTISCHES VERHALTEN

Die Gila-Krustenechse produziert nur KLEINE MENGEN IHRES NEUROTOXISCHEN GIFTS, das in den Speichel der Echse abgegeben wird. SIE KANN IHR GIFT NICHT ZURÜCKHALTEN, BEI JEDEM BISS ERFOLGT EINE VERGIFTUNG. Damit so viel Gift wie möglich in den Blutstrom des Opfers kommt, kauen sie ihre Beute häufig. Sie können ernsthaft zubeißen, und diese Bisse können durchaus tödlich für den Menschen sein.

MATERIA MEDICA

Auszüge der *Heloderma-suspectum*-Arzneimittelprüfung von Todd Rowe:

Die zentrale Idee dieses Mittels wird folgendermaßen ausgedrückt: Ich bin beschäftigt oder geschäftig, zentriert oder ausgeglichen, und eile in meinem Umfeld umher. Störe mich nicht, sonst werde ich gereizt und stürze mich auf dich.

Auch das Thema **Aggression** war präsent. In den meisten Fällen nahm dies die Form von Reizbarkeit an, zusammen mit dem Wunsch, den eigenen Raum zu schützen. Einige Prüfer jedoch hatten gewalttätige Träume, und ein Prüfer beschrieb den aggressiven Wunsch, andere auf das Kinn zu boxen. Die Aggression und Reizbarkeit schien nicht von Gewissensbissen oder großen Emotionen begleitet zu sein.

Ein weiteres Thema betraf die **gesteigerte Energie.** Dies nahm verschiedene Formen an, angefangen von Besorgnis und Angst bis hin zur Manie. Die Prüfer nutzten folgende Schlüsselwörter, um diesen Zustand zu beschreiben: Angst, beschäftigt, geschäftig, ständig arbeiten, in Eile (im Gegensatz zu der ruhigen Art der Echsen), nicht in der Lage, die Ideenflut zu bremsen, Schlaflosigkeit und Erregung.

Drei der Prüfer fühlten sich gegen Ende der Prüfung deutlich geselliger. Besonders einer der Prüfer bemerkte eine bedeutende Änderung: Die Neigung, sich zu isolieren und allein zu sein änderte sich und er war geselliger und ruhiger. Für einige Prüfer nahm dies sogar die Form an, dass

HELODERMATIDAE KRUSTENECHSEN

sie eine stärkere Verbindung zu ihren verstorbenen Verwandten spürten. Eine Prüferin beschrieb, dass sie nach dem Mittel das Gefühl hatte, ihren Patienten näher zu sein und klarer sehen zu können. Wir wissen, dass dieses Tier bekannt ist für seine eigenbrötlerischen Gewohnheiten.

Durch die ganze Prüfung zogen sich Tierthemen. Am Ende der Abschlussgruppenprüfung sagten Teilnehmer voraus, dass es sich um ein Tier handelt, das einen Schwanz hat, auf irgendeine Art etwas baut, zum Beispiel, dass es gräbt, und dass es Aggressionspotenzial besitzt. Die Farben Rot, Weiß, Schwarz und Gelb tauchten ebenfalls auf, passend zu den Farben der Echse. Das Verlangen nach Eiern ist auch interessant, da sie eine der Hauptnahrungsquellen der Echse darstellen. Reptilienthemen waren ebenfalls präsent, wie zum Beispiel ein Mangel an mütterlichen Gefühlen, Zuschlagen und Aggression.

Auf der körperlichen Ebene scheint sich das Mittel im folgenden Bereich zu bewegen: obere Atemwege, Nervensystem und der Magen-Darm-Trakt. Bei vielen Teilnehmern entwickelten sich Beschwerden der oberen Atemwege. Eine Teilnehmerin erlebten zudem die Heilung eines Symptoms: Sie hatte unter starken chronischen, stechenden Magenschmerzen gelitten.

Die Symptome waren am Morgen grundsätzlich schlimmer. Verschiedene Teilnehmer beobachteten eine gewisse Frostigkeit. Dies war das Leitsymptom für dieses Mittel vor der Prüfung. Ein Prüfer träumte davon, im Schnee zu sein, und erwachte heftig zitternd.

DIE MATERIA MEDICA VON PHATAK

- **INTENSIVE EISIGE KÄLTE; wie eingefroren; von innen nach außen.** Dies ist das eigentümlichste Symptom dieses Giftes.
- **Kalter Atem, kalte Zunge.**
- **Kaltes Gefühl in der Lunge und der Brust.**
- **Kälte quer über das Schulterblatt.**
- **Brennen in der Wirbelsäule. Ein Ring aus Kälte kriecht um den Körper.**
- Patient **taumelt beim Gehen. Er hebt den Fuß sehr hoch und setzt die Ferse fest auf.**
- **Empfindung, als ob er auf einem Schwamm oder mit geschwollenen Füßen läuft.**
- **Dreht sich beim Laufen nach rechts.**

EINIGE RUBRIKEN AUS REFERENCE WORKS

- HITZE: WALLUNGEN: ABWECHSELND MIT: KÄLTE, EISIGE. {0> 1> 0}   [85]
- GEDANKEN: DRÄNGEN SICH AUF UND DRÄNGEN SICH UMEINANDER: AM MORGEN, BEIM ERWACHEN. {0> 1> 0} [264]
- GEDANKEN: RASCH, SCHNELL: AM MORGEN. {0> 1> 0} [264]

HELODERMATIDAE KRUSTENECHSEN

MÖGLICHE SPEZIFISCHE AUSDRÜCKE DER GILA-KRUSTENECHSE BEI PATIENTEN

Beim *Gila-Krustenechsen*-Patienten zeigen sich alle Charakteristika der Heloderma, zusammen mit einigen spezifischen Eigenschaften:
- Spezifische Farbe:
  - leuchtend gefärbt.
  - *sind sich besonders der Farben Rot, Weiß, Schwarz und Gelb bewusst* (Farbspektrum der Heloderma- Haut).
  - Aufwändige Muster (dient als Warnung und als Tarnung).
  - es ist möglich, dass diese Patienten Kleidung in leuchtenden Farben oder Accessoires wie Schmuck usw. bevorzugen.
- Gesteigerte Aggression:
  - Besonders in Bezug auf ihr Revier.
  - das Gefühl, es soll nicht in den eigenen Raum eingedrungen werden oder man will nicht gestört werden
- *Die Aggression reicht von Reizbarkeit bis hin zu dem Wunsch, körperliche Gewalt auszuüben, jedoch ohne Gewissensbisse oder Emotionen.*
- *Reizbarkeit oft in Form des Wunsches, sich auf jemanden zu stürzen.*
- INTENSIVE, EISIGE KÄLTE:
  - *Wie eingefroren; von innen nach außen*
  - *Ein Ring aus Kälte kriecht um den Körper*
  - *Frostigkeit (erscheint auch in den Prüfungen)*
- *Hitzewallungen im Wechsel mit eisiger Kälte*
- *Gedanken drängen in den Kopf, besonders am Morgen, beim Erwachen*
- *Gesteigerte Energie:*
  - *Reicht von geschäftig bis hin zu manisch.*
  - *Arbeitssüchtig*
  - *ständig geschäftig sein müssen*
  - *Besorgnis, Angst, hastig*
  - *Unkontrollierte Gedanken und Schlaflosigkeit*

  Dies ist besonders interessant, da die Helodermatidae im Allgemeinen träge, sich langsam bewegende Echsen sind, die ruhen, wenn sie nicht gerade nach Nahrung suchen.
- *Nimmt den Fuß beim Gehen sehr hoch und setzt die Ferse fest auf.*
  - *Gefühl als liefe man auf einem Schwamm*
  - *Als liefe man mit geschwollenen Füßen*
  - *Taumelnder Gang*
- *Verlangen nach Eiern*

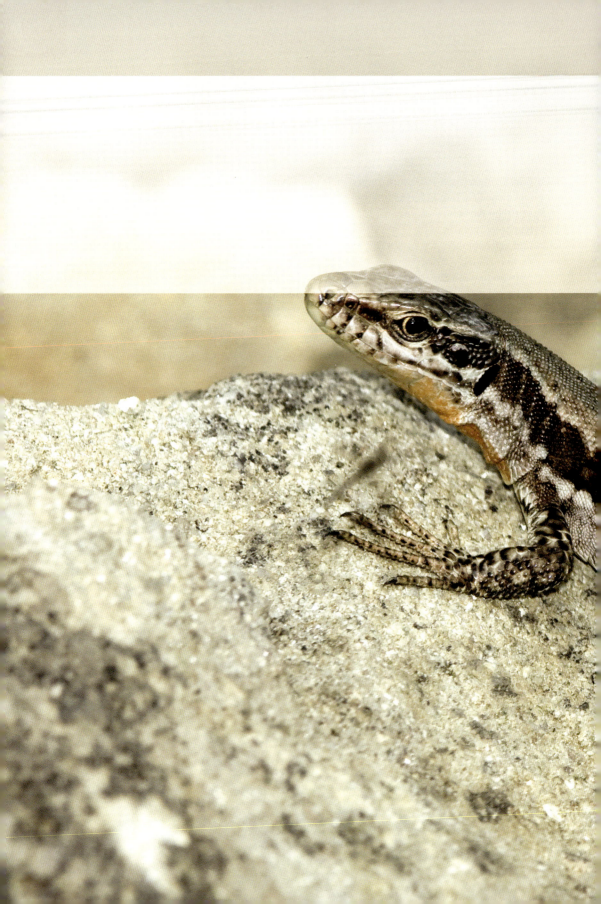

Familie:
Lacertidae
Mauereidechsen, Echte Eidechsen

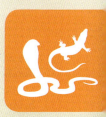

Homöopathische Arzneimittel
Lacerta agilis (Lacer.) [Zauneidechse]
Lacerta vivipara [Waldeidechse]

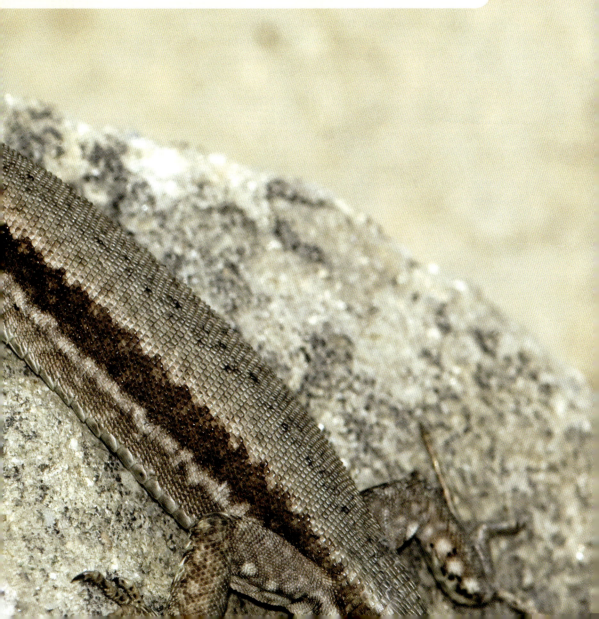

LACERTIDAE MAUEREIDECHSEN, ECHTE EIDECHSEN

Überfamilie: Scincidae (einschließlich Glattechsen und Verwandte)
(Die Lacertidae gehören zu der Überfamilie der Scincidae).

EINFÜHRUNG

Die Scincomorpha (Skinkartige) bilden die größte Echsengruppe. Sie **bewohnen** hauptsächlich **den Boden** oder **graben sich in Höhlen ein**, auch wenn einige auf Bäume klettern. Die meisten Skinkartigen sind Echsen, die im **Verborgenen** leben und **die meiste Zeit unter Blattlaub verbringen**. Von einigen Arten ist bekannt, dass **sie in Löchern leben**, die von Falltürspinnen gemacht wurden. **Da sie sicher eingekuschelt in diesen Löchern leben, sind sie schwer zu finden.**

ALLGEMEINE ANATOMIE

Meist sind sie **lang und schlank**. Ihnen **fehlen die Hautanpassungen,** die die meisten Leguane aufweisen. Diese Arten haben zudem **unterschiedlich ausgeprägte Gliedmaßen**: von vollständig ausgebildeten bis hin zu komplett abwesenden Gliedmaßen.

FORTPFLANZUNG

Von den Skinkartigen ist bekannt, **dass sie sich um ihre Eier kümmern.** Sie sonnen sich und kehren dann in ihre Nester unter der Erde zurück, **um die Eier mit ihrem Körper zu wärmen**. Wenn die Jungtiere schlüpfen, sind sie in der Lage, selber ihr Futter zu finden. Innerhalb eines Tages verlassen die Neugeborenen ihre Mutter und bewegen sich außerhalb des Nestes. Bei einigen Skinkartigen hält das Familienleben länger an. Einige dieser Echsen pflanzen sich auf einzigartige Weise fort: Die Weibchen ernähren die sich entwickelnden Jungen über ihre Plazenta.

ALLGEMEINES VERHALTEN

Skinkartige hecheln nicht wie andere Echsen, um sich abzukühlen. Stattdessen überlisten diese Echsen die Hitze, indem sie **einen schattigen Platz aufsuchen oder sich in eine kühle Höhle unter der Erde zurückziehen**.

Die meisten Skinkartigen sind **nervöse Tiere, die Deckung suchen, wenn sie sich auch nur im Geringsten bedroht fühlen.** Aus diesem Grund können Menschen nur einen kurzen Blick auf sie erhaschen, bevor die Echsen in ein Dickicht oder unter einen Baumstamm **sausen**. War ein Angreifer in der Lage, einen Skink zu erwischen, bevor er flüchten konnte, **so wirft dieser seinen Schwanz ab**, der noch mehrere Minuten weiter zuckt.

ALLGEMEINE AUSDRÜCKE DER SKINKARTIGEN

- Graben, verborgen in Löchern leben
- Scheu, nervös
- In ein Versteck sausen

LACERTIDAE MAUEREIDECHSEN, ECHTE EIDECHSEN

- Verborgen, versteckt
- Elterliche Fürsorge ist vorhanden
- Abwerfen des Schwanzes (Autotomie)

FAMILIE: LACERTIDAE (MAUEREIDECHSEN ODER ECHTE EIDECHSEN)

EINFÜHRUNG

Die Echsen, die zur Familie der Lacertidae gehören und von deren Bezeichnung der Name „Echse" (Engl. 'lizard' = Echse, Anm.d.Übers.) abgeleitet ist, sind **„typische" Echsen.** Sie sind grün, haben einen langen zylindrisch geformten Schwanz, sind schuppig und sehr **flinke** Tiere. In den wärmeren Gebieten Afrikas, Eurasiens, dem mittleren Osten und mehreren nördlich gelegenen ozeanischen Inseln sausen sie über die Steine und Gebäude. Sie sind in jedem Sinne klassische Echsen.

ALLGEMEINE ANATOMIE

Diese Echsen zeichnen sich durch einen **Kragen großer Schuppen an der Unterseite ihres Halses** aus.

LEBENSZYKLUS UND FORTPFLANZUNG

Außer der *Lacerta vivipara* legen alle Eier.

VERHALTEN

Die Fähigkeit, die Farbe zu wechseln, ist nur in einer einzigen Art und dort auch nur rudimentär vorhanden. *Lacerta-agilis*-Männchen zeigen während der Paarungszeit ein dunkleres Grün. **Der Aufbau ihres Schwanzes unterstützt sie bei ihren zickzack-ähnlichen Bewegungen und bei den präzisen Sprüngen,** die sie machen, um Insekten zu fangen. Lacertidae sind sämtlich Insektenfresser.

Die Männchen sind sehr **revierbewusst** und **aggressiv gegeneinander.**

MÖGLICHE ALLGEMEINE AUSDRÜCKE DER LACERTIDAE BEI PATIENTEN

Neben den allgemeinen Eigenschaften der Echsen zeigen sich bei dieser Gruppe die folgenden spezifischen Merkmale:
- Flinkheit
- Schnelle Bewegungen
- Zickzack-Bewegungen
- Präziser Sprung

LACERTIDAE MAUEREIDECHSEN, ECHTE EIDECHSEN

- Abwerfen des Schwanzes
- Bei Gefahr schnelles Davonsausen

Zusätzlich finden wir bei ihnen neben den allgemeinen Ausdrücken der Skinkartigen die folgenden Eigenschaften:
- Sie sind nicht fähig, die Farbe zu wechseln (lediglich bei *Lacerta agilis* zu beobachten)
- Graben, sie leben versteckt in Löchern
- Es fehlen verschiedene Körpermerkmale wie Kämme und Dornen

LACERTA AGILIS (LACER.) [ZAUNEIDECHSE]

Ordnung: Squamata
Unterordnung: Scleroglossa
Infraordnung: Scincomorpha
Überfamilie: Scincoidea
Familie: Lacertidae
Gattung: Lacerta
Art: Lacerta agilis
Trivialname: Zauneidechse

EINFÜHRUNG

Die Zauneidechse ist eine STÄMMIGE, **am Boden lebende** Echse.

HABITAT

Die Zauneidechse kommt in Europa und Asien vor, manchmal dehnt sich ihr Lebensraum noch nördlich des Polarkreises aus. Typische Lebensräume der Zauneidechse sind das trockene Heideland und die Sanddünen an der Küste. Man findet sie auch in niedrigen Dickichten und in anderen Gegenden. Zur Wärmeregulation und zum Schutz vor Fressfeinden benötigen sie verschiedene Bedingungen im Hinblick auf Struktur und Temperatur ihres Lebensraumes. Eine Hauptanforderung ist ein SCHATTENLOSES, SANDIGES HABITAT, DAMIT SIE ERDHÖHLEN ZUR EIABLAGE UND ZUM SCHUTZ GRABEN KÖNNEN.

ANATOMISCHE EIGENSCHAFTEN

Die Zauneidechse wird 18-22 cm lang. Weibchen sind gewöhnlich größer als Männchen. Sie haben einen kurzen Kopf, eine abgeflachte Schnauze und relativ KURZE BEINE UND KURZE SCHWÄNZE. Zauneidechsen zeigen ein attraktives Muster aus DUNKLEN PUNKTEN MIT HELLEM ZENTRUM (OCELLI) AUF EINEM BRAUNEN ODER GRAUEN UNTERGRUND.

LACERTIDAE MAUEREIDECHSEN, ECHTE EIDECHSEN

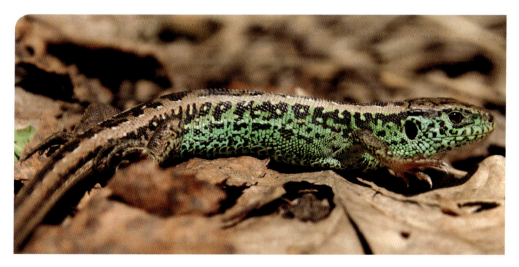

▲ Lacerta-agilis-Männchen zeigt grüne Flanken

ERNÄHRUNGSVERHALTEN

Zauneidechsen ernähren sich hauptsächlich von wirbellosen Tieren wie Schnecken, Spinnen und Insekten. Sie fressen jedoch auch andere Nahrung wie Früchte und Blüten.

CHARAKTERISTIKA DER PAARUNG

WENN SIE AUS DER WINTERSTARRE ERWACHEN UND SICH AUF DIE PAARUNGSZEIT VORBEREITEN, ENTWICKELN DIE MÄNNCHEN EINE STRAHLEND GRÜNE FÄRBUNG. WÄHREND DER PAARUNGSZEIT FÄRBEN SICH OFT AUCH IHRE FLANKEN GRÜN.

Die Männchen zeigen aufwändiges Balzverhalten, um eine Partnerin anzulocken. **Männliche Zauneidechsen kämpfen energisch um die Weibchen**. SIE ERGREIFEN DEN NACKEN IHRES GEGNERS MIT IHREM KIEFER UND ROLLEN DANN UMEINANDER, BIS EINER VON BEIDEN (NORMALERWEISE DIE KLEINERE ECHSE), DEN RÜCKZUG ANTRITT. Das Weibchen dieser oviparen Art legt 3 bis 14 Eier in ein Nest in einer Höhle, die es in den losen Sand gegraben hat. Die Sonnenstrahlen halten die Eier warm.

SPEZIELLES VERHALTEN

Zauneidechsen sind ebenso wie andere Reptilien ektotherm oder kaltblütig. Sie müssen in der Sonne baden oder Kontakt zu warmen Oberflächen haben, um ihre Körpertemperatur zu erhöhen. Von Oktober bis März, während der Wintermonate also, fallen sie in Winterstarre. Die Männchen beenden die Winterstarre einige Zeit vor den Weibchen.

Obwohl Zauneidechsen sich SCHNELL BEWEGEN und TAGAKTIV SIND, sind sie durch ihre **scheue, geheimnisvolle Art** nur sehr schwer zu entdecken. Sie **ziehen sich,** wenn das Sonnenlicht schwindet, **in eine Höhle** oder ein anderes **Refugium** zurück und sind WÄHREND DER NACHT INAKTIV. Unter bestimmten Bedingungen können sie auch während des Tages inaktiv sein und

LACERTIDAE MAUEREIDECHSEN, ECHTE EIDECHSEN

viel Zeit unter der Erde in ihren Höhlen verbringen, besonders an sehr heißen Tagen. Oft bilden sie kleine **Kolonien,** und manchmal teilen sie sich die gleiche Höhle.

Zauneidechsen zeigen ein bemerkenswertes Verhalten, das ihre Füße vor dem heißen Sand schützt. Die Zauneidechse TANZT, INDEM SIE SCHNELL EINEN FUSS NACH DEM ANDEREN HOCHHEBT ODER INDEM SIE IHREN BAUCH AUF DEN SAND LEGT UND ALLE VIER FÜSSE GLEICHZEITIG HOCHHEBT!

SPEZIFISCHE ANGRIFFS- UND VERTEIDIGUNGSMETHODEN

Diese Echsen **werfen schnell ihren Schwanz ab,** wenn sie von ihren üblichen Feinden wie Schlangen, Vögeln oder Säugetieren, angegriffen werden.

Die Zauneidechse ist so selten, dass sie in mehreren Ländern unter Artenschutz steht.

EIN FALL VON *LACERTA AGILIS* VON JOANNE GREENLAND

KRANKENGESCHICHTE

Rezidivierende Infekte der oberen Atemwege
Pneumonie
Jährlich Bronchitis
Jährlich Erkältung
Asthma / Heuschnupfen
Im Alter von acht Jahren war der linke Arm gebrochen
Rotation des rechten Kniegelenks
Taubheit in beiden Armen, vom Handgelenk bis in den Ellenbogen.
P: 17 Jahre Taekwondo-Training

Jetzt mache ich Tai-Chi. Ungefähr um die Zeit von Sonnenauf- und -untergang führe ich meine rituellen Tai-Chi-Bewegungen durch.

Derzeit sind die Bänder in meinen Beinen nicht kräftig genug, selbst nach 17 Jahren Taekwondo und Tai-Chi-Training nicht.

Die Taubheit in den Fingern zieht sich bis in den Arm hoch.

Die rechte Seite meines Rückens ist verkrampft, ich kann die Muskeln nicht entspannen.

Schwierigkeiten beim Reiten. Ich kann meine Füße nicht in die richtige Stellung bringen. Es fühlt sich an, als stecke eine Stange in meinen Beinen oder als seien sie eingegipst. Meine Beine fühlen sich verknotet und angespannt an. **Ich kann sie einfach nicht so biegen, wie ich das möchte**.

Ich mache lange Aufwärmübungen beim Kampfsport und kann meine Zehen immer noch nicht berühren, ich komme bloß bis zur Mitte meiner Wade. Die Rückseite meiner Beine fühlt sich steif an.

Ich bin nicht sehr gelenkig. Es fühlt sich an, als würden meine Hüften heruntergezogen. Ich bin ganz verknotet. Alles fühlt sich sehr angespannt an und wird nicht lockerer.

BESCHREIBEN SIE DAS GENAUER

Ich bin schwächer. Es fühlt sich an, als ob ich zu weit auseinandergezogen wurde. Dadurch fühle ich mich schwächer.

LACERTIDAE MAUEREIDECHSEN, ECHTE EIDECHSEN

BESCHREIBEN SIE DAS GENAUER

Es fühlt sich an, als ob der Muskel bis an seine Grenze gedehnt wäre. Er hat seine Grenze erreicht. Er hat sich ausgedehnt, so weit er konnte. Wenn ich ihn dann drehe, wird es schlimmer. Es fühlt sich an, als wäre es dann zu weit gedehnt worden. Er ist unter Druck, überdehnt, **weiter gedehnt als er konnte**. Dann fühlt es sich an, als ob er zerrt oder reißt. Die Muskeln fühlen sich angespannt an. Sie werden unflexibel. (HG: wie ein Stopp-Schild).

BESCHREIBEN SIE DAS GENAUER

Es zieht. Beim Strecken wird es besser. Es tut weh, aber es fühlt sich dann besser an. Ich kann den Muskel jedoch nur bis zu einem gewissen Punkt strecken. **Weiter komme ich nicht.** Mehr schaffe ich nicht. Ich kann nicht besser werden, das lassen meine Muskeln nicht zu.

BESCHREIBEN SIE DAS GENAUER

Es ist wie ein Gummiband, das so weit auseinandergezogen wurde wie möglich. Die Muskeln sind steinhart. Nicht der oberflächliche Muskel ist das Problem, sondern der, der darunter liegt, nahe am Knochen. Die Masseurin muss sehr tief massieren. Sie kann diese festen, harten Muskeln nicht bewegen. Sie sind zusammengebündelt, einer und noch einer und wieder einer. Sie sind bis zu ihrem Limit gedehnt. Und das Ergebnis ist, dass sie an irgendetwas anderem ziehen, und das verursacht dann weitere Probleme. Die tiefen Schichten sind das Problem.

BESCHREIBEN SIE DAS GENAUER

Bis ganz tief hinein **geben sie nicht nach.** Sie sind hart und knubbelig. Als ob sie **gefesselt sind.** Sie geben nicht nach. Keine Flexibilität. Nichts streckt sich. Es ist alles so fest. Ich muss doppelt so hart arbeiten wie andere und erreiche dennoch weniger. Die Muskeln entspannen sich nicht. Sie werden nicht weich. Sie erlauben mir nicht, beweglich zu sein (HG: Stopp-Zeichen und eine Faust).

BESCHREIBEN SIE DAS GENAUER

Ich muss doppelt so hart arbeiten wie andere und erreiche dennoch weniger. Ich muss viel mehr Mühe aufwenden. **Sie machen es mir schwerer. Sie sind nicht geschmeidig.**

BESCHREIBEN SIE DAS GENAUER

Ich gebe mir mehr Mühe als die meisten Leute. Ich versuche es so sehr und erreiche doch nichts. Warum schaffe ich es nicht? **Warum lassen sie mich nicht?** Ich versuche es, und nichts passiert. Mein Trainer sagt, biege sie doch, oder strecke sie, doch sie strecken sich nicht. Sie geben nicht nach. Sie sind nicht flexibel.

BESCHREIBEN SIE DAS GENAUER

Es ist, als fährt man gegen eine Mauer. Ich kann nicht mit den Menschen sprechen und ihnen erklären, was ich möchte.

LACERTIDAE MAUEREIDECHSEN, ECHTE EIDECHSEN

Wo kommt das her? Ohne Verbindung zum Rest des Gesprächs assoziiert sie die harten, unflexiblen Muskeln mit ihrer Unfähigkeit, mit Menschen zu sprechen.

BESCHREIBEN SIE DAS GENAUER

Eine Grenze. Ich habe eine Grenze erreicht. Ich stecke in einer Sackgasse. Ich versuche, mich dem Ganzen aus einer anderen Richtung zu nähern. Ich versuche, meinen Körper in eine erfolgreiche Position zu bringen, **aber die Muskeln sind stärker als ich** und erlauben es mir nicht, mich zu strecken. Sie beugen sich nicht, sie sind nicht weich.

BESCHREIBEN SIE DAS GENAUER

Was, das mit der Grenze?

WAS IMMER IHNEN IN DEN SINN KOMMT?

Als Kind wurde ich drangsaliert und gemobbt.
   Wieder springen wir von den festen Muskeln zu „ich kann nicht mit den Menschen reden" hin zu „ich wurde drangsaliert". Sie soll nun so weiterreden, wie sie möchte.

BESCHREIBEN SIE DAS GENAUER

Ich wurde schikaniert. Ich habe alles ausgeblendet.

BESCHREIBEN SIE DAS GENAUER

Da war ich und da war die Person, die alle anderen sahen. Sie waren komplett gegensätzlich. **Ich hatte meine eigene kleine Welt. Eine Welt, zu der niemand durchdrang. Ein Ort, an dem mich niemand verletzen konnte. Zu diesem meinem Ort konnte man nicht durchdringen. Ich war isoliert. So gefällt es mir. Ich habe immer nach Eindringlingen Ausschau gehalten. Ich war wachsam und vorsichtig. Ich mochte diesen Ort, der mir gehörte und wo es keine Menschen gab, die mich verletzen konnten.**

BESCHREIBEN SIE DAS GENAUER

Ich hatte keine Freunde. **Ich war nicht so,** wie ein Mädchen sein sollte. Ich war anders.
   Ich bin Papas Töchterchen. Ich wurde Wildfang genannt und ich denke, dass war ein Kompliment. Ich war nicht hübsch oder zierlich. Ich trug keine Schleifen oder Kleider mit Rüschen. Ich spielte nicht mit Puppen. Ich war ich selbst. **Ich habe mir innerhalb meiner eigenen Grenzen meine eigene Welt geschaffen**. Mit mir war ich in guter Gesellschaft. Meine Tiere leisteten mir Gesellschaft. Alle anderen habe ich ignoriert. Meine Tiere waren meine Freunde. Ich habe mit Fröschen, Schnecken, Mäusen, Schlangen und Echsen gespielt. Die Echsen waren mir am liebsten, aber ich mag alle Tiere.

LACERTIDAE MAUEREIDECHSEN, ECHTE EIDECHSEN

BESCHREIBEN SIE DAS GENAUER

Die Menschen haben mich nicht verstanden. Sie waren grausam, also habe ich sie weggestoßen. Ich habe alle Gefühle abgeblockt, und irgendwann war dann gar nichts mehr da (weint). Es gab mich, und dann gab es da noch alles andere (HG: Stoppzeichen). Mein Bereich war hinter der Grenze, und alle anderen waren auf der anderen Seite.

WIE EINE UNSICHTBARE STEINMAUER, WIE EINE GLASWAND

Ich konnte die andere Seite sehen, aber ich war kein Teil davon. **Ich hielt alle aus meinem Bereich heraus. Sie konnten nicht hereinkommen, sie konnten mich nicht verletzen. Mein eigener Bereich. Es war warm.** Nur das, was ich wollte oder brauchte, um zu überleben, befand sich darin. Es war ganz persönlich. Ich konnte ich selbst sein.

Wie mein Zuhause jetzt. Nur das, was ich möchte, ist darin. Ich halte die Temperatur bei 16-18 °C, denn so passt es mir. **Ich liebe diese Temperatur im Winter.** Andere meinen, das wäre zu kalt, aber ich liebe diese Temperatur. **Meine Reptilien lieben diese Temperatur auch. Sie brauchen diese Temperatur. Wenn die Wärme kommt, werden sie angeregt, sich zu vermehren.** Wenn die Sonne herauskommt, nehmen *wir* gerne ein Sonnenbad.

HOBBYS?

Ich angle sehr gern. Ich verstehe Tiere. Tiere funktionieren in Mustern. Sie haben ein vorhersagbares Verhaltensmuster. Ich verstehe sie. Ich mag Pferde und reite gern. Ich züchte Reptilien. Ich habe ein Paar Leguane, eine Wasseragame, Schildkröten und Teppichpythons. **Ich verstehe Reptilien und sie mich. Wir verstehen, was es heißt, Grenzen zu respektieren. Wir verstehen, was es bedeutet, sich den Bedürfnissen des jeweils anderen** *anzugleichen*. Wenn es mir nicht gut geht, lassen sie mich in Ruhe. Wenn es ihnen nicht gut geht, lasse ich sie in Ruhe. Mir gefällt ihr individueller Charakter, die unterschiedliche Färbung, die sie haben, und wie sie es verstehen, sich zu verteidigen. (Sie hat 17 Jahre lang Kampfsport ausgeübt, um zu lernen sich zu verteidigen.)

BESCHREIBEN SIE DAS GENAUER

Tiere haben ein standardisiertes, vorhersagbares Verhaltensmuster. Wenn man etwas Bestimmtes tut, dann kommt eine entsprechende Reaktion. Es ist das Prinzip von Ursache und Wirkung. Man weiß, was passieren wird, und wenn man das nicht möchte, dann setzt man das Verhalten einfach nicht in Gang. So kann man sich **der Situation anpassen,** sich gegenseitig Raum lassen, ohne sich zu sehr zu verbiegen. **Das bedeutet, man kann die Situation kontrollieren**. Du kannst das erwünschte Ergebnis hervorrufen. Das ist ein bisschen so, wie wenn mein Partner in mein Haus kommt und anfängt, Sachen hin und her zu schieben. Ich werde dann ärgerlich und sage ihm das auch. Wenn er diese Seite von mir nicht sehen möchte, dann soll er meine Sachen nicht hin und her schieben.

(Vorher hat sie gesagt: „Es fühlt sich an, als ob ich über meine Grenzen hinaus auseinandergezogen werde".)

Sie vergleicht sich mit ihren Tieren.

LACERTIDAE MAUEREIDECHSEN, ECHTE EIDECHSEN

UND IHR TAI-CHI?

Ich liebe Tai-Chi. Es ist eine gute Art der Selbstverteidigung.

BESCHREIBEN SIE DAS GENAUER

Sich gegen einen Angriff verteidigen. Es lehrt dich, **wie du reagieren musst und wie du aus einer unangenehmen oder gefährlichen Situation wieder herauskommst**. So kannst du **dich schützen** und kannst dich auf dich selbst verlassen. **Die Welt ist kein sicherer Ort,** und nach 17 Jahren Taekwondo und nun Tai-Chi kann ich mich in den meisten, wenn nicht sogar in allen Situationen gut verteidigen.

BESCHREIBEN SIE DAS GENAUER

Ich bin defensiv.
    Ich bin **sofort bereit, zu reagieren** (HG: schnippt mit den Fingern). **Ich bin jederzeit wachsam, erwarte immer einen Angriff, daher bin ich darauf vorbereitet, mich zu verteidigen. Ich halte gerne Abstand und habe es auch gern, wenn du Abstand hältst.** Wenn jemand einfach so bei mir auftaucht, bin ich **bereit für den Angriff**. Ich mag keine Fremden. Sie sollen abhauen, und das sage ich ihnen auch.

BESCHREIBEN SIE DAS GENAUER

Ich lasse sie nicht näherkommen. Zuerst bin ich unhöflich, **um sie abzuschrecken**. Ich schicke sie sofort weg. Wenn das nicht hilft, sage ich ihnen in deutlichen Worten, dass sie verschwinden sollen. **Ich baue mich auf, mache meine Schultern breit, strecke mein Kinn vor und zeige ihnen so, dass es nun genug ist. Wenn das nicht reicht, werde ich zuhauen, schlagen, sie anspringen oder sie sogar umwerfen. Ich kann sehr aggressiv sein und richtig austeilen. Allerdings laufe ich oft einfach davon**. Ich flüchte lieber, als zu kämpfen, aber ich kämpfe, wenn ich muss.

BESCHREIBEN SIE DAS GENAUER

Ich bin unabhängig und bin gern mit mir allein. Ich mag meinen Bereich so, wie ich es mag, und ich mag es nicht, wenn jemand etwas ändert. Dringe nicht in mein Territorium ein. Es macht mich echt sauer. Mein Partner ist das genaue Gegenteil von mir, er ist sanft und passiv. Er würde keiner Fliege etwas zu Leide tun, ich würde sie fangen und zum Frühstück essen! (Sie greift mit ihrer Hand in die Luft, als ob sie nach einer Fliege schnappen würde).

ANALYSE

Ich hätte die junge Frau lieber mit dem Buntwaran therapiert. Sie hat ein Paar dieser Warane und hängt sehr an ihnen. Sie beschreibt sie ebenso, wie sie sich selbst beschreibt und sagt manchmal sogar „wir". Ich habe versucht, den Waran in potenzierter Form zu finden, leider jedoch erfolglos.

LACERTIDAE MAUEREIDECHSEN, ECHTE EIDECHSEN

Ich war sicher, dass sie ein Echsenmittel benötigt. *Lacerta agilis* hat die Rigidität der Muskeln und die Taubheit, die sie in den Beinen fühlte, und daher gab ich ihr *Lacerta agilis,* und es hat gut gewirkt. Ich frage mich, ob es ihr mit dem Buntwaran noch besser gegangen wäre.

Arzneimittel: *Lacerta agilis* C200

FOLLOW-UP VIER WOCHEN SPÄTER

Kaum dass sie mit einem dicken Grinsen im Gesicht in die Praxis getreten war, blieb sie auch schon stehen und berührte ihre Fußknöchel mit den Händen. Sie kann ihre Hände um die Knöchel legen, während sie zuvor gerade nur bis zu ihren Wadenmuskeln kam.

WIE GEHT ES IHNEN?

Vor zwei Wochen haben sich meine Muskeln gewaltig entspannt. Meine Gesäß- und meine Oberschenkelmuskulatur und meine Hüfte waren plötzlich locker. Meine Masseurin kann es kaum glauben. Sie kommt nun richtig in die Muskeln rein. Ich bin in der Lage, mein Pferd richtig zu reiten. Wenn mein Reitlehrer sagt, ich solle meine Beine ans Pferd legen, dann kann ich das. Vorher waren sie wie steife Bretter und ich hatte nicht die Geschmeidigkeit, sie um das Pferd zu legen. Ich hatte keine Kontrolle darüber. Jetzt schon. Ich mache jetzt Fortschritte und komme vorwärts bei dem, was ich tue, anstatt nur hart zu arbeiten und nichts ändert sich. Es ist viel besser. Ich kann mich auf andere Aspekte konzentrieren, nicht nur auf die einfache, doch damals unmögliche Aufgabe, flexibel zu sein.

WAS IST NOCH ANDERS?

Ich bin nicht mehr so grantig. Ich fühle mich leichter und glücklicher. Ich lerne gerade, es zuzulassen, dass mein Partner zu mir kommt und Sachen irgendwo hinlegt oder sie bewegt.

Es gefällt mir immer noch nicht, aber ich greife ihn deswegen nicht mehr an. Stattdessen atme ich tief ein und sage mir, dass es nicht wichtig ist. Ist es nicht, nicht wahr? Wir kommen gut miteinander aus. Es ist dumm, sich verteidigen zu wollen, nur weil er meinen Becher beiseiteschiebt.

SONST NOCH ETWAS?

Mein ganzer Körper scheint viel flexibler zu sein. Ich kann mich viel mehr strecken. Ich würde mich nicht als einen geschmeidigen Menschen bezeichnen, aber es ändert sich.

ERZÄHLEN SIE MIR MEHR

Ich kann jetzt Sachen machen, die ich vorher nicht konnte. Im körperlichen Bereich mit meinem Tai-Chi, aber auch im emotionalen Bereich. Ich war immer sehr angespannt, wenn mein Partner Freunde mitbrachte, selbst wenn ich sie gut kannte. Ich fühle mich mit Leuten einfach nicht wohl. Jetzt scheint es besser zu sein. Selbst mein Partner sagt, dass ich dann nicht mehr so nervös bin.

LACERTIDAE MAUEREIDECHSEN, ECHTE EIDECHSEN

WIE IST DIE TAUBHEIT IN IHREN ARMEN?

Zu 50 % besser. Ich bemerke es noch, aber es hat mich in letzter Zeit nicht mehr so gestört.

IRGENDWELCHE TRÄUME?

Ich kann mich an keine erinnern.
Behandlung: *Lacerta agilis* C200

FOLLOW-UP ZWEI MONATE SPÄTER

Es geht ihr immer noch gut. Sie kann ihre Zehen nun bequem erreichen. Nach der Wiederholung des Mittels gab es einen weiteren großen Fortschritt. Sie fühlt sich 'fast normal' und ist sehr erfolgreich, sowohl, was ihren Kampfsport als auch was das Reiten betrifft. Sie fühlt sich entspannter und glücklicher in jedem Bereich ihres Lebens. Die Taubheit ist kaum noch zu spüren.

MÖGLICHE AUSDRÜCKE DER ZAUNEIDECHSE BEI PATIENTEN

Da die homöopathischen Apotheken weltweit nur wenige Lacertidae-Arzneimittel haben und keinerlei Skink-Arzneimittel, ist es wichtig, Folgendes zu wissen: Finden wir bei einem Patienten die allgemeinen Eigenschaften der Skinkartigen und auch die Merkmale der Familie der Lacertidae (oben aufgeführt), so reicht dies aus, um Lacerta agilis zu verschreiben, und zwar unabhängig davon, ob die spezifischen Eigenschaften von Lacerta agilis vorhanden sind oder nicht.

Die Zauneidechse zeigt die allgemeinen Eigenschaften der Lacertidae: schnelle Bewegungen; in ihre Verstecke huschen; die Fähigkeit, ihren Schwanz abzuwerfen; graben und buddeln; scheues, geheimnisvolles Wesen.

Die folgenden *Lacerta-agilis*-Eigenschaften treten ebenfalls in Erscheinung:

VERHALTEN

- Sie leben in Kolonien oder Gruppen (Reptilien sind im Allgemeinen einzelgängerische Kreaturen)
- Sie sind fähig, die Farbe zu wechseln (im Gegensatz zu anderen Lacertidae, die ihre Farbe nicht wechseln können)
- Charakteristisches Tanzen
    ▶ Ein Bein nach dem anderen anheben oder alle zugleich
    ▶ Springen

LACERTIDAE MAUEREIDECHSEN, ECHTE EIDECHSEN

ANGRIFFSMETHODEN RIVALISIERENDER MÄNNCHEN WÄHREND DER PAARUNGSZEIT

- Heftiger Kampf
- Sie ergreifen den Nacken des anderen mit dem Kiefer, beißen
- Sie rollen übereinander hinweg

SYMPTOME AUS DER MATERIA MEDICA

- *Delirium: abwechselnd mit: mentaler Belastbarkeit, erhöht. {0> 1> 0}*
- *Betriebsam, Arbeitssüchtig. {6> 18> 107}*
- *Taubheit, Unempfindlichkeit: untere Gliedmaßen: Füße: strecken aufwärts. {0> 1> 0}*

LACERTA VIVIPARA [WALDEIDECHSE]

Ordnung: Squamata
Unterordnung: Scleroglossa
Überfamilie: Scincoidea
Familie: Lacertidae
Gattung: Zootoca
Art: Lacerta vivipara
Trivialname: Waldeidechse, Bergeidechse, Mooreidechse

Diese Echse, die auch als vivipare Echse bekannt ist, erhielt ihre Bezeichnung aufgrund ihrer FÄHIGKEIT, LEBENDE JUNGE ZU GEBÄREN. Diese Anpassung ermöglicht es ihr, in REGIONEN ZU ÜBERLEBEN, DIE ZU KALT für das Ausreifen der Eier sind. Diese Art bewohnt unter den landlebenden Reptilien das am weitesten ausgedehnte zusammenhängende Gebiet; ihr Lebensraum reicht sogar bis in die Arktis. Junge vivipare Echsen werden in einer Eihaut geboren, aus der sie sich nahezu sofort befreien.

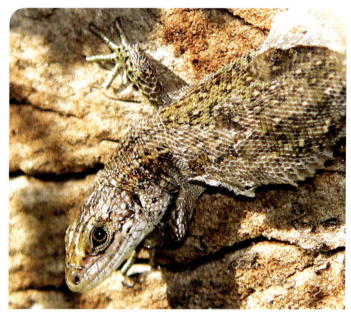
Lacerta vivipara häutet sich.

Familie:
Varanidae
Warane

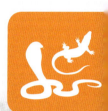

Homöopathisches Arzneimittel
Varanus komodoensis [Komododrache oder Waran]

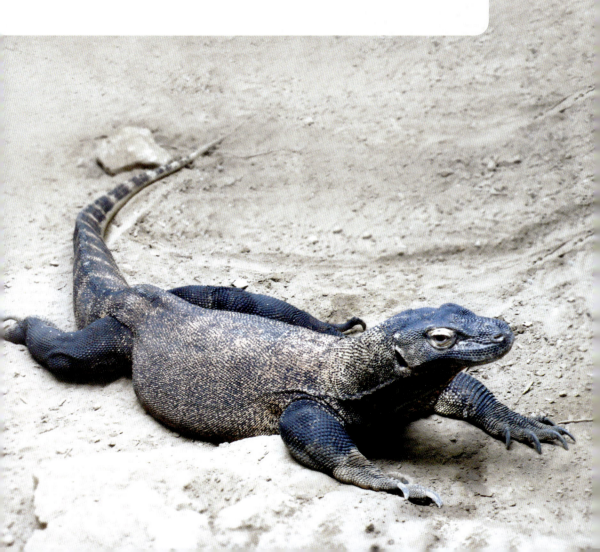

VARANIDAE WARANE

EINFÜHRUNG

Die Warane sind die *Könige der Echsen,* da sie die **größten aller Echsen sind. Der größte existierende Waran ist der Komododrache.** Ihrem Aussehen nach ähneln sie sich alle, sie besitzen einen länglichen Kopf und Hals, einen relativ schweren Körper, einen langen Schwanz und gut entwickelte Beine. Auch haben sie lang **gespaltene Zungen, die,** wie die der Schlangen, **ständig züngeln**. Alle Warane sind Fleischfresser, suchen aktiv nach Beute und **fressen sowohl lebende Beute als auch Aas.**

ES GIBT ZWEI UNTERFAMILIEN UND ZWEI GATTUNGEN

- Lanthanotus: Unterfamilie Lanthonotinae
  - eine einzige Art (*Lanthanotus borneensis*)
- Varanus: Unterfamilie Varainae
  - enthält 50 Arten

MÖGLICHE GEMEINSAME AUSDRÜCKE DER WARANE BEI PATIENTEN

- Gewaltig, groß, gigantisch
- Die Zunge züngelt herein und heraus
- Fleischfresser, kannibalistisch

VARANUS KOMODOENSIS [KOMODODRACHE, WARAN]

Ordnung: Squamata
Unterordnung: Scleroglossa
Überfamilie: Anguoidea
Familie: Varanidae (Waran)
Gattung: Varanus
Art: Varanus komodoensis
Trivialname: „Ora" oder Landkrokodil, da sie leicht mit Krokodilen verwechselt werden, Komododrache

VARANIDAE WARANE

EINFÜHRUNG

Die uns bekannten und den Drachen ähnlichsten Lebewesen existierten vor Millionen von Jahren im prähistorischen Zeitalter. In der heutigen Zeit gibt es eine Kreatur, die zwar nicht diese Größe erreicht, jedoch trotzdem kräftig und mächtig genug ist, um den Titel „**Drache**" zu erhalten.

Mit einer Länge von 3 m und einem Gewicht zwischen 68 und 90 kg ist der Komododrache die SCHWERSTE, GRÖSSTE UND KRÄFTIGSTE ECHSE DER ERDE.

KOMODO-INSELN

Komododrachen LEBEN seit Millionen von Jahren IM RAUEN KLIMA der kleinen Sundainseln Indonesiens. Ihre Existenz blieb den Menschen erstaunlicherweise bis vor circa 100 Jahren verborgen. Sie leben an kargen Berghängen, in offenen Waldgebieten und in trockenen Flussläufen, wo sie sich von lebenden Tieren oder Aas ernähren.

Die KOMODO-INSELN GEHÖREN MIT TEMPERATUREN über 38 °C zu den HEISSESTEN ORTEN DER ERDE. Die Drachen regulieren, da sie kaltblütig sind, ihre Temperatur, indem sie sich in HÖHLEN VERSTECKEN. Auf Komodo und seinen Nachbarinseln sind Erdbeben, Flutwellen und Vulkane weit verbreitet. Komodo selbst ist ein Nationalpark.

ANATOMISCHE EIGENSCHAFTEN

Die grimmige Art des Komododrachen passt zu seiner beeindruckenden Erscheinung. Er hat einen langen Körper, gut entwickelte krumme Beine und eine tief gespaltene Zunge, mit der er nach Nahrung sucht. Sein Kopf ist relativ klein, mit breiten Kiefern und einer runden Schnauze.

Seinen langen, muskulösen Schwanz kann er als Waffe benutzen. Er kann auch als Stütze dienen, wenn der Waran auf seinen Hinterbeinen steht. Beim Laufen schwingt der Schwanz nach links und rechts und ermöglicht dem Waran so, das Gleichgewicht zu halten. Die Männchen sind viel größer als die Weibchen.

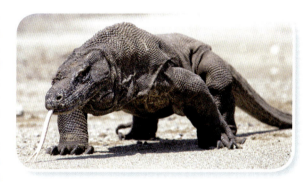

Varanus komodoensis – Die gespaltene Zunge schnellt hinein und hinaus

Sie haben große, muskulöse Kehlen, die sie als Blasebalg nutzen, um Luft zu pumpen. Im Gegensatz zu anderen Echsen sind sie dazu auch während des Laufens in der Lage.

Ihre SCHARFEN KRALLEN nutzen sie zum GRABEN von Höhlen, zum AUSGRABEN VON FUTTER und zum FESTHALTEN VON BEUTE, DER SIE SCHRECKLICHE WUNDEN ZUFÜGEN.

Sie haben RASIERMESSERSCHARFE, gezackte Zähne, die denen des fleischfressenden Hais ähneln, doch sie sind NICHT FÄHIG, ZU KAUEN. Die Zähne des Drachen sind seine gefährlichste Waffe. Sie reißen effizient GROSSE STÜCKE aus ihrer Beute und werfen sie sich ins Maul. Dort befinden sich 60 Zähne, die regelmäßig ersetzt werden. Sie haben **sehr flexible Kiefer** (wie alle

VARANIDAE WARANE

Scleroglossa), die es ihnen erlauben, ERSTAUNLICH SCHNELL GROSSE FLEISCHSTÜCKE zu schlucken, die sie von den toten Beutetieren ABREISSEN. Sie sind auch bekannt für ihr ÜPPIGES SABBERN.

ERNÄHRUNGSVERHALTEN

Der Komodowaran ist ein **Fleischfresser** und **kannibalisch** veranlagt, außerdem hat er einen ENORMEN APPETIT.

Er kann alle Arten von Fleisch fressen. Er hat eine RIESIGE KAPAZITÄT ZUR NAHRUNGSAUFNAHME und kann bis zu 80 % seines Eigengewichtes im Verlauf einer Mahlzeit fressen. Oft verschlingt er solche Mengen, dass er mehrere Tage lang in derselben Position ruhen muss, bevor er sich fortbewegen kann. Große Säugetierfleischfresser wie Löwen lassen 25 % bis 30 % ihrer Jagdbeute ungefressen zurück. Sie lassen die Eingeweide, die Haut, das Skelett und die Hufe übrig. Komodowarane fressen wesentlich effektiver und lassen nur ungefähr 12 % ihrer Jagdbeute übrig. Sie fressen die Knochen, die Hufe und die Haut. Sie fressen auch die Innereien, doch erst nachdem sie sie ENERGISCH DURCH DIE LUFT GESCHWUNGEN HABEN, UM IHREN INHALT ZU VERTEILEN. Hierdurch werden die Fäzes entfernt.

Junge Komododrachen greifen Schlangen, Echsen und Nagetiere an. Die älteren Tiere können aufgrund ihrer Größe wesentlich größere lebende Beutetiere erlegen, einschließlich Wildschweinen, Wasserbüffeln und Rehen. Sie sind opportunistische Fresser und fressen alles, was sie überwältigen können, einschließlich junger Komodowarane und kleiner oder verletzter Menschen.

GROSSE KOMODOWARANE FRESSEN REGELMÄSSIG JUNGTIERE. DIE JUNGEN ROLLEN SICH OFT ZUR SELBSTVERTEIDIGUNG IN EXKREMENTEN, UM EINEN GERUCH ANZUNEHMEN, DEN DIE ÄLTEREN TIERE EHER MEIDEN. JUNGE KOMODODRACHEN FÜHREN AUCH BESCHWICHTIGUNGSRITUALE DURCH. DABEI LAUFEN DIE KLEINEREN ECHSEN AN FRESSPLÄTZEN AUF EINE RITUALISIERTE WEISE HERUM, IHR SCHWANZ IST ERHOBEN, WÄHREND SIE IHREN KÖRPER IN ÜBERTRIEBENEN KONVULSIONEN VON SEITE ZU SEITE WERFEN.

CHARAKTERISTIKA DER PAARUNG

Komododrachen sind normalerweise EINZELGÄNGER. Sie leben ZURÜCKGEZOGEN, bis es Zeit für die Paarung ist oder sie sich zum Fressen versammeln. Männchen bewachen ihr Revier sehr aufmerksam und patrouillieren jeden Tag bis zu 2,5 km. Während der Paarungszeit **kämpfen die Männchen miteinander um die Möglichkeit, sich mit einem Weibchen zu paaren**. Sie „STEHEN" IN EINER AUFRECHTEN POSITION auf ihren Hinterbeinen und RINGEN sich zu Boden, während sie sich mit den Schwänzen abstützen. Derjenige, der NIEDERGEDRÜCKT wurde, verliert. Der Gewinner ZIEHT dann seine Krallen in langsamen, langen Strichen entlang des Körpers des Verlierers.

Der männliche Komodowaran produziert einen Duft, der ihm hilft, Weibchen zu finden, die keinen Duft produzieren. Der Drache presst seine Schnauze an das Weibchen und bezüngelt sie mit seiner langen, gespaltenen Zunge. So erhält er chemische Informationen bezüglich ihrer Empfängnisbereitschaft. Dann kratzt er mit seinen Krallen über ihren Rücken und macht dabei ein lautes KRATZENDES Geräusch. Ist sie nicht empfängnisbereit, hebt sie ihren Hals, bläst diesen auf und zischt laut. Nach der Paarung gräbt das Weibchen Nester in den sandigen Boden und legt bis zu 25 Eier.

TERMITENNESTER sind oft der BEVORZUGTE EIABLAGEPLATZ der Warane. Termiten sind in der Lage, eine konstante Temperatur und Feuchtigkeit in ihren Nestern aufrecht zu erhalten, daher sind diese Nester der perfekte Brutkasten. Es ist schwer, die Nester aufzubrechen, und die

VARANIDAE WARANE

Schlüpflinge werden dort oft EINGESCHLOSSEN oder GEFANGEN. Tagelang müssen sie ohne Fressen auskommen, bis sich entweder ihre eigene Mutter an das Nest erinnert und sie befreit, oder aber eine andere Mutterechse auf der Suche nach einem Nest vorbeikommt.

Die Dracheneier sind 7,6 cm lang, gummiartig und fest. Sie sind auch ELASTISCH und DEHNEN sich aus, wenn das Junge innen wächst. Dies geht so weit, dass die Eier ungefähr 50 % größer sind, wenn die Jungen schlüpfen, als sie zum Zeitpunkt der Eiablage waren. Gewöhnlich brauchen die Jungen acht bis neun Monate, bis sie sich im Innern des Eis entwickelt haben. Dann schlüpfen sie mit Hilfe eines speziellen Zahnes, des sogenannten Eizahns. Dieser rasiermesserähnliche Zahn fällt aus, sobald sich die Echse aus dem Ei befreit hat.

CHARAKTERISTISCHES VERHALTEN

Komodowarane haben einen VORZÜGLICHEN GERUCHSSINN, SCHARFE AUGEN UND EIN GUTES GEHÖR. Auch sind sie **sehr intelligent.** Der Komodowaran verlässt sich mehr auf seinen Geruchs- als auf seinen Sehsinn. Mit Hilfe seines guten Geruchssinns kann er verwesende Überreste oder Aas aus einer Entfernung von bis zu 8,5 km erschnüffeln. Ähnlich den Schlangen „schmeckt" er die Luft mit der Zunge, ständig ZÜNGELND, um Duftmoleküle aus der Luft zu sammeln.

Diese Tiere SIND AM AKTIVSTEN WÄHREND DES TAGES. Beim Laufen schleift ihr Körper nicht über den Boden. Normalerweise bewegen sie sich TRÄGE und LANGSAM und STREIFEN GEMÜTLICH auf ihren säulenartigen Beinen IN EINER SCHWERFÄLLIGEN, UNBEHOLFENEN ART UMHER. Sie sehen sehr plump aus, doch trotz ihres Gewichts sind sie auch **schnell und wendig** und fähig, in kurzen Sprints bis zu 15 km in der Stunde zu **rennen**. Sie können so schnell rennen wie Menschen, doch ermüden sie schneller. Sie sind auch gute SCHWIMMER und können sogar auf Bäume KLETTERN.

SPEZIELLE ANGRIFFS- UND VERTEIDIGUNGSMETHODEN

Der Komodowaran ist kräftig und flink, doch jagt er aus dem Hinterhalt. Er verlässt sich auf seine Tarnung und LIEGT GEDULDIG AUF DER LAUER, während er auf vorbeiziehende Beute wartet. Wenn ein Opfer vorbeikommt, springt der Waran auf seine Füße und greift es in einem schnellen Sprint an. DANN WIRFT ER DIE BEUTE MIT HILFE SEINER KRAFTVOLLEN BEINE UND SEINER SCHARFEN KRALLEN ZU BODEN. ER ERGREIFT DIE BEUTE MIT SEINEN SCHARFEN, GEZACKTEN, HAIÄHNLICHEN ZÄHNEN, und während ER SIE AUSEINANDERREISST, WEIDET ER SIE AUS. Der Komodowaran ATTACKIERT in der Regel ZUERST DIE KEHLE. EIN ERLEGTES TIER WIRD MEIST VON MEHREREN DRACHEN GETEILT. Ältere Komodowarane sind sogar in der Lage, Tiere so groß wie Hirsche und Wildschweine niederzuringen und zu ZERREISSEN. Erwachsene Komodowarane haben einen **schlimmen Biss** (eine generelle Scleroglossa-Eigenschaft).

Tiere, die dem Zugriff eines Komodowarans entkommen sind, hatte nur kurz Glück. Der Speichel der Komodowarane besteht zu großen Teilen aus toxischen Bakterien[11], die sich von Fleisch ernähren. Diese Bakterien verunreinigen die Wunde und 24 Stunden nach dem ersten

---

11 2009 hat Dr. Bryan Fry, ein Experte für giftige Tiere, weitere Beweise veröffentlicht, die nachweisen, dass der Komodowaran einen **giftigen Biss** hat. Ein MRT-Scan eines konservierten Schädels zeigte zwei Giftdrüsen im Unterkiefer. Aus dem Schädel eines todkranken Tieres im Zoo von Singapur wurde eine Drüse entfernt, und man fand heraus, dass diese Drüse ein Gift absonderte, das aus verschiedenen toxischen Proteinen besteht. Die bekannten Funktionen dieser Proteine

VARANIDAE WARANE

Angriff stirbt das gebissene Tier an der Blutvergiftung. Drachen FOLGEN DER ENTKOMMENEN BEUTE über Kilometer GEDULDIG, während die Bakterien ihre Arbeit tun, und sie nutzen ihren GUTEN GERUCHSSINN, UM DEN KADAVER AUFZUSPÜREN.
(siehe Fall von Michael Rutledge auf Seite 354.)

MÖGLICHE SPEZIFISCHE AUSDRÜCKE DES KOMODODRACHEN BEI PATIENTEN

Aufgrund der Größe, der kräftigen Muskulatur, der starken Füße, scharfen Krallen und Zähne des Komododrachen zeigt sich seine Energie bei Patienten deutlich anders als bei anderen Echsen. Möglicherweise äußert der Patient allgemeine Reptilien- und Echseneigenschaften wie z. B. die Fähigkeit, aus dem Hinterhalt anzugreifen, zu jagen, aus einem Versteck hervorzuspringen, er spricht von kurzen Ausbrüchen schneller Aktivität etc. Der Patient, der *Komodowaran* benötigt, spricht mehr von Gewalt und Aggression als andere Echsen. Komodowarane werfen ihren Schwanz nicht ab. Sie vollführen keine Rituale wie die anderen Echsen, doch sie sind schnell und wendig und besitzen einen gut ausgebildeten Geruchssinn, zudem ein gutes Sehvermögen und ein gutes Gehör. Patienten, die *Komodowaran* benötigen, teilen einige Eigenschaften mit den Schlangen. Hier müssen wir differenzieren, wenn wir auf die entsprechenden Symptome treffen, wie Züngeln und auch eine Vorliebe für das Graben. Komodowarane haben die Neigung, ihre scharfen Krallen zum Kratzen zu nutzen. Bei Komodowaranen finden sich die allgemeinen Ausdrücke der Warane zusätzlich zu ihren speziellen Charakteristika, die im Folgenden aufgezählt sind:

ANGRIFFS- UND VERTEIDIGUNGSMETHODEN

- Auf der Lauer liegen
- Angriff aus dem Hinterhalt
- Mit schnellen Sprints angreifen
- Ringen, niederhalten, zu Fall bringen
- An die Kehle gehen
- Schlimme Bisse
- Abreißen, auseinanderreißen, ausweiden, Stücke herausreißen, zerlegen
- Giftig
- Energisch schütteln, verstreuen
- Jagen oder verfolgen (da die Komodowarane der entkommenen Beute gelassen folgen)

---

beinhalten die Verhinderung der Blutgerinnung, die Senkung des Blutdruckes und die Muskellähmung. Die Proteine rufen ebenfalls eine Hypothermie hervor, was bei dem vergifteten Tier zu einem Schockzustand und Bewusstseinsverlust führt. Als Ergebnis dieser Entdeckung wurde die vorherige Theorie, dass Bakterien Schuld am Tode der Opfer des Komodowarans seien, in Zweifel gezogen.

VARANIDAE WARANE

KÖRPERFORMEN UND -FUNKTIONEN

- Schwer, groß, kräftig, grimmig
- Gepanzert
- In der Lage, in der Bewegung hin und her zu schwingen, zu balancieren.
- Sabbern
- Gummiartig, fest, elastisch, dehnen

ANDERE VERHALTENSMERKMALE

- Enormer Appetit, herunterschlingen, große Nahrungsaufnahmekapazität
- Fleischfresser, Kannibalistisch, Aas, verwesen
- In Höhlen verstecken
- Eingesperrt, Gefangen
- Einzelgängerisch, Einsiedler
- Brüllen, zischen
- Träge, langsam, trotten, unbeholfen, watscheln, unansehnlich
- Verbindung zu Termiten

UNTERSCHIED ZU KROKODILEN

Bei Krokodilen wird die Beute unter Wasser gezerrt oder gezogen und dort getötet. Krokodile sind sehr revierbewusst und zeigen elterliche Fürsorge.

ECHSEN (DIVYA)
[NICHT-IDENTIFIZIERTE ART]

Die Art, aus der das Arzneimittel Echse (Divya) hergestellt wurde, ist nicht näher identifiziert. Daher können wir hier keine artspezifischen Ausdrücke für einen Patienten ableiten. Man kann die allgemeinen Echsenthemen auf dieses Mittel anwenden.

EIN FALL VON ECHSE (DIVYA) VON LAURIE DACK

Asthma seit 16 Jahren. Es fing an, als ich kurz vor der Entbindung stand. Ich bin zwischen 3.00-4.00 Uhr aufgewacht und habe gehustet und gehustet und gehustet. Jetzt kommt es anfallsweise. Ich kann nicht atmen.
    Eng, keuchend, Einschnürungsgefühl in meiner Brust. Kitzeln im Hals.
    Ich versuche, den Schleim herauszubekommen; ein kleines, ein kurzes Kitzeln in meinem Hals und der Husten beginnt. Es bildet sich Schleim, er klebt an den Bronchien und ich kann nicht atmen.
    < In einem kalten Zimmer
    < Im Winter.

VARANIDAE WARANE

Ich arbeite in einer Tierklinik und der Raum wird kühl gehalten. Mich fröstelt die ganze Zeit. Enge in der Brust. Also ob ich durch einen Strohhalm atme. Ich kann nicht schnell ausatmen. Husten und ein kurzes Kitzeln in meinem Hals. Ich fange an zu husten, und dann klebt der Schleim dort und will nicht hochkommen.

Wenn es kalt ist, ist meine Nase komplett verstopft.

Sie ist verstopft. Sie ist völlig verstopft.

Ich erwache zwei bis vier Mal in der Nacht. Keuchen nachts.

Die Luftröhre ist verengt und ich kann nicht atmen. Ich brauche einen Inhalator, um die Bronchien zu weiten. Am frühen Morgen muss ich dann aufstehen. Viele, viele Anfälle, und manchmal muss ich den Inhalator sechs bis sieben Mal am Tag benutzen.

Es sitzt sehr tief und ist sehr eng in meiner Brust. Der Schleim steckt da drin und beengt meine Brust und meine Atmung. Die Wirkung des Inhalators geht nicht tief genug. Ich brauche den Inhalator, um meine Lungen zu weiten, damit ich frei atmen kann.

Gelber Schleim, leuchtend gelb. Klebrig, widerlich. Klümpchen dicken, dickflüssigen Schleims.

< Kalte Temperaturen. Ich kann so nicht mehr lange überleben.

Ich möchte so nicht mehr leben. Manchmal wünsche ich mir, ich hätte einen Unfall. Es ist schon so lange so schlimm. Ich habe schon so lange gelitten. Ich schäme mich. Ich benutze den Inhalator heimlich.

Bei der Arbeit weiß niemand Bescheid über meinem Zustand. Ich arbeite mit kranken Tieren, wie kann ich dann krank sein? Wie kann ich Tieren helfen, wenn ich so krank bin?

Wenn ich ärgerlich bin, wird es schlimmer mit meiner Atmung. Der einzige Mensch, auf den ich zornig bin, ist mein Ehemann. Wir streiten nie, weil ich nicht in der Lage bin, etwas zu sagen. Meine Brust wird sofort so eng, wenn er wütend wird. Alles klebt in meiner Brust. Verstopft die Bronchien. Ich kann nicht atmen. Husten, Husten, Husten und es wird nicht besser. Alles ist blockiert. Ein kurzes Kitzeln in der Brust (HG). Husten, Husten und dann das Keuchen. Der Schleim klebt darin und es ist hier (zeigt auf die Halsgrube).

Staub macht es schlimmer. Wenn ich in einen staubigen Raum muss, renne ich hinein und sofort wieder heraus, um das Einatmen von Staub zu vermeiden und dass er sich auf der Kleidung ablegt. Ich renne hinein und sofort wieder heraus aus einem staubigen Raum, um Staub zu vermeiden (HG).

Mit dem Gekeuche kann ich nicht länger durchhalten. Ich werde sterben. Starkes Einschnürungsgefühl und Keuchen. Ich schaffe es nicht. Ich habe Angst zu sterben. Wenn ich einen Anfall habe, brauche ich den Inhalator sofort. Ich kann nicht warten, weil ich das Gefühl habe, ich sterbe. Einschnürungsgefühl, der ganze Schleim steckt in der Luftröhre und ich kann nicht atmen. Enge in den Bronchien. Kurzes Kitzeln in der Halsgrube.

Es sitzt genau hier in der Halsgrube, ein kurzes Kitzeln (HG) und Keuchen ist da. Enge und Einschnürung in der Kehlgrube. Völlig blockiert. Es ist schwer zu atmen.

Die Luft bewegt sich nur schwer … es rauszubekommen.

Ich muss aufspringen (HG) und mich sofort nach vorne beugen, oder ich ersticke und sterbe. < beim Liegen; weil dann keine Luft durchfließt, muss ich mich sofort aufsetzen (HG). Ich sterbe, wenn ich mich nicht schnell genug bewege. Es ist einfach unmöglich. Ich muss mich ganz schnell bewegen, um zu überleben, oder die Bronchien verschließen sich komplett.

Es bewegt sich sehr, sehr schnell und ich muss mich noch schneller bewegen, um den Vorsprung zu behalten. Innerhalb von Sekunden könnte ich in ernster Gefahr sein und nicht mehr da rauskommen. Ich muss aus dem Bett springen, damit ich ganz schnell an den Inhalator komme (HG). Jedes Zögern … ich kann nicht atmen. Ich kann einfach nicht atmen.

< in der Kälte. Ich hasse die Kälte. Alles bewegt sich in der Kälte viel langsamer und ich kann nicht atmen. Ich versuche alles, dass mir nicht kalt wird, denn es verlangsamt meine Atmung und der Schleim baut sich auf. Dann kommen der Husten und das Keuchen. Mir wird gar nicht warm.

Die Anfälle sind sehr schlimm, wenn ich wütend bin. Meistens passiert es, wenn mein Mann ärgerlich oder gestresst ist. Ich kann nicht sprechen und behalte meine Wut und meine Gefühle bei mir. Es klebt hier (HG) alles zusammen. Ich kann nichts sagen. Es klebt hier drinnen (zeigt auf die Halsgrube).

Mein Mann ist sehr streng. Er hat hohe Ansprüche an unsere Töchter. Er möchte, dass sie die besten sind, perfekt. Ich fühle mich hilflos, weil ich Mitgefühl mit ihnen habe. Ich versuche einzugreifen, aber ich komme nicht weit. Mein Mann wird so zornig. Wir verschwinden einfach alle. Ich kann nichts entgegnen, ich kann nichts sagen. Sprachlos. Ich kann nichts sagen. Ich kann nicht streiten. Ich verliere meine Stimme und kann nicht reden. Alles baut sich auf und klebt dann hier und dann fange ich an zu keuchen. Ich verhalte mich still und alle Gefühle sind in mir drin gefangen. Ich sage kein Wort und husche in einen anderen Raum. Bei meinem Mann bekomme ich im wahrsten Sinne des Wortes kein Wort heraus. Ich kann nicht sprechen. Er nimmt mir die Luft zum Atmen. Alles klebt hier drinnen und ich kann nicht atmen. Ich lande in der Notaufnahme. Brauche Steroide.

Mein Mann liebt mich nicht. Zwischen uns gibt es keine Zuneigung. Er bemerkt mich gar nicht. Seit meine Tochter geboren wurde, ignoriert er mich. Er sieht mich nicht. Er geht mir aus dem Weg. Er hält sich von mir fern. Damals hat er sich verändert, und er hörte auf, mich anzusehen. Die Liebe ist plötzlich verschwunden (hat sich plötzlich verändert).

Er hat sein Studium beendet und unterrichtet jetzt an der Universität. Man respektiert ihn dort sehr. Ich habe das Geld für die Familie verdient, während er weiter zur Uni gegangen ist. Er will, dass ich für ihn koche und mich um den Haushalt kümmere. Aber es ist, als wäre ich gar nicht da. Dann schaut er weg und sieht mich nicht. Er bemerkt mich noch nicht einmal.

Ich habe sehr, sehr viel zu tun und muss mich sehr schnell bewegen (HG). Mich um die Kinder kümmern, das Haus, mein Büro, meinen Mann. Ich haste hin und her, um alles zu organisieren. Doch für ihn bin ich unsichtbar. Ich bin da, aber er sieht mich nicht, außer wenn er zornig wird. Dann brüllt er, und ich werde sprachlos.

Ich kann meinen Mund nicht öffnen. Die Kinder und ich verschwinden einfach, wenn er zu brüllen anfängt. Wir rennen einfach weg und verstecken uns, wenn er böse wird.

Wenn er anfängt zu streiten, kann ich nichts sagen. Ich muss dann ganz schnell weg, weil ich nicht atmen kann. Ich bin so zornig, und ich möchte ihm sagen, er soll seinen Mund halten und aufhören, sich so abscheulich zu verhalten, aber ich kann nicht. Dann werde ich ganz zornig auf mich, weil ich nicht in der Lage bin, mich ihm gegenüber auszudrücken. Ich lasse zu, dass er den Kindern seine Ansprüche überstülpt. Ich bin nicht in der Lage, für sie einzustehen.

Ich fühle mich dann so klein und unterlegen. Ich muss ins Badezimmer rennen und inhalieren, weil ich nicht atmen kann. Er sieht, was passiert, aber es kümmert ihn nicht. Er behandelt mich wie ein Nichts. Wie eine Dienerin, so eine die du noch nicht einmal siehst. Du hat eine Dienerin, die dein Essen kocht, sich um das Haus und die Wäsche kümmert. Du bist dankbar und sagst „danke", obwohl ihr auf unterschiedlichen Stufen steht. Selbst wenn du ganz weit oben bist und sie sind deine Diener, kannst du doch froh sein, dass sie da und Teil deines Lebens sind. Aber er sieht mich nicht, es ist, als wäre ich gar nicht da. Und trotzdem mache ich das alles, das Kochen, die Kinder und das Haus.

Wir sind in dieses Land gekommen, als wir noch sehr jung waren. Wir mussten aus Vietnam fliehen und wurden in kleine Boote gepackt, mussten unser Land, unsere Familie und unsere Welt

VARANIDAE WARANE

verlassen. Es war eine unmögliche Reise, und viele haben nicht überlebt. Ich habe mich an ihn geklammert, um zu überleben (HG). Ich war 13, und mein Vater hat zu ihm gesagt, er soll mich mitnehmen. Ich klammerte mich an ihn, und so habe ich überlebt. Ich bleibe bei ihm, bis ich sterbe. Sich an diese Zeiten zu erinnern und dann unser jetziges Leben anzuschauen – niemals hätten wir uns erträumt, dass unser Leben so wird. Er unterrichtet an der Universität und ich arbeite mit Tieren. Dieses Leben ist mehr, als wir gewagt hätten uns vorzustellen. Ich habe Tiere schon immer geliebt, und nun arbeite ich in diesem Bereich. Ich helfe Leuten und ihren Tieren. Meine Kollegen arbeiten gerne mit mir zusammen. Ich liebe meine Kinder.

Ich höre den Leuten aufmerksam zu und verstehe, wie sie sie sich fühlen. Patienten wie ich. Ich kann gut mit Tieren umgehen. Ich bekomme sehr viele positive Rückmeldungen in Bezug auf meinen Umgang mit den Tieren. Dann geht es mir auch mit mir selbst besser. Aber mein Mann weiß nichts von diesem Teil meines Lebens. Für ihn bin ich unbedeutend, ein Nichts. Ich spüre, dass ich meinen Kollegen und den Tieren etwas wert bin. Für meinen Mann bin ich klein und unbedeutend im Vergleich zu anderen. Ich fühle mich kleiner, wertlos, und ich verdiene keine hohe Stellung, ich bin weniger wert als andere Menschen. Ich habe keinen Wert.

Ich tue viel dafür, dass die Menschen mich mögen, und ich spüre, dass ich etwas wert bin. Selbst Menschen, die unter mir stehen, versuche ich für mich einzunehmen. Ich helfe anderen, die unter mir stehen, damit ich mich wert fühle. Damit ich einen Wert habe.

Ich habe sehr, sehr hart gearbeitet und gehörte immer zu den Besten der Klasse. Ich habe immer gespürt, dass die anderen viel besser sind. Die Sprache und auch meine mangelhafte Schulbildung haben bewirkt, dass ich im Nachteil war. Nicht klug genug, nicht in der Lage, mich in Englisch auszudrücken.

Bildung war in meiner Familie sehr wichtig. Obwohl unser Leben hart war, trieb mein Vater mich weiter und weiter an. Vater war niemals zufrieden mit meinen Noten und hat mich dann ignoriert. Wenn er sich aufregte, verschwand ich blitzschnell aus seinem Blickfeld. Ich hätte ihm keinesfalls widersprechen können. Ich bin einfach schneller verschwunden, als man sich vorstellen kann.

Das Muster ist also das gleiche. Meine Brüder und Schwestern haben sich darüber lustig gemacht, wie schnell ich verschwinden konnte, wenn mein Vater jemanden suchte, den er anbrüllen konnte.

In der Klasse musste ich die Beste sein. Doch selbst wenn ich die besten Noten nach Hause brachte, wurde mir gesagt, ich solle mehr tun. Ich spüre, dass das Gefühl, weniger als andere zu sein und niemals akzeptiert zu werden, immer noch da ist. Ich habe niemals das Gefühl, ich bin Teil dieser Welt; ich habe immer das Gefühl, alle anderen starren mich an, um zu sehen, ob ich auch alles richtig mache. Ich stehe auf einer sehr niedrigen Stufe.

Klein, sehr klein.

Einige Kollegen bei der Arbeit finde ich sehr arrogant. Ich mag keine Menschen, die andere benutzen. Manchmal benutzen sie mich, um vorwärtszukommen. Sie nutzen mein Wissen und meinen Rat, um ihre klinischen Probleme zu lösen. Wenn sie nicht wissen, was sie mit einem Tier machen sollen, fragen sie mich und ich mache Vorschläge. Dann sind sie erfolgreich, aber sie kommen nie zu mir und sagen, dass sie ihnen geholfen habe. Ich fühle mich benutzt und niemals gewürdigt. Sie treten auf mir herum. Ich muss schnell aus dem Weg gehen, oder sie treten auf mich drauf.

Mein Ehemann sagt mir, was ich tun soll. Natürlich hat er immer Recht. Ich würde gern etwas tun, um ihm zu zeigen, dass er nicht immer Recht hat. Mich vielleicht rächen. Dazu bin ich nicht in der Lage. Er schubst mich weg, und ich merke, dass ich mich immer mehr verstecke. Ich habe

VARANIDAE WARANE

einmal eine Auszeichnung bekommen, für eine Behandlungsmethode in der Veterinärchirugie, die ich entwickelt habe, und er weiß es noch nicht einmal. Ich bin unsichtbar für ihn. Wenn ich einen Asthma-Anfall habe, schläft er einfach ungerührt weiter. Es würde ihn nicht kümmern, wenn ich sterben würde.

Wir schlafen nicht miteinander. Das gibt es einfach nicht, er ist nicht interessiert an mir. Wenn wir miteinander schlafen, ist es bloß das, ohne irgendeine Nähe. Ich fühle mich benutzt, ich könnte irgendwer oder irgendwas sein. Er hat zu mir gesagt, dass ich nicht normal bin. Das ich „pervers" bin, weil ich mit ihm schlafen möchte. Ich fühle mich irgendwie unnormal und unmoralisch. Er nutzt mich ständig aus.

Minderwertig. Ich hasse es, dass ich mich seinetwegen so fühle. Wie ein „Ding". Benutzt und missbraucht, ohne einen weiteren Gedanken daran zu verschwenden. Als wäre ich ein Nichts, ein absolutes Nichts.

Es ist so schwer, denn als wir jung waren, hat er mein Leben gerettet. Ich habe mich an ihn geklammert, um mein Leben zu retten. Ich klebte wortwörtlich an ihm, das war die einzige Art für mich, zu überleben. Ich habe überlebt. Er hat mir einen Ort gegeben, wo ich leben kann, und er ist der Vater meiner Kinder. Ich bin gefangen und stecke fest. Ich kann nichts ändern, ich kann nichts sagen. Ich verstecke mich nur und versuche, ihm so schnell wie möglich aus dem Weg zu gehen, wenn sich seine Stimmung ändert. Ich bekomme einen Asthma-Anfall, wenn er wütend wird, und ich weiß, alles zieht sich zusammen. Es passiert so schnell, (HG: die Finger beider Hände bewegen sich) in meinem Hals … Es passiert schnell, in Lichtgeschwindigkeit. (HG). Ich würde gerne etwas sagen, was ihn umbringt, doch ich kriege kein Wort raus.

(Viele Echsen erstarren wenn sie einem Angreifer Auge in Auge gegenüber stehen).

Ich verschwinde ganz schnell und renne zum Inhalator. Ich gehe ihm sehr schnell aus dem Weg.

Er stellt mir ein Zuhause zur Verfügung, die Mauern um uns herum, und jetzt fühle ich mich darin gefangen. Er möchte nicht, dass ich mich einmische, wenn er etwas zu ihnen (den Kindern, Anm.d.Übers.) sagt oder was von ihnen will. Er ist immer der Stärkere, und meine einzige Antwort ist die Flucht.

Ich habe mich immer an ihn gewandt, wenn ich Aufmunterung und Rat brauchte. Er ist mächtig und kann sich gut ausdrücken. Ich bin die Kleine und Schwache, die flüchtet. Ich habe mich immer bei ihm angelehnt. Er gewinnt immer.

Ich habe außer Haus gearbeitet, bin dann nach Hause gerannt, habe mich um die Kinder gekümmert und das Essen gemacht und sie zu Bett gebracht. Ich habe alles im Haushalt erledigt, so dass er sich auf sein Studium konzentrieren konnte. Dann hat er seinen Abschluss gemacht und nun ist er an der Spitze seines Berufs angekommen. Jeder schaut zu ihm auf. Ich könnte eine Ameise unter seinen Schuhen sein, ich bin nichts für ihn. Eine Ameise hat keinen Wert, verdient keinen Respekt und ist zu nichts nutze.

Nutzlos und wertlos. Dreck, ich werde wie Dreck behandelt. Er respektiert mich nicht als menschliches Wesen. Er sieht mich nicht als seine Ehefrau an. Ich bin ein Ärgernis, das an ihm klebt. Er bezeichnet mich als Nutte, wenn ich einen romantischen Abend haben möchte. Er will mich nicht anfassen. Er sagt, meine Haut ist irgendwie klebrig und er will mich nicht anfassen.

Auch in meiner Familie hatte ich dieses Gefühl. Bei meinen Geschwistern habe ich immer das gemacht, was man mir sagte. Ich habe mich schwach und klein gefühlt und konnte auch in meiner Familie den Mund nicht aufmachen. Ich wurde geärgert und ausgenutzt. Ich konnte mich nicht wehren, weil ich nicht stark genug war und mich nicht gut genug ausdrücken konnte. Ich war immer mit meinem älteren Bruder zusammen. Er hat versucht, mich loszuwerden. Ich erinnere mich noch an das Gefühl, weggestoßen zu werden. Ich bin immer hinter ihm hergelaufen und

VARANIDAE WARANE

habe an ihm geklebt, weil ich bei ihm sein wollte. Sie haben mich geärgert und immer wieder versucht, mich loszuwerden. Sie haben mit mir zusammen Pläne gemacht und mich dann an den falschen Ort geschickt. Ich fühlte mich dumm, schwach, ausgenutzt, weggeschoben und zornig. Aber ich war zu klein und zu verängstigt, um etwas zu sagen.

Träume von Räubern. Sie kommen in unser Haus und nehmen unsere Sachen weg. Ich sitze irgendwo hoch oben und sehe ihnen zu. Sie sehen mich nicht. Ich will rufen, aber ich habe Angst und bin zu klein, etwas gegen sie zu unternehmen. Hilflos, machtlos, klein und sehr kalt. Ich erinnere mich daran, in dem Traum habe ich mich sehr kalt gefühlt. Als ob ich von einem Aussichtspunkt hoch oben herunterschaue. Ich verstecke mich. Ich fühle mich machtlos, hilflos, ich kann nichts tun, um sie zu stoppen. Ich bin verängstigt und möchte versteckt bleiben.

Träume davon, mit anderen Männern zu schlafen, manchmal mit mehr als einem Mann. Ich werde bewundert, bin gefragt, werde begehrt und gewollt.

Angst vor Schlangen – besonders vor giftigen Schlangen.

Ich mag keine Kakerlaken, keine Tausendfüßler oder Skorpione.

Ich hasse Echsen. Ich kann sie nicht ertragen. Sie kleben an einem. Das ist das Schlimmste, dass sie an einem festkleben. Sie sind klebrig und kalt. Wenn man eine Echse berührt, fühlt sie sich kalt an. Ich kann Echsen nicht ertragen, diese Klebrigkeit. Sie bewegen sich so blitzschnell und sie kommen zu dir und kleben an dir und du kannst sie nicht loswerden. Du versuchst sie abzustreifen und sie kleben immer noch an dir. Widerlich. Sie sind so klein und hinterlistig.

Ohhhhhhhhhhhh!!!

Sie können sich schneller bewegen, als du denken kannst (HG).

Einer der Gründe, warum ich froh war, nach Kanada zu kommen, war der, dass es hier keine Echsen gibt. In Vietnam sind sie überall, kleben an den Wänden. Ich war immer ganz erschrocken, wenn ich in einen Raum ging, das Licht anmachte, und die Echse dann über die Wand davonhuschte (HG). Sie war so schnell, du konntest sie nicht wirklich sehen, doch sie war da. Ich konnte noch nicht einmal schreien, ich war so erschrocken und fürchtete mich, dass sie auf mich fällt und an mir kleben bleibt. Diese kalte, klebrige Kreatur, du kannst sie nicht abwischen, wie sie an dir klebt, wie … (HG). Sie produziert etwas, das klebt an dir, und du bist gefangen und kannst es nicht abkriegen.

Meine Geschwister haben immer zu mir gesagt, ich hasse die Echsen so sehr, weil ich so bin wie sie, so ängstlich, klein und schwach, immer wegrenne und mich verstecken will. Ich habe immer an ihnen geklebt und sie konnten mich nicht loswerden.

Sehr, sehr empfindlich gegenüber Kälte. Kälte kann ich nicht vertragen. Im Winter, wenn mir kalt wird, ist alles schlimmer. Sie müssen den OP kühl halten und ich bin immer dort. Ich muss dann oft aus dem Raum laufen und inhalieren. Wenn mir warm ist, geht es mir viel besser. Ich kann keine eigene Wärme produzieren – ich kann mich sehr kalt fühlen, selbst mein Blut fühlt sich dann kalt an.

FOLLOW-UP

Ich fasse kurz die Geschichte ihrer Behandlung über die letzten vier Jahre zusammen.

Zwei Monate nach der Einnahme ihres Arzneimittels in einer C200 (die einzige Potenz, die wir vorrätig hatten) kam sie wieder. Nach Einnahme des Arzneimittels „flammte" ihr Asthma auf.

Sie erlitt einen ungewöhnlich schweren Asthma-Anfall, der mit ihren normalen Steroiden nur schwer unter Kontrolle zu bringen war. Sie lag mehrere Tage lang im Bett und war nicht in der Lage, zur Arbeit zu gehen oder ihre tägliche Hausarbeit zu machen. Sie hat überlegt, ins

Krankenhaus zu gehen, aber dann hat sie häufiger inhaliert. Nach vier bis fünf Tagen ging es ihr besser, und ab diesem Punkt fing sie an, ihre Medikamente zu reduzieren.

Während der ersten 1,5 – 2 Jahre der Behandlung hat sie den täglichen Gebrauch der Asthmamedikamente langsam ausgeschlichen und benutzt jetzt nur noch den Ventolin-Inhalator (circa alle drei bis vier Monate). Sie hat die Medikamente reduziert: Früher inhalierte sie manchmal sieben- bis achtmal täglich und nahm Steroide, jetzt nimmt sie nur manchmal „kurzzeitig" ein Bronchien-Medikament alle drei bis vier Monate. Während dieser Zeit erlitt sie zwei heftige Asthma-Anfälle. Beide wurden verursacht, als sie „weglaufen und sich verstecken" musste, weil ihr Ehemann zornig war und sie einfach „nichts sagen konnte". Beide Male hat sie das Mittel wiederholt, ihr fiel das Atmen leichter und sie fand einen Weg, sich zu artikulieren. „Ich habe meine Stimme gefunden."

Während das Asthma schließlich fast nicht mehr vorhanden war, bekam sie einen Hautausschlag auf ihren Fußsohlen. Die Haut war extrem trocken, es traten dicke Schwielen auf und die Haut platzte tief und schmerzhaft auf. Die Haut war „wie Leder", und die tiefen Risse fingen an zu bluten und waren sehr schmerzhaft, manchmal war es schwierig für sie, zu stehen oder zu laufen. Am schlimmsten waren für sie die Absonderungen aus diesen tiefen Rissen, die sie als „sehr klebrig" beschrieb und kaum ertragen konnte. Sie beklagte sich immer über die „klebrigen, widerlichen Absonderungen".

Es war sehr verlockend, andere Mittel für sie in Betracht zu ziehen, als sie unter diesen Hautausschlägen litt, aber ihre Atmung, ihre Energie und ihr inneres Selbstbild besserten sich derart dramatisch, dass ich mit dem Echsen-Arzneimittel fortfuhr, wenn ihr „Zustand" sich verschlimmerte.

Während der mehr als vier Jahre dauernden Behandlung erhielt sie drei Gaben Echse C200 und zwei Gaben der 1M.

Ihre Haut hat sich beruhigt, sie schmerzt nicht mehr so wie früher und macht ihr nicht mehr so viel zu schaffen. Sie führt die homöopathische Behandlung weiter, kann jetzt freier atmen und sich auch besser ausdrücken.

ZUSAMMENFASSUNG UND TABELLE DER UNTERSCHIEDE

Die meisten Echsen sind **aktiv, während es hell ist**, zu einer Zeit also, wenn sie ihr **gutes Sehvermögen beider Augen** zu ihrem Vorteil nutzen können. Gutes Sehvermögen ist für die meisten Arten, die nicht in Höhlen leben, notwendig. Echsen verbringen viel Zeit mit der Nahrungssuche. Die Leguanartigen **hocken bewegungslos** an vertrauten Orten wie Steinen, Sträuchern und Bäumen, während **sie auf ihre Beute warten**. Diese Art der Nahrungssuche führt zu **heftigen Revierkämpfen**, da erstklassige Plätze, die ausreichend Beute und Tarnung bieten, **ständig sehr begehrt sind**. Die Tiere finden ihre Beute mittels **visueller Hinweise**. Dann **schießen sie von ihren Plätzen** dorthin, wo die Beute ist und **ergreifen sie mit ihrer Zunge**.

Im Kontrast hierzu stehen die Scleroglossa, die **aktiv über Land streifen und ihre Beute jagen, indem sie suchen und graben**. Sie nutzen dabei ihr gut entwickeltes chemosensorisches

VARANIDAE WARANE

System, das Vomeronasalorgan, ebenso wie visuelle Hinweise. Da sie aufgrund dieser Jagdmethode **auffälliger sind**, verlassen sich die Scleroglossa auf ihre **Wachsamkeit, Schnelligkeit, Wendigkeit und Tarnung**, um Feinden zu entkommen. Die Scleroglossa fangen ihre Beute nicht mit der Zunge. Stattdessen **ergreifen** sie sie mit ihrem Kiefer. So ist ihre Zunge frei, als chemorezeptives Organ zu fungieren, eine Sinnesmethode, die bei den Scleroglossa weiter als bei den Leguanen entwickelt ist. Ihr weit entwickeltes Vomeronasalsystem erlaubt es den Scleroglossa, **gefährliche Beute**, die metabolische Gifte oder Chemikalien zur Abwehr nutzen, zu identifizieren und **zu vermeiden**. Da die meisten Scleroglossa sehr mobil sind, entdecken sie mehr Beute als die Leguanartigen. Daher sind sie **eher darauf angewiesen, zwischen Schädlichem und Genießbarem** zu unterscheiden. Die besser entwickelte chemosensorische Fähigkeit **versetzt einige Scleroglossa auch in die Lage, unter der Erde zu leben und nachts auf Futtersuche zu gehen**. Dies ist dem Leguan nicht möglich, er muss sich auf seine Sehkraft als primäre Jagd- und Verteidigungsmethode verlassen.

Echsen verfügen über mehrere **Verteidigungsstrategien**. Darüber hinaus bricht der Schwanz einer Echse sehr leicht ab. Dies nennt man **Autotomie**. Das abgebrochene Endstück des Schwanzes **zuckt schnell** hin und her und **lenkt den Verfolger ab**, in der Zwischenzeit kann die nun schwanzlose Echse in ein **Versteck flüchten**. Oft **regenerieren** sich die abgeworfenen Schwanzstücke **schnell**. Echsen können auch **nachahmen** oder **bluffen**, und sie demonstrieren **nicht vorhandene Stärke**, um den Angreifer **in die Irre zu führen, zu täuschen, oder Angst oder Zweifel** beim potentiellen Angreifer zu säen. Dies erreichen sie, indem sie sich aufblähen und größer scheinen oder wechselnde Farben zeigen. Echsen drohen auf kühne und einschüchternde Weise, indem sie bluffen oder sich einen Anschein von Stärke geben, um dann zu flüchten oder sich zu vergraben; oder sie rennen einfach weg, ohne etwas vorzutäuschen. Sie besitzen außerdem die Fähigkeit, an senkrechten, glatten Oberflächen anzuhaften oder darauf zu laufen.

Viele Echsen verteidigen bestimmte Gebiete gegen Eindringlinge derselben oder nahe verwandter Arten. Die Verteidigung eines **Reviers** beinhaltet nicht unbedingt einen tatsächlichen Kampf. Um körperliche Verletzungen zu vermeiden, entwickelten viele Arten ausführliche ritualisierte **Verhaltensweisen**. Diese Demonstrationen bestehen oft aus dem Aufstellen von Kämmen entlang des Halses und des Rückens und das plötzliche Größenwachstum eines Individuums durch Aufblähen und das Einnehmen einer bestimmten Positur. Viele Arten tragen leuchtende Farben zur Schau, indem sie ihren Kehllappen ausbreiten oder eine gefärbte Hautfalte vorzeigen, und sie nutzen stereotype Bewegungen wie Liegestütze, Kopfnicken und Schwanzwedeln.

Große, bunte Hörner und andere Formen auffälliger Kopf- und Körperverzierungen finden sich häufig nur bei Männchen. Die Weibchen der meisten Arten verteidigen ihre Reviere ebenfalls mit stereotypen Bewegungen ähnlich denen der Männchen. Ein Männchen, das sich aus seiner Umgebung durch diese Verhaltensweisen hervorhebt, wird leicht zur Beute. Offensichtlich unterstützt dies das Revierbewusstsein und hat sich durch natürliche Selektion entwickelt. Reviere sind oft verbunden mit begrenzten Ressourcen wie Nistplätzen, Nahrung und Zuflucht vor Feinden. Ein Männchen, das ein Revier besitzt, ist für Weibchen interessanter. Daher hat es bei der Fortpflanzung eine höhere Erfolgswahrscheinlichkeit als ein im Randbereich lebendes Männchen.

Einige Echsen, die von einem Feind oder Rivalen bedroht werden, greifen mit voller Kraft an. Sie verlassen sich auf ihre Stärke, ihre Wildheit oder einen Biss, der geeignet ist, den Gegner in Angst zu versetzen.

VARANIDAE WARANE

CHARAKTERISTIKA DER ECHSEN

UNTERORDNUNG: IGUANIA

Ergreift die Beute mit der Zunge.
Die Zungenbewegungen sind ausgeprägter.
Hauptsächlich Pflanzenfresser, doch sie können auch Insektenfresser sein.
Verschiedene Anpassungen der Haut: Kämme, Stacheln, Latz. Schöne Färbung.
Kopfwackeln / Kopfnicken
Liegestütze
Einzelgänger
Revierbewusst. Jagen aus dem Hinterhalt.
Fängt / jagt Beute, die er sehen kann.
Klettern, schwimmen, springen

Familie: Agamidae	Familie: Iguanidae	Familie: Chamaeleonidae	Familie: Phrynosomatidae
Lebt in warmen Gegenden.	Zurschaustellung heller Farben.	Ist in der Lage, die Farbe zu wechseln, auch entsprechend ihrer Stimmung.	Heiße, sandige Wüsten.
Gut entwickelt mit kräftigen Beinen.	Kopfnicken, sich versteifen, sich aufblähen, Kehllappen (Wamme).	Lebt hauptsächlich auf Bäumen.	Wendige Kletterer.
Matt, raue Schuppen, geeignet für das Leben in der Wüste.		Zangengleiche Füße zum Greifen, Ergreifen.	
	Schneller und wendiger an Land (im Gegensatz zu den Chamäleons).	Langsame Bewegungen in den Bäumen, schaukeln sich hin und her.	
Atypische intervertebrale Autotomie.		Schwankender Gang am Boden.	
		Langer, aufgerollter Greifschwanz, hält das Gleichgewicht.	
	Einige leben in Gruppen.	Spezialisierte Fähigkeit, Beute mit herausschießender Zunge zu fangen, die Zunge ist oft länger als der Körper.	
	Gut entwickelte Extremitäten.	Unabhängige Bewegung beider Augen, unterschiedliche, doch koordinierte Sicht. Ist in der Lage, aus jeder Richtung kommende Gefahr zu sehen.	
	Bewegliche Augenlider.	Keine Autotomie.	
	Zeigt Autotomie.	Insektenfresser.	
		Fehlendes Jacobson-Organ; Außersinnliche Wahrnehmung ist geringer oder nicht sichtbar.	

VARANIDAE WARANE

Familie: Agamidae	Familie: Iguanidae	Familie: Chamaeleonidae	Familie: Phrynosomatidae
Arzneimittel: *Chlamydosaurus kingii* [Kragenechse] *Calotes versicolor* [Blutsaugeragame] *Pogona vitticeps* [Farbbartagame]	**Arzneimittel:** *Iguana iguana* [Grüner Leguan]	**Arzneimittel:** *Chamaeleo zeylanicus* [Indisches Chamäleon] *Furcifer oustaleti* [Riesenchamäleon]	**Arzneimittel:** *Sceloporus occidentalis* [Westlicher Zaunleguan]

SPEZIFISCHE EIGENSCHAFTEN DER IGUANIA-ARTEN

	Typische körperliche Merkmale	Lebensraum	Bewegung	Charakteristisches Verhalten & Angriffsmethode / Gefühl beim Angriff
Chlamydosaurus kingii [Kragenechse]	Kehllappen—ein großer, ledriger Kragen, der gewöhnlich um den Hals gefaltet ist.	Hauptsächlich Baumbewohner.		Fleischfresser. Plötzliche Ausbreitung des Kehllappens, lautes Zischen, an einen nahe gelegenen Rückzugsort davonschießen. Einzelgänger. Schmerzhafter Biss.
Calotes versicolor [Blutsaugeragame]	Kamm vom Hals bis zum Schwanz.	Mag Gärten, niedrige Pflanzen, Hängepflanzen. Standorttreu.		Färbt sich blutrot— am Kopf und manchmal bis zum Hals (reflektiert ihre sich ändernden Stimmungen). Scheu, harmlos. Keine Autotomie. Unabhängige Rotation beider Augen.

VARANIDAE WARANE

	Typische körperliche Merkmale	Lebensraum	Bewegung	Charakteristisches Verhalten & Angriffsmethode / Gefühl beim Angriff
Iguana iguana [Grüner Leguan]	Kompakt, zäh, groß. Kräftiger Schwanz —schlagen, peitschen. Krallen—ergreifen, einhaken, greifen, ergreifen, auseinanderreißen. Scharfe Zähne — beißen, kauen. Exotische Erscheinung, schöne Färbung. Typische Farbe — grün.	Baumbewohner. Oft in der Nähe von Wasser.	Wendige Kletterer, exzellente Schwimmer. Schnell und wendig an Land (im Gegensatz zu dem unbeholfenen Gang des Chamäleons).	Sie können sich aus großer Höhe unverletzt herunterfallen lassen; zäh genug, um auf hartem Boden zu landen. Farbwechsel entsprechend ihrer Stimmung, Temperatur oder dem Sozialstatus (wie das Chamäleon). Im Allgemeinen Einzelgänger (Jungtiere bleiben in Gruppen) Gut ausgebildete Sinne: Gehörsinn, Geruchssinn und Sehsinn. Sind in der Lage, Formen und Bewegungen auf weite Entfernung zu erkennen. Autotomie. Zerrupfte und zerkaute Rückenkämme zeigen niedrigeren sozialen Status an. Sie können gezähmt werden. Nicht sehr anhänglich. Werden nicht gern hochgehoben. Sind aggressiver, wenn sie verwundet sind. Beute von Falken.

VARANIDAE WARANE

	Typische körperliche Merkmale	Lebensraum	Bewegung	Charakteristisches Verhalten & Angriffsmethode / Gefühl beim Angriff
Chamaeleo zeylanicus (Divya) [Indisches Chamäleon]	Extrem lange Zunge. Knöcherner Helm / Kämme / Höcker.			
Furcifer oustaleti [Riesenchamäleon]				Fähigkeit, von einer mattfarbenen Erscheinung zu auffallend leuchtenden Farben zu wechseln (im Vergleich zu *Chamaeleo zeylanicus*).
Pogona vitticeps [Farbbartagame]	Stachelige Vorsprünge an der Kehle und an den Seiten des Körpers.	Trockene, Halbwüsten-Regionen.	Klettern	Kopfnicken, Armwedeln, Farbwechsel. Bei Angriff, bei der Balz und bei Gebietsanspruch blähen sie die stachelige Kehle auf, um größer zu erscheinen.
Sceloporus occidentalis [Westlicher Zaunleguan]	Leuchtend blauer Bauch bei Männchen, gelbe Farbe an der ventralen Seite der Beine. Scharfe Kiele.	Meiden rauhes Wüstenklima. Thronen an hoch gelegenen Orten, Zäunen, Steinen etc.	Wendige Kletterer; springen.	Sehr aktiv. Ahmen Schatten nach. Kopfnicken, Liegestütze, Autotomie. Sind in der Lage, die Farbe zu wechseln. Zucken.

VARANIDAE WARANE

Unterordnung: Scleroglossa
Größere Kieferbeweglichkeit, ergreifen die Beute mit ihren Kiefern
Beißt kräftiger zu. Die Zunge ist nicht so beweglich. Hoch entwickeltes
chemosensorisches System, eventuell mit abnormer Geruchsempfindlichkeit und /
oder einer merkwürdigen Neigung, Gerüche
durch den Mund wahrzunehmen.
Großes Streifgebiet.
Fängt versteckte Beute oder solche, die still sitzt.

Familie: Anguidae	Familie: Lacertidae	Familie: Helodermatidae	Familie: Varanidae
Mit oder ohne Extremitäten. Autotomie. Dicke Haut, stark gepanzert, nicht flexibel. Landbewohner.	Lang, schlank, keine Körperanpassungen wie Kämme, Dornen etc. Kragen mit großen Schuppen. Kann die Farbe nicht wechsln (außer *Lacerta agilis*). Scheu, nervös, schießt ins Versteck. Verborgen, bevorzugt schattige Plätze, Erdlöcher, unter Blätterhaufen. Zeigen elterliche Fürsorge.	Perlenartige Haut, gepanzert, genietet. Langsam, träge, lethargisch. Einzelgänger. Frisst große Mahlzeiten. Gut ausgeprägter Geruchssinn. Plumper, schwerfälliger, breitbeiniger Gang. Graben, buddeln, klettern. Kräftiger, heftiger, hartnäckiger Biss. Verbeißt sich, ein fester Biss. Rangeln, ringen. Giftig. Schmerzhafte Bisse.	Groß, kräftig, wild. Kräftige Füße, scharfe Krallen und Zähne, gepanzerte Haut. Muskulärer Schwanz: schwingt hin und her, um das Gleichgewicht zu halten. Sabbern. Unbeholfen, träge. Dracheneier: gummiartig, fest, elastisch, dehnbar. Werfen ihren Schwanz nicht ab, führen auch die anderen echsentypischen Rituale nicht durch. Schnell und wendig. Gut ausgeprägte Sinne: Geruchssinn, Sehsinn, Gehör. Züngeln Graben, buddeln und kratzen (mit ihren scharfen Krallen). Verstecken sich in Höhlen. Gefangen, eingesperrt. Einzelgänger. Bezug zu Termiten. Großer Appetit. Gewalt, Aggression. Lauern, jagen, verfolgen, aus dem Hinterhalt, sprinten schnell. Gehen an die Kehle. Übler Biss. Abreißen, auseinanderreißen. Fleischfresser, kannibalistisch. Ringen.

VARANIDAE WARANE

Familie: Anguidae	Familie: Lacertidae	Familie: Helodermatidae	Familie: Varanidae
Arzneimittel: Anguis fragilis [Blindschleiche]	Arzneimittel: Lacerta agilis [Zauneidechse] Lacerta vivipara [Waldeidechse]	Arzneimittel: Heloderma horridum [Skorpion-Krustenechse] Heloderma suspectum [Gila-Krustenechse]	Arzneimittel: Varanus komodoensis [Komododrache, Waran]

TYPISCHE EIGENSCHAFTEN DER SCLEROGLOSSA-ARTEN

	Typische körperliche Merkmale	Lebensraum	Bewegung	Charakteristisches Verhalten & Angriffsmethode / Gefühl beim Angriff
Anguis fragilis [Blindschleiche]	Glatt, glänzend, schuppig, schlangenähnlich. Typische Farbe —leuchtend, metallisch, bläulich.	Feuchte Lebensräume.		Angst vor Katzen (möglich). Gleiten schnell davon. Vergraben sich in der weichen Erde, nur der Kopf ist sichtbar. Versteckt, flüchtig, verborgen. Überwintern in Gruppen / allein. Autotomie des Schwanzes. Erstarren, um unbemerkt zu bleiben / Tarnung. Zustechen
Lacerta agilis [Zauneidechse]	Wegen ihrer kräftigen Beine und ihres kompakten Körpers erscheint sie robuster als viele andere Lacertidae. Typisches Muster — dunkle Punkte mit hellem Zentrum (Ocelli).	Sandige Lebensräume.	Graben, buddeln.	Leben in Gruppen. Begrenzte Farbwechsel: Männchen werden grün. Typisches Tanzen: sie heben ein Bein nach dem anderen oder alle gleichzeitig hoch (springen). Sie kämpfen heftig. Ergreifen den Nacken des andern mit ihrem Kiefer, beißen zu, rollen sich übereinander. Spezifisches Symptom in der Materia Medica: Delirium: im Wechsel mit geschärften geistigen Fähigkeiten. Geschäftig, arbeitssüchtig; Taubheit, Unempfindlichkeit der Beine und Füße, erstreckt sich nach oben.

VARANIDAE WARANE

	Typische körperliche Merkmale	Lebensraum	Bewegung	Charakteristisches Verhalten & Angriffsmethode / Gefühl beim Angriff
Lacerta vivipara [Waldeidechse]				Gebiert lebende Junge (vivipar).
Heloderma horridum [Skorpion-Krustenechse]	Größer, gedeckte Farben (im Vergleich zur kleineren und leuchtender gefärbten Gila-Krustenechse).	Verträgt niedrige Temperaturen.		
Heloderma suspectum [Gila-Krustenechse]	Typische Farbe: leuchtende Farben, kontrastfarbene Bänder in Schwarz und Rosa, Gelb oder Weiß. Aufwändige Muster.			Spezifische Symptome in der Materia Medica: Intensive, eisige Kälte, wie erfroren, von innen nach außen. Ein Ring aus Kälte kriecht um den Körper. Hitzewallungen im Wechsel mit eisiger Kälte. Gedanken: rasch, schnell, drängen sich im Kopf.
Varanus komodoensis [Komododrache, Waran]	Die gleichen Eigenschaften wie die der Familie der Varanidae in der vorherigen Tabelle. Darüber hinaus ist der Komododrache giftig.			

397

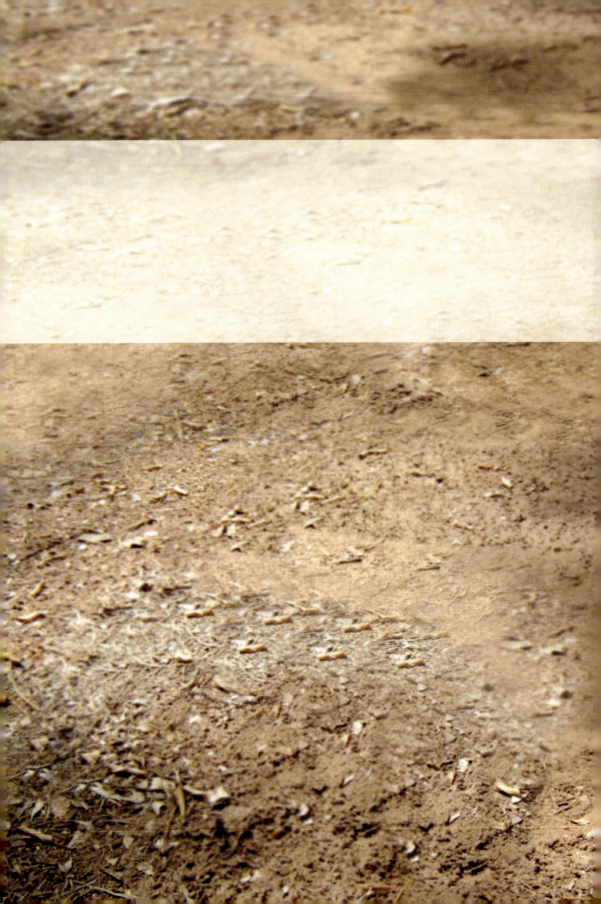

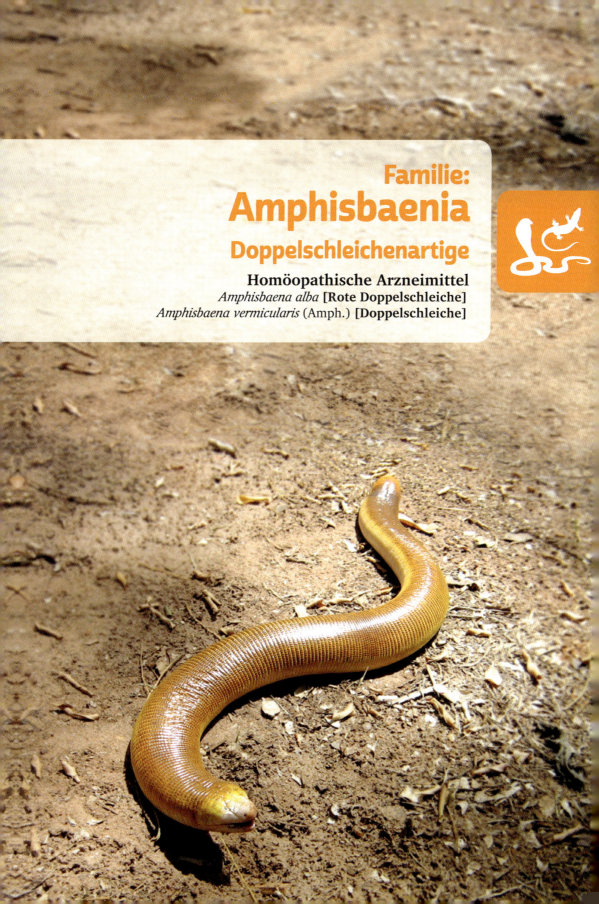

Familie: Amphisbaenia
Doppelschleichenartige

Homöopathische Arzneimittel
Amphisbaena alba [Rote Doppelschleiche]
Amphisbaena vermicularis (Amph.) [Doppelschleiche]

AMPHISBAENIA DOPPELSCHLEICHENARTIGE

EINFÜHRUNG

Amphisbaenas, die normalerweise keine Gliedmaßen besitzen, sind die kleinste Unterordnung der Squamata, und man findet nur sehr wenige Informationen über sie. Manchmal werden sie „**Wurmechsen**" genannt, obwohl sie weder Wurm noch Echse sind. Sie besitzen Eigenschaften, die sie sowohl mit den Echsen als auch mit den Schlangen verbinden.

Ihr Name leitet sich ab von „Amphisbaena", einer Schlange aus der Mythologie mit einem Kopf an jedem Ende. „Amphisbaena" ist ein griechisches Wort, abgeleitet von „amphis", und bedeutet „**in beide Richtungen**" oder „**beide Seiten**".

Es sind Kreaturen, die „**in beide Richtungen gehen" können**. Sie sind so angepasst an das Leben unter der Erde, dass ihr Kopf genauso aussieht wie ihr Schwanz, da sowohl Augen als auch Ohren mit Haut bedeckt sind.

Dort, wo sie leben, werden die Doppelschleichen – allerdings fälschlich – als giftig betrachtet. Aufgrund der verbreiteten Annahme, sie werden von **Ameisen oder Termiten aufgezogen, nennt man sie „Ameisen-Könige"**. Neueste Beobachtungen bestätigen, dass es eine Verbindung zu diesen Insekten gibt, doch wie diese genau aussieht, bleibt rätselhaft. ES SIEHT SO AUS, ALS LEBE DIE AMPHISBAENA ALBA GEWÖHNLICH IN DEN NESTERN DER *ATTA CEPHALOTES* (*Blattschneiderameise*). *Amphisbaena alba* ist in der Lage, den Pheromon-Spuren der *Atta* zu folgen. Sind sie einmal im Nest der Ameise angekommen, ernähren sich die Amphisbaena hauptsächlich von Gliederfüßlern, besonders Käfern, die ebenfalls Inquilinen[12] in Ameisennestern sind.

KLASSIFIKATION

Es existieren vier Familien, die 23 Gattungen und insgesamt 160 Arten umfassen.
Königreich: Animalia
Phylum: Chordata
Subphylum: Vertebrata
Klasse: Sauropsida (Reptilia)
Unterklasse: Lepidosauria
Ordnung: Squamata
Unterordnung: Amphisbaenia
Familie: Amphisbaenidae (Doppelschleichen)
Bipedidae
Rhineuridae
Trogonophidae

Die Bipedidae (Handwühlen) sind die einzige Familie der Amphisbaenia, die zwei untersetzte maulwurfähnliche Vorderextremitäten besitzen. Die zwei Arzneimittel dieser Gruppe gehören zur Familie der Amphisbaenidae.

---

12 Inquilinen: Tiere, gewöhnlich Insekten, die im Nest oder der Behausung eines anderen Tieres leben, mit oder ohne Nachteil für den eigentlichen Bewohner.

AMPHISBAENIA DOPPELSCHLEICHENARTIGE

HABITAT

Ihre Fähigkeit, die Körpertemperatur zu regulieren, ist begrenzt. Daher beschränkt sich ihr Lebensraum auf tropische bis gemäßigte Regionen.

ALLGEMEINE ANATOMIE

Amphisbaena haben **lange, zylindrische Körper** und **sehen** mit ihren **rechteckigen, nebeneinandergestellten Schuppenringen, die ihren Körper und ihren Schwanz umringen, Regenwürmern erstaunlich ähnlich.** Sie **graben extrem viel und verbringen fast ihr gesamtes Leben unter der Erde.**

Die meisten Arten sind weniger als 150 mm lang.

Gewöhnlich besitzen sie **keine Beine**, obwohl einige Arten kleine Vorderbeine mit langen Krallen in der Nähe des Kopfes haben, die sie zum Graben nutzen.

Vielen fehlt die Pigmentierung, sie sind **rosabraun,** obwohl einige Arten eine stärkere Färbung zeigen können. Sie sind **von einem Ring aus glatten, ungefähr quadratisch geformten**

▼ *Nahansicht Amphisbaena alba*

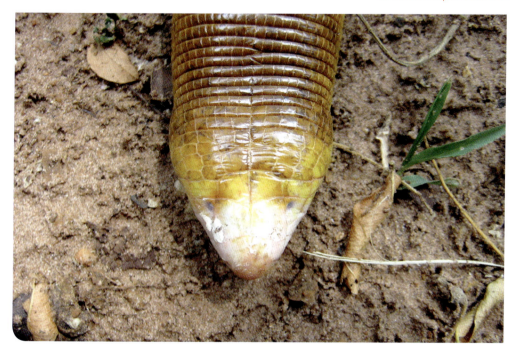

AMPHISBAENIA DOPPELSCHLEICHENARTIGE

verkümmerten **Schuppen umschlossen,** die wie Lamellen aussehen. Im Gegensatz zu den Schuppen einer Schlange, die sich überlappen, sind die Schuppen bei den Doppelschleichen in **konzentrischen Ringen** angeordnet. Aufgrund dieser Schuppen ähneln sie den Regenwürmern. Sie **werfen ihre Haut im Ganzen ab,** ähnlich wie die Schlangen.

Die Form ihrer Schnauze ist abhängig von der Art und Weise, wie sie ihre **Tunnel** bauen. Es gibt drei Kopfformen bei den Doppelschleichen:
- abgestumpfter Kegel /patronenförmiger Kopf
- spatenschnäuzig
- kielköpfig

Die Grabetechniken, die in Verbindung mit den unterschiedlichen Kopfformen stehen, funktionieren folgendermaßen:

Abgestumpfter Kegel / patronenförmiger Kopf	Spatenschnäuzig	Kielköpfig
Sie graben, indem sie den Kopf in die Erde rammen und dann den Kopf drehen, um das Erdreich zusammenzudrücken.	Sie graben, indem sie den Kopf nach unten abkippen, ihn vorwärtsstoßen und dann nach oben heben, um das Erdreich an der Tunneldecke zu verdichten.	Sie graben, indem sie den Kopf vorwärts rammen und dann nach links und rechts schwingen, um die Erde an den Seiten des Tunnels zu verdichten.

Der größte Teil des Schädels besteht aus festen Knochen mit einem **großen Schlund** (wie bei allen Squamata). Im Oberkiefer sitzen auf jeder Seite fünf bis neun Zähne mit einem einzelnen, mittig gelegenen Eizahn, der zwischen die vergrößerten Zähne des Unterkiefers passt. So können Doppelschleichen **kraftvolle, zermalmende Bisse** ausführen. Der Zahn im Oberkiefer wird dazu benutzt, das Ei beim Schlüpfen **aufzubohren.**

Amphisbaena haben rudimentär ausgebildete Augen und glatte Köpfe, die von der Seite keilförmig aussehen. Sie besitzen (wie die Schlangen) keine Augenlider, und ihre Augen sind von einer lichtdurchlässigen Haut bedeckt. Wie viele **unterirdisch lebende** Tiere **sehen sie schlecht**.

Reptilien, die unter der Erde leben, haben oft kein äußeres Trommelfell und manchmal sogar kein Mittelohr. Ihre Ohröffnungen sind somit vor dem Angriff von Feinden oder Parasiten geschützt, doch es bedeutet auch, dass sie sich mehr auf ihre anderen Sinne verlassen müssen. Eine Besonderheit der Doppelschleichen stellen die speziellen Schuppen in ihrem Gesicht dar, die als Ersatztrommelfell in einem auditorischen System dienen.

Der Schwanz ist kurz und stumpf und ähnelt dem Kopf.

ERNÄHRUNGSVERHALTEN

Ihre Nahrung reicht von kleinen Insekten bis hin zu ebenfalls grabenden, kleinen Säugetieren.

AMPHISBAENIA DOPPELSCHLEICHENARTIGE

VERHALTEN

Doppelschleichen haben sich auf das **Leben unter der Erde** eingestellt. Sie sind **stark angepasste**, grabende Lebewesen. Man sieht sie – ähnlich wie auch Regenwürmer – nur an der Erdoberfläche, wenn heftige Regenfälle ihre Tunnel geflutet haben.

TUNNELBAU / GRABEN

Die Doppelschleichen **graben ihre eigenen Wohnröhren**, wenn sie sich auf der Suche nach Würmern, Insekten und Larven bewegen. Sie buddeln nicht, indem sie Erde herauswerfen, sondern indem sie diese **verdichten**. Sie nutzen ihren spezialisierten, dicken, schweren Kopf als **Ramme**, um **Tunnel** in das Erdreich zu **graben**, das mancherorts sehr hart sein kann. Ihre Nüstern öffnen sich nach hinten, damit sie beim Graben nicht mit Erde verstopft werden. Die Doppelschleiche schiebt ihren Kopf mit ihrem weiter nach hinten angesetzten Unterkiefer mit **beachtlicher Kraft** durch die Erde. **Indem sie ihren Kopf** mit geschlossenem Maul **von Seite zu Seite oder auf und ab nach vorne drängt**, gräbt sie einen Tunnel. **Sie bewegt sich im Tunnel, indem sie ihre Hautringen über den Körper nach vorne schiebt und sich dabei an den Wänden des Tunnels abstützt. Dann zieht sie ihren Körper mit Hilfe von Muskeln, die die Körperwand mit der inneren Oberfläche der Haut verbinden, vorwärts. Das Graben kann so sehr langsam und mühsam sein. Ist der Tunnel erst gegraben, können sie sich sehr schnell durch diesen hindurchbewegen.** Manchmal übernehmen sie die Höhlen von Ameisen oder Termiten. Ihre Köpfe sind **stark gepanzert und verstärkt**, da sie zum Graben genutzt werden.

BEWEGUNG

Die Haut der Doppelschleiche hängt lose um ihren Körper herum. Muskeln verbinden einzelne Segmente, so dass diese verengt oder erweitert werden können. Es gibt drei Sätze von Muskeln auf jeder Seite eines Segmentes. Zwei erstrecken sich nach hinten, und ein Satz Muskeln erstreckt sich nach vorn. So ist es dem Tier möglich, sich durch eine **akkordeonähnliche Bewegung vorwärts zu bewegen**. Die Haut bewegt sich, und der Körper scheint sich dann einfach hinterher zu schleppen. Beim Vorwärtsgleiten bekommen die vorderen Schuppen Halt auf dem Boden, dadurch können die hinteren Schuppen entspannen und nach vorn gleiten. **Die Doppelschleichen besitzen die einzigartige Fähigkeit, diese Bewegung genauso effektiv nach hinten durchzuführen.**

Doppelschleichen sind auch in der Lage, **harmonikaähnliche (akkordeonähnliche)** und **seitlich wellenförmige** Bewegungen auszuführen.

Wie viele weit entwickelte Schlangen und beinlose Echsen nutzen auch **die Doppelschleichen diejenige Bewegung, die für das jeweilige Erdreich und die Form des Tunnels am besten geeignet ist. Sie wenden unterschiedliche vorwärtsgerichtete Bewegungsmethoden mit Hilfe unterschiedlicher Teile ihres Körpers an.**

HÖREN UNTER DER ERDE

Doppelschleichen können die Geräusche einer Beute, die sich im Tunnel vor ihnen befindet, wahrnehmen. Sie erspüren die Beute auch durch den Geruch, den sie durch **Züngeln** aufnehmen.

AMPHISBAENIA DOPPELSCHLEICHENARTIGE

ANGRIFFS- UND VERTEIDIGUNGSMETHODEN

Sie sind erfolgreiche, beeindruckende Raubtiere und in der Lage, mit ihren scharfen Zähnen und den kräftigen Kiefern **mächtig zuzubeißen**. Ihre **ineinandergreifenden Zähne** können aus größerer Beute Stücke **herausschneiden und sie dann herausreißen**. In ihren Tunneln kann man sie dabei beobachten, wie sie erst **beißen und dann ihren Körper drehen,** um die Fleischportion vom Beutetier abzureißen

Doppelschleichen haben viele Fressfeinde, doch ihr Hauptfeind ist die **giftige Korallenotter**, **Elaps.**

UNTERSCHIEDE ZWISCHEN SCHLANGEN UND ECHSEN

- Können sich in beide Richtungen bewegen.
- Bei Schlangen ist die Haut fest in der Mitte des Rückens angebracht, während bei den Doppelschleichen die Haut um die Körpermitte herum frei liegt.
- Doppelschleichen besitzen eine verkleinerte rechte statt einer verkleinerten linken Lunge.
- Sie haben einen einzigartig geformten Eizahn.
- Annuli, ringähnliche Segmente.
- Sie sind besonders an das Leben unter der Erde angepasst.

MATERIA MEDICA

Rubriken der *Amphisbaena vermicularis* **aus Reference Works:**

GEMÜT

WAHNIDEEN, EINBILDUNGEN: KÖRPER, KÖRPERTEILE: FÜSSE: GEHIRN, SEIEN IM, MIT KOPFSCHMERZEN. {0> 1> 0}

ALLGEMEIN

Wetter: Nass: agg**.**

KOPF

FÜSSE SEIEN IM GEHIRN, ALS OB, WÄHREND KOPFSCHMERZEN {0> 1> 0}

AMPHISBAENA VERMICULARIS – ARZNEIMITTELPRÜFUNG VON METCALF

KOPF: Schwere in der Stirn und im Scheitelbereich. Schwere in der Stirn. Große Verwirrung und Schwindel mit schwingender Empfindung, die sich in einer Reihe sukzessiver Impulse

AMPHISBAENIA DOPPELSCHLEICHENARTIGE

auf eine Seite zu neigen scheint, und sich dann in ähnlicher Art und Weise auf die andere Seite neigt.

KOMMENTARE DES AUTORS

Dies weist ganz genau auf die harmonikaähnliche Bewegung der Doppelschleichen hin.

VERSTÄNDNIS DER AMPHISBAENA VON DR. DIVYA CHHABRA

Aus ihrer klinischen Erfahrung heraus hat sie das Hauptsymptom bei diesen Patienten verstanden als 'Fähigkeit, sich in beide Richtungen zu bewegen'.

ZUSAMMENFASSUNG DER AMPHISBAENA VON LINDA JOHNSTON

Linda hat diese Zusammenfassung anhand von Fällen aus der Praxis erstellt.

Für Amphisbaena kennzeichnend ist die Empfindung, sich immer schwindlig und unsicher zu fühlen. Er weiß nicht, ob er vorwärts oder rückwärts geht. Diese für Amphisbaena bezeichnende Empfindung findet sich in folgender Rubrik wieder: Gemüt; Wahnideen, dass seine Füße in seinem Gehirn sind. Welches Ende ist sein Kopf und welches seine Füße? Neben allen anderen typischen Echsen-Themen findet sich bei Amphisbaena eine Benommenheit, sie wissen nicht, wo oben ist, besonders, wenn sie eine Entscheidung treffen müssen.

MÖGLICHE ALLGEMEINE AUSDRÜCKE BEI PATIENTEN

Es finden sich hier die charakteristischen Reptiliensymptome zusammen mit den Symptomen der Squamata. Der Unterschied zwischen dieser Gruppe und anderen Squamata besteht in der Fähigkeit der Amphisbaena, „sich in beide Richtungen zu bewegen". Ein weiterer Unterschied ist das Graben und der Tunnelbau, der diese Wurmechsenart charakterisiert. Mögliche Wörter der Quelle in Bezug auf verschiedenen Körperformen und Funktionen lauten wie folgt:

VERHALTEN

- Bewegung
  - *Geht oder bewegt sich in beide Richtungen*
  - *Geradlinige, akkordeonähnliche oder harmonikaähnliche, und seitlich wellenförmige Bewegungen*
  - Gleiten, vorwärtsgerichtete Bewegungen
  - Die Haut bewegt sich vorwärts, der Körper wird hinterhergezogen
- Graben
  - Rammen, graben, Tunnel bauen
  - Ihren Kopf vorwärtstreiben
  - Schaufel, Spaten, baggern

AMPHISBAENIA DOPPELSCHLEICHENARTIGE

- Unterirdisch leben, unter der Erdoberfläche leben
  - Erdhöhlen, Tunnel
- Bau eigener Erdhöhlen
- Während Flut oder des Regens auftauchen
- Schlechter Sehsinn und schlechtes Gehör
- Züngeln, wie Schlangen und einige Echsen
- Angst vor/Abneigung gegen/Bezug zu Korallenottern, *Elaps*
- Bezug zu Ameisen

ANGRIFFS- UND VERTEIDIGUNGSMETHODEN

- Kräftiger, malmender Biss
- Schneiden, reißen, durchbohren
- Beißen und drehen

KÖRPERTEILE UND FUNKTIONEN

- Annuli (kranzförmige Hautfalten)
- Beinlos
- Häuten sich im Ganzen
- Beweglichkeit der Kiefer und großer Schlund (üblich bei Squamata)
- Lockere Haut (eine Empfindung)

AMPHISBAENA ALBA [ROTE DOPPELSCHLEICHE]

Ordnung: Squamata
Unterordnung: Amphisbaenia
Familie: Amphisbaenidae (Eigentliche Doppelschleichen)
Gattung: Amphisbaena
Art: Amphisbaena alba
Trivialname: Rote Doppelschleiche

Sie sind KLEBRIG, WEISS und ungefähr 75 cm lang. Diese GIGANTISCHEN Amphisbaenia leben in den tropischen Regenwäldern Südamerikas. Gewöhnlich leben sie IM INNEREN DER GROSSEN NESTER DER BLATTSCHNEIDERAMEISEN, MÖGLICHERWEISE NUTZEN SIE DIESE NESTER ZUR EIABLAGE ODER WEGEN DER DORT ZU FINDENDEN INQUILINEN, DIE IHNEN ALS NAHRUNGSQUELLE DIENEN. Sie haben kräftige Kiefer und können jedes kleine Tier fressen, das sie überwältigen können, ebenso wie toten Fisch.

AMPHISBAENIA DOPPELSCHLEICHENARTIGE

SPEZIELLE HINWEISE AUF ODER WÖRTER DER QUELLE FÜR *AMPHISBAENA ALBA*

- Klebrig
- Spezifische Farbe: weiß
- Riesig
- Verbindung zu Ameisen

AMPHISBAENA VERMICULARIS

Ordnung: Squamata
Unterordnung: Amphisbaenia
Familie: Amphisbaenidae
Gattung: Amphisbaena
Art: Amphisbaena vermicularis

Hierzu sind nicht viele Informationen erhältlich.

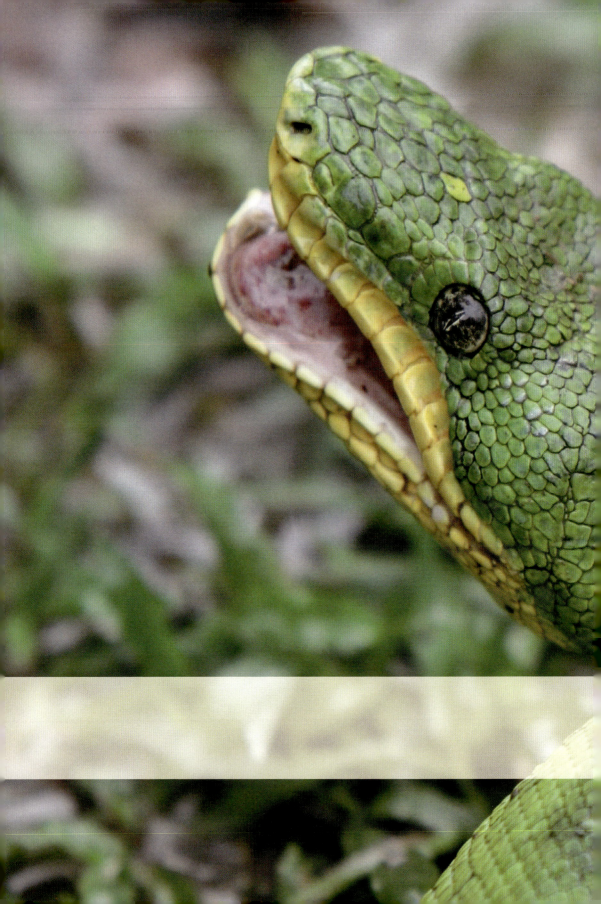

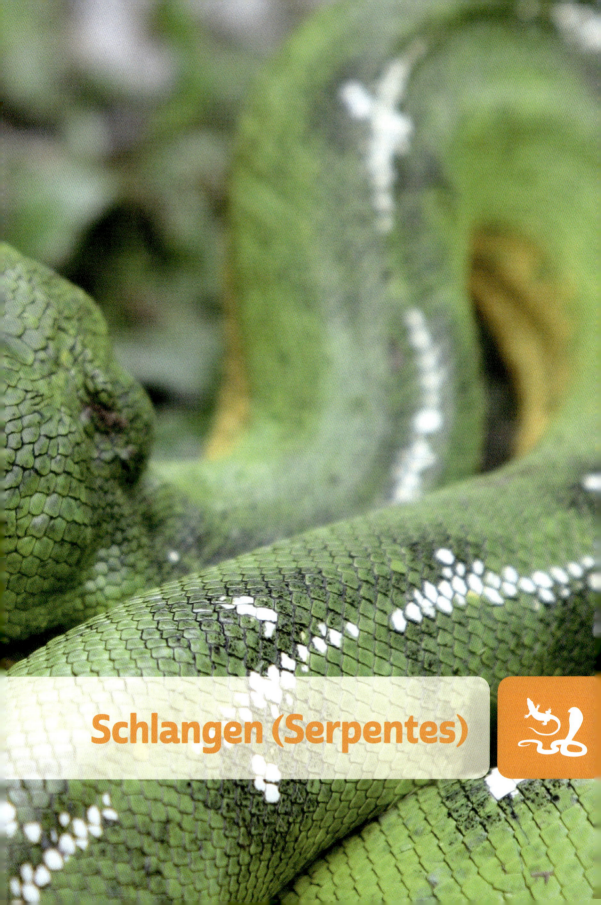
Schlangen (Serpentes)

SCHLANGEN (SERPENTES)

EINFÜHRUNG

DIE MYSTERIÖSEN UND DIE GEFÜRCHTETEN

In diesem Kapitel wollen wir versuchen, dem Geheimnis hinter einem der am meisten gefürchteten und verehrten Lebewesen auf unserem Planeten auf die Spur zu kommen, den Schlangen! Um sie zu verstehen, müssen wir uns in eine Schlangenhaut einhüllen und die Welt durch ihre Augen sehen. Das wollen wir in diesem Kapitel versuchen.

Das Wort Schlange stammt aus dem Altenglischen *„snaca"* und aus der Indogermanischen Ursprache *„snag"*, beide Wörter bedeuten **„kriechen"**. Das Wort „serpent" im Englischen ist ein Synonym für Schlange, kommt aus dem Altfranzösischen *„serp"* und bedeutet **„schleichen"**.

Schlangen gehören zu den **eindrucksvollsten, beunruhigendsten, furchteinflößendsten** und **schreckenerregendsten** Kreaturen, die wir kennen. Sie gehören zu den hochentwickelten Reptilien. Trotz einer tief sitzenden kulturellen und persönlichen Voreingenommenheit Schlangen gegenüber haben diese Tiere den Menschen schon immer fasziniert.

Die ersten Schlangen erschienen vermutlich vor ca. 130 Millionen Jahren auf der Erde. Fossilienfunde aus der Kreidezeit deuten darauf hin. **Es scheint wahrscheinlich, dass Schlangen sich aus Echsen entwickelt haben. Im Verlauf der Anpassung an das Leben unter der Erde haben sie ihre Gliedmaßen verloren**. Die meisten heute lebenden Schlangen leben auf der Erdoberfläche und bewohnen tropische Wälder, doch haben sie ihre Gliedmaßen nicht wiedererlangt.

Obwohl Schlangen beinlose Lebewesen sind, sind sie in der Lage, sich mit bemerkenswerter Effizienz und **Leichtigkeit** über unterschiedliches Terrain **fortzubewegen**. Sie können sehr schnell **entkommen** oder auch Beute **verfolgen und fangen**, auch wenn die Beute den Vorteil genießt, Arme, Beine, Ohren und sogar Flügel zu besitzen. Alle Schlangen können **schwimmen**, sie winden ihre Körper wie die Aale. Einige **schwimmen** an der Oberfläche, während die Seeschlangen, die alle giftig sind, unter Wasser schwimmen. Ihre Körper haben sich in Anpassung an das Schwimmen unter Wasser abgeflacht, dies gibt ihnen zusätzlichen **Schub**. Schwimmen Schlangen, die keine Seeschlangen sind, so nimmt die hintere Hälfte (bis zu zwei Drittel) ihres Körpers diese flache Form an. Schlangen können auch auf Bäume **klettern** und sogar **unterirdisch graben**. Eine Art ist sogar in der Lage, durch die Luft zu gleiten.

Es gibt nahezu keinen Ort, an den ein Tier, das über Gliedmaßen verfügt, laufen kann und wohin die Schlange ihm nicht folgen könnte, sei es auf oder unter der Erde, im Wasser oder in den Bäumen.

Es gibt auch Schlangen, die in einer Höhe von ca. 4.800 m im Himalaya leben. Dann wiederum gibt es Schlangen, die in glühend heißen, wasserlosen Wüsten leben. Einige Arten leben sogar weit nördlich am Polarkreis. Es gibt nur wenige Orte, wo keine Schlagen leben: Die Antarktis und Irland sind zwei davon.

Das „Law of Balance or Compensation" (Gesetz der Ausgewogenheit oder des Ausgleichs, Anm.d.Übers.) des großen französischen Naturforschers Geoffroy St. Hilaire führt aus, dass im evolutionären Prozess das Verschwinden eines Organes oder einer Funktion zur Bildung eines anderen Organes oder Funktion führt. Grundsätzlich ist die Schlange in ihrer Evolution durch zwei einzigartige Entwicklungen gekennzeichnet: **Das Verschwinden der Gliedmaßen oder die**

SCHLANGEN (SERPENTES)

Beinlosigkeit und das Erscheinen von Giftdrüsen, die das stärkste unter Tieren bekannte Gift produzieren. Schlangengift ist eines der **tödlichsten Gifte**, die es gibt.

Tatsächlich besaßen die Vorfahren der Schlange Gliedmaßen, mit deren Hilfe sie sich durch das Meer bewegt haben. Als sie aber an Land kamen, haben sie ihre Gliedmaßen verloren, da sich diese beim Graben oder auf der unterirdischen Jagd nach Beute eher als Hindernis denn als Hilfe erwiesen. Im Lauf der Generationen verloren sie ihre Gliedmaßen ganz. Für sie war dies von Vorteil, denn so konnten sie sich leichter am Boden, unter der Erde, auf Bäumen und im Wasser bewegen. Das Problem der beinlosen Fortbewegung haben die verschiedenen Schlangenarten auf unterschiedliche Weise gelöst.

Schon immer und bis heute hat fast jede Kultur die Schlange verehrt, angebetet oder gefürchtet. Die Verehrung der Schlange ist eine der frühesten Formen der Heiligen-Verehrung. Es wurden Schnitzereien aus der Zeit um 10.000 vor Christus gefunden.

Indien wird oft als Land der Schlangen bezeichnet, und es gibt zahlreiche Bräuche und Traditionen, bei denen Schlangen eine Rolle spielen. Schlangen werden selbst heute noch als Götter verehrt; viele Frauen gießen Milch in Schlangenlöcher, obwohl Schlangen eine Abneigung gegen Milch haben. Die Kobra wird mit zwei indischen Hauptgottheiten assoziiert. Sie schmückt den Hals von *Shiva*, während *Vishnu* ausschließlich auf einer siebenköpfigen Schlange schläft. In Indien gibt es mehrere Tempel nur für Kobras, diese werden manchmal „*Nagraj*" oder „König der Schlangen" genannt.

Auch glaubt man, dass Schlangen Fruchtbarkeitssymbole sind. Zum Beispiel gibt es das Hindu-Fest „*Nagpanchami*", bei dem jedes Jahr an diesem Tag zu den Schlangen gebetet wird und Rituale durchgeführt werden.

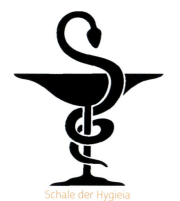

Schale der Hygieia

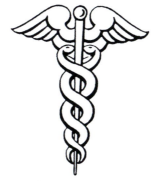

Caduceus (Hermesstab)

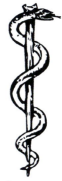

Äskulapstab

Medizinische Symbole, bei denen Schlangen eine Rolle spielen und die heutzutage noch in Gebrauch sind, sind die Schale der Hygieia, die die Apotheke symbolisiert, sowie der Hermesstab und der Stab des Äskulap, welche Symbole für die Medizin im Allgemeinen sind.

In China zeigt sich die Schlange in Form eines Drachen als grimmige, doch schützende Gottheit. Schlangenbeschwörung, nicht zu verwechseln mit der Anbetung von Schlangen, ist die Kunst, Schlangen zu bezaubern, zu fangen und unter Kontrolle zu bringen.

Menschen sind Schlangen gegenüber selten gleichgültig und zeigen oft Reaktionen, die von religiöser Ehrfurcht und abergläubischer Furcht bis hin zu Abneigung und unkontrollierbarer

SCHLANGEN (SERPENTES)

Angst reichen. Es ist interessant zu beobachten, dass der am meisten besuchte Bereich in jedem Zoo das Schlangenhaus ist, obwohl doch die meisten Menschen behaupten, sich vor Schlangen zu fürchten oder sie zu hassen. Das zeigt, dass Schlangen ebenso mysteriös wie faszinierend sind, selbst wenn sie verabscheut werden. Aufgrund ihrer **erlesenen Färbungen und Muster und ihrer eleganten Bewegungen** – sie **können kriechen, schwimmen oder klettern** – gehören einige Schlangen zu den schönsten Tieren. **Nach Belieben können sie ihre Körper drosseln und auch wieder in Gang bringen**. Sie sind Jäger, die mit einer Vielzahl an **Wahrnehmungstechniken** und **hochentwickelten Waffen ausgestattet sind**. Diese Jäger können wochenlang ohne Nahrung überleben. **In der Lage, blitzschnell zuzuschlagen,** haben die Schlangen den Planeten erobert und sind somit die erfolgreichsten Raubtiere der Erde.

ALETHINOPHIDIA (ECHTE SCHLANGEN)

Hierin sind alle Schlangen enthalten, außer den Blindschlangen und den Wurmschlangen.

SCOLECOPHIDIA (BLINDSCHLANGENARTIGE)

Alle Scolecophidia haben stumpfe Köpfe, kurze, stumpfe Schwänze (die oft in einem Dorn enden) und glatte Schuppen, zeigen jedoch keine vergrößerten ventralen Schuppen. Ihre Augen sind verkümmert und liegen unter den großen Kopfschuppen. Alle Arten graben und werden gewöhnlich mit Termiten- und Ameisennestern in Verbindung gebracht, in denen sich die Schlange von den weichen Termitenkörpern und Ameisenlarven ernährt. Leptotyphlopidae ist die einzige Scolecophidia-Familie, die Zähne besitzt.

ALLGEMEINE ANATOMIE

Unter den Wirbeltieren sind die Schlangen die geradlinigsten Tiere, sie besitzen nur einen Schädel und eine verlängerte Wirbelsäule. Sie werden hauptsächlich darüber definiert, dass sie keine Gliedmaßen und einen langgezogenen Körper und Schwanz besitzen. Nahezu alle anderen Wirbeltiere sind, um sich fortbewegen zu können, auf Körperglieder irgendeiner Art angewiesen: Flügel, Beine, Arme, Flossen und Finnen. Bei der Schlange ist dies jedoch nicht der Fall. Trotz ihres „reduzierten" Körpers haben Schlangen keinerlei Probleme damit, sich durch das Leben zu manövrieren.

Die Form des Schlangenkörpers lässt gewöhnlich auf ihren Lebensraum schließen:
- Arten, die klettern und einige bodenbewohnende Arten, sind eher lang und dünn. Sie besitzen lange Schwänze, mit denen sie Äste ergreifen, sowie kräftige Wirbel, die es ihnen zusammen mit ihren schlanken Körpern ermöglichen, den Abstand zwischen den Ästen zu überbrücken.
- Schlangen, die Erdhöhlen bewohnen und bodenbewohnende 'Lauerjäger' wie verschiedene Vipern und Pythons, sind oft kurz und stämmig, mit kurzen Schwänzen. Schlangen, die graben, verfügen zudem über einen gut ausgebildeten Geruchssinn, der ihnen dabei behilflich ist, ihre bevorzugte Beute, vornehmlich Ameisen und Termiten, aufzuspüren.
- Seeschlangen haben einen abgeflachten Körper und „paddelförmige" Schwänze.

SCHLANGEN (SERPENTES)

Im Querschnitt des Schlangenkörpers gibt es auch Unterschiede[13]:

- **Zylindrisch:** so gefunden bei vielen Arten, die graben oder zum Teil graben.

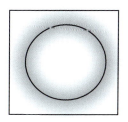

- **Dorsal abgeflacht:** viele Arten mit schweren Körpern, wie die großen Vipern, Boas und Pythons. Diese Form ist oft deutlich sichtbar, wenn sie sich für ihr Sonnenbad flachmachen.

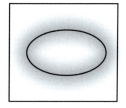

- **Lateral abgeflacht:** bei vielen baumlebenden (kletternden) oder aquatischen Arten.

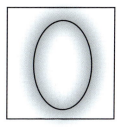

- **Dreieckig:** Viele baumlebende Arten sind dreieckig im Querschnitt, da sie so die gegensätzlichen Vorteile der **Biegsamkeit** und der **Festigkeit** miteinander verbinden.

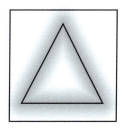

Eine Schlange besitzt ungefähr 400 Wirbel (ein menschliches Skelett besitzt 33 Wirbel), die gelenkig miteinander verbunden sind und ein **sehr flexibles Skelett ergeben**. An jedem Wirbel verhindern zwei flügelähnliche Vorsprünge, dass das Rückgrat sich verdreht. Die Rippen sind an den Wirbeln entlang des Körpers befestigt, am Schwanz jedoch fehlen sie. Die Bewegungsmöglichkeiten zwischen jedem Segment sind begrenzt, doch im Ganzen sehen wir ein Tier, das sich **geschmeidig krümmen** und **aufrollen** kann. Selbst das Wort, mit dem wir solche Formen beschreiben, lautet: „**Serpentine**".

Obwohl Schlangen oft als „**schleimig**" beschrieben werden, ist ihre Haut sehr trocken. Tatsächlich besitzen sie nur zwei Hautdrüsen. Ein Paar Analduftdrüsen sondert eine Substanz ab, die einen Partner anlockt, Schutz vor Feinden bietet und das Territorium markiert. Schlangen haben,

---

13 Quelle: *The new encyclopedia of snakes (Enzyklopädie der Schlangen)* von Chris Mattison

SCHLANGEN (SERPENTES)

ähnlich wie andere Reptilien, **feste, trockene und hornige Schuppen**, unter denen sich ihre Haut vollständig verbirgt. Sie dienen als Grenze gegenüber Feuchtigkeit von außen, verhindern Wasserverlust und schützen gegen Abrieb. Nimmt die Schlange jedoch eine große Mahlzeit zu sich, dehnt sich die Haut aus und ist zwischen den Schuppen sichtbar.

Schlangenschuppen kommen in einer Reihe unterschiedlicher Zusammensetzungen, Mustern und Farben vor. Im Gegensatz zu anderen Reptilien haben Schlangen nur eine Schuppenreihe auf der Bauchseite, die ventralen Schuppen. Diese werden „Scuta" genannt und helfen, das Gewebe, das mit dem Boden in Kontakt ist, zu schützen und zu unterstützen. Oben befinden sich kleinere Schuppen. Einige Arten haben große, gleichmäßige Platten auf dem Kopf, während andere kleine, fragmentierte Schuppen besitzen.

Anders als andere Tieren wachsen Schlangen bis zu dem Tag, an dem sie sterben. Sie **werfen** ihre schuppige Haut während des Wachstums mehrmals im Jahr regelmäßig **ab**. Dieser Vorgang beginnt an den Lippen, die Haut **pellt sich nach hinten und von innen nach außen** und enthüllt die helle, frische Schicht darunter. Im Gegensatz zu anderen Reptilien geschieht dies bei Schlangen **im Ganzen und** ähnelt so dem Ausziehen eines Strumpfes. Eine Ausnahme bilden die Schlangen, die eine Rassel haben. Diese verbleibt am Tier, wenn es wächst, und mit jeder Wachstumsperiode kommt ein neues Segment zur Rassel hinzu.

Die Häutung beginnt mit dem Freisetzen von Hormonen. Diese leiten das Wachstum der neuen Hautschicht und der Schuppen unter der bereits existierenden Schicht ein. Die Schlangen häuten sich, indem sie ihre Schnauze an einer rauen Oberfläche reiben, so dass die alte Haut aufbricht und sie langsam herauskriechen können. Ist die Luftfeuchtigkeit nicht hoch genug, wenn die Schlange sich häutet, kann das für diese Schlange sehr gefährlich werden, da sich die trockene Haut nicht löst, wenn nicht genug Feuchtigkeit in der Luft ist. Vor der Häutung nimmt die Schlange eine leicht bläuliche Färbung an, und die Augen erscheinen milchig. Dies wird durch die Flüssigkeit zwischen den zwei Hautschichten verursacht.

(Bild einer sich häutenden Schlange auf Seite 40.)

Die meisten Schlangen besitzen einen leichten Schädel mit lose verbundenem Kiefer, der sehr flexibel ist und sich auseinanderbewegen kann. Dadurch sind sie in der Lage, ihr **Maul weit genug aufzumachen, um ihre Beute im Ganzen zu verschlingen**. Sie sind sogar in der Lage, lebendige, kämpfende Beute zu schlucken, die größer ist als sie selbst. Von einigen Schlangen weiß man, dass sie Beute verschlucken können, die doppelt so groß ist wie sie selbst.

Die Art der Zähne unterscheidet sich, je nachdem, auf welche Weise die Schlange ihre Beute ergreift und tötet. Es gibt drei unterschiedliche Schlangengebisse:
- Das der Würgeschlange
- Gefurchte Zähne
- Hohle Zähne

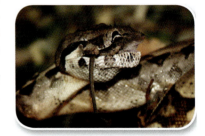

Eine Boa constrictor öffnet die Kiefer weit, um die Beute ganz zu schlucken

Die Zähne sind am oberen oder unteren Kiefer oder zum Gaumendach hin befestigt. Sie sind nach hinten gekrümmt und mit den Knochen, die den Kopf stützen, verbunden. Sie sind nicht sehr kräftig und halten nicht lange, daher müssen sie regelmäßig ersetzt werden. Manche Zähne brechen im Kampf mit der Beute ab. Diese werden nahezu unverzüglich durch neue Zähne ersetzt, die parallel zu den alten Zähnen gewachsen sind. Die Zähne sind zum Fangen

SCHLANGEN (SERPENTES)

Klassifikation

Es gibt 2.900 Schlangenarten, die bisher identifiziert wurden.

Königreich: Animalia
Phylum: Chordata
Subphylum: Vertebrata
Klasse: Sauropsida (Reptilia)
Unterklasse: Lepidosauria
Ordnung: Squamata
Unterordnung: Serpentes/Ophidia (Schlangen)

Infraordnung: Alethinophidia
Familie: Boidae (Boas und Pythons)
Familie: Colubridae (Nattern)
Familie: Elapidae (Kobras, Kraits, Korallenschlangen, Seeschlangen)
Familie: Viperidae (Ottern, Vipern)
Familie: Anomochilidae (Wühlschlangen)
Familie: Aniliidae (Rollschlangen)
Familie: Cylindrophiidae (Asiatische Walzenschlangen)
Familie: Uropeltidae (Schildschwänze)
Familie: Xenopeltidae (Erdschlangen)
Familie: Loxocemidae (Spitzkopfpythons)
Familie: Bolyeriidae (Bolyerschlangen)
Familie: Tropidophiidae (Erdboas)
Familie: Acrochordidae (Warzenschlangen)
Familie: Atractaspididae (Erdvipern)

Infraordnung: Scolecophidia (Blindschlangenartige)
Familie: Anomalepididae (Amerikanische Blindschlangen)
Familie: Typhlopidae (Blindschlangen)
Familie: Leptotyphlopidae (Wurmschlangen)

und Halten von Beute geeignet, jedoch nicht zum Kauen oder Zerlegen der Beute in kleinere Stücke, da sie keine schneidende Oberfläche haben.

Die giftigen Arten besitzen zwei nadelähnliche Fangzähne, die sich vorne oder im hinteren Teil des Maules befinden. Werden sie nicht gebraucht, können sie weggeklappt werden. Diese scharfen, gebogenen Zähne halten die Beute an ihrem Platz, während die Schlange scheinbar mit ihrem aufgerissenen Schlund vorwärts über die Beute zu „laufen" scheint.

Die Zähne werden aus großen Drüsen mit **Gift** versorgt. Diese befinden sich am Kopf und können die tödliche Dosis herauspumpen, wenn sie gebraucht wird. Bei den meisten Arten läuft das Gift an Kerben in den Zähnen entlang und dringt schnell in die Beute ein.

SCHLANGEN (SERPENTES)

SCHLANGENGIFT

Das Schlangengift ist ein wirksamer Cocktail aus verschiedenen proteolytischen und zytolytischen Enzymen. Es zerstört lebendes Gewebe, das zu einer formlosen, schleimigen Masse wird. Selbst nach dem Tod sorgen einige Bestandteile des Schlangengifts dafür, dass das Opfer schneller als normal verwest und sich auflöst.

Schlangengift kann sich auf vier unterschiedliche Arten auf den Körper einer Beute auswirken. Selbst ein einziges Gift kann mehr als eine Reaktion verursachen.

1. **Hämotoxisches Gift**
   Es greift das Kreislaufsystem und das Muskelgewebe an und verursacht exzessive Narbenbildung, Gangrän und eine dauerhafte Schädigung der motorischen Fähigkeiten. Manchmal führt es dazu, dass der betroffene Körperteil amputiert werden muss. Die Klapperschlange, die Mokassinschlange und die Wassermokassinotter, die alle zur Familie der Viperidae gehören, sind Beispiele für Schlangen, die hämotoxisches Gift einsetzen.

2. **Neurotoxisches Gift**
   Es greift das zentrale Nervensystem des Opfers an und führt zumeist zu Herzversagen und/oder Atemschwierigkeiten. Die Kobras, Mambas, Seeschlangen, Kraits und Korallenottern, die alle zur Familie der Elapidae gehören, setzen hauptsächlich neurotoxisches Gift ein.

3. **Zytotoxisches Gift**
   Dieses Gift wirkt lokal und zerstört das Gewebe an der Bissstelle. Das Gift der Kreuzotter erzeugt eine zytotoxische Reaktion.

4. **Myotoxisches Gift**
   Dieses Gift verursacht eine muskuläre Nekrose. Das Gift einiger Tigerottern und Lanzenottern wirkt myotoxisch.

Im Regelfall sind Tiere bilateral symmetrisch gebaut. Das heißt, dass die Körperglieder und die paarigen Organe die gleiche Größe haben und einander gegenüberliegend angeordnet sind. Bei Schlangen ist diese Symmetrie in Bezug auf einige innere Organe nicht gegeben. Die inneren Organe wurden dem lang gestreckten Körper angepasst. Paarige Organe sind versetzt oder geradlinig innerhalb der Körperhöhle angeordnet und nicht Seite an Seite. Lediglich ein Lungenflügel arbeitet, während der andere verkümmert ist; dies ist der Fall bei allen Schlangen außer bei den Mitgliedern der Boa-Familien, die zwei Lungenflügel besitzen. Seeschlangen haben eine vergrößerte Lunge, von der ein Teil die Auftriebskammer bildet.

Wenn eine Schlange atmet, scheint sich ihr gesamter Körper mit jedem Einatmen und jedem Ausatmen auszudehnen und wieder zusammenzuziehen.

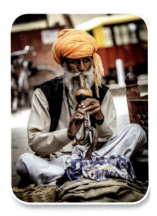

Schlangen haben kein äußeres Ohr oder Trommelfell. Sie sind **taub für über die Luft übertragene Tonwellen, können jedoch Niederfrequenzvibrationen** (100-700 Hz) **wahrnehmen**, die durch den Boden – oder worauf sie gerade liegen – über die Knochen ihres Schädels übertragen werden. Merkwürdigerweise hört weder eine Klapperschlange das Klappern einer anderen Schlange noch hört die Kobra die Flöte des Schlangenbeschwörers. Forscher haben festgestellt, dass viele dieser Schlangenbeschwörer geschickte „Taschenspieler" sind. Die Bewegung der Schlange stimmt überein mit der Bewegung der Flöte und mit den Vibrationen, die der Schlangenbeschwörer vom Publikum unbemerkt mit seinem Fuß verursacht.

Ein Schlangenbeschwörer

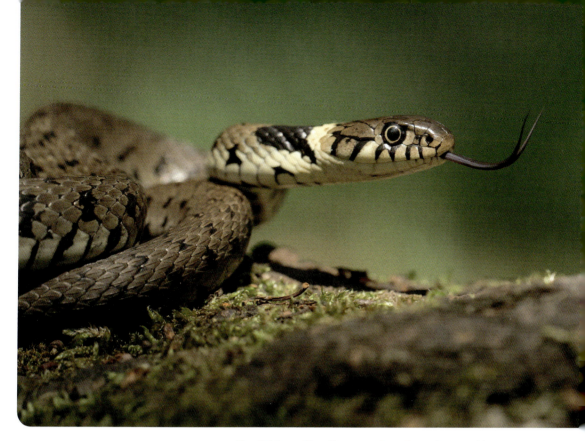

▲ Eine Schlange lässt ihre gespaltene Zunge hervorschießen

Während Menschen sich an dem orientieren, was sie sehen, verlassen sich Schlangen stark auf ihren **sehr guten Geruchs- und Geschmackssinn**, den sie häufig auf der Jagd nach Beute einsetzen. Wenn es richtig riecht, dann ist es richtig. Schlangen besitzen eine beeindruckende Fähigkeit, ihre Sinne zum Aufspüren von Nahrung einzusetzen. Dieses System ist jedoch, wie jedes System, das sich auf Gerüche verlässt, im Regen, bei starkem Wind oder sehr trockenen Bedingungen weniger effektiv.

Oft wird gesagt, dass Schlangen mit ihrer Zunge „die Luft schmecken", doch dies ist nicht ganz zutreffend. Während die Zunge ein Teil eines komplexen Sinnessystems ist, scheint sie doch keine eigenen hochentwickelten sensorischen Fähigkeiten zu enthalten. Alle Schlangen haben fein **gespaltene Zungen**, die nicht wie bei Säugetieren und Vögeln üblich zur die Nahrungsaufnahme gebraucht werden. Stattdessen arbeiten sie stereo: Die Spalte in der Zunge übermittelt der Schlange eine Art **Richtungsgefühl des Geruches**. Selbst wenn das Maul geschlossen ist, gibt es eine kleine Öffnung unterhalb der rostralen Schuppe (in der Nähe des oralen oder nasalen Bereiches), durch den die Zunge schlüpfen kann. (Oft zeigt sich dies bei Patienten, wenn sie während der Fallaufnahme ihre Zunge ständig hinein und heraus schieben).

Eine Vielzahl von Partikeln treibt durch die Luft: Gerüche, Wassertropfen, Pollen, Partikel von Bäumen oder Gras. Erwachsene Vögel, Küken und andere Tiere geben ebenfalls Gerüche ab. Dieses Kaleidoskop der Partikel strömt der Schlange zu, die diese mit der Zunge aus der Luft aufnimmt. Schlangen **bewegen ihre Zunge mehrmals schnell hinein und heraus** und nehmen Staubpartikel aus ihrer Umgebung auf. Beim **Zurückziehen** der Zunge transportieren sie diese Moleküle zum Jacobson-Organ, der stark innervierten Grube im Inneren ihres Maules. Dies ist ein spezielles Organ, in dem Gerüche analysiert werden. So können Schlangen die **„Fährte riechen"**.

SCHLANGEN (SERPENTES)

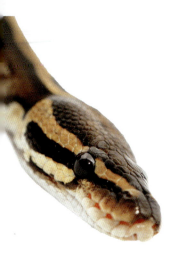

Diese intensive Wahrnehmung der Gerüche hilft ihnen, einen potentiellen Partner oder eine Beute aufzuspüren. Eine aktive Schlange untersucht die Luft alle paar Sekunden, besonders auf der Jagd oder wenn sie Gefahr wittert.

Grubenottern sowie einige Boas und Pythons können leichte Temperaturveränderungen erkennen, indem sie die Organe auf ihren Gesichtern zwischen Auge und Nüstern, die so genannten Hitzegruben, nutzen. Mit Hilfe dieser Hitzerezeptoren können die Schlangen warmblütige Beute in der Nacht lokalisieren und fangen.

(Abbildung der Hitzegruben auf den Seiten 694 und 695)

Schlangen besitzen gut entwickelte Augen mit **unbeweglichen Augenlidern.** Offensichtlich sehen sie gut, aber es gibt einige grabende Arten, die nahezu blind sind. Im Laufe der Geschichte haben wir in der Literatur oft etwas über den **„unheilvollen Blick"** oder das **„hypnotische Starren"** der Schlange gelesen. So wurde ihr ein bösartiges Wesen zugeschrieben. Doch tatsächlich starrt jedes Tier, das keine Augenlider besitzt. Die Augen der Schlange sind stattdessen mit einer transparenten Schuppe bedeckt, der „Brille", die ihr ein **ausdrucksloses Aussehen** verleiht. Die Brille wird bei der Häutung ebenfalls ersetzt.

Die Pupillen von Schlangen, die am Tag jagen, sind rund, während die Pupillen der Schlangen, die nachts jagen, vertikal geschlitzt sind.

Einige Schlangen wie die Grubenottern, Pythons und einige Boas haben Infrarotrezeptoren in tiefen Gruben zwischen Nasenloch und Auge. Dies erlaubt ihnen, Wärmeabstrahlung zu „sehen".

Schlangen haben keinen Kehlkopf und keine Stimmbänder, doch sind sie in der Lage, ein **zischendes** Geräusch zu machen.

★ Der Halsbereich ist von größter biologischer Bedeutung für die Schlange. Er muss frei sein, sonst kann die Schlange nicht schlucken und verdauen; auch kann sie sich nicht verteidigen, da ihre einzige Verteidigung, das Beißen, darauf beruht, dass ihr Hals frei beweglich ist. Jeder feste Griff um den Hals macht selbst die giftigste Schlange hilflos. (Bei Patienten zeigt sich dies als Empfindlichkeit am Hals, als Sorge um den Hals oder darin, dass der Hals immer geschützt wird).

ERNÄHRUNGSVERHALTEN

Alle Schlangen fressen andere Tiere. Ihr Speiseplan reicht von Ameisen über Antilopen bis hin zu anderen Schlangen. Es gibt ein oder zwei Ausnahmen, wie z.B. die eierfressenden Schlangen sowie einige andere Arten, die gelegentlich tote Tiere fressen. Die meisten Arten fangen Beute nur, wenn sie sich tatsächlich bewegt.

Schlangen **können mit sehr wenig Futter auskommen**, da sie nicht auf Futter angewiesen sind, um Körperwärme zu erzeugen. Einige können monatelang ohne Nahrung auskommen oder fressen nur eine einzige Mahlzeit ein- oder zweimal im Jahr. Aufgrund ihrer Form und Physiologie muss die Schlange Hürden überwinden, hat aber auch Vorteile, wie man sie bei anderen Tieren nicht findet. Wegen ihres langsamen Stoffwechsels und weil sie weniger Möglichkeiten hat, Nahrung zu erbeuten, muss die Schlange das Beste aus ihrer Beute herausholen. Um zu überleben, muss sie die größte Beute fressen können, die sie fangen kann. Tatsächlich braucht sie nur ein

SCHLANGEN (SERPENTES)

Zwanzigstel der Nahrung, die ein Säugetier der gleichen Größe braucht. Diese **Fähigkeit, lange Zeit ohne Futter auszukommen,** ist ein Schlüssel zu ihrem Überleben. Dies gilt besonders für die Würgeschlangen.

Sobald die Schlange anfängt zu schlucken, beginnt die Verdauung, denn der Speichel, der die Beute bedeckt, enthält starke Enzyme. Die weitere Verdauung hängt von der Umgebungstemperatur ab. Sollte die Temperatur plötzlich fallen, verlangsamt sich die Verdauung und kann unter besonderen Umständen ganz aufhören. Passiert dies, würgt die Schlange ihr Fressen normalerweise wieder hervor.

CHARAKTERISTIKA DER PAARUNG

Schlangen nutzen eine Vielzahl unterschiedlicher Fortpflanzungsarten. Die meisten Schlangen paaren sich einmal im Jahr und immer mit ihrer eigenen Art. Jede Art hat ihre eigene Paarungszeit. **Die Balz bei Schlangen ist nicht sehr auffällig und aufwändig.** Männchen und Weibchen finden sich mit Hilfe chemischer Duftfährten.

Schlangen sind nicht bekannt für ausgeprägtes Revierbewusstsein. Bei einigen Familien jedoch, wie zum Beispiel bei den Vipern und den Grubenottern, finden aufwändige Kampfrituale unter Männchen statt, die ihr Revier verteidigen sowie das Recht, sich mit einem bestimmten Weibchen zu paaren. Bei den Klapperschlangen hebt jedes der beiden Männchen seinen Kopf und seinen Körper vom Boden hoch, dreht sich gegen seinen Gegner (**senkrechtes Umschlingen**) und versucht, ihn zu Boden zu ringen.

Im Gegensatz dazu kämpfen die männlichen Königskobras um ein Weibchen, indem sie den rituellen „**Hals-Ringkampf**" durchführen.

Auch sie verschlingen sich ineinander, und **der erste, der den Kopf des anderen zu Boden drückt, gewinnt.** (Dieses Verhalten kann man bei Patienten als Geste beobachten: Sie verschlingen beide Hände ineinander.) **Die Schlangen zeigen nur während der kurzen Balzsaison geselliges Verhalten; nach der Paarung gehen sie wieder getrennte Wege.**

Während der Balz kann das Männchen das Weibchen festhalten, indem es sie in die Kopf- oder Nackenregion beißt. Die meisten Schlangen legen Eier, doch eine erhebliche Zahl von Schlangenarten gebiert lebende Junge. Schlangeneier haben eine ledrige Haut und sind besser gegen Austrocknung geschützt als Amphibieneier. Schlangen zeigen nur **wenig elterliche Fürsorge. Die Schlangen verlassen die Jungen gewöhnlich, und diese müssen für sich selber sorgen**. Pythons und einige andere Arten sind mütterlicher, da sie sich um ihre Eier wickeln und sie ausbrüten. Wenn die Jungen schlüpfen, verlassen ihre Mütter sie. Junge Schlangen schlüpfen aus ihrem Ei, indem sie einen scharfen, temporären Eizahn nutzen. Die Schlange ist oft eng in der Schale zusammengerollt und kann dann bis zu siebenmal länger sein als das Ei.

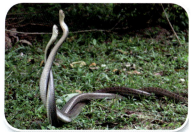

Rivalisierende Schlangen miteinander verschlungen.

SCHLANGEN (SERPENTES)

VERHALTEN

Schlangen **sind im Frühling sehr aktiv**. An sonnigen Tagen bewegen sich Schlangen wiederholt aus der Sonne in den Schatten, um ihren idealen Wärmezustand zu halten. **An kalten Tagen, bei bewölktem Wetter oder in der Nacht sind sie sehr träge und inaktiv**. Fällt die Temperatur zu sehr, fallen sie in eine Kältestarre oder halten Winterruhe. Sind sie einmal unter der Erde und halten Winterruhe, verlangsamt sich ihr Stoffwechsel. Hierin besteht einer der großen Vorteile der kaltblütigen Raubtiere.

BEWEGUNG

Schlangen besitzen hunderte von Wirbeln und Rippen – hierin liegt der Schlüssel zu ihrer Wendigkeit. Eng damit verbunden ist der Hauptfaktor für ihre Fortbewegungsfähigkeit – nämlich ihre Bauchschuppen. Diese spezialisierten rechteckigen Schuppen, die sich entlang der Unterseite der Schlange befinden, stimmen überein mit der Anzahl der Rippen. Die unteren Kanten dieser Bauchschuppen haben dieselbe Funktion wie das Profil eines Reifens, sie **greifen** die Oberfläche und befördern die Schlange vorwärts. **Schlangen sind Meisterinnen darin, kleinste Bodenunebenheiten zu nutzen, gegen die sie sich abstoßen können**. Sie bewegen sich auch mit Hilfe von Muskelkontraktionen. Die jeweilige Fortbewegungsart hängt vom Gewicht der Schlange ab, von der Schnelligkeit, mit der sie sich bewegen muss, und von der Art der Oberfläche, auf der sie sich bewegt.

Bei Schlangen kann man vier unterschiedliche Bewegungsarten beobachten:

1. **Schlangenförmige Bewegung / seitliche Wellenbewegung**
Die typische „**S-Kurve**", die uns in Verbindung mit Schlangen einfällt und üblicherweise als „**schlängelnde Bewegung**" bezeichnet wird, ist die häufigste Form der Fortbewegung bei Schlangen. Die Schlange nutzt abwechselnd jede Stelle an ihrem Körper, um sich mit Hilfe der Bodenunregelmäßigkeiten vorwärtszuschieben. Dies führt dazu, dass die Schlange sich **von einer Seite zur anderen schlängelt**. Auf diese Weise können Schlangen Höchstgeschwindigkeiten erreichen. Diese schlangenförmige Bewegung nutzen alle Wasserschlangen beim Schwimmen, ebenso die am Boden lebenden Schlangen beim Klettern. Den Kopf leicht angehoben, um besser sehen zu können, was vor ihnen liegt, können sie sich mit dieser Methode sehr schnell vorwärtsschieben.

2. **Gradliniges Kriechen**
Auch Raupenbewegung genannt. Diese Form der Fortbewegung ist hauptsächlich bei schweren und langen Schlangen wie den Boas, Pythons und Anakondas zu beobachten, aber auch bei Schlangen, die sich langsam bewegen, während sie Beute verfolgen. Bei dieser Bewegung wird **der Körper nach oben und nach unten gebogen, nicht** seitwärts; die Schlange **bewegt sich in einer geraden Linie vorwärts,** während ihre Bauchschuppen in die Bodenunregelmäßigkeiten **greifen** oder sich **festhaken**. Dies geschieht in einer **wellenartigen Bewegung:** Die Schlange zieht zuerst die Haut des Bauches ohne offensichtliche Muskelbewegung vorwärts, dann zieht sie den Rest des Körpers hinterher. Diese Bewegungen sind gut synchronisiert, so dass die Schlange in **einer einzigen gleichmäßigen Bewegung vorwärtsgleiten kann**. Mit dieser Methode kann sie sogar Bäume erklimmen. Von allen Bewegungen ist diese am unauffälligsten und erlaubt es der Schlange, sich der Beute unbemerkt zu nähern.

SCHLANGEN (SERPENTES)

3. **Ziehharmonika-Bewegung**
   Mit Hilfe dieser Methode kann die Schlage auf Bäume klettern und kleine Tunnel graben. Dabei zieht sie den hinteren Teil ihres Körpers heran und **legt sich horizontal in enge Schleifen**, dann streckt sie den vorderen Körperteil nach vorne und zieht den Rest wieder nach. Dies ähnelt einer Ziehharmonika oder einer Sprungfeder. Beim Erklettern eines Baumes hält sich die Schlange mit dem hinteren Teil des Körpers an einem Ast fest, während sie den vorderen Teil des Körpers ausstreckt. Dann ergreift sie mit dem vorderen Teil ihres Körpers den Ast und zieht den hinteren Teil nach vorn. In einem Tunnel bildet der Körper eine Schleife und drückt sich gegen die Tunnelwände, um Zugkraft zu erzeugen, ansonsten jedoch ist die Bewegung ähnlich.

4. **Seitenwinden**
   Diese sehr komplexe und interessante Fortbewegungsart wird in **schlüpfrigem Schlamm oder losem Sand** genutzt: Die Schlange **wirft** ihren Körper in einer **schleifenförmigen** Bewegung **seitwärts**. Seitenwinden erscheint komplex und verwirrend, ist in Wirklichkeit aber eine einfache Modifikation der terrestrischen serpentinenartigen Bewegung. Die sogenannten Seitenwinderschlangen, die in sandigen Wüsten leben, bewegen sich leicht über losen und manchmal heißen Sand, indem sie den größten Teil des Körpers in eine Spirale drehen und nur jeweils an zwei Stellen gleichzeitig Kontakt mit dem Boden halten.

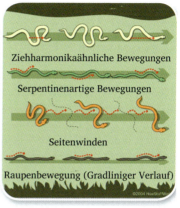

Schlangenbewegungen

ANGRIFFS- UND VERTEIDIGUNGSMETHODEN

VERTEIDIGUNGSMETHODEN

Menschen sind die erfolgreichsten und weitverbreitetsten Feinde der Schlangen. Sie haben mehr Schlangen getötet und Schlangenlebensräume vernichtet als jeder andere Schlangenjäger. **An zweiter Stelle folgen die Vögel.**

Raubtiere überwältigen Schlangen am ehesten, wenn sie diese zuerst ermüden. Schlangen können sich nicht lange bewegen, denn sie sind „kaltblütig" oder ektotherm. **Daher umkreist ein Raubtier die Schlange und reizt sie, so dass sie in wilde Verteidigungsaktivitäten ausbricht.** Wird die Schlange müde, tötet das Raubtier sie mit einem Biss in den Hals. **Der Hals ist die empfindlichste Stelle bei einer Schlange.**

Eine Schlange flieht eher oder verscheucht einen Feind, als dass sie kostbares Gift verschwendet oder es riskiert, ihren Kopf in die Nähe eines potentiellen Angreifers zu bringen. Im Grunde sind Schlangen wehrlose Geschöpfe, die ohne ihr Gift nichts ausrichten können.

Schlangen beißen einen Menschen nur, wenn sie bedroht oder aufgescheucht werden und sich aus Angst verteidigen. Die meisten Berichte über Schlangenbisse basieren darauf, dass jemand in das Revier der Schlange eingedrungen ist; diese fühlt sich dann eingeschlossen, in die Enge getrieben oder provoziert. Viele Schlangen akzeptieren allgemein eine langsame, vorsichtige Annäherung. Nur zwei Schlangen stehen in dem Ruf, selbst unter diesen Umständen

SCHLANGEN (SERPENTES)

gefährliche Angreiferinnen zu sein: Die schwarze Mamba (*Dendroaspis polylepis*) in Afrika und die Königskobra (*Ophiophagus hannah*) in Südostasien.

Neben dem **Beißen** stehen Schlangen auch weitere Verteidigungsmaßnahmen zur Verfügung, die sich allgemein mit denen der Reptilien decken. Die Einzelheiten dieser Verhaltensweisen werden im Folgenden untersucht.

VERSTECKEN / VERBERGEN

Die meisten Schlangen **verbergen** sich, wenn sie gerade kein Sonnenbad nehmen, nach Nahrung oder einem Partner suchen. Schlangen können, da sie so dünn sind, im wahrsten Sinne des Wortes **mit der Umgebung verschmelzen**, gleiten durch Tunnel im Gras oder unter losen Steinen. Sehr oft stimmt die Größe des vorhandenen Versteckes nicht mit der Größe der Schlange überein, die dort hinein will. Dicke Schlangen passen in enge Räume. Dieselben übergroßen Schlangen kommen auch mit derselben **Geschmeidigkeit** aus erstaunlich kleinen Öffnungen heraus.

KRYPSIS / TARNUNG

Anstatt zu fliehen, verlassen sich Schlangen oft auf ihre natürliche **Tarnung**, eine sehr effektive Verteidigungsmethode. Tarnung kann bei Schlangen zahlreiche Formen annehmen, von unterschiedlichen Größen über kryptische oder kaschierende Färbungen und Markierungen bis hin zu durchbrochenen Mustern und Schattierungen. Bei der **Krypsis** verlässt sich die Schlange auf ihre **Fähigkeit, mit dem Hintergrund zu verschmelzen, „für alle sichtbar verborgen".**

Die Welt der Schlangen bietet viele Beispiele für kryptische Färbungen. Manche sind ganz einfach, während andere Muster lebhaft erscheinen, jedoch die Schlange effektiv tarnen, wenn sie sich in ihrer üblichen Umgebung befindet. Die Schlange verschmilzt mit dem Hintergrund und ihre Kontur löst sich auf.

Um die Wirksamkeit ihrer Farben und Muster zu verstärken, „erstarren" manche Schlangen, wenn sie gestört werden und verlassen sich als Schutz völlig auf ihre Tarnung. Einige Schlangen verstärken dies noch durch ihre Körperhaltung und Bewegung. So schwingen zum Beispiel Peitschennattern im Wind hin und her, während „Ast-Imitatoren" bewegungslos verharren.

FLUCHT

Der vorrangige Impuls einer Schlange, die im Freien bedroht wird, ist das **Entkommen** durch **Graben, Fliehen oder den Rückzug** in schmale Felsspalten. Selbst die Arten, die sich der Krypsis bedienen, ergreifen die Flucht, wenn ihre Tarnung versagt. Auch wenn ihre erste Verteidigungsreaktion darin besteht, sich zu verstecken oder zu fliehen, können die meisten Schlangen **beißen, wenn sie ernsthaft provoziert oder in die Enge getrieben werden.**

EINSCHÜCHTERUNG

Fühlen sie sich in die Ecke getrieben, stellen viele Schlangen auf beeindruckende Weise ihre Aggressivität zur Schau. Die kann verschiedene Formen annehmen:
- Sie blähen sich auf oder vergrößern ihren Körper.
- **Sie benehmen sich Ekel erregend:** Sie sondern eine faulig riechende Mischung aus Moschus und Exkrementen aus ihrer Kloake ab, in der sie sich **drehen und wenden,** um

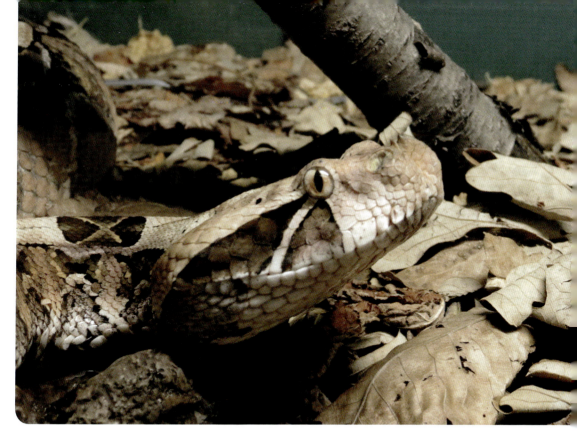

▲ Tarnung bei einer Gabunviper

sich selbst mit dem Duft zu tarnen. Diese Mischung riecht nicht nur schlecht, sie schmeckt auch abscheulich und bleibt lange haften. Die meisten Giftschlangen lassen sich allerdings nicht dazu herab.

- **Nachahmung:** Viele harmlose Schlangen **ahmen** die leuchtenden Warnfarben der Giftschlangen nach, besonders wenn sie denselben Fressfeind haben oder dasselbe Revier teilen. Hier zeigen wir eine Möglichkeit auf, sich ins Gedächtnis zu rufen, welche der bunt gestreiften Schlangen gefährlich ist und welche diese nur nachahmt. (Siehe Seite 51).
- **Warnfarben:** Es gibt Schlangen, die auffällig gefärbt oder gemustert sind. Damit zeigen sie an, dass sie giftig oder nicht bekömmlich sind. Sie unternehmen keine Anstrengung, sich zu verstecken; im Gegenteil: Sie unternehmen jede Anstrengung, so sichtbar wie möglich zu sein. Dieselben Farbkombinationen, die wir von unseren Verkehrszeichen kennen, werden in der Natur als Warnfarben benutzt. Rot, Gelb, Schwarz und Weiß in unterschiedlichen Kombinationsmöglichkeiten verkünden „Komm nicht näher, bleib weg!". Einige Farben werden nur gezeigt, wenn das Tier sich bedroht fühlt, den Feind überraschen oder beeindrucken will.

Beispiele:
- Gefärbte Bauchseite
- Gefärbte Haut oder Hautstreifen, die zwischen mattierten Schuppen zum Vorschein kommen, wenn der Körper mit Luft aufgebläht wird
- Gefärbte Maulhöhle, die beim Aufsperren des Maules sichtbar wird
- Beängstigende augenförmige Muster auf der Rückseite der Haube, um Angriffen von hinten entgegenzuwirken

SCHLANGEN (SERPENTES)

- **Ausbreiten der Haube:** die dramatische Warnung einer echten Kobra. Ist sie entspannt, sieht die Kobra wie andere Schlangen aus. Wird sie gestört, spannt sie die Halsmuskeln an und erhebt die Rippen im Inneren der Haube, dadurch wird diese ausgebreitet.
- **Probeläufe:** Schlangen ziehen es vor, nicht zu beißen, normalerweise stoßen sie zahlreiche **Warnungen aus,** bevor sie zuschnappen. Viele harmlose Schlangen führen einen Scheinangriff durch, indem sie mit geschlossenem Maul vorstoßen. Die meisten giftigen Schlangen führend ebenfalls einige **Scheinangriffe durch**, bevor sie wirklich zubeißen. Große, harmlose Schlangen können kraftvolle „Schläge" ausführen, indem sie vorstoßen. Viele Schlangen, die wirklich beißen, injizieren nicht unbedingt ihr wertvolles Gift, dies nennt man dann „trockene Bisse".
- **Fangzähne zeigen oder Maul aufsperren:** Das Maul weit öffnen, die Zähne zeigen und manchmal sogar eine verblüffende Färbung im Maulinneren zur Schau stellen.
- **Lautes Zischen:** Dies hat sofortige Auswirkungen auf potentielle Feinde, besonders in Verbindung mit Scheinangriffen, Aufblähen oder anderen Drohgebärden.
- **Aufrichten zum Zustoßen:** die klassische S-Form.
- **Gift spritzen**
- **Schwanzrasseln oder Summen:** Der Körper der Klapperschlange endet in einer markanten und furchterregenden Rassel, die aus locker miteinander verbundenen Keratinsegmenten besteht. Sie geben ein unverwechselbares Geräusch (wie Fett, das in einer Bratpfanne hin und her bewegt wird) von sich. Nachahmung findet dieses Geräusch bei vielen Schlangen, die bei Erregung ihre Schwanzspitze rasch in trockenen Blättern und Vegetation rascheln lassen, um ein summendes Geräusch zu erzeugen.
- **Klare Täuschung**
- **Mehrfarbige Bänder:** Sie geben einer Schlange den Anschein, als wäre sie nur einfarbig, wenn sie sich schnell bewegt und sich die Farben vermischen. Wenn sie anhält und ihre

▼ Die Diamantklapperschlange richtet sich in klassischer S-Kurve auf.

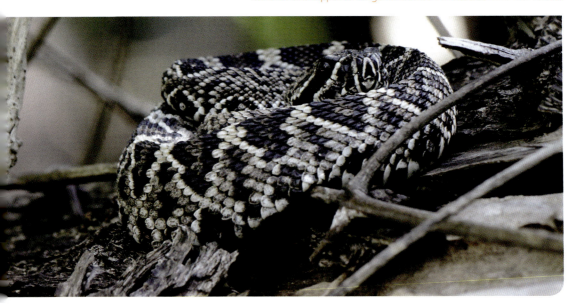

SCHLANGEN (SERPENTES)

vielen Farben sie gegen den Hintergrund tarnen, denkt ein Feind, der nach einer einfarbigen Schlange Ausschau hält, sie **hätte sich in Luft aufgelöst**!

Die Streifen führen auch zu einer **Flimmerverschmelzung**, einer optischen Täuschung, bei der der Eindruck erweckt wird, die Schlange bewegt sich in die andere Richtung. Dies ähnelt dem Vorgang, wenn die Speichen eines Rades entgegen der Fahrtrichtung zu rotieren scheinen. Schlangen, die Streifen besitzen, verlassen sich bei ihrer Flucht gerne auf Schnelligkeit und auf diesen Flimmerverschmelzungseffekt. Schlangen mit Flecken und unregelmäßigen Mustern verlassen sich eher auf Tarnung.

- **Sich tot stellen oder Tod vortäuschen** (siehe Seite 50).
- **Kugelbildung oder „zusammenrollen und abwarten"**: Königspython und Gummiboa sind Meister der Zusammenrollen-und-abwarten-Strategie. Nähert sich Gefahr, rollen sie sich zu einem engen Ball zusammen, stecken ihren Kopf fest in die Mitte und „sitzen" es aus.
- **Ablenkung des Angriffes, Nachahmung oder Irreführung und Verstecken des Kopfes:** Einige Schlangen ahmen mit Hilfe ihres abgestumpften Schwanzes den eigenen Kopf nach. Sie halten ihn hoch, ringeln ihn ein oder stoßen sogar damit zu, mit der Absicht, den Angreifer in die Irre zu führen. Bei einigen Arten ist der echte Kopf im Innern der Rolle verborgen, bereit, einen Gegenangriff zu führen. Dieses Verhalten hat vermutlich dem Mythos der „zweiköpfigen" Schlange Nahrung gegeben.

ANGRIFFSMETHODEN

Die meisten anderen Raubtiere nutzen ihre Gliedmaßen, um ihre Beute einzuholen, sie zu ergreifen, zu töten und auseinanderzunehmen, sobald sie gefangen wurde. Da eine Schlange keine Gliedmaßen besitzt, kann sie diese Techniken nicht nutzen; trotzdem sind die meisten Schlangen **erfolgreiche Jägerinnen, selbst von flinker Beute**. Da Schlangen ohne Beine, Augenlider und Ohren auskommen müssen, scheinen sie in der Rolle eines Raubtiers überaus eingeschränkt und ineffizient zu sein. In der Realität allerdings sind sie erstaunlich fähig, Beute mit Hilfe ihrer hochentwickelten Sinne zu finden. Der Angriff der Schlange erfolgt mittels ihrer einzigen Waffen: ihrer Kiefer und ihrer Zähne. Sie verlässt sich auch in hohem Maße auf ihre **List und das Überraschungsmoment**. Ihre Kletter-, Grabe-, Schwimm- und sogar Flugfähigkeiten machen sie zu veritablen Killermaschinen!

Schlangen bedienen sich zweier Hauptstrategien:

1. „Lauerjäger", die ihre Beute aus dem Hinterhalt überfallen
2. Aktive Jäger, die ihre Beute suchen, jagen und sie, wenn nötig, auch zu Tode hetzen.

LAUERJÄGER

Diese Tiere jagen nicht oder suchen nach Beute, sondern **liegen auf der Lauer, warten** auf ihre Opfer und nutzen hierbei alle ihre Sinne: Geruch, Geschmack, durch Geräusche verursachte Vibrationen, Sehsinn und Methoden der Wärmeerkennung. Dann greifen sie in blitzartiger Geschwindigkeit an. Die Schlangen, die aus dem Hinterhalt jagen, verlassen sich hauptsächlich auf ihre Tarnung. Doch nicht alle Schlangen tarnen sich, um ihre Beute zu täuschen. Einige Lauerjäger nutzen ihren Schwanz, um das Opfer in die Nähe zu locken. Körper und Köpfe sind in Tarnfarben gehalten, die Schwänze jedoch sind leuchtend gefärbt. Um die Beute anzulocken, heben die Schlangen ihren Schwanz über ihre Windungen und wackeln und zucken auf verlockende Art, um die Aufmerksamkeit eines möglichen Beutetiers zu erregen. Das Tier fühlt sich ermutigt, das Phänomen genauer zu untersuchen und nähert sich der Schlange.

SCHLANGEN (SERPENTES)

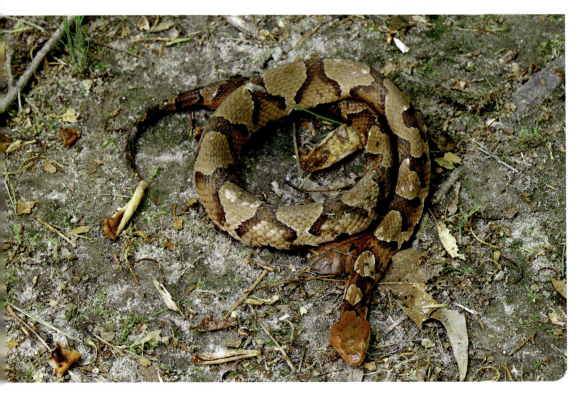

▲ Kupferkopf: Anlocken mit dem Schwanz

AKTIVE JÄGER

Eine jagende Schlange **verfolgt** ihre Beute überall hin. Sie klettert über Bäume und Steine, schlängelt sich über den Boden und geht sogar unter die Erde.

- **Aktive Tagjäger**
  Diese Schlangen sind schnell und wendig. Sie suchen Beute, indem sie beim Vorwärts-Schlängeln ihren Kopf leicht vom Boden heben.
- **Aktive Beutesucher**
  Sie fressen sitzende oder langsame Beute wie Mollusken oder andere wirbellose Tiere oder sogar Vögel und andere Reptilien. Sie müssen nach Beute suchen, da das Auffinden der Beutetiere ihre Hauptaufgabe ist. Sie jagen überall dort, wo sich potenzielle Beutetiere aufhalten.

Alle Schlangen haben **sehr kurze Reaktionszeiten.** Da sie oft kleiner als ihre Beute ist, kann die Schlange bei **einem lebenden Ziel mit blitzartiger Geschwindigkeit und zielgenauer Treffsicherheit herumwirbeln und zustoßen, da sie wahrscheinlich keine zweite Chance erhält.** Sie muss auch dafür Sorge tragen, dass sie ihre empfindlichen Fangzähne nicht verletzt. Droht Gefahr, zieht sie sich zurück. Aufgerollt daliegen, sich auf das Zustoßen vorbereiten, die Fangzähne ausfahren, Gift injizieren, das Opfer loslassen, sich zurückziehen – all dies geschieht

SCHLANGEN (SERPENTES)

mit großer Schnelligkeit. Die schnellste Schlange, die gemeine Sandrasselotter (*Echis carinatus*), benötigt für diesen Vorgang zum Beispiel nur ein Drittel einer Sekunde!

Schlangen sind in der Lage, **sich schnell bewegende Beute zu fangen.** Einige Schlangen töten ihre Beute, indem sie sie am Boden festhalten. Kleine Tiere werden so schnell ergriffen und überwunden, dass sie nicht kämpfen, zubeißen oder sich wehren können, sie werden rasch überwältigt und heruntergeschlungen. Die größeren Tiere, die eher in der Lage sind, sich zu verteidigen, werden entweder durch Würgen unter Kontrolle gebracht (dabei stirbt die Beute über kurz oder lang an Kreislaufversagen), oder durch einen giftigen Biss der spezialisierten Fangzähne. Da die Schlange oft kleiner ist, stößt sie bei einem lebenden Ziel mit zielgenauer Treffsicherheit zu.

Nachdem sie ihre Beute gefunden hat, besteht das nächste Problem der Schlange darin, diese zu überwältigen. Die auftretenden Schwierigkeiten sind abhängig von der Art der Beute. Für Schlangen, die wehrlose Beute wie Muscheln, Eier und Schnecken fressen, stellt sich dieses Problem nicht. Andere Schlangenarten jedoch müssen mit Beute umgehen, die glitschig und schwer zu fassen ist, oder mit Beute, die Körperteile abwerfen, wie die Echsen bei der Autotomie. Und dann gibt es da noch die Beute, die schwere Verletzungen verursachen kann. Das typische Fressverhalten von Schlangen ist meist stereotyp. Es gibt eine vorhersagbare Sequenz der Ereignisse – **fangen, überwältigen, herunterschlingen.**

Schlangen verfügen in der Hauptsache über zwei Methoden, ihre Beute vollständig zu überwältigen, bevor sie sie herunterschlingen: **Würgen oder Vergiften.**

WÜRGEN

Würgeschlangen ergreifen ihre Beute mit ihren Kiefern, quetschen sie und rollen sich um die Beute herum, um sie schließlich durch Ersticken zu töten. Jedes Mal, wenn die Beute versucht einzuatmen, schlingt sich die Schlange fester um das Opfer herum und drückt dabei immer fester zu. Es erfolgt Tod durch Kreislaufversagen, wenn der erhöhte Druck auf den Throax den Blutfluss zum Herzen stoppt. Die Beute wird erstickt und stirbt; dann beginnt die Schlange, diese in aller Ruhe zu fressen. Dass die Knochen während dieses Vorganges brechen oder splittern, ist ein Missverständnis. Wenn die Schlange den Herzschlag der Beute nicht länger spüren kann, lockert sie ihren Griff und fängt an, sie herunterzuschlingen. Dies geschieht mit erstaunlicher Schnelligkeit innerhalb von Sekunden. Oft stirbt die Beute innerhalb von einer Minute nach dem Angriff. Schlangenarten, die in der Lage sind, ihre Beute zu erwürgen, können größere und aktivere Beutetiere überwältigten, da sie sie erst dann herunterschlingen, wenn sie unbeweglich sind und sich daher nicht verteidigen können.

VERGIFTEN

Auch hier liegt der Vorteil darin, dass diejenigen Schlangen, die Gift produzieren, größere, aktivere Beute überwältigen können. Schlangen, die nicht giftig sind, müssen sich auf relativ kleine Beute beschränken. Selbst einige der kleinen und augenscheinlich harmlosen Arten besitzen giftigen Speichel, den sie nutzen, um ihre Beute teilweise zu paralysieren oder bewegungsunfähig zu machen. Die am schnellsten wirkenden Giftstoffe sind die Neurotoxine, die Vögel und Fische betäuben, bevor sie entkommen können. Die größte Giftschlange ist die Königskobra. Ihr Gift ist stark genug, um einen Elefanten innerhalb von vier Stunden zu töten; auch Menschen kann sie töten. Die Königskobra ist eigentlich eine friedliche Schlange, die nur angreift, wenn sie extrem provoziert wird.

SCHLANGEN (SERPENTES)

SCHLANGENAUSDRÜCKE BEI EINEM PATIENTEN

KÖNIGREICH DER TIERE

Auf der Empfindungsebene A sind die Hauptthemen die folgenden:
- Überleben – der Wille oder der Instinkt, zu überleben
- Ein Prozess und eine Lebensgeschichte
- Kampf mit sich selbst oder der Situation, ein Konflikt
- Ich gegen Dich, Wettbewerb
- Hierarchie
- Vergleich
- Sexualität

UNTERKÖNIGREICH – REPTIL

Auf der Empfindungsebene B zeigen sich in einem Schlangenfall allgemein die folgenden Reptilienmerkmale:
- Sich wehrlos fühlen, benachteiligt sein, schwach, kraftlos
- Sich verstecken wollen, flüchten und angreifen, wenn man provoziert oder in die Ecke gedrängt wird
- Wärmeempfindlich
- Mangel an elterlicher Fürsorge
- Tarnung; aus einem Versteck heraus angreifen, aus dem Hinterhalt angreifen
- Winterstarre
- Nachahmung, Warnfarben, Drohgebärden
- Trockene, schuppige Haut
- Häuten (geschieht bei Schlangen im Ganzen)

Viele Reptilienmerkmale ähneln spezifischen Schlangenmerkmalen; allerdings gibt es auch einige Unterscheidungsmerkmale (siehe Seite 62).

ÜBERLEBENSMUSTER DER SCHLANGEN BEI MENSCHEN

Schlangen zeichnen sich besonders durch ihre Fähigkeit aus, ohne Gliedmaßen zu überleben. Diesen Mangel gleichen sie durch bemerkenswerte Überlebenstechniken und -fähigkeiten aus. Obwohl sie durch das Fehlen der Gliedmaßen eigentlich sehr eingeschränkt sind, haben Schlangen sich sehr erfolgreich entwickelt.

Sie kommen überall hin; Schlangen sind, wie bereits erwähnt, weit verbreitet. Sie können auf dem Boden kriechen, klettern, schwimmen und sogar durch die Luft gleiten, auch wenn sie die meiste Zeit versteckt leben.

Das Fehlen der Gliedmaßen drückt sich bei Patienten manchmal als Sorge aus, die Hände/Füße zu verlieren, oder als Drohung, anderen die Hände/Füße zu brechen.

Das Gefühl der Reptilien, wehrlos und im Nachteil zu sein, trifft man besonders in Schlangenfällen verstärkt an. Die Patienten wähnen sich schwach, ohnmächtig und unterlegen und meinen, sie stehen im Wettbewerb mit jemandem, der überlegen und mächtiger ist. „Ich bin

SCHLANGEN (SERPENTES)

ohnmächtig und die andere Person ist sehr viel mächtiger." Es ist die endlose Geschichte der Unterprivilegierten, die gegen die Privilegierten kämpfen. Daher sind *Wettbewerb* und *Eifersucht* vorherrschende Schlangenmerkmale. *Lachesis ist*, wie wir wissen, in unserer Materia Medica eines der wichtigsten Arzneimittel bei Eifersucht.

Weils sie das Gefühl haben, im Vergleich zu anderen Kreaturen ohnmächtig und schwach zu sein, halten sie sich für verletzlich und Angriffen wehrlos ausgesetzt. Dies zeigt sich in den folgenden Rubriken (die nur Schlangenmittel enthalten):
- Gemüt; MISSTRAUEN, misstrauisch: cench., crot-h., lach.
- Gemüt; WAHNIDEEN, Einbildungen; Verletzung, verletzt, wird: elaps., lach., naja.
- Gemüt; WAHNIDEEN, Einbildungen; Verletzung, verletzt, wird; Umgebung, durch seine: lach., naja.

Es besteht große *Angst, verletzt oder angegriffen zu werden oder in Gefahr zu sein* (das Gegenteil trifft ebenfalls zu) – egal in welcher Form. Daher sind sie immer wachsam. Sie zeigen nie ihr wahres Selbst. Sie halten sich immer versteckt, verborgen oder getarnt. Die Angst, angegriffen zu werden, erwächst aus dem grundlegenden Gefühl der Wehrlosigkeit (was darauf zurückzuführen ist, dass sie keine Gliedmaßen besitzen).

Dies ist ein interessanter Aspekt in Schlangenfällen. Wir können lange nicht verstehen, welche Person wir in Wahrheit vor uns haben und neigen oft dazu zu denken, wir haben es mit einem Pflanzen- oder Mineralfall zu tun. Tatsächlich unternehmen diese Patienten jede Anstrengung, ihr wahres Selbst zu verstecken. Sie sind in der Lage, Sie absichtlich in die Irre zu führen. Typischerweise bezeichnen wir sie als „schleimige" Charaktere. In solchen Fällen ist es oft hilfreich, wenn wir den Bericht von Familienmitgliedern oder Freunden haben, um die wahre Seite des Patienten kennenzulernen.

Dualität und *Betrug* spielen eine wichtige Rolle bei ihrer Strategie, sich zu verstecken. Wenn sie angreifen, so geschieht dies immer plötzlich. Sie lassen keine Zeit zum Nachdenken. Der Angriff ist klug geplant und erfolgt niemals spontan. Dahinter liegt eine Strategie. Schlangen sind (im Gegensatz zu Spinnen- und Insektenmitteln) nicht impulsiv. Sie sind sich ihrer Schwächen bewusst, daher planen sie ihre Schritte sorgfältig. *Berechnen, Planen* und *Intrigieren* sind wichtige Attribute der Schlangen.

Ein weiterer wichtiger Aspekt bei Schlangenfällen ist *Gewalt, Grausamkeit, Folter* und *Gefühllosigkeit.* Dies zeigt sich, wenn man einige der Symptome aus Reference Works untersucht, wie zum Beispiel:
- Grausamkeit, Brutalität, Unmenschlichkeit: crot-c., lach., dendro-p.
- Gefühllos, hartherzig: cench, crot-c., dendro-p., lach.
- Gequält, schikaniert: dendro-p.

Die Gewalt erwächst bei Schlangen aus Bosheit, jemand hat gegen dich Gewalt angewandt, dich gefoltert, grausam und unmenschlich behandelt. Gewalt erscheint dann als eine Art Vergeltungsmaßnahme. Bei Löwen hingegen entsteht Gewalt aus dem Wunsch, Herrschaft über eine Gruppe zu erlangen oder Nahrung zu finden. In Schlangenfällen jedoch besteht das Gefühl: „Ich behandle dich mit derselben Unmenschlichkeit und Grausamkeit, die du meinem Gefühl nach gegen mich angewandt hast". Dieses Phänomen möchten wir anhand einiger Fälle kurz erläutern. Die Fälle sind im Buch nicht enthalten, da sie erst kürzlich aufgenommen wurden und es noch keine vollständigen Fallanalysen gibt, doch sie verdeutlichen diese Eigenschaft gut:

1. Eine Frau beschrieb die Art und Weise, wie ihr Mann Gewalt gegen sie anwendet: Er stößt sie zu Boden, tritt ihr mit seinen Füßen ins Gesicht und dreht ihr dann den Hals um. Sie fühlt sich hilflos, kann aber nichts dagegen tun. Sie hat *Crotalus cascavella* bekommen. Hier können wir Ausmaß und Intensität der Gewalt spüren und sehen.

2. Ein Mann berichtete davon, auf welche Weise Neuankömmlinge von älteren Semestern in Indien malträtiert wurden. In einem College wurden sie gezwungen, in einen Eimer voll Wasser

SCHLANGEN (SERPENTES)

zu urinieren, in den ein Stromdraht gelegt wurde. Dieser Vorfall hat ihn dermaßen verstört, dass er gegenüber allen Studenten, die die jüngeren malträtierten, sehr negativ eingestellt war. Dieser Mann erhielt Schwarze Mamba.

3. Eine Frau, die *Lachesis* bekam, erzählte, ihr Ehemann habe sie stranguliert und fast getötet.

WEITERE ATTRIBUTE DER SCHLANGEN

- Wichtige Wörter, die das Erwürgens bei Schlangen beschreiben (bei den aus Würgeschlangen hergestellten Arzneimitteln in ausgeprägter Form anzutreffen):
  - Zusammenschnüren
  - Eng werden
  - Erwürgen
  - Strangulieren
  - Ersticken
  - Quetschen
  - Erdrückend
- Wichtige Wörter, die die Giftigkeit der Schlangen beschreiben (bei den aus Giftschlangen hergestellten Arzneimitteln in ausgeprägter Form anzutreffen):
  - Gift/giftig/vergiftet
  - Bösartig
  - Toxisch
  - Übel
- Wichtige Wörter in Bezug auf die Fortbewegung der Schlangen:
  - Kriechen
  - Schleichen
  - Winden
  - Sich ringeln, zusammenringeln
  - Schlängelnd
  - Serpentinenähnlich
  - Klettern
  - Gleiten
  - Schwimmen
- *Empfindsamkeit im Bereich des Halses*
  - Hals; Gefühl von Erwürgen, Enge, Erstickung oder Strangulation
  - Verschlimmerung durch äußeren Druck der Kleidung

  Wörter, die Empfindungen im Kehlbereich widerspiegeln:
  - Ersticken
  - Einengend
  - Zupackend
  - Strangulation
  - Würgen
  - Erdrosseln
  - Zusammenpressen
- *Bezug zu Regen*
  - Gemüt; FURCHT, allgemein, Regen, vor: elaps., naja.
- Verschiedene Ausdrücke der Wut bei Schlangen:
  - Hervorbrechen

SCHLANGEN (SERPENTES)

- Explodieren
- Bomben
- Explosive Ausbrüche
- Nicht wirklich eine Explosion (wie bei Gasen zu sehen)

Schlangenfälle beinhalten eine plötzliche Überraschung oder einen tödlichen Angriff. Am besten ist dies mit „explosiv" zu beschreiben. Hier ist jedoch nicht die Energie einer Explosion gemeint; vielmehr sind damit die gesamten Umstände gemeint, ein Szenario fernab jeglicher zivilisierter Zurückhaltung. Es handelt sich um eine finale, animalische Alles–ist-möglich-Art von Rache.

- Verbindung mit der Quelle
  - Abneigung, Angst, Träume oder Faszination von allen Reptilien, besonders von Schlangen

Ein Warnhinweis: Ein Schlangenarzneimittel sollte niemals allein verschrieben werden, weil der Patient von Träumen von Schlangen berichtet. In diesem Falle sollte man tiefer bohren, bis zu einer Ebene, auf der das Energiemuster eines Reptils deutlich wird. Auf einer noch tieferen Ebene erkennen wir dann die speziellen Muster der Schlange.

- Fantasie
  Ein wichtiger Hinweis auf ein Schlangenarzneimittel sind Wahnideen, Fantasien oder Träume über das Fliegen. Dies wurde in vielen Fällen beobachtet, in denen sich Beschwerden durch Schlangenarzneimittel besserten. Die Patienten haben das Gefühl, am Boden festzukleben, doch in ihrer Fantasie (die das gegensätzliche Gefühl ausdrückt), fliegen sie durch die Luft oder heben ab.
- Miasma: syphilitisch

WICHTIGE ENERGIEMUSTER, DIE IN SCHLANGENFÄLLEN BEOBACHTET WERDEN

- Häufig auftretende Gesten oder Kritzeleien des Patienten
  - Typische schlangenartige Bewegungen
  - „S"-Kurve
- Als Gesten kann man beobachten, dass die Hände ineinander verwickelt oder umeinander herum gewunden werden. Dies sind typische Bewegungen bei der Paarung von Schlangen.
- Die Zunge aus dem Mund heraus- und wieder hineingleiten lassen.
- Stimmliche Kommunikation wie Zischen (diese Geräusche können bei der Fallaufnahme auch beim Patienten beobachtet werden).
- Das Gesicht kann ausdruckslos erscheinen, drohendes, böses Anstarren, hypnotisches Starren.
- Eine weitere interessante Beobachtung ist die, dass einige Schlangenfälle sehr dramatisch sind und viel Drama enthalten.

MENSCHLICHE ÄQUIVALENTE DER ÜBERLEBENSSTRATEGIE DER SCHLANGEN

Beispiele für klassische Verteidigungsstrategien der Schlangen, die man auch beim Menschen beobachten kann:

- **Tarnung**
  Die Kunst der Tarnung wurde von Heckenschützen sehr wirksam übernommen, wie wir in diesem Bild sehen können:

SCHLANGEN (SERPENTES)

Ein Heckenschütze ist ein versteckter Schütze, der Menschen aus einer verborgenen Position heraus erschießt.

Master Sun schrieb in seinem 2.500 Jahre alten Klassiker „Die Kunst des Krieges": „Die Kunst des Krieges (…) ist die Kunst der Täuschung" Warum Täuschung? Nur über Täuschungsstrategien bringst du den Gegner dazu, deine Schwächen zu übersehen und seine Schwächen deiner Stärke offenzulegen.

- **Irreführung und Verbergen des Kopfes**

Schlangen führen ihren Gegner oft in die Irre, sie verbergen ihren Kopf und legen ihren Schwanz bloß. Beim Menschen kann man dieses Verhalten in dem beobachten, was die Russen 'Maskirovka' nennen (ein Phänomen, das die russische

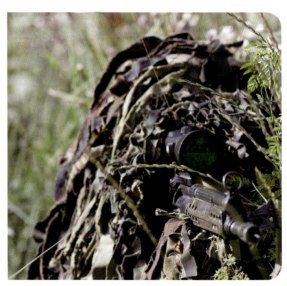

Ein Scharfschütze ist bereit, aus dem Versteck zuzuschlagen. Man kann ihn kaum erkennen.

Gesellschaft durchdringt). Hier sehen wir die gesamte Bandbreite: die Elemente der Tarnung, des Verbergens, der Täuschung, Nachahmung, Fehlinformation, Geheimhaltung, Sicherheitsdienste, Finten, Ablenkungen und Simulationen. Es gibt keine passende Entsprechung im Westen. Ein Teil eines Berichts über ein Ereignis, das die Russen den Großen Vaterländischen Krieg nennen (im Westen heißt es Deutsch-Sowjetischer-Krieg oder auch „Ostfeldzug"), illustriert Maskirovka oder Tarnung durch Irreführung. Für die Russen war dies ein wichtiger Faktor zur Erringung eines Sieges über die Deutschen. In der Sommeroffensive 1944 gegen die deutsche Armee simulierten die Russen Vorbereitungen für eine große Offensive in der südlichen Ukraine und der Krim. In Wirklichkeit statteten sie im zentralen Einsatzgebiet acht Armeen mit 400.000 Truppen und 3.000 Panzern aus. Der deutsche General Reinhard Gehlen wurde so getäuscht. Die Russen wackelten gleichsam auf der einen Seite mit dem Schwanz und schlugen auf der anderen Seite zu.

- **Warnfarben**

Schlangen neigen dazu, potentielle Feinde durch das Zurschaustellen von Warnfarben zu vertreiben. Die Neigung, leuchtend bunte Warnungen auszusprechen, ist ein typisches Schlangenverhalten bei Menschen. Als Beispiel mögen die Drohungen gegenüber einer Journalistin dienen, die die Verbindungen eines amerikanischen Filmhelden zu einem Mafioso untersuchte. An der Windschutzscheibe ihres Autos steckte ein Zettel mit dem Wort „Stopp!" Die Scheibe war gesplittert. Ein Aluminiumbackblech war kopfüber gegen die Windschutzscheibe gelehnt und enthielt einen toten Fisch und eine Rose. *„Sei gewarnt"* – diese Botschaft wurde eindringlich übermittelt.

- **Sich tot stellen**

Da viele Raubtiere nur lebende Beute jagen, stellen sich manche Schlangen tot, wenn sie Gefahr wittern. Auch diese Überlebensstrategie kann manchmal bei Menschen beobachtet werden. Während der Terrorangriffe in Mumbai im November 2008 hatten zwei flüchtende Terroristen gerade das Feuer im Hauptbahnhof CST eröffnet, als sie mit drei hohen Polizeioffizieren und drei

SCHLANGEN (SERPENTES)

Polizisten in einem Jeep konfrontiert wurden. Im folgenden Feuergefecht starben alle Polizisten bis auf den Fahrer, der zwar angeschossen wurde, jedoch überlebte, weil er sich im Inneren des Autos schlicht fallen ließ und sich tot stellte.

- **Trockenlauf**

Die meisten Giftschlangen täuschen einige Angriffe vor, bevor sie tatsächlich losschlagen. Dies kann bei einem Menschen als Trockenlauf vor einem Terrorakt gesehen werden. Das folgende Beispiel demonstriert dies:

Im April 2006 bestätigte das Büro des Generalinspektors des Ministeriums für Innere Sicherheit der Vereinigten Staaten einen Vorfall, in den am 29. Juni 2004 ein libanesischer und zwölf syrische Passagiere an Bord eines Fluges von Detroit nach Los Angeles verwickelt waren. Von den Flugsicherheitsbegleitern des Bundesstaates und den Passagieren wurde dieser Vorfall als Trockenlauf für einen Terrorangriff beschrieben.

- **Giftspucken**

Von einigen Schlangen ist bekannt, dass sie Gift in die Augen ihrer Feinde spritzen. So blenden sie diese und können selbst fliehen. Das entsprechende menschliche Verhalten wird im folgenden Beispiel deutlich: Bei einem Vorfall in einem indonesischen Gefängnis entkamen 18 Insassen, nachdem sie die Wächter mit

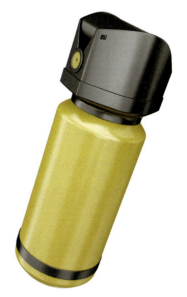

Kobra Lippenstiftspray

einer Flüssigkeit bespritzten, die Chillipfeffer enthielt. Mehrere Männer griffen, als sie zum Frühstück die Zellen verlassen durften, vier Wächter mit flüssigem Chilli in Wasserflaschen an und brachten die Schlüssel an sich.

Der Gebrauch von Pfefferspray und anderen Chemikalien, die in die Augen eines potenziellen Angreifers gesprüht werden, um den Angriff zu verhindern, stellt eine weitere Parallele menschlichen Verhaltens zum Spucken von Gift zur Verteidigung bei Schlangen dar. Interessanterweise heißt eines dieser Sprays „Kobra". Das Schlangenthema geht noch weiter, wenn die Behälter dieser Selbstverteidigungssprays wie alltägliche, harmlose Dinge wie z.B. Lippenstift aussehen.

- **Mehrfarbige Bänder**

Viele Schlangen sind mehrfarbig und tarnen sich so. Auch Menschen benutzen Farben und Muster, um sich zu verbergen. Dies gilt besonders für das Militär, wo die Uniformen eigens so entworfen wurden, dass sie mit Objekten in der Natur wie Bäume, Gras oder Steinen verschmelzen und es schwer fällt, sich verstecken Truppen zu entdecken.

Bereiche der Gesellschaft, in denen man schlangenähnliche Überlebensstrategien beobachten kann:
- Mafia, Unterwelt, Terrorismus
- Krieg, Guerilla

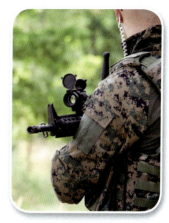

Ein Soldat in einer mehrfarbigen Uniform

433

SCHLANGEN (SERPENTES)

- Spionage, Geheimagent
- Verbrechen, Erpressung, Ermittlungen
- Politik, die Welt der Unternehmen
- Glamour, Hollywood
- Magie, Zauberei, schwarze Magie, Voodoo, Hexerei; sie alle enthalten gewisse Elemente der Schlangen, wie Bosheit, Eifersucht, Grausamkeit, Gewalt, Betrug, Vergiftung und Hellsichtigkeit; auch Angriff aus dem Hinterhalt.
- Verdrängungswettbewerb, Machtstellung, Betrug
- Entführungen, Attentat, Bombardierung, Flugzeugentführungen, Geiselnahme
- Einsatz von Kommandotruppen
- Date rape oder Rendezvous-Vergewaltigung (ein Mann gibt einer Frau eine Droge in ihr Getränk, die ihr die Sinne vernebelt, und vergewaltigt sie dann). Hier sind gleich mehrere Schlangeneigenschaften vereint: Arglist, Grausamkeit, hoher Geschlechtstrieb und Lähmung des Opfers vor dem Töten durch Verabreichen von Gift.

Wichtige Schlagwörter der Schlangen:

Versteckt/Wunsch, sich zu verstecken	Aussichtspunkt	Gehässig
Todesangst	Angriff aus dem Hinterhalt	Wendig
Angst, angegriffen zu werden	Plötzlich hervorspringen	Geschmeidigkeit, Geschick,
Verfolgt, jemand ist hinter ihm	Hinterhalt	Kontrolle
Verletzlich	Angriff aus dem Hinterhalt, unachtsam	Schläue
Verborgen, nie gesehen	Aufgerollt	Überraschung
Eingeschlossen ohne Ausweg	Verlangen zu töten	Tödlich
Verkleidung	Gewalttätig	Niederträchtig
Verstecken und Arglist	Grausamkeit, Brutalität, Gefühllosigkeit, Hartherzigkeit	Wut, Wutausbruch, explosiv
Plötzliche Bewegung	Fatal/Tödlich	Gift
Unvorhergesehen	Kaltblütig	Erwürgen

Schlagwörter auf menschlicher Ebene:

Themen von Überlegenheit und Unterlegenheit	Verfolgt werden
Wettbewerb mit Nachteil	Verfolgen
Überlegen sein	Verstecken
Verschwörung	Stimmen hören
Planvoll, berechnend	Zweigeteilt, zwei Willen
Ränke schmieden, Intrigen spinnen	Mangel an moralischen Werten
Manipulativ	Mord, töten
Betrügerisch	Wunsch, berühmt zu sein, erkannt zu werden.
Eifersüchtig	
Misstrauisch	Glamour, Mode, Werbung, Show, Aussehen
Sexualität	< enge Kleidung
Wetteifernd	Ersticken, Empfindlichkeit am Hals
Redseligkeit, lebhaft, anschaulich	
Hellsichtigkeit, übernatürliche Dinge	

SCHLANGEN (SERPENTES)

SCHLANGEN IM VERGLEICH ZU ECHSEN

- Eine typische Echse bewegt sich auf vier Füßen fort. Sie hört durch die Luft übertragene Geräusche mittels äußerer Ohröffnungen und sieht mit Augen, die mit zwei beweglichen Augenlidern bedeckt sein können.
- Die typische Schlange jedoch bewegt sich mittels wellenförmiger Bewegungen des Körpers (die charakteristischen schlängelnden Bewegungen), die durch breite Bauchschuppen unterstützt werden; die Bauchschuppen haken sich am Boden fest und verhindern, dass die Schlange rückwärts rutscht. Hören kann sie nur mittels ihrer Schädelknochen, indem die vom Boden ausgehenden Vibrationen übertragen werden. Eine glasige, durchsichtige Schuppe bedeckt ihr nicht-zwinkerndes und unbewegliches Auge.
- Eine der Eigenschaften, die Echsen und Schlangen von anderen Reptilien unterscheiden, ist eine massive Verringerung der Knochen in der Schläfenregion des Schädels. Dies ist bei Schlangen sogar noch ausgeprägter als bei Echsen. Der Schlange ist es so möglich, den Kiefer weit zu öffnen und ihre Beute im Ganzen zu schlucken, die Echsen haben einen weniger beweglichen Kiefer.
- Die meisten Echsen können ihre Augen schließen oder blinzeln, die Augen einer Schlange jedoch bleiben hinter einer durchsichtigen Abdeckung, die sich Brille nennt, dauerhaft offen. Das Starren der Schlangen ohne zu blinzeln ist möglicherweise die Ursache für einige abergläubische Ängste, die Menschen empfinden.
- Die meisten Echsen sind in der Lage, ihren Schwanz abzuwerfen (Autotomie).
- Farbe ist für Echsen sehr wichtig. Insbesondere Chamäleons, aber auch andere Echsen sind in der Lage, ihre Farbe zu wechseln. Schlangen nutzten Tarnung und verschmelzen mit ihrer Umgebung. Sie ändern ihre Farben nicht.
- Eine Ausnahme allerdings gibt es: Forscher haben in den Feuchtgebieten und Sumpfwäldern um den Kapua-Fluss, im Betung Kerihun Nationalpark im indonesischen Teil von Borneo, eine giftige Schlangenart gefunden, die ihre Hautfarbe wechseln kann. Wissenschaftler haben ihren Fund 'Kapuas-Schlammschlange' genannt und spekulieren, dass es diese Art nur im Einzugsgebiet des Kapua-Flusses gibt.
- Der offensichtlichste Unterschied zwischen typischen Echsen und Schlangen ist jedoch die Tatsachen, dass Schlangen keine Gliedmaßen besitzen. Auch wenn es Echsen gibt, die keine Beine haben und sie so oberflächlich gesehen Schlangen ähneln, ist es normalerweise doch einfach, sie zu unterscheiden. Aufgrund ihrer Fortbewegungsart sind Echsen rigider als Schlangen, während diese geschmeidiger und muskulöser sind. Echsen bewegen sich auf unterschiedliche Weisen fort, sie laufen, rennen, kleben an vertikalen Oberflächen, während Schlangen lediglich gleiten.
- Sowohl Echsen als auch Schlangen schlingen ihre Beute im Ganzen herunter, doch Echsen versetzen ihre Beute zuerst in Schockstarre, bevor sie sie ergreifen, beißen und kratzen und dann herunterschlucken. Schlangen vergiften oder erwürgen ihre Beute und schlingen sie dann herunter.
- Das gesamte Zusammenspiel von Schnelligkeit und Wendigkeit sowie die Fortbewegung mittels „seitlichen Biegens des Rumpfes" der vierfüßigen Echsen, die schlängelnde Fortbewegung der beinlosen Echsen und die Fähigkeit, sich festzuklammern und auch die Zickzack-Spur sind charakteristisch für Echsen. Auch zeigen sie Autotomie, die Fähigkeit, schnelle Beute zu fangen und in Schockstarre zu versetzen, stereotype Kommunikation und Balzrituale (Aufblähen, Wammen und Kämme aufblasen, Farbwechsel, Schnappen mit dem Maul, Wackeln mit dem Schwanz, Kopfnicken, Kniebeugen und Anzeigen unterschiedlicher Färbungen);

SCHLANGEN (SERPENTES)

dies alles zusammen beschreibt das Wesen der Echsen. In Fällen, die ein Echsenarzneimittel benötigen, beobachten wir menschliche Ausdrücke dieser Echseneigenschaften.

- Bei Schlangen beobachten wir ein drohend-böses und hypnotisches Anstarren, die Fähigkeit, eine potentielle Bedrohung oder Beute zu erahnen, Züngeln, serpentinenartige, gleitende Bewegung und Drohhaltungen. Schlangen zeigen außerdem tödliche Merkmale: Ausbreiten der Haube, Zischen, Vergiften und Würgen. All dies zeichnet das Wesen der Schlangen aus und erzeugt Angst; Schlangen erzeugen sehr viel mehr Angst als Echsen. Menschliche Merkmale wie sich verschwören, Pläne schmieden, Misstrauen, Rache und Hellsichtigkeit weisen eher auf Schlangen als auf Echsen hin. Schlangen sind sehr erfolgreich und spezialisierter, mysteriöser und ehrfurchtgebietender als Echsen.

VERGLEICH ZWISCHEN SÄUGETIEREN UND SCHLANGEN

Säugetiere	Schlangen
Säugetiere sind warmblütig, daher können sie ihre Körpertemperatur regulieren. Sie leben sichtbar und weniger verborgen. Schnelle Sprints und fortlaufende Bewegung.	Schlangen sind kaltblütig, daher müssen sie sich zeigen und sich sonnen, um ihren Körper aufzuwärmen, danach ziehen sie sich wieder in ihr Versteck zurück. Verborgen, unsichtbar bleiben, Tarnung im Gegensatz zu sich zeigen, ins Freie kommen. Fähig zu plötzlichen kurzen Ausbrüchen intensiver Aktivität.
Sie leben in einer Herde;. Hierarchie oder Themen von Dominanz und Revierverhalten innerhalb einer Gruppe; sie sind in der Lage, von Angesicht zu Angesicht zu kämpfen und heftige Angriffe durchzuführen; die Schwachen werden dominiert, sie unterwerfen sich. Offene Herausforderung „Ich gegen Dich".	Einzelgänger (mit Ausnahme der Klapperschlange, *Agkistrodon* und *Vipera berus*, die Gruppenverhalten zeigen); Täuschung, Pläne schmieden und Verschwörungen; sie fühlen sich wehrlos, daher suchen sie zuerst ihr Heil in der Flucht; es werden die Starken und die Schwachen angegriffen. Es gibt zwei Seiten, von denen die eine sichtbar, die andere verborgen ist: gut und böse.
Zeigen mütterliche Fürsorge.	Sie zeigen, bis auf wenige Ausnahmen wie z.B. der Python, gewöhnlich keine mütterliche Fürsorge.
Sinne: sie verlassen sich hauptsächlich auf den Sehsinn und das Gehör.	Verlassen sich hauptsächlich auf ihren Geruchs- und Tastsinn und auf Vibrationen. Die Grubenottern mit ihren speziellen Hitzesensoren, den „Grubenorganen", erkennen kleinste Wärmeveränderungen.
Sie besitzen Gliedmaßen, sind fähig zu laufen, zu klettern, fließende Gesichtsausdrücke, bewegliche Augen.	Sie besitzen keine Gliedmaßen, schlängelnde Bewegungen; Züngeln; hypnotisches Starren.
Beißen, reißen.	Gift, erwürgen.
Charakteristisch: Empfindlichkeit der Mammae vor der Menses, Probleme bezüglich der Milchproduktion.	Charakteristisch: Vergiftungssymptome: neurotoxisch oder hämorrhagisch. Empfindlichkeit des Halses; ersticken, erwürgen.

SCHLANGEN (SERPENTES)

VERGLEICH ZWISCHEN SPINNEN UND SCHLANGEN

Eigenschaft	Spinnen	Schlangen
Intrigieren	Tricksen, impulsiv, plötzlich und vorübergehend	Verschwörung, Pläne schmieden, Intrigieren, um Rache zu nehmen, Misstrauen
Aktivität	Ständige Aktivität. Ruhelosigkeit, Aktivität, Geschäftigkeit, geschäftig, zappelig, stetige Bewegung, beschäftigt, hier ähneln sie auch den Insekten.	Kurze Ausbrüche heftiger Aktivität.
Lebensspanne	Kürzere Lebensspanne. Das Leben ist kurz und man hat nicht viel Zeit. Daher muss sofort gehandelt werden. Kürzere Aufmerksamkeitsspanne. Spinnen und auch Insekten sehen nichts auf lange Sicht. Wie die Diebe in der Nacht, schnelles Geld verdienen und dann flitzen, verschwinden, bevor man gefasst wird. Eine kleine List anwenden und dann abhauen. Hochstapler, Trickbetrüger, kurzfristige Ziele.	Längere Lebensspanne. Sie planen langfristig und üben Rache aus. Langfristiges Planen, denn Schlangen haben ein langes Leben. Hier kommt die Verschwörung, das Planen und Intrigieren zum Tragen. Dieses langfristige Planen bei Schlangen ähnelt den Schwermetallen wie Mercurius und Aurum, sie ähnen Naja und Lachesis. Denken wir an hochrangige Politiker, so können wir nur an Schwermetalle oder Schlangen denken. Nur sie halten durch, warten ab, denken sich Strategien aus. Selbst wenn sie heute verlieren, planen sie und nutzen all ihr Geschick, Betrügereien und politische Intrigen, um mittels ihrer Pläne und langfristigen Visionen wieder zurückzukommen.
Angriff	Täuschen und fangen, jedoch nicht immer versteckt. In einem Netz fangen.	Versteckt, Tarnung und Töten / tödlich. Gift und erwürgen.
Sexualität	Schamlos (wie Insekten).	Verführerisch, Sexualität ist verborgener und subtiler.
Miasma	Tuberkulinisch (in der Falle sitzen und aus der Falle entkommen).	Syphilitisch (töten, tödlich).

Im folgenden Teil werden wir die verschiedenen Arzneimittel innerhalb der unten aufgeführten Familien untersuchen:

SCHLANGEN (SERPENTES)

Familie: Colubridae	Familie: Boidae	Familie: Elapidae	Familie: Viperidae
Arzneimittel:	**Unterfamilie: Boinae** Arzneimittel:	Arzneimittel:	**Unterfamilie: Crotalinae** Arzneimittel:
Cyclagras gigas oder *Hydrodynastes gigas* [Falsche Wasserkobra] *Elaphe guttata* [Kornnatter] *Lampropeltis getula californiae* [Kalifornische Kettennatter] *Lampropeltis triangulum* [Dreiecksnatter] *Natrix natrix* [Ringelnatter] *Thamnophis sirtalis sirtalis* [Östliche Strumpfbandnatter]	*Boa constrictor adipis* [adipis=fett] [Fett der Abgottschlange] *Eunectes notaeus* [Anakonda] **Unterfamilie: Pythoninae** Arzneimittel: *Morelia spilota variegata* [Teppichpython] *Morelia viridus* [Grüner Baumpython] *Python regius* (Pyth.) [Königspython, Ballpython] *Python molurus* oder Python (Divya) [Tigerpython]	*Bungarus caeruleus* (Bung-c.) [Indischer Krait] *Bungarus fasciatus* (Bung-f.) [Gebänderter Krait] *Dendroaspis polylepis* (Dend-p.) [Schwarze Mamba] *Dendroaspis viridis* [Grüne Mamba] *Elaps corallinus* oder *Micrurus corallinus* (Elaps) [Korallenotter] *Hemachatus haemachatus* [Rinkhalskobra] *Hydrophis cyanocinctus* (Hydro-c.) [Streifenruderschlange] *Laticauda colubrina* [Natternplattschwanz] *Naja annulifera anchietae* oder *Naja anchietae* (Naja-a.) [Gebänderte Kobra] *Naja haje* [Uräusschlange] *Naja kaouthia* oder *Naja naja kaouthia* [Monokelkobra] *Naja mossambica pallida* oder *Naja pallida* [Rote Speikobra]	*Agkistrodon contortrix* oder *Cenchris contortrix* (Cench.) [Nordamerikanische Kupferkopfschlange] *Agkistrodon piscivorus* [Wassermokassinotter] *Atropoides nummifer olmec* [Springende Lanzenotter] *Bothrops atrox* (Both-a.) [Lanzenotter] *Bothrops columbiensis* oder *Bothrops colombiensis* [Kolumbianische Lanzenotter] *Bothrops jararaca* [Lanzenotter] *Bothrops lanceolatus* (Both-l.) [Martinique-Lanzenotter] *Crotalus crotalus atrox* [Texas-Klapperschlange] *Crotalus cascavella* oder *Crotalus durissus* (Crot-c.) [Schauer-Klapperschlange] *Crotalus horridus* (Crot-h.) [Waldklapperschlange] *Crotalus viridis viridis* oder *Crotalus viridus viridus* [Prärieklapperschlange] *Deinagkistrodon acutus* [Chinesische Nasenotter] *Lachesis muta* (Lach.) [Buschmeisterschlange] *Trimeresurus flavoviridis* [Habuschlange]

SCHLANGEN (SERPENTES)

Familie: Colubridae	Familie: Boidae	Familie: Elapidae	Familie: Viperidae
Arzneimittel:	Unterfamilie: Boinae Arzneimittel:	Arzneimittel:	Unterfamilie: Crotalinae Arzneimittel:
		Naja nigricollis [Schwarzhalskobra] *Naja nivea* (Naja-n.) [Kapkobra] *Naja tripudians* oder *Naja naja* (Naja) [Brillenschlange] *Notechis scutatus* (Note-s.) [Tigerotter] *Ophiophagus hannah* [Königskobra] *Oxyuranus microlepidotus* (Oxyu-m.) [Inlandtaipan] *Oxyuranus scutellatus canni* (Oxyu-s.) [Küstentaipan]	*Trimeresurus mucrosquamatus* [Braungefleckte Gruppenotter] *Trimeresurus puniceus* [Java-Palmotter] *Trimeresurus purpureomaculatus* [Mangrovengrubenviper] *Trimeresurus stejnegeri* [Chinesische grüne Baumviper] *Trimeresurus wagleri* (Trim.) [Waglers Lanzenotter] **Unterfamilie: Viperinae Arzneimittel:** *Bitis arietans* (Biti-a.) [Puffotter] *Bitis caudalis* [Gehörnte Puffotter] *Bitis gabonica rhinoceros* [Gabunviper] *Bitis nasicornis* [Rhinozerosviper] *Cerastes cerastes* [Wüsten-Hornviper] *Daboia russelli* (Dab-r.) [Kettenviper] *Macrovipera lebetina* [Levanteotter] *Vipera ammodyles meridionalis* [Europäische Hornotter] *Vipera aspis* (Vip-a.) [Aspisviper] *Vipera berus* (Vip.) [Kreuzotter] *Vipera redi* (Vip-r.) [Gift der Kreuzotter] *Vipera xanthina* [Kleinasiatische Bergotter]

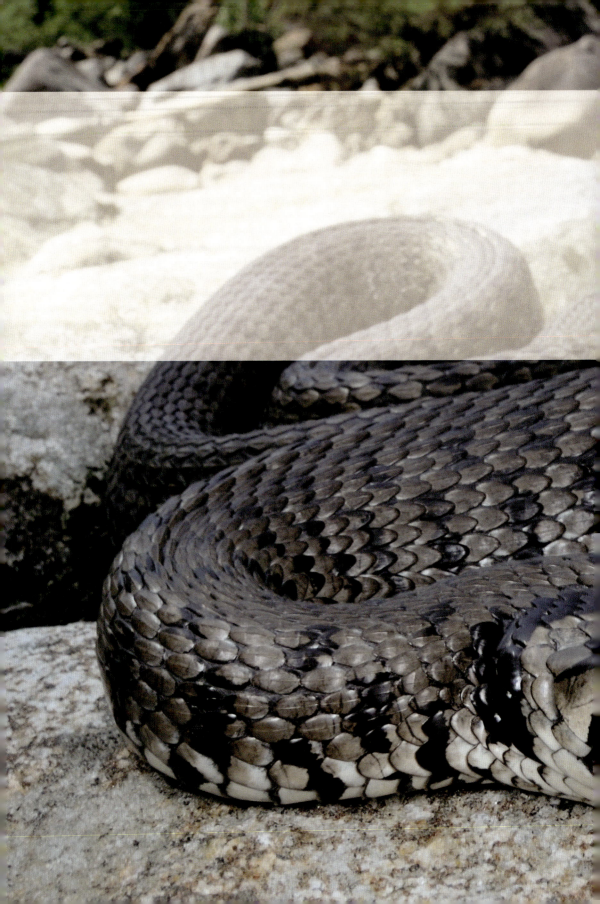

Familie:
Colubridae
Nattern

Homöopathische Arzneimittel

Cyclagras gigas **oder** *Hydrodynastes gigas* [Falsche Wasserkobra]
Elaphe guttata [Kornnatter]
Lampropeltis getula californiae [Kettennatter]
Lampropeltis triangulum [Dreiecksnatter]
Natrix natrix [Ringelnatter]
Thamnophis sirtalis sirtalis [Östliche Strumpfbandnatter]

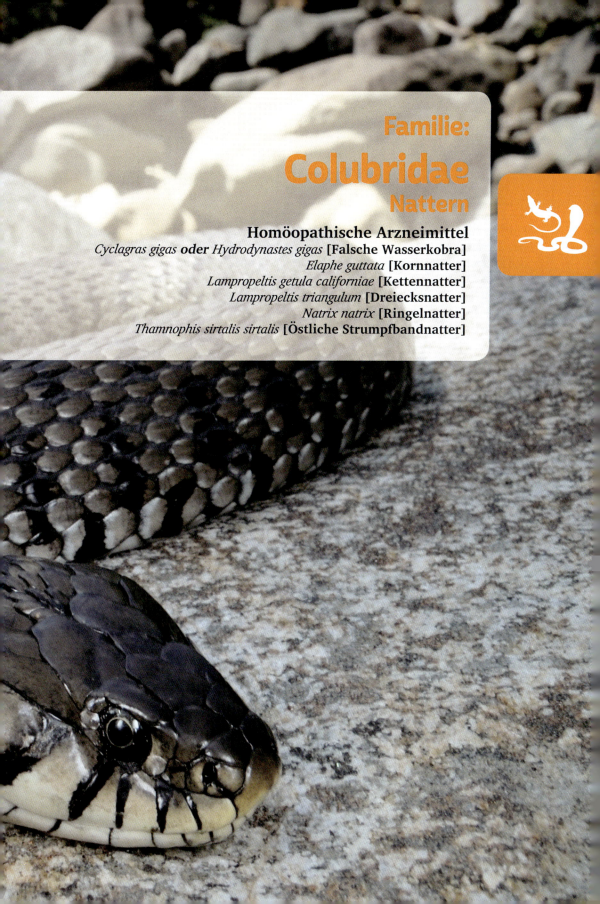

COLUBRIDAE NATTERN

EINFÜHRUNG

Die Colubridae bilden mit insgesamt fast zwei Drittel aller Schlangenarten die größte Schlangenfamilie. Sie werden daher auch als typische Schlangen bezeichnet.

HABITAT

Die Familie der Colubridae ist weit verbreitete. Diese Schlangen bewohnen viele Gebiete der Erde, ausgenommen lediglich die ozeanischen Inseln, die Antarktis und der nördliche Polarkreis. Ihre Lebensräume sind unterschiedlich: Sie reichen von Süßwasserseen über Sumpfgebiete an den Küsten und Flüssen über Regenwälder bis hin zu trockenen Wüsten. Die Unterschiede in der Lebensweise, im Lebensraum und in Größe, Form und Farbe der Colubridae sind kaum überraschend. Die Familie der Colubridae ist eine „Sammelbecken"-Gruppe von Schlangen, in der Taxonomen diejenigen Tiere unterbringen, die in keine andere Familie so recht hineinpassen.

ALLGEMEINE ANATOMIE

Die meisten Colubridae sind nicht giftig, obwohl ungefähr ein Drittel aller Arten einen giftproduzierenden Apparat, die so genannte Duvernoy-Drüse, besitzt. Diese Drüse transportiert Gift zur Basis der vergrößerten Fangzähne auf der Rückseite des Maules. Die meisten giftigen Nattern besitzen ein Paar Fangzähne, einige sogar zwei oder drei Paar.

Die Fangzähne, die das Gift injizieren und die man bei giftigen Nattern findet, liegen meistens hinten im Oberkiefer. Man nennt sie „Hinterfurchenzähne". Bei Vipern oder auch Giftnattern sitzen die Giftzähne vorne im Oberkiefer.

Colubridae haben **meistens einen flexiblen Schädel,** denn die Hälften ihres Unterkiefers sind mit einer Erweiterungsfalte verbunden, die sich Kinnfurche nennt.

Mit ein paar Ausnahmen haben die Nattern **große, „plattenähnliche" Schuppen,** die den Kopf bedecken. Hierdurch kann man sie von den Boas, den Pythons und den meisten Vipern unterscheiden.

FORTPFLANZUNG

Colubridae legen Eier oder sind lebendgebärend. Bei den eierlegenden Arten reicht die Größe der Eigelege von einem bis zu über 100 Eiern. Die Jungen können den Alttieren ähneln, jedoch haben manche Arten ausgeprägte juvenile Färbungen und Markierungen.

VERHALTEN

Die meisten Colubridae sind nicht giftig, oder ihr Gift ist nicht schädlich. Die meisten Schlangen, die „hinteren Fangzähnen" besitzen, stellen für den Menschen keine Gefahr dar, da ihre Zähne zu weit hinten sitzen, um eine Rolle zu spielen, es sei denn, sie kauen länger auf ihrer Beute. Das Gift ist außerdem relativ schwach. Einige Arten, wie z.B. die Baumschlange, die Glanzspitznatter und die Schlangen aus der Gattung der Boiga, sind gefährlich und haben schon Menschen getötet.

COLUBRIDAE NATTERN

ANGRIFFS- UND VERTEIDIGUNGSMETHODEN

Da die Colubridae relativ **ineffiziente Fangzähne und schwaches Gift** besitzen, würgen manche Arten, besonders die Pilotnatter, ihre Beute, so dass sie erstickt.

MÖGLICHE MENSCHLICHE AUSDRÜCKE DER COLUBRIDAE-SCHLANGEN

Bislang haben wir noch keinen Fall gesehen, der ein Mittel aus dieser Familie benötigt. Daher stellen die aufgeführten Eigenschaften nur Möglichkeiten und Vorschläge dar.

- Da die meisten Nattern nicht giftig sind, müssen sie, um zu überleben, den Anschein erwecken „sie seien es". Einige versuchen, Aussehen und Verhalten der Giftschlangen zu imitieren. Nachahmung und Drohung ohne tatsächlich in der Lage oder willens zu sein, zuzuschlagen oder zu kämpfen – dies könnte ein wichtiges Merkmal in Colubridae-Fällen sein.
- So tun, als sei man gefährlich.

  Während der Mumbai-Mafia-Kriege wurden Menschen von Gangstern unter Androhung von Tod gezwungen, Zahlungen zu leisten. Diese Situation haben einige Kleinganoven (schwach giftig) und sogar einige Leute, die gar keine Verbrecher waren (ungiftig), ausgenutzt; sie riefen bestimmte Personen an und gaben vor, genau wie die Mafia-Bosse (die wirklich giftig oder gefährlich waren) sehr gefährlich zu sein. Viele Schwindler gaben sogar vor, der Mafia-Boss selbst zu sein, um Geld zu erpressen.
- Große Beweglichkeit des Maules – so finden wir Bilder davon, etwas im Ganzen herunterzuschlucken oder zu verschlingen.

CYCLAGRAS GIGAS ODER *HYDRODYNASTES GIGAS* [FALSCHE WASSERKOBRA]

Ordnung: Squamata
Unterordnung: Serpentes/Ophidia (Schlangen)
Familie: Colubridae
Gattung: Hydrodynastes
Art: Cyclagras gigas oder Hydrodynastes gigas
Trivialname: Falsche Wasserkobra, Brasilianische Glattnatter

COLUBRIDAE NATTERN

EINFÜHRUNG

Der Name „FALSCHE KOBRA" geht zurück auf die Fähigkeit der Schlange, IHREN KOPF ABZUFLACHEN, wenn sie „DIE HAUBE AUSBREITET". Das Ergebnis ähnelt dem Ausbreiten der Nackenrippen, wie man sie bei den meisten Kobras der Gattung Naja sieht, wenn sie ihre Haube aufstellen. Es ist eine VERTEIDIGUNGSMASSNAHME, UM GRÖSSER UND BEEINDRUCKENDER AUSZUSEHEN. DIE *CYCLAGRAS GIGAS* ZEIGT IHREN KÖRPER EHER HORIZONTAL STATT VERTIKAL WIE DIE KOBRA.

Die Meinungen in Bezug auf die Art *Hydrodynastes gigas* gehen auseinander. Die Verwirrung scheint sich hauptsächlich um die drei Arten *Cyclagras gigas, Hydrodynastes bicinctus* und *Hydrodynastes schultzi* zu drehen. Viele neuere Studien haben Cyclagras durch Hydrodynastes ersetzt. Die Gattung Hydronastes umfasst zwei Arten: *Hydrodynastes gigas* und *Hydrodynastes bicinctus*.

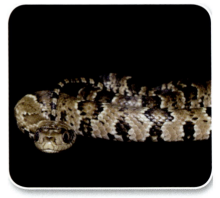

Falsche Wasserkobra

HABITAT

Diese Art findet man hauptsächlich in Südamerika. Die Schlange lebt in Bolivien, Paraguay, Brasilien und im Norden von Argentinien. Normalerweise findet man sie in Feuchtgebieten und in den Sümpfen. Sie leben auch in den tropischen Wäldern des Tieflandes und in Dornstrauchsavannen, doch NIE WEIT VOM WASSER entfernt. Es wurde beobachtet, dass diese Schlangen in Gefangenschaft EINEN GROSSTEIL IHRER ZEIT IM WASSER VERBRINGEN.

ANATOMISCHE EIGENSCHAFTEN

Die falsche Wasserkobra ist eine mittelgroße bis große, robuste Schlange, die normalerweise ungefähr 2 m lang ist, doch auch mehr als 3 m lang werden kann. Die Färbung ist bei beiden Geschlechtern unterschiedlich. Die Männchen sind gelblich, mit schwarzen oder dunkelbraunen unregelmäßigen, querlaufenden Streifen und Flecken. Die Weibchen sind hellbraun mit undeutlichen, querlaufenden dunklen Flecken. Beide Geschlechter haben ähnliche Markierungen auf dem Kopf.

ERNÄHRUNGSVERHALTEN

Ihre Nahrung besteht aus Fröschen, Reptilien, Säugetieren und kleinen Vögeln.

CHARAKTERISTIKA DER PAARUNG

Diese Schlangen sind SEHR FRUCHTBAR.

COLUBRIDAE NATTERN

CHARAKTERISTISCHES VERHALTEN

SIE sind hauptsächlich tagaktiv und dabei SEHR AKTIV, SEHR NEUGIERIG und GIFTIG mit einer aggressiven Ader. Diese Schlange hat, da sie GROSS und KRÄFTIG ist, die Fähigkeit, KÖRPERLICHE VERLETZUNGEN zuzufügen. Auch gibt es Fälle von lokalen Vergiftungserscheinungen. Ihr Temperament kann SANFT UND MILD SEIN, ABER AUCH GEWALTTÄTIG UND EINSCHÜCHTERND.

SPEZIFISCHE ANGRIFFS- UND VERTEIDIGUNGSMETHODEN

Sie WÜRGEN ihre Beute und FRESSEN SIE, WÄHREND SIE NOCH BENOMMEN UND HALB LEBENDIG IST.

MÖGLICHE SPEZIFISCHE AUSDRÜCKE BEI PATIENTEN

Sie zeigen alle allgemeinen Eigenschaften der Colubridae ebenso wie ihre eigenen spezifischen Eigenschaften:

ANGRIFFS- ODER VERTEIDIGUNGSMETHODEN

- Nachahmung der Fähigkeit der Kobra, ihre Haube auszubreiten und den Angreifer so zu erschrecken. Die Kobras (Familie der Elapidae und die Gattung Naja) warnen normalerweise mehrfach durch Zischen und Ausbreiten der Haube, bevor sie beißen. Kobras haben auch die typischen brillenförmigen Ringe auf ihrer Haube (zwei Kreise oder ein Kreis).
Obwohl *Cyclagras (Hydrodynastes) gigas*-Patienten dazu neigen, zu warnen, fehlt ihnen doch, wenn sie in die Ecke gedrängt werden, ein Gefühl dafür, dass jemand in ihren Raum eindringt und aus diesem Grund angegriffen werden muss (im Gegensatz hierzu ist dies bei Patienten, die Arzneimittel aus der Familie der Elapidae benötigen, erkennbar).
- Wunsch nach oder Angst vor Strangulation (auch oft bei Schlangen zu finden)

VERHALTEN

- Bilder von Wasser (aufgrund der Fähigkeit der Schlange, sich unter Wasser aufzuhalten); schwimmen, treiben etc.
- Sehr aktiv
- Wissbegierig
- Giftig (im Gegensatz zu anderen Colubridae)
- Groß, robust, kräftig

COLUBRIDAE NATTERN

ELAPHE GUTTATA [KORNNATTER]

Ordnung: Squamata
Unterordnung: Serpentes/Ophidia (Schlangen)
Familie: Colubridae
Gattung: Elaphe
Art: Elaphe guttata
Trivialname: Kornnatter

EINFÜHRUNG

Der Name „Kornnatter" geht auf die Tatsache zurück, dass die Schlange OFT IN KORNSPEICHERN GEFUNDEN WURDE. Gewöhnlich jagt sie NAGETIERE, die sie durch ERWÜRGEN überwältigt. Kornnattern waren die ersten Schlangen, die von den Menschen in Gefangenschaft gehalten wurden, und sie sind immer noch beliebte Haustiere.

ANATOMISCHE EIGENSCHAFTEN

Ein erwachsenes Tier ist ungefähr 120 bis 180 cm lang. Diese Schlange hat ein SEHR FARBENFROHES und ATTRAKTIVES MUSTER; sie ist eine der AUFFÄLLIGSTEN SCHLANGEN. Die meisten Alttiere zeigen lebhafte Färbungen in Form von ROTEN ODER ORANGEN FLECKEN mit schwarzen Umrandungen auf einem grau-orangen Hintergrund mit einer gelben Färbung. AUFGRUND IHRER ROT-ORANGEN FARBE WERDEN SIE OFT MIT DEM KUPFERKOPF VERWECHSELT (*Cenchris*

▼ Eine Kornnatter schluckt eine Maus

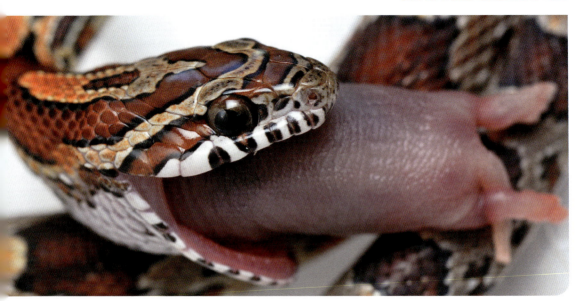

COLUBRIDAE NATTERN

contortrix—jetzt *Agkistrodon contortrix*— eine giftige Viper). Aufgrund ihrer Ähnlichkeit mit dem giftigen Kupferkopf wird die Kornnatter oft getötet. Der Bauch der Schlange besteht aus ALTERNIERENDEN REIHEN VON SCHWARZ UND WEISS und ähnelt einem Schachbrett.

Das gesamte Erscheinungsbild dieser Schlange erinnert an das leuchtend indische Korn, ihr Trivialname ist wahrscheinlich so entstanden. Das durchgängigste Merkmal des Musters der Kornnatter ist die klassische „SPEERSPITZE" auf dem Kopf des Tieres. Zwei breite Bänder ziehen vom ersten Rückenfleck am Nacken bis zum Kopf nach vorne und laufen an einem Punkt zwischen den Augen zusammen, und ein kleiner, länglicher Fleck liegt genau zwischen diesen zwei Bändern.

Die Flanken ihrer Körper treffen sich an der Unterseite in einem scharfen Winkel und bilden eine Kante, mit der die Schlange Rinde oder Mauern leichter **greifen** kann.

Die Färbungen der Kornnatter sind regional unterschiedlich. Am beliebtesten sind Miami und Okeetee:

- Miami, Florida, U.S.A., Wildtyp. Diese Schlangen sind gewöhnlich kleiner. Sie haben einen auffallenden Hintergrund in hellem Silber bis Grau, der kontrastiert mit orangen Flecken, die schwarz umrandet sind.
- Okeetee-Kornnattern oder Klassische Kornnattern stammen aus South Carolina, U.S.A., Wildtyp. Diese Schlangen haben tiefrote Rückenflecken, umringt von sehr schwarzen Rändern. Die Hintergrundfarbe variiert.

ERNÄHRUNGSVERHALTEN

Die Nahrung der Kornnatter besteht aus Nagetieren wie Mäusen und Ratten. Sie jagen im Laub und TÖTEN DURCH ERWÜRGEN. Sie sind gute KLETTERER und erklettern Bäume, um Vögel oder Fledermäuse zu jagen. Da Mäusenester in freier Natur nur schwer zu finden sind, sind die ersten Mahlzeiten einer neugeborenen Kornnatter kleine Echsen, vorzugsweise Anolis.

Kornnattern, die als Haustiere gehalten werden, werden gewöhnlich mit im Handel erhältlichen Nagetieren, zumeist Mäusen, gefüttert. Die jüngeren und kleineren Schlangen fressen lebende oder tote Ratten- oder Mäusebabys unterschiedlicher Größe. Gefrorene Mäuse werden bevorzugt, da lebende Mäuse ein hohes Krankheitsrisiko darstellen und eine Schlange, die nicht mit lebender Beute aufgezogen wurde, verletzen könnten.

CHARAKTERISTISCHES VERHALTEN

Diese Art ist recht GUTMÜTIG und BEISST IN DER REGEL KAUM. Haustierbesitzer haben herausgefunden, dass Kornnattern EXZELLENTE FLUCHTKÜNSTLER sind und oft AUS IHREM KÄFIG ENTKOMMEN, wenn dieser nicht gut verschlossen ist. Kornnattern können sehr gut KLETTERN und sich durch SEHR KLEINE LÖCHER HINDURCHQUETSCHEN. In Gefangenschaft nutzen sie oft ihre Körper, um die Deckel schlecht gebauter Aquarien NACH OBEN ZU DRÜCKEN oder den losen Deckel eines Futterbehälters wegzuschieben. Sie können gut schwimmen, doch sie SUCHEN DAS WASSER NICHT FREIWILLIG AUF.

Kornnattern leben lieber im VERBORGENEN und scheinen NACHTS AKTIVER ZU SEIN. Am Tage VERSTECKEN sie sich unter Baumrinden oder Baumstämmen, Steinen und anderem Laubstreu. Es wurde beobachtet, dass sie in Gefangenschaft unter Stress geraten, wenn sie nicht in der Lage sind, ein Versteck zu finden. Sie fühlen sich sicherer, wenn Pflanzen und andere Dinge um sie herum sind, so dass sie sich **verstecken** können.

Diese Tiere sind EINZELGÄNGER. Sie fallen bei kalten Temperaturen in Winterstarre.

COLUBRIDAE NATTERN

SPEZIFISCHE ANGRIFFS- UND VERTEIDIGUNGSMETHODEN

Wenn sie bedroht werden, lassen sie ihren SCHWANZ schnell VIBRIEREN und können sich auch aufrichten, bereit zum Zustoßen. Oft STOSSEN sie MEHRMALS in Richtung des Eindringlings zu. Im trockenen Laub hört sich der vibrierende Schwanz wie DAS SUMMEN EINER KLAPPERSCHLANGE an, und so manches Raubtier lässt sie dann in Ruhe.

Kornnattern sind KRÄFTIGE WÜRGESCHLANGEN. Zuerst überwältigen sie ihre Beute, indem sie zubeißen, damit sie FESTEN ZUGREIFEN können. Dann WICKELN SIE sich SCHNELL ein oder zwei Mal um das Opfer herum und PRESSEN ES FEST ZUSAMMEN, BIS ES ERSTICKT. Die Kornnatter **schluckt ihre Beute im Ganzen** und beginnt gewöhnlich mit dem Kopf des Tieres.

MÖGLICHE SPEZIFISCHE AUSDRÜCKE BEI PATIENTEN

Die Kornnattern zeigen die Eigenschaften der Familie der Colubridae ebenso wie ihre eigenen spezifischen Merkmale:

ANGRIFFS- UND VERTEIDIGUNGSMETHODEN

- Sie ahmen die Klapperschlange nach, sie zeigen vibrierende Schwänzen/Rasseln, doch es klingt nicht wie das klappernde Surren der Klapperschlange. Kornnattern sind im Gegensatz zu den Klapperschlangen nicht giftig. Stattdessen sind sie kräftige Würgeschlangen. Daher finden wir bei Patienten Synonyme für ihre Fähigkeit zu würgen, wie z.B. *pressen, zusammenziehen, ergreifen, umwickeln oder ersticken*. Klapperschlangen gehören zur Unterfamilie der Crotalinae, sie empfinden eine konstante Bedrohung oder, Gefahr oder fühlen sich verfolgt; dieses Merkmal ist bei Kornnattern nicht vorhanden. Crotalinae sind auch sehr giftig. Durch ihre Grubenorgane reagieren sie sehr empfindlich auf Veränderungen in ihrer Umgebung, wie zum Beispiel der Temperaturschwankungen. So sind sie auch in der Lage, Beute aufzuspüren.

VERHALTEN

- Bunt, attraktiv (im Gegensatz zu den Klapperschlangen)
- Spezielle Färbungen und Muster: Rotorange (mögliche Verwechslung mit *Cenchris contortrix*), Schachbrettmuster aus Schwarz und Weiß am Bauch, speerähnliches Muster auf dem Kopf
- Fortbewegung: graben, klettern
- Sie sind in der Lage, leicht zu entkommen, indem sie sich durch schmale Löcher quetschen
- Sie suchen kein Wasser
- Verborgen, versteckt
- Nachtaktiv
- Einzelgänger

COLUBRIDAE NATTERN

LAMPROPELTIS GETULA CALIFORNIAE [KALIFORNISCHE KETTENNATTER]

Ordnung: Squamata
Unterordnung: Serpentes/Ophidia (Schlangen)
Familie: Colubridae
Gattung: Lampropeltis
Art: Lampropeltis getula californiae
Trivialname: Kalifornische Kettennatter

EINFÜHRUNG

Lampropeltis getula californiae ist eine der sieben Unterarten (andere Quellen sagen, es seien zehn) der *Lampropeltis getula*, der Kettennatter.

HABITAT

Diese Schlangen trifft man in einem größeren geographischen Gebiet an, das unterschiedliche Lebensräume umfasst. Je nach Lebensraum kann sich ihre Wahl der Beute unterscheiden. Jungtiere, die in Küstenregionen leben, fressen vorzugsweise Mäuse, während Jungtiere aus Wüstenregionen Echsen bevorzugen.

ERNÄHRUNGSVERHALTEN

Hauptsächlich fressen sie Nagetiere, Vögel, Echsen, Frösche und Schlangen. Sie fressen auch Giftschlangen, da sie immun gegen das Gift sind.

ANATOMISCHE EIGENSCHAFTEN

Die ZEICHNUNGEN der Kettenkönigsnattern sind VIELGESTALTIG, d. h. sie variieren sehr in ihren Färbungen und Mustern. Die Zeichnung der Kalifornischen Kettennatter ist besonders vielgestaltig. Sie besitzt SCHWARZE UND WEISSE MUSTER in Form verschiedener BÄNDER oder RINGE und LÄNGSSTREIFEN; manchmal unterscheiden sich Tiere aus dem gleichen Gelege. Die Vielgestaltigkeit der Muster ist eine Verteidigungsstrategie, besonders, wenn die GEBÄNDERTE FORM EINE OPTISCHE TÄUSCHUNG ERZEUGT, wenn das Tier sich SCHNELL BEWEGT. Es gibt Farbvariationen mit rotbraunen Bändern im Wechsel mit weißen oder cremefarbenen Bändern. Am häufigsten sieht man Schwarz und Weiß.

VIELGESTALTIGKEIT DER MUSTER

Die plausibelste Erklärung für die Vielgestaltigkeit der Muster baut auf dem Prinzip „Suchbild" auf. Man kann nachweisen, dass viele Raubtiere ein inneres Bild ihrer Beute haben. Wenn ein

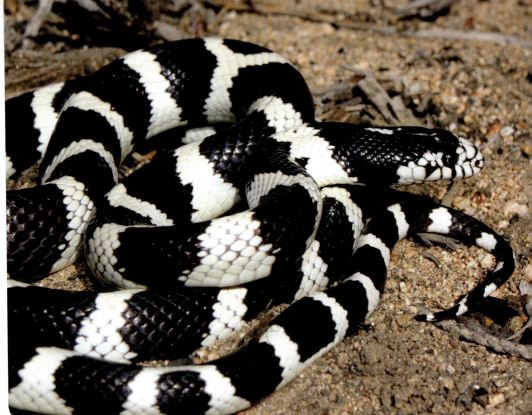

▲ Kalifornische Kettenkönigsnatter, die gebänderte Form

Raubtier nun zum Beispiel ein inneres „Suchbild" einer gestreiften Schlange hat, übersieht es die gebänderte Form. Daher werden Tiere, die dem Suchbild nicht entsprechen, ignoriert, obwohl sie genauso nahrungstauglich wären.

Vielgestaltigkeit wird durch die Gene bestimmt.

VERHALTEN

Diese Schlangen leben an Land, doch sind sie auch in der Lage, niedrige Vegetation zu erklimmen; außerdem sind sie gute Schwimmerinnen.

SPEZIELLE ANGRIFFS- UND VERTEIDIGUNGSMETHODEN

Sie sind KRÄFTIGE WÜRGESCHLANGEN, die aktiv Beute jagen und häufig in Nagetierhöhlen eindringen. Wenn sie bedroht wird, kann sie ENERGISCH ZUBEISSEN; wird sie ergriffen, versucht sie, den Jäger mit FAECES EINZUSCHMIEREN.

COLUBRIDAE NATTERN

MÖGLICHE SPEZIFISCHE AUSDRÜCKE BEI PATIENTEN

Bei dieser Art ist das übliche Verhalten der anderen Colubridae, nämlich das Nachahmen, nicht zu beobachten. Ansonsten zeigen sie die allgemeinen Eigenschaften der Colubridae ebenso wie die allgemeinen Merkmale der Schlangen. Ihre spezifischen Merkmale sind wie folgt:

KÖRPERTEILE UND FUNKTIONEN

- Schwarz-Weiß-Muster — Bänder oder Längsstreifen

ANGRIFFS- UND VERTEIDIGUNGSMETHODEN

- Optische Täuschung — ein Bild zeigen, das komplett anders als die objektive Realität ist, um zu täuschen und zu entkommen. Dies ist eine Variante der Tarnung, bei der man mit dem Hintergrund verschmilzt. Die optische Täuschung möchte ein anderes Bild erzeugen, begleitet von schneller Bewegung. Die Patienten interessieren sich möglicherweise für optische Täuschungen.
- Erwürgen
- Energisch zubeißen

LAMPROPELTIS TRIANGULUM [DREIECKSNATTER]

Ordnung: Squamata
Unterordnung: Serpentes/Ophidia (Schlangen)
Familie: Colubridae
Gattung: Lampropeltis
Art: Lampropeltis triangulum
Trivialname: Dreiecksnatter

EINFÜHRUNG

Die Gattung Lampropeltis umfasst die Kettenkönigsnatter und die Dreiecksnatter. Die Dreiecksnatter ist eine der am weitesten verbreiteten und vielfältigsten terrestrischen Schlangen. Ungefähr 30 Unterarten wurden identifiziert. Alle haben eine auffallend unterschiedliche Erscheinung und viele haben ihren eigenen Trivialnamen.

COLUBRIDAE NATTERN

HABITAT

Dreiecksnattern sind in Südost-Kanada und in den meisten Teilen der Vereinigten Staaten bis nach Zentralamerika und hinunter nach West-Ecuador und Nord-Venezuela anzutreffen. Sie können in verschiedenen Lebensräumen überleben: sowohl in Feuchtgebieten als auch in trockenen Gegenden, in Wäldern und Gehölzen, in der Prärie, in Sumpfgebieten, auf landwirtschaftlichen Nutzflächen und in Städten.

ANATOMISCHE EIGENSCHAFTEN

Dreiecksnattern haben GLATTE und GLÄNZENDE Rückenschuppen. Sie sind LEUCHTEND GEFÄRBT mit ROTEN, SCHWARZEN UND GELBEN BÄNDERN. Ihr typisches Farbmuster sind wechselnde Bänder aus Rot, Schwarz und Gelb oder Weiß, Schwarz und Rot. Bei einigen Unterarten wird das MUSTER DER KORALLENSCHLANGE NACHGEAHMT. Diese Eigenschaft entwickelte sich wahrscheinlich als eine Form der Verteidigung, um potentielle Feinde zu verscheuchen. Dies nennt man *Bates'sche Mimikry*.

Bates'sche Mimikry ist eine Form der Nachahmung, bei der eine harmlose Art die warnenden Signale einer gefährlichen Art nachahmt, um den Fressfeind, den beide Arten haben, ebenfalls wegzuscheuchen.

Es gibt verschiedene Eselsbrücken in Bezug auf die kolorierten Ringe, mit denen man die Korallenschlange und ihre nichtgiftigen Doppelgänger auseinander halten kann:

- Red touches black, you're OK Jack. Red touches yellow, you're a dead fellow.
- Red next to black, is a friend of Jack. Red next to yellow, will kill a fellow.
- Red to yellow, kill a fellow. Red to black, venom/poison lack.
- Red and yellow, kill a fellow. Red and black, friend of Jack.
- Red on yellow, dangerous fellow. Red on black, friend to Jack.
- Red touch yellow, will kill a fellow. Red touch black, can't do Jack.

Im Englischen ein Wortspiel, das sich reimt: black (schwarz) mit Jack (Eigenname) sowie yellow (Gelb) mit fellow (Kumpel).

(Rot berührt Schwarz, du bist ok, Jack. Rot berührt Gelb, du bist tot, Kumpel)
(Rot neben Schwarz ist ein Freund von Jack. Rot neben Gelb tötet den Kumpel)
(Rot neben Gelb tötet den Kumpel. Rot neben Schwarz hat kein Gift)
(Rot und Gelb tötet den Kumpel. Rot und Schwarz ist ein Freund von Jack)
(Rot auf Gelb, gefährlicher Kumpel. Rot auf Schwarz ist ein Freund von Jack)
(Rot berührt Gelb, tötet einen Kumpel. Rot berührt Schwarz kann Jack nichts anhaben)

(Bild der zwei Schlangen auf Seite 51)

ERNÄHRUNGSVERHALTEN

Dreiecksnattern fressen Wirbellose, Amphibien, kleine Nagetiere und auch andere Schlangen. Wie die anderen Mitglieder aus der Familie der Kettenkönigsnattern fressen die Dreiecksnattern manchmal andere Schlangen und sind zumindest teilweise gegenüber jenem Gift immun.

COLUBRIDAE NATTERN

CHARAKTERISTISCHES VERHALTEN

Hauptsächlich sind diese Schlangen NACHTAKTIV und werden am Tage oft in alten Scheunen und Holzstapeln oder vermodertem Holz gefunden. Dreiecksnattern leben gerne im VERBORGENEN.

SPEZIFISCHE ANGRIFFS- UND VERTEIDIGUNGSMETHODEN

Dreiecksnattern sind **ungiftig.** Wenn sie in ihren Verstecken aufgescheucht werden, schlagen sie um sich und versuchen, den Angreifer mit ihrer LEUCHTENDEN FARBE zu verwirren. Sie verteidigen sich auch durch **Beißen** und das ABSONDERN FAULIG STINKENDER FLÜSSIGKEITEN AUS IHRER KLOAKE.

MÖGLICHE SPEZIFISCHE AUSDRÜCKE BEI PATIENTEN

Bei den *Dreiecksnattern* finden wir die Ausdrücke der Colubridae gemeinsam mit ihren eigenen, spezifischen Merkmalen:

ANGRIFFS- UND VERTEIDIGUNGSMETHODEN

- **Nachahmung:** Sie ahmen in ihrer Erscheinung die giftigen Korallennattern nach. (Die Korallennatter *Elaps corallinus* heißt jetzt *Micrurus corallines*). Die Dreiecksnatter ist ungiftig. *Elaps corallinus* verteidigt sich in erster Linie mit Hilfe von Gift, während die Dreiecksnatter vorgibt, etwas zu sein, was sie nicht ist. Dies ist eine Überlebensstrategie: Angst bei anderen zu erzeugen, indem man vorgibt, etwas Tödliches zu besitzen, was man aber eigentlich nicht hat.

VERHALTEN

- Faulige / übel riechende Absonderungen
- Beißen, anstatt zu erwürgen, Bilder oder Empfindungen, die eher mit Beißen als mit Würgen in Verbindung stehen

KÖRPERTEILE UND FUNKTIONEN

- Leuchtende Färbungen
- Spezielle Färbungen: Rot, schwarz, gelb

COLUBRIDAE NATTERN

NATRIX NATRIX [RINGELNATTER]

Ordnung: Squamata
Unterordnung: Serpentes/Ophidia (Schlangen)
Familie: Colubridae **Gattung:** Natrix
Art: Natrix natrix
Trivialname: Ringelnatter

EINFÜHRUNG

In der Gattung Natrix existieren ca. 65 bis 80 Schlangenarten. Sie werden kollektiv „Ringelnattern" oder „Wasserschlangen" genannt. Die Ringelnatter ist eines der wenigen Tiere, das als Verteidigungsmaßnahme gegenüber Raubtieren das SICH-TOT-STELLEN anwendet.

HABITAT

Ringelnattern findet man überall in Europa, nur nicht in den nördlichen Teilen von Nordafrika und Zentralasien. Auch in Schottland und Irland existieren sie nicht, in England und Wales jedoch sind sie weitverbreitet. In den letzten Jahren wurden hat ihre Zahl stark abgenommen.

ANATOMISCHE EIGENSCHAFTEN

Die Ringelnatter ist typischerweise dunkelgrün oder braun mit einem charakteristischen GELBEN / CRÈMEFARBENEN / ORANGEFARBENEN KRAGEN HINTER DEM HALS. Dies erklärt auch ihren Trivialnamen „Ringelnatter". Ihr Körper ist schwarz, und sie hat schwarze Linien, die von ihren großen goldenen Augen zu ihrer Oberlippe verlaufen. Die Farben liegen im Bereich von Grau bis Schwarz.

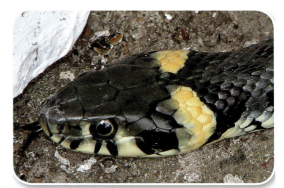

Natrix natrix

ERNÄHRUNGSVERHALTEN

Sie ernähren sich hauptsächlich von Amphibien, Kaulquappen, Fröschen und Kröten. Gelegentlich fressen sie Säugetiere und Fische. Sie jagen meistens UNTER WASSER und VERSCHLUCKEN ihre BEUTE LEBEND. Die Ringelnatter ist **ungiftig,** daher werden keine Toxine auf den Menschen übertragen, jedoch sind die Bisse für kleinere Beutetiere schädlich.

CHARAKTERISTIKA DER PAARUNG

Weibliche Ringelnattern suchen einen warmen Ort wie zum Beispiel einen Komposthaufen oder verrottende Baumstämme auf, um ihre Eier abzulegen. Oft nutzen mehrere Weibchen zusammen

COLUBRIDAE NATTERN

dieselben Eiablagestellen. Eine GEMEINSAME ABLAGESTELLE kann über eintausend Eier enthalten. Die Weibchen bleiben einige Tage lang in der Nähe des Nestes. Die jungen Ringelnattern besitzen einen Eizahn, der ihnen hilft, aus den ledrigen Eiern zu schlüpfen.

CHARAKTERISTISCHES VERHALTEN

Ringelnattern sind TAGAKTIV und verbringen viel Zeit damit, in der Sonne zu **baden** und sich aufzuwärmen. Von Oktober bis März halten sie ihre Winterruhe, oft gemeinsam mit anderen in alten Kaninchenlöchern, Mauerlücken, Misthaufen oder unter Baumwurzeln.

Ringelnattern sind exzellente SCHWIMMERINNEN, und man findet sie oft in der Nähe von Wasser. Beim Schwimmen ist ihr Kopf oberhalb des Wassers, doch wenn sie gestört werden, TAUCHEN sie unter und **verstecken** sich in den Wasserpflanzen. Sie können über eine Stunde lang unter Wasser bleiben.

ANGRIFFS- UND VERTEIDIGUNGSMETHODEN

Werden Ringelnattern bedroht, BLÄHEN sie ihren Körper auf und ZISCHEN LAUT, um Angreifer zu verscheuchen. Kommt es doch zum Kampf, ist die einzige Verteidigung dieser giftlosen Schlange, eine FAULIG RIECHENDE FLÜSSIGKEIT, eine Mischung aus Stinkasant (Asa foetida) und Fäkalien, aus den Analdrüsen abzusondern. Als Alternative kann sie sich TOT STELLEN, INDEM SIE SICH AUF DEN RÜCKEN ROLLT UND VOLLSTÄNDIG ERSCHLAFFT. Sie BLEIBT BIS ZU 15 MINUTEN VOLLKOMMEN UNBEWEGLICH, MIT OFFENEM MAUL und HERAUSHÄNGENDER ZUNGE LIEGEN, bis der Angreifer das Interesse verliert. Da viele Fleischfresser auch Aas fressen, scheint dies eine merkwürdige Strategie zu sein, doch sie funktioniert. Manchmal vollführt die Ringelnatter auch Scheinattacken UND STÖSST ZU, OHNE JEDOCH DAS MAUL ZU ÖFFNEN. Sie BEISST NUR SELTEN zur Verteidigung.

MÖGLICHE SPEZIFISCHE AUSDRÜCKE BEI PATIENTEN

Die Ringelnattern zeigen ebenfalls alle Eigenschaften der Colubridae. Ihre eigenen, spezifischen Ausdrücke sind die folgenden:

ANGRIFFS- UND VERTEIDIGUNGSMETHODEN

- Sich tot stellen
- Sich aufblähen und laut zischen; versuchen, größer oder wichtiger zu erscheinen, als man tatsächlich ist; mit Worten drohen
- Widerwärtige Absonderungen
- Mit geschlossenem Mund zustoßen, Scheinangriffe, man tut so als ob

COLUBRIDAE NATTERN

VERHALTEN

- Unter Wasser, schwimmen, tauchen
- Tagaktiv
- Gemeinschaftliches Gruppenverhalten

THAMNOPHIS SIRTALIS SIRTALIS [ÖSTLICHE STRUMPFBANDNATTER]

Ordnung: Squamata
Unterordnung: Serpentes/Ophidia (Schlangen)
Familie: Colubridae
Gattung: Thamnophis
Art: Thamnophis sirtalis sirtalis
Trivialname: Östliche Strumpfbandnatter

EINFÜHRUNG

Alle Schlangen der Gattung Thamnophis werden Strumpfbandnattern genannt. Die Strumpfbandnattern sind HARMLOS.

Auf ihrem Rücken tragen sie ein typisches Muster von einem oder DREI LÄNGSSTREIFEN, die Farben sind normalerweise rot, gelb oder weiß. Diese Streifen wurden als „Strumpfband" beschrieben, der Trivialname der Schlangen aus der Gattung Thamnophis. Zwischen den Streifen befinden sich Reihen von fleckigen Punkten.

★ Strumpfbänder sind Kleidungsartikel. Die engen Stoffbänder wurden am Bein befestigt, um die Strümpfe oben zu halten. Normalerweise ist das Strumpfband nur wenige Zentimeter breit, aus Leder oder festem Tuch gefertigt und mit kleinen Glöckchen oder Schleifchen verziert. Vom 18. bis zum 20. Jahrhundert wurden Strumpfbänder unterhalb des Knies befestigt, wo das Bein am schlanksten war, damit der Strumpf nicht mehr rutschen konnte. Die Erfindung des Gummibandes machte sie überflüssig, doch aus modischen Gründen werden sie noch oft getragen.

HABITAT

Diese Schlangen findet man in Nordamerika, von Kanada bis Zentralamerika. In Nordamerika sind sie die am weitesten verbreitete Schlange überhaupt. Oft sieht man sie in amerikanischen Gärten, daher der Spitzname „Gartenschlange".

COLUBRIDAE NATTERN

Sie sind SEMIAQUATISCHE Reptilien. Ihr Lebensraum erstreckt sich von Wäldern über Felder, Prärien, Flüsse und Feuchtgebiete bis hin zu Weideland, Sumpfgebieten und Teichen. Oft findet man sie in der Nähe von Wasser, niemals allerdings in der Wüste.

ANATOMISCHE EIGENSCHAFTEN

Gewöhnliche Strumpfbandnattern besitzen ein MUSTER AUS GELBEN STREIFEN AUF EINEM BRAUNEN HINTERGRUND, so können sie leicht mit ihrer Umgebung **verschmelzen.** Ihre durchschnittliche Länge liegt zwischen 46 cm bis 137 cm. Weil sie so klein sind, können sie sich SCHNELL AUFWÄRMEN UND AUCH ABKÜHLEN.

ERNÄHRUNGSVERHALTEN

Ihre Nahrung besteht hauptsächlich aus Amphibien und Regenwürmern, doch fressen sie auch Fische, kleine Vögel und Nagetiere. Da sie eher im Wasser leben, können sie erfolgreich sowohl Fische als auch kleine bis mittlere Kaulquappen fangen.

CHARAKTERISTIKA DER PAARUNG

Im Gegensatz zu den meisten Schlangen sind Strumpfbandnattern ovovivipar. Sie legen weder Eier noch sind sie lebendgebärende Tiere wie die Säugetiere. Die Eier der Strumpfbandnatter werden innerhalb des unteren Teiles des mütterlichen Abdomens bebrütet. Die Schale wird dünner und dünner, bis das lebende Jungtier sich innerhalb eines dünnen amniotischen Sackes herausbildet. Aus diesem befreien sie sich schnell und gleiten davon. Sie kommen aus Winterruhehöhlen, in denen 25.000 bis 30.000 Schlangen ZUSAMMEN WINTERRUHE gehalten haben. Diese „MASSENWINTERRUHE" wird in einer Höhle von der Größe eines durchschnittlichen Wohnzimmers gehalten. Durch das ZUSAMMENLIEGEN und Bilden ENGEN SCHLINGEN vermeiden die Schlangen Wärmeverlust und können ihre Körper besser warm halten. Es ist ein außergewöhnlicher Anblick, wenn eine große Anzahl von Schlangen im Frühjahr auftaucht. Die Männchen kommen normalerweise zuerst zum Vorschein, damit sie die ersten sind, wenn die Weibchen aufwachen. Viele Männchen FÜHREN DIE ANDEREN MÄNNCHEN IN DIE IRRE, INDEM SIE mit Hilfe von Pheromonen DIE ROLLE EINES WEIBCHENS ANNEHMEN. So LOCKEN sie zahlreiche wartende Männchen von der Höhle weg. Das kann dazu führen, dass dutzende Männchen sich um dasjenige Männchen SCHLÄNGELN, das VORGAB, EIN WEIBCHEN ZU SEIN. Hat dieses Männchen dann die anderen weggelockt, „verwandelt" es sich wieder in ein Männchen und eilt zur Höhle zurück, aus der gerade die Weibchen zum Vorschein kommen. Er ist dann das erste Männchen, dass sich mit allen Weibchen paaren kann, die er erwischen kann. Dieser BALL aus Schlangen DREHT UND WINDET SICH, manchmal ROLLT ER SOGAR ÜBER Land, bis ein Männchen sich endlich mit einem Weibchen gepaart hat. Es gibt normalerweise sehr viel mehr Männchen als Weibchen; aus diesem Grund bilden die Schlangen während der Paarungszeit „PAARUNGSBÄLLE", in denen ein oder zwei Weibchen vollständig von zehn oder mehr Männchen (manchmal sogar bis zu 100 Männchen) UMSCHWÄRMT werden, die sich um sie herum VERKNOTEN.

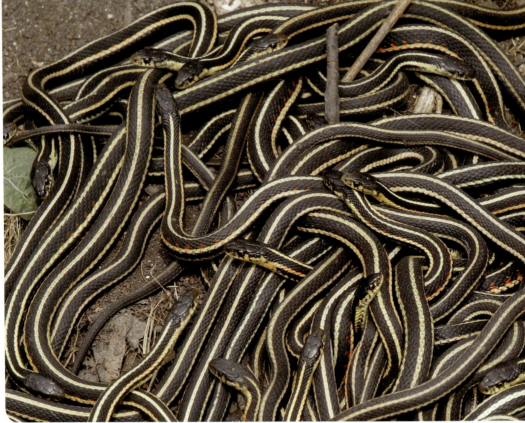

▲ Paarungsball der Strumpfbandnattern

Die Paarungssysteme sind nicht zuletzt vom geographischen Breitengrad abhängig. Im Norden drängeln sich die Männchen um ein Weibchen, während der Wettbewerb im Süden weniger hektisch ist.

Ein Grund für das Verhalten, WEIBCHEN NACHZUAHMEN, liegt in dem PAARUNGSVORTEIL EINER SOLCHEN TÄUSCHUNG. Es gibt aber auch Theorien, die besagen, dass diese Schlangen nach acht Monaten Inaktivität, während der sie vollkommen ausgekühlt sind, in diesem Balls aus Verehrern um sie herum Körperwärme und Schutz vor Krähen und anderen Vögeln suchen.

Die Jungen sind von Geburt an unabhängig und auf sich allein gestellt, wenn sie sich ihren Weg aus der Geburtsmembrane bahnen. DIE JUNGTIERE VERTILGEN GROSSE MENGEN, um sich vor dem Winterschlaf Speck anzufressen. Sie fressen Regenwürmer, wirbellose Tiere und Fische. Sie sind überraschend AGGRESSIV UND FRESSEN BEUTE, DIE GRÖSSER IST ALS SIE SELBST. In dieser Zeit fallen sie leicht einem Fressfeind zum Opfer.

CHARAKTERISTISCHES VERHALTEN

Die Östliche Strumpfbandnatter ist eine TAGAKITVE Schlange. Im Vergleich zu anderen farbenfrohen Schlangen wie z.B. der Dreiecksnatter sind die Strumpfbandnattern ÖFTER WÄHREND DES TAGES zu sehen. Sie sind sehr WENDIG, daher sind sie auch erfolgreich bei der Jagd.

COLUBRIDAE NATTERN

ANGRIFFS- UND VERTEIDIGUNGSMETHODEN

Wird sie angegriffen und kann nicht fliehen, ROLLT SICH eine Strumpfbandnatter ZUSAMMEN, um GRÖSSER ZU ERSCHEINEN und kann zustoßen und beißen. Typischerweise VERSTECKT SIE IHREN KOPF UND WEDELT MIT IHREM SCHWANZ HERUMW. Wenn sie aufgehoben werden, winden sich diese Schlangen und SONDERN EIN FAULIG-MOSCHUSARTIG RIECHENDES SEKRET aus den Analdrüsen AB. Manchmal urinieren sie sogar, um dem Angreifer zu entkommen. Auch GLEITEN SIE INS WASSER, um einem Feind an Land zu entkommen. VÖGEL JAGEN STRUMPF-BANDNATTERN ERFOLGREICH. Falken, Krähen, Waschbären, Flusskrebse und andere Schlangenarten wie die KORALLENSCHLANGE und die KETTENNATTER fressen Strumpfbandnattern. Selbst Spitzmäuse und Frösche fressen die Jungschlangen.

    Östliche Strumpfbandnattern finden ihre Beute mit Hilfe ihres ausgezeichneten Geruchssinns und ihres guten Sehvermögens. Sie nutzen unterschiedliche Jagdmethoden. Sie lauern ihrer Beute auf oder spähen sie aus, um sie zu fangen, entsprechend passen sie ihre Fortbewegung der Jagdmethode an. Mit ihren SCHNELLEN REFLEXEN UND SCHARFEN ZÄHNEN überwältigen sie ihre Beute und MACHEN sie BEWEGUNGSUNFÄHIG. Der Speichel der Strumpfbandnatter kann für kleine Beute leicht toxisch sein, dadurch ist die Beute für die Schlange leichter zu handhaben, während sie gefressen wird.

MÖGLICHE SPEZIFISCHE AUSDRÜCKE BEI PATIENTEN

Die Strumpfbandnatter zeigt die Eigenschaften der Colubridae. Ihre eigenen, spezifischen Merkmale sind die folgenden:

ANGRIFFS- UND VERTEIDIGUNGSMETHODEN

- Großer Wettbewerb unter den Männern um eine Frau; dies ist bei Reptilien üblich. Doch bei Strumpfbandnattern ist der Modus operandi der Einsatz von Tricks, um die anderen Männer von der Frau fortzulocken, und dann selbst zur Frau zurückzugehen. (Nachahmung des Weibchens).
- Versucht, größer zu erscheinen
- Bewegungsunfähig machen

VERHALTEN

- Gemeinschaftsleben; das Leben in großen Gemeinschaften
- Bilder oder Träume, die an Paarungsbällen erinnern; sich eng zusammenrollen, herumrollen, zusammenliegen oder miteinander verknotet sein
- Wendig, schnell
- Besondere Färbung: gelbe Streifen auf einem braunen Hintergrund
- Erwärmt sich schnell und kühlt sich schnell herunter
- Unersättlicher Appetit könnte vorhanden sein, besonders bei jungen Menschen

COLUBRIDAE NATTERN

Tabellarische Übersicht: Unterschiede zwischen den Colubridae				
Colubridae: gebräuchliche Ausdrücke **Nachahmen /Drohen** **Vorgeben / vortäuschen, gefährlich zu sein** **Große Flexibilität des Maules**				
	Typische Körpermerkmale	Fortbewegung	Lebensraum	Charakteristisches Verhalten & Art des Angriffs oder des Gefühls, angegriffen zu werden
Cyclagras gigas oder *Hydrodynastes gigas* [Falsche Wasserkobra]	Groß, robust, kräftig.	Schwimmen, treiben.	Verbringt viel Zeit im Wasser.	Ahmt die Kobra nach, erhebt die Haube und breitet sie aus, doch der Körper bleibt in der Horizontalen, dies steht im Gegensatz zu Naja, die sich vertikal erhebt. Aktiv, neugierig. Giftig. Angst vor / Wunsch nach Strangulation.
Elaphe guttata [Kornnatter]	Farbenfroh, attraktiv. Besondere Färbung und Muster: Rot-orange, wird mit *Cenchris contortrix* verwechselt. Schachbrett-muster auf dem Bauch, speerähnliches Muster am Kopf.	Graben, klettern.	Lebt in Kornspeichern. Geht nicht ins Wasser.	Ahmt durch das Vibrieren mit ihrem Schwanze im trockenen Laub die Klapperschlange nach. Würgeschlange. Bezug zu Nagetieren: Ratten, Mäusen. Entkommt leicht, quetschen, schieben. Verborgen, versteckt. Nachtaktiv. Einzelgänger. Gutmütig.
Lampropeltis getula californiae [Kettennatter]	Abwechselnd schwarz-weiße Bänder oder Längsstreifen. Vielgestaltigkeit der Muster.	Terrestrisch, klettern (begrenzt), schwimmen.	Unterschiedliche Lebensräume mit trockenem Klima: Wüste, Gras- und Weideland und Wälder.	Kräftige Würge-schlangen. Optische Täuschung. Beißen energisch zu. Neigung, den Angreifer oder jemanden, der sie berührt, mit Faeces zu beschmieren.
Lampropeltis triangulum [Dreiecksnatter]	Rote, schwarze, gelbe Bänder. Helle Färbung. Glatte, glänzende Schuppen.	Terrestrisch.	Verschiedene Lebensräume, sowohl Feuchtgebiete als auch trockene Gegenden: Wälder, Gehölze, Prärie, Sumpfgebiete, landwirtschaftliche Nutzflächen, Stadt.	Lebt im Verborgenen. Ahmt die Korallenschlange im Farbmuster nach. Sondert faulige Flüssigkeit ab. Beißt.

COLUBRIDAE NATTERN

	Typische Körpermerkmale	Fortbewegung	Lebensraum	Charakteristisches Verhalten & Art des Angriffs oder des Gefühls, angegriffen zu werden
Natrix natrix [Ringelnatter]	Typischer-weise grün (gelegentlich braun) mit gelben/crèmefarbenen/orangefarbe-nen Mustern hinter dem Hals.	Schwimmt, taucht.	Im Wasser anzutreffen.	Stellt sich tot, rollt sich auf den Rücken und erschlafft, das Maul steht offen, die Zunge hängt heraus. Aufblähen, zischen. Sondert faulige Flüssigkeiten ab. Stößt mit ge-schlossenem Maul zu. Tagaktiv. Gemeinschaftlich.
Thamnophis sirtalis sirtalis [Östliche Strumpfbandnatter]	Gelbe Streifen auf braunem Hintergrund	Terrestrisch, klettern, schwimmen.	Unterschied-liche Lebensräume, oft in der Nähe von Wasser. Nicht in der heißen Wüste anzutreffen.	Gleich nach dem Winterschlaf ahmen Männchen mit Pheromonen die Weibchen nach, um die anderen Männchen in Paarungsbälle zu locken. So wärmen sie sich auf; dann eilen sie zur Höhle zurück und paaren sich mit den herauskommenden Weibchen. Rollen sich zusammen, um größer zu erscheinen. Verstecken Kopf und wedeln mit dem Schwanz. Paarungsbälle, überwintern zusammen, kommen in Gruppen wieder hervor. Eher im Freien anzutreffen. Wendig. Schnell. Wärmen sich schnell auf und kühlen schnell ab. Jungtiere fressen sehr viel und sind aggressiv. Sondern unangenehmen Moschusgeruch ab, wenn man sie fängt. Ovovivipar: gebären lebende Junge.

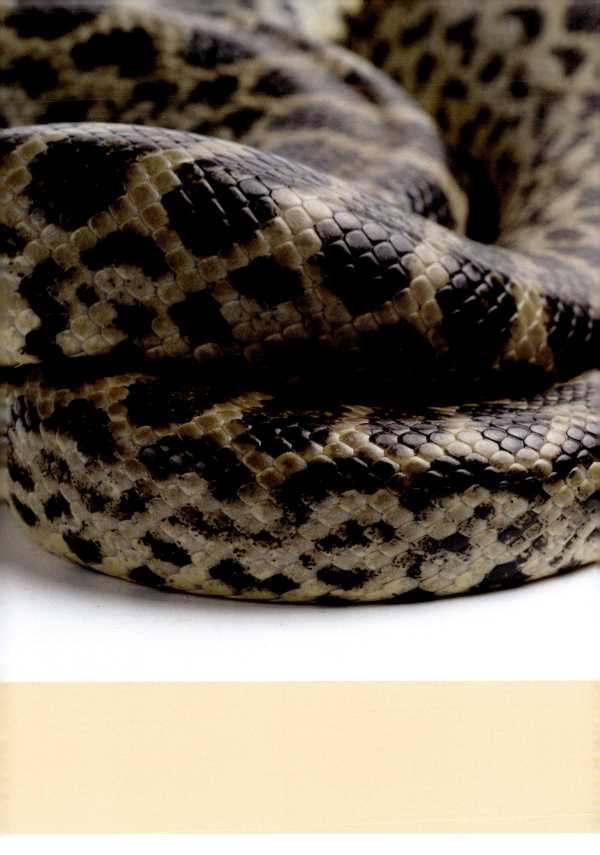

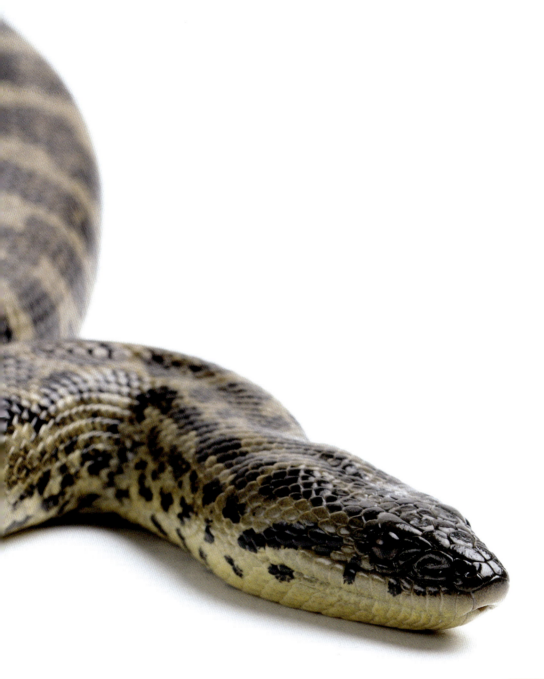

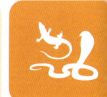

Familie:
Boidae
Riesenschlangen

BOIDAE RIESENSCHLANGEN

Die Frage, ob die Pythons zur Familie der Boidae gehören, wird kontrovers diskutiert. Manche Fachleute betrachten die Boas und die Pythons als Teil einer einzigen Familie, der Boidae. Andere Fachleute wiederum klassifizieren die Pythons als eigenständige Familie, die Pythonidae. Da es sich bei beiden um Würgeschlangen handelt, die auch gleiche Eigenschaften teilen, haben wir sie unter der Familie der Boidae subsumiert.

EINFÜHRUNG

Die Boidae (Boas und Pythons zusammen) sind eine Familie ungiftiger, jedoch kräftiger Würgeschlangen.

Die Familie der Boidae besteht aus drei Unterfamilien		
Boinae (wahre Boas)	**Erycinae (Sandboas)**	**Pythoninae (Pythons)**
Enthält die Boas, die lebende Junge gebären. Sie sind in in unterschiedlichen Lebensräumen anzutreffen. Die Wärmesinnesgruben (Labialgruben) befinden sich zwischen den Schuppen. **Gattungen:** Acrantophis Boa Candoia Corallus Epicrates Eunectes Sanzinia	Wie die Boas gebären auch die Sandboas lebende Junge. Kurze, stämmige Schlangen, deren Hals und Körper ebenso breit ist wie ihr Kopf. Sie können gut graben. Die meisten dieser Schlangen verbringen viel Zeit mit dem Sonnenbad unter der Sandoberfläche, nur Augen oder Kopf sind sichtbar. Wenn sich potentielle Beute nähert, springen sie aus dem Sand, beißen zu und würgen die Beute dann, um sie zu überwältigen. Sie gehen in die Höhlen kleiner Säugetiere, um dort nach Fressen zu suchen, und man nimmt an, dass sie dort auch überwintern. **Gattungen:** Calabaria Charina Eryx Gongylophis	Ovipar, eierlegend. Sie sind in unterschiedlichen Lebensräumen beheimatet. Die Wärmesinnesgruben (Labialgruben) befinden sich bei den Pythons in der Mitte der Schuppen. Weibliche Pythons kümmern sich um ihr Gelege, indem sie sich darum herumrollen. Manche Arten bebrüten die Eier auch aktiv, indem sie eine höhere Körpertemperatur annehmen. Dies sieht man als elterliche Fürsorge an. **Gattungen:** Antaresia Apodora Aspidites Bothrochilus Leiopython Liasis Morelia Python

HABITAT

Die Familie der Boidae enthält die größten Schlangen der Welt. Hierzu gehören die Anakondas, die man in Nord- und Südamerika, in Europa, Asien und auf einigen pazifischen Inseln findet. Auch in Neuguinea und auf vielen Inseln in dieser Region findet man sie. Boas und Pythons

BOIDAE RIESENSCHLANGEN

bewohnen unterschiedliche Lebensräume, von Feldern über Wälder und Sumpfgebiete bis hin zu Wüsten. Manche Arten bleiben Zeit ihres Lebens am Boden, während andere viel Zeit mit dem Klettern in Bäumen verbringen. Einige Arten überleben auch in der Wüste. Andere bevorzugen feuchtere Gegenden wie den Regenwald, manchmal leben sie sogar bis zu sechs Monate im Jahr an einem See oder in anderen Wassergebieten.

Einige der Sandboas leben in Wüsten, während die Neuguinea-Boa im Regenwald lebt. Die Boa Constrictor ist in diesem Sinne ungewöhnlich, sie kann in vielen unterschiedlichen Habitaten überleben: sowohl in der Wüste als auch im Regenwald bei wärmerem Klima, als auch im Grasland bei kühlerem Klima.

ALLGEMEINE ANATOMIE

Pythons und Boas gehören zu den primitivsten Schlangenfamilien; sie besitzen noch skelettale Überreste von Hüften und hinteren Gliedmaßen. Außerdem besitzen sie im Vergleich zu anderen Schlangen, die nur einen Lungenflügel haben, zwei funktionierende Lungenflügel. Diese primitiven Eigenschaften weisen auf ihre Verwandtschaft mit den Echsen hin. Jeder der zwei winzigen,

▼ Eine Grüne Anakonda (Eunectes murinus) verschlingt ein 50 Kilos schweres Wasserschwein (Hydrochoerus hydrochaeris)

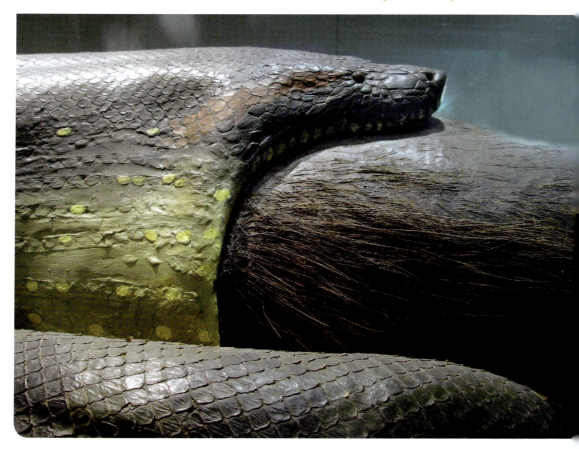

BOIDAE RIESENSCHLANGEN

inneren Beinknochen endet an einer äußeren hornigen Kralle. Diese Krallen sind bei Männchen deutlich ausgeprägter als bei Weibchen.

Generell sind sie **kräftig gebaut und muskulös und bewegen sich langsam.** Die erwachsenen Tiere sind mittelgroß bis groß, die Weibchen sind gewöhnlich länger. Ein erwachsenes Tier kann von 0,5 m bis zu 10 m lang werden.

Manche Pythons sind nahezu einfarbig, während andere auffällige Farben mit Mustern aus Flecken oder Streifen auf dem Rücken aufweisen. Auf diese Weise können sie besser mit ihrer Umgebung verschmelzen und sich vor möglicher Beute oder Fressfeinden verstecken. Die Schädel der Pythons und der Boas sind schwerer und ihre Kiefer unbiegsamer als die der weiter entwickelten Schlangen, wie z. B. die Colubridae, Elapidae und Vipern. Einige der Schädelknochen sind mit Bändern oder Haut lose verbunden. So kann die Schlange die Form ihres Kopfes **strecken und vergrößern,** um **große Beute herunterzuschlucken.** Der Unterkiefer kann sich vom Oberkiefer aushängen, ebenso kann er sich **weit öffnen** und erzeugt einen **großen Schlund.**

Ihre Kiefer haben bis zu 200 nach hinten gekrümmte Zähne, die in der Lage sind, die Beute zu **ergreifen** und nicht mehr loszulassen.

Die meisten Arten Besitzen Wärmesinnesgruben zwischen den sublabialen Schuppen oder Labialgruben, auch wenn diese nicht so weit entwickelt sind wie die der Grubenottern. Diese Organe ermöglichen es der Schlange, Objekte zu erkennen, die eine höhere Wärmeabstrahlung als das Umfeld haben. Daher können die Schlangen in **Umgebungen jagen, die in völliger Dunkelheit liegen,** wie zum Beispiel im Inneren von Höhlen.

ERNÄHRUNGSVERHALTEN

Diese Schlangen haben **kräftige Verdauungssäfte,** die Knochen, Hörner und Zähne ebenso wie Fell und Fleisch verdauen können. Es kann Tage oder sogar Wochen dauern, bis eine große Mahlzeit verdaut ist, so ist die Schlange durch diese sperrige Ausbeulung in ihrem Körper in einer verletzlichen Lage. Sie muss nun jedoch für mehrere Monate nicht mehr fressen. Die Schlangen können die Größe ihres Herzens vorübergehend erweitern, um die Blutversorgung, die bei der Verdauung benötigt wird, zu verbessern. Die Außentemperatur beeinflusst die Verdauungsfähigkeit der Schlange, da sich je nach Kälte oder Wärme der Stoffwechsel der Schlange verlangsamt oder beschleunigt. Dauer der Verdauungsprozess zu langsam oder ist die Mahlzeit zu groß, fängt das tote Opfer an, im Inneren der Schlange zu verwesen. Dies kann zu einer Blutvergiftung führen; in seltenen Fälle führen die austretenden Gase dazu, dass die Schlange aufplatzt.

FORTPFLANZUNG
BOAS GEBÄREN LEBENDE JUNGE; PYTHONS LEGEN EIER AB

Bei der Paarung einiger Boa-Arten rollen sich mehrere Männchen um ein Weibchen und **ringen** miteinander bis zu zwei Wochen, bis ein Männchen gewinnt oder das Weibchen eine Wahl trifft. **Die neu geborenen Schlangen sind auf sich selbst gestellt, sobald sie die weiche Membran, die sie bei der Geburt umhüllt, durchbrochen haben.**

Im Vergleich dazu legen Pythons Eier ab. Die Weibchen kleinerer Arten, wie z.B. die Perth-Zwergpython, legen bis zu zehn Eier ab. Größere Weibchen, wie z.B. die Netzpython, legen mehr als 100 Eier ab. Die Eier kleben in einem Haufen zusammen. Die Weibchen bebrüten die Eier normalerweise, bevor sie ausschlüpfen. Sie RINGELN IHRE KÖRPER UM DIE EIER HERUM,

BOIDAE RIESENSCHLANGEN

DADURCH SIND SIE VOR ANDEREN TIEREN GESCHÜTZT UND WERDEN AUCH WARM GEHALTEN. Einige Mütter können sogar ihre Körper erwärmen, indem sie RHYTMISCH ZUCKEN oder „ZITTERN". Sie straffen und lockern ihre Muskeln, um die Temperatur zu erhöhen. Das Weibchen frisst während dieser Brütezeit nicht. Gelegentlich verlässt sie die Eier, um ein Sonnenbad zu nehmen, und kehrt dann zu den Eiern zurück, um sie mit ihrem aufgewärmten Körper zu wärmen. Die Eier bei einer konstanten Temperatur zu halten, ist unerlässlich für die gesunde Entwicklung des Embryos.

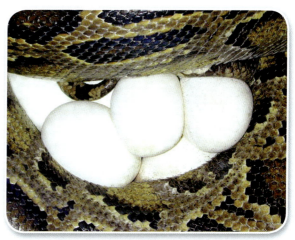

Tigerpython umwickelt ein Nest mit Eiern.

Sind sie erst einmal geschlüpft, sehen die Schlangenbabys wie die erwachsenen Tiere aus, obwohl sie manchmal auffälliger gefärbt sind. DIESE EIGENSCHAFT DER MÜTTERLICHEN FÜRSORGE DER PYTHONS IST BEI SCHLANGEN SEHR SELTEN.

VERHALTEN

Boas und Pythons können boden- oder baumlebend sein, unterirdisch leben oder semiaquatisch.

Aufgrund ihrer großen Größe **bewegen** sich Boas und **Pythons in einer geraden Linie vorwärts; dies nennt sich auch gradlinige Fortbewegung**. Bei dieser Fortbewegungsweise werden die Rippen zur Unterstützung versteift, dann wird eine Reihe der Bauchschuppen angehoben und nach vorne bewegt, so dass die losen Enden die Bodenoberfläche ergreifen und die Schlange sich vorwärtsschiebt. Eine gradlinige Fortbewegung erfordert eine gut ausgebildete kutane Bauchmuskulatur, die die Bewegung mit Hilfe von **Wellen der Anspannung und Entspannung** durchführt. Diese Bewegungsweise funktioniert sowohl am Boden als auch in den Bäumen, und Boas können sogar glatte Oberflächen erklimmen. Sie können **sich nicht schnell bewegen**, ihre Geschwindigkeit beträgt 1,6 km/h im freien Land. Da diese Schlagen ihre Beute jedoch nicht jagen müssen, müssen sie sich auch nicht schnell fortbewegen.

Pythons sind **hauptsächlich in der Nacht aktiv,** auch wenn sie oft am Tag ein **Sonnenbad nehmen oder sich aufwärmen**. Eine Art, der Rautenpython in Australien oder *Morelia spilota spilota,* fällt in Winterstarre oder fällt während des Winters in einen tiefen Schlaf, um die kalten Monate überleben zu können.

ANGRIFFS- UND VERTEIDIGUNGSMETHODEN

Boas und Pythons töten durch **Erwürgen.** Einige Colubridae-Arten töten ebenfalls, indem sie ihre Beute erwürgen, zum Beispiel die *Elaphe guttata,* die Kornnatter.

JAGD IM VERBORGENEN ODER TÖTEN DURCH ERWÜRGEN

Diese Schlangen sind „**Ansitzjäger**"; **sie sitze**n **getarnt** auf der Lauer und beobachten die Beute aus einem geeigneten Versteck. Mit Hilfe einer **Biss- und Greif-Technik sichert** die

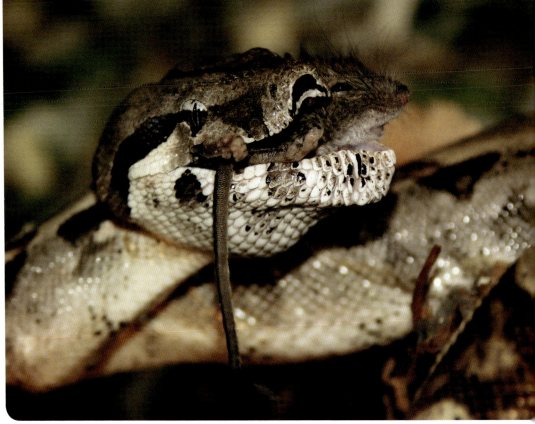

▲ Boa Constrictor schlängelt sich um eine Beute und schlingt sie mit dem Kopf voran herunter.

Würgeschlange ihre Beute mittels eines Biss-Griffs und wirft dann Schlingen ihres Körpers auf und um die Beute herum, sie **wickelt sich** also **um sie herum**. Bemerkt die Würgeschlange Muskel- oder Atembewegungen oder Kreislaufanzeichen an der sich wehrenden Beute, **verstärkt sie ihren Griff und zieht die Schlingen fester zu,** bis die Beute an Kreislaufversagen stirbt[14]. Der steigende Druck auf den Brustkorb stoppt den Blutfluss zum Herzen. Die Vorstellung, dass eine Würgeschlange ihre Beute zerquetscht, ist eine Fehlinterpretation. Die Schlange behält ihre Würgeposition bei, selbst nachdem die Beute aufgehört hat, sich zu bewegen; sollte die Schlange dann doch noch Bewegungen bemerken, drückt sie wieder zu.

Ist die Beute dann tot oder bewusstlos, hängt die Boa oder der Python den Kiefer aus, **lockert den Griff** und sucht nach dem Kopf. Der Kopf wird zuerst verschlungen, während sie den Rest der Beute nach und nach aus ihren Schlingen entlässt. Die Schlange bewegt ihren eigenen, flexiblen Kopf und Kiefer über die tote Beute, indem sie ihre gebogenen Zähne wechselweise entweder in die Beute schlägt oder sie wieder löst, so „marschiert" sie über die Beute, um sie in ihren Magen zu befördern. Werden sie gestört oder geraten sie in Bedrängnis, können Pythons ihre Mahlzeit wieder hervorwürgen, bevor diese verdaut wurde. Die Peristaltik der Schlange befördert das Opfer tiefer und tiefer in ihren Körper hinein. Die Verdauungssäfte lösen dann Fleisch und Knochen der

---

14 Neuere Studien haben gezeigt, dass der enorme Druck, der durch die Schlingen dieser Schlange verursacht wird, die Blutzirkulation und sogar das Herz stoppt. Auf diese Weise ist der Blutzufluss zum Herz des Opfers schnell unterbrochen. Die Festigkeit der Schlingen kann den Hals oder das Rückgrat eines Tieres brechen.

BOIDAE RIESENSCHLANGEN

Beute in einer Aushöhlung des Magens auf. Dieser Vorgang kann so schnell vonstatten gehen, dass kleine Tiere innerhalb von Sekunden getötet werden. Erwürgen ist eine effektive Methode, um Vögel und Säugetiere zu töten, da sie als Warmblüter relativ oft atmen müssen.

Boas und Pythons greifen Menschen nur an, wenn sie überrascht oder provoziert werden. Weibchen, die ihre Eier verteidigen, können sehr aggressiv sein. Große, erwachsene Exemplare können Menschen töten. Unaufmerksame Kinder können auch zur Beute von Pythons werden. Sie werden im Ganzen verschluckt, nachdem sie erstickt wurden.

Wenn sie sich bedroht fühlen, **zischen** Pythons oder **sondern eine übel riechende Substanz** aus der Kloake am Anfang des Schwanzes ab. Sie können auch zustoßen und/oder beißen.

MÖGLICHE MENSCHLICHE AUSDRÜCKE DER BOIDAE BEI PATIENTEN

Handelt es sich um n einem Fall, in dem sich Reptilien- und Schlangenattribute zeigen, so weisen die folgenden spezifischen Eigenschaftenauf ein Mittel aus der Familie der Boidae hin, sollten sie sich bei einem Patienten zeigen:

ANGRIFFS- UND VERTEIDIGUNGSMETHODEN

- Auf der Lauer liegen; von einem geeigneten Aussichtspunkt zusehen
- Würgen und Töten durch Ersticken
  Wichtige Wörter, die die Fähigkeiten widerspiegeln, zu erwürgen:
  Sich um etwas herumwickeln
  Kringeln
  Greifen
  Zusammendrücken
  Wringen
  Zerquetschen
  Niederdrücken
  Festziehen
  Abschnüren
  Straffen
  Pressen
  Fest pressen
  Das Leben herauspressen

  Schlagwörter, die ihre Fähigkeit beschreiben, (die Beute) zu ersticken:
  Erdrosseln
  Strangulieren
  Würgen
  Ersticken
  Garrottieren

BOIDAE RIESENSCHLANGEN

Schlagwörter, die ihre Fähigkeit beschreiben, alles im Ganzen herunterzuschlucken:
Sich einverleiben
Verschlingen
Etwas schlucken
Erobern
Futtern
Hinunterschlingen
Vertilgen
Verzehren
Einwerfen

VERHALTEN

- Bewegung: geradeaus laufen, gradlinig, akkordeonähnlich
  Schlagwörter/Ausdrücke, die die Fortbewegung der Boidae beschreiben:
  Wellen der Anspannung und Entspannung
  Bewegt sich langsam, nicht sehr aktiv, schleppend, nicht schnell (obwohl sie sehr schnell angreift)
  Loslassen und die Oberfläche greifen
  Dies ist die charakteristischste Art, auch wenn andere Formen der Fortbewegung vorkommen: klettern, schwimmen, sich am Boden bewegen und graben
- Sehr empfindlich gegenüber Temperaturschwankungen (wie die Grubenottern oder die Crotalinae)
- Mütterliche Gefühle, sehr stark bei den Pythons, nicht vorhanden bei den Boas
  Schlagwörter, die dieses Phänomen ausdrücken:
  Erschauern
  Zucken
  Anspannen und loslassen
  Herumwickeln
  Herumschlingen

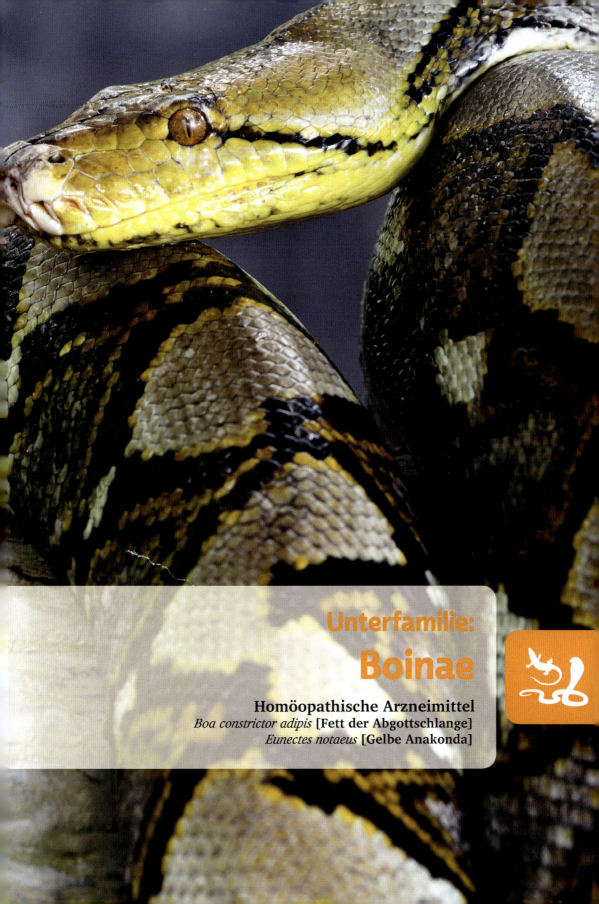

Unterfamilie: Boinae

Homöopathische Arzneimittel
Boa constrictor adipis [Fett der Abgottschlange]
Eunectes notaeus [Gelbe Anakonda]

BOINAE

BOA CONSTRICTOR ADIPIS [ADIPIS=FETT] [FETT DER ABGOTTSCHLANGE]

Ordnung: Squamata
Unterordnung: Serpentes/Ophidia (Schlangen)
Familie: Boidae
Unterfamilie: Boinae
Gattung: Boa
Art: Boa constrictor [adipis = das Fett von]
Trivialname: Königsschlange, Königsboa, Abgottschlange

EINFÜHRUNG

Der Name „Boa" ist vom lateinischen Wort bos, bovis abgeleitet, und bedeutet „Kuh". Es gibt einen alten Mythos, der besagt, dass Boas Kühe verfolgen und an ihnen saugen, bis sie vollständig ausgesaugt und tot sind.

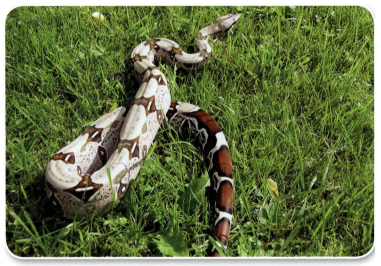

Boa mit rotem Schwanz

HABITAT

Die Boa ist sehr anpassungsfähig und bewohnt viele unterschiedliche Lebensräume.

ANATOMISCHE EIGENSCHAFTEN

Die *Boa constrictor* ist nicht und war auch niemals die größte Schlangenart, dies war höchstens das Bild in der Öffentlichkeit, das die Medien gezeichnet haben. Die Boa ist eher am unteren

BOINAE

Ende der Liga der Riesenschlangen angesiedelt. Selten wird sie größer als 4 m, normalerweise ist sie bedeutend kürzer.

Die Boa hat einen schmalen Kopf und eine spitz zulaufende Schnauze. Sie hat dunkle, SATTEL-ÄHNLICHE MARKIERUNGEN auf dem Rücken, die manchmal zum Schwanz hin rötlich werden. Die Farben und Muster einer Boa haben dienen einem wichtigen Zweck. Sie brechen die Kontur der Schlange auf und sorgen dafür, dass sie in ihrer Umgebung verschwindet **(Tarnung).**

Obwohl sie vornehmlich warmblütige Tiere jagt, besitzt die *Boa constrictor* KEINE WÄRME-SINNESGRUBEN und stellt damit eine Ausnahme in der Familie der Boidae dar. Das Fehlen der Grubenorgane dieser *Boa-constrictor*-Unterart ist vermutlich darauf zurück zu führen, dass sie sich früh aus dem Hauptzweig des Boa-Bestands abgesondert hat, zu einer Zeit, als sich die Wärmesinnesgruben noch nicht entwickelten hatten. Die Boa gehört zu den **grabenden** Schlangen, bei denen die Gruben mit Sand und Erde verstopft werden würden.

ERNÄHRUNGSVERHALTEN

BOA CONSTRICTORS FRESSEN GERN FLEDERMÄUSE! SIE FANGEN SIE, INDEM SIE SICH AN HÖHLENEINGÄNGEN VON ÄSTEN HERUNTERHÄNGEN LASSEN. SIE SCHLAGEN DIE FLEDERMÄUSE AUS DER LUFT, WENN SIE VORBEIFLIEGEN. Boas sind ebenfalls sehr geschickt darin, VÖGEL IN DER LUFT ZU ERGREIFEN.

SPEZIFISCHES VERHALTEN

Boas sind sehr geschickt darin, auf Bäume zu **klettern.** Allerdings können sie genauso geschickt am Boden jagen. Dies gilt besonders für trockenere Lebensräume, wo sie **übersommern.** Dies tun sie, um die schlimmste Hitze des Sommers zu überleben. Auch sind sie tüchtige **Schwimmerinnen** und gehen oft mit Absicht ins Wasser. Gemeinhin sind sie Einzelgängerinnen, doch in einigen Gebieten leben sie zusammen in Höhlen.

Sie leben IM VERBORGENEN und sind recht träge. Sie können tag- oder nachtaktiv sein, dies hängt vom jeweiligen Klima ab. Während der Häutung sind sie inaktiv, da dieser Vorgang ihre Sicht trübt.

FALL (1) VON *BOA CONSTRICTOR* VON JUDYTH ULLMAN
FALL EINER FRAU, 32 JAHRE ALT.
ERSTANAMNESE AM 13. SEPTEMBER 2005.
(SCHWARZER FETTDRUCK: WÖRTER, DIE WESENTLICH FÜR DIE LÖSUNG DES FALLS SIND.)

P: Im Januar wurde ich krank, und im Mai hat man bei mir eine Autoimmun-Hepatitis diagnostiziert. Ich habe zwei Kinder. Ich sollte Prednisolon nehmen.
Ich nehme viele zusätzliche Präparate, arbeite an meiner Ernährung, esse Rohkost und fange mit der Homöopathie an. Ich mache auch die Shen-Therapie. Die ALT-Werte sind von 2.500 auf 60 gesunken. Normal wäre unter 25.
Ich fing an, mich sehr müde zu fühlen, zusammen mit Übelkeit und Kopfschmerzen. Dann wurde mein Urin sehr dunkel. Schließlich bekam ich auch eine Nasennebenhöhlenentzündung,

BOINAE

die ich auch nicht so ganz los wurde. Mein Magen war aufgebläht. Ich spürte einen Schmerz rings um meine unteren Rippen/den Solarplexus herum.

D: Was stört Sie am meisten?

P: Der dunkle Urin, doch nun ist er wieder gelb. Es war sehr störend. Ich hatte keine Energie, um mit meinen Kindern Schritt zu halten.

D: Erzählen Sie mir von dem Schmerz im Bereich der Leber und der Gallenblase.

P: Es war wie ein **enges Band** hier herum. Ich kann mich noch an den Tag erinnern, als es ganz besonders schlimm war.

Ich habe Angst. Ich brauche jetzt eine Shen-Sitzung, denn ich habe Angst, dass da was nicht stimmt, dass ich Leberkrebs habe. Nicht zu wissen, was da vor sich geht, ganz allein mit meinem Schmerz zu sein und nicht wissen, wie ich den wieder wegkriege. Ich lag ganz allein auf der Couch, ich wollte niemandem sagen, wie viel Angst ich vor dem hatte, was ich gerade erlebte. Dass meine Kinder mich verlieren würden, weil ich sterbe. **Dass da etwas ist, das mich aus dieser Welt holt und ich meine Kinder ohne eine Mutter zurücklasse.**

D: Erzählen Sie mir mehr davon.

P: Ich kann das nicht sehr gut erklären.

Ich hatte letzte Nacht einen Traum, er handelte davon, dass ich nicht in der Lage war, meinen Kummer auszudrücken. Ich sah, dass die Schwester meines Mannes starb. Ich musste für alle stark sein. Ich konnte meine Gefühle nicht ausdrücken. Ich mache das bei meinem Mann und meinen Kindern; stark sein, damit ich sie nicht verängstige. Ich möchte nicht, dass sie Sorgen machen, dass die Mami krank ist.

D: Erzählen Sie mir mehr davon.

P: **Ich tue alles, damit es mir besser geht, damit ich das, was ich habe, loswerde. Ich vermittle den anderen, dass es mit gut geht, dass es mir besser geht. Ich habe immer noch Angst, dass das, was ich tue, nicht funktioniert, dass ich ihre Medikamente nehmen muss, und das will ich nicht. Die Nebenwirkungen der Medikamente machen mir genauso viel Angst wie die Krankheit. Ich bin eine Versagerin, wenn ich es nicht schaffe, dass meine Werte wieder normal werden und ich gesund werde, ohne die Medikamente zu nehmen.**

Das passiert immer wieder in meinem Leben: Geschäfte scheitern, Beziehungen scheitern.

Ich bin es nicht wert, geliebt zu werden, wenn ich nicht perfekt bin.

Wenn ich das nicht ohne die Ärzte hinkriege, die mir das Gefühl geben … ich fühle mich klein und herabgesetzt. Ich habe das Gefühl, ich hätte ich keine Stimme. Alles, was ich war, war ein Name auf einem Stück Papier. Es ist egal, was du sagst. Du machst es, wie ich sage, oder du stirbst.

Du bist ein kleines Kind, das nichts weiß. Du weißt nichts. Jemand anderes hat die Kontrolle. Du musst dich auf sie verlassen, denn du bist ja sowieso zu jung. Weil du zu klein bist, hast du keine Kontrolle über das, was dir passiert. Es ist, als ob du zu etwas gedrängt oder gezwungen wirst, was du nicht willst.

Was mir dabei in den Kopf kommt, ist sexueller Missbrauch. Keine Stimme zu haben, um zu sagen: „Nein, das ist nicht richtig." Du hast keine Wahl. Fast wie etwas, das dich auf **heimtückische Weise** dazu bringt, etwas zu tun, das falsch ist. Sie haben nicht das Gefühl, dass es falsch ist, dich zu überlisten. Es ist so ähnlich, wie wir es mit unseren Kindern machen: Wir bringen sie dazu, etwas zu tun, weil wir es so wollen, und sie möchten das vielleicht nicht. Also sagen wir: „Bitte, bitte, mach es mir zuliebe, du bekommst auch ein Stückchen Schokolade." Das macht mich jetzt richtig krank.

BOINAE

Hier nahm der Fall eine eindeutige Wendung. Die Formulierung „auf heimtückische Weise dazu bringen, etwas zu tun" scheint auf ein Tier-Arzneimittel hinzudeuten, je nachdem, in welche Richtung die Patientin von diesem Punkt an geht. Wir sind ihr auf ihrem Weg gefolgt, da der Fall in jede Richtung hätte gehen können, mit vielen unterschiedlichen Arzneimitteln, aus denen man hätte wählen können. Ab diesem Punkt hinterfragen wir bei der Patientin jedes ihrer Worte und folgen ihr auf ihrem Werg hin zu der Energie des Falles.

D: Wenn Sie sagen „heimtückisch", was bedeutet das?
P: Du kannst ihnen nicht trauen. Sie mischen sich überall ein. Sie tun Dinge, die andere Menschen verletzen oder dringen in ihr privates Umfeld ein.
D: Erzählen Sie mir mehr über „heimtückisch".
P: Jemand ist hinter Informationen her und denkt, das ist der einzige Weg, wie er sie kriegen kann. Als Gesellschaft und als Kinder wollen wir Informationen haben. Manchmal werden wir von der Gesellschaft so **gequetscht**, dass wir lügen müssen oder nur über das Hintertürchen das bekommen, was wir wollen.

Nun, das ist ungewöhnlich. Das würden wir als auffallend, sonderlich und eigenheitlich bezeichnen. So schnell kam sie von der Enge im Bereich der Leber/Gallenblase auf „heimtückisch" und „gequetscht". An diesem Punkt der Fallaufnahme wussten wir, dass Juli uns zu dem Mittel führen würde, das sie benötigt.

Wir dringen in die Privatsphäre anderer Leute ein, um die Informationen zu erhalten, die wir brauchen, anstatt einfach danach zu fragen. Wir machen uns Sorgen darüber, was die Leute denken mögen. Wir werden herumgeschubst und es ist uns nicht gestattet, eine eigene Stimme oder Meinung zu haben.

An diesem Punkt war es ziemlich klar, dass sie ein Tier-Arzneimittel benötigt. Die Hauptthemen der Patienten, die tierische Substanzen benötigen, sind: Opfer/Aggressor, das Gefühl, von jemand Stärkerem gezwungen zu werden, etwas zu tun, Überleben, Wettbewerb und Attraktivität.

D: Erzählen Sie mir über „quetschen".
P: Druck ausüben, kleiner machen als ... kleiner machen. Du musst etwas rausnehmen, **etwas herausquetschen, deinen Glauben daran herausquetschen, dass alles gerecht zugeht. Jemand hat seinen Daumen auf dir drauf, hält dich dort fest, du kannst dich nicht bewegen und du hast Angst.**

Nun kam sie zurück zu ihrer ursprünglichen Angst, dass sie sterben würde.

Du denkst, du kannst dich nicht bewegen. Du kannst gar nichts tun. **Du erstickst, weil die anderen so viel Macht über dich haben. Es ist Kontrolle.** Sie haben die Kontrolle über dich und du kannst dich nicht bewegen. Du kannst nicht das tun, was du tun willst. Du musst das heimlich tun. Du hast keine Freiheit.

D: Beschreiben Sie „ersticken".
P: **Du kannst nicht atmen, es besteht ein großer Druck. Du kannst nicht atmen und kriegst nicht genug Luft in deine Lunge. Die Luft wird aus dir herausgedrückt.** Das ist ein schrecklicher Gedanke. Wenn du keine Luft mehr bekommst, dann stirbst du. Dann bist du nicht länger auf dieser Erde.

Du wirst von einer schweren Hand auf deiner Brust niedergedrückt. Ich sage nicht, dass ich das erlebt habe, als ob jemand mit seinem ganzen Gewicht, mit ganzer Macht drückt, alle Luft aus deiner Lunge drückt. Eine schwere Hand drückt im Brustbereich. Es fühlt sich an wie etwss sehr Schweres.

D: Erzählen Sie mir mehr über „keine Luft bekommen".
P: Da will ich nicht hingehen.
D: Erzählen Sie mir von der Hand auf Ihrer Brust und gequetscht.

BOINAE

P: Plattgedrückt. Druck.

Die Kombination von Heimtücke, Quetschen, Enge und keine Luft bekommen deutet stark auf ein homöopathisches Schlangenmittel hin. Der Homöopath muss jedoch vorsichtig vorgehen und nicht in diese Richtung drängen, sondern den Fall sich entwickeln lassen, denn manchmal kann es uns sehr überraschen, wie sich ein Bild in ein ganz anderes Bild verwandelt.

D: Weitere Ängste außer der vor dem Sterben?

P: Ich habe Problem in Bezug auf Intimität mit meinem Ehemann, es sei denn, ich ergreife die Initiative. Oft bin ich eher widerwillig. Ich muss genötigt werden, überredet werden. Oft sage ich nein oder möchte gerne nein sagen. Mein Mann muss mich mehrmals fragen oder proaktiv sein. „Nein, ich will nicht." Ich spüre Angst im Solarplexus und im unteren Teil meines Magens. Wenn ich tiefer nachspüren würde, würde mir übel.

D: Ihnen würde übel?

P: Als ob da irgendetwas nicht richtig wäre, mit Sex. Ich habe das Gefühl, ich müsste mich übergeben, und mir wird übel. In meinem Magen ist ein Knoten. **Ekel**. Ich möchte dagegen ankämpfen. Ich will keinen Sex, denn mir wird davon schlecht.

D: Erzählen Sie mir von dem „Ekel".

P: WIDERLICH. Total abstoßend.

D: Was macht Ihnen noch Angst?

P: Dass Menschen mich nicht lieben.

Dass ich nicht gut genug bin. Dass ich nicht genug tue, um die Liebe der Menschen zu verdienen. Dass ich als Mensch nicht perfekt genug bin. Dass ich nicht das richtige mache oder sage.

Wenn ein Patient von „Menschen" spricht, als sei das etwas anderes als er selbst, ist dies ein weiterer Hinweis darauf, dass er ein Tierarzneimittel benötigt.

Dass ich nicht perfekt bin. Ich habe Sachen gemacht und mache auch weiter Sachen, die **die Gesellschaft als falsch erachten würde oder die ich als falsch erachte**.

Dies ist das zweite Mal, dass sie über die Gesellschaft spricht.

Zum Beispiel, über jemanden hinter seinem Rücken reden, oder als Mutter die Kinder anschreien, oder jemandem etwas über jemand anders zu erzählen. Und zu wissen, dass ich das, was ich da sage, niemand anderem sagen sollte. Dass ich es für mich behalten sollte und diese Information nicht mit jemand anderem teilen sollte. Zu lernen, wie ich mit Informationen umgehe, die ich von anderen erhalte, ohne sie mit anderen zu teilen.

D: Erzählen Sie mir von „über jemand hinter seinem Rücken reden".

P: Jemandem etwas erzählen, was Sie der betroffenen Person nicht direkt ins Gesicht sagen würden. **Doppelzüngig sein.** Etwas sagen und tun, wenn Sie jemandem von Angesicht zu Angesicht gegenüber stehen, und etwas ganz anderes sagen und tun, wenn Sie ihm nicht gegenüber stehen. Kein echter Freund sein. Hinter jemandes Rücken etwas machen. Nicht vertrauenswürdig sein.

Hört man von einem Patienten Aussagen wie „hinter meinem Rücken wird geredet" oder „heimtückisch" oder „doppelzüngig" oder „mit gespaltener Zunge", so deutet dies klar auf ein Schlangen-Arzneimittel hin. „Jemand anderem etwas erzählen, was Sie der betroffenen Person nicht direkt ins Gesicht sagen würden. Doppelzüngig sein. Nicht vertrauenswürdig sein."

D: Wie ist es mit Tieren?

P: Ich habe vielleicht etwas Angst vor Bären, aber keine Angst vor Reptilien. Ich hebe Schlangen und Spinnen auf. Ich mag Ratten oder Mäuse nicht wirklich, doch ich habe keine Phobie. Ich mag keine Waffen.

BOINAE

Letztes Jahr oder das Jahr davor habe ich mal eine Boa constrictor gehalten. Ich war überrascht, wie glatt und seidig sie sich anfühlte. Meine Kinder waren da, also dachte ich, ich könnte das mal machen. Als ich klein war, habe ich mit Schlangen gespielt. Ich habe sie mir um den Hals gelegt. Ich war ziemlich cool dabei. Sie war schwer. Es war sehr beruhigend. Ich war voller Ehrfurcht davor, wie seidig sie sich anfühlte. Ich glaube, ich hatte auch etwas Angst, dass diese Schwere um mich herum sich anspannt, wie man es in Filmen sieht. Sie lag schwerer auf meinen Schultern und um meinen Hals als ich dachte. Aber der Schlangenhalter war da, und das hat mich beruhigt. Ich glaube, sie könnte einen erwürgen, wenn man sie um seinen Hals trägt, sie würde sich um den Hals wickeln, einen würgen, die Luft abdrücken und einen ersticken.

D: Wie wäre das?

P: Eine großer Druck würde die Luftzufuhr unterbrechen, die Atemwege wären blockiert. Man wäre nicht mehr in der Lage zu atmen. Es wäre sehr angsteinflößend.

Wir wissen, dass wir immer noch auf der richtigen Fährte sind, denn sie wiederholt die Wörter, die sie auch vorher schon gesagt hat. Die Patienten, die Schlangen-Arzneimittel benötigen, haben normalerweise schreckliche Angst vor Schlangen. Andere wiederum, wie auch diese Patientin, spüren eine Verwandtschaft oder eine Verbundenheit mit ihnen.

D: Was wäre, wenn der Schlangenhalter nicht dabei gewesen wäre?

P: Ich hätte sie nicht über meinen Hals und über meine Schultern gelegt. Es war schon ziemlich angsteinflößend. Mein Herz hat geklopft, ich habe den Atem angehalten. Ich habe darum gekämpft, ruhig zu bleiben. Wahrscheinlich war mir übel. Als ob ich mich übergeben müsste, als ob mein Magen brennt und mir Erbrochenes in der Kehle aufsteigt. Atmen, damit mir nicht schlecht wird. Ich fühle mich widerlich.

D: Erzählen Sie mir etwas darüber sich „widerlich zu fühlen".

P: Übel, denke ich.

Das hat sie schon früher beschrieben.

Wir sind uns sicher in Bezug auf die Arzneimittelwahl und beendeten die Fallaufnahme mit Fragen zu ihren Träumen.

D: Erzählen Sie mir von Ihren Träumen.

P: Als ich krank wurde, hatte ich viele Träume von größeren Unfällen, die mir oder meinen Kindern passierten. Ich starb fast und war nicht in der Lage, ihnen zu helfen oder irgendetwas dagegen tun.

Dies erinnert an ihre einführenden Kommentare bezüglich ihrer Angst, zu sterben und ihre Kinder ohne Mutter zu hinterlassen.

Träume von Feuer. Als ich jünger war, brannte es einmal im Haus von Freunden. Dieser Traum kam wieder und wieder. Es war wie ein Déjà-vu.

Ähnlich dem Erstickungsgefühl.

Ich habe Träume, die nicht zusammenpassen. Oft bewegen sie sich so schnell, dass sie nicht zusammenpassen. Ich habe Stress, bin durcheinander, nicht fokussiert, überall und nirgends.

D: Was meinen Sie mit „Mensch"?

P: Wir sind alle nur Menschen. Nicht perfekt genug als Frau, Schwester, Mutter und Enkelin. **Dass ich den Erwartungen aller anderen Menschen auf diesem Planeten … dieser Erde nicht gerecht werde.**

Ich habe für mich festgelegt, wie ich sein sollte, basierend auf dem, wie ich denke, dass andere Menschen sein sollten. Nicht gut genug sein, nicht schlau genug, und diesen Erwartungen nicht gerecht werden.

BOINAE

Die meisten Schlangen-Arzneimittel gehören ins syphilitische Miasma oder ins Lepra-Miasma. Dies deutet auf Verzweiflung hin und das Gefühl, von der Gesellschaft ausgeschlossen zu sein. Wir haben das Interview auf eine Art und Weise beendet, wie wir es heute nicht mehr tun würden. Dadurch wurde aber noch etwas mehr in Bezug auf ihre Vergangenheit deutlich. Wir haben sie gefragt, ob sie jemals das Gefühl gehabt hätte, ausgeschlossen zu sein.

D: Haben Sie sich jemals von etwas ausgeschlossen gefühlt?

P: Ja. Am schlimmsten war das in der High-School. Ich war ganz alleine. Niemand wollte mit mir befreundet sein. Ich war ganz alleine und wollte nicht mehr auf dieser Erde sein. Ich habe davon gesprochen, Selbstmord zu begehen, weil Leute gesagt hatten, ich hätte Sachen gemacht, die ich gar nicht getan hatte. **Ich hatte keine Freunde, hatte niemanden, mit dem ich reden konnte, war aus dem Leben der anderen ausgeschlossen**. So habe ich mich gefühlt.

Dies bestätigt die Verzweiflung und die Zurückweisung, die charakteristisch für Schlangen-Arzneimittel sind; manchmal wird dies beschrieben als „Schlusslicht sein" oder „das Allerletzte sein". Dies sind ganz klar „Wahnideen", wie es der Homöopath nennen würde, oder Trugschlüsse. Nichts von dem traf tatsächlich auf sie zu, aber sie fühlte sich so.

(Ich fragte sie noch, ob es in der Vergangenheit Misshandlungen oder Missbrauch gab.)

P: Angst und Schrecken.
   Ich hatte eher Angst davor, dass meine Eltern herausfinden würden, dass ich schlecht war und etwas Schlimmes getan hatte.
   Im Juli hatte ich an meinem Hals einen Ausschlag. Der ging vom Schlüsselbein bis hoch zum Unterkiefer. Es fühlte sich an, als hätte ich mich ernsthaft verbrüht. Es spannte sehr und war schmerzhaft.

D: Enge Kleidung?

P: Lange Zeit wollte ich keine engen Hosen oder Ähnliches tragen. Jetzt passt mir meine Kleidung besser.

D: Rollkragenpullover?

P: Nein, die habe ich früher getragen. Jetzt trage ich sie nicht mehr, sie sind mir am Hals zu eng, glaube ich.

FALLANALYSE

Vor 15 Jahren bekamen Patienten, die ein Schlangen-Arzneimittel benötigten, meist *Lachesis,* die Buschmeisterschlange, verschrieben. Heutzutage sind die *Materia Medica* und die homöopathischen Prüfungen viel fortschrittlicher und differenzierter. Vor ungefähr zwölf Jahren haben Bob Ullman und ich einen Vortrag bei einer Konferenz der Internationalen Stiftung für Homöopathie gehalten, dessen Titel lautete „Es ist nicht immer Lachesis, wenn es sich schlängelt". Wir haben Fälle vorgestellt, die mit anderen homöopathischen Schlangenmitteln kuriert wurden, so zum Beispiel *Naja*, die Kobra, *Crotalus horridus,* die amerikanische Klapperschlange, und *Cenchris,* die Kupferkopfschlange.

Nicht nur bei Schlangen-Fällen, sondern auch bei Vögeln und vielen anderen Säugetieren sind nun in den homöopathischen Apotheken viel mehr Substanzen erhältlich als noch vor einigen Jahren. Einige sind geprüft, andere nicht. Was passiert denn nun, wenn jemand ein Schlangen-Arzneimittel benötigt, doch man gibt die falsche Schlange? Dies ist umstritten. Einige Homöopathen sagen, wenn man ein Mittel aus der Familie auswählt, ist dies ähnlich genug, um eine positive Reaktion beim Patienten hervorzurufen. Folgt man dieser Argumentation, dann könnte jemand, der Kobra benötigt, auch auf *Lachesis*, die südamerikanische Buschmeisterschlange, reagieren.

BOINAE

Unsere klinische Erfahrung stützt diese Theorie allerdings leider nicht. Wir hatten Fälle, die nicht gut auf *Crotalus cascavella* (die brasilianische Klapperschlange), jedoch fantastisch auf *Crotalus horridus* (die amerikanische Klapperschlange) reagiert haben.

In diesem Fall werden wir sehen, dass die Patientin scheinbar sehr positiv auf ein Schlangen-Arzneimittel reagiert, wir am Ende jedoch aufgrund eines persistierenden Symptoms überlegen, auf ein anderes Mittel zu wechseln, das kürzlich verfügbar wurde.

Es ist wunderbar, wie zeitgenössische Homöopathen sehr viel geschickter darin sind, die Nuancen zwischen zwei Schlangen, zwei Nachtschattengewächsen oder auch zweier Edelgase zu differenzieren. Die Verschreibungen und damit auch die Ergebnisse in der Praxis sind dadurch viel präziser und besser geworden.

Zum Zeitpunkt der Fallaufnahme war *Boa constrictor* nicht verfügbar war, später war sie das aber. Nachdem ich die deutsche Arzneimittelprüfung von Brigitte Klotzsch über *Python regius* vor etwa fünf Jahren gelesen und es erfolgreich in vier oder fünf Fällen verschrieben hatte, war es jetzt das Arzneimittel der Wahl. Die Essenz dieser Arzneimittelprüfung lautet: *Die eigene Identität in einer Beziehung verlieren und sich erwürgt oder stranguliert fühlen.*

Der *Mutterinstinkt* ist besonders stark ausgeprägt, und dies wird durch die Ängste der Patientin bestätigt, dass sie sterben könnte und ihre Kinder mutterlos wären. Ich habe *Python regius* verschrieben, und zwar basierend darauf, dass ein Schlangen-Arzneimittel klar indiziert war und *Python regius* diesem zur damaligen Zeit am nächsten kam.

Wir haben *Python regius* in der LM 7 verschrieben, eine Gabe täglich, denn so hatten wir es vorrätig. Zusätzlich haben wir das ayurvedische Leber-Ergänzungspräparat, Liv 52, verschrieben.

An diesem Punkt haben wir uns gefragt, ob eine andere Würgeschlange, wie z.B. die Boa noch bessere Ergebnisse erzielen würde.

Verschreibung: *Python regius* LM7

FOLLOW-UP NACH SECHS WOCHEN

„Ich bin sehr zufrieden mit den neuesten Blutwerten. Die Neutrophilen sind gestiegen, von 1.8 auf 2.8, und damit liegen sie im Normbereich. ALT ist von 162 auf 150 gesunken. Der Normwert liegt zwischen 1-40. Das Immunglobulin M ist immer noch hoch, 3.92. Der Normwert liegt zwischen 0.40-3.00. Der Arzt ist begeistert."

Verschreibung: *Python regius* LM8.

FOLLOW-UP NACH ZEHN WOCHEN

Sie läuft herum und spielt mit den Kindern. „Es ist schon lange her, dass ich Lust hatte, so etwas zu tun." Ich bin voller Hoffnung. Keine Alpträume mehr.

Ich hatte das Gefühl, ich würde einen Harnwegsinfekt bekommen, aber das ging einfach vorüber. ALT ist auf 121 gesunken. Das Immunglobulin M ist etwas gesunken, auf 3.89."

Weiter mit *Python regius* LM8 und Liv 52.

FOLLOW-UP NACH 18 WOCHEN

„Es geht mir gut, ich bin dankbar dafür, dass meine Gesundheit besser wird. Ich habe geträumt, dass das homöopathische Mittel gegen die Angst vor dem Tod wäre. Ich esse zu 70%-80% Rohkost."

ALT bei 93. Immunglobulin M 3.84.

BOINAE

FOLLOW-UP NACH FÜNF MONATEN

„Meine Leber schmerzt deutlich weniger. Ich bin nur dann zornig, wenn ich nicht genug für mich tue. Das ALT ist runter auf 50. Der Arzt ist sehr zufrieden."

FOLLOW-UP NACH SIEBEN MONATEN

„Das Immunglobulin M ist leicht nach oben gegangen, das ALT ist auf 46. Eine anstrengende Zeit, mit drei ehrenamtlichen Jobs. Liv 52 die letzten drei bis vier Wochen nicht mehr genommen, weil es aufgebraucht war."

Python regius LM9, Liv 52 wie verschrieben.

FOLLOW-UP NACH NEUN MONATEN

Verschreibung einer höheren Potenz *Python regius* LM9.

Ich habe die Potenz erhöht, um zu sehen, ob wir so bessere Laborresultate in Bezug auf die Hepatitis erreichen können.

FOLLOW-UP NACH EINEM JAHR

„Ich bin wirklich begeistert. dass ALT normal ist und das Immunglobulin M endlich von 4.67 auf 4.06 gesunken ist. Es geht mir richtig gut. Ich arbeite viel. Emotional ist alles gut. Die normalen Hochs und Tiefs, aber sie dauern nicht lange an. Ich nehme nicht mehr alles so persönlich."

Weiter mit *Python regius* LM9.

FOLLOW-UP NACH 14 MONATEN

„ALT ist gesunken auf 29. Der Leber-Spezialist hat gesagt, meine Werte sind gut und ich soll erst in zwei Jahren wiederkommen. Ich werde meine Blutwerte weiterhin alle drei Monate kontrollieren lassen."

Weiter mit *Python regius* LM9 und Liv 52.

FOLLOW-UP NACH 22 MONATEN

„Ich habe das Mittel die letzten ein oder zwei Wochen nicht genommen. Heute Morgen bin ich mit Kopfschmerzen aufgewacht."

Ich bat sie, *Python regius* wieder nach Vorschrift einzunehmen.

Dann ging es mit ihrer Gesundheit langsam bergab. Sie klagte über Empfindlichkeit in der Leberregion, und die Laborwerte waren auch wieder schlecht. Also nahm ich den Fall erneut auf.

WIEDERAUFNAHME DES FALLES AM 19. JUNI 2008

(Telefongespräch)

P: Ich möchte, dass meine Leber wieder normal wird, damit ich nicht immer in diese Achterbahn sitzen und mir Sorgen darüber machen muss, dass meine Kinder ohne Mutter aufwachsen. **Als täte ich nicht genug.**

BOINAE

Manchmal habe ich das Gefühl, ganz oben zu sein, ich bin ganz aufgeregt und es geht mir gut mit mir selbst. Dann geht wieder alles den Bach runter, wenn die Leberenzymwerte steigen. Wenn die Werte schlecht sind, schelte ich mich dafür, dass ich nicht alles richtig mache, dass ich nicht genug mache. Ich bin **frustriert**, weil es wiederkommt. Weil ich immer noch nicht damit durch bin.

Ich möchte vorwärts kommen in meinem Leben, und **gleichzeitig lasse ich zu, dass mich das zurückhält**.

Es ist wie ein böser Traum. Die schleichen sich einfach an, **schleichen sich hierher. Als ob es von hinten kommt und du es nicht kommen sehen kannst. Ich versuche, immer auf der Hut zu sein. Ich kann mich nie entspannen. Ich bin immer damit beschäftigt, mich zu schützen**.

Ich muss mich umdrehen, um zu sehen, was von hinten kommt. Immer wachsam. Immer ein Auge darauf haben, was sich anschleichen könnte. Auf der Lauer. Sich von hinten anschleichen. Das macht richtig Arbeit, sich immer umzuschauen. **Ärgerlich**. **Unangenehm**. Kein sicheres Gefühl.

D: Erzählen Sie mir etwas von „lauern".

P: Auf der Lauer liegen und warten. Bereit, auf dich drauf zu springen. Bereit, zum Vorschein zu kommen. Heimtückisch und lauernd. Angsteinflößend.
Sehr wachsam in Bezug darauf. Ich fühle mich unsicher.
Es erinnert mich an eine Katze, die bereit ist zu springen, wenn du es nicht erwartest. Um dich zu überraschen. Du kannst es vielleicht kommen sehen und trotzdem überrascht es dich. Auf der Lauer liegen, bereit sein, bereit zuzuschlagen. Es könnte etwas Spielerisches und Lustiges sein, wie sie sich langsam für den Sprung bereit macht und man zuschaut.
Sich in langsam und schrittweise anschleichen. Etwas sehr langsam machen, in kleinen Schritten, nicht sehr schnell. Ein langsamer, gleichmäßiger Schritt. Man kommt nicht sehr schnell vorwärts. Entlangkriechen, Babyschritte, sich ein bisschen bewegen und dann anhalten. Irgendwie langsam und gleichmäßig.
(Wenn ich eine Telefon-Konsultation oder eine Konsultation über Skype™ durchführe, bitte ich den Patienten, mir Bescheid zu sagen, wenn sie bei sich eine Geste beobachten.)
Der Kopf liegt in meinem Schoß. Die Fingerspitzen ruhen oben auf dem Kopf und der Daumen ist an meinem Ohr und massiert meine Stirn. Ich schlurfe mit den Füssen. Es ist zu anstrengend, sie hochzuheben.
Wenn die Katze sich hinsetzt und zum Sprung bereit macht, möchte sie nicht ihren gesamten Körper hochheben. Sie schlurft entlang und liegt auf dem Boden. Wie sie am Boden entlangschleicht, sich einfach entlangschlängelt. Sie ist nur eine Hauskatze. Sie hat viel Energie und ist doch auch faul. Sie spielt gern.
Sie beugt sich herunter und fängt ihre Beute von hinten. Sie liegt auf dem Bauch, während der Hintern ein wenig hochgereckt ist. Sie ist bereit zu springen. Sie wackelt mit dem Hintern, kurz bevor sie losschießt. Für mich ist es wirklich witzig, mir diese Verspieltheit anzusehen. Hinterhältig. Neugierig.
Sachen hören, die nicht für dich gedacht waren. Dinge sehen, die du nicht sehen solltest. Versuchen, Sachen so zu machen, dass jemand anderes nicht merkt, dass du es machst. Sich von hinten anschleichen. Von hinten an jemanden oder etwas herankommen. Sie wissen nicht, dass du da bist. Sich anschleichen und sie erschrecken. Versuchen, etwas zu tun, ohne dass sie es wissen. Überraschung. Heimlich. Jemanden überraschen, ohne das er es weiß.

BOINAE

Jemandem etwas tun, ohne dass er es weiß. Sie mit etwas überraschen, ohne dass sie es wissen. Sich von hinten anschleichen und ihnen etwas ohne ihr Wissen antun. Wie eine Überraschungs-Party zum Geburtstag. Man wird Heimlichtuer genannt.

Nachts auf der Straße herumlaufen und dieses komische Gefühl kriegen. Sich nicht wohl fühlen. Sie werden dich angreifen. Erhöhte Wachsamkeit. Wenn sie sich zu dicht an dich heranschleichen. Gruselig. Verursacht Schauer auf deinem Rücken. Stellt dir die Haare auf. Dieses Zittern, ein kleines Zucken, da möchtest du wegrennen.

Doch vielleicht bilde ich mir das alles nur ein.

Ein fester Griff. Schrecklich beängstigend.

Einfach **eng und zusammengezogen sein und nicht in der Lage, sich zu bewegen.** Du hättest das Gefühl, etwas wäre **um dich herumgewickelt.** Du kannst dich nicht bewegen. Etwas drückt auf deinen Körper.

Quetschen. Enge. Das Atmen fällt schwer. Du kannst kaum Luft kriegen. Schmerzhaft. Man muss kämpfen, um frei zu kommen. Zu einschürend. Zu eng, und es hält dich fest. Es scheint mir wie eine Metapher für mein Leben zu sein.

Ich fühle mich eingesperrt, es **quetscht dich und du sitzt in der Falle.** Du kannst nichts tun, um da herauszukommen. In der Falle. Ich habe das Gefühl, bis zum geht-nicht-mehr gequetscht zu werden. Es drückt mich einfach zusammen, drückt mich nieder. Davon gefangen. Eingesperrt. Dich zusammendrücken. Man kann nirgends hingehen oder fliehen. Man kann sich nicht davor verstecken.

Ich wusste, dass sie eine Würgeschlange benötigte, allerdings eine andere.

Verschreibung: *Boa constrictor* C12, Plussing-Methode.

FOLLOW-UP AM 11. MÄRZ 2009: ELF MONATE NACH DER ERSTEINNAHME VON *BOA CONSTRICTOR* C12

P: Die Laborberichte sind gut.
ALT bei 28, im Vergleich zu 40 im Dezember 2008. Das Bilirubin lag bei 7, es liegt jetzt bei 6.
IgG 1448 vorher, jetzt 1440.
IgA war 1.72, ist jetzt 1.74.
IgM war 3.92, ist jetzt 34.03.
Alkalische Phosphatase war 76, ist jetzt 65. Es geht mir richtig gut.

Ich habe das Gefühl, das Leben geht jetzt endlich voran. Es gibt morgens weniger Stress mit den Kindern, mit unserer neuen Routine. Alles fließt irgendwie viel besser. Emotional geht es mir richtig gut. Viele Sachen stören mich jetzt gar nicht mehr.

Auch in meiner Ehe läuft es jetzt gut. Es fließt. Wir haben uns endlich mal zusammen hingesetzt und ein Budget erstellt. Wir haben nicht deswegen gestritten. Wir benutzen jetzt Bargeld anstatt nur Kreditkarten.

Ich würde gerne auf die Farm der Familie meines Mannes ziehen und Landwirtschaft betreiben. Ich sehne mich nach einer guten Beziehung zu meinen Freunden und meiner Familie. Das gibt mir viel Kraft.

Verschreibung: *Boa constrictor* C12, Plussing-Methode.

FOLLOW-UP AM 11. MAI 2009

P: Ich fühle mich großartig. Die Laborergebnisse sind gut.
Die Blutwerte werden immer besser.
Ich kann besser für mich einstehen. Ich habe angefangen, Sport zu treiben.
Verschreibung: *Boa constrictor* C12, Plussing-Methode

KOMMENTARE DER AUTORIN

Es ist schwer zu erklären, warum die Wirkung von *Python regius,* von der man weiß, dass sie mütterliche Instinkte hat, genau wie wir es auch bei der Patientin gesehen haben, nicht angehalten hat. Und warum *Boa constrictor,* von der nicht bekannt ist, dass sie mütterliche Wärme und Schutzinstinkte kennt, dieser Patientin geholfen hat.

FALL (2) VON *BOA CONSTRICTOR* VON ASHOK BORKAR

FRAU X., 37 JAHRE ALT, ERSTANAMNESE AM 04. JANUAR 2009 ZUR KÜRZEREN DARSTELLUNG IST DIESER FALL ZUSAMMENGEFASST

D: Berichten Sie mir von Ihrem Hauptproblem?
P: Auf der körperlichen Ebene ist die Sinusitis schlimmer geworden. Ich habe das Gefühl, sie ist verbunden mit einer Allergie und einer atopischen Allergie. Ich habe festgestellt, dass einiges diesen Zustand sehr schnell hervorrufen kann. Mir wird es unwohl mit Niesen, geschwollenen Nebenhöhlen, verstopftem Gefühl in der Nase und Jucken in Hals und Ohren.
Insgesamt bin ich sehr **träge.** Ich bin sehr träge. Ich überlege, was passiert ist, weshalb ich so sehr träge bin; meine Verdauung, alles ist irgendwie träge. Auf der emotionalen Ebene bin ich reizbar und ziemlich **verwirrt.**
Ich fühle mich gestresst und kann mich irgendwie nicht entspannen. Ich muss mich ein bisschen mehr entspannen, darf nicht alles so ernst nehmen.
Wenn meine Periode beginnt, spüre ich zwei bis drei Tage vorher, dass es losgeht. Ich denke, ich werde dann sehr böse. Dann ist meine Reizbarkeit am größten.
Ich rauche; seit ich 13 Jahre alt bin. Das ist mein einziges Laster.
Ich neige dazu, schnell zuzunehmen. Dan denke ich immer: „Oh, ich muss abnehmen!" Aber ich kann nichts tun. Ich kann Stunden damit verbringen, darüber nachdenken, dass ich was tun muss, und dann mache ich gar nichts.
Ich kann meine Zeit nicht besonders gut einteilen. Ich kann nicht gut mehrere Sachen auf einmal machen. Im Moment stecke ich meine gesamte Energie in den Job. Dann bin ich frustriert, weil ich zunehme oder träge bin. Wenn ich bei der Arbeit bin, mache ich immer weiter, doch zu Hause ist meine Energie erschöpft.
Zwischen mir und meinem Sohn bestehen ein paar „Streitereien", glaube ich. Ich bin sehr **dominant,** und mein Sohn hat auch einen starken Charakter. Im Moment bin ich diejenige, die **Regeln aufstellt:** „Du darfst dies nicht tun, du darfst jenes nicht tun, du musst das tun." Ich bin der **Drache,** der ihn ständig in Spur bringen muss. Er ist schlau und weiß, wen er manipulieren muss. Ihm sind all die Spielchen bewusst, die ablaufen können.

BOINAE

Alles, was ein Patient über andere sagt, offenbart auch seine eigenen Eigenschaften oder Empfindlichkeiten. Solange nicht alle Beteiligten das Gleiche sagen, können wir nicht von einer Tatsache sprechen. Es ist ihre eigene, individuelle Sicht der Dinge. Der Vater sagt über seinen Sohn nicht das Gleiche.

P: Ich möchte, dass alles immer auf eine bestimmte Art und Weise erledigt wird. Ich habe da bestimmte Vorstellungen.

Sie ist redselig und fährt ohne viele Zwischenfragen fort.

Wenn ich meine Knöchel und meine Schultern drehe, knackt es sehr stark.

Sie ist sehr gesprächig und fährt fort, ihre Probleme zu erzählen, ohne dass wir tiefer bohren müssen. So erzählt sie, dass sie sehr rigide in ihrer Haltung und in ihrer Meinung ist. Fernsehen nervt sie. Sie mag es nicht, dass ihr Mann und ihr Sohn nicht viel Zeit mit anderen Menschen verbringen. Sie wirkt leicht neurotisch, was die Sauberkeit in der Küche angeht.

Das andere Extrem ist dann aber, dass ich in einem Dhaba (Restaurants, die man in Indien entlang der Autobahn findet) sitzen und essen kann; dort findet man wahrscheinlich die dreckigsten Küchen überhaupt. Das ist als ein wenig komplex. Mir fällt das Wort gerade nicht ein, es ist ein bisschen „zweiseitig".

Am besten wäre es jetzt, sie zu fragen, was sie am meisten stört.

D: Was stört Sie am meisten?

P: Im Moment stört mich die Beziehung zu meinem Sohn am meisten. Weil ich das Gefühl habe, er hört nicht richtig zu. Er ist neun Jahre alt, ein Alter, in dem Kinder bestimmte Sachen lernen, wie z.B. sich zu behaupten und Ablehnung zu erfahren. Es ist nicht so, dass er mich hasst, aber ich glaube, ich gehe ihm auf die Nerven, und er geht mir auf die Nerven. Und er ist so bockig.

All die kleinen Dinge, von denen ich erwarte, dass er sie macht, die macht er einfach nicht. Ich rede viel, ich rede die ganze Zeit, während mein Mann genau das Gegenteil ist. Er ist sich selbst Gesellschaft genug. Ich habe das Gefühl, das stellt für mich ein Problem dar, für ihn aber nicht. Er braucht auch männliche Gesellschaft. Aber er ist ganz entspannt. Für ihn ist es kein Problem. Er ist nicht eifersüchtig, er ist nicht besitzergreifend, er stört sich an nichts, was ich tue. Da hat er großes Vertrauen.

Jedes Thema, das sie spontan zur Sprache bringt, ist für sie ein wichtiges Thema. Zeit mit anderen Menschen zu verbringen, Eifersucht, Vertrauen und besitzergreifend sein sind wichtige Themen für sie.

D: Wenn Sie diese Streitereien mit Ihrem Sohn haben, was fühlen Sie da?

P: Ich bin frustriert, sehr frustriert. Wie ein Gummiband, das sehr stark auseinandergezogen wurde.

Dann erzählt sie eine Geschichte: Sie hatten Gäste zu Hause, und sie musste arbeiten gehen. Sie wollte, dass ihr Sohn bei den Gästen, aber er ist zu einem Freund gegangen und hat dort gespielt. Da hat sie sich über ihn geärgert.

P: Ich bin sehr angespannt, wenn er seine Grenzen überschreitet.

D: Erklären Sie dieses „angespannt sein".

P: Wenn man angespannt ist ... es ist eine Redewendung, die bedeutet, dass man sehr ... wie wenn etwas sehr fest aufgewickelt ist, wie ein Wollknäuel aufgewickelt ist (HG) ... wie ein Faden, der fest aufgewickelt ist. Ich kann es nicht besser erklären.

D: Sie erklären es sehr gut. Machen Sie das (HG) nochmal, was Sie mir gerade gezeigt haben?

P: Wie ein Wollknäuel, wenn es aufgewickelt ist. Es ist aufgewickelt und manchmal fühlt man sich im Innern sehr angespannt, wie eine Feder oder eine Spirale ... die darauf wartet, zu ... die ganz angespannt ist, und dann entspannt man sich, und es löst sich alles.

D: Erklären Sie das doch nochmal: „im Innern fühlen Sie sich angespannt".

BOINAE

P: Ja, man fühlt sich wie eine zusammengezogene Sprungfeder. Sie muss eigentlich aufspringen. Aber im Moment ist die Feder sehr gespannt und zusammengezogen.

D: Als ich Sie nach den Streitereien mit Ihrem Sohn fragte, da haben Sie gesagt: „Frustrierend, wie ein Gummiband, das stark auseinandergezogen wurde." Erklären Sie mir das noch einmal.

P: Wenn Sie an einem Gummiband ziehen, dann wird es umso straffer, je mehr Sie daran ziehen. Und wenn Sie es dann loslassen, dann ist die Kraft seines Aufpralls sehr stark. Wenn wir also streiten, habe ich manchmal das Gefühl, ich wäre ich bis an meine Grenzen ausgedehnt (HG) … und ich fühle mich dann sehr angespannt. Dasselbe Gefühl habe ich in Bezug auf den Stress und die Anspannung; die Gespanntheit dieser „Elastizität", sie wird immer angespannter. (HG)

D: Erklären Sie „angespannt".

P: „Angespannt" bedeutet nicht entspannt, nicht weich. Nicht sehr flexibel.
Ich bin dann sehr angespannt und eng. Ich bin sehr reizbar, und dann bin ich irgendwie so „wie dies" (HG).

D: Erklären Sie „wie dies" (HG).

P: Der ganze Körper ist irgendwie verkrampft und ich bin sehr steif. Und wenn ich mich wütend werde und angespannt, dann spüre ich es. Ich werde dann sarkastischer. Wenn ich angespannt bin, bekomme ich eine sehr übertriebene „Können wir uns bitte jetzt hinsetzen"-Stimme. Das klingt dann sehr herablassend, denn ich versuche, nicht zu brüllen. Und er weiß das dann sofort. Er sagt dann „Oh, du hast schon wieder diese Stimme und jetzt bist du …"
Steif ist, wenn ich mich nicht locker fühle, und vielleicht ist das dann so eine Art Verteidigungsmechanismus oder eine Art, mit Dingen umzugehen oder so.

D: Erzählen Sie mir mehr davon: „steif, rigide, nicht locker". Beschreiben Sie es, wie ist das genau?

P: Na ja, es ist das Gegenteil von locker, entspannt. Wenn man steif und rigide ist, fühlt sich der Körper viel angespannter an. Und sobald mir das bewusst wird und ich einfach atme, lockert es sich sehr schnell. Also ist es eher das Gegenteil von Lockerheit. Es ist das Gegenteil von Lockerheit.
Einfach rigide und gestresst sein, und es ist nicht nur im Kopf. Es ist körperlich. Aber es gehört alles zusammen. Es ist alles miteinander verbunden (lacht). Ich weiß nicht, was ich sagen soll.

D: Erklären Sie es mir noch ein bisschen mehr. Sie machen das wirklich gut. Beschreiben Sie „rigide, entspannt, steif, locker, angespannt, eng und entspannt". Erklären Sie mir die Dinge noch ein bisschen mehr. Beschreiben Sie es.

P: Im Grunde genommen habe ich das Gefühl, dass ich diese Emotionen, Gefühle und Erfahrungen recht oft durchmache. Vielleicht durchlebe ich sie abwechselnd.
Ich kann sehr schnell umschalten. Ich kann völlig gestresst sein. Wenn dann aber das Telefon klingelt, schalte ich sofort um: „Hi! Wie geht es Dir? Hier läuft alles prima!" – denn mit der Person am Telefon habe ich kein Problem. Ich tue nicht so als ob, aber da gibt es kein Problem. Da kann ich es beiseiteschieben. Wenn ich mich dann aber wieder um die Situation kümmere, wo die Anspannung war, bekomme ich wieder dieses Gefühl. Auf viele Arten kann ich also sehr gegensätzlich erscheinen. Auf der einen Seite bin ich sehr rigide, und auf der anderen Seite kann ich auch sehr flexibel sein. Aber innerhalb meiner Flexibilität gibt es eine Steifheit, und innerhalb der Steifheit gibt es eine Flexibilität.

D: Nun folgen Sie mir einmal kurz. Wenn ich Sie etwas frage, habe ich damit etwas Wichtiges im Sinn. Sie sagten so „aufgezogen" mit dieser Handbewegung. Erklären Sie mir das, das ist sehr wichtig.

BOINAE

P: Ich bin sehr leicht angespannt. Ich reagiere sehr schnell auf etwas. Ich bin niemand, der sich zurücknimmt. Wenn ich in einen Konflikt gerate oder in irgendeine schwierige Situation, merke ich sofort, dass ich mich anspanne. Anspannen ist wie eine Sprungfeder, die aufgezogen wird. Manchmal bin ich sehr angespannt in Situationen, wo ich gar nicht angespannt sein müsste – ich bin es aber trotzdem. Ich bin zum Beispiel angespannt bei meinen Eltern, wenn sie sich auf eine bestimmte Art und Weise verhalten, oder bei den Studierenden, oder auch sonst.

D: Ich habe jetzt verstanden, wann Sie sich angespannt fühlen. Jetzt möchte ich noch mehr über dies (HG) wissen, machen Sie das nochmal. Zeigen Sie das nochmal.

P: Das ist fest zusammengewickelt, dann wird es enger und enger.

D: Beschreiben Sie dieses „enger und enger".

P: Wenn die Situation weiter bestehen bleibt und du immer weiter eingewickelt wirst. Du wirst immer weiter hineingezogen. Die Sprungfeder wird enger und enger.

D: Beschreiben Sie dies „enger und enger". Nur „eng". Ich rede jetzt nur über „eng". Wie ist eng?

P: Wie sich das anfühlt, meinen Sie?

D: Wie ist eng. Was ist diese Enge, die Sie beschreiben, wie ist diese Enge? Nicht, was es verursacht. Das haben Sie mir bereits erzählt.

P: Enge ist wie ein schweres, ziehendes Gefühl im Innern. Du fühlst dich angespannter, du wirst rigider. Du fühlst dich schwerer. Du bekommst so ein Schweregefühl.

D: Ja, Sie beschreiben diese Enge als „schwer, ziehend".

P: Es ist wie ein Stein mit einer Kette darum. Ich sehe einen grauschwarzen Stein mit einer weißen Kette darum. Das Ding, das es bedeckt, ist schwer. Wenn es schwerer wird, führt es dazu, dass es dich herunterzieht.

D: Grauschwarzer Stein mit einer weißen Kette darum?

P: Als wenn du … wenn ich denke, wenn ich darüber nachdenke, was ich fühle.

D: Nein, erzählen Sie mir nur, was Sie im Innern sehen. Das ist sehr wichtig.

P: Es ist so ein feuersteinähnlicher Stein. Da ist so eine weiße Kette drum herum. Es ist, als würde man umhüllt.

D: Hmm … Und dann haben Sie gesagt, er ist schwer.

P: Er ist schwer, es ist wie …, es zieht dich herunter, es fühlt sich immer mehr an wie „er zieht dich runter".

D: Hmm … Hmm … und dann wird es immer schwerer und zieht dich runter?

P: (Nickt).

D: Erklären Sie das.

P: Wenn du dich in diesem Gefühl verlierst, dann verschluckt dich das Gefühl irgendwie ein bisschen. Für mich ist das irgendwie so, dass ich mir dessen jetzt ganz bewusst bin. Ich versuche, nicht an den Punkt zu kommen, wo mich dieses Gefühl verschlingt. Wenn dieses Gefühl dich einfach verschlingt. Für einen kurzen Moment, und dann ist alles vorüber. Ich kann Dinge auch schnell vorbeiziehen lassen, doch in dem Moment fühle ich mich eher paranoid. Die Emotion wird überwältigend. Vor ein paar Jahren war es noch überwältigender als jetzt.

Dann erzählt sie eine lange Geschichte über die Krankheit ihres Sohnes, und wiederum erklärt sie die Erfahrung als „überwältigt", „verschluckt" und „vom Stress verschlungen".

D: Erzählen Sie mir, wie „verschlingen, verschlucken" ist.

P: Verschlingen ist wie eine Welle am Meer. Sie verschlingt dich (HG). Sie ist groß und mächtig, wenn sie kommt. Weil sie so stark ist. Wenn du geschluckt wirst, ist das wie wenn du etwas isst und es dann herunterschluckst. Es geht runter, es geht rein oder runter. Wenn du geschluckt

BOINAE

wirst, ist es so etwas wie das Meer, da sind große Wellen, die dich verschlucken, und dann ziehen sie dich hinein.

Wenn ich mich für etwas begeistere, dann **habe ich quasi Scheuklappen auf**. Wenn mich etwas begeistert, kann ich sehr beharrlich sein; bis ich damit fertig bin, ich bleibe dabei, und etwas anderes gibt es nicht! Das ist mein – nun ja – … (HG) Fokus.

Nun betrete ich einen anderen Bereich.

D: Erzählen Sie mir einen Traum, an den Sie sich erinnern.

P: Ich erinnere mich an einen wiederkehrenden Traum, den ich hatte, als ich zwölf Jahre alt war. Bei uns zu Hause fand eine Familienfeier statt, als es an der Tür klingelte. Da waren ein paar Halbstarke, so Kleinganoven, an unserer Tür. Sie fingen an, auf alle zu schießen und ich fange an, die Treppe hochrennen. Gerade als ich die obere Stufe erreicht hatte, wurde ich getroffen, oder so ähnlich. Ich erinnere mich aber nicht daran, auf den Boden gefallen zu sein.

D: Sie fallen nicht?

P: Nein, niemals. Ich wache immer auf, bevor ich auf dem Boden aufschlage.

D: Erzählen Sie mir mehr von diesem Traum. Was ist das Gefühl im Traum?

P: Ich bin immer weinend aufgewacht, mit sehr viel Kummer, weil ich, obwohl ich die Treppen hochlief, sehen konnte, wie die anderen erschossen wurden. Ich höre all die Schreie und das Chaos und sehe die Gesichter. Ich bin mit Angst oder Furcht erwacht, dass irgendetwas Schlimmes passieren würde, das war schrecklich.

D: Was ist das Wesentliche an diesem Traum? Und wie passiert dies? Was ist Ihr intensivstes Gefühl dabei?

P: Furcht ist das größte Gefühl. Ich weiß nicht, ob ich panisch wurde. Es war Furcht, denn ich weiß, dass die anderen ermordet wurden.

D: Erzählen Sie mir mehr von diesem Traum. Gehen Sie in diesen Traum hinein. Erzählen Sie mir, wie Sie versuchen, die Treppe hochzulaufen, überall ist Chaos.

P: Ja, ich gehe eine enge Treppe hoch. Und das Gefühl ist ungefähr so: Wenn ich es nach oben schaffe, kann ich vielleicht entkommen. Es war Furcht, das Interessante für mich daran war, dass ich niemals hinfiel, obwohl ich diesen Traum häufig hatte. Es war irgendwie real, die Gangster waren irgendwie real, wie „Gangster" eben so aussehen. Irgendwie „verbrecherisch", wissen Sie. Schwarz gekleidet oder etwas Schwarzes.

Ich komme gerade oben an, dann erschießen sie mich. Gerade als ich die obersten Stufen erreicht habe.

Das und auch die Treppe, diese beiden waren sehr deutlich. Es war mehr wie ein Hinaufklettern (HG Pedalbewegungen mit der Hand, die Unterarme im Wechsel erhoben, mit den Fingern halb gebogen, als ob man die Unterstützung von etwas braucht, um hinaufzuklettern, wie wenn man einen Felsen hochklettert), als ein Hinauflaufen. Es war mehr wie „auf allen Vieren" und „hochziehen", denke ich. Ich rannte die Treppe nicht hoch. Ich glaube, ich wurde in den Rücken geschossen, aber „ich stand dabei nicht aufrecht".

D: Sie standen nicht aufrecht.

P: Nein. Ich war mehr so (HG) und die Treppen waren ungefähr so. Also war ich so.

D: Die Treppen waren so.

P: Ja, wie ein Abhang. Es war mehr wie Klettern auf allen Vieren, ich brauchte meine Hände dazu.

D: Wie ist das, erzählen Sie es mir. Dieses „auf allen Vieren laufen".

P: Also: die Treppen sind so (HG), ja. Dann laufe ich so, und ich will so hinaufklettern. Mit meinen Händen: so (HG), mich hinaufziehen.

D: Auf allen Vieren, versuchen zu klettern, so klettern?

BOINAE

P: Ja, ja, ja, definitiv nicht rennen. So schnell war das nicht. Es war nicht wie raufkraxeln. Es war irgendwie stetiger, doch nicht sehr schnell.
D: Wie war die Bewegung?
P: Sie war irgendwie wie in Zeitlupe. In Zeitlupe ging ich die Treppe hoch. Ich glaube, Panik und Furcht müssen da auch dabei gewesen sein.
D: Beschreiben Sie diese Bewegung (HG), die Sie mir mit der Hand gezeigt haben. Nur diese Bewegung.
P: Die Bewegung ist wie bei einem verletzten Tier, das dann durch den Wald kriecht, oder irgendwas Ähnliches, wie ein verletzter Bär, oder ein verletzter … naja, verletzt halt. Wahrscheinlich, mein Körper ging die Stufen hoch. Als würde ich mich hochziehen. Vielleicht noch nicht mal hochschleppen, sondern hochziehen. Wahrscheinlich ist da ein Bogen zwischen meinem Körper und den Stufen. Es fühlt sich eher an wie „mein Körper gegen die Stufen", und ich ziehe mich hoch. Wie beim Klettern auf Felsen, wenn man sich hochzieht.
D: Mehr wie „ein Körper gegen die Stufen" …?
P: Ja, also irgendwie mehr so (HG). Eher so (HG).
D: Das ist sehr wichtig. Beschreiben Sie das noch etwas genauer. Wie ist es genau? Ihr Körper ist an den Stufen. Beschreiben Sie dies.
P: Und du ziehst dich die Stufen hoch. Es ist ein echter Kampf, die Stufen hochzukommen. Alles passierte in Zeitlupe. Der ganze Traum war ziemlich surreal. Ich habe sicher auch meine Beine gebraucht, um hinaufzukommen.
So habe ich mit meinen Armen gezogen und mit meinen Beinen geschoben, von einer Stufe zur nächsten.
Diese Bewegung ist ganz durchgängig. Das ist immer und immer wieder die gleiche Bewegung, um die Treppe hochzukommen. Mein Fokus, mein Ziel ist es, diese Treppe hochzukommen.
D: Sie habe gesagt, Ihre Koordination sei schlecht?
P: Ich bin nicht gut mit rechts und links. Ich kann mich nicht automatisch daran erinnern, was rechts oder links ist. Ich habe Fahrrad fahren gelernt, als ich klein war, aber ich bin nie Motorrad gefahren. Ich bin nicht sehr gradlinig. Ich bin eher wackelig.

Dann erzählt sie eine lange Geschichte, wie sie anfing, sich für ganzheitliche Medizin zu interessieren. Und dass sie Tiere liebt. Und dass sie der Königlichen Gesellschaft zur Vermeidung von Grausamkeit gegenüber Tieren beigetreten ist, und wie sie sozialpolitisch aktiv wurde, und wie sie Veganerin wurde. Sie hat Aromatherapie, Massage-Therapie und Homöopathie gelernt und hat auch ein Studium absolviert, um Kinder mit Behinderung zu beraten.

D: „Unkoordiniert", Sie fühlen sich unkoordiniert. Das habe ich nicht ganz verstanden.
P: Wenn ich diesen Tanzspiel mache „gehe nach links, gehe nach rechts, springe mit den Füßen, klatsche in deine Hände", da gehe ich völlig unter. Ich kann diesem Rhythmus von „links, rechts" nicht hinkriegen. Ich kann das einfach nicht.
Du musst spontan sein bei „geh nach links, geh nach rechts". Ich bin da nicht spontan. Meine Koordination bereitet mir Probleme. Ich bin nicht so flexibel und nicht in der Lage, meine Arme und Beine zu koordinieren.
Ich wackle einfach vor mich hin. Das fließt irgendwie nicht. Das Gleiche passiert beim Schwimmen, ich kann schwimmen, aber ich bin keine gute Schwimmerin. Ich denke einfach, dass ich sehr viel Angst habe, wenn ich weiter rein muss. Selbst in einem Pool oder am Meer, wenn ich den Boden nicht mehr unter den Füssen spüre, kriege ich Angst. Ich fürchte mich sehr. Ich habe sehr große Angst.
Ich kann schwimmen, aber selbst in einem Pool muss ich an die Ränder greifen können, wenn ich ins tiefe Wasser gehe.

BOINAE

D: Gut, sprechen wir über Ihr Problem mit den Nasennebenhöhlen. Erzählen Sie mir, was passiert, wenn Sie das Problem mit den Nasennebenhöhlen bekommen.

P: Na ja, ich kann niesen und niesen und niesen, und das den ganzen Tag. Es **überwältigt** mich vollkommen, und ich bin dann durch das Niesen völlig erschöpft, oder meine Nasennebenhöhlen schwellen an und mein Hals fängt an zu jucken.

D: Und der Hals?

P: Der Hals fängt stark zu jucken an. Mein Hals ist sehr gereizt. Mit der Zeit kann das sehr **überwältigend** sein.

D: Sie sagten, die Nasennebenhöhlen „überwältigen einen völlig". Sie haben auch gesagte „es ist überwältigend". Noch einmal, erzählen Sie ein bisschen mehr dazu.

P: Es bedeutet, dass es mich einfach überwältigt.
Es ergreift Besitz von meinem ganzen Wesen. Im Sinne von körperlich, emotional, so irgendwie, so passiert das. Und es ist sehr ermüdend. Es ergreift Besitz von meinem ganzen Wesen, körperlich, geistig, physiologisch, emotional. Von allem ergreift es Besitz. So überwältigend. Das verschlingt mich, würde ich sagen. Es ist nicht wie eine Welle, die über einen spült.

D: Anfangs sagten Sie auch: „Ich bin langsam".

P: Ja, langsam, damit meine ich, dass mein Stoffwechsel recht langsam ist, es ist kein schneller Stoffwechsel. Ich glaube, ich besitze nicht besonders viel Energie. Ich denke, ich bin sehr schwerfällig, ich bin wohl eher eine sehr schwere Art Mensch. Schwerfällig, teilnahmslos, habe keine Lust, habe keine Motivation. Meine Verdauung ist auch sehr langsam, glaube ich. Ich bin nicht sehr leicht. Ich bin nicht sehr flink.

D: Nicht sehr geschickt, nicht sehr flink. Erklären Sie das noch ein bisschen.

P: Ich bin nicht wirklich leichtfüßig; ich bin eher schwerfällig. Ich habe wahrscheinlich nicht die Energie, herumzuspringen und herumzutanzen wie früher. Selbst jetzt renne ich nicht, ich bin nicht schnell. Ich bin viel langsamer. Auf der geistigen Ebene, glaube ich, ist mein Kopf wahrscheinlich schneller als mein Körper.
Ich fühle mich schwerfällig, besonders vielleicht auch wegen meines Gewichts. Ich spüre das zusätzliche Gewicht. Ich trage etwas zu viel Gewicht mit mir herum, vielleicht fühle ich mich deswegen schwerfällig.

D: Wie ist Ihre Schwere?

P: Sie ist wie ein Gewicht, das dich irgendwie „herunterzieht". Ich spüre kein Gewicht auf meinen Schultern, ich habe eher das Gefühl, das Gewicht ist in mir drin. Da, wo ich spüre, dass ich keine Lust habe, oder da, wo die eine Hälfte das Gefühl hat, ich sollte dieses oder jenes tun, während die andere Hälfte das Gefühl eben nicht hat.
Es ist wie gespalten. Es ist gespalten. Die Schwere ist das eine, aber das andere ist die geistige Frustration: „Oh, Gott! Dies mache ich nicht. Jenes mache ich nicht". Aber ich mache das nicht, weil ich zu müde bin oder mich so schwerfällig fühle. Also gibt es ein immerwährendes Geschnatter zwischen meinem Bewusstsein und meinem Körper. Zwischen den beiden gibt es immer irgendwie ein Hin- und Herjonglieren.

D: Als Sie mir etwas erklärt haben zu „angespannt", da haben sie eine Handbewegung wie dieser gemacht „fühlt sich eng zusammengezogen". Erzählen Sie mir ein bisschen mehr davon, was Sie über „fest herumgewickelt" gesagt haben.

P: Manchmal, wenn ich anfange, mich angespannt zu fühlen, wenn ich gereizt bin oder in einen Streit gerate, dann spüre ich das. Ich kann diese Schwere in meiner Brust spüren, das ist, wie ich schon sagte: „ein Stein mit einer Kette darum gewickelt, es wird schwerer und enger".

D: Das sagten Sie: Ein Stein mit einer Kette herum, und es wird enger und enger.

489

BOINAE

P: Ich versuche, an ein Bild zu denken, aber es ist sehr schwer. Wie wenn man eine knotige Wurzel hat, und immer mehr Wurzeln wickeln sich da herum. Wissen Sie, wenn sich etwas um etwas anderes herumwickelt wird. Wenn man dieses verknotete Gefühl hat, so kann sich das anfühlen. Als ob sich einfach irgendetwas darüber schiebt und es einschließt (HG).

D: Beschreiben Sie das, was Sie gerade mit ihren Händen gemacht haben.

P: Stellen Sie sich vor, Sie sehen diese Harry-Potter-Filme. Dann gehen Sie in den Wald, und da sind solche Spinnweben, aber es sind keine Spinnweben, sie sind zu leicht. Die Äste oder Wurzeln des Baumes. Bedecken Sie. Sie greifen sich einfach etwas und schließen es ganz ein. Und wenn Sie dann immer verknoteter werden, dann werden alle Ihre Gefühle enger und enger, sie sind allumfassend. Sie werden enger und enger und kräftiger, wie eine Klaue. Vielleicht wie eine Klaue drumherum, wie ein Griff.

D: Erzählen Sie mir etwas darüber (HG). Beschreiben Sie das. Was ist das (HG)? Nur das, was Sie mit Ihrer Hand gemacht haben, beschreiben Sie mir nur das.

P: Als ob etwas von etwas Besitz ergreift, es festhält, es quetscht, zerdrückt und zusammendrückt und es sehr eng wird.

D: Quetschen, zerdrücken, zusammendrücken und eng werden?

P: Ja, etwas ergreifen. Wissen Sie, Sie packen oder festhalten. Es kann wie ein Stein sein oder was auch immer. Aber es pulsiert auch. Vielleicht versucht es auch, sich dagegen zur Wehr zu setzen. Es versucht, sich dagegen zu wehren, gegen das, was da von ihm Besitz ergreift und sich um es herumwickeln will. Das da drinnen will das nicht. Es will nicht und versucht, sich zur Wehr zu setzen. Es ist nicht passiv, der innere Kern ist nicht passiv. Es kämpft dagegen an. Wissen Sie, es will das Festhalten bekämpfen.

D: Es ist nicht passiv, es bekämpft das Festhalten?

P: Nun, es versucht, sich zur Wehr zu setzen, bekämpft es vielleicht nicht, aber versucht, sich zur Wehr zu setzen. Das andere wird stärker und stärker. Es wird also auch stärker. Es will sich festhalten. Das ist also ein Konflikt zwischen den beiden, so ähnlich wie: Wer gibt nun nach (oder verliert)? Ich schätze, das ist der Punkt, an dem ich das Gefühl habe, ich stehe neben der Spur.

D: Sie sagten „zusammendrücken, quetschen, zerdrücken, enger werden", erzählen Sie mir noch ein bisschen darüber.

P: Also: wenn es versucht, Besitz zu ergreifen, wenn es versucht, dich oder das Ding in den Griff (HG) zu kriegen. Es versucht zu …

D: „Es versucht zu"? Erzählen Sie mir davon.

P: Es versucht, sich darum zu wickeln. Es versucht, dich zu kriegen, immer mehr, wie eine Kette, die dich festbindet. Sie wollen dich festbinden. Alles wird festgebunden, es versucht, dich festzubinden. Wissen Sie, um es am Laufen zu halten.

D: „Festbinden"? So, haben Sie gesagt. Wie geht dieses Festbinden? Machen Sie es vor.

P: Du bindest es fest: Es ist wie „herumwickeln". Nicht einfach nur herum und herum, es kann auch so sein wie die Spinne mit ihrem Netz. Wenn die Spinne einen Fang macht, wenn sie ihre Beute fängt. Sie wickelt ihren Faden um die Beute. Das ist dasselbe. Außer mit dem Unterschied, dass das innen drin fester ist. Es ist nicht weich. Es wird immer härter und fester. Tatsächlich wird es enger.

D: Da ist eine „Enge wie bei einer Spinne", beschreiben Sie das bitte.

P: Die Spinne hat einen viel weicheren Faden, es ist nicht weich, es ist hart. Es ist eher ein hartes Gefühl.

D: Ja, erzählen Sie mir davon, das ist sehr wichtig.

P: Oh meine Güte! Ich weiß nicht mehr dazu zu sagen.

BOINAE

D: Sie machen das sehr gut, machen Sie einfach weiter. Es ist nicht dieses „festbinden", Sie sagten, es wäre überall um Sie herum.

P: Wie man etwas einwickelt, nicht nur um einen Bereich herum, nicht nur da. Es wickelt sich (HG) überall herum. Es wird immer kompakter, enger (HG).

D: Erzählen Sie mir von den anderen Ängsten, die Sie haben.

P: Ich würde sagen, ich habe Angst vor Schlangen und Skorpionen. Ich habe große Angst vor beidem. Wir haben an Orten gelebt, wo es Schlangen gab. Wir haben viele gesehen. Einmal ist eine Schlange an unserer Haustür entlang geglitten. Als ich einmal barfuß ging, habe ich eine Schlange in der Nähe meiner Füße bemerkt. Dann waren da mal zwei Kobras, die sich in unserem Garten gepaart haben. Also, ich habe echt Angst vor Schlangen. Als ich jünger war, haben wir in einem Land gelebt, in dem regelmäßig Schlangen getötet wurden. Wir hatten eine Kobra im Brunnen und Schlangen, die uns ins Haus jagten. Ein paarmal mussten wir die Schlangen auch töten.

Das andere ist, dass ich nicht gerne etwas um den Hals habe. Ich trage normalerweise keinen Schmuck. Manchmal trage ich eine Kette, aber Schals zum Beispiel mag ich nicht. Ich mag es nicht, wenn Dinge um meinen Hals gewickelt sind. Ich habe dann immer das Gefühl, es erstickt mich.

FALLANALYSE: HINWEISE AUF DAS KÖNIGREICH DER TIERE

Auf der Ebene der Energie (der tiefsten Ebene) sehen wir einen *„Konflikt zwischen zweien"* im Sinne von *„wer gibt nach"*.

- Was innen umwickelt wird; *„versucht, sich zur Wehr zu setzen, den Zugriff zu bekämpfen"*
  Etwas ergreift Besitz, hält sich fest, quetscht es, zerdrückt es, drückt es zusammen und es wird sehr eng
- Sinusitis und ein juckender Hals *übermannen* mich
- *Streitereien* mit dem Sohn
- Die Schwere *zieht dich herunter*
- Das Gefühl *überwältigt dich*

UNTERKÖNIGREICH – SCHLANGEN

- Gespaltener Geist, zwei Seelen in der Brust, Antagonismus mit sich selbst
- Zwei Seiten: nett nach außen und aggressiv nach innen
- Maske, Tarnung
- Versteckter Angriff im Sarkasmus: „… kriege ich eine sehr übertriebene „Können-wir-uns-bitte-hinsetzen-Stimme"„.
- Gefühl von Zusammenschnüren, Strangulieren, Ersticken
- Eifersucht
- Redselig
- Manipulativ
- Lebhaft und anschaulich
- **Die Beute im Ganzen schlucken**

EIGENSCHAFTEN DER BOIDAE-FAMILIE

- Stämmiger Körper
- Langsame Verdauung; eine einzelne große Mahlzeit kann mehrere Tage dauern
- Sie schlucken große Beute im Ganzen

BOINAE

ANGRIFF UND VERTEIDIGUNG (VITAL QUEST)

- Sie ergreift ihre Beute mit ihren kraftvollen Kiefern und wickelt sie so in ihre Schlingen ein, dass die hilflose Beute keine Chance hat, zu entkommen. Mit jedem Versuch einzuatmen, zieht die Schlange ihre Schlingen enger und verhindert die Ausatmung: damit wird das Opfer erstickt.

SCHLÜSSELWÖRTER DER BOIDAE

- Eingewickelt
- Zusammengerollt
- Winden
- Quetschen
- Strangulieren, abschnüren, ersticken, erwürgen
- Knoten/verknotet
- Zerquetschen
- Fester und fester
- Kraftvolle Drehung
- Griff
- Klammern
- Ganz herunterschlucken
- Verschlingen
- Schwerfälligkeit

FORTBEWEGUNG

- Die Boidae machen geradlinige Bewegungen. Genau so ist sie ihrer Beschreibung nach in ihrem Traum die Stufen heraufgeklettert.
- Zwischen meinem Körper und der Treppe ist ein Bogen. Es fühlt sich an wie „mein Körper gegen die Stufen", und das zieht mich hinauf.
- Wie ein verletztes Tier durch den Wald kriechen

ANAKONDA

- Einzelgängerin, scheu, leben im Verborgenen
- Verbringt viel Zeit im Wasser und ist eine geschickte Schwimmerin. Sie kann sich im Wasser schneller als an Land bewegen.
- Sie kümmert sich nicht um ihren Nachwuchs

PYTHON

- Bewegt sich langsam, **Einzelgänger**
- **Guter Schwimmer**
- Sehr kräftig
- Gutmütig; flüchtet beim kleinsten Anzeichen von Gefahr
- Zittert, um ihre Eier mit Wärme zu versorgen. Große mütterliche Fürsorge

BOA CONSTRICTOR

- Farbe: **GRAU-braun**
- Ruhig, still, **GELASSEN** und gutmütig
- Angst vor dem **FALLEN**
- *Die langsamsten aller* Schlangen
- **MÖGEN WASSER NICHT**
- „Es schluckt, verschlingt dich ganz."
- „Es zieht dich herunter, und du versinkst immer weiter darin."

ANGRIFFSMETHODE IN DIESEM FALL

- Wir erkennen, dass etwas von etwas anderem immer fester und fester umwickelt wird. Es ist verknotet.
- Es hält daran fest, klammert und greift; gleichzeitig quetscht und erdrückt es, es drückt zusammen und es wird sehr eng.
- Das harte Ding im Inneren pulsiert, setzt sich zur Wehr und kämpft.
Verschreibung: *Boa constrictor* 1M, eine Gabe.

FOLLOW-UP AM 29. JULI 2009:
NAHEZU SIEBEN MONATE NACH DER ERSTEN GABE

D: Wie haben Sie sich gefühlt, nachdem Sie die Medizin genommen haben?
P: Nachdem ich das Mittel genommen hatte, wurde meine Energie deutlich besser, und ich fühlte mich viel positiver. Auch meine Schwerfälligkeit ist nicht mehr so ausgeprägt. Ich fühle mich wirklich entspannter und zufriedener.
Was meinen Sohn betrifft: Ich glaube, ich versuche gerade, ihm zu erlauben, er selbst zu sein. Ich fühle mich wirklich „nicht mehr so reizbar", sondern ich kann besser „mit allem gut fertig werden". Ich habe das Gefühl, ich bin viel ausgeglichener.
D: „Ausgeglichener" bedeutet?
P: Bei der Arbeit ist es auch so, ich kann „mit allem gut fertig werden" Früher war ich mehr mit mir selbst beschäftigt und extremer in meinen Emotionen. Ich habe das Gefühl, ich bin jetzt ausgeglichener.
Meine Verdauung ist gut. Ich habe nicht mehr so viel Lust auf Süßes. Das hatte ich vorher oft. Jetzt bin ich da auch ein bisschen disziplinierter.
D: Gibt es noch andere Veränderungen bei Ihnen?
P: Auf der psychischen Ebene reagiere ich nicht mehr so schnell auf Dinge wie früher. Früher habe ich sehr schnell und sehr persönlich auf Dinge reagiert.
D: Sie hatten gesagt, Sie können Ihre Zeit nicht so gut einteilen. Wie ist das jetzt?
P: Das ist immer noch nicht besonders toll, aber bin jetzt doch ein bisschen effizienter darin, meine Zeit einzuteilen; mir ist eher bewusst, was ich leisten kann. Ich lasse mich nicht mehr so sehr von seinem Zeitmanagement beeinflussen.
D: Sie sagten, Sie könnten nicht gut mehrere Dinge gleichzeitig erledigen und dass Sie das frustriert.

BOINAE

P: Ich denke, ich mache jetzt das, was ich schaffen kann. Ich sage nein. Früher habe ich immer zu allem „ja" gesagt. Selbst in der Schule, wenn mich jemand bat, etwas zu tun, habe ich „ja" gesagt. Jetzt sage ich eher: „Es geht nicht, ich brauche mehr Zeit", oder: „Ich kann das nicht in dieser Zeit schaffen". Das kriege ich nun besser hin. Ich bin jetzt realistischer. Ich habe nicht mehr das Bedürfnis, immer auszugehen und gesellig zu sein.

D: Sie haben mir auch erzählt, dass Sie ein bisschen rigide sind. Wie ist das jetzt?

P: Ich versuche, flexibel zu sein. Meine Eltern sind jetzt bei uns. Was meinen Sohn anbelangt, ist die Manipulation ganz offensichtlich da. Ich sage schwarz, sie sagen weiß, ganz viel davon. Ich versuche, damit toleranter umzugehen. Ich bin entspannter im Umgang mit meinem Sohn. Vorher hieß es eher: „Du kannst nur so und so lange mit dem Computer spielen", und das war es dann. Jetzt heißt es eher: „Was ist, wenn ich das und das mache?", und ich sage: „Ich werde darüber nachdenken. Okay."

D: Sie haben das Gefühle, es hat sich etwas verändert.

P: Ich habe das Gefühl, dass ich wirklich viel entspannter bin. Einfach viel entspannter.

D: Sie haben mir erzählt, dass Sie sehr streng mit Ihrem Sohn sind und dass Sie immer an ihm herumnörgeln. Wie ist das jetzt?

P: Es ist immer noch so. Ich bin jetzt aber entspannter mit ihm. Ich versuche, mir dessen mehr bewusst zu sein. Ich versuche, mir seine Sicht vorzustellen und nicht zu reagieren. Das versuche ich jetzt.

D: Haben Sie denn das Gefühl, dass Sie sich der Sache jetzt anders nähern?

P: Ein wenig. Aber sicher. Ich denke, die Beziehung hat sich verbessert. Er ist glücklicher. Ich halte ihm keine langen Vorträge mehr, wenn ich es irgendwie vermeiden kann.

D: In welcher Hinsicht hat sich Ihre Beziehung verbessert?

P: Ich denke, er ist entspannter mit mir und ich erlaube ihm, er selbst zu sein und bürde ihm nicht mehr so viel auf. Wenn wir jetzt etwas zusammen machen, macht es ihm Spaß. Früher war es immer ein Kampf. Ich habe wirklich das Gefühl, dass das Arzneimittel großartig war, es hat die Energie im Inneren verlagert. Ich bin begeisterungsfähiger oder positiver eingestellt, ganz bestimmt. Wann habe ich mit dem Mittel angefangen? Das war wohl im Januar. Ich würde sicher sagen, wenn ich zurückblicke, es war alles deutlich leichter.

D: Sie hatten mir auch erzählt, dass Sie, wenn Sie aufstehen, Ihre Knöchel nachgeben, und in den Gelenken gab es ein Knacken.

P: Das Knacken ist besser, und die Knöchel sind etwas stabiler. Ich hatte starke Schmerzen im unteren Rücken und in der Schulter. Das ist alles besser. Es hat auf jeden Fall eine Verbesserung auf der körperlichen Ebene gegeben. Ich hatte auch noch ein Problem mit meinem Selbstbild. Ich fühlte mich sehr fett und so. Ich fühle mich nun nicht mehr so schwerfällig.

D: Welche Veränderung hat es hier gegeben?

P: Ich habe mich schwer gefühlt, mit dieser Schwerfälligkeit und der Schwere. Ich habe mich fett und übergewichtig gefühlt. Ich habe darüber nachgedacht, aber nichts dagegen getan. All dieses Grübeln, ich habe immer gegrübelt und gedacht: „Oh, ich sollte Sport treiben", aber das habe ich nie wirklich gemacht. Das ist nun gar nicht mehr so ein Thema. Ich glaube nicht, dass ich abgenommen habe, aber ich fühle mich nicht mehr so fett wie früher.

D: Wenn Sie frustriert waren wegen Ihres Sohnes, fühlten Sie sich „angespannt", „eingewickelt". Wie ist das jetzt?

P: Es hält nicht mehr so lange an. Kürzlich habe ich mich geärgert über seine Ungeselligkeit, wenn ich ihn mit anderen Leuten zusammen sehe. Ich versuche jetzt, „nicht immer ihm die Schuld zu geben". In letzter Zeit ist es ein paar Mal vorgekommen, dass er ein bestimmtes Kind nicht mochte. Ich muss das akzeptieren. Ich kann ihn nicht dazu zwingen, jemanden zu

BOINAE

mögen, ich muss das zulassen. Statt dann ständig mit ihm zu schimpfen, weil er nicht nett zu diesem Kind ist, habe ich gesagt: „Okay, wenn du ihn nicht magst, dann ist es besser, dass er nicht kommt. Und wenn du möchtest, dass dich jemand zu Hause besucht, sag es mir. Ich kann das dann für dich arrangieren. Wenn du das nicht möchtest, dann kommen keine Kinder ins Haus."

Es ist also besser, Situationen, in denen ich mich angespannt fühle, „zu vermeiden" und „nicht hervorzurufen", anstatt dass ich mich ihnen aussetze. Er ist halt einfach nicht an Leuten interessiert. Ich muss das akzeptieren. Ich denke, ich nehme das nicht mehr so persönlich. Ich bin jetzt ein wenig abgeklärter. Ich habe eher das Gefühl: „Okay, so ist das dann halt". Ich habe dieses intensive „angespannte" Gefühl, das ich früher hatte, einfach nicht mehr gespürt.

D: Erzählen Sie mir, welchen Unterschied die Mitteleinnahme in Ihrem Leben gemacht hat.
P: Im Großen und Ganzen fühle ich mich nach dem Mittel nun mehr im Gleichgewicht. Ein wenig entspannter. Ich bin nicht mehr so gestresst wie früher. Im Allgemeinen würde ich sagen, dass ich entspannter bin. Die Süchte sind weniger. Ich fühle mich nicht schlecht, selbst wenn ich esse. Wenn ich jetzt einen Schokoladenkuchen esse oder so etwas, mache ich nicht mehr so ein Drama darum.
D: Rauchen Sie noch?
P: Ich rauche jetzt weniger. Ich denke, ich gehe jetzt schon recht nüchtern mit meinen Gewohnheiten um. Ich muss auch nicht mehr jeden Tag Alkohol trinken.
D: Welche anderen Veränderungen gab es in Ihrem Leben?
P: Hinsichtlich meiner Beziehung zu meinem Ehemann: Er ist sehr unglücklich darüber, dass wir hier sind. Wir sind getrennt, und er war sehr zornig deswegen. Ich habe darauf nicht auch mit Zorn reagiert. Ich reagiere jetzt wahrscheinlich anders auf Dinge. Ich nehme nicht mehr alles persönlich. Ich denke, das macht wirklich einen Unterschied. Dieses Mittel hat bewirkt, dass ich weniger egozentrisch bin. Ich akzeptiere jetzt auch die Meinungen und Haltungen anderer Leute. Früher hätte ich zornig reagiert. Es wäre zu einem richtigen Streit gekommen. Früher hätte ich eher gedacht: „Wie du mir, so ich dir" oder gesagt: „Daran bist du Schuld!". Sowas eben.
D: Sie haben gesagt: „Das Gewicht zieht mich runter".
P: Das Gefühl habe ich auch nicht mehr so sehr.
D: Sie haben gesagt, am schlimmsten sei die Gereiztheit vor der Periode.
P: Ich denke nicht, dass es immer noch so schlimm ist. Ich bin immer noch gereizt, reagiere immer noch emotional, aber nicht mehr so unberechenbar emotional und nicht so intensiv. Ich habe festgestellt, dass das mit meinen Nasennebenhöhlen deutlich besser ist. Ich hatte Ihnen erzählt, dass Staub das Ganze schlimmer macht. Ich muss dann niesen, und meine Nasennebenhöhlen sind ganz verstopft. Ich habe das immer noch, aber nicht mehr so stark. Das ist eines der wichtigsten Dinge, die sich definitiv verbessert haben.

MÖGLICHE SPEZIFISCHE AUSDRÜCKE DER *BOA CONSTRICTOR* BEI PATIENTEN

Ein Patient, der *Boa constrictor* benötigt, zeigt neben den allgemeinen Eigenschaften der Boidae (zum Beispiel die Fähigkeit zu erwürgen, durch Ersticken zu töten und langsame Bewegungen) die folgenden spezifischen Eigenschaften:

BOINAE

ANGRIFFS- UND VERTEIDIGUNGSMETHODEN

- Die Fähigkeit, Beute aus der Luft zu fangen oder zu ergreifen.
  Schlüsselwörter, die diese Fähigkeit beschreiben:
  Schnappen
  Ergreifen
  Zupacken
  Greifen
  Zugreifen
- Tarnung
- Bezug zu Fledermäusen

VERHALTEN

- Haben keine Wärmesinnesgruben (weniger empfindsam gegenüber Temperaturveränderungen wie die anderen Arten der Gattung der Boas)
- Leben im Verborgenen, bleiben in Höhlen, versteckt

KÖRPERTEILE UND FUNKTIONEN

- Spezifisches Muster: sattelähnliche Markierungen

EUNECTES NOTAEUS [GELBE ANAKONDA]

Ordnung: Squamata
Unterordnung: Serpentes/Ophidia (Schlangen)
Familie: Boidae
Unterfamilie: Boinae
Gattung: Eunectes
Art: Eunectes notaeus
Trivialname: Gelbe Anakonda

EINFÜHRUNG

Ihre überwältigenden Ausmaße haben der Anakonda den Titel „Königin" eingebracht, dies wird deutlich, betrachtet man die gesamte Körpermasse dieser großen Schlange sowie ihr Gewicht und ihre Länge. Sie ist die SCHWERSTE Schlange der Welt, mit einem Rekordgewicht von bis zu 250 kg. Die einzige andere Schlange, die mit der Anakonda Schritt halten kann, ist die asiatische Netzpython *(Python reticulatus)*. Dieser Python hält mit ungefähr 10 m den Rekord, die längste Schlange der Welt zu sein. Obwohl der längste Python länger ist als die Rekordhalterin Anakonda, ist der Umfang der Anakonda bei weitem größer. In den Dschungeln Südamerikas können Anakondas so breit wie ein erwachsener Mann werden!

Historische Berichte von europäischen Forschern, die den südamerikanischen Dschungel bereist haben, sprechen von gigantischen Anakondas mit einer Länge bis zu 30 m, während Einheimische über Anakondas mit einer Länge von 15 m berichteten. Wie dem auch sei, es existieren keine zeitgenössischen, verifizierbaren Belege für Funde von Anakondas mit solch enormen Ausmaßen. Wird die Haut einer toten Anakonda ausgelegt, kann sie sehr leicht auseinandergezogen werden und wird somit deutlich länger als das einst lebendige Exemplar.

Der Name „Eunectes" stammt aus dem Griechischen und bedeutet „GUTER SCHWIMMER". Wie schon der Name sagt, lebt diese AQUATISCHE Schlange in Sümpfen und Flüssen, wo sie sich, TEILWEISE IM WASSER VERSTECKT, aufhält. Die Unterfamilie der Boinae enthält Schlangenarten, die zu den größten und längsten der Welt gehören, „den Menschenfressern".

Der Name Anakonda leitet sich dem Vernehmen nach aus dem Tamilischen ab, von einem Wort, das „Elefantentöter" bedeutet und ursprünglich für die Pythons aus Sri Lanka benutzt wurde.

Die Gelbe Anakonda oder *Eunectes notaeus* ist eine von vier Anakonda Arten:
- *Eunectes beniensis*
- *Eunectes deschauenseei*
- *Eunectes murinus*
- *Eunectes notaeus*

ANATOMISCHE EIGENSCHAFTEN

Erwachsene Tiere werden im Durchschnitt zwischen 3 m und 3,6 m lang, auch wenn sie manchmal bis zu 4 m erreichen. Die Weibchen sind länger als die Männchen, die meist nicht länger als 2,3 m werden. Ihr KRÄFTIGER KÖRPER ist stark genug, um selbst Tiere von der Größe eines Pferdes zu erwürgen.

Das Farbmuster besteht aus einer GELB-GOLDENEN oder GRÜNGELBEN Grundfarbe. Darauf befinden sich eine Reihe SCHWARZER ODER DUNKELBRAUNER SATTELFÖRMIGER FLECKEN, TUPFEN UND STREIFEN.

Ihre Kieferknochen können sich nahezu um 180° aufklappen, und ihre massiven Kiefermuskeln können KRÄFTIG ZUBEISSEN. Die Kiefer enthalten mehr als 100 scharfe, nach hinten gebogene Zähne, die verhindern, dass Beute sich losreißen kann.

Die Anakondas haben **Wärmesinnesgruben** entlang der Lippen, dadurch können sie auch im Dunkeln Beute entdecken.

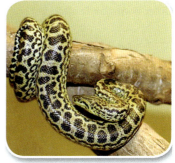
Eunectes notaeus (Jungtier)

ERNÄHRUNGSVERHALTEN

Sie ernähren sich von Säugetieren wie Rehen, Wildschweinen und großen Nagetieren.

Auch fressen sie Vögel und aquatische Tiere wie Fisch. Sie können selbst einen ausgewachsenen Kaiman töten. Es gibt auch Berichte darüber, dass sie Menschen angegriffen haben, teilweise mit tödlichem Ausgang. Sie sind opportunistische Jäger und manchmal sogar Aasfresser!

CHARAKTERISTIKA DER PAARUNG

Weibliche Anakondas geben einen besonderen Duft ab, der sich Pheromon nennt. Männchen nehmen diesen beim **Züngeln** auf. Ebenso wie andere Schlangenarten bilden Anakondas manchmal PAARUNGSBÄLLE, in denen sich VIELE MÄNNCHEN UM EIN WEIBCHEN SCHLÄNGELN UND VERSUCHEN, SICH MIT DIESEM ZU PAAREN. Bis zu einem Dutzend oder mehr Männchen wickeln sich um ein viel größeres Weibchen und versuchen, ihr Geschlechtsorgan in die Kloake des Weibchens einzuführen. Die Anakondas bilden ihre Paarungsbälle im flachen Wasser, und die Prozedur kann über Wochen andauern. Weibchen paaren sich auch mit einem einzelnen Männchen paaren, wenn sie zufällig eins antreffen.

Über zwei Formen von KANNIBALISMUS wird bei weiblichen Anakondas berichtet. Das WEIBCHEN, DAS FÜNFMAL GRÖSSER ALS DAS MÄNNCHEN IST, FRISST SEINEN PARTNER oft, wenn nicht gar immer nach der Paarung. Ebenso wie die anderen lebendgebärenden Mitglieder der Familie der Boas und der Pythons FRESSEN WEIBCHEN TOTGEBORENEN NACHWUCHS UND UNENTWICKELTE EIER, DIE BEI DER GEBURT MIT AUSGESTOSSEN WURDEN. Da Weibchen nicht fressen, wenn sie trächtig sind, resultieren wahrscheinlich beide Verhaltensweisen aus dem Verlangen nach Nahrung.

SPEZIFISCHES VERHALTEN

Anakondas sind EINZELGÄNGER, die SCHEU sind und **nicht leicht zu entdecken**. Sie sind in den Sümpfen und Mooren, in denen sie leben, sehr gut **getarnt**.

Die Anakonda verbringt die meiste Zeit ihres Lebens TEILWEISE UNTERGETAUCHT IM FLACHEN WASSER, daher bevorzugt sie Gebiete mit dichter Ufervegetation, wo sie sich **ungesehen bewegen kann**. Die Augen und Nasenlöcher der Anakonda sind oben auf dem Kopf angebracht, so kann sie sehen und hören, während ihr restlicher Körper im Wasser untergetaucht ist. Es gibt Berichte, nach denen eine Anakonda ihren Atem bis zu 45 Minuten oder länger anhalten kann. Unter normalen Umständen bleibt die Anakonda ungefähr zehn Minuten lang unter Wasser und taucht dann auf, um Luft zu holen. Die Anakonda kann stunden- und sogar tagelang unter Wasser bleiben und **wartet geduldig**. Sie kann VIBRATIONEN sowohl im Wasser als auch an Land WAHRNEHMEN. Die Vibrationen der Wellen, die die Zunge eines durstigen Tieres verursacht, das ans Wasser kommt, um zu trinken führen die Anakonda zu ihrer Beute.

Anakondas JAGEN HAUPTSÄCHLICH NACH EINBRUCH DER DUNKELHEIT. Sie sind LANGSAM UND UNBEHOLFEN AN LAND, DOCH SEHR GESCHICKTE SCHWIMMERINNEN. In Gefangenschaft haben sie den Ruf, **unberechenbar** zu sein.

Anakondas haben eine Lebenserwartung von 25 Jahren und mehr.

ANGRIFFS- UND VERTEIDIGUNGSMETHODEN

Anakondas sind eher spezialisiert auf die JAGD IM WASSER. Geruch, Körperhitze, Geräusche oder Vibrationen, die über das Wasser übertragen werden, helfen ihnen, die Beute zu fangen. Die Sicht wird wahrscheinlich nur für die letzte Phase des Angriffs, den Frontalangriff, genutzt. Sie jagen, indem sie UNTER WASSER verborgen liegen, bis sie ihre Opfer, die zum Trinken kommen, aus dem Hinterhalt ANGREIFEN können. Das Wasser trägt ihr großes Gewicht; dort sind sie GESCHICKTE UND AGILE Jäger.

Anakondas nutzen das **Zusammenschnüren,** um ihr Opfer zu Tode zu **quetschen. Langsam ziehen sie ihre kraftvollen Schlingen fester zu und verhindern somit, dass das Tier atmen kann.** In vielen Fällen ERTRÄNKEN die Anakondas IHRE BEUTE einfach, INDEM SIE SIE UNTER WASSER HALTEN. Ist sie dann tot, wird die Beute mit dem Kopf voran hinuntergeschlungen.

BOINAE

MÖGLICHE SPEZIFISCHE AUSDRÜCKE DER ANAKONDA BEI PATIENTEN

Die Anakonda zeigt sowohl die allgemeinen Eigenschaften der Schlangen als auch die der Familie der Boidae. Die spezifischen Indikationen sind die folgenden:

ANGRIFFS- UND VERTEIDIGUNGSMETHODEN

- Teilweise im Wasser untergetaucht, teilweise verborgen
- Auf der Lauer liegen, opportunistisch
- Versteckt, getarnt, nicht leicht zu sehen
- Angriff aus dem Hinterhalt, geschickt, wendig
  Bilder von Angriffen aus den Tiefen des Wassers; das Opfer durch Ertränken töten
- Töten durch Erwürgen

VERHALTEN

- Vorliebe für Wasser, Aktivitäten im Wasser, schwimmen
- Langsame Bewegungen an Land
- Groß, schwer, kräftig
- Einzelgänger
- Scheu
- Empfindlich in Bezug auf Vibrationen, Geruch, Hitze und Geräusche
- Bilder von (Paarungs-) Bällen, sich umeinanderschlingen, umschwärmen
  Einige Synonyme: Masse, Haufen, Pack etc.
- Spezifische Färbung: gelb, gold-hellbraun, grüngelb.
- Bilder von Kannibalismus; Weibchen töten und fressen Männchen oder ihren totgeborenen Nachwuchs.

UNTERSCHEIDUNG ZWISCHEN ANAKONDAS UND KROKODILEN

Krokodile jagen ebenfalls aus einer verborgenen Position unter Wasser heraus, wobei sie ihre Beute aus dem Hinterhalt angreifen, sie dann unter Wasser ziehen und ertränken. Sie beißen ihre Beute mit Hilfe ihrer großen, kräftigen, zusammenschnappenden Kiefer, zerquetschen und zerlegen sie, reißen sie dann in Stücke und verursachen so hohen Blutverlust. Die Anakonda hingegen fügt ihrer Beute einen durchbohrenden Biss zu, um einen festen Zugriff zu erlangen, und erwürgt die Beute dann, indem sie ihre Schlingen eng um die Beute wickelt. Dann tötet sie die Beute, indem sie sie würgt, wodurch das Kreislaufsystem des Opfers zusammenbricht.

ZUSAMMENFASSUNG

Krokodile töten durch Verletzen und Ertränken.
  Anakondas töten durch Ersticken und mittels ihrer Magensäure, in die das Opfer eingetaucht wird.

Unterfamilie: Pythoninae

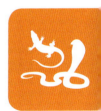

Homöopathische Arzneimittel
Morelia spilota variegata [Teppichpython]
Morelia viridus [Grüner Baumpython]
Python regius [Königspython]
Python molurus oder *Python* [Tigerpython]

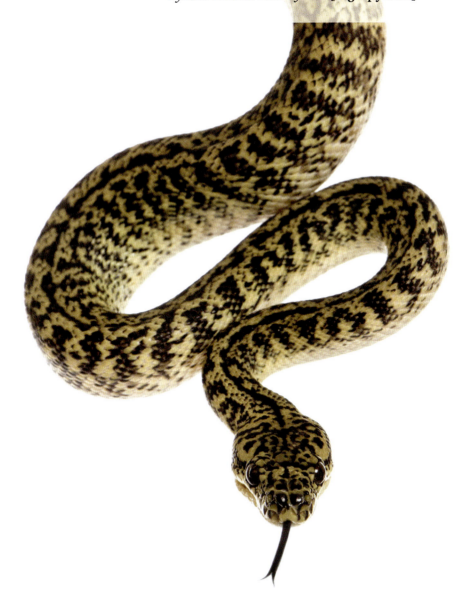

PYTHONINAE

MORELIA SPILOTA VARIEGATA [TEPPICHPYTHON]

Ordnung: Squamata
Unterordnung: Serpentes/Ophidia (Schlangen)
Familie: Boidae
Unterfamilie: Pythoninae
Gattung: Morelia
Art: Morelia spilota variegata
Trivialname: Teppichpython

ANATOMISCHE EIGENSCHAFTEN

Erwachsene Tiere werden ungefähr 2,5 m lang, können jedoch bis zu 3,5 m lang werden. Das Farbmuster besteht aus einer beigen oder braunen Grundfarbe, die überlagert ist von einem kühnen Muster irregulärer Markierungen, schwärzlichen oder grauen Flecken, Quer- oder Längsstreifen oder einer Kombination aus all diesem. Regionale Farbvariationen sind helles Gelb, Gold, Rostfarben und helles Grau.

CHARAKTERISTIKA DER PAARUNG

Weibchen legen ihre Eier in vermodernder Vegetation oder in hohlen Baumstümpfen ab und SCHLINGEN SICH SCHÜTZEND UM SIE HERUM, bis sie schlüpfen.

SPEZIFISCHES VERHALTEN

Diese Schlangen leben **zum Teil in den Bäumen;** sie **klettern** auf Bäume und Sträucher und überqueren offene Gebiete wie **Felswände**, Waldböden und sogar Straßen. Zum großen Teil sind sie NACHTAKTIV. Die Gattung der Morelia-Schlangen JAGT HAUPTSÄCHLICH KRAGENECHSEN.

MÖGLICHE SPEZIFISCHE AUSDRÜCKE BEI PATIENTEN

Patienten, die dieses Mittel benötigen, zeigen die allgemeinen Eigenschaften der Familie der Boidae ebenso wie die charakteristischen Eigenschaften der Pythoninae. Außerdem finden sich bei ihnen die folgenden Merkmale:
- Verstärkte Aktivität in der Nacht
- Bezug zu Kragenechsen

PYTHONINAE

MORELIA VIRIDIS [GRÜNER BAUMPYTHON]

Ordnung: Squamata
Unterordnung: Serpentes/Ophidia (Schlangen)
Familie: Boidae
Unterfamilie: Pythoninae
Gattung: Morelia
Art: Morelia viridis
Trivialname: Grüner Baumpython

ANATOMISCHE EIGENSCHAFTEN

Der grüne Python ist LEUCHTEND GRÜN und zeigt manchmal ein Muster aus schmalen, blauen Markierungen, die einen dünnen Streifen entlang des Rückens bilden können. Auch sind teilweise ein paar weiße, gelbe und/oder schwarze Schuppen auf dem Rücken verteilt. Sie hat lange, gerade Fangzähne und einen langen Schwanz. Erwachsene Tiere sind gewöhnlich um die 1,5 bis 2,0 m lang. Einige Exemplare werden länger als 2 m. Die Schuppen um das Maul herum haben markante **Labialgruben.**

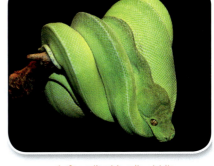

Aufgerollte Morelia viridis
(Grüner Baumpython)

SPEZIFISCHES VERHALTEN

Die grüne Python, die auch unter dem Namen Grüne Baumpython bekannt ist, lebt in Wäldern und **klettert** oft in den Zweigen der Bäume. Auch ihre Ruhephasen verbringt sie in den Ästen der Bäume. Die meiste Zeit WINDET SIE IHREN KÖRPER WIE EINEN SATTEL ÜBER EINEN AST und LÄSST IHREN KOPF NACH UNTEN HÄNGEN ODER PLATZIERT DIESEN AUF IHREN SCHLINGEN, BEREIT, ZUZUSTOSSEN, WENN SIE BEUTE SIEHT. Dieses Merkmal teilt sie mit der grünen Hundskopfboa, *Corallus caninus.* Diese Körperhaltung sieht aus, als hätte jemand die SCHLANGE IN EINE SPIRALE GEROLLT und sie sorgfältig über den Ast gelegt. Diese aufgerollte Position nutzen sie auch, um Wasser zum Trinken zu sammeln.

Die Schlange ist meistens NACHTAKTIV, zu dieser Zeit jagt sie am häufigsten. Auch wenn sie in der Lage sind zu klettern, JAGEN ALTTIERE gewöhnlich AM BODEN.

SPEZIFISCHE ANGRIFFS- UND VERTEIDIGUNGSMETHODEN

Bei einer ihrer Jagdtaktiken HÄLT DIE PYTHON IHREN KÖRPER RUHIG UND WACKELT NUR MIT DER SPITZE IHRES SCHWANZES. Diese Bewegung lockt Echsen an, die dann von der Schlange angegriffen und getötet werden. Die Beute wird gefangen, indem die Schlange SICH MIT IHREM GREIFFÄHIGEN SCHWANZ AN EINEM ZWEIG FESTHÄLT und mit einer S-FÖRMIGEN BEWEGUNG ZUSTÖSST.

PYTHONINAE

MÖGLICHE SPEZIFISCHE AUSDRÜCKE BEI PATIENTEN

Die Grüne Baumpython zeigt die allgemeinen Eigenschaften der Boidae. Ihre spezifischen Merkmale sind:
- Besondere Färbung: grün
- Besondere Position (Bilder/Träume): aufgerollt sein, in einer sattelähnlichen Form, sich hin- und herschlängeln, in Form einer Spirale aufwickeln, den Kopf herabhängen lassen oder in die Mitte der Schlingen legen
- Locken
- Nachtaktiv
- Bezug zu Kragenechsen

PYTHON REGIUS [KÖNIGSPYTHON]

Ordnung: Squamata
Unterordnung: Serpentes/Ophidia (Schlangen)
Familie: Boidae
Unterfamilie: Pythoninae

▼ Eine aufgerollte Ballpython

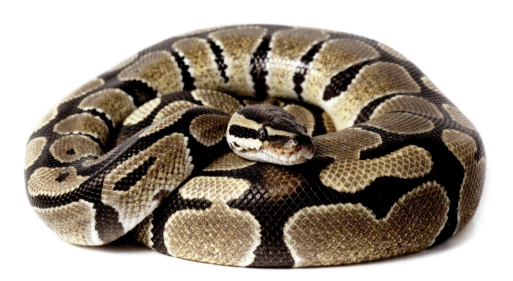

PYTHONINAE

Gattung: Python
Art: Python regius
Trivialname: Königspython, Ballpython

EINFÜHRUNG

Der Name Ballpython bezieht sich auf die Neigung des Tieres, SICH IN EINEN BALL ZUSAMMENZUROLLEN UND IHREN KOPF IN DIE MITTE ZU STECKEN, wenn sie angespannt oder verängstigt ist. In dieser Position kann ihr Kopf im wahrsten Sinne des Wortes HERUMGEROLLT WERDEN. Der Name Königspython (aus dem lateinischen „regius") basiert teilweise auf der Geschichte, dass Kleopatra eine Schlange um ihr Handgelenk trug. Diese Art ist die kleinste der afrikanischen Pythons.

ANATOMISCHE EIGENSCHAFTEN

Die Ballpython ist **kurz** und **stämmig** mit einem relativ kleinen Kopf. Erwachsene Tiere werden meistens nicht länger als 90–120 cm; auch wenn einige Exemplare bis zu 150 cm und sogar 180 cm lang wurden, so ist dies doch eher selten. Ihre Schuppen sind sehr glatt. Sie trägt komplizierte dunkelbraune Markierungen auf hellbraunem oder gelblichem Hintergrund. Auch hat sie auffällige Labialgruben um das Maul herum.

SPEZIFISCHES VERHALTEN

Ballpythons sind TERRESTRISCHE Schlangen, deren bevorzugte Rückzugsgebiete HÖHLEN von Säugetieren und andere VERSTECKE UNTER DER ERDE sind, in denen sie während der heißen Jahreszeit auch ihren Sommerschlaf halten. Sie jagen NACHTS. Aufgrund ihrer KLEINEREN GRÖSSE im Vergleich zu anderen Pythons und ihrem generellen SANFTEN WESEN werden diese Schlangen gezüchtet und sind beliebte Haustiere.

FALL (1) VON *PYTHON REGIUS* VON RAJAN SANKARAN

Diese Patientin erzählte sehr lebhaft über ihre Beschwerden und ihr Leben. Der Fall ist gut geeignet, die Empfindungsmethode zu verdeutlichen. Die wichtigen Aspekte des Falles wurden beibehalten, jedoch wurde er so zusammengefasst, dass er nur noch 1/3 seiner ursprünglichen Länge umfasst. Die Fragen, die Rajan Sankaran gestellt hat, wurden ebenfalls einbezogen, denn sie sind wichtig, um zu verstehen, wie der Fall fließt. Die Fragen zeigen auf, wie die Fallaufnahme von einer Ebene zur nächsten geführt wurde, wie die Fragen immer tiefer führten, bis schließlich die ursprüngliche Empfindung deutlich wurde.

Fall einer Frau, Erstkonsultation am 29. November 2003.

HAUPTBESCHWERDEN

- Depression, Angst, Panikattacken
- Asthma
- Migräne
- Hautallergien

PYTHONINAE

P: Ich bin zutiefst und chronisch depressiv.

D: Erzählen Sie mir etwas darüber „zutiefst und chronisch depressiv".

P: Wenn ich depressiv bin, ist das so, als hätte ich gar nichts, auf das ich mich freuen könnte. Es gibt nichts in meinem Leben, das mich glücklich macht oder mich denken lässt, dass das Leben lebenswert ist. Die Hoffnung ist vollständig verloren und eine vollständige … es ist ein andauernder Zustand von Verzweiflung, der dich mit einer dunklen, dicken Wolke oder einer schweren Decke umgibt. Es führt dazu, dass ich ängstlich bin, wenn ich in einer unbekannten Umgebung bin. Ich habe das Bedürfnis, mit Menschen zusammen zu sein, die ich kenne. Ich möchte mich an Dinge klammern, die … die mir ein Gefühl von Sicherheit vermitteln. Ich werde ängstlich, wenn ich unbekannte Orte aufsuchen muss oder neue Leute treffe. Und auf verschiedene Weise schränkt mich das sehr ein. Ich wünschte, ich könnte sterben. Ich wünschte, ich wäre gar nicht geboren worden. Ich gerate in Panik wegen kleiner und großer Dinge. Eine Krise würde mich in Panik versetzen, und bis vor Kurzem hatte ich das Gefühl, als würde ich in einem ständigen, unaufhörlichen Zustand von Panik leben.

Ich lernte dann Dr. N. kennen, und sie fing an, mich zu behandeln. Es hat gut gewirkt. Innerhalb von ein paar Jahren habe ich den Durchbruch gemerkt, und ich war nicht mehr depressiv. Das gab mir tatsächlich große Hoffnung, bis es nun im letzten Jahr im Februar wieder aufflackerte. Als es aufflackerte, war ich fürchterlich erschrocken. Denn es war ein **großes Monster** aus der Vergangenheit, von dem ich dachte, dass es ausgelöscht worden wäre. **Plötzlich sprang es hinter einer Ecke hervor, griff nach mir, drückte mich auf den Boden und setzte sich auf mich drauf. Es war ein großes Gewicht, das mich erdrückt hat**, und es war irgendwie so, als ob dieses Etwas sagte: „Ich werde niemals von dir ablassen". Und weil es so lange dauerte, bis der **Druck** nachließ, fing ich tatsächlich an zu glauben, dass es für immer da wäre, **allumfassend, unnachgiebig**. Ich hatte schon gemerkt, dass sich manche Dinge veränderten, dass die Panik weniger wurde und die körperlichen Symptome wie Migräne, Asthma, Heuschnupfen und die Hautallergie alle besser wurden. Ich bekam eine neue Sicht auf die gesamte Krankheit, es ging nicht mehr darum, dass die Depression geheilt würde und sie dann einfach nicht mehr da wäre. Ich fing an, sie als Teil eines größeren Bildes zu sehen, und sie drängte sich in mein ganzes Leben hinein (HG beide Hände bewegen sich in einem Kreis), und nun zieht sie sich in den Hintergrund zurück, wurde ein kleinerer Teil eines Puzzles. Von Zeit zu Zeit weigert sich dieses Puzzlestück, sich in das große Ganze einzufügen, und es springt aus seinem Platz heraus.

D: Können Sie mir ein wenig mehr davon erzählen, „dass sie Teil eines größeren Bildes ist, zieht sich etwas zurück, und dann weigert sich dieses Puzzlestück, sich in das große Ganze einzufügen und springt aus seinem Platz heraus"? Erzählen Sie einfach noch etwas darüber.

P: Von Zeit zu Zeit will ein bestimmter Zustand die Oberhand gewinnen. Mein Asthma ist dann sehr schlimm, oder ich habe mehrere Migränen hintereinander; es ist, als ob ein Zustand abflaut und ein anderer zum Vorschein kommt. Ich sehe es als ein großes Bild, und alles sind Elemente dieses Bildes, die Depression, das Glück und die Migräne. Ich versuche, die Puzzlestücke in das Bild einzupassen. Ein Teil des Bildes rutscht einfach aus seinem Platz heraus und vergrößert sich stark. Es ist, als presst man einen Ballon nach unten, und wenn man ihn dann loslässt, steigt er auf (HG die linke Hand macht eine Bewegung, als ob sie etwas herunterdrückt und dann hebt sie sie wieder) und du hast keine Kontrolle darüber. So habe ich das Gefühl, dass die Depression manchmal aus dem ganzen Szenario aufsteigt und sich vor alles andere drängelt. Es ist, als hätte sie ihren eigenen Willen und ich keine Kontrolle darüber.

PYTHONINAE

Wenn ich weiß, dass ich sie wieder an ihren Platz zurücksetzen muss, dann habe ich wieder ein Gefühl der Kontrolle. Es ist ein ständiger Zustand des Fließens.

D: Beschreiben Sie diesen „Zustand des Fließens".

P: Es ist, als wäre ich nicht in der Lage, die Objekte auf einer wackeligen Oberfläche zu balancieren. Immer ist die Depression das schwere Gewicht, und die anderen Dinge wie der Hautausschlag sind die einfacheren Dinge. Und dann geht es immer darum, wo ich diese schweren Dinge hinstecke, damit sie die anderen Dinge in meinem Leben nicht beeinflussen. Wie behalte ich die Kontrolle über die anderen Dinge? Wie verhindere ich, dass sie mich einfach umwerfen? Wissen Sie, ich bin, glaube ich, nicht in der Lage gewesen, das Gleichgewicht zwischen dem Schweren und dem Leichten zu finden.

D: Erzählen Sie mir ein bisschen mehr über „das Schwere gegen das Leichte"?

P: Die Schwere der Depression merzt die Bedeutung von allem anderen einfach komplett aus.

D: Wenn Sie sagen „ausmerzen", was meinen Sie damit?

P: Es sorgt dafür, dass alles andere bedeutungslos scheint. Asthma macht mich panisch, und ich kann nicht atmen. Doch wenn ich stark depressiv bin, dann werden diese anderen, relativ unerträglichen Zustände ziemlich bedeutungslos. Die Depression ist **so groß und alles umschließend**. (HG beide Handflächen stehen einander gegenüber). Ich fühle mich, als wäre jeder andere Zustand, in dem ich mich befinden könnte, erträglicher, als das Gefühl, depressiv zu sein.

Bis hierher sehen wir, dass sie eine Depression hat, Migräne und Asthma. Dann sehen wir, wie sie dieses Energiemuster beschreibt: Ein Bild, das nicht mit ihren Problemen in Verbindung steht. Das Bild beschreibt Art und Weise, wie sie ihre Krankheit erlebt. Und wir sehen, dass das, was sie erlebt (die Empfindung), eine Geschwindigkeit und eine Intensität hat (das Miasma). Sie fühlt sich dauerhaft verzweifelt, hoffnungslos, dunkel und schwarz. Dies ist ein Zustand, der auf das syphilitische Miasma hindeutet.

Die Merkmale ihres Erlebens (ihre Empfindung) sind:
- *Ein Monster aus der Vergangenheit springt plötzlich hervor. Das Wort „plötzlich" ist sehr wichtig.*
- *Irgendwie weicht es in den Hintergrund zurück und plötzlich umfasst es alles.*
- *Wie ein schweres Gewicht.*
- *Wie eine schwarze Wolke, wie eine Decke, die über sie gelegt ist.*

D: Was heißt „umschließend"?

P: Es deckt einfach alles ab. Es kann unterschiedliche Dinge bedeuten. Wenn Sie von Ihrer Mutter umarmt werden, fühlen Sie sich von dieser Umarmung umschlossen. Sie hält Sie vollständig fest, es gibt Sicherheit, es gibt ein Gefühl von Trost und Wärme. So fühlt man sich, wenn man von etwas umschlossen wird. Es ist aber etwas anderes, wenn man in einer Situation ist, die sehr stressig und irgendwie auch bedrohlich ist, wie eine heftige Auseinandersetzung zwischen einem selbst und den Leuten, mit denen man arbeitet, dann greift dieser Stress auch auf die anderen Bereiche des Lebens über. Er bleibt nicht auf den Bereich der Arbeit begrenzt. Er begleitet Sie auch, wenn Sie zu Hause sind. Diese Feindseligkeit wird auch zwischen Ihnen und Ihrem Ehemann stehen.

D: Wenn Sie sagen, „greift auf andere Bereiche über", beschreiben Sie das.

P: Wenn ich deprimiert bin, dann schließt das auch andere Bereiche meines Lebens ein (HG beide Hände offen, bewegen sich auf horizontaler Ebene in einer runden Bewegung). Der Umgang mit meinem Ehemann wird dann voller Spannung sein.

Sie spricht über „umschließen". Sie macht viele Gesten. Wenn Sie die Geste in unterschiedlichen Zusammenhängen wiederholt gesehen haben, ist die richtige Zeit, ein wenig tiefer zu bohren. Sie sind sich sicher. Jetzt können wir uns auf die Geste konzentrieren.

507

PYTHONINAE

D: Als Sie „umschließend" sagten, haben Sie so etwas mit Ihrer Hand gemacht (wiederholt die Geste). Machen Sie das nochmal.
P: (Wiederholt die Geste) Es breitet sich irgendwie aus.
D: Beschreiben Sie die Bewegung Ihrer Hände.
P: Es bewegt sich vom Zentrum meines Seins in die äußere Welt, von meinem Herzen hin nach außen. Dann streite ich mit meinem Ehemann. …
D: (Unterbricht die Patientin) Nein, nein! Ein bisschen mehr hierüber. Nur die Bewegung Ihrer Hand?
P: Ich weiß nicht, es ist wie, jetzt schaue ich hin, denn Sie haben mich darauf aufmerksam gemacht. Aber ich denke, es ist wie die Wellen in einem Pool, die vom Zentrum nach außen fließen. Es ist, als ginge es nach außen und breitete sich über die Oberfläche des ganzen Pools aus (HG). Es bleibt nicht an dem Punkt stehen, an dem Sie einen Stein oder einen Kiesel reingeworfen haben. Es breitet sich vom Inneren bis ins Alleräußerste aus.

Das ist völliger Nonsens. Das hat nichts mit ihren Emotionen zu tun, mit ihrer Pathologie, ihrer Situation, noch nicht einmal mit ihren Wahnideen. Es geht tiefer als all das, hin zum Kern ihrer Empfindungen, der absolut derselbe ist wie der Geist/das Wesen ihres Arzneimittels. Es hat nichts mit ihr als Mensch zu tun. Tatsächlich hat es nichts mit der menschlichen Rasse zu tun. Dennoch ist es einzigartig in ihr, Teil ihres innersten Erlebens. Jetzt sind wir auf der sechsten Ebene angekommen, der Ebene der Energie. Das Werfen eines Steines in den Teich ist ein Bild, doch das „Ausbreiten" ist die Energie. Auch als sie über den Ballon sprach, handelte es sich hier um ein Bild oder eine Wahnidee, doch als sie sagte, „drücken und dann loslassen und dann steigt es auf", das ist die Energie. Genauso mit dem Puzzle, „kommt und geht plötzlich". So kommen und gehen die Bilder, doch ihr grundlegendes Energiemuster wiederholt sich in jedem Aspekt ihres Lebens.

D: Beschreiben Sie dieses Ausbreiten ein bisschen mehr. Sie haben es beschrieben als „Wellen in einem Pool, die an einem Punkt beginnen und sich dann über die ganze Oberfläche ausbreiten". Ich möchte, dass Sie diesen Teil beschreiben. Ich habe verstanden, unter welchen Umständen Sie das Gefühl haben. Ich brauche kein weiteres Beispiel darüber, wann Sie dies spüren oder in welcher Situation Sie es spüren. Ich möchte, dass Sie diesen Prozess des Ausbreitens beschreiben. Was kommt Ihnen dabei in den Sinn?
P: Ein vorbeiziehender Gedanke irgendeine beliebige Sache betreffend wird dann zu einer Lawine, denn der ganze Prozess ist so schnell und die Verbindung, die ein Gedanke mit dem nächsten macht … es entwickelt irgendwie eine Eigendynamik. Und vorher ist es … ist es … die Kette der Gedanken wird dann ein sehr wackeliger Haufen, der auf unsicheren Beinen steht; sie können herunterpurzeln (HG linke Hand bewegt sich von oben nach unten). Und verursachen großen Schaden. Doch all das hat mit einem kleinen Schubs oder einer kleinen Bewegung oder einem Gedanken angefangen. Und ein vereinzelter Gedanke macht mich dann vollkommen panisch oder verängstigt mich, oder ich habe das Gefühl, als hätte ich die Kontrolle über etwas verloren. Dieses Gefühl, das sich da ausbreitet, als ob da etwas sehr Kleines ist, das dann sehr riesig wird und alles umschließt.

Dieses „etwas sehr Kleines, das dann riesig wird und alles umschließt" ist ihre Empfindung. Das ist nun ein guter Moment, sie zu ermuntern, ein wenig tiefer in diese Erfahrung einzutauchen.

D: Wir machen hervorragende Fortschritte, gehen wir noch ein Stückchen weiter.
Beschreiben Sie dieses „etwas sehr Kleines, das dann sehr riesig wird und alles umschließt". Erzählen Sie mir davon.
P: Ich denke, wenn jemand im aufgewühlten Meer wäre, im aufgewühlten Meer schwimmen würde, wäre es sehr einfach, sich vorzustellen, wie es sich anfühlt, denn das habe ich erlebt.

PYTHONINAE

Ich war sehr klein, als das passierte und ich schwimmen war. Da ich noch so klein war, schien die Welle riesig. Ich war sechs Jahre alt. Die Welle ergriff mich und rollte mich mehrfach um mich selbst (HG rechte Hand bewegt sich im Kreis, wieder und wieder). Ich konnte die Wellen spüren, diese Wellen manchmal ... das Gefühl, von einer größeren Kraft als der deinigen herumgedreht zu werden, wieder und wieder. Bis ich wieder auftauchte, war ich komplett orientierungslos, ich würde nicht sagen panisch, aber ich war durch dieses Erlebnis total erschüttert. Ich habe es nie vergessen. Wenn ich also über dieses Umschließen nachdenke, dann denke ich immer, ich wäre im Wasser ohne Boden unter den Füssen.

„Eine Kraft größer als die deinige"—hier gibt sie den ersten Hinweis auf ihr inneres Erleben, ich gegen die Kraft. Die ersten zarten Hinweise auf das Königreich der Tiere.

D: Beschreiben Sie nur dieses „im Wasser sein".

P: Im Wasser sein ist irgendwie wie zwei Seiten einer Münze, furchterregend, doch auch angenehm. Es bedeutet, dass es mir wirklich gut geht, aber auch, dass ich mich zu Tode erschrecke. Man wird von einer Strömung erfasst, oder man ist zu tief drinnen im Wasser, oder man ist zu weit vom Ufer entfernt, man findet sein Gleichgewicht nicht, weil das Meer so aufgewühlt ist. Deswegen denke ich, Wasser verursacht dieses Gefühl, die Kontrolle verloren zu haben, nicht in der Lage zu sein, sich an etwas festzuhalten (HG geschlossene Faust). Umschließen ist für mich körperlich wie emotional gleichbedeutend mit „im tiefen Wasser sein".

Ich kann schwimmen, deswegen denke ich nicht, dass mein Leben in Gefahr ist, wenn ich im Meer bin, aber ich habe Situationen erlebt, in denen ich extrem panisch wurde. Nicht weil ich in einer Panik erregenden Situation in Bezug auf das Meer war, sondern weil ich das Gefühl hatte, die Kontrolle darüber verloren zu haben, wo ich mich im Wasser befand. Plötzlich wurde das, was ich machte und was angenehm und überschaubar war, furchterregend. Das war das Umschlungen-sein, das ist furchterregend. Ich dachte wirklich, ich würde ertrinken. Vom Ufer aus haben mir Leute zugesehen. Sie sahen nur zu, denn sie wussten, wenn sie ins Wasser gingen, wären sie nicht in der Lage, etwas für mich zu tun. Ich habe das ganze Ausmaß der Situation, in der ich mich befand, erst begriffen, als ich wieder aus dem Wasser kam. Während ich im Wasser war, kämpfte ich gegen die Wellen. Es war eiskalt und die Strömung war so stark, dass mir mein Badeanzug heruntergerissen wurde. Ich dachte wirklich, ich müsste sterben.

D: Beschreiben Sie diese Erfahrung noch ein bisschen mehr.

P: Ich habe das ignoriert und ging weiter hinein. Plötzlich wurde ich noch weiter hinausgetrieben, und ich konnte nichts tun, um wieder dahin zu gelangen, wo ich hinwollte, nämlich ans Ufer. Und ich konnte dieses Ziehen sehr stark spüren. Ich wurde gleichzeitig rückwärts (HG Faust zieht nach hinten) und auch nach unten gezogen (HG Faust geht nach unten). Ich brauchte all meine Kraft, um meinen Kopf über Wasser zu halten und gleichzeitig kein Wasser einzuatmen oder zu schlucken. Ich kämpfte und kämpfte und konnte spüren, wie ich aufgrund der Kälte immer schwächer wurde. Ich schrie um Hilfe. Ich glaube, ich habe mich ungeheuer angestrengt, um mich zu retten, und es schließlich geschafft, wieder an Land zu kommen.

Sie beschreibt, was sie erlebt – plötzlich gezogen zu werden und sich ungeheuer anstrengen, um sich zu retten.

D: Wie haben Sie diese Situation erlebt?

P: Ich war absolut panisch, ich war komplett überzeugt, dass ich es nicht schaffen würde. Es war so eine körperliche Angst.

PYTHONINAE

Einfach total davon überschwemmt. Es war, als würde ich unter Wasser gedrückt und dort festgehalten. Ich war unfähig zu atmen und wusste, es ist mir nicht möglich, an die Oberfläche zu kommen und Luft zu holen. Es war wie Ersticken. So beklemmend und erdrückend.

In Tierfällen gibt es mehr als eine Empfindung. Es ist ein Prozess oder ein Komplex, eine Frage nach der Empfindung führt hin zu dem Prozess. „Erdrückend" ist eine weitere Empfindung, die zum Prozess gehört.

D: Was ist „erdrückend"?

P: Die Ungeheuerlichkeit, die Schwere der Situation … das Gewicht. Wie ein großes Gewicht, das auf einen fällt. Ich meine, ich habe Bilder von Leuten gesehen, die bei Erdbeben unter Gebäuden eingeklemmt waren, so muss das wohl auch sein, erdrückt von … wie in der Falle.

D: Beschreiben Sie den Begriff „in der Falle", nur den Begriff „in der Falle", etwas mehr?

P: Da gibt es kein Entkommen. Es ist dann einfach da, **um dich herum** (HG bewegt sich in einer Kreisbahn).

D: Beschreiben Sie „um dich herum". Sie haben etwas mit Ihrer Hand gezeigt. Machen Sie das noch einmal.

P: Es ist wie um dich herum (HG bewegt beide Hände mit ein wenig Abstand in einer kreisförmigen Bewegung).

D: Beschreiben Sie das noch ein bisschen mehr? Sie machen das sehr gut.

P: Das war mir nicht bewusst. Ich habe es gemacht … körperlich würde ich mich fühlen wie … Ich bin sehr wählerisch in dem, was ich trage. Kleidung gibt mir entweder das Gefühl, frei und befreit zu sein, oder ich fühle mich eingeengt und in der Falle. Deswegen trage ich nie lange Kleidung, darin fühle ich mich in der Falle (HG beide Hände in der Nähe ihres Körpers). Als ob die Kleidung mich von Kopf bis Fuß bedeckt. Es ist wie aus einem Stück, lange Ärmel, langes Kleid. Ich würde niemals so ein Kleid tragen (HG beschreibt um sich herum einen Kreis) … in einer Situation feststecken. Ganz und gar umgeben, von einem Etwas.

Hier ist das „Etwas" ihre Wahnidee, während sie es erlebt wie „umgeben von". Hier wiederholt sich „umgeben" —umgeben von den Wellen oder von einer dicken Decke. Das wiederholt sich. Daher sollten wir sie bitten, dass sie „umgeben" beschreibt und uns nicht über 'das Etwas' erzählt, denn 'das Etwas' ist ihre Wahnidee, und wenn wir diese intensiver hinterfragen, wird dies uns zu einer weiteren Wahnidee führen, dann würde es sehr viel länger dauern, bis wir die zentrale Empfindung erreichen.

D: Beschreiben Sie das noch ein wenig, „umgeben von einem Etwas".

P: Ich bin auf die Toilette gegangen, die Lichter gingen aus und es war stockdunkel. Ich konnte nicht sehen, wo die Klinke war. Ich war ein bisschen panisch, denn ich fühlte mich in diesem kleinen, dunklen Raum ohne Belüftung gefangen. Diese Situation, umgeben von diesem Raum und der Dunkelheit, (HG bewegen sich dichter auf einander zu) war kurz, aber überwältigend.

Hier beschreibt sie ein Bild von einem dunklen Raum, in dem sie sich befindet, und wie sie es erlebt, umgeben zu sein. Sie verwendet denselben Ausdruck. Daher stelle ich dieselbe Frage, bis sie mir nun den nächsten Hinweis gibt.

D: Beschreiben Sie „umgeben von einem Etwas".

P: (Lange Pause) Letztes Jahr, und das ist andauernd so, dort, wo ich lebe, dieser Teil des Gebäudes wird wahrscheinlich verkauft, denn er gehört meiner Tante, und wir haben Angst, dass die Person, die das Haus kaufen wird, diesen Teil des Gebäudes abreißen lässt und/oder uns auszahlen will. Das beherrscht meine Gedanken schon lange. Als ob das das Einzige ist, was auf der ganzen Welt geschieht. Wer wird es kaufen? Was werden sie tun? Wer werden sie sein? Was wird mit uns passieren? Wo gehen wir dann hin? Diese Situation ist ein Etwas, und die ganze Zeit verfolgt es mich (HG macht einen Kreis). Es ist in meinem Unterbewusstsein, in meinem Bewusstsein, in meinen Gesprächen und in meinen Träumen. Ich erwache und denke daran. Es kommt mir in den Sinn, wenn ich gar nicht daran denke, es verlässt mich niemals, es ist wie ein Schatten. Es ist zu viel, als ich Etwas sagte, es könnte einfach alles sein, es kann eine Emotion sein oder auch etwas Körperliches, es könnte ein Gedanke sein, es könnte alles sein. Es ist wie ... Es wird so riesig wie ...

D: (Unterbricht die Patientin) „So riesig"?

P: Es wächst, es wächst wie ... mein Zorn ist auch ein Etwas. Er wächst und wird von einem flüchtigen, zornigen Gedanken zu einem riesigen Zustand (HG zeigt einen Kreis). Auf dem Höhepunkt dieses Zustandes, der dann alles umgibt, kann ich da nicht mehr rauskommen, das ist dann dieses Etwas. Dann bin ich sogar gewalttätig ... wie schlagen (HG bewegt die geschlossene Faust von oben nach unten, als ob sie jemanden mit dem Messer oder etwas anderem, das sie in der Hand hält, tötet) oder nach jemandem schlagen oder auf irgendetwas draufschlagen. Der Zorn scheint sich auszubreiten wie ein ... (HG bewegt sich auf einer Kreisform).

D: Wie ein ...?

P: Fast wie ein Blitz. Keine langsame Bewegung ...

D: Nicht langsam?

P: Nicht langsam. Es ist wie ... es geht einfach pfffffft ... (HG bewegen sich plötzlicher und mit Kraft auseinander und voneinander weg). Es geht einfach pfffffft ... (die gleiche Geste der Hand) durch das Ganze ... der Bauarbeiter ... jeder sagt es mir.

D: Nein, nein ... Sie machen das sehr gut. Beschreiben Sie das, wie das geht (wiederholt die Geste) „pfffffft" ... einfach das nochmal.

P: (Lächelt) Es ist wie ...

D: Machen Sie das mit Ihren Händen noch einmal, nur dieses „pfffffft"

P: Es ist wie pfffffft ... (gleiche HG).

D: Noch einmal.

P: pfffffft ... (gleiche HG).

D: Ja, beschreiben Sie diese Handlung.

P: Es ist, als ob Öl in der Pfanne heiß wird. Du wartest darauf, dass das Öl heiß wird, und das ist alles völlig normal, man kocht, und plötzlich, bevor man es richtig mitbekommt, schlägt eine riesige Flamme aus der Pfanne (HG bewegt sich von unten nach oben), und deine spontane Reaktion ist: „Oh, mein Gott, die ganze Küche wird gleich in Flammen stehen!" Innerhalb weniger Sekunden erlischt die Flamme, doch innerhalb dieser wenigen Sekunden hat sie alles verschlungen (HG bewegen sich dichter zueinander, dann voneinander weg, und wieder zueinander hin).

Wieder hören wir das Wort „plötzlich". Plötzlich wird es riesig, enorm und wird verschlungen. Das ist ihr Erleben, das allen Situationen zugrunde liegt. Nun sehen wir ein Muster, das sich wiederholt. Mein nächster Schritt ist nun, sie zu ermutigen, bei diesem Erleben zu bleiben, in diesem kleinen Moment, diesen Moment zu erleben, und sie dann zu bitten, mir alles zu beschreiben, was ihr zu diesem Moment einfällt. Das bedeutet, dass wir ihr sagen, sie soll ihren Verstand ausschalten und diese Erfahrung durchleben, dabei bleiben und spontan, ohne zu denken, einfach lossprechen. Indem wir der Patientin erlauben, tiefer in die Erfahrung einzutauchen, wird sie vollständigen Nonsens von sich geben, und in diesem Moment muss auch unser Verstand als Homöopath ausgeschaltet sein. Das, was zum Vorschein kommt, wird völlig unlogisch sein, also müssen auch Sie sich das anhören und dabei die Logik außen vor lassen.

PYTHONINAE

D: Beschreiben Sie diesen Prozess ein wenig genauer, dieses „enorm, riesig werden und es umgibt alles und breitet sich aus", das, was Sie mit Ihren Händen gezeigt haben: „pfttttttt", bleiben Sie dabei und was immer Ihnen in den Sinn kommt, das beschreiben Sie.

P: Sie brechen hervor (gleiche HG). Sie kommen heraus und es weitet sich aus. Es ist nicht langsam, du kannst dich nicht darauf vorbereiten, es bricht einfach hervor, und in diesen paar Sekunden ist es wie die Welle, von der ich Ihnen erzählt habe, sie dreht dich um und um und um (HG bewegt sich auf einer Kreisbahn).

D: Beschreiben Sie das ein wenig ausführlicher. Was immer Ihnen einfällt. Das es so anfängt, „dann bricht es hervor und dann breitet es sich aus … es kommt hervor … pfffffft … ", machen Sie das noch einmal.

P: Ich war auf Reisen und baute gerade die Küche dort auf, wo wir uns niederlassen wollten. Da gab es keine Belüftung und plötzlich explodierte einer der Gastanks. Der ganze Flur wurde von den Flammen verschlungen, denn es ging von unten nach oben. Die Flamme brach einfach aus der Leitung hervor (HG beide Hände nahe beieinander, dann bewegt sie sie auseinander und weg voneinander) … sie war furchterregend … diese Explosion. Wie eine Bombe … und dann war da Feuer!

Wenn sie über eine „Bombe" redet, gibt sie ein weiteres Bild. Es hat hier nichts mit Bomben und Explosionen zu tun. Ohne davon in die Irre geführt zu werden, bohren wir ein wenig mehr nach.

D: Beschreiben Sie „eine Bombe".

P: Der Aufprall des Lärms … es ist nicht wie ein Feuerwerkskörper … es schwingt nach, das Geräusch besaß eine Gewalt, eine Kraft. Explosionen sind bedrohlich.

D: Wenn Sie „Gewalt und Kraft" sagen, was kommt Ihnen in den Sinn?

P: Beklemmend.

D: Beschreiben Sie „beklemmend"?

P: Es ist etwas, dem du dich nicht widersetzen kannst. Du kannst das Ding nicht bekämpfen. Du fühlst dich hilflos. Du kriegst das Gefühl, dass es dich beherrschen kann. Du sitzt in der Falle.

D: Beschreiben Sie „in der Falle" noch ein wenig mehr? Nur den Ausdruck „in der Falle".

P: Dass da keine Fluchtmöglichkeit ist und … es kommt dir immer näher (HG die Hände stehen einander gegenüber).

D: Beschreiben Sie dies „es kommt dir immer näher", das, was Sie eben mit Ihren Händen gezeigt haben (wiederholt die Geste).

P: Ich habe dieses Gefühl meistens, ich würde sagen, in allen Situationen … es formt sich wie ein enger … nicht wie eine Schlinge … **mehr wie ein kleiner Raum, aus dem du nicht entkommen kannst.** Es kommt näher und … wissen Sie, wie ein Asthma-Anfall (HG bewegen sich **näher und näher** aufeinander zu). Es wird … Du wirst **immer atemloser**, mehr und mehr, **die Atmung wird immer stärker beeinträchtigt.** Es ist das emotionale Äquivalent dieser körperlichen Empfindung.

D: Beschreiben Sie die körperliche Empfindung ein bisschen mehr? „Enger und näher und zusammengeschnürt".

P: Es ist, als ob die Brust eine Art … (HG bewegen sich immer dichter zueinander) es ist wie ein enges, eisernes Band um deine Brust herum, und etwas macht es enger und enger (HG Faust dreht und rotiert immer wieder im Kreis). Langsam aber sicher **wird deine Brust in einen kleinen, nicht zu beherrschenden Raum hineingequetscht** (HG Hände bewegen sich näher zueinander hin).

D: Beschreiben Sie das „enge, eiserne Band um Ihre Brust herum" noch etwas mehr.

PYTHONINAE

P: Wie eiserne Bänder um die Brust herum … wie Riemen, ich stellte mir immer vor, es müsste wie eine Art Rüstung sein. Das ist das Gefühl, das du hast, wenn du in einem Kleidungsstück steckst, das dich völlig unbeweglich macht, **es erlaubt dir nicht, dich auszudehnen, tief Luft zu holen oder dich zu strecken, und es lässt auch keine freie und einfache Beweglichkeit zu.** Es ist wie zusammengequetscht (HG Hände mit leicht gebogenen Fingern, die sich immer weiter zueinander hinbewegen).

D: Beschreiben Sie „gequetscht".

P: Es ist wie eine gigantische Hand, die dich unablässig zusammendrückt (HG schließt die Fäuste fester und fester), du kämpfst und möchtest die Finger dieser Hand aufstemmen. Du spürst, dass **deine Rippen von dieser Kraft zerbrochen werden** (HG die Hände bewegen sich immer näher zueinander hin) … und du drohst **zu ersticken.**

D: Noch ein wenig mehr über dieses Bild: „eine gigantische Hand, die dich unablässig zusammendrückt und du möchtest das aufstemmen", nur dieses Bild. Beschreiben Sie das noch ein bisschen mehr.

P: Wir waren einmal am Strand, und wissen Sie, Kinder spielen dieses Spiel, dass man jemanden mit Sand zudeckt und dann auf dem Sand, auf ihrem Körper Bilder malt, und jemand wollte das bei mir machen. Sie haben es so heftig gemacht, dass, nachdem sie mich mit dem Sand zugeschüttet hatten, nur noch mein Kopf herausschaute, und dann hat sich ein Junge auf mich draufgesetzt. Er war ein großer, dicker Tyrann, und er weigerte sich … selbst als ich anfing zu weinen und zu schreien. Ich fühlte mich so, wie ich mich fühle, wenn ich einen Asthmaanfall bekomme … zusammengedrückt von diesem Gewicht (HG als ob beide Hände nach unten pressen), von dem Sand und dem Jungen, der auf mir saß. Nach unten gedrückt, nicht hart, wie bei roher Gewalt (HG als ob beide Hände nach unten pressen), sondern langsam und mit Absicht. Es war, als ob jemand sich langsam mit all seinem Gewicht auf meine Brust lehnen würde.

D: Beschreiben Sie diesen Vorgang noch etwas mehr?

P: Es war wie unter einer sehr dicken und schweren Matratze. Ein dickes, schweres Objekt, das dich unbeweglich macht. Wie dicke Bänder. Ein, zwei, drei, vier, fünf, als wären da Bänder um deine Brust herum, so. Wie ein eisernes Band, wie ein Band um deine Brust. Es gibt keine Öffnung, du kannst nicht raus. Wie etwas, das immer enger und enger wird (HG bewegen sich immer näher zueinander).
Hier kommt nun alles zusammen.

D: Beschreiben Sie diese „Bänder".

P: Dicke Bänder aus Metall … (HG deutet um die Brust herum an, es könne festgezogen werden) laufen um deine Brust herum … (HG bewegen sich aufeinander zu, immer weiter aufeinander zu). Es wird dann enger und enger und der Durchmesser wird enger und enger (HG bewegen sich aufeinander zu, immer weiter aufeinander zu), und du bist nicht mehr in der Lage, einen tiefen Atemzug zu nehmen.

D: Beschreiben Sie diesen Vorgang noch etwas mehr: „die Bänder um Ihre Brust herum werden enger und enger".

P: Es ist eine Reihe von Bändern um deine Brust … eins, zwei, drei, vier, fünf … und wenn übergeworfen werden, kommt ein Panikanfall, wenn deine Atmung kurz und angestrengt ist, als ob die Bänder … wie du die Schraube festziehst, du drehst den Schraubenzieher (HG die Hand bewegt sich mit der geschlossenen Faust hin und her), damit die Bänder fester angezogen werden. Und sie werden immer fester, immer fester, immer fester … (HG bewegen sich zueinander, immer weiter zueinander), **bis in deiner Brust kein Platz mehr für Luft ist.** Denn du hast

PYTHONINAE

die **Brust zusammengequetscht** (wiederholt die gleiche Geste), **zu einem so kleinen Raum zusammengequetscht, dass du noch nicht einmal mehr Luft holen kannst, du kannst nicht genug Luft in deine Lunge aufnehmen, um zu überleben** ... du wirst zusammengedrückt. Es muss sich also ausdehnen (HG bewegt die Hände voneinander weg). Du hast das Gefühl, als würde deine Brust auseinanderbrechen oder aus deinem Brustbein hervorbrechen.

Es ist, als ob du im Swimmingpool unter Wasser bist und du hältst deinen Atem ganz lange an, und wenn du dann an die Oberfläche kommst, ist es ein ähnliches Gefühl wie das beengende Gefühl des eisernen Bandes um deine Brust herum, und dann, wenn du an die Oberfläche kommst, ist es ein Gefühl von „aaaah ...", du machst diesen tiefen Atemzug wie einen großen Schluck Atem. Es ist wie – jetzt haben sich deine Lungen ausgedehnt (HG bewegen sich von der Region um die Brust herum weg und auseinander).

Kann ich etwas sagen? Selbst als ich gerade über die Art der Explosion geredet habe, ist mir plötzlich bewusst geworden, dass es irgendwie auch befreiend war. Dass die meisten Situationen in meinem Leben, die mich umschlungen haben, tatsächlich eher so sind, dass ich das Gefühl habe, es sei eine Explosion. Auch in diesem Sinne: sehr schnell vorbei. Es ist furchterregend und umschlingt dich (HG die Hände bewegen sich voneinander weg und gleichzeitig öffnet sich die geschlossene Faust) für einen kurzen Moment ... doch danach bist du raus, du bist frei. Ich glaube, weil ich immer weiter darüber geredet habe, konnte ich zu dieser Erkenntnis gelangen.

D: Wenn Sie „umschlingen" sagen, was meinen Sie damit?
P: Es ergreift völlig Besitz von deinem Leben. Du wirst verschluckt.
D: Beschreiben Sie „verschlucken".
P: Als ob man tief fällt, in einen ... als ob man plötzlich aus dem Gleichgewicht gebracht wird und in einen tiefen, dunklen Raum fällt.
D: Beschreiben Sie „einen tiefen, dunklen Raum".
P: Da ist Dunkelheit und du weißt nicht, wo du bist. Was wird passieren? Wie in einem Albtraum, du bist so tief drin in dieser furchtbaren Situation. Es ist über dir. Es ist vielleicht, als ob man im tiefen Wasser ist ... es ist so, als ob man in einen Brunnen fällt, denke ich.
D: Beschreiben Sie „einen Brunnen".
P: Er ist so tief, man kann noch nicht einmal das Wasser sehen. Ich stelle es mir scheußlich vor, in einen Brunnen zu fallen. Ich denke, das ist der ultimative tiefe, dunkle Raum, wenn man sich das einmal physisch vorstellt. Wie ein Loch ohne Boden. Kein Licht, kein Geräusch ... ein tiefer, dunkler Raum.
D: Beschreiben Sie „ohne Boden".
P: (Eine lange Pause) Ich denke, es ist etwas, das ewig weitergeht.
Dass, wenn du herunterfällst, du einfach immer weiter und weiter fallen wirst.
D: Was ist das für eine Erfahrung, „in solch eine tiefe, dunkle Grube ohne Boden zu fallen"?
P: Ich denke, das ist die Angst vor hoch gelegenen Orten ... ich habe Höhenangst. Das Gefühl des Fallens (HG die Hände bewegen sich nach unten) ist so ... ist ... steht in Verbindung mit einem Gefühl von Kontrollverlust. Es ist, als ob du von allem Vertrauten abgetrennt wirst. Es besteht kein Kontakt mehr, mit gar nichts. Es gibt keine Berührung, nur den Fall durch den Raum (HG die Hände bewegen sich nach unten).
D: Beschreiben Sie „abgetrennt". Was genau meinen Sie damit?
P: Keine Verbindung haben mit ... nichts fühlen. Sich betäubt fühlen, emotionslos, als ob man isoliert ist.
D: Was bedeutet „isoliert"?

PYTHONINAE

- **P:** Als ob da eine Schicht um dich herum ist.
  Sich betäubt fühlen, isoliert —ist auch wie „eine Schicht drumherum".
- **D:** Beschreiben Sie „eine Schicht um Sie herum".
- **P:** Die dich schützt.
- **D:** Beschreiben Sie „eine Schicht um Sie herum".
- **P:** Es wird dich nicht verletzen. Es ist wie ein Raum (HG die Hände bewegen sich rundherum). Wie ein Kissen. Etwas Weiches, wie eine weiche Steppdecke (HG die Hände bewegen sich im Kreis um sie herum), umgibt dich, weich und schützend. Und selbst die Depression, da gibt es auch eine Schicht, aber das ist eine niederdrückende Schicht.
  „Isolierung ist eine schützende Schicht", während „Depression (…) eine niederdrückende Schicht ist". Das ist sehr merkwürdig!
- **D:** Beschreiben Sie „eine drückende Schicht".
- **P:** Es ist schwer und erstickt mich (HG bewegen sich immer weiter aufeinander zu) im Gegensatz zur Isolierung, das ist auch eine Schicht, aber sie hat etwas Schützendes. Im Gegensatz zu dem Niederdrückenden, oder der Eigenschaft der …
  Hier möchte ich gerne wiederholen, was sie vorher gesagt hatte.
- **D:** Was ist „umschließen"?
- **P:** Es bedeckt einfach alles.
  Es bedeutet unterschiedliche Dinge. Wenn du jemanden umarmst, oder wenn du von deiner Mutter umarmt wirst, fühlst du dich umschlossen von dieser Umarmung, sie hält dich vollständig, es ist da ein Gefühl von Sicherheit, von Komfort und Wärme.
  Also kann das Umschließende schützen, aber auch drücken und töten. Diese Dualität ist das Eigentümlichste an diesem Fall. **Das ist totaler Nonsens und bedeutet wiederum, dass es genau die Merkmale der Quelle sind.** *Das ist genau das Verhalten der Python, wenn sie sich um ihre Eier schlingt und sie mit Wärme und Nahrung versorgt.*
- **D:** Beschreiben Sie diese „niederdrückende Schicht, die schwer und erstickend ist". Nur dies, konzentrieren Sie sich nur darauf.
- **P:** Es ist wie eine große, schwere Tür, und wenn man herauskommen möchte, dann muss man sie aufschieben, wissen Sie, mit aller Kraft und Stärke. (HG beide Hände bewegen sich nach vorne, als ob sie etwas nach vorne wegschieben). Oder manchmal fühlt es sich an, als wäre es eine sehr, sehr schwere Decke. Als ob mich eine Matratze bedecken würde und ich diese wegschubsen möchte (HG immer wieder nach unten drücken). Ich habe das Gefühl, ich befinde mich in der Horizontalen, und dieser Druck drückt mich in den Boden hinein. Dieser Druck erstickt mich. Er schneidet mich irgendwie von meiner Umgebung ab.
- **D:** Was bedeutet „schneidet mich ab"?
- **P:** Die Verbindung ist unterbrochen.
- **D:** Konzentrieren Sie sich noch ein bisschen mehr auf „niederdrückende Schicht, schwer, ersticken, Sie müssen schieben, mit aller Kraft". Nur diese Sache mit der Schicht. Konzentrieren Sie sich darauf und erzählen Sie mir, was Ihnen in den Sinn kommt. Beschreiben Sie es ein klein wenig mehr.
- **P:** Ich hatte das Gefühl, ich hätte mich da durchgeschoben, als ob man ein Fenster aufschiebt, das festklemmt. Ich dachte, ich hätte geschoben und geschoben und geschoben (HG die Hände halten sich aneinander fest und bewegen sich dann vor und zurück gegen diese Kraft), und es ging nicht auf, und ich hatte so viel Kraft eingesetzt, dass die Fenster hätten aufspringen müssen (HG beide Hände bewegen sich auseinander und gleichzeitig öffnet sich die Faust). In diesem dunklen, stickigen Raum, in dem ich so lange war, konnte ich jetzt in

PYTHONINAE

das Sonnenlicht hinaussehen, und ich sah etwas Wunderschönes. Das Gefühl, durch diese niederdrückende Schicht hindurchzubrechen, hat mir gezeigt, wie lange ich schon darin gewesen war. Es war, als wäre ich eingeschlossen in einem dunklen Zimmer (HG bewegen sich immer näher zueinander), mit wenig Bewegungsspielraum, und meine Atmung war davon auch betroffen.

Es schubst dich in eine Ecke, da musst du hin (HG bewegen sich vom Körper weg). Als ich in der Lage war, aus der Dunkelheit herauszufinden, in der ich so lange war, und das Fenster aufmachen konnte, wurde irgendwie alles heller … der Ort, wo ich gewesen war. Es hat den Ort erhellt, wo man versucht hat, dich vom Licht in die Dunkelheit zu schubsen, durch dieses niederdrückende Gefühl im Geist, in den Gefühlen und im Körper, oder was es auch sonst noch war. In einem gewissen Sinne ist es eine Kraft.

D: Was ist die „Kraft"?

P: (Eine lange Pause) Ich denke, ich müsste wieder sagen, es ist ein Etwas.

D: Beschreiben Sie dieses „Etwas".

P: Es ist, als ob es ein Teil von mir ist, was es wohl sicher auch war … ich habe das Gefühl, es ist ein Teil von mir, der lange Zeit versucht hat, herauszukommen.

Das ist eine andere Seite meines Wesens, meiner Persönlichkeit oder meines Seins. Es ist, als ob etwas einfach nur wollte, dass es anerkannt wird. Ich glaube, diese zwei Dinge existieren nebeneinander. Sie sind beide da, Seite an Seite, wissen Sie. Dieser Verlust der Hoffnung und die Verzweiflung, aber auch der Optimismus.

Sie war nicht nur das Opfer, sie war auch die Täterin. Und das kam nun hier wunderbar zum Vorschein. Die Beschreibung dieses Etwas, das das tut, ist nicht der Täter, der ihr das antut, sondern es ist ein Teil von ihr selbst. Dieser Teil bleibt die meiste Zeit ruhig, aber dann kommt er sehr plötzlich zum Vorschein und nimmt diese überwältigende Form an, die sie verschlingt, zerdrückt und vernichtet.

D: Wenn Sie „Etwas" sagen, was meinen Sie mit diesem Wort? Nur das.

P: Man merkt plötzlich, wie begrenzt das Vokabular ist. Es ist wie ein Wesen … aber auch wieder nicht, es hat keine Form. Es ist nicht … – Wissen Sie, es gibt da keine Form, nur ein Konzept oder einen Gedankengang.

D: Sie sagen, „es ist ein Wesen, es hat keine Form". Was meinen Sie mit „keine Form"?

P: Dass es keine Unterscheidungsmerkmale hat, dass man es nicht beschreiben kann und sagen, ob es hell oder dunkel ist oder schwer, es ist irgendwie so, es ist so … ein Gedanke oder ein Konzept. Es hat keine Form oder Größe oder Gewicht oder Dimension oder so etwas, es ist nur … ein Konzept. Es ist ein Wesen. Wie eine Präsenz. Es ist immer da. Es ist immer bei mir. Ich weiß, dass es da ist. Es bleibt bei mir und ich bin mir dessen bewusst. Manchmal ist es gütig, manchmal nicht.

D: Was bedeutet „gütig"?

P: Gütig ist sanft. Sanft, liebevoll, man fühlt sich sicher, wissen Sie. Wenn Sie das spüren, dann spüren Sie 'es'. Sie spüren diese Aspekte der Einheit, Sie spüren sie als ein religiöses Gefühl.

D: Was sind die anderen Aspekte?

P: Ängstlich.

D: Beschreiben Sie „ängstlich".

P: Furchterregend. Die gleiche Einheit, die gütig ist und dich liebt, bestraft dich auch und ist furchterregend. Mächtig und beängstigend; sie kann dich dazu bringen, dass du dich sehr klein und hilflos fühlst. Es ist wohl wie in der Hölle. Du kennst keinen Ausweg.

D: Beschreiben Sie „Hölle" und „kein Ausweg".

PYTHONINAE

P: In der Schule hat man uns tatsächlich Bilder der Hölle gezeigt, mit Teufeln und Flammen, Menschen in Ketten und dieser dunkle, höhlenartige Platz. Selbst jetzt kann ich mir nichts Schrecklicheres vorstellen, als in der Hölle zu sein. Und da sind diese furchterregend aussehenden Kreaturen.
D: Beschreiben Sie diese „furchterregend aussehenden Kreaturen".
P: Es sind keine Monster mit entstellten Gesichtern und bizarren Formen. Sie sind wie menschliche Wesen.
D: Beschreiben Sie so ein „Monster".
P: Es wäre etwas Hässliches, Großes und Destruktives. Etwas, das ganz und gar unzerstörbar ist, und das habe ich auch während der Depression gespürt. Ein Monster kam hervorgesprungen und griff nach mir, und ich war in seinen Klauen gefangen (HG). Es ist bedrohlich, und es ist etwas, über das du keine Kontrolle hast. Wenn du nicht kräftig bist, wird es dich zerstören.

In jedem Beispiel, das sie erzählt, geschieht immer jemandem etwas. Wie das Etwas oder ein Monster oder der große Junge, der oben drauf sitzt. In jedem Beispiel kommt „Ich gegen etwas, das stärker ist als ich" vor, und das weist auf das Königreich der Tiere hin, und dass „etwas, das stärker ist als ich", eine Energie besitzt, die bestimmte Aspekte zeigt. Diese Aspekte sind die Plötzlichkeit, es beginnt klein und wird sehr groß, umfängt, verschlingt, zerdrückt, drückt, quetscht und hüllt ein. Und es endet damit, dass es keinen Ausweg gibt. Es gibt kein Entkommen.

D: Wie?
P: Es packt deinen Geist und verdreht ihn (HG dreht die Hand im Kreis).
D: Was bedeutet „verdrehen"?
P: Verzerren, es verzerrt die Art, wie du dich fühlst, wie du denkst. Ich hatte wirklich das Gefühl, als würde mein Gehirn verdreht (HG die geschlossenen Fäuste bewegen und drehen sich beide in gegensätzliche Richtungen) … wie in gegensätzliche Richtungen gedreht, wie du ein nasses Kleidungsstück auswringst.
D: Beschreiben Sie „auswringen".
P: Drücken und drehen.
D: Beschreiben Sie „drücken und drehen".
P: (Die gleiche Geste) Wie mit Kraft verbogen. Ähnlich wie das Auswringen eines Kleidungsstücks, und in dieser Form wird es dann gehalten.
D: Beschreiben Sie das Monster noch ein bisschen.
P: Wie es aussieht?
D: Genau.
P: Es hat ein großes, aufgerissenes Maul und scharfe, gezackte Zähne, es ist bedrohlich. Ich sehe das Gesicht dieses Monsters sehr oft. Ich kann fast spüren, dass es da ist (HG zeigt mit ihrem Zeigefinger nach vorne unter den Tisch).
D: Es ist da?
P: Ja, unter dem Tisch dort ist es, es kam gerade an mir vorbei.
D: Beschreiben Sie „unter dem Tisch kam es gerade an mir vorbei".
P: Ich habe wirklich das Gefühl, dass es da ist, es sitzt unter dem Tisch. Es ist wie ein Wesen mit einem Gesicht und sitzt unter dem Tisch. Niemand anderes außer mir kann es sehen. Es ist nicht groß, es ist klein.
D: Beschreiben Sie dieses „kleine Ding".
P: Es ist formlos, wie ein Klecks.
D: Wie ein „Klecks"?

PYTHONINAE

P: Wie ein dicker, flacher, schwarzer Tintenfleck. Es hat ein Gesicht, es hat einen Mund und es hat riesige grelle Augen. Es ist, als ob es mich irgendwie anknurrt. Es ist wie ein flüchtiger Blick auf etwas, das dich erinnert: „Ich bin hier". Manchmal bin ich verblüfft …

D: Was bedeutet „verblüfft"?

P: Überrascht werden.
Versteckt und unvorhergesehen überrascht zu werden – dies repräsentiert die Energie der Schlange. Was verborgen war, wird sehr groß und überwältigend. Es quetscht, drückt, verschlingt und zerdrückt.
Dies sind die Merkmale der Boidae. Es gibt keine Vergiftung. Die gesamte Energie liegt hierin: „Etwas kommt plötzlich zum Vorschein, um dich herum, bildet eine niederdrückende Schicht um dich herum". Die Schicht wird enger und enger, würgt dich und presst das Leben aus dir heraus. Dies sind Merkmale der Familie der Boidae. Zu einem früheren Zeitpunkt während der Fallaufnahme haben wir gesehen, dass diese Schicht auch eine schützende Schicht sein kann, und das weist uns zur Python.

D: Also, wenn es klein ist, wie kann es dann furchterregend sein?

P: Das hat nichts damit zu tun, wie groß es ist, sondern damit, an was es dich erinnert. Es muss nicht so groß wie ein Zimmer sein, um beängstigend zu sein. Ich finde sogar Echsen, die nur 2 cm lang sind, beängstigend.

D: Erzählen Sie mir etwas über Echsen.

P: Ich habe eine überwältigende Angst vor Echsen. Auch als Kind hatte ich schon Angst vor ihnen, über die Jahre wurde es immer schlimmer, ich hatte eine regelrechte Phobie. Ich konnte noch nicht einmal ein Bild einer Echse in einem Buch oder im Fernsehen ansehen. Ich denke, sie sind wirklich widerwärtige Kreaturen. Sie sind nicht so wie die anderen Reptilien, die ich mag, so wie Schlangen. Ich finde nur Echsen furchterregend.

D: Sie haben gesagt, nicht so wie die anderen Reptilien, die Sie mögen?

P: Ja, ich mag Schlangen.

D: Erzählen Sie mir davon.

P: Ich mag Schlangen. Ich hatte mal eine und ich musste sie wieder abgeben, denn es ging nicht gut. Doch ich finde Schlangen faszinierend, und das Gefühl, das ich bei Echsen habe, ist ein faszinierter Horror.

D: „Faszinierter Horror"?

P: Ich wäre echt entsetzt bei dem Anblick einer Echse, und gleichzeitig könnte ich nicht aufhören, sie anzugucken. Es ist, als würde sie mich faszinieren und gleichzeitig in Angst und Schrecken versetzen.

D: Erzählen Sie mir von Ihrer Vorliebe für Schlangen. Oder erzählen Sie mir etwas über Schlangen im Allgemeinen.

P: Ich finde, sie sind wunderschön anzusehen. Ich finde sie faszinierend, auch wie sie leben. Sie sind so verbunden mit der Erde, dass sie die geringste Bewegung oder eine Annäherung spüren, sie fühlen sich sofort bedroht. Sie sind nicht von Natur aus aggressiv, aber sie wurden als Tiere sehr verteufelt. Vielleicht fühle ich mich deswegen so zu ihnen hingezogen. Menschen töten oder misshandeln sie, oder sie werden wegen ihrer Haut gejagt. Ich empfinde eine Art Mitgefühl mit ihnen, und das habe ich nun überhaupt nicht bei Echsen. Das ist merkwürdig. Sie alle sind Reptilien, sie sind im Großen und Ganzen auch harmlos, und trotzdem ist die eine Art furchterregend und die andere Art attraktiv.

D: Erzählen Sie mir ein wenig mehr davon?

P: Ich hatte eine Python, als ich ungefähr 18 oder 19 Jahre alt war. Ich hatte sie ungefähr sechs Wochen, dann stellte ich fest, dass wir dabei waren, soziale Außenseiter zu werden. Niemand kam mehr zu uns, und wenn doch jemand kam, nichts ahnend, und dann die Schlange sah, wurde er oder sie hysterisch. Dadurch wurde alles sehr kompliziert. Deswegen musste ich sie

PYTHONINAE

weggeben. Ich fand sie sehr sanftmütig, und auf eine merkwürdige, unterschwellige Art war sie sehr ausdrucksstark.

D: Auf welche Weise?

P: Ich spürte das, die Art, wie sie an deinem Körper war. Man sagt immer: „Oh, wenn du zulässt, dass der Python sich um dich herumwickelt, dann tötet er dich". Aber immer, wenn sie in Kontakt mit unserem Körper kam, fühlte es sich eher wie eine sanfte Liebkosung an. Wie ein Hund, der dich ableckt, oder eine Katze, die um deine Beine streicht. Auch spürte ich dieses warme, beruhigende Gefühl. Aber es dauerte nicht sehr lang. Ich bin traurig, wenn ich an sie denke, denn sie führte ein sehr unnatürliches Leben. Sie musste in einem Sack oder in einer Kiste mit einem Deckel gehalten werden. Sie durfte nicht herumstreifen. Ich spürte, dass dieses Tier kein natürliches Leben würde führen dürfen. Deswegen war ich hin- und hergerissen, einerseits wollte ich sie behalten und andererseits wollte ich sie freilassen.

„Daher war ich hin- und hergerissen, einerseits wollte ich sie behalten und andererseits wollte ich sie freilassen." Das ist sehr wichtig.

D: Wie sieht ihr „natürliches Leben" aus?

P: Draußen im Gras und im Grünen sein, Frösche, Ratten oder Vögel fangen und sie fressen, und in der Sonne sitzen. Ich habe Sendungen über Schlangen in ihrer natürlichen Umgebung gesehen. Sie müssen in der Sonne sein, um ihre Körpertemperatur zu halten. Daher sitzen sie auf einem Felsen und suchen Zuflucht unter einem Stein, wenn es sehr heiß wird. Ich spüre, dass sie eng mit der Natur verbunden sind. Selbst ihre Färbung ist dazu da, sie mit ihrer Umgebung verschmelzen zu lassen. Je nachdem, wo in der Welt sie herkommen, bestimmt das, warum sie so sind, wie sie sind, und warum bestimmte Schlangen giftig sein müssen, denn wo sie herkommen, gibt es mehr Räuber. Wenn es nur wenige natürliche Feinde gibt, sind sie harmlos.

D: Was sind ihre Feinde?

P: Große Vögel wie Adler, Aasgeier, Hyänen und auch Krokodile.

D: Erzählen Sie mir noch ein wenig mehr über *Pythons*.

P: Sie werden ziemlich groß und fressen ihre Beute, indem sie sie ersticken.

D: Wie machen sie das?

P: Sie wickeln sich um die Beute herum, erdrücken sie dann und schlucken sie anschließend herunter. Ich fühle mich zu ihnen hingezogen.

D: Und was stört Sie bei den Echsen, dass Sie sich so davor fürchten?

P: Ich habe die Angst vor Echsen von meiner Mutter und meinen Schwestern gelernt. Wir hatten ein großes Haus, und wenn Echsen gesichtet wurden, schrien meine Mutter oder meine Tante und ich sah nach, was der Grund für ihr Geschrei war. Und als ich dann größer war, war es eine ausgewachsene Angst, denn dann hatte ich Angst, nachts auf die Toilette zu gehen.

D: Wie erlebten Sie diese Angst?

P: Ich wollte wegrennen. Panik, Herzklopfen, oder es fühlt sich an, als ob dein Herz rennt, Horror. Es ist wie ein Igitt (zuckt mit den Schultern) … widerwärtig … es lauert irgendwo. Versteckt sich irgendwo hinter etwas.

D: Und was ist das für ein Gefühl, wenn „etwas lauert oder sich hinter etwas versteckt"? Wie erleben Sie das?

P: (Schaut nach unten, es sieht aus, als schaue sie unter den Tisch, dann sagt sie leise:) Ich habe fast das Gefühl, es ist dort, es kann ganz unerwartet hervorkommen.

D: Beschreiben Sie „unerwartet hervorkommen".

P: Wie wenn du etwas nicht erwartest. Du bist entspannt und fühlst dich gut, du hast es vertrieben. Du hast es vergessen und bist entspannt, und wenn du dann in der Nacht in die Küche gehst,

PYTHONINAE

kannst du es über den Boden flitzen sehen, und da ist es. Es ist jetzt unter dem Kühlschrank oder unter dem Waschbecken oder hinter dem Schrank. Und wieder geht die Angst los.

D: Wie fühlt sich die Angst an, wenn Sie etwas so laufen sehen? „Unerwartet", wenn Sie etwas unerwartet sehen, was ist das für eine Angst?

P: Es ist wie eine Art Panik. Ich habe das Gefühl, als hätte ich die Kontrolle verloren, als ob es mich verschlingen würde. Ich weiß nicht, es ist so merkwürdig, dass ich immer dasselbe sage, ich sage „Verschlingen" und „Panik".

Mit den Echsen ist ihr Erleben immer noch das gleiche – etwas Verborgenes, Lauerndes, das unerwartet zum Vorschein kommt und dich verschlingt. Hier kommt jetzt alles zusammen. Was bei einer Echse nicht echsentypisch ist, ist das Verschlingen. Sie hat Angst vor dem „Verschlingen", und das hat nichts mit einer Echse zu tun. Daher weiß ich, dass die Echse nicht wichtig ist.

D: Erzählen Sie mir einige von Ihren Träumen?

P: Ich war auf einem kleinen Floß. Dort war nur Platz für mich und meinen Mann. Wir waren in der Mitte auf einem dunklen See, der Himmel war dunkel, es waren vier Wände um dieses Floß herum, aber es gab keine Decke, deshalb konnte man den dunklen Himmel sehen. Plötzlich fallen lebendige Bälle aus Feuer auf uns herunter. Als würden wir von außen angegriffen. Wir sind auf dem Floß herumgetrieben, wir mussten das Gleichgewicht halten und der See war sehr aufgewühlt. Es war sehr wichtig, nicht vom Floß zu fallen und sich vor diesen Feuerbällen zu schützen. Und dann hatte ich große Angst, und plötzlich, als ich mich umsah, war mein Mann nicht mehr da. Es war ein Schock, ihn dort nicht mehr zu sehen. Plötzlich wurde ich von diesem großen, monströsen Krokodil, das aus dem Nichts kam, beiseite geschleudert, es schnappte mit seinem Maul zu und versuchte, das Floß zum Kentern zu bringen, und ich schrie die ganze Zeit im Traum. Die Intensität baute sich dermaßen auf. Ich hatte Angst davor, ins Wasser zu fallen, Angst vor diesen Feuerbällen, und plötzlich war mein Mann nicht mehr da! Und dann dieses monströse Krokodil. Da kam eine Angst nach der anderen, und dann war der Traum vorbei.

Arzneimittel: *Python regius* 1M, eine Gabe.

ZUSAMMENFASSUNG DER FOLLOW-UPS

Häufigkeit und Intensität ihrer asthmatischen Anfälle reduzierten sich sehr, und sie brauchte nur noch selten Bronchodilatatoren. In Anbetracht der Häufigkeit und der Intensität ihrer Anfälle, und angesichts der akuten Notfallsituationen, in die sie oft geriet, ist ihr derzeitiger körperlicher Zustand beeindruckend. Emotional ist sie jetzt in der Lage, auf stressige Situationen sehr viel realistischer als vorher zu reagieren. Obwohl die äußeren Lebensumstände – Gerichtsverhandlungen wegen der Immobilie und der Kampf gegen gangsterähnliche Elemente – unverändert blieb, sind die Gefühle der Panik und die Gefühle, dass ihr Leben bedroht ist, dass irgendwo ein großes Monster auf sie wartet, nahezu verschwunden. Aufgrund dieser Veränderung kann sie jetzt ein ruhigeres und ausgeglicheneres Leben führen und durchläuft keine deutlichen Hochs und Tiefs mehr. Meiner Beobachtung nach haben sich ihre Stimme, ihr Gesichtsausdruck und ihre Art zu reden, wenn sie die Dinge beschreibt, die in ihrem Leben passierten, dramatisch gewandelt: Von einem Opfer, das sich stark bedroht fühlte, ist sie zu einer Person geworden, die jetzt in der Lage ist, eine Situation objektiv zu betrachten und geeignete Maßnahmen zu ergreifen.

PYTHONINAE

FALL (2) VON *PYTHON REGIUS* VON SUDHIR BALDOTA

KONSULTATION AM 26.6.2002
DAS IST DIE WIEDERAUFNAHME DES FALLES EINER 27-JÄHRIGEN FRAU, DIE SICH SEIT 12.03.1999 IN MEINER BEHANDLUNG BEFINDET. (DER FALL WURDE UM DER BESSEREN LESBARKEIT WILLEN ÜBERARBEITET.)

D: Erzählen Sie mir von Ihrer Periode.
P: Herr Doktor, es hat alles mit Stress zu tun. Ich muss mich auf eine Prüfung vorbereiten. Ich brauche ungefähr eine Woche dafür. Ich sollte in meinem Job eigentlich eine Pause einlegen, denn ich möchte meinen MBA machen. Also habe ich das mit einem Monat Vorlauf angekündigt. Zuerst haben sie sich geweigert, mir eine Woche frei zu geben. Irgendwie habe ich es geschafft, nächste Woche vier Tage frei zu bekommen, und für diese vier Tage muss ich jetzt vorarbeiten. Jetzt kommt alles zusammen, so dass ich jonglieren muss, ich muss wirklich jonglieren. Ich komme mit meinem Haushalt nicht zurecht und ich schaffe es nicht, mich um meine kranke Mutter zu kümmern, ich kann nicht alles zusammen schaffen. Ich muss irgendetwas sein lassen und irgendwie funktioniert es nicht. Und jetzt hört auch meine Monatsblutung nicht auf. Ich bin gestresst und müde. Ich reagiere bei jeder kleinen Sache gereizt. Ich verliere wirklich schnell die Geduld. Darum geht es.
D: Welche Auswirkungen hat das auf Sie?
P: Es macht mich müde und krank. Die Stimmungsschwankungen sind größer. Ich bin sehr reizbar, sehr aufgewühlt. Bei jedem Anlass schlage ich zurück, und so kommt es auch bei den anderen an.
D: Was ist das Gefühl bei „kommt bei den anderen auch so an"?
P: Frustrierend, **als ob es mich sehr belastet.**
D: Können Sie mir beschreiben, auf welche Art und Weise?
P: **Es macht mich müde und gestresst.** Früher hatte ich genug Kraft, um ungefähr 18 Stunden am Tag zu arbeiten, einschließlich College und Tanzen, einfach alles. Damals wurde ich einfach nie müde. Jetzt kann ich nicht mehr als 10 Stunden arbeiten, oder zwischen 10 und 15 Stunden. Wenn ich arbeite, werde ich müde. Ich habe keine Kraft mehr. Genauso ist das. Ich fühle mich sehr müde.
D: Können Sie dieses Gefühl der Müdigkeit beschreiben?
P: Es ist so, dass **ich keinen Muskel in meinem Körper bewegen möchte.** Ich möchte mich einfach nur hinsetzen oder hinlegen und schlafen. Ich schlafe bloß 4,5 bis 5 Stunden am Tag. Ich bin so müde, ich kann noch nicht einmal ein Glas Wasser halten, wenn ich nach Hause komme. Ich war sehr frustriert über die Art, wie meine Vorgesetzte sich verhielt. Sie wollte mir nicht erlauben, Urlaub zu nehmen, und es war mir egal, selbst ohne Bezahlung. Meine Aufnahmenoten sind schlecht, und ich muss gute Noten in dieser Aufnahmeprüfung bekommen, um die Zulassung zu einem College in Bombay zu erhalten. Das bedeutet mir viel. Denn wenn ich es nicht schaffe, **fühle ich mich als Versagerin, und ich möchte nicht versagen.** Ich will meinen MBA. Ich möchte Karriere machen. Ich möchte nicht für den Rest meines Lebens in einem Callcenter arbeiten. Das ist nicht das, was ich möchte. Ich möchte einen wirklich guten Job, und zwar langfristig. Ich kann nicht alles zusammen schaffen.
D: Wie fühlen Sie sich dabei?

PYTHONINAE

P: Ich habe mich selber satt, habe dieses Leben satt. Ehrlich, ich würde **mich wirklich gern umbringen**. Ich möchte nicht mehr leben. Ich habe die Aufnahmeprüfung für das Medizinstudium nicht geschafft. Die Leute haben zu mir gesagt, ich sei eine **Versagerin**. Also habe ich Pharmazie studiert und das Studium mit einer Zwei abgeschlossen. Wieder haben sie zu mir gesagt, ich sei eine Versagerin. Wenn ich meinen MBA nicht kriege, bin ich eine totale Versagerin.

D: Wie erleben Sie dieses völlige Versagen?

P: Schrecklich. Alle sticheln ständig. **Man hackt grundlos auf dir rum**. Selbst Leute, die jünger sind als du. Wie mein Bruder, der sagt: „Du taugst nichts. Ich weiß nicht, warum Mami so viel Geld für dich verschwendet hat." Es ist widerwärtig. Es verletzt meine Selbstachtung. Ich fühle mich, als hätte ich all meine Würde verloren und wäre völlig verloren. Ich habe mich selber satt. Ich weiß einfach nicht, was nicht stimmt.

D: Wie ist das Gefühl? Wie erleben Sie die Situation?

P: Ich habe das Gefühl, ich will mich selbst gegen die Wand schlagen. Und manchmal **möchte ich meine Vorgesetzte umbringen, weil sie mich nicht versteht.**

D: Auf welche Weise möchten Sie sie umbringen?

P: Ich will sie … ich weiß nicht … **erwürgen.** Manchmal habe ich das Gefühl, ich würde gerne zurückschlagen und sie vor allen anderen anbrüllen.

D: Wenn Sie sagen, sie „erwürgen", was meinen Sie damit?

P: Es bedeutet, **ihr den Hals umdrehen (HG).**

D: Wie?

P: **Mit den Händen.** Ich weiß nicht, ich werde so zornig. Das werde ich, ich werde zornig.

D: Wie fühlen Sie sich bei all dem? Dieser Stress um Sie herum … wie ist das Gefühl hierbei?

P: Ich fühle mich wie ein Esel, wie ein Esel. Ich **jongliere** ständig, renne von hier nach dort. Kümmere mich um das Haus, um die Eltern. Ich bin so müde. Ich habe nicht gegessen und auch nicht geschlafen.

D: Wenn Sie „jonglieren" sagen, was bedeutet das?

P: Alles ist in der Luft. Und wenn ich das eine schaffe, dann fällt das andere runter, so renne ich der nächsten Aufgabe hinterher, und das nächste muss ich auch noch schaffen. In dem Moment, in dem ich nicht alles ordentlich mache, **werde ich kritisiert**.

D: Was bedeutet „kritisieren"?

P: Niemand kann sich vorstellen, dass ich um alles kämpfe, auch um die Zeit. Das verstehen sie einfach nicht. **Es fühlt sich an, als ob sie mich alle umbringen, warum sterbe ich nicht einfach sofort** …

D: Wie erleben Sie das „ich werde umgebracht?" Wie fühlt sich das an?

P: **Als ob jemand ein Seil nimmt, mir die Schlinge umlegt,** und wenn ich dann nicht irgendetwas mache, ziehen sie die Schlinge sofort zu. So ist das.

D: Beschreiben Sie das Gefühl noch etwas mehr.

P: Es ist so **plötzlich; du fängst jemanden und plötzlich drückst du zu, bis er keine Luft mehr bekommt. Er hat das Gefühl, keine Luft mehr zu bekommen (HG).**

D: Beschreiben Sie genau das, was Sie gerade detailliert mit der Hand gezeigt haben.

P: Es steigt bis zu meinem Hals hoch, als ob du wirklich jemanden tötest. Du raubst jemandem komplett den Atem. Dieser Mensch kann nicht leben und kann auch nicht sterben. Ich kann nicht mit ihnen leben, ich kann nicht mit ihnen sterben. Ich kann nichts tun, ich muss einfach weitermachen. Ich bin benommen, ich bin so übel bedroht. Die Leute fragen mich: „Hast du Drogen genommen oder was? Du siehst nicht normal aus."

PYTHONINAE

Ich bin außer Atem und kämpfe um das Überleben. Diese Einschränkung will ich nicht. Das **stranguliert mich. Ich will mich daraus befreien und weggehen,** aber das kann ich nicht.
Sie erzählt eine Geschichte von ihrer Großmutter. Die Patientin hat das Gefühl, dass ihre Großmutter der Inbegriff einer Herrscherin ist, die Großmutter **macht ihr Vorschriften.** *Überall mischt sie sich ein.*

D: Wie fühlen Sie sich dabei?

P: **Eingeengt. Als hätte ich kein eigenes Leben;** eingeengt.
Ich meine verschlossen. Sie will mir alle Türen verschließen **(HG).**
Wenn ich weggehen muss, sagt sie nein.

D: Können Sie diese Geste noch einmal zeigen? Können Sie sie etwas beschreiben?

P: Sie öffnen eine Kiste und Sie schließen die Kiste so. Einfach geschlossen.
Als ob man eine Leitung öffnet und das Wasser fließt, es fließt heraus.
Die Leitung ist eine weitere Analogie.
Ich spüre schon, wenn sie nach Hause kommt, ich spüre das, oh Gott, ich weiß nicht, was ich tun soll. Ich kann nirgends hin. Also lasse ich all meine Frustration raus, indem ich weggehe, oder sie anblaffe und dann weggehe, oder irgendetwas anderes mache. Selbst wenn sie mich vom anderen Zimmer her anbrüllt.

D: Beschreiben Sie das Gefühl einer „Leitung".

P: Das Wasser fließt unablässig, aber wenn du nun beide Enden zustopfst?
Dann platzt die Leitung automatisch irgendwo auf und das Wasser fließt heraus. Im Innern steigt der Druck so stark an, dass es herauskommen muss. Und genauso fühle ich mich: „**unter großem Druck und eingeengt, ich warte darauf, herauszukommen**".

D: Beschreiben Sie jetzt „unter großem Druck, eingeengt, darauf warten, herauszukommen". Ich möchte diese drei Begriffe, die Sie erwähnen, verstehen. Beschreiben Sie sie bitte im Detail, so gut Sie können?

P: Meine Freiheit, oh Gott, sie nimmt mir meine Freiheit. Ich warte darauf, wegzukommen. Wann werde ich von ihr wegkommen? So in etwa fühle ich mich. Dann bin ich noch mehr frustriert. Warum kann sie nicht in ihrem Zimmer bleiben. Wer denkt sie, dass sie ist? Es kommt alles vom Zorn. Denn sie hat mir nicht erlaubt …
Manchmal, wenn ich so wütend bin, nehme ich ein Handtuch und halte es fest. Ich halte es so fest, dass man meine Nagelabdrücke darin sehen kann. Ich werde so wütend, dass ich sogar anfange zu zittern, aber ich kann nichts tun. Oder ich knalle die Türen sehr laut.

D: Wie erleben Sie das, „keine Freiheit, Einengung, unmöglich herauszukommen", wie fühlt sich das an?

P: Ich bin wütend, denn wenn ich dir sowas nicht angetan habe, warum tust du es dann mir an? Manchmal möchte ich mich umbringen. Ich habe wirklich das Gefühl, ich will auf die Brüstung klettern und herunterspringen. Ich will nicht. Ich will, dass sie wissen, dass sie nicht klarkommen würden, wenn ich nicht mehr da wäre.
Dann sagte sie, dass sie sich in ihrer Situation **schmutzig** *fühlt. Danach befragt, sagt sie, wie ein* „**Mülleimer, stinkend, miserabel, einfach durch und durch schmutzig**".
Ich habe früher nie jeden Tag geraucht, und dann kam der Tag, dass ich mindestens zwei Zigaretten am Tag brauchte, um mich vom Denken abzuhalten. Dadurch bin ich ein bisschen weniger aufmerksam, ein bisschen weniger wachsam. Ich bin nicht gereizt oder wütend. Mein Kopf und mein Herz fühlen sich leicht an.

D: Was für Interessen und Hobbys haben Sie?

P: Tanzen, Freestyle am liebsten. Ich bewege mich einfach zu der Musik.

D: Können Sie das Gefühl beim Tanzen beschreiben?

PYTHONINAE

P: Befreiung von allen Fesseln, allen Verpflichtungen, allen Spannungen mit meiner Mutter und meiner Großmutter oder den Spannungen im Haus. Ich denke über nichts nach, wenn ich tanze. Es ist wie eine Leidenschaft. Ich habe meinen eigenen Raum, die Zeit gehört nur mir, und ich fühle mich befreit.

D: Wenn Sie „befreit" sagen, was meinen Sie damit?

P: Frei vom „bla, bla" meiner Mutter und dem „bla, bla" meiner Großmutter.

D: Welches Gefühl haben Sie, wenn Sie „bla, bla" sagen?

P: Ich verstehe es nicht. Es ist, als ob sie Latein oder Griechisch oder irgendwas in der Art reden. „Bla bla bla bla bla bla bla bla".

D: Wie fühlen Sie sich dabei?

P: Gereizt. Ich will es loswerden und es rausschmeißen.
Ich bin hin- und hergerissen. Zwei Menschen zerren an mir. Ich bin aus dem Gleichgewicht, ohne Rhythmus, ohne alles. Ich möchte alles loswerden, mein Leben in die Bahn bringen und weiterziehen.

D: Was meinen Sie, wenn Sie sagen, „alles loswerden"?

P: Ich meine, diese Leute loswerden. Ich möchte diese Menschen wirklich loswerden.

D: Warum? Was machen sie?

P: Sie zerren an mir. Ständig wollen sie mich herumkommandieren, so fühlt es sich jedenfalls an. Ich will nicht herumkommandiert werden, ich hasse es, wenn man mich herumkommandiert.
Sie liest gerne Romane mit **überraschenden Wendungen** *(HG). Im Fernsehen sieht sie sich gerne den Discovery-Kanal an. Sie ist fasziniert von Schlangen, Haien und den Pyramiden.*

D: Erzählen Sie mir von den Schlangen?

P: **Du kannst nicht wissen, was in ihrem Kopf vor sich geht.** Sie haben keine Augenlider, ihre Augen blicken ganz geradeaus und **schauen dich an.** Sie strecken zum Atmen ihre Zungen heraus, ich meine, sie senken ihre Temperatur oder so, und **du weißt nicht, was sie als nächstes tun werden.** Es bedeutet, sie greifen dich an, sie lassen dich entkommen oder sie starren dich einfach an. Du weißt einfach nicht, was als nächstes passiert. Das Mysteriöse fasziniert mich bei ihnen. Ich mag mysteriöse Dinge. Wenn ich eine Schlange anschaue, weiß ich, dass sie nicht sprechen kann, andere Tiere machen wenigstens irgendwelche Geräusche, eine Schlange macht bloß **„ssssss", ein zischendes Geräusch.** Das wollte ich schon immer verstehen. **Sie sind sehr, sehr ruhig, wenn du sie einfach in Ruhe lässt. In dem Moment, wo du ihnen etwas tust, nur ein kleines bisschen, greifen sie dich an, denn es ist ein Geben und Nehmen**. Wenn Du dich in irgendetwas einmischst, was ihnen gehört, mischen sie sich in irgendetwas ein, das dir gehört. Sie können ja nicht sprechen, sie zischen nur, wenn sie etwas „stört" lässt. Was genau sie „stört", das weiß ich nicht, aber ich möchte es gerne wissen.

D: „Stören" bedeutet?

P: Es löst etwas aus, und daraufhin machen sie etwas, **beißen** oder **einfach weggehen, auf ihre Art eben.** Und da ich nicht weiß, was sie „stört" oder was sie dazu bringt, zu reagieren, wie sie reagieren, interessiert es mich. Wenn ich mal ganz viel Geld habe, kaufe ich mir in den Bergen oder so ein Holzhaus. Ich werde in der Natur leben, mit Bäumen, vielen Bäumen und ganz viel Grün. Wahrscheinlich werde ich **Pythons** halten, in einem Terrarium, nicht wirklich klein, eher diese Größe.

D: Welche Schlange, sagten Sie?

P: Einen Python, einen dicken Python. Wenn er dann groß ist, lasse ich ihn im Dschungel frei, er soll für sein eigenes Revier kämpfen. Wissen Sie, ich könnte beobachten, wie der Python

PYTHONINAE

wächst. Dann würde ich verstehen, warum er auf bestimmte Weise reagiert. Das würde ich wirklich gerne machen.

D: Warum gerade einen Python?

P: Von allen Schlangen sind sie am praktischsten. Ich meine, sie verletzen dich nicht, es sei denn, du tust ihnen etwas. Sie sind sehr geduldig. Sie erdulden, erdulden, erdulden, erdulden, erdulden, und wenn sie es dann irgendwann nicht mehr ertragen können, **würgen** sie den Menschen, womöglich **erwürgen** sie ihn. Sie beißen niemanden. Sie können nicht beißen. Entweder **zerdrücken** sie jemanden mit ihren Knochen, oder **schlingen ihn ganz herunter**. Sie sind nicht in der Lage zu kommunizieren, also beenden sie die Störung, einfach so. Das fasziniert mich an ihnen, **sie beenden es einfach.** Sie sind nicht wie Kobras, Vipern oder Klapperschlangen. Klapperschlangen und Vipern haben Stacheln auf ihrem Rücken, sie beißen einen Menschen einfach und verschwinden dann. Dafür gibt es ein Gegengift, aber für einen Python gibt es kein Gegengift, denn er ist so **groß**. Einen Python kann man nicht erschießen, er ist so dick, du kannst einen Python nicht töten. Und hat **dich der Python erst einmal, bist du tot.**

D: Was bedeutet das?

P: Wenn er dich **würgt**. Er **wickelt sich langsam um deine Füße, wickelt sich ganz herum. Die Haut ist so hart und der Griff so fest, beginnend an den Füßen. Selbst wenn man versucht, den Fuß zu befreien, so wird man das nicht schaffen. Er bleibt fest verwurzelt auf dem Boden, und die Knochen knacken dabei.** Das macht ein Python: Er tötet die Nervensäge, für immer. Auf dieses Weise ist sichergestellt, dass es **keine Möglichkeit gibt**, dass die Nervensäge wieder auftaucht. Genau das ist es. Genau das haben sie in dem Dokumentarfilm gesagt: **Keine Nervensäge taucht ein zweites Mal vor einem Python auf.**

Tatsächlich tauchen weder Löwen noch andere große Tiere vor einem Python auf. Wenn sie merken, ein Python ist in der Nähe, entfernen sie sich. Sie möchten nicht angegriffen werden, denn ein Python kann einen ganzen Löwen oder Tiger **verschlingen**. Außerdem sind sie riesig. Sie sind ungefähr 6 m lang und 65 cm dick. Sie sind so **dick und groß**, dass sie sich einfach um Bäume herumwickeln. Während ihrer **Winterruhe** schlafen sie auf großen Baumstämmen. Wenn sie auf dem Baumstamm sind und jemand stört sie, sind sie weg. Das ist es. Ich meine, wenn jemand dir deinen Stolz nimmt oder eine Nervensäge ist, warum solltest du damit leben? Du solltest zurückschlagen, du solltest die Störung beenden. Das mag ich an ihnen.

Sie berichtete noch von einigen Träumen, in denen sie von Kollegen von einer Anhöhe geschubst wurde, und sie fühlte sich betrogen und im Stich gelassen.

Arzneimittel: *Python regius* C200

FOLLOW-UP EINEINHALB JAHRE SPÄTER

D: Erzählen Sie mir vom Behandlungsanfang bis jetzt, wie geht es Ihnen?

P: Von dem Punkt an, an dem wir mit der Behandlung angefangen haben, bis heute geht es mir deutlich besser als zuvor. Ich war früher sehr launisch; in meinem Leben gab es keine Stabilität. Im Moment bin ich sehr stabil. Ich weiß, was ich will, und im Prinzip haben sich die Probleme, die ich mit meiner Verwandtschaft zu Hause hatte, nun ganz gut gelöst. Wir haben alle Streitigkeiten aufgearbeitet. Im Moment geht es mir zu Hause sehr gut, ich bin glücklich: finanziell, emotional und geistig, alles ist wirklich sicher. Früher hatte ich nicht das Selbstvertrauen, dass ich in der Lage wäre, etwas zu ändern. Selbst wenn ich jetzt weiß, dass eine Tür verschlossen ist, weiß ich doch auch, dass eine andere Tür immer offen ist. Ich habe den Job gewechselt.

PYTHONINAE

In meinem Leben hat sich viel geändert, und im Grunde genommen wollte ich meine Vergangenheit hinter mir lassen. Das habe ich dann auch getan und habe ganz neu angefangen, und ich bin sehr glücklich damit. Ich habe zu Hause die Streitereien mit allen aufgearbeitet, das ist jetzt viel besser.

D: In welchem Sinne ist das Gefühl jetzt besser als vorher?

P: Früher wurde ich nicht respektiert, meine Meinung zählte nicht. Im Moment zählt sie eine ganze Menge. Im Moment läuft alles, wie ich es möchte, alles ist so, wie ich es möchte. Im Prinzip behandelt mich nun jeder als Erwachsene, das ist gut. Sie geben mir jetzt Raum. Sie wissen, dass ich erwachsen bin, und sie respektieren meine Grenzen, und ich respektiere ihre Grenzen.

D: Wie war das früher, was hatten Sie da für ein Gefühl?

P: Es war sehr irritierend, **sehr klaustrophobisch, sehr versperrt.** Es hat sich angefühlt, als ob mich jemand **unter Druck setzen würde,** etwas zu tun, was ich nicht tun wollte, und im Wesentlichen hatte ich ein Gefühl von Enge. Jetzt muss ich niemanden fragen, wenn ich ausgehe. Ich muss niemandem sagen, wohin ich gehe, was ich tue. Niemand fragt mich, das gibt mir ein Gefühl von Verwirklichung und Verantwortung.

D: Was ist mit dem intensiven Zorn?

P: Ich bin derzeit überhaupt nicht zornig.

D: Allgemein gesprochen, im Großen und Ganzen, wie fühlen Sie sich, was ist mit der Energie?

P: Ich bin absolut gesund, nicht faul und nicht unwillig, etwas zu tun. Ich bin jetzt eher proaktiv. Ich stehe früh auf und gehe zeitig zu Bett. Ich habe jetzt wieder meine normale Routine.

D: Und wie geht es Ihnen körperlich im Vergleich zu vorher?

P: Ich habe abgenommen. Es fühlt sich gut an, so viel abgenommen zu haben. Ich habe meine Periode jetzt regelmäßig. Ich fühlte mich früher immer aufgebläht, doch das Gefühl von Schwere ist jetzt weg, also geht es mir wirklich gut.

D: Welche Auswirkungen hat all dies auf Sie, wenn Sie sagen, Sie fühlen sich besser?

P: Ich habe das Gefühl, ich bin reifer und verständiger geworden, das irrationale Verhalten ist weg. Mein wildes Leben gehört der Vergangenheit an. Jetzt bin ich viel gelassener. Gelassenheit gibt dir Seelenfrieden, und es gibt dir immer auch die Fähigkeit, dich selbst zusammenzuhalten, besonders wenn andere dir im Weg stehen.
Ich fühle mich sehr verantwortungsvoll. Ich fühle mich sehr reif. Ich gerate nicht mehr in Streit mit Leuten. Ich habe aufgehört, mich überall einzumischen. Meine wilde Seite ist verschwunden.

D: Wenn Sie sagen, „die wilde Seite ist verschwunden", was meinen Sie damit?

P: Ich habe mich niemals darum gekümmert. Ich habe niemals darüber nachgedacht, was in der Zukunft passiert. „Ich lebe in meiner eigenen Welt, also mische dich nicht ein." Ich war ein sehr, sehr zorniger Mensch. Im Moment denke ich nicht, dass das hilfreich ist. Ich mische mich persönlich oder emotional nicht ein, mache die Probleme anderer Leute nicht zu meinen Problemen. Das war früher mein Problem. Es ist ihr Problem, es ist ihr Leben. Warum mische ich mich ein?

D: Wie geht es Ihnen mit ihrer Großmutter?

P: Das ist sehr viel besser. Ich habe angefangen, sie zu verstehen. Wenn es ein Problem zwischen uns zweien gibt, sage ich mir: Sie ist jetzt in einem Alter, in dem sie starrsinnig ist und sich eben nicht mehr ändert. Und ich bin in dem Alter, wo ich das alles loslassen kann, und

PYTHONINAE

dadurch fühle ich mich besser und sie sich wahrscheinlich auch. Wenn sie reden will, lasse ich sie reden. Es stört mich nicht mehr, punktum. Ich lasse es einfach los. Seit ich es einfach loslasse, ist die Beziehung besser.

D: Was ist jetzt mit der Einengung?
P: Es gibt jetzt keine Einengung mehr.
D: Wenn Sie sagen, „keine Einengung", was meinen Sie damit?
P: Keine Einengung bedeutet kein Druck, keine Kraft. Es fühlt sich innen sehr offen an. Innerlich fühle ich mich frei. Ich fühle mich meiner Familie näher. Ich war ihnen entfremdet. Ich hatte sogar Angst, ihnen zu vertrauen. Nun vertraue ich ihnen blind. Letzten Endes, egal was kommt, sind das die Menschen, die du seit deiner Geburt kennst, die immer bei dir waren.

MÖGLICHE SPEZIFISCHE AUSDRÜCKE DER BALLPYTHON BEI PATIENTEN

Die Ballpython zeigt alle Eigenschaften der Familie der Boidae und der Unterfamilie der Pythoninae. Spezifische Eigenschaften sind:
- Sich in einen Ball zusammenzurollen oder zusammenzukringeln
- Bilder vom Liegen unter der Erde, vom Buddeln
- Aktiver nachts

PYTHON MOLURUS ODER PYTHON (DIVYA) [TIGERPYTHON]

Ordnung: Squamata
Unterordnung: Serpentes/Ophidia (Schlangen)
Familie: Boidae
Unterfamilie: Pythoninae
Gattung: Python
Art: Python molurus
Trivialname: Tigerpython

ANATOMISCHE EIGENSCHAFTEN

Die Tigerpython hat ein markantes Muster auf einem cremefarbenen Hintergrund mit großen braunen Flecken, die mit Grau oder Schwarz umrissen sind. Auf dem Kopf hat sie ein PFEILMUSTER.

PYTHONINAE

HABITAT

Der *Python molurus* ist in unterschiedlichen Gegenden zu Hause, wie z.B. Weideland, Sümpfe, Marschland, felsige Bergausläufer, Wälder, offener Dschungel und Flusstäler. ER IST DARAUF ANGEWIESEN, DASS STÄNDIG WASSER ZUR VERFÜGUNG STEHT. Manchmal findet man Pythons in verlassenen Säugetierhöhlen, hohlen Bäumen, dichtem Schilf und Mangrovendickichten.

SPEZIFISCHES VERHALTEN

Python molurus lebt ZURÜCKGEZOGEN. Nur zur Paarung findet man diese Schlangen zu zweit. Sie ist **lethargisch und bewegt sich langsam,** selbst in ihrem heimischen Lebensraum. Tigerpythons BEWEGEN SICH NUR, WENN DAS FUTTER RAR WIRD. Sie **verfolgen** Beute, **spüren diese über den Geruch oder über die Körperwärme mit Hilfe ihrer Wärmesensoren auf und folgen dann ihrer Spur**.

Fortbewegung geschieht normalerweise **geradlinig,** der Körper bewegt sich in einer geraden Linie. Sie sind SEHR GUTE SCHWIMMER und fühlen sich im Wasser zu Hause. Sie können im Wasser, falls erforderlich, viele Minuten lang VOLLSTÄNDIG UNTERGETAUCHT SEIN, bevorzugen es jedoch, in der Nähe des Ufers zu bleiben.

FALL (1) VON *PYTHON MOLURUS* ODER PYTHON (DIVYA) VON JOANNE GREENLAND

28-jährige Frau
Erstkonsultation im Mai 2002

HAUPTBESCHWERDEN

- Bulimie
- Wiederkehrende Halsschmerzen
- Wiederkehrende Nackenschmerzen
- Wiederkehrende Kopfschmerzen
- Chronische Depression
- Putzzwang

D: Was stört Sie am meisten?
P: Ich muss immer alles unter Kontrolle haben. Wenn etwas unordentlich ist, fühlt sich alles falsch an und ich habe das Gefühl, jemand beurteilt mich. Ich habe keine Kontrolle über mich. Meine Eltern durchlebten eine **sehr bittere** Scheidung. **Unsere Eltern haben uns Kinder gegen die Eltern und auch gegeneinander ausgespielt.** Das bedeutet, dass wir uns in unserer Familie nicht nah waren. Ich habe mich weder emotional noch körperlich sicher gefühlt.
Ich bin keine gute Mutter. Es ist mir wichtiger zu putzen, als Zeit mit den Kindern zu verbringen. Durch Putzen erlange ich Kontrolle über meine Umgebung. Wenn es nicht sauber ist, habe ich nicht alles unter Kontrolle, und das hasse ich. Ich wache zornig auf. Ich möchte mich selbst und andere verletzten. Ich **putze** meinen Ehemann und meine Kinder runter. Sehe ich Messer, möchte ich gerne meine Handgelenke aufschlitzen. Ich knurre und scheuche ständig meine Kinder umher. Im Schlaf bin ich **gewalttätig**.

An der Wand sind Abdrücke von meinen Handknöcheln. Ich träume, dass ich vergewaltigt werde. **Da schaut eine dritte Person zu.**

Ich habe Angst davor, dass jemand hereinkommt und mich verletzt, mir Schmerzen zufügt. In Menschenansammlungen werde ich nervös. Wenn so viele Menschen zusammen sind, haben sie so viele Meinungen. Es gibt niemanden, bei dem ich mich wohlfühle oder dem ich nahe bin. Ich stecke in einem Schrank. Ich kann mich nicht ausdrücken. Ich leide an Klaustrophobie. **Ich kann es nicht ertragen, wenn jemand meinen Hals berührt.** Dann muss ich weggehen. **Ich ertrage keine Kleidung an meinem Hals.**

D: Bulimie?

P: **Ich verschlinge das Essen, stopfe in meinen Mund, soviel ich kann, alles auf einmal, und schlucke es runter.** Bevor ich es dann verdauen kann, befördere ich alles wieder hoch, es ist widerwärtig. Es hat etwas mit Kontrolle und Wohlbefinden zu tun. Ich bin jahrelang zur Therapie gegangen, und es ist jetzt nicht mehr allzu schlimm.

Mein Ehemann ist engstirnig. Er bringt mich dazu, dass ich mich dumm fühle, so wie ich bin. Ich habe immer Unrecht. Er sagt, es ist mein Fehler. So oder so, ich verliere immer. Meine Gefühle zählen nicht. Seine Familie hat hohe Ansprüche. Wenn ich ehrlich bin, tritt man mir in den Bauch. Wenn ich mich öffne, macht mich jemand nieder. Ich kann nicht ich sein. Ich habe studiert, als ich meinen Mann kennenlernte. Er sagte: „Entweder die Universität oder ich". Ich war schockiert. Wie konnte er **mich so festhalten**, **mich so reinziehen**? Im Grunde genommen hat er gesagt: „Sei so, wie ich dich haben will, nicht so, wie du sein willst". Er hört mir nicht zu. Er **manipuliert** mich, bis ich das bin und das tue, was er möchte. Er wird von den Ansichten anderer Leute **manipuliert**. Es ist peinlich.

Er legt mich rein, aber auf eine heimliche Art und Weise. Wenn ich dann darauf reagiere, sagt er zu seiner Familie: „Seht ihr, mit was ich klarkommen muss? Seht ihr, mit was ich jeden Tag leben muss?" Er verschafft sich Kontrolle über die Meinungen anderer, damit die mich so sehen, wie er das möchte.

D: „Manipulieren"?

P: Kontrollieren (HG).

Er gibt den Weg vor und ich folge.

Er versucht, mich zu formen oder zu manipulieren.

Meine Schwiegereltern behandeln mich so anders. Als ob sie nervös oder angespannt sind, wenn ich da bin. Ich fühle mich nicht als Teil der Familie. Ich bin eine Außenseiterin, nicht gut genug. **Sie sehen mich an, wenn ich nicht hinschaue.** Als ob sie mich **ausspionieren**. Sie reden hinter meinem Rücken über mich. Es ist fürchterlich, erniedrigend, herabsetzend. Es ist wie das Schikanieren auf dem Schulhof.

Ich fühle mich nicht als **Opfer**. Ich fühle mich, als würde ich gezwungen, Dinge gegen meinen Willen zu tun. Die Leute zerquetschen meine Sicht der Dinge. Dann **werde ich gezwungen es so zu** machen, wie sie es wollen.

Sie **stellen Fallen auf**. Sie **trampeln** auf mir herum.

Sie stochern herum, sie untergraben mich.

D: „Die Leute zerquetschen meine Sicht der Dinge"?

P: **Quetschen bedeutet einklemmen zwischen, aufzehren oder enthalten** (HG: beide Hände kommen zusammen).

D: Erzählen Sie mir mehr darüber.

P: Ich glaube, es ist ein Kunstwort. **Nass und gequetscht**. Ich denke, das meine ich mit zerquetschen, nass und gequetscht.

PYTHONINAE

D: „Ziehen mich hinein"?
P: (HG: wie das Einziehen einer Leine). **Etwas geht in etwas hinein, wird hineingesogen.**
D: Kopfschmerzen?
P: **Eng**. Dröhnend an den Schläfen. Verschwommene Sicht. Der Schmerz **zieht mich hinein**.
D: „Zieht mich hinein"?
P: Das Gleiche, saugt mich ein.
D: Erzählen Sie mir mehr davon.
P: **Er schließt sich immer weiter um mich herum.**
D: Ekzem?
P: Es ist unter meinen Armen, an den Hüften, Beinen und dem Hals.
Es juckt. Jedes Gereizt-sein verschlimmert es. Ständig erinnert es mich daran, dass es da ist. Ich muss **aus mir herausgehen.** Ich möchte mich nicht **mehr zusammennehmen**. Ich habe kein Rückgrat.
Ich bin niemand.
Ich möchte nicht mit meinem Ehemann zusammenleben. Ich habe keine Kontrolle.
D: „Ich muss aus mir herausgehen"?
P: Ich muss ich sein. Ich muss mich ausdrücken.
D: Der Hals?
P: Abwechselnde Seiten, von Tag zu Tag abwechselnd. Mir ist dann schlecht. Es fühlt sich steif an. Sobald ich mich umdrehe, **zieht es mich hinein**. Es ist wirklich eng. Dann kann ich nicht weitermachen. Es versucht mich zu stoppen. Es hat die Kontrolle über mich.
D: „Zieht mich herein"?
P: Implodieren, nicht kollabieren oder explosiv. Es ist mehr wie ein Vakuum. Es **ist mir dicht auf den Fersen**.
D: Erzählen Sie mir mehr darüber.
P: Meine Schwägerin ärgert mich sehr. Ich könnte ihr ins Gesicht schlagen (HG: schlagende Bewegung). Mein Nacken ist angespannt und verkrampft. Ich knirsche mit den Zähnen. Ich werde ganz steif. Mein Mann sagt, ich bin ein verwöhntes kleines Gör. Ich denke, ich Ärmste. Ich bin das Opfer. Sie setzen mich herab. Menschen verletzen mich. Sie sind garstig und aggressiv wie Pit Bull Terrier.
D: „Aggressiv"?
P: **Feurig, sie schlagen los, gemein, gehässig, unrealistisch.**
Die Empfindlichkeit bricht über meinen ganzen Körper herein. **Sie verschlingt mich komplett. Ich werde ganz steif**. Ich bin hässlich. **Es kommt von außen nach innen.** Da ist eine Nässe dabei. Ich weiß nicht warum, aber es ist wie dieses gequetschte Gefühl.
D: Erzählen Sie mir mehr davon.
P: Mein Mann erzählt von anderen Frauen. Er macht sich in der Öffentlichkeit über mich lustig. Ich werde aufgrund meines Geschlechts nie gleich sein. Es ist erniedrigend. Ich versuche etwas zu verändern, und er macht sich über mich lustig. **Er nutzt mich aus. Er behandelt mich, als wäre ich dumm. Er bläht sich auf und bedroht mich.** Er hat eine Machtposition und er manipuliert mich.
Er plant es und schaut sich dann das Elend, das er verursacht hat, an. Seine Familie ist genauso. Meine Schwiegereltern respektieren mich nicht. Sie verurteilen mich und verletzen mich. Sie sind zu fünft, und alle sind gegen mich. In der Gruppe fühlen sie sich stärker. Bei meiner Schwägerin **muss man wie auf rohen Eiern laufen, ganz vorsichtig sein, dass man keines davon zerbricht**. Familien sollten einander lieben, doch diese tut das nicht.

PYTHONINAE

Du musst so freundlich zu ihr sein, aber sie **presst dir** mit Freude **das Leben aus dem Leib**. Meine Schwiegermutter ist **intrigant** und **manipulativ**. Sie stellt Fragen und **verwendet dann die Antworten gegen dich**.

D: „Manipulativ"?

P: **Berechnend, durchdacht. Sie baut die Falle auf und sie weiß, was sie tut.** Ich bin wie **betäubt** wegen ihrer Wortwahl und ihres Verhaltens. Sie ist **durchtrieben** und immer bereit, mich **zu Fall zu bringen**.
Mein Mann und seine Familie wollen, dass ich versage. **Sie suchen den richtigen Moment für den Angriff.** Sie erzeugen Vertrauen, ziehen dich auf ihre Seite und nutzen das gegen dich. Und um dem Ganzen die Krone aufzusetzen, lassen sie dich verwundet zurück.

D: Erzählen Sie mir mehr davon.

P: Ich kann ihnen nicht vergeben. Ich kann es nicht vergessen. Es macht ihnen Freude, mich zu erniedrigen. Sie **spucken** auf mich. Es sind **bösartige, abscheuliche, rachsüchtige, arglistige, manipulative Leute**.
Meine Kehle wird ganz wund, wenn ich über all das rede.

D: Was ist das für ein Gefühl?

P: **Klaustrophobisch.** Es wird **enger und enger**. Es fühlt sich an, als ob es mich hereinzieht. Es ist zu eng, um zu schlucken. So fühle ich mich auch, wenn meine Kehle wund ist.

D: Erzählen Sie mir mehr.

P: Ich habe diesen **Wettbewerb** satt. Es sollte nicht heißen „**ich gegen die**". Es geht nicht darum, wer besser ist. Ich habe genug davon, klein gemacht zu werden. Sie machen mich sofort wütend. Ich **beiße** sofort an. In dieser Beziehung ist **nicht genug Freiraum**. Keine Liebe, kein Vertrauen. **Es gibt nicht genug Platz.** Die Beziehung ist klaustrophobisch. Ich fühle mich **eingeengt, gefangen, festgebunden**. Es wird **enger und enger**. Es **verschlingt mich, quetscht mir das Leben heraus**. Ich muss weggehen, damit ich frei sein kann.

D: Erzählen Sie mir von Ihren Träumen.

P: Ich träume oft von Schlangen. Ich denke, Schlangen sind für gewöhnlich schwarz. Negativ, gruselig.
Du kannst Sachen nicht sehen. Es ist unbekannt. Du bist nicht sicher, ob bestimmt Dinge wirklich existieren. Du weißt das nicht, denn du kannst sie nicht sehen. **Es ist sehr unwahrscheinlich, dass du gewinnst.**

D: Erzählen Sie mir vom Gegenteil von Schwarz.

P: Pink, Babys, angenehm, nett, glücklich, frei, umherstreifen.

D: Erzählen Sie mir mehr von Babys.

P: Man kennt die Bedürfnisse von Babys. Es gibt keine Hintergedanken.
Da sind keine **versteckten Anspielungen**.

D: Das Gegenteil davon ist?

P: **Manipulation, ausgenutzt werden.** Wenn Vertrauen erzeugt wurde und dein Vertrauen dann ausgenutzt wird. Du bist verletzt, du bist verletzlich.

D: Wie erleben Sie das?

P: **Es erstickt mich, niederdrückend, zerdrückend. Es ist dir dicht auf den Fersen. Es überwältigt dich.**
Verschreibung: *Python molurus* oder Python (Divya) C200.
(Selbst wenn der Python in der taxonomischen Rangliste der Raubtiere ganz oben steht, gibt es darüber immer noch die Menschen, die versuchen, sie zu schikanieren, sie zu zähmen etc.)

PYTHONINAE

FOLLOW-UP IM AUGUST 2002

Drei Monate nach der Arzneimittelgabe

P: Ich hätte schon vor fünf Tagen kommen sollen. Es geht mir wirklich gut. Ich kann mich ganz glücklich hinsetzen und mit meinen Kindern spielen. Ich bin mit allem zufrieden und muss nicht perfekt sein. Es geht mir sehr viel besser. Ich habe keinerlei Bulimie mehr. Normalerweise hatte ich das ein- oder zweimal im Monat. Ich hatte keine Halsschmerzen. Keine Kopfschmerzen. Mein Putzwang ist weniger geworden. Ich bin in der Lage, mit meinen Kindern zu spielen, ohne ständig putzen zu müssen.
D: Ihr Ehemann?
P: Wir kommen sehr gut miteinander aus. Er hilft mir mit den Kindern und kocht, wenn er zu Hause ist. Das hat sich alles komplett gewandelt.
D: Die Schwiegereltern?
P: Sie sind eigentlich unverändert, doch sie stören mich nicht mehr so. Wir haben einige Familienfeste besucht. Normalerweise wäre ich nicht gegangen, doch es war ganz in Ordnung, dass ich hingegangen bin.
D: Die Depression?
P: Ich habe mich kaum depressiv gefühlt.
D: „Sich hineingezogen fühlen"?
P: (Lacht) So fühle ich mich nicht mehr.
D: Zerquetscht?
P: Ich weiß immer noch nicht, was das bedeutet. Ich fühle mich überhaupt nicht zerquetscht.
D: „Die Manipulation"?
P: Ich glaube, ich habe mir das eingebildet. Es scheint nun nicht mehr zu passieren. Ich habe jetzt einfach dieses Gefühl nicht mehr.
D: Träume?
P: Ich kann mich an keine erinnern.

FOLLOW-UP IM MAI 2004

Zwei Jahre später

P: Wirklich gut. Keine echten Probleme. Das Leben geht weiter, aber ich bin glücklich. Nichts von dem, was ich Ihnen erzählt habe, stört mich noch. Allgemein geht es mir gut und ich bin glücklich.

Es geht ihr weiterhin gut.

FALL (2) VON *PYTHON MOLURUS* ODER PYTHON (DIVYA) VON MIRIAM HEFFER

FALL EINES ZEHNJÄHRIGEN MÄDCHENS. BESCHWERDEN: AUFMERKSAMKEITSDEFIZITSYNDROM UND WUTANFÄLLE ERSTKONSULTATION IM OKTOBER 2005

[Dieses junge Mädchen war sehr lebhaft und sprach frei, sie machte viele Gesten. Während der Fallaufnahme habe ich meistens gesagt „Erzähl mir mehr", oder ich habe ihre Worte in Frageform wiederholt. Der Wortlaut der Patientin blieb unverändert, der Fall wurde jedoch zusammengefasst und grammatikalisch überarbeitet.]

PYTHONINAE

D: Erzähl mir bitte, warum dich deine Eltern hergebracht haben.
P: Ich bin bei jeder Kleinigkeit frustriert. Als hätte ich mich nicht unter Kontrolle. Als würde jemand anderes das tun, und ich kann das nicht stoppen. Als ob jemand in meinen Körper eindringt und das tut. Es ist niemand Spezielles, noch nicht einmal eine Person, es ist vielleicht irgendetwas. Wie etwas, das lebendig ist, wie ein Tier. Oder wie jemand, der gestorben ist, keine Person, du kannst nichts sehen, aber es gibt ein Gefühl. Nicht nur einfach ein Gefühl, es ist auch in der Lage zu denken. Wie wenn jemand stirbt, ein Geist, niemand Spezielles. Du kannst es nicht sehen, es dringt in mich ein, oder es ist die ganze Zeit schon da. Es kann Dinge bewirken.
D: Erzähl mir mehr.
P: Ich erzähle Ihnen ein Beispiel. Wenn meine Mutter mich bittet, mein Zimmer aufzuräumen oder eine andere Kleinigkeit, mache ich das manchmal, aber das hängt von meiner Stimmung ab. Ich bin frustriert und liege auf dem Boden und werde ganz verrückt. Ich gebe Geräusche von mir und bewege mich, meine Arme und Beine oder meine Seiten oder meinen Rücken, und schreie. (Ihre Mutter fügt hinzu, dass es half, sie zu **umarmen oder fest an sich zu drücken**, wenn sie danach verlangte, doch in letzter Zeit tut es das nicht mehr.)
D: Erzähl mir mehr.
P: Das bin nicht ich. Ich habe keine Kontrolle über den Geist, oder was es ist. Zuerst möchte ich nicht das tun, was Mami sagt. Ich bin genervt und möchte etwas anderes tun, als nur frustriert zu sein. Ich bin sauer und ich möchte **schlagen und treten und drücken**, damit es mir nicht wehtut. Ich möchte es **würgen**. Es ist keine Person. Ich möchte es drücken. Wenn ich einen Sandsack hätte, würde ich den treten und schlagen und meine Arme um ihn herumlegen und drücken (HG: legt die Arme herum und drückt), ich kann nicht damit aufhören. Ich lege mich auf den Boden, denn wenn ich stehenbleibe, werde ich verrückt. Ich möchte schlagen und treten und ich möchte jemanden umbringen. Es benutzt mich. Es ist wie ein guter Engel und ein böser Engel. Meinem Vater gehorche ich, denn ich habe Angst, dass er mich bestraft. Mutter ist liebevoller. Doch auch mit meinem Vater bin ich frustriert. Ich will, dass er mich in Ruhe lässt. Ich mache eine Faust und ich drücke zu. Ich muss etwas **sehr fest halten (HG: Faust)**. Ich lege meine Hände unter den Teppich und fange an zu **krallen (HG: krallen, Zähne blecken)**. Ich kratze am Teppich und kratze immer weiter. Ich zerre die Adern und Muskeln in meinen Armen, während ich das mache, **immer enger und kratzen, ziehen und quetschen,** mein ganzer Körper (sie **schlingt ihre Arme um ihren Körper**) und zeigt, was sie beschreibt). Ich möchte niemanden töten oder verletzen. Wenn ich jemanden verletzte, geht es mir schlecht.

An diesem Punkt in der Fallaufnahme macht es mir wirklich Freude, dieser lebhaften Jugendlichen dabei zuzusehen, mit welcher Freude sie mir beschreibt, was passiert.
D: Dann erzähle mir, was passiert zuerst?
P: **Zuerst würde ich schlagen und treten und ziehen und zerren, um dieses Etwas, was auch immer es ist, völlig benommen zu machen, damit es beeindruckt ist. Es ist verwirrt und weiß nicht, was passiert, und dann trete und schlage ich, sodass es sich verletzt und Angst bekommt. Dann würde ich es richtig fest quetschen, so dass es nicht atmen könnte, und ich würde denken, ich bin so, weil du mir das angetan hast. Ich werde dich umbringen, damit du das anderen nicht antun kannst. Ich würde weiter und weiter kratzen, bis ich nicht mehr wütend bin.** Ich kann es nicht töten, weil es aus Luft ist, doch mein ganzes Zimmer und alle meine Spielzeuge sind danach ein einziges Chaos.
(Während des ganzen Berichts hat sie viele Hand- und Körpergesten gemacht – Schlagen, Kratzen, Drücken und Treten).

PYTHONINAE

Träume: Von Freunden und merkwürdige Dinge, wie Schuhe, die **geteilt** werden.
Traum: Ihr Vater wird geteilt. **In einem Moment ist er es, und im nächsten ist er es nicht mehr.**
Ängste: Unfälle und schnelles Fahren.

Sie liebt Tiere. **Katzen liebt sie sehr.** Sie redet viel von ihnen, wie niedlich sie sind und wie sie sich um sie kümmert.

(Über eine halbe Stunde lang erzählte sie mir dann von ihrer Situation an der Schule. Es drehte sich hauptsächlich um ein Mädchen, das die 'Königin' der Klasse war, und wie dieses Mädchen alle ihre Freunde unter Kontrolle hat und jeden dazu bringt, genau das zu tun, was sie möchte. Wenn sie selber nicht tut, was dieses Mädchen möchte, dann kann es alle anderen Mädchen so beeinflussen, dass sie gegen sie sind. Wenn sie sich auf irgendeine Art rächen würde, dann würde die 'Königin' alle dazu bringen, gegen sie anzugehen. Sie fühlt sich ausgegrenzt. Machtspiele.)

Hobbys: Turnen. „Das macht mich stolz und glücklich. Ich kann einen Überschlag nach vorne und nach hinten machen."

D: Erzähle mir mehr. Was braucht man dazu?
P: Du musst sehr viel üben und dir selbst vertrauen.

Du musst sehr **beweglich** sein. Ich habe einmal einem Mädchen zugesehen, das war wirklich beeindruckend. Sie wurde schon so **beweglich** geboren und kann Sachen machen, die andere nicht können. Sie bewegt ihren Körper auf ganz besondere Weise (HG). Da gibt es auch einen Jungen, der Skateboard fährt. Er kann das, ohne dass er es groß übt. Er bewegt sich schnell und sauber, mit dem Wind in den Haaren.

Ich liebe die Natur. Ich liebe die Farbe Grün und die Natur, und mich frei zu fühlen im Dschungel, nein, ich meine im Wald, allein und glücklich zu sein. Da hat man Zeit zum Denken und ist an einem wunderschönen Ort alleine, und es gibt niemanden, der einem sagt, was man tun soll.

(Die Mutter sagt, sie achtet sehr auf ihre Erscheinung und verbringt Stunden damit, ihr Haar zu bürsten).

Essen: Liebt Nudeln mit Sauce und Cheetos® (ein Käsesnack).

DIE GESCHICHTE DER MUTTER WÄHREND DER SCHWANGERSCHAFT

Sehr viel Übelkeit. Sie wäre am liebsten gestorben, weil ihr so übel war und sie so oft erbrechen musste. Sie wurde verrückt und konnte nicht entkommen. Sie fühlte sich in ihren Körper eingesperrt. „Kraftlos, als ob etwas von mir Besitz ergriffen hätte".

Verschreibung: *Lac leoninum* 1M

FOLLOW-UP NACH EIN PAAR MONATEN

Ihre Wutanfälle haben sich deutlich gebessert, aber sie war noch immer nicht in der Lage, sich hinzusetzen und sich zu konzentrieren, und schlug unaufhörlich Rad in meiner Praxis.

FOLLOW-UP ÜBER DIE FOLGENDEN NEUN MONATE

Immer noch viel weniger Wutanfälle, doch sie kann sich nicht konzentrieren. Die Mutter äußerte spontan, dass das **Kind ihren jüngeren Bruder derart fest umarmt, dass es ihn schmerzt und** er ausruft, sie möge aufhören, weil er nicht atmen kann. Die Eltern denken darüber nach, schulmedizinische Hilfe in Anspruch zu nehmen.

WIEDERAUFNAHME DES FALLS IM DEZEMBER 2006

D: Was ist los?
P: Das Arzneimittel hat sich abgenutzt. Eine Zeit lang war ich nicht so wütend. Aber jetzt, wenn sie mir jetzt sagen, ich soll etwas machen oder mein Zimmer aufräumen, besonders, wenn ich gerade dabei bin, etwas anderes zu tun, werde ich verrückt. Ich spüre böse Energie (HG: Hand **zittert**).
Ich möchte zuschlagen oder um den Block rennen. Mein Rücken und meine Schultern und meine Arme fühlen sich ganz **angespannt** an (HG: zeigt einen **steifen und nach oben ausgestreckten Arm**).
Etwas in mir möchte heraus. In meinem Hirn geht es vor und zurück. Ich sage mir, bleib ruhig, aber mein Gehirn macht das Gegenteil. Das bin nicht mehr ich. Es sind aber nicht zwei Leute, es sind **ich und ich**. Wie Plus und Minus, und das Minus gewinnt. Vor den Leuten lasse ich es drin, aber wenn ich alleine bin, lasse ich alles raus. Ich spüre, wie der Ärger **hervorbricht (HG: Arme fliegen hoch und gehen in der Luft auseinander)**, und ich weiß nicht, ob ich das bin oder das andere Ich. Dann **strecke** ich verschiedene Muskeln und **spanne** sie an, und so möchte ich bleiben, mit den Muskeln stark angespannt (HG: zeigt das **Anspannen**).
Sie sagen, dass ich irgendetwas machen soll, und das lastet wie ein Gewicht auf mir, und der **Druck baut sich auf**, immer **mehr Druck, und dann explodiere ich** (HG: Hände fliegen auf). Ich will das alles loswerden und dass es weggeht.
D: Erzähle mir über die Wut und den Druck.
P: **Wenn sie mich unter Druck setzen, will ich fest zudrücken (HG: drückt die Hände fest zusammen), aber** manchmal reicht das nicht, damit ich mich besser fühle. Manchmal bewege ich keinen Muskel und verhalte mich völlig still, bewege mich gar nicht, dann fließt alles. **(HG: bewegt sich nach vorne in einer sanften, welligen Bewegung).** Aber wenn ich richtig wütend werde, **spanne** ich mich an, ich beiße meine Zähne aufeinander und **spanne** meine Zehen an, **drücke** mich **fest zusammen** und strecke meine Muskeln. Statt es also mit den Händen zu tun, machte ich es mit meinen Füssen, damit die Leute es nicht sehen. Das **Zusammendrücken** passiert nicht in den Knochen, es ist in den Muskeln, strecken und anspannen. Diese Energie halte ich ein paar Minuten, dann kann ich entspannen.
Manchmal gewinnt das Minus die Oberhand und ich mache schlimme Dinge. Es ist die freie Person. **Das freie Ding ist wie eine Explosion, die die Oberhand gewinnt und tut, was es tun möchte.** Während ich das sage, kommt mir eine **gelbe Farbe** in den Sinn. Wenn ich turne, strecke ich mich auch. Bei einem Handstand strecke ich mich, und alle meine Muskeln sind ganz angespannt. Ich bewege mich nicht. Es ist wie ein Stock mit Händen. (HG: die Hände zeigen gerade nach oben).
D: Wie fühlt sich das an?
P: Wenn ich wütend bin, **strecke ich mich** (HG: **Fäuste geballt**), und das halte ich ein paar Sekunden lang, ganz **fest**, und dann lasse ich los.
D: Wie geht es dir in der Schule?
P: Ich langweile mich und möchte gerne etwas anderes machen, zeichnen oder spielen.
Ich möchte nichts tun, was ich nicht tun will, dann will ich aufstehen und weggehen. Ich würde gerne Nein sagen, doch dazu bin ich nicht stark genug.

PYTHONINAE

D: Irgendwelche Träume?
P: Ich habe davon geträumt, mit meinem Vater Basketball zu spielen, ich habe mich geschämt, weil ich nicht so gut gespielt habe. Ich hatte Träume, in denen Sachen geteilt waren.
(Diese Träume wurden im ersten Gespräch erwähnt.)
D: Kannst Du „geteilt" erklären?
P: Wie der Traum über meinen Vater; **in einem Moment ist er es, im nächsten ist er es nicht.**
D: Was außer Turnen magst Du noch?
P: Ich male sehr gerne. Ich liebe die Wirkung des Spiels von Licht und Dunkelheit, z.B. wenn du das Gesicht eines Menschen malst. Das sind **Tricks**, die du da nutzt. Es gibt verschiedene Tricks.
D: Erzähl mir, was du meinst.
P: **Tricks, die nicht so offensichtlich sind.** Nun, sie sind offensichtlich, aber irgendwie auch nicht.
D: Welche Ängste hast du?
(In der folgenden Beschreibung machte sie viele Gesten, mit sehr viel mehr Energie als an der Stelle, wo sie ihre Vorliebe für Katzen beschrieb).
P: Keine Ängste, aber ich mag Schlangen.
D: Kannst du mir mehr erzählen?
P: Sie gehen hin, wo immer sie wollen **(HG: der Arm zeigt nach außen). Mir gefällt es**, wie ihre Körper sich anfühlen, sie sind sowohl weich als auch hart. Ich liebe die Schuppen. Ich mag es nicht, wenn man die Haare auf dem Arm gegen den Strict streicht, davon bekomme ich eine Gänsehaut. Mir gefällt es, wenn die Schlangen so groß sind (zeigt die Größe der Schlange, die sie mag, ungefähr 1 m lang). Diese großen, diese großen, dicken Schlangen mag ich nicht. Sie sehen aus, als ob sie gleich ihr Maul öffnen und dich herunterschlucken (Hand- und Körpergesten, macht den Mund weit auf und schluckt dann). Ich mag auch die nicht, die man sich um den Hals legen und streicheln kann (HG: zeigt einen Kreis). Sie sind groß und gewaltig und lang und schwer und haben ein böses Gesicht (böses Gesicht mit gebleckten Zähnen).

WEITERE INFORMATIONEN ÜBER DIE SCHWANGERSCHAFT DER MUTTER

Sie berichtete, es war ein Not-Kaiserschnitt.
Es ging um Leben und Tod. Plötzlich spürte sie einen stechenden Schmerz in ihrem Rücken, wie ein Messer. Sie fürchtete um ihrer beider Leben.

FALLANALYSE

Dr. Sankaran berichtete in seinem Seminar über Schlangen im November 2006 von vielen Erzählungen seiner Patienten, in denen Schlagen, Treten und Kratzen vorkommen (dies geschah, wie auch in diesem Fall, besonders häufig in der Erstanamnese). Diese Wörter, die auf menschlicher Ebene gebraucht werden, können gewaltsame, tödliche Angriffe beschreiben und weisen nicht zwangsläufig auf ein bestimmtes Unterkönigreich oder eine Überlebensstrategie hin. Nun war klar, dass es sich hier um das Unterkönigreich Schlange handelte.

Königreich: Tier
Unterkönigreich: Schlange

Ebene der Wahnideen: fühlt sich ausgeschlossen, nicht mit einbezogen. Wird bestraft. Die Gruppe wendet sich gegen sie. Sie kann sich nicht rächen, hat Angst vor Rache. Fühlt sich gespalten. Antagonismus mit sich selbst. „Ich gegen mich". Trickserei und Verkleidung.

Ebene der Energie: Die Gesten könnten auf ein Schlangenmittel hinweisen.

Beispiel: Sie hält ihre Hand gerade nach oben wie einen Stock; ihr Handstand („wie ein Stock mit Armen") könnte die natürliche Reaktion auf einen Angreifer sein und gehört zu den Überlebensstrategien einer Schlange. Das konnten wir in den Seminaren im Jahr 2006 und auch in anderen Schlangenfällen beobachten.

Die vielen Gesten in Verbindung mit Strecken und Zusammendrücken, und Zusammendrücken, bis man nicht mehr atmen kann.

Dieser Aufbau von Druck und das Explodieren, das wir auch in dem *Crotalus-cascavella*-Fall während des Seminars im November 2006 gesehen haben, ist ein weiterer Ausdruck, den ich seither in anderen Schlangen-Fällen beobachtet habe. Dies könnte auf eine der Schlangen-Eigenschaften hinweisen: nicht sofort anzugreifen, sondern zu warten, bis sie keine andere Wahl mehr hat.

Die Empfindung der Mutter während der Schwangerschaft, das Gefühl eines stechenden Schmerzes im Rücken (von hinten), wie von einem Messer, und ein Gefühl der Machtlosigkeit.

Verschreibung: *Crotalus cascavella* 1M

Telefonat mit der Mutter einen Monat später.

Absolut keine Besserung. Die ganze Situation war eher schlimmer. Die Eltern möchten schulmedizinische Hilfe in Anspruch nehmen.

NEUBEWERTUNG DES FALLES IM JANUAR 2007

(Ich entschied mich, meine Suche auf das VitalQuest-Computerprogramm von Dr. Sankaran zu begrenzen.)

DIE WICHTIGSTEN EMPFINDUNGEN IN DIESEM FALL SIND

Ganz verschlungen, umfangen, eingeengt, es wird enger und enger, erstickend, quetschend und zerdrücken, ohne die Knochen zu brechen.

Diese Empfindungen finden sich in der Familie der Boidae.

Verschreibung: *Python molurus* oder Python (Divya) C200

Die Entscheidung für Python fiel aufgrund der Tatsache, dass dieses Mädchen auf der Empfindungs- und Energie-Ebene vorherrschend eine Würgeschlange war, ein „Zusammendrücker". Es gab keine Hinweise auf Gift. Auf der Ebene der Wahnideen und auch auf der Ebene der Empfindungen sind den Schlangenmitteln viele Aspekte gemein. In diesem Fall aber betrachtete ich die Gesten des Umschlingens und Umfassens ebenso wie die Empfindungen des Anspannens und Zerdrückens als wichtigste Hinweise auf ihr Energiemuster und die Quelle. Als ich sie über ihre Ängste befragte, sagte sie spontan: „keine Ängste". Sie erzählte dann allerdings sofort von ihrer Vorliebe für Schlangen, gleichzeitig jedoch auch von ihrer großen Abneigung gegenüber „den dicken Schlangen, die man um den Hals legt und streichelt", und denen, „die dich ganz herunterschlingen".

An einem Punkt beschrieb sie vermutlich die Quelle genauer, als sie sagte, dass sie etwas mit gelber Farbe sieht und dass sie Grün mag. Einige Pythons sind gelbbraun, andere sind grün, dadurch unterscheiden sie sich von den Boas, die eher blassrosa-braun sind (VitalQuest). Man

PYTHONINAE

sollte jedoch im Hinterkopf behalten, dass es viele unterschiedliche Färbungen gibt, je nachdem, wo die jeweilige Schlangenart lebt. Ihre Mutter erwähnte, dass sie Wasser liebt und sich völlig natürlich im Swimmingpool bewegt. Pythons sind ebenfalls gern im und in der Nähe von Wasser, während die Boas dies nicht besonders mögen. (VitalQuest).

Eine weitere Würgeschlange ist die Anakonda. Die Anakonda ist, was den Körperumfang betrifft, am größten, und sie ist die längste Schlange. Sie ist an Land sehr langsam, im Wasser jedoch schnell. Sie ist auch die schwerste der Würgeschlangen. Sie lebt und lauert in trüben Sümpfen und im Hinterland von Flussnetzen. Ich hatte nicht das Gefühl, dass das Mädchen die dunkle, langsame und schwere Energie dieser Schlange zeigt oder Hinweise auf diese Quelle gab, außer dass die Anakonda ebenfalls gelb oder grün sein kann. Sie erwähnte jedoch Schlangen, die man streicheln kann. Die Anakonda ist keine dieser Schlangen, die man um den Hals legen und streicheln kann.

Das Symptom, dass die Patientin ihren jüngeren Bruder drückte, bis er kaum mehr atmen konnte (wenn auch als Zeichen großer Zuneigung), erfuhr weitere Bedeutung als Hinweis auf die Quelle im Seminar mit Dr. Sankaran im Jahre 2009 in Israel. Er sprach über einen Fall von *Python regius* und beschrieb, dass Pythonmütter diejenigen unter den Schlangen sind, die ihren Nachwuchs am meisten schützen, indem sie sich um die Eier wickeln, bis die Jungen schlüpfen. Sie opfern sich sogar selbst, und dies ist genau das Umfangen, das auch töten kann!

Ich informierte mich also über die Python und fand etwas Interessantes heraus. Wenn die Molurus Beute fängt, zuckt sie mit dem Schwanz. Nicht alle Pythons machen das, diese jedoch schon. Die Patientin machte im Gespräch eine Geste mit der Hand, als ob etwas vibriert. Ich hatte das sogar extra in Fettdruck aufgeschrieben und überlegt, was das wohl bedeuten mochte! Jetzt weiß ich es.

FOLLOW-UP IM MAI 2007
VIER MONATE NACH *PYTHON MOLURUS* C200

Die Mutter kann die Veränderung im Verhalten ihrer Tochter kaum glauben. „Sie ist so erwachsen geworden. Sie ist reifer, übernimmt Verantwortung, und wird zu dem, was sie in dieser Welt sein sollte. Sie war so „raus aus allem", mit ihren Verhaltensstörungen und weil sie ständig in Schwierigkeiten war. Jetzt kann sie sich konzentrieren, plant ihre Dinge, hilft mir, Dinge zu organisieren. Keine Wutanfälle. Sie hat aufgehört, ihren Bruder zu umarmen, bis dieser keine Luft mehr bekommt." Auch im Zusammensein mit anderen läuft alles gut. Schulmedizin wird jetzt nicht mehr in Betracht gezogen.

Seit sie das erste Mal bei mir war, habe ich die Patientin jetzt einige Male zu Follow-ups gesehen. Jedes Mal, wenn sie das Arzneimittel brauchte, brachte es auch gute Ergebnisse. Die Potenz, die sie bekam, wurde auf 1M erhöht.

20 Monate nach dem Beginn der Behandlung mit *Python molurus*.

Im Oktober 2008 kam sie erneut, weil sie Probleme in der Schule hatte, die denen ähnelten, die sie bei unserem ersten Treffen hatte. Sie war sehr unglücklich und äußerte den Wunsch, an eine andere Schule zu wechseln. Sie hielt die andere Schule für besser geeignet, ihre künstlerischen Fähigkeiten in einem „offeneren" Schulsystem auszudrücken. Während sie mir dies erzählte, presste sie ihre Hände zusammen und knackte mit den Knöcheln.

Ihre anderen Probleme hatten sich deutlich gebessert; sie arbeitete konzentriert und war gut in der Schule, ging ordentlich mit ihren Büchern um und hatte keine Wutanfälle.

Ich gab ihr *Python molurus* 1M.

Danach wurde sie noch unglücklicher. Ich sprach mit ihrer Mutter, die sich große Sorgen machte, und erklärte ihr, dass die Lebenskraft ihrer Tochter bestimmte Bedürfnisse äußere, um die man sich kümmern müsse, zumal sie auf allen anderen Ebenen auf dem besten Wege wäre. Die Eltern entschieden sich dafür, einen Versuch an einer Schule mit einem „offenen System" zu wagen. Seitdem geht die Patientin in diese Schule! Die Mutter sagt: „Ich habe ein glückliches Kind, wir alle sind glücklich, mehr kann man nicht verlangen."

Im Mai 2009 sprach ich noch einmal mit der Mutter. Der Patientin ging es nach wie vor gut. Die Mutter berichtete, dass sie in der Schule sehr glücklich ist, an Schulaktivitäten teilnimmt und ihre Bücher in Ordnung hält. Auch Zu Hause gab es keine Wutanfälle oder Vorfälle, bei denen sie ihren Bruder fast erdrückte!

MÖGLICHE SPEZIFISCHE AUSDRÜCKE DER *PYTHON MOLURUS* BEI PATIENTEN

Bei der Tigerpython finden sich die Eigenschaften der Familie der Boidae ebenso wie die der Unterfamilie der Pythoninae. Individuelle Eigenschaften sind die folgenden:
- Ausdrücke oder Bilder in Bezug auf Wasser, wie die Vorliebe, im Wasser unterzutauchen oder zu schwimmen.
- Einzelgänger
- Spezielles Muster: Pfeilform

PYTHONINAE

	Besondere Körpereigenschaften	Fortbewegung	Lebensraum	Besonderes Verhalten & Angriffsart / Gefühl, wenn angegriffen
	**Allgemeine Eigenschaften der Boidae** Nicht giftig. Schwer gebaut, kompakt, muskulös. Lauern. Würgefähigkeit, erstickt das Opfer und verschlingt es ganz. Bewegt sich langsam. Bewegt sich in einer geraden Linie / geradlinig, Wellen der Anspannung und Entspannung. Wärmesensoren.			
Boa constrictor adipis [Fett der Abgottschlange]	Hat keine Wärmesensoren. sattelähnliche Muster.	Graben, klettern, schwimmen.	In vielen unterschiedlichen Lebensräumen zu Hause.	Fangen/Ergreifen mitten in der Luft. Bezug zu Fledermäusen. Verborgen, versteckt. Inaktiv während der Häutung, der Vorgang trübt die Sicht. Einzelgänger, doch in einigen Gegenden der Erde teilen sie sich ihren Bau.
Eunectes notaeus [Gelbe Anakonda]	Groß, kräftig, schwer. Spezielle Färbung – gelb, goldbraun, grüngelb mit schwarzen oder dunkelbraunen Flecken.	Schwimmen. An Land langsam.	Wassergebiete.	Jäger aus dem Hinterhalt: liegt partiell untergetaucht im Wasser, greift aus dieser Position Beute an und tötet sie. Einzelgänger, doch bilden sie Paarungsbälle, wo mehrere Männchen ein Weibchen umschlängeln. Scheu. Empfindlich gegenüber Vibrationen, Geruch, Wärme, Geräusche. Kannibalistisch. Die Weibchen töten und fressen die Männchen nach der Paarung, sie fressen ebenso totgeborene Jungtiere und unentwickelte Eier.
Morelia spilota variegata [Teppichpython]	Spezielle Färbung: grauer oder beiger Hintergrund mit schwarz oder grau umrandeten, unregelmäßig beigen, gelben, goldenen, rostbraunen oder schwarzen Flecken	Klettern.	Leben im Baum.	Nachtaktiv. Bezug zu Kragenechsen.

PYTHONINAE

Morelia viridis [Grüner Baumpython]	Spezielle Färbung: Grün.	Klettern.	Leben in Bäumen.	Nachtaktiv. Bezug zu Kragenechsen. Können auch am Boden jagen. Jäger aus dem Hinterhalt, der sich in Sattelform um einen Ast wickelt, schwingt hin und her oder schwingt sich in eine Spirale, der Kopf hängt herunter oder wird mittig hochgehalten, ändert seine Position erst in der Dunkelheit oder in der Dämmerung, um nicht entdeckt zu werden. Jungtiere locken Echsen mit ihrer zitternden Schwanzspitze an. Vor dem Zustoßen klammern sie sich mit ihrem greiffähigen Schwanz am Ast fest, während sich der Körper akkordeonähnlich zusammenrollt. Ovovivipar, bebrüten Eier, indem sie sich herumwickeln und zittern, um Wärme zu erzeugen. Einzelgänger, doch Weibchen und Jungtiere dulden einander.
Python regius (Pyth.) [Königspython, Ballpython]	Kleinere Größe (im Vergleich zu den anderen Arten der Boidae).	Graben.	In Erdhöhlen. Bodenbewohner.	Rollen/wickeln sich zu einem Ball mit dem Kopf in der Mitte. Sanftmütig. Nachtaktive Jäger. Weibchen bebrüten ihre Eier.
Python molurus oder Python (Divya) [Tigerpython]	Spezielle Färbung: auffällige Muster crème-farbener Hintergrund mit großen braunen Flecken, die grau oder schwarz umrandet sind. Ausgeprägte Pfeilform auf dem Kopf.	Im Wasser untergetaucht. Schwimmen.	Ist angewiesen auf ständige Verfügbarkeit von Wasser.	Scheu; wird sie angegriffen, versucht sie nicht, zu fliehen. Zittern. Bewegt sich nur, wenn Nahrung knapp wird. Einzelgänger.

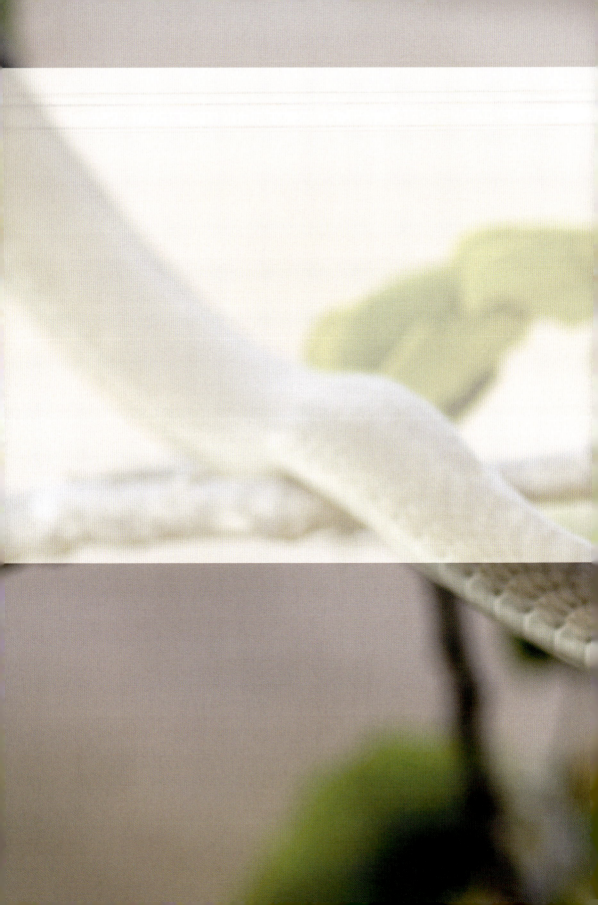

Familie:
Elapidae
Giftnattern und Seeschlangen

Homöopathische Arzneimittel

Bungarus fasciatus [Gelbgebänderter Krait]
Bungarus caeruleus [Indischer Krait]
Dendroaspis polylepsis [Schwarze Mamba]
Dendroaspis viridis [Grüne Mamba]
Hemachatus haemachatus [Ringhalskobra]
Elaps corallinus oder *Micurus corallinus* [Korallenotter]
Naja annulifera anchietae oder *Naja anchieate* [Gebänderte Kobra]
Naja haje [Uräusschlange oder ägyptische Kobra]
Naja kaouthia oder *Naja naja kaouthia* [Monokelkobra]
Naja mossambica pallida oder *Naja pallida* [Rote Speikobra]
Naja nigricollis [Schwarzhalskobra]
Naja nivea [Kapkobra]
Naja tripudians oder *Naja naja* [Brillenschlange]
Notechis scutatus [Tigerotter]
Ophiophagus hannah [Königskobra]
Oxyuranus microlepidotus [Inlandtaipan]
Oxyuranus scutellatus canni [Taipan]
Hydrophis cyanocinctus [Streifenruderschlange]
Laticauda colubrina [Natternplattschwanz]

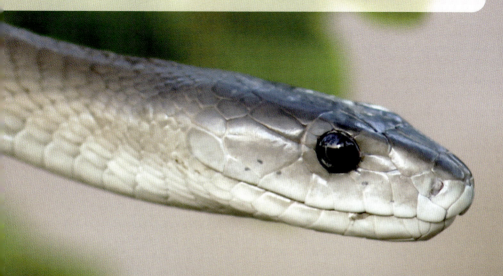

ELAPIDAE GIFTNATTERN UND SEESCHLANGEN

EINFÜHRUNG

Die Elapidae ist eine Familie giftiger Schlangen, die so bekannte und gefürchtete Mitglieder wie die Kobras, die Mambas, die Korallenschlangen, die Kraits, die Taipane und die Seeschlangen umfasst. Diese Familie besteht aus 61 Gattungen mit 235 Arten.

Es gibt verschiedene Schemata, um diese Familien zu unterteilen:

System 1 (Drei Unterfamilien oder Familien)
a)   Die terrestrische Art: Elapinae/Elapidae
b)   Die Seekraits: Laticaudinae/Laticaudidae
c)   Die Seeschlangen: Hydrophiinae/Hydrophiidae

System 2 (Zwei Unterfamilien oder Familien)
a)   Alle terrestrischen Arten: Elapinae/Elapidae
b)   Die Seeschlangen und die Seekraits: Hydrophiinae/Hydrophiidae

System 3 (Zwei Unterfamilien oder Familien)
a)   Alle Arten aus Amerika, Afrika und Asien: Elapinae/Elapidae
b)   Die Seeschlangen, die Seekraits und die australische terrestrische Art: Hydrophiinae/Hydrophiidae

Es bestehen starke Zweifel daran, die Hydrophiinae als eigenständige Familie zu platzieren; hierin sind die Seeschlangen, die Seekraits und die australischen terrestrischen Elapidae enthalten. Wir haben sie jedoch unter den Elapidae eingeordnet und diskutieren sie als separate Unterfamilien innerhalb der Elapidae.

HABITAT

Ihre weltweite Verbreitung umschließt tropische und subtropische Gebiete genauso wie den indischen und den pazifischen Ozean.

ALLGEMEINE ANATOMIE

Terrestrische Elapidae sehen den Colubridae sehr ähnlich. Elapidae haben einen SCHLANKEN, ungefähr zylindrischen Körper und sind zwischen 18 cm und 6 m lang. Sie haben glatte, glänzende Schuppen. Hierin unterscheiden sich die Seeschlangen deutlich. Sie haben für das Schwimmen abgeflachte Schwänze.

Elapidae besitzen eine Reihe **festsitzender, kurzer, stabiler und gefurchter Reißzähne**, die dauerhaft aufrecht im vorderen Bereich ihres im Wesentlichen **unbeweglichen Oberkiefers** angeordnet sind. **Diese Reißzähne sind festsitzend und weisen nach hinten. Im Gegensatz hierzu haben die Viperidae sehr bewegliche Oberkiefer mit ebenfalls beweglichen Reißzähnen, die sich ins Gaumendach zurückklappen lassen.** Jeder Reißzahn einer Giftnatter besitzt über die ganze Länge des Zahnes einen umschlossenen Bereich mit einer Öffnung am Gaumen, damit das Gift in den Zahn gelangen kann, und einer Öffnung in der Nähe der Spitze des Zahns. Bei den Colubridae ist das anders. Daher müssen die Giftnattern ihr Opfer tatsächlich beißen, um das Gift zu injizieren, während die Vipern ihr Opfer mit einem schnellen Stich vergiften. Die Gattungen der Elapidae wie Acanthophis (Todesottern), Oxyuranus (Taipane) und besonders Dendroaspis (Mambas) können wie die Vipern schnell und stechend zustoßen.

Einige Arten sind in der Lage, als Verteidigungsmaßname Gift aus nach vorne gerichteten Löchern zu sprühen, die sich an der Spitze ihrer Reißzähne befinden. Elapidae nutzen ihr Gift sowohl, um Beute zu immobilisieren, als auch zur Selbstverteidigung.

ELAPIDAE GIFTNATTERN UND SEESCHLANGEN

ERNÄHRUNGSVERHALTEN

Die meisten dieser Schlangen fressen kleinere Wirbeltiere. Einige von ihnen fressen auch andere Schlangen.

FORTPFLANZUNG

Die meisten Schlangen dieser Familie sind ovipar, mit Ausnahme der Todesotter, die lebende Junge zur Welt bringt. Die Seeschlangen zum Beispiel gebären im Wasser, während Seekraits an Land kommen, um Eier abzulegen. Eine Anzahl asiatischer Kobras baut Nester aus toten Blättern und anderem Grünzeug. Die Weibchen – eine Ausnahme unter den ansonsten eher desinteressierten Reptilieneltern – bewachen ihre Eier grimmig und schützen sie vor potentiellen Fressfeinden.

VERHALTEN

Einige Elapidae leben in Bäumen. Manche haben sich auf das Graben spezialisiert und wieder andere sind Schwimmer, wie die Seekraits und die Seeschlangen. Manche bewegen sich schnell und sind tagaktive Jäger, während die anderen eher im Verborgenen leben und im Schutze der Dunkelheit jagen. Die ungewöhnlichste Jagdmethode unter den Elapidae zeigt die Todesotter. Sie ist ein „Ansitzjäger", welcher sich unter Laub versteckt und auf ahnungslose Beute wartet. Im Allgemeinen sind sie **wendige** Schlangen und in der **Dämmerung oder der Dunkelheit aktiv**.

NEUROTOXISCHES GIFT

Das Gift der Giftnattern unterscheidet sich vom Gift der Vipern. Das **neurotoxische oder Nervengift greift das zentrale Nervensystem an und verursacht eine Lähmung**; es enthält ebenfalls Substanzen, die das Körpergewebe und die Blutzellen schädigen. Das vornehmlich hämotoxische Gift der Vipern verursacht massive Blutergüsse und Verletzungen an der Bissstelle einschließlich Nekrose und Gewebszerfall. **Es ist paradox, dass der Biss der Elapidae normalerweise schmerzlos, im Ergebnis jedoch tödlich ist, da ein plötzlicher Tod durch Herzstillstand oder Lähmung der Atemwege eintritt.**

Das neurotoxische Gift der Elapidae gilt als gefährlicher als das hauptsächlich hämotoxische Gift der Vipern. Es scheint so, als wollten die Mitglieder der Familie der Elapidae alle Extreme in der Welt der Schlangen in sich vereinen. Die schwarze Mamba oder *Dendroaspis polylepis* gilt als gefährlichste Schlange der Welt. Der Inlandtaipan oder *Oxyuranus microlepidotus* ist die giftigste an Land lebende Schlange. Die *Hydrophis belcheri*, eine Seeschlange, verfügt über das toxischste Gift aller Schlangen. Elapidae sind also in der Lage, den Tod eines Menschen zu verursachen.

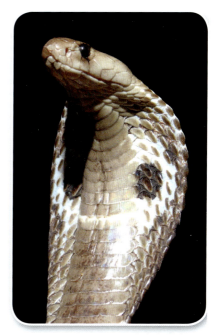

Eine Kobra mit ausgebreiteter Haube

ELAPIDAE GIFTNATTERN UND SEESCHLANGEN

ANGRIFFS- UND VERTEIDIGUNGSMETHODEN

Alle Elapidae sind giftig. Die meisten an Land lebenden Elapidae verfügen über **Tarnfarben** und Markierungen, doch die Korallenschlange hat auffällige Markierungen, die mögliche Angreifer abschrecken sollen.

Manche Schlangen, wie die Kobra, schüchtern ihre Feinde durch das Ausbreiten ihrer Haube ein, begleitet von einem vertikalen Aufrichten des vorderen Drittels ihres Körpers.

MATERIA MEDICA

SUCHE IM COMPLETE

Suche nach gemeinsamen Symptomen der Elapidae-Arzneimittel *Elaps, Naja* und *Dendroaspis polylepis,* dabei wurden folgende Symptome gefunden:
- Wahnideen; Einbildungen; Verletzung; verletzt, ist: Elaps., Naja.
- Angst; Alleinsein, vor dem: Elaps., Naja.
- Angst; Tod, vor dem: Elaps., Naja.
- Neurotoxisch: Hydroph, Elaps., Dendro., Naja.

RUBRIKEN DER *ELAPS CORALLINUS*

- Wahnideen, Einbildungen: Verletzung: verletzt, wird. {0> 14> 0}
- TRÄUME: TOD, VOM: TOTEN KÖRPERN, VON: BOHREN EINES MESSERS IN WUNDEN, VON. {0>1>0}
- Träume: Fallen: Abgrund, in einen. {1> 3> 0}
- TRÄUME: FALLEN: LOCH, IN EIN. {0> 1> 0}

RUBRIKEN DER *NAJA NAJA*

- Wahnideen, Einbildungen: Verletzung: verletzt, wird. {0> 14> 0}
- WAHNIDEEN, EINBILDUNGEN: VERLETZUNG: VERLETZT, WIRD: KOPF. {0> 1> 0}
- Wahnideen, Einbildungen: Verletzung: verletzt, wird: Umgebung, von seiner. {1> 2> 0}
- WAHNIDEEN, EINBILDUNGEN: REGENSTURM: SIE IST IN EINEM FÜRCHTERLICHEN, BESCHWERT SICH ÜBER KÄLTEGEFÜHL, UND DASS DAS GEFÄHRT UMGEKIPPT IST UND SIE AM KOPF VERLETZT HAT. {0> 1> 0}
- Träume: Feuer. {20> 67> 0}
- NEIGUNG ZUM SELBSTMORD: AXT, MIT EINER. {0> 1> 0}
- Furcht: Alleinsein, vor dem. {22> 65> 0}

NAJA NAJA, AUS T. F. ALLEN: „ENZYKLOPÄDIE DER REINEN MATERIA MEDICA"

- Sein Geist wanderte, doch dann ging es ihm besser, und er war wieder in der Lage hinauszugehen. Kurze Zeit danach, mit einer Axt in der Hand, ging er hinaus, um, wie er sagte, Holz zu hacken, dann hackte er plötzlich seine eigene Hand entzwei. Er war verrückt geworden.

ELAPIDAE GIFTNATTERN UND SEESCHLANGEN

NAJA NAJA, EIN WICHTIGES SYMPTOM AUS EINEM FALL

- Ein Mann auf der Straße berührte sie unsittlich und sie stieß ihn vor einen Bus.

DENDROASPIS POLYLEPIS, AUS „PROVINGS" VON RAJAN SANKARAN

- Träume, Gefahr, rücklings erstochen, von
- Kämpfen, möchte
- Boxen, Verlangen nach
- Kämpfen, möchte, für wehrlose, hilflose Menschen
- Verlangen, zu verletzen, andere
- Zorn, gewalttätig
- Wahnideen, verletzt, wird gleich
- Träume, geschlagen werden, von
- Verlangen, auszuüben, Gewalt
- Treten
- Töten, plötzliches Verlangen, zu
- Wunsch, fest zu treten, plötzlich, von einem sitzenden Jungen

MÖGLICHE SPEZIFISCHE AUSDRÜCKE DER ELAPIDAE BEI PATIENTEN

Anhand der oben genannten Rubriken und der natürlichen Geschichte dieser Schlangen erlangen wir folgendes Verständnis über die Familie der Elapidae:

ANGRIFFS- UND VERTEIDIGUNGSMETHODEN

- Verletzung
  Starker Drang, Verletzungen zuzufügen (und umgekehrt – empfindlich dagegen, verletzt zu werden)
  - ▶ Verlangen, andere zu verletzen: kämpfen, beißen, treten, boxen etc.
  - ▶ Empfindlich dagegen, verletzt zu werden
  - ▶ Wahnideen; wird gleich verletzt
- Angreifen, wenn provoziert / in die Ecke gedrängt / behelligt
  - ▶ Normalerweise nach außen hin nicht aggressiv
  - ▶ Greift nur an, wenn provoziert, in die Ecke gedrängt, bedroht oder bedrängt.
- Sie warnen, bevor sie angreifen.
  - ▶ „Wenn du mich angreifst, greife ich dich an."
  - ▶ „Wenn du mich bedrängst, werde ich dich kriegen."
  - ▶ „Wenn du Böses gegen mich im Schilde führst, führe ich Böses gegen dich im Schilde."

ELAPIDAE GIFTNATTERN UND SEESCHLANGEN

- ▶ „Komm du mir nicht in die Quere, dann komme ich dir auch nicht in die Quere."
- ▶ Sie greifen an, wenn der Gegner nicht auf die Warnungen reagiert.
• Beißen
Die Charakteristika des Bisses sind:
  - ▶ Wiederholt zubeißen, mehrfach zubeißen
  - ▶ Beißen und festhalten, den Griff nicht lockern, festhalten, greifen und halten.
  - ▶ Kauen
• Normalerweise aktive Jäger (im Gegensatz zu den „Ansitz-Jägern" wie den Vipern.)

Hier haben wir es mit jemandem zu tun, der, wenn er bedroht oder in die Ecke gedrängt wird, sich der Sache stellt und wieder und wieder zuschlägt. Wenn sie sich etwas in den Kopf gesetzt haben, bleiben sie hartnäckig am Ball und halten daran fest. Sie gehen auf Konfrontationskurs, und wenn sie sich bedroht fühlen, gehen sie zum Angriff über, ohne sich darum zu kümmern, ob sie dabei überleben oder sterben.

VERHALTEN

• Alleinsein; alleine gegen eine Gruppe

Normalerweise leben und handeln sie alleine. Dies steht im Gegensatz zu der Unterfamilie der Vipern, der Crotalinae, die dazu neigen, in Gruppen zu leben. Das Szenario ist: Ein Mensch gegen eine ganze Gruppe, ein Mann kämpft gegen eine Gruppe.

• Fortbewegung: schnell, flink
• Gift

Eigenschaften des neurotoxischen Giftes: Herz- und Kreislaufversagen.

WICHTIGE SYMPTOME DER VERGIFTUNG

- ▶ Ersticken

GATTUNG: BUNGARUS [KRAIT]

EINFÜHRUNG

Der Name „Bungarus" ist vom Telugu-Wort (eine regionale Sprache Indiens) *„bungarum"* abgeleitet, es bedeutet *„golden"* und bezieht sich auf die GELBEN RINGE um den Körper der Schlange. Bungarus ist eine **sehr giftige** Gattung der Elapidae, beheimatet in Indochina sowie Süd- und Südostasien. Dies umfasst auch Afghanistan, Bandar Seri Begawan, Bangladesch, Borneo, Burma, Kambodscha, Indien, Indonesien, Pakistan und Sri Lanka. Gewöhnlich nennt man diese Schlangen Kraits, es gibt 14 Arten und 15 Unterarten.

ALLGEMEINE ANATOMIE

Kraits sind ungefähr 1-1,5 m lang, es gibt aber auch Exemplare mit einer Länge von 2 m. Der Gelbgebänderte Krait *(Bungarus fasciatus)* kann sogar bis zu 2,5 m lang werden. Die meisten

ELAPIDAE GIFTNATTERN UND SEESCHLANGEN

Arten sind mit glatten, glänzenden Schuppen bedeckt, die in KÜHNEN MUSTERN, ABWECHSELND IN SCHWARZEN UND HELLEN (weißen, cremefarbenen oder gelben) STREIFEN angeordnet sind. Die Schuppen entlang des Rückens sind sechseckig. Der Kopf ist schlank und die Augen haben runde Pupillen. Kraits haben eine ausgeprägte DORSO-LATERALE ABFLACHUNG und sind IM QUERSCHNITT DREIECKIG. Der Schwanz verjüngt sich in eine dünne Spitze.

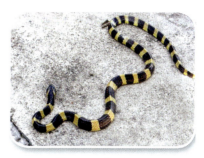

Bungarus fasciatus

ERNÄHRUNGSVERHALTEN

Kraits JAGEN HAUPTSÄCHLICH ANDERE SCHLANGEN, einschließlich der giftigen. Sie sind KANNIBALISTISCH, fressen auch andere Kraits, Kobras, Babypythons, Ringelnattern, Kutscherpeitschennattern und Bronzenattern. Auch fressen sie Mäuse und Ratten, kleine Echsen, Kröten und Frösche.

VERHALTEN

Alle Kraits sind NACHTAKTIV. WÄHREND DES TAGES SIND SIE FRIEDLICHER, LETHARGISCHER UND SCHWERFÄLLIGER. Sie bevorzugen es, sich an feuchten, kühlen Orten zu verstecken (selbst wenn sie provoziert werden), wie z. B. unter toten, umgefallenen Bäumen, verrottenden Baumstämmen oder unter Steinen. WÄHREND DES TAGES SIND SIE NICHT AGGRESSIV, ROLLEN SICH LOCKER ZU EINEM BALL ZUSAMMEN UND VERSTECKEN DEN KOPF UNTER DEN SCHLINGEN. SIE MEIDEN DAS SONNENLICHT, UND WENN DIE SONNE AUF SIE SCHEINT, VERSTECKEN SIE IHREN KOFP WIEDER UNTER DEN SCHLINGEN IHRES KÖRPERS. In dieser Position kann man sie anfassen, und sie widersetzen sich der Berührung nicht. Wenn sie wieder und wieder angefasst werden, zischen sie laut und können auch zubeißen. Manchmal schnappen sie auch nur, ohne dass sie wirklich die Absicht haben, zu beißen. IN DER NACHT SIND SIE SEHR WACHSAM, AKTIV UND AGGRESSIV.

Die Männchen sind SEXUELL SEHR AKTIV und von Natur aus REVIERBEWUSST.

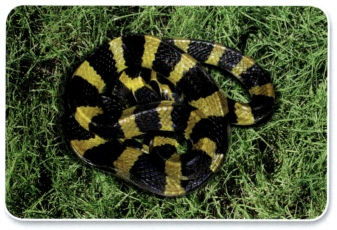

Gelbgebänderter Krait mit dem Kopf unter den Schlingen versteckt.

ELAPIDAE GIFTNATTERN UND SEESCHLANGEN

GIFT

Bungarus-Arten verfügen über ein **neurotoxisches Gift,** das 16-mal wirksamer ist als das einer Kobra. Das GIFT DES KRAIT IST EXTREM WIRKSAM UND SORGT RASCH FÜR EINE PARALYSE DER MUSKELN. Nach klinischer Einstufung sind die Hauptwirkstoffe präsynaptische Neurotoxine. Diese beeinflussen die Fähigkeit der Nervenendungen, die Chemikalien, die die Botschaften zur nächsten Nervenzelle übermitteln, richtig abzugeben.

Nach einer Vergiftung mit Bungarotoxinen ist die Transmitterabgabe zunächst blockiert und führt zu einer kurzen Paralyse. Es folgt eine Periode mit massiver Übererregung mit KRÄMPFEN UND ZITTERN. Dies führt schließlich zu einer Paralyse. Nicht jede dieser Phasen kann in allen Körperteilen zur gleichen Zeit beobachtet werden. Da Kraits nachtaktiv sind, treffen Menschen glücklicherweise nur selten auf sie, daher kommen Bisse auch nur selten vor. Nichtsdestotrotz: JEDER BISS VON EINEM KRAIT IST LEBENSBEDROHLICH und muss daher als medizinischer Notfall betrachtet werden. Bevor ein Gegengift entwickelt wurde, lag die Sterblichkeitsrate der gebissenen Opfer bei 85 %.

ANGRIFFS- UND VERTEIDIGUNGSMETHODEN

Kraits sind eher scheu, und wenn sie bedrängt werden, VERSTECKEN SIE IHREN KOPF ZUM SCHUTZ OFT INNERHALB IHRES AUFGEROLLTEN KÖRPERS. Wenn sie sich in dieser Haltung befinden, ZUCKEN SIE MANCHMAL ZUR ABLENKUNG MIT IHREM SCHWANZ. WIRD SIE BERÜHRT, ZIEHT SICH DIE AUFGEROLLTE SCHLANGE ZUSAMMEN, ZISCHT UND VOLLFÜHRT DABEI RUCKARTIGE BEWEGUNGEN. Sie nutzt die DUNKEL-HELL-WIRKUNG des Blattwerks im Wald, um sich während des Tages effektiv zu tarnen. Ihr Farbmuster TARNT die Schlange und schützt sie somit.

MÖGLICHE SPEZIFISCHE MENSCHLICHE AUSDRÜCKE DER BUNGARUS

VERHALTEN

- Ängstlich, sanft, gutmütig, nicht sehr aggressiv (obwohl giftig); scheu
- Meiden Sonne/Tageslicht
- Neigung, sich zu verstecken, wenn Licht auf sie fällt oder sie bedroht werden; oder sie ziehen sich zurück, wenn sie berührt werden
- Nutzt unterschiedliche Methoden, um die Aufmerksamkeit von sich abzulenken
- Ruckartige Bewegungen
- Aktiv, wachsam und aggressiv in der Nacht
- Träge, matt und faul am Tage
- Sexuell sehr aktiv
- Revierbewusst
- Sehr kräftig; sehr giftig

ELAPIDAE GIFTNATTERN UND SEESCHLANGEN

- Schnelle Paralyse der Muskeln
- Krämpfe und Zittern
- Potentiell lebensbedrohlich

KÖRPERTEILE UND FUNKTIONEN

- Gebändert, abwechselnd schwarze und helle Bänder (zur Tarnung)

BUNGARUS FASCIATUS (BUNG-F.) [GELBGEBÄNDERTER KRAIT]

Klasse: Reptilia
Ordnung: Squamata
Unterordnung: Serpentes/Ophidia (Schlangen)
Familie: Elapidae
Gattung: Bungarus
Art: Bungarus fasciatus
Trivialname: Gelbgebänderter Krait

EINFÜHRUNG

Gewöhnlich in Indien und Südostasien anzutreffen.

HABITAT

Sie bewohnen TERMITENBAUTEN und NAGETIERHÖHLEN IN WASSERNÄHE und leben oft in der Nähe menschlicher Ansiedlungen, besonders in Dorfnähe, dort sind sie gut versorgt mit Nagetieren und Wasser.

ANATOMISCHE EIGENSCHAFTEN

Bungarus fasciatus ist leicht aufgrund seiner ABWECHSELND SCHWARZ- UND GELBFARBIGEN BÄNDER zu erkennen. Der Krait hat pfeilähnliche gelbe Markierungen auf seinem ansonsten schwarzen Kopf, und seine Lippen, das Kinn und die Kehle sind gelb (siehe Bilder auf Seite 549).

PAARUNGSGEWOHNHEITEN

Diese Schlangen BEBRÜTEN IHRE EIER NICHT, SIE BEWACHEN SIE NUR.

VERHALTEN

Obwohl giftig, ist der gelbgebänderte Krait eine **scheue** Schlange und wird nicht oft gesichtet. Er ist hauptsächlich **nachtaktiv**.

ELAPIDAE GIFTNATTERN UND SEESCHLANGEN

GIFT

Im Vergleich zu anderen Kraits scheint das Gift der *Bungarus fasciatus* weniger wirksam zu sein.

MATERIA MEDICA

RUBRIKEN (COMPLETE REPERTORIUM)

- Paralyse: Kindern, bei. {7 > 14 > 0}
- Paralyse: Kinderlähmung. {1 > 5 > 43}

MATERIA MEDICA VON BOERICKE

Dieses Gift verursacht einen Zustand ähnlich einer akuten Polioenzephalitis und -myelitis, sowohl symptomatisch als auch histologisch.

MÖGLICHE MENSCHLICHE AUSDRÜCKE BEI PATIENTEN

Diese Patienten zeigen die allgemeinen Symptome der Schlangen und die der Gattung der Bungarus. Spezifische Symptome bei ihnen sind:
- Abwechselnde gelbe und schwarze Bänder
- Ausdruck mütterlicher Zuneigung

BUNGARUS CAERULEUS (BUNG-C.) [INDISCHER KRAIT]

Klasse: Reptilia
Ordnung: Squamata
Unterordnung: Serpentes/Ophidia (Schlangen)
Familie: Elapidae
Gattung: Bungarus
Art: Bungarus caeruleus
Trivialname: Indischer Krait

ELAPIDAE GIFTNATTERN UND SEESCHLANGEN

Bungarus caeruleus findet man in den Dschungeln des indischen Subkontinents. Sie ist eine der vier großen Schlangen Indiens. Diese Schlange ist in **höchstem Maße giftig** und die GEFÄHRLICHSTE ALLER KRAITS. Sie hat eine metallische SCHWARZE FÄRBUNG MIT WEISSEN QUERLAUFENDEN STREIFEN. Die metallische schwarze Farbe kann, bei unterschiedlichen Lichtbedingungen, dunkelblau, lila, dunkelbraun oder wie eine Mischung all dieser Farben erscheinen.

MÖGLICHE MENSCHLICHE AUSDRÜCKE

Der Indische Krait zeigt ebenfalls alle allgemeinen Eigenschaften der Schlangen und die der Gattung der Bungarus auf. Seine kennzeichnenden Merkmale sind sein Muster alternierender schwarz-weißer Bänder und die Tatsache, dass er sehr gefährlich ist.

GATTUNG: DENDROASPIS (MAMBAS)

EINFÜHRUNG

Mambas sind die SICH AM SCHNELLSTEN BEWEGENDEN, NERVÖSESTEN UND AGGRESSIVSTEN Schlangen, die in Afrika an Land leben. Das Wort Dendroaspis bedeutet wortwörtlich „Baumschlange", obwohl sie sich meistens am Boden aufhalten. Sie sind auch in der Lage, sich einzugraben oder zu schwimmen. Die Mamba kann sich mit GROSSER SCHNELLIGKEIT FORTBEWEGEN, egal ob am Boden oder im Wasser, sie kann sogar einen Menschen überholen.

GIFT

Ihr GIFT ist für einen Menschen sehr gefährlich. Ihr Biss ist zu nahezu 100 % tödlich, wenn ihr Opfer keine medizinische Versorgung und ein Gegengift erhält. Lediglich zwei Tropfen Gift verursachen einen SCHNELLEN TOD. Tatsächlich aber sind diese Schlangen in der Lage, große Mengen Gift zu injizieren.

ANGRIFFS- UND VERTEIDIGUNGSMETHODEN

Mambas sind eher SCHEU, doch im Gegensatz zu anderen Schlangen BEISSEN sie, wenn sie bedrängt oder bedroht werden, MEHRFACH ZU. Ihr AGGRESSIVES VERHALTEN wird OFT DADURCH AUSGELÖST, DASS JEMAND DEN RÜCKWEG ZU IHREM NEST ODER VERSTECK BLOCKIERT. Versucht die Beute wegzurennen, können diese TAGAKTIVEN Jäger sie tatsächlich EINHOLEN. Die Drohgebärden einer Mamba mit offenem Maul ähneln denen einer Kobra. Eine Mamba richtet den vorderen Teil ihres Körpers vertikal auf, breitet die Nackenhaut wie eine Haube aus (etwas schmaler als die Haube einer Kobra) und züngelt und zischt dabei.

ELAPIDAE GIFTNATTERN UND SEESCHLANGEN

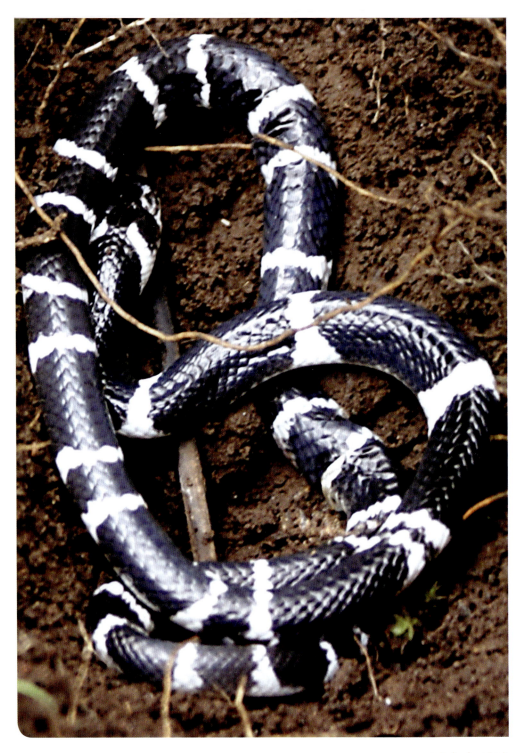

▲ Indischer Krait

ELAPIDAE GIFTNATTERN UND SEESCHLANGEN

MÖGLICHE ALLGEMEINE AUSDRÜCKE DER DENDROASPIS BEI PATIENTEN

Hier beobachten wir die allgmeinen Merkmale der Schlangen und die der Familie der Elapidae. Die spezifischen Merkmale einer Mamba sind:
- Extreme Aggression
- Schnelle Bewegungen, Geschwindigkeit
- Bei Bedrohung wiederholt zustoßen
- Schneller Tod
- Gift

DENDROASPIS POLYLEPIS [SCHWARZE MAMBA]

Klasse: Reptilia
Ordnung: Squamata
Unterordnung: Serpentes/Ophidia (Schlangen)
Familie: Elapidae
Gattung: Dendroaspis
Art: Dendroaspis polylepis
Trivialname: Schwarze Mamba

EINFÜHRUNG

Die Schwarze Mamba ist DIE SCHNELLSTE Landschlange der Welt und kann auf kurzen Strecken eine Geschwindigkeit von 11 km pro Stunde[15] erreichen. Dies ist schnell genug, um jemanden zu überholen, der sich in einem flotten Marschtempo bewegt. Sie NUTZT DIESE GESCHWINDIGKEIT, UM GEFAHREN ZU ENTKOMMEN, NICHT UNBEDINGT, UM BEUTE ZU FANGEN.

Das Gift der Schwarzen Mamba ist TÖDLICH, und sie KANN, WENN SIE BEDROHT WIRD, HOCH AGGRESSIV SEIN. Zahlreiche Todesfälle gehen auf ihr Konto. In Südafrika sind sie das SYNONYM FÜR TOD, und wird das Opfer nicht mit dem Gegengift behandelt, kann es INNERHALB VON 15 MINUTEN STERBEN. MENSCHEN, DIE AUF BIENEN ALLERGISCH REAGIEREN, REAGIEREN NOCH VIEL SCHNELLER AUF DEN BISS EINER MAMBA.

Viele Menschen glauben, dass die Schwarze Mamba tatsächlich Menschen jagt und angreift. Dies ist ein Mythos, wahrscheinlich basierend auf der hohen Geschwindigkeit, mit der diese Schlange sich bewegen kann. All diese Gründe führen dazu, dass die Schwarze Mamba weithin als die TÖDLICHSTE Schlange der Welt gilt, und ein Experte nennt sie berechtigterweise „DER LEIBHAFTIGE TOD".

---

15   Quelle: *Life in Cold Blood (Kaltblütig)* von David Attenborough.

ELAPIDAE GIFTNATTERN UND SEESCHLANGEN

HABITAT

Die Schwarze Mamba LEBT DAUERHAFT IN DEMSELBEN BAU und WECHSELT DIESEN NICHT, ES SEI DENN, SIE WIRD GESTÖRT. Sie KOMMT JEDE NACHT IN IHREN BAU ZURÜCK, hierbei kann es sich um ein Loch in einem Baum oder um Höhlen in alten Termiten- oder Insektenbauten handeln; sogar Felsspalten werden als Bau genutzt. Mambas klettern nicht unbedingt, doch an kalten Tagen kann man sie hoch oben in Bäumen sehen, wo sie sich aufwärmen. Auch scheinen sie FESTE PLÄTZE für das Sonnenbaden zu haben, die sie täglich aufsuchen.

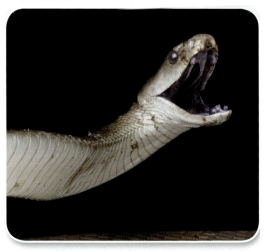

Schwarze Mamba zeigt ihr tintenfarbiges Maul

ANATOMISCHE EIGENSCHAFTEN

Die Bezeichnung Schwarze Mamba geht nicht auf ihrer Körperfarbe zurück. Diese ist gewöhnlich metallischgrau, kohlefarben, olivgrün, dunkeloliv oder graubraun, wobei einige sogar helle Bänder auf ihrem Körper haben. Sie erhielt ihren Namen, weil IHR MAUL IM INNERN TIEFSCHWARZ GEFÄRBT ist. Trifft sie auf Feinde, so sperrt sie es schnell auf und zeigt es zur Abschreckung. Eine erwachsene Mamba wird ungefähr 2,5 m bis 4,5 m lang. Trotz ihrer Größe ist sie **sehr wendig und gleitet mühelos** durch dornige Büsche und Bäume.

SPEZIFISCHE ANGRIFFS- UND VERTEIDIGUNGSMETHODEN

Schwarze Mambas sind gewöhnlich scheu und *fliehen, wenn sie angegriffen werden*. Sie JAGEN AM TAG. Sie nutzen ihre UNGLAUBLICHE GESCHWINDIGKEIT, UM BEDROHUNGEN ZU ENTGEHEN (EIN PLÖTZLICHER SPRINT), und nicht, um Beute zu jagen. WERDEN SIE IN DIE ECKE GEDRÄNGT ODER GESTÖRT, KÖNNEN SIE SEHR AGGRESSIV WERDEN. Zuerst **bedroht oder warnt** eine Schwarze Mamba ihren Angreifer, indem sie ihr VORDERES KÖRPERDRITTEL BOGENFÖRMIG VOM BODEN ERHEBT, SICH AUF DEM HINTEREN TEIL IHRES KÖRPERS AUSBALANCIERT UND SICH DEM ANGREIFER SCHNELL NÄHERT. In dieser Position erreicht die Schlange ungefähr 1,2 m Höhe. SIE BREITET IHRE HAUBE AUS UND ÖFFNET IHR MAUL, UM DAS TIEFSCHWARZE INNERE ZU ZEIGEN. Am ungewöhnlichsten ist, dass SIE SICH NIE DAVOR FÜRCHTET, IHR SCHWARZES MAUL ZU ZEIGEN, UM ANDERE TIERE ZU VERSCHEUCHEN. Im Gegensatz dazu steht das Verhalten einiger Klapperschlangen (Gattung Crotalus) und Vipern (Gattungen Echis und Cerastes), die ihre Warnsignale aus einem dunklen Versteck heraus ertönen lassen, wo man sie nicht leicht sehen kann.

Sollte die Warnung keine Wirkung zeitigen, so zögert sie nicht, WIEDERHOLT mit TÖDLICHER PRÄZISION ZUZUSTOSSEN. SIE NUTZT IHR SEHVERMÖGEN, UM BEWEGUNG ZU ERKENNEN, UND JEDE PLÖTZLICHE BEWEGUNG ANIMIERT SIE ZUM ZUSTOSSEN. Sie ist in der Lage, selbst auf Entfernungen von 1,8 m anzugreifen. Wenn sie große Tiere jagt, beißt die Schwarze Mamba ein oder zweimal tödlich zu und zieht sich dann zurück. Sie belauert ihre Beute und wartet, bis das Neurotoxin in ihrem Gift die Beute paralysiert hat. Wenn sie allerdings einen Vogel oder ein kleines Tier tötet, hält sie die Beute fest und **lässt sie nicht los**.

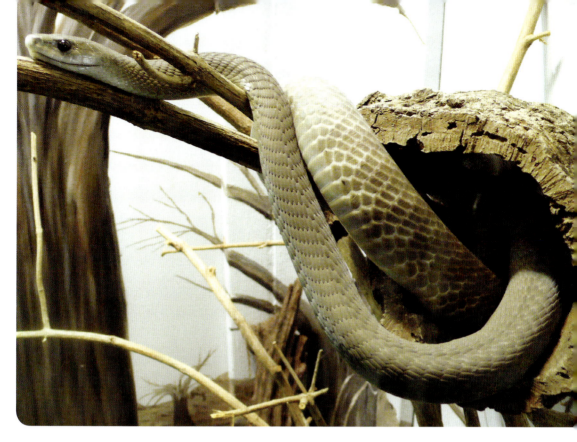

▲ Schwarze Mamba

Die SCHWARZE MAMBA MUSS KEINE BEDROHUNG DURCH FEINDE FÜRCHTEN, DENN KEIN TIER IST IN DER LAGE, SIE ZU TÖTEN.

MATERIA MEDICA

EINIGE AUSZÜGE AUS ARZNEIMITTELPRÜFUNGEN AUS DEM BUCH „PROVINGS" VON RAJAN SANKARAN

- Gefühl, als ob man alleine ist und Sachen alleine machen muss. Dies ist ein wichtiges Merkmal der Elapidae.
- Im Gegensatz dazu kam in der Arzneimittelprüfung von *Crotalus cascavella* (nun *Crotalus durissus* genannt) ein wichtiges Symptom zum Vorschein: Eine ständige Angst und Furcht, dass ich einen Fehler mache oder in der Zukunft etwas falsch mache, weswegen meine Freunde mich dann nicht mehr mögen. Angst, alleingelassen zu werden. Sie brauchen Gesellschaft.
- Allein gegen die anderen: Ein Prüfer sagte: „Eines Morgens kam ich ins College und stellte fest, dass alle mich beschuldigten, ein Mädchen vergewaltigt zu haben, das ich noch nicht einmal kannte. Alle zeigten mit dem Finger auf mich und beschuldigten mich. (Ich fühlte mich in eine Ecke gedrängt, und wie soll ich da nun wieder rauskommen.)"

ELAPIDAE GIFTNATTERN UND SEESCHLANGEN

- Ein Junge sieht aus wie ein Mädchen.
- Ein Mensch ist umringt von Eunuchen. Er versuchte, sich aus dem Zugriff zu befreien (weist auf den kräftigen Biss und das Festhalten der Elapidae-Schlangen hin). Hat ihn festgehalten (HG: immer rundherum).
- Fühlte sich umgeben von einer schwarzen Wolke, von Dunkelheit. Keine Möglichkeit vorwärtszukommen.
- Eine weibliche Prüferin, die eine Enttäuschung in der Liebe erlebt hatte, entwickelte während der Prüfung eine sehr rachsüchtige Haltung. Ihre Freunde berichteten, dass sie mehrmals nachts bei ihrem ehemaligen Freund, der nun verheiratet war, Telefonterror gemacht hat. Auch rief sie die Familien ihres Freundes und seiner Frau an, gab vor, jemand anderes zu sein, und erzählte verleumderische Geschichten über sie. Sie hat das mit Absicht und kaltblütig gemacht und schien sehr viel Freude daraus zu ziehen. Als man dies dem Leiter der Arzneimittelprüfung mitteilte und sie daraufhin befragt wurde, empfand sie keine Reue und hatte auch keinerlei Gewissensbisse. Sie behielt dieses Verhalten nach der Prüfung nicht mehr bei.
- Schnell und aggressiv reagieren. Wurde gegenüber einem Freund ausfällig, als dieser etwas zu mir sagte, was eigentlich gar nicht so schlimm war.
  Dies steht im Gegensatz zu *Crotalus cascavella,* die sich zurückhält und nicht sofort zuschlägt. Wenn die Grenze dann erreicht ist, macht sie dem Ganzen ein schnelles Ende oder wartet auf den richtigen Zeitpunkt.
- Ich bin bereit, es mit jedem aufzunehmen: „Komm schon, kämpfe, boxe mit mir." Ich denke, ich verhalte mich wie ein Tier. Der Wettbewerb der *Dendroaspis polylepis* ist ein offener, direkter Kampf eines einzelnen Individuums gegen alle anderen, die eine Bedrohung darstellen. Im Gegensatz dazu findet der Kampf der *Crotalus cascavella* im Verborgenen statt und betrifft eine Gruppe (zum Beispiel der Modus Operandi der Mafia).
- Impulsiv trat ich meinen zwei Jahre alten Cousin sehr fest und ohne Gefühl. (Als derselbe Prüfer aus dem Haus ging, sagte seine Mutter ihm „Auf Wiedersehen". Er erwiderte: „Ich hoffe, wenn ich zurückkomme, hast du dich umgebracht.") Und er sagte, dass er keine Gefühle hätte.
- Die Gattung Naja (Kobras) hat das Bedürfnis, Verletzungen zuzufügen, die schwarze Mamba jedoch ist sehr viel impulsiver als die Naja, und sie warnt auch nicht so oft. Naja warnt wiederholt: „Komm nicht näher, bleib weg." Naja hält sich eher zurück. Die Schwarze Mamba greift sehr schnell und plötzlich an.
- „Komm schon, versüß mir den Tag": Meine Freunde hatten einem Fremden einen Streich gespielt. Er fragte mich, wer von uns verantwortlich wäre. Als ich mich weigerte, ihm das zu sagen, fing er an, mich zusammenzuschlagen. Ich empfand das als falsch, schlug zurück und drohte ihm: „Schlag mich noch einmal, dann haue ich dich richtig zusammen. Und wenn du nochmal hierher kommst, sorge ich dafür, dass du nie wieder zurückgehst." Das ist die Warnung vor dem Angriff der Elapidae-Schlangen.
- Traum von Autorennen, Rennen, Geschwindigkeit
- Grob und ausfällig
- Keine Kontrolle
- HG direkt, mit ausgestrecktem Zeigefinger
- Es muss schwarz oder weiß sein, es gibt nichts dazwischen.
- Neigung, schmutzige Witze über Frauen zu machen; sexuelle Themen
- Für die anderen kämpfen
- Keine Angst
- Kämpfen

ELAPIDAE GIFTNATTERN UND SEESCHLANGEN

- Krokodil- und Schlangenthemen
- Gefühllosigkeit, keine Schuld, kaltherzig
- Wenn provoziert, will er töten
- Fühlt sich stark, ist rücksichtslos, geht Risiken ein, unbedacht, keine Kontrolle
- Bilder und Träume von Michael Jackson

ERFAHRUNG VON RAJAN SANKARAN IN DER ARZNEIMITTELPRÜFUNG MIT DER SCHWARZEN MAMBA

„Ich ging einen engen Tunnel entlang, es wurde enger und enger und es gab keinen Weg hinaus. Ich hatte kein Gefühl von Klaustrophobie oder Ersticken. Ich spürte nur, dass es keinen Weg hinaus gab, das ist das Ende, ich gehe dem Ende entgegen. Totale, schwarze Depression. Doch am Ende der Arzneimittelprüfung erfuhr ich, dass viele Prüfer dasselbe Symptom hatten."

AUS DEM BUCH VON MICHAEL THOMPSON, „SCHLANGENGIFTE UND HOMÖOPATHIE"

(Wichtige Wörter in Großbuchstaben)
- *Die gefährlichste Schlange der Welt.*
- *Stimmungsschwankungen in Verbindung mit großen Mengen hochwirksamen neurotoxischen Giftes.*
- *Schnell, wendig, grausam, tödlich.*
- *Ist im Guinness-Buch der Rekorde als „Schnellste Schlange der Welt" aufgeführt, und tatsächlich ist sie sehr schnell und unberechenbar, wenn sie erschreckt wurde.*
- *Reptil ohne Gemeinschaftssinn.*
- *Tagaktiv*
- *Scheu und sehr nervös, ergreift die Flucht beim ersten Zeichen menschlicher Annäherung, man kann sich selten weiter als bis auf 23 m an sie annähern. Wird sie in die Ecke gedrängt oder versucht man, sie zu fangen, stößt die Schwarze Mamba (wenn sie geärgert wird und dazu braucht es nicht viel) eine Warnung aus. Sie erhebt den vorderen Körperteil und den Kopf vom Boden (1-1,2 m hoch bei großen Exemplaren), breitet eine flache, enge Haube aus, schüttelt den Kopf und sperrt das Maul auf, um das tiefschwarze Innere zu zeigen. Auch gibt sie ein langes, hohl klingendes Zischen von sich, das sehr überzeugend wirkt, Abstand zu halten.*
- *Wenn Sie mit einer zornigen Mamba konfrontiert werden, die ihre Warnung ausstößt, dann ERSTARREN SIE! Seien Sie gewarnt! Im Gegensatz zu den anderen Kobras blufft diese Schlange nicht und wird auch nicht zögern anzugreifen. Sie vollführt schnelle Bisse mehrmals hintereinander, während sie schleunigst am Opfer vorbei die Flucht ergreift. Die enorme Größe dieser Schlangen gibt ihnen die Möglichkeit, aus großer Entfernung im oberen Körperbereich des Opfers zuzustoßen (aus 1,2-1,8 m Entfernung). Zeigt sich das mögliche Opfer geduldig, zieht sich die Mamba langsam und vorsichtig zurück und erlaubt dem Opfer, zu fliehen.*
- *Klettert schnell und geschickt. Bewegt sich schnell. Sie bewegt sich oft mit erhobenem Kopf und Hals.*

ELAPIDAE GIFTNATTERN UND SEESCHLANGEN

FALL (1) VON *DENDROASPIS POLYLEPIS* VON RAJAN SANKARAN
FALL EINFR FRAU IN DEN VIERZIGERN, ERSTE KONSULIATION AM 24. NOVEMBER 2006, SIE LEIDET AN EINER AUTOIMMUN-HEPATITIS UND LUPUS

(Um der besseren Lesbarkeit willen wurde der Fall editiert.)

D: Erzählen Sie mir, was passiert ist, was ist das Problem?

P: Dieses Jahr habe ich eine emotionale Krise durchgemacht, und **plötzlich** habe ich heftige Gelenkschmerzen bekommen. Es war so schlimm, dass ich noch nicht einmal aufstehen konnte, um zur Toilette zu gehen, ich musste mir helfen lassen. Ich habe geschrien und geheult vor Schmerzen.

Ich habe mehrere Ärzte aufgesucht, doch keiner konnte mir sagen, was es war. Meine Leberwerte waren sehr hoch. Mein GPT, GOT und Bilirubin waren ebenfalls erhöht. Aber ich habe das ignoriert. Ich bekam von meinem Hausarzt Tabletten und Enzyme für die Leber, und es wurde besser.

Und dann, vor kurzem, gerade vor anderthalb Monaten, war meine Freundin da und sie sagte, komm, wir lassen mal die Leberwerte überprüfen, damit wir wissen, was los ist. **Plötzlich** fand ich heraus, dass das GPT bei 700 lag und das Bilirubin auf 6 angestiegen war. Ich **eilte** zu Dr. V., der mir sagte: „Ich habe einen Test gemacht, und endlich hat man herausgefunden, dass Sie Lupus haben."

Das hat meine Leber **angegriffen**, nun bekomme ich seit einem Monat Steroide, und meine Werte sind jetzt normal. Ich habe letzte Woche noch 30 mg bekommen, mein Arzt verringert die Dosis jetzt langsam auf 25 mg. Das ist gerade mein Hauptproblem. Abgesehen von all den anderen Problemen, die ich habe, wie allergische Sinusitis, Schwitzen, Depressionen und Rückenschmerzen. Das sind keine großen Probleme, aber wissen Sie, die summieren sich halt auch, **und ich habe Angst.**

Ich habe große Angst, denn die meisten Ärzte machen mir Angst. Sie möchten Biopsien machen und haben gesagt, es sei **sehr gefährlich,** wenn ich nicht wüsste, was los ist. Andere Ärzte wiederum haben gesagt, dass es sehr, sehr schwierig ist. Jetzt habe ich neben meiner Depression auch noch sehr viel Angst. Ich bin **starr vor Schreck.** Ich sage: „Oh Gott, ich habe das und das gegessen, werde ich jetzt Gelbsucht bekommen?", „Oder bekomme ich jetzt Hepatitis?", „Passiert jetzt etwas?" Und das nur, weil ich dachte, ich hatte eine Vorahnung oder so.

Also, so ist das.

Es geht mir nicht gut. Die Allergien kommen gerade in großen **Wellen**. Meine Nasennebenhöhlen sind verstopft und meine Augen sind trocken. Auf dieser Seite habe ich etwas Kopfschmerzen, an der rechten Augenbraue. Ich kann mich gerade nicht richtig konzentrieren. Ich bin da, aber es ist irgendwie, als ob ich schwimme. Nicht gänzlich schwimme, nur ein bisschen. Das ist eigentlich alles.

D: Dann beschreiben Sie die „Angst" doch ein bisschen mehr.

P: Im Grunde genommen habe ich Angst vor dem Sterben. Ich war schon immer ängstlich in meinem Leben.

Mein Vater starb, als ich zehn Jahre alt war. Danach hatte ich immer Angst. Ist es in Ordnung, wenn ich jetzt weine? (Weint).

D: Sicher.

ELAPIDAE GIFTNATTERN UND SEESCHLANGEN

P: Ich habe Angst, seit ich klein war. Ich weiß nicht, wie es in indischen Familien ist, aber nachdem mein Vater gestorben war, **wurde ich sehr schlecht behandelt.** Meine Mutter ist zu jemand anderem gezogen, also haben wir viel abbekommen – wir wurden sehr schlecht behandelt. Dann starben alle Brüder meines Vaters. Es war also ein Schock nach dem anderen. Ich meine, sie alle starben innerhalb von fünf Jahren. Meine Verwandten haben mich auf die Straße gesetzt. Zum Glück hatte ich Geld, deswegen war es nicht so schlimm. Aber trotzdem erfährst du immer nur Ablehnung.

Dann lässt dich deine Freundin im Stich. Es hat irgendetwas mit mir zu tun, ich weiß nicht recht. Gerade jetzt ließ mich meine beste Freundin im Stich. Ich habe ihr bei ihrer Arbeit geholfen und **sie hat mich hintergangen**, es ging um ein großes Geschäft. Also, ich meine, es war nicht nur das große Geschäft, es war eigentlich hauptsächlich dieser **Betrug.** Und das hat das Ganze, glaube ich, ins Rollen gebracht. Ich habe ganz viel sehr lange mit mir herumgetragen. Ich denke wirklich, dass der ganze emotionale Kram mich an den Punkt gebracht hat, an dem ich krank geworden bin. Ich habe das fast selbst verursacht, da bin ich sicher. **Ich möchte mich selbst – aus welchem Grund auch immer – bestrafen. Als ob sich meine Zellen gegen mich gewandt haben,** deswegen. Ich spüre das. Ich fürchte mich vor dem Leben, denn wenn ich sage, dass ich leben möchte, dann geht irgendwas schief.

„Meine Zellen haben sich gegen mich gewandt."
Ein sehr deutlicher Hinweis auf das Königreich der Tiere.

D: Was erleben Sie gerade in diesem Moment?
P: Tiefen Kummer.
D: Beschreiben Sie diesen „Kummer".
P: Er kommt von innen, es ist Hilflosigkeit. Hilflos bedeutet, ich versuche, ein guter Mensch zu sein und kriege trotzdem eine Ohrfeige. Hilflos bedeutet, du siehst um dich herum viel Schmerz. Selbst auf der Straße siehst du den Schmerz und du fragst dich, wo ist Gott? Gibt es einen Gott? Jeder sagt: „Glaube an Gott." Wo ist Gott? Für mich gibt es da nichts, sonst nichts. Nur ein Teil. Es gibt soviel Unglück. Ich weiß nicht, warum ich es persönlich nehme, aber das tue ich. Ich sehe Menschen da draußen, die haben Schmerzen. Zumindest habe ich meine eigenen Einkünfte, daher kann ich die beste medizinische Versorgung bekommen. Jemand anders müsste mit Lupus die ganze Zeit während der Krankheit arbeiten. Es ist so traurig. Ich denke über mich nach, und ich liege einfach nur da und tue eigentlich nichts.

In meiner Kindheit habe ich das schon so oft durchgemacht, aber wann hört das endlich auf? Im Prinzip wirkt das Trauma meiner Kindheit selbst heute noch nach. Ich weiß nicht. Ich möchte ein ganzer Mensch sein. Ich möchte auch auf mich achten, irgendwie. Ich möchte nicht mehr verletzt werden. Ich muss für mich einstehen.
D: Beschreiben Sie „verletzt" etwas mehr.
P: Ich wurde gerade vor kurzem von dieser Freundin verletzt.
D: Beschreiben Sie doch die Situation und den Vorfall.
P: Sie ist eine **mächtige** Politikerin und ich wollte ihr helfen. Sie hat mir ein großes Geschäft versprochen. Und als sie dann merkte, wie viel Geld da tatsächlich im Spiel ist, sagte sie mir direkt ins Gesicht: „Das ist zu viel Geld für dich. Du bist nicht hier, um Geld zu verdienen." **Alles hat sich geändert. Sie ist sehr brutal. Als** es um die Arbeit ging, **hat sie mir den Boden unter den Füßen weggezogen.** Und sie hat mich schwer im Stich gelassen. Eine Freundschaft über 40 Jahre! So fühle ich mich jetzt, wirklich im Stich gelassen. Ich war geschockt. Völlig geschockt und entsetzt.

ELAPIDAE GIFTNATTERN UND SEESCHLANGEN

Ich erkannte, dass das der Ausgangspunkt ihrer Krankheit war. Jetzt werde ich also nicht weiter in die Geschichte eintauchen, sondern an dieser Stelle tiefer einsteigen in Bezug auf die Frage, wie sie das Geschehen erlebte. Deswegen bat ich sie, mir mehr über den Schock und das Entsetzen zu erzählen.

D: Beschreiben Sie „Schock und Entsetzen".

P: Schock, das ist: „Wie kannst du das zu mir sagen? Wie kannst du so mit mir reden? Wie kannst du so überhaupt mit irgendjemandem reden? Wie kannst du nur?!"

D: Vergessen Sie die Situation und diesen Vorfall, erzählen Sie mir nur von „Schock und Entsetzen", nicht worum es geht, sondern wie sich „Schock" anfühlt.

P: Es fühlt sich an wie ein **Aufprall** [HG Hand bewegt sich auf sie zu].

D: Erzählen Sie mir mehr, Sie machen das gut, beschreiben Sie „Aufprall".

P: Es fühlt sich an wie **mit dem Rücken gegen die Wand stehen, bedrängt werden.**

D: Als Sie „Aufprall" sagten, haben Sie eine Geste mit der Hand gemacht. Zeigen Sie mir die Geste noch einmal.

P: Vielleicht, weil ich als Kind **Gewalt** erlebt habe. Als ob dich jemand **schlägt,** als ob dich **jemand völlig in die Ecke drängt.** Völlige Hilflosigkeit, weil **jemand anders die Macht hat** und du offensichtlich nicht. Überraschung, Schock, verblüfft, dass jemand so sein kann, besonders, dass eine Person, die du kennst, so werden kann. Jemand, den du seit 40 Jahren so gut kennst, wird **plötzlich zu diesem Monster.**

Hier redet sie über einen Prozess. Wie in eine Ecke gedrängt und dann geschlagen werden. Sie erlebt es so, dass jemand anders, der mächtiger ist als sie selbst, ihr dies antut. Die Starken gegen die Schwachen. Und wie läuft dieser Angriff, dieser Schock ab? Was ist die Methode, welcher Modus Operandi? Es ist eine Überraschung. Geschockt und verblüfft. Plötzlich wird es zu diesem Monster.

D: Wenn Sie „Monster" sagen, was meinen Sie damit?

P: Dieses widerwärtige menschliche Wesen, das keine Prinzipien hat. Diese Person ist überlebensgroß und plötzlich wird diese Person ein Monster (HG ihre Hand bewegt sich auf ihr Gesicht zu). Du siehst das irgendwie alles im Ganzen. Es ist wie eine Maske, die plötzlich aufgesetzt wird. Jemand verwandelt sich total, wird von jemandem, den du liebst und magst wie deine eigene Schwester, zu einem Monster.

Plötzlich wird diese Person zu einem Monster. Wir hören wiederholt das Wort „plötzlich". Selbst als sie über ihre Leberwerte berichtete, sagte sie, diese seien plötzlich angestiegen.

D: Beschreiben Sie das „Monster" ein wenig mehr, nur das Wort „Monster", vergessen Sie die Person dazu.

P: Wie eine **Maske.** Eine Monstermaske, die man auf- oder absetzen kann. Im Grunde genommen eine **hässliche** Maske, eine **böse** Maske. Nicht hübsch, irgendwie höhnisch, bitter, hasserfüllt, glücklich über das Unglück anderer. Es ist eine **Fassade.**

D: Erzählen Sie mir mehr über „Fassade".

P: Verstecken, wer du wirklich bist. Nicht aufdecken, verstecken. Wegrennen. Fliehen oder entkommen. Tatsächlich eine verzweifelte Flucht.

Sich verstecken, nicht aufdecken, wegrennen, fliehen, entkommen. Dies sind sehr bedeutsame Wörter.

D: Beschreiben Sie „verzweifelte Flucht".

P: Fliehen, einfach fliehen. **Flucht.** Allem ausweichen, egal, ob es die Verantwortung ist oder irgendetwas anderes. Ich sage das, weil ich das spüre. Ich möchte einfach allem entkommen (HG). Ich will einfach weg, egal, was es ist. Weglaufen bedeutet davonzukommen.

D: Beschreiben Sie das Wort „davonkommen".

P: Davonkommen bedeutet Freiheit. Keine Verpflichtungen oder Verantwortung.

D: Wie erleben Sie Freiheit?

ELAPIDAE GIFTNATTERN UND SEESCHLANGEN

P: Oh! Wunderbar, fliegen.
Der Modus Operandi ist Schock, Überraschung und Verstecken, und dann, ganz plötzlich greift es aus dieser versteckten Position heraus an. Und was ist die andere Verhaltensweise dieses Tieres? Es rennt weg, es flieht, will entkommen, fliegen, davonkommen.
D: Beschreiben Sie „Fliegen".
P: Fliegen, aufsteigen, positiv.
D: Beschreiben Sie „fliegen" und „aufsteigen", nur diese Wörter.
P: Fliegen und aufsteigen, als ob du dich selbst mit den Vögeln fliegen siehst und mit ihnen in den Himmel aufsteigst. Es ist, als spürte ich, dass ich tatsächlich körperlich abhebe. Es ist ein Hochgefühl.
D: Beschreiben Sie dieses „Fliegen, wie ein Vogel aufsteigen, abheben".
P: Du kannst durchatmen. Durchatmen und abheben.
D: Wie erleben Sie „durchatmen"?
P: Sehr befreiend. **Einfach so nach oben schweben [HG die Hand bewegt sich aufwärts].** Der Atem steigt hoch und fließt heraus [gleiche HG].
Wie fühlt es sich an? Es fühlt sich an, als ob es durchatmet. Das werden Sie durch den ganzen Fall hindurch sehen. Es ging immer um das Erleben des Atmens; fähig zu sein zu atmen. Genau darum geht es. Der Vogel und das Fliegen sind Wahnideen, solange ihnen nicht die Energie des Vogels innewohnt. Wäre vogelähnliches Fliegen die zentrale Empfindung dieser Patientin, würde sie Wörter und Bilder in Zusammenhang mit Vögeln und Fliegen nicht nur als Metapher verwenden, um die Idee der Freiheit, der Leichtigkeit und der inneren Ruhe zu vermitteln. Wenn der Flug der Vögel ihre zentrale Empfindung wäre, würde sie spüren, dass sie tatsächlich fliegen kann oder fliegen sollte.
D: Beschreiben Sie die Geste, die Sie mit Ihrer Hand gemacht haben.
P: [Gleiche HG] Nur der Atemzug, es ist im Prinzip wie das Selbst. Kann ich es mir selbst zufügen, mich festbinden? Es ist so (HG Hände auseinander, neigen sich leicht nach hinten, um das Hinlegen zu zeigen). Du wirst auf diese Weise hingelegt, und du liegst ganz flach unten, und du wirst im wahrsten Sinne des Wortes **niedergehalten.**
D: Beschreiben Sie „niedergehalten".
P: Das Gewicht ist ziemlich **schwer.**
D: Beschreiben Sie „schwer".
P: Wie schwere Steine auf dir. Wie ein Gewicht auf dir. Du kannst dich nicht bewegen, bist wie gelähmt. Bis auf den Kopf, der restliche Körper wird vollständig niedergedrückt. Vollständig niedergedrückt, keine Möglichkeit hochzukommen, so niedergedrückt, als lägen unzählige Kilos von Steinen auf dir.
D: Beschreiben Sie noch etwas mehr, wie Sie das erleben: „Unzählige Kilos" lasten auf Ihnen, erlauben Ihnen nicht, sich zu bewegen.
P: **Raubt mir den Atem, keuchen. Klaustrophobisch.** Man kommt nicht hoch, man kann sich nicht erheben.
Hilflosigkeit. Es ist wie erstickt, du kannst irgendwie nicht atmen. Der Körper kann nicht atmen, außer dem Kopf. Der **Kopf ist anders. Der Körper ist auch anders.** Der Kopf kann sich bewegen, der Körper nicht.
„Festgenagelt" ist also eine Wahnidee. Die Empfindung ist „den Atem raubend und keuchen, versuchen zu atmen. Sie müssen Ihre Aufmerksamkeit dort konzentrieren, wo die Empfindung ist.
D: Beschreiben Sie „Der Kopf ist anders. Der Körper ist anders".
Das ist völliger Unfug. Hier spricht die Quelle, das ergibt überhaupt keinen Sinn.

563

ELAPIDAE GIFTNATTERN UND SEESCHLANGEN

P: Auf den Kopf scheint Licht, ihm geht es gut, er kann sich bewegen, aber der Körper wird festgehalten. Der Kopf schaut auf den Körper, der niedergedrückt ist. Hilflos.
D: Beschreiben Sie „Der Kopf schaut auf den Körper, der niedergedrückt ist".
P: Ja, es ist wie … der Körper ist wie … ist wie ein getrennter Teil, anders.
D: Sagen Sie noch etwas darüber: „Der Körper ist ein getrennter Teil".
P: Mal angenommen, der Körper **verfault**, wissen Sie, das ist schrecklich, es ist fürchterlich, das zu sagen, aber es fühlt sich an wie … der Körper sieht aus wie …, der Kopf sieht okay aus, aber der Körper ist wie …
D: Ein wenig mehr über „der Kopf ist in Ordnung, aber der Körper verwest".
P: Der Körper sieht gut aus, aber er ist verfault. Der Kopf ist in Ordnung, voller Licht und Energie, aber der **Körper ist wie verfault, schwarz, gangränös**. Aus irgendeinem merkwürdigen Grund fühlt es sich gangränös an. Ich weiß nicht, was gangränös ist, aber es fühlt sich so an, verfault.
D: Ein wenig mehr über „verfault".
P: Verfault, schwärzlich.
D: Ein wenig mehr, beschreiben Sie noch mehr.
P: Verwesend.
D: Beschreiben Sie all die Eigenschaften dieses „verfaulen und verwesen".
P: Hässlich, hässlich, hässlich.
D: Beschreiben Sie „hässlich".
P: Ekliges verfaulendes Fleisch.
D: An was denken Sie, wenn Sie das sagen?
P: Jetzt gerade ist es nicht so schlimm, doch anfangs war **es sehr dunkel …**
D: „Dunkel"?
P: Der Körper ist dunkel, ganz dunkel, schwarz-dunkel, grünlich-dunkel.
(Sie schließt spontan die Augen und fängt an zu reden.)
D: Beschreiben Sie „grünlich-dunkel" noch etwas.
P: Dunkelgrün, schwärzlich … eigentlich mehr eine Schattierung von Schwarz. Dunkelgrün.
D: Beschreiben Sie das „grünlich-dunkel" noch ein bisschen mehr.
P: Es ist irgendwie grün … dunkelgrün. Ein grünes, dunkles Moos, diese Art von Grün. Nicht so stark dunkelgrün, aber vorher war es ein schwärzliches dunkles Grün, es war eher schwarz. Aber dann, ich weiß nicht, kam dieses dunkelgrüne Ding herein. Vielleicht ist es nicht richtig. Ich weiß nicht. Aber es war nicht angenehm.

Das Verwesen führte sie also nicht weiter aus, es führte nirgends hin. Es gab kein Verfaulen oder andere Bilder des Verwesens. Das Merkmal war einfach schwarz und grün, und das war wiederum völliger Unfug. Wenn etwas derart außerhalb des Kontextes auftaucht, verkörpert es im Allgemeinen genau das Wesen der Quelle.

D: Erzählen Sie mir etwas mehr über „den Atem rauben und keuchen".
P: Die Atmung ist erstickt [HG leichte, schnelle Bewegung mit der Hand].
D: Beschreiben Sie das.
P: Nach Luft schnappen. Unfähig, einen ganzen Atemzug zu machen, unterbrochen [HG legt die Hände auf ihre Brust].
D: Was zeigen Sie hier?
P: [HG] So, ich versuche, meinen Atem herauszubringen.
D: Und wie erleben Sie das?
P: Ich bekomme nicht genug Luft [zeigt auf den Hals].

ELAPIDAE GIFTNATTERN UND SEESCHLANGEN

D: Wie erleben Sie das? Was ist Ihre Empfindung?

P: Hier, eigentlich ist es nicht hier, aber ich habe versucht, es hochzubringen, es ist wie ein kleiner Block. Hier stoppt das irgendwie [HG zeigt auf ihre Brust]. Angehalten. Unterbrochen, angehalten. [Gleiche HG] Blockiert. **[HG] Der Durchgang ist blockiert.**

D: Beschreiben Sie das noch ein bisschen.

P: Angst, Panik, irgendwo hier [HG].

D: Beschreiben Sie, wie Sie diese „Angst und Panik" erleben. Wie sind die Angst und die Panik, die Sie erleben?

P: Es ist wie eine Angst hier drinnen [HG zeigt auf ihre Brust], Angst, wirklich zu leben, Angst, ganz tief zu atmen. [HG geschlossene Faust].

D: Sie haben gerade etwas mit Ihrer Hand gezeigt.

P: Greifen, [HG geschlossene Faust] nehmen, ich weiß nicht mehr, wie ich es das erste Mal gemacht habe, doch, nehmen, greifen. Festhalten [gleiche HG]. **Greifen und Festhalten** [gleiche HG]. Nehmen, greifen [gleiche HG].

D: Beschreiben Sie nur diese Bewegung [HG].

P: Festhalten [HG schließt die Faust fester].

D: Beschreiben Sie, wie Sie das erleben.

P: Zuerst war es Greifen, [HG] und wenn man da weiter hineingeht, ist es ein Festhalten, [HG], Nehmen.

D: Sie machen das mit einer Art von Kraft. Was ist das für eine Kraft?

P: **Fangen [HG].**

D: Beschreiben Sie das Wort „Fangen".

P: **Nehmen [HG], nehmen [HG].**

D: Wenn Sie also Angst und Panik erleben, wie erleben Sie diese Angst und Panik?

P: Die Angst, die ich spüre, bedeutet, ich möchte nicht leben, falls dies oder jenes schiefgehen sollte. Ich möchte nicht ganz und gar leben. Ich muss mich in vielen Dingen einschränken. Ich möchte diese Tür nicht öffnen, weil irgendetwas schiefgehen wird. Wenn ich die Schublade auf diese Art und Weise schließe, dann wird etwas schiefgehen. Wenn ich meine Seife so hinlege, dann wird das schiefgehen. Das erlebe ich ständig. Wenn ich mein Glas so hinstelle, wird das schiefgehen, oder wenn ich meinen Löffel so hinlege, dann wird etwas anderes schiefgehen.

D: Ein bisschen wie Aberglaube.

P: Ja. Das ist etwas, mit dem ich ständig lebe.

D: Aber manchmal spüren Sie Angst und Panik?

P: Wenn ich krank bin, totale Panik.

D: Beschreiben Sie, wie Sie „Panik" erleben, was bedeutet „Panik" für Sie?

P: Panik, Hilflosigkeit, völlige Verzweiflung (schließt abermals ihre Augen). Fürchterliche Angst. Angst vor dem Unbekannten.

D: Erzählen Sie mir von einer Situation, in der Sie sich besonders gefürchtet haben.

P: Die Ärzte haben gesagt, dass bei mir eine Leberbiopsie gemacht werden müsse. Ich wollte das nicht, denn ich dachte, es wäre nicht notwendig. Der Arzt hat mir dann gesagt, dass es doch wichtig sein könnte, wenn die Steroide nicht helfen, das war Panik. **[HG zeigt auf ihre Kehle].**

D: Was zeigen Sie hier?

P: Wissen Sie, ich fühle mich [gleiche HG], als ob ich **keine Luft mehr bekomme, unfähig zu atmen.**

[HG hält ihre Kehle]. Eingeklemmt.

565

ELAPIDAE GIFTNATTERN UND SEESCHLANGEN

D: Beschreiben Sie das noch einmal. Verwenden Sie mehr Wörter dafür.
P: Vollständig festgeklemmt [gleiche HG], gelähmt. Unfähig, sich zu bewegen. Wieder auf den Boden genagelt. So habe ich mich gefühlt, als sie mir sagten, es müsse eine Biopsie gemacht werden. Sie haben es meiner Schwester am Telefon gesagt, dass es sehr **gefährlich** wird, wenn es nicht innerhalb der nächsten Tage gemacht wird. Solche Dinge musste ich durchmachen.
D: Wenn Sie „gefährlich" sagen, was meinen Sie mit diesem Wort.
P: Lähmung, nein nicht Lähmung, gefährlich.
D: Beschreiben Sie „Lähmung"
P: Wieder Hilflosigkeit.
D: Beschreiben Sie das Wort „gefährlich" noch etwas mehr. Was ist die Bedeutung von „gefährlich"?
P: Gefährlich ist schädlich. Körperlicher Schaden. Angriff. Wieder voller Angst.
D: Beschreiben Sie „körperlicher Schaden und Angriff", nur das. Trennen Sie es von den anderen Begriffen.
P: Aufprall! Ich weiß nicht, warum ich das jetzt sage, aber Aufprall ist wie [HG offene Handfläche zeigt nach außen und stößt mit Kraft nach vorn] gegen die Mauer stoßen. Wieder Hilflosigkeit.
D: Beschreiben Sie das Wort „Aufprall" noch ein bisschen mehr.
P: Kraft [HG sie stößt die geschlossene Faust gegen sich].
D: Beschreiben Sie diese Geste.
P: Es ist wie eine schlagende Kraft [gleiche HG].
D: Beschreiben Sie „schlagen."
P: Es ist wie ein Schlag [gleiche HG]. Stumpfer Schlag, schlagen, schlagen. Es ist wie **Schwächere schlagen [HG].** Schwach, Schwäche, schlagen.
D: Was ist „Schwäche"?
P: Schwäche bedeutet für mich schwächer. In diesem Zusammenhang dachte ich an unterprivilegiert. Aber ich verstehe es nicht, es ist einfach schwach und schlägt. Schwächer, wer auch immer schwächer ist.
D: Beschreiben Sie das Wort „unterprivilegiert". Nur dieses Wort.
P: Unterprivilegiert bedeutet behindert.
D: Beschreiben Sie „behindert".
P: Behindert sind für mich Kinder und Leute, die behindert sind. Die ein Problem haben. Die nicht zu 100 % gesund sind. Irgendein Gebrechen …
D: Zum Beispiel?
P: Ich denke an Kinder, denen ein Bein oder eine Hand fehlt.

Menschen, die Schlangen-Arzneimittel benötigen, erzählen manchmal von Leuten ohne Gliedmaßen oder von Leuten, die Gliedmaßen verlieren oder abtrennen etc., dies korrespondiert mit der beinlosen Existenz der Schlangen.

D: Erzählen Sie etwas mehr über „unterprivilegiert" im Allgemeinen.
P: Wenn ich ehrlich bin, fallen mir nur diese Kinder ein.
D: Beschreiben Sie das Wort „Aufprall" noch ein wenig.
P: Schlagen.
D: Beschreiben Sie diesen Vorgang.
P: Große Kraft, großer Aufprall [HG]. Als ob man in einer Situation in die Enge getrieben oder zurückgestoßen wird.
D: Was bedeutet „in die Enge getrieben werden"? Was bedeutet das?

ELAPIDAE GIFTNATTERN UND SEESCHLANGEN

P: **Erstarrt.**
D: Was bedeutet „erstarrt"?
P: Untätigkeit und unfähig, sich zu bewegen.
D: Was bedeutet „sich zu bewegen"?
P: Handlung. Eine absichtsvolle Handlung. Ich wünschte, ich könnte etwas tun. Mit Macht wünschen, eine Handlung.
D: Beschreiben Sie „Handlung".
(Sie spricht mit geschlossenen Augen.)
P: Bewegung. **Es fließt [HG geschlossene Faust] . Fließt vorwärts. Aufwärts, aufwärts [HG zeigt mit der Hand nach oben] .**
Dies ist eine wichtige Geste.
D: Erzählen Sie mir von der „Bewegung aufwärts".
(Immer noch hat sie ihre Augen geschlossen.)
P: Aufladen [HG bewegt ihre Hand mit mehr Kraft nach oben], oder wieder aufgeladen.
D: Beschreiben Sie diese Geste.
P: Wieder aufladen [gleiche HG], Gleichgewicht. [HG] Aufwärts, Himmel, Energie, Schönheit, Licht.
D: Was ist das Gegenteil davon?
P: Unten [HG Hand bewegt sich nach unten]. Das ist Depression. [Gleiche HG] Unten.
D: Beschreiben Sie diese ganze Bewegung.
P: Es ist wie wieder niedergedrückt werden oder unfreiwillig nach unten gedrückt werden.
D: Beschreiben Sie „nach vorne fließen".
P: Wie ein Fluss. **Fließend, mäandern [HG schlängelnde Bewegung] .**
D: Beschreiben Sie diese Handlung nochmal. Alles, was Sie über „mäandern" sagen können.
P: **Wie eine Schlange [gleiche HG] .**
D: Beschreiben Sie „wie eine Schlange".
P: Zischend.
D: Beschreiben Sie „zischend".
P: Gift. Angst. Ängstlich.
D: „Schlange, zischen, Gift, Angst, ängstlich" – erzählen Sie mehr davon.
P: Schönheit wird zu Hässlichkeit. Der Fluss ist schön und wird dann zu einer Schlange. **Alles beginnt schön und wird dann hässlich**.
D: Beschreiben Sie „wird dann hässlich".
P: Die Situation verändert sich. Andere Leute, die Situation ändert sich, damit es diesen anderen Leuten passt. Situationen ändern sich zum Nutzen anderer. Situationen verschlechtern sich für mich. Situationen ändern sich immer.
Der Fluss verwandelt sich in eine Schlange. Das, was sie am meisten berührte, war die plötzliche Verwandlung ihrer Freundin, von dem Schönen hin zum Hässlichen. Jetzt sehen wir wieder die „plötzliche Veränderung" und die zwei Seiten, Schönheit und Hässlichkeit, nett und giftig. Beides sind wichtige Reptilienthemen.
D: Beschreiben Sie „die Situationen ändern sich".
P: **Ich werde zum Opfer.** Ich lasse zu, dass ich zum Opfer werde. Nicht nutzen, was man fühlt. In gewissem Sinne keine Äußerung der wahren Gefühle oder des wahren Selbst. Opfer bedeutet für mich, das Selbst zu opfern. Ich muss Ihnen sagen, dass das Opfer jemand ist, der in die Ecke gedrängt wurde.
D: Beschreiben Sie „jemand, der in die Ecke gedrängt wurde".

ELAPIDAE GIFTNATTERN UND SEESCHLANGEN

- **P:** Unfähig sich zu bewegen, kann sich nicht bewegen, steckt fest. Raubt den Atem, unfähig zu atmen, verschreckt und verängstigt.
- **D:** Welche anderen Gefühle hatten Sie noch außer der Angst.
- **P:** Atem, nach Luft schnappen. Panik, verschreckt. Es ist vorbei.
- **D:** „Es ist vorbei" bedeutet?
- **P:** Das Leben ist vorbei, es ist vorbei. Das war's dann. **Das ist das Ende, jetzt ist es vorbei.** Die Panik überdeckt alles, alles ist zu Ende. Es ist vorbei, das Leben ist vorbei.
- **D:** Welche anderen Gefühle haben Sie, wenn Sie „in die Enge getrieben" sind, wenn Sie „Opfer sind, feststecken"?
- **P:** Das war's. Du kannst nichts dagegen tun. Das ist das Ende. Jede Situation ist eine Endsituation. Es ist immer negativ, immer das Schlechte. Es ist beendet. Es ist vorbei. Es gibt kein aufwärts.
- **D:** Als Sie sagten, Ihre Freundin hätte Sie „hintergangen", was waren Ihre Gefühle, als das passierte?
- **P:** Enttäuschung, Verletzung, Wut, Kummer, Schmerz. Wie kannst du nur? Wie kannst du dich nur so schlecht verhalten? Wie kannst du das sagen?
- **D:** Wie ist das Gefühl hierbei?
- **P:** Vollständige brennende Wut, Wut. Platzen. Herauskommen [HG öffnet ihre Faust], wie eine Explosion.
- **D:** Beschreiben Sie „Explosion".
- **P:** Dynamit, explosionsähnlich [gleiche HG] ausbrechen, vollständig explodieren. Abgehen wie *pengbumm* (Geräusch einer Explosion), wie diese Wunderkerzen, *pengbumm* [gleiche HG] *shhh …,* überall.
- **D:** Was war das Geräusch, das Sie da gemacht haben?
- **P:** Wunderkerzen machen das, [gleiche HG] *shhh …* Geräusch.
- **D:** Beschreiben Sie das, was haben Sie gerade mit Ihrer Hand gemacht?
- **P:** Die Funken dieser Wunderkerzen sprühen [HG] in alle Richtungen.
- **D:** Beschreiben Sie „Explosion" noch ein bisschen mehr. Sie sagten so etwas, mit Ihrer Hand.
- **P:** Es ist, als ob Dynamit explodiert, dann wurden es Wunderkerzen. Doch es ist wie bei Explosionen. Es ist wie ein Feuer, wie wenn ein Feuer explodiert.
- **D:** Wie erleben Sie dann diese „Explosion"?
- **P:** Brennend. Wut.
- **D:** Was ist das Gefühl bei dieser Wut? Was nehmen Sie wahr, das die andere Person gemacht hat, um Sie so wütend zu machen, was ist Ihr Gefühl?
- **P: Hintergangen.**
- **D:** Beschreiben Sie dieses Wort „hintergehen", nur dieses Wort.
- **P: Hintergehen bedeutet täuschen, Hintergehen ist Doppelzüngigkeit.**
- **D:** Was bedeutet „Doppelzüngigkeit"?
- **P:** Doppelt, ein hydraköpfiges Monster kommt zum Vorschein. (Da ist das Monster wieder, wir kommen wieder zurück zum Monster.)
- **D:** Wenn Sie „kommt zum Vorschein" sagen, was meinen Sie damit?
- **P:** Weil das bedeutet, es ist versteckt, und jetzt sehen wir die Maske.
- **D:** Beschreiben Sie dieses „doppelte, hydraköpfige Monster".
- **P: Es ist wie ein Monster, das aus dem Nichts kommt und plötzlich diese Gesichter zeigt … oh! Mein Gott, die Maske kommt runter [HG]. Es ist die Hydra, es ist schrecklich.**
- **D:** Können Sie „Monster" noch ein wenig mehr visualisieren und beschreiben?

ELAPIDAE GIFTNATTERN UND SEESCHLANGEN

P: Ja. Ich weiß nicht, ob Sie diese Science-Fiction-Filme gesehen haben, dort zeigen sie es mit Hals und diesem beißenden Ding obendrauf [HG]. Das hier hervorkommt [HG zeigt auf ihren Scheitel].
D: Wie sieht das aus?
P: Monsterähnlich [HG]. Es ist so und hat diese kleinen Augen, und es **beißt** einfach nur.
D: Beschreiben Sie „beißen".
P: Scharfe Zähne.
  (Beobachtung: Ich bemerke, dass sie ein paar Zeichnungen macht.)
D: Sie zeichnen etwas?
P: Ja, Kritzeleien.
D: Zeigen Sie es mir.
P: Eigentlich Blumen.
D: Machen Sie das normalerweise auch?
P: Ja.
D: Blumen. Sie haben einige gemalt. Welche hat die meisten Auswirkungen auf Sie? Schauen Sie sich alle an. Welche von diesen spricht Sie am meisten an? Zeigen Sie mir die.
P: Diese hier.
D: Ok. Diese hier. Konzentrieren Sie sich doch bitte einmal auf diese hier.
P: Sie möchten, dass ich Ihnen erzähle, an was sie mich erinnert.
D: Nein, nein, bitte, das ist das Letzte, was ich wissen möchte. Fokussieren Sie sich darauf, schauen Sie sie an, denken Sie nicht. Ich möchte nicht, dass Sie mir erzählen, an was sie Sie erinnert, was die Bedeutung ist und wie man das interpretieren könnte. Ich möchte nur, dass Sie sie ansehen. Das ist alles. Mit einem leeren Geist, einfach nur ansehen. Und was immer Ihnen in den Sinn kommt, erzählen Sie, nicht hierüber, sondern einfach, was Sie im Moment in Ihrem Innern erleben.
  (Wieder schließt sie spontan die Augen.)

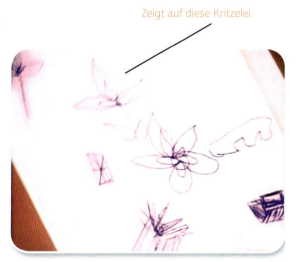

Zeigt auf diese Kritzelei.

Kritzeleien des Patienten

P: Inneres Erleben ... aufrecht.
D: Was bedeutet „aufrecht"?
P: Geradlinig.
D: Beschreiben Sie „aufrecht und geradlinig". Nur diese Wörter.
P: Stehend.
D: Beschreiben Sie nur die Wörter „aufrecht und gradlinig" ohne Verbindung zu Ihnen.
P: Aufrecht und geradlinig sind im Grunde genommen gute Eigenschaften. Aufrecht ist korrekt [sie korrigiert ihre Haltung].
D: Nein, nein, nur „aufrecht und geradlinig", was bedeutet das? Was machen Sie gerade mit Ihrem Hals?

569

ELAPIDAE GIFTNATTERN UND SEESCHLANGEN

P: Ich zeige aufrecht richtig.
D: Beschreiben Sie Ihre Haltung jetzt gerade.
P: Sie ist korrekt [wieder macht sie eine Bewegung, als ob sie ihre Haltung korrigieren würde]. Sie ist geradlinig.
D: Wie erleben Sie dieses „aufrecht, geradlinig", wie erleben Sie es in diesem Moment in Ihrem Innern?
P: Bequem. Gut.
D: Was ist das Gegenteil hiervon?
P: Wissen Sie, diese was auch immer, diese bewegten Maschinen, Dinge, die sich bewegen.
D: Wie erleben Sie das?
P: Flachgedrückt.
D: Was bedeutet „flachgedrückt", nur das Wort „flachgedrückt".
P: Flachgedrückt. Feststecken, vollständig am Boden feststecken. Am Boden flachgedrückt.

Während Sie über die Kritzeleien spricht, erwähnt sie sowohl das „sich plötzlich aufrichten" als auch das Gegenteil davon, und das ist „flach auf der Erde liegen". Diese sehr merkwürdige Beschreibung zeigt uns die Energie der Patientin (der Quelle), und zwar die Energie dessen, flach auf dem Boden zu liegen und sich dann plötzlich aufzurichten, und das deckt sich mit dem natürlichen Verhalten dieser speziellen Schlange.

D: Am Anfang haben Sie etwas mit der Hand gezeigt. Sie sagten, es wäre wie „Wellen". Beschreiben Sie das.
P: Das ist körperliches, als ob [HG wellige Bewegung], du mit den Wellen schwimmst, und du schüttelst dich so [gleiche HG].
D: Beschreiben Sie das, vergessen Sie die Wellen. Nur das.
P: Es passiert in Teilen. [HG] Es ist irgendwie „Stück, für Stück, für Stück".
D: Beschreiben Sie „Stück, für Stück, für Stück".
P: Es ist so: eine Welle [HG], zweite Welle, dritte Welle, vierte Welle, fünfte Welle.
D: Was kommt Ihnen zu dieser Handlung noch in den Sinn, über diese Bewegung?
P: Bewegt, [HG] Wellen, sonst nichts mehr.
D: Sie haben eben gesagt „wegrennen, flüchten, entkommen". Beschreiben Sie das noch ein bisschen mehr. Was kommt Ihnen in den Sinn?
P: Um ehrlich zu sein, auch dem Tod davonrennen. Befreiung. Wieder entkommen. Flüchten. Wieder aufsteigen.
D: Wie erleben Sie „aufsteigen"?
P: Wunderbar, so glücklich, so erfüllend, so befreiend.
D: Und in Ihrem Körper, wie erleben Sie es da?
P: Ein Hochgefühl eigentlich, sich großartig fühlen. Man kann atmen. Frei, Freiheit.
D: Was sind Ihre Interessen und Hobbys?
P: Kunst. Ich liebe Kunst, das ist heilsam. Schönheit ist heilsam. Sie trägt auch Spiritualität in sich.
D: Was bedeutet „Spiritualität"?
P: Christentum ist Kunst für mich, Erinnerungs-Kunst, die heilsam ist. Mich hat es geheilt. Sehr beruhigend. So wunderschön, die Farben, die Ausdrücke, es ist wunderschön.
D: Beschreiben Sie das Wort „wunderschön".
P: Das Gegenteil von hässlich, schön, einfach schön, beruhigend, Schönheit, Farben, friedliche Energie, Schönheit.
D: Gibt es etwas, das Sie nicht ansehen möchten?

ELAPIDAE GIFTNATTERN UND SEESCHLANGEN

P: Gewalt schaue ich nicht gern an. Gegen andere Menschen. Folter und Schmerzen in diesen Filmen, Gemeinheiten. Bäh. Ekel.
D: Beschreiben Sie eine spezielle Szene oder Geschichte, in der diese „*Gewalt, Folter*, Schmerzen oder Gemeinheit" gezeigt wurden.
P: Da gibt es eine Szene, wo die chinesischen Frauen alle gefesselt sind und sie legen ganz viele Schlangen auf sie. Igitt, die sind überall, sie kriechen in ihre Augen, in ihren Mund und überall hin. Sie bringen diese Frauen in so ein vietnamesisches Ding. Sie fesseln diese Frauen und werfen Schlangen über sie. Die Schlangen kriechen in ihre Augen, ihre Münder und über alle anderen Körperteile. Ich fand das ekelerregend, und alle starben. An mehr erinnere ich mich nicht.
D: Was erleben Sie, wenn Sie das erzählen?
P: Erbrechen, übel, bäh, Unmenschlichkeit.
D: Was daran ist für Sie „bäh"?
P: Der Vorgang, das Ganze. Bäh!!
D: Was ist der „Vorgang"?
P: Die Armen, Schmerz.
D: Und warum haben sie das gemacht?
P: Ich weiß nicht, Kriegsgefangene oder so. Oder irgendeine Spionagesache. Hatte irgendetwas mit Krieg zu tun.
D: Warum würden die einer Frau so etwas antun?
P: Das sind widerwärtige Menschen.
D: Und welche Gefühle haben Sie, wenn Sie das sagen? (Wieder schließt sie ihre Augen.)
P: Zorn, töten, **zerstören,** diese Menschen zerstören.
D: Wie?
P: E**infach auf sie draufspringen und töten** oder so.
D: Beschreiben Sie das „einfach auf sie draufspringen und sie töten".
P: Einfach draufspringen **[HG macht das Draufspringen vor und greift sich dann an den Hals],** und ihnen an die Kehle gehen. Das Gefühl habe ich, sie einfach [HG] runterstoßen.
D: Wie würden Sie das tun? Wie sähe das aus? Wie würden Sie sich auf sie stürzen?
P: Einfach so, spontan, ohne zu denken, würde ich es tun. Geradewegs würde ich das tun.
D: Und was würde Sie dazu bringen, das zu tun?
P: Wenn ich daran denke, was da passiert ist. Der Schmerz dieser Frauen.
D: Wenn Sie „spontan" sagen, was meinen Sie damit?
P: Ohne zu denken, einfach losschlagen. Denn wenn du denkst, machst du es nicht. Ohne Konsequenzen, ohne darüber nachzudenken. Natürlich würdest du getötet, denn sie wären stärker.
D: Und warum würden Sie nicht über die Konsequenzen nachdenken?
P: Weil es dich zu sehr bewegt, es ist nicht richtig. So etwas zu tun, das ist gegen die Natur.
D: Welche Filme schauen Sie sich gerne an?
P: Ich mag gerne aussagekräftige Science-Fiction-Filme. Ich mag die „Star-Wars"-Filme.
D: Was mögen Sie daran?
P: Es ist Gut gegen Böse, das gefällt mir. Der Triumph des Guten über das Böse.
D: Beschreiben Sie „böse".
P: Böse ist dunkel, im Grunde genommen eine dunkle Kraft. Negativität, das ist die dunkle Kraft. Böse. Schlecht.

ELAPIDAE GIFTNATTERN UND SEESCHLANGEN

FALLANALYSE

Hinweise auf die Schwarze Mamba: die Schnelligkeit, der Ansturm, die Brutalität und das Töten mit nur minimaler Vorwarnung. Die Farben Schwarz und Grün wurden erwähnt, und das ist interessant, da es zwei Arten von Mambas gibt, die Schwarze und die Grüne Mamba. Interessanterweise zeigte sie keine Haube, sondern den Hals, und der war flach. Und wir wissen: Wenn die Schwarze Mamba in die Enge getrieben wird, fängt sie an zu drohen, hebt ihren Kopf vom Boden und zischt laut, als wolle sie sagen: KEINE BEWEGUNG!!

Arzneimittel: *Dendroaspis polylepis* 1M eine Gabe.

Ich fing mit der 1M an, da wir sehen können, dass sie in ihren Wahnideen lebt. Sie lebt ständig in der Wahnidee, ihre Freundin habe sie hintergangen. Da sie schon auf dieser Ebene ist, war es für sie sehr leicht, auf die Empfindungsebene zu gehen. Einige Monate später wechselte ich zu LM-Potenzen. Ich habe festgestellt, dass in Krankheitsfällen, die eine häufige Wiederholung erfordern, es sicherer ist, LM-Potenz-Schritte zu verschreiben, da bei den C-Potenzen die Gefahr einer Verschlimmerung durchaus besteht.

FOLLOW-UP AM 19. FEBRUAR 2008: 15 MONATE NACH DEM ARZNEIMITTEL

(Die Steroide wurden langsam ausgeschlichen.)
Eine enge Freundin begleitet die Patientin (F).
Sie besteht darauf, dass ihre Freundin für sie über ihre Gesundheit spricht.

F: Seit sie zu Ihnen gekommen ist und mit Homöopathie begonnen hat, ist vieles anders geworden. Zuerst bekam sie ihre Ängste besser unter Kontrolle. Sie bekam beim kleinsten Anlass Panik und hat nicht verstanden, was vor sich ging. Das hat sie sehr schnell unter Kontrolle bekommen, und dann wurde sie zuversichtlicher. Sie ist jetzt ein ganz anderer Mensch, ihre Stimmungen, das, was sie denkt, ihre Launen. Wissen Sie, sie ist jetzt zu jemandem geworden, mit dem es Spaß macht, zusammen zu sein, ein normaler Mensch, der endlich glücklich ist.

P: Es hat auf jeden Fall mit Ihrer Medizin zu tun, denn es geht hier nicht nur um die Medizin. Sie haben nicht nur die Krankheit behandelt, Sie haben mich im Ganzen behandelt, so fühle ich mich jedenfalls.

F: Sie war in einem schlimmen Zustand, Herr Doktor, einem schlimmen Zustand. Ich hätte nicht gedacht, dass sie überleben würde, es ging ihr wirklich schlecht.

P: Mein Geist war ganz durcheinander, die Ärzte haben so viel erzählt, und das war das erste Mal, dass ich mit einer Krankheit konfrontiert war.

D: Erzählen Sie uns, was sich bei Ihnen geändert hat?

P: Ich habe eine subtile Veränderung bei mir bemerkt. Wenn man das so ausdrücken könnte, könnte man sagen, es war eine geistige Veränderung, eine Veränderung, die man nicht anfassen kann, eher eine Veränderung in meinem Innern. Ich konnte es spüren, ohne es anzufassen. Sie wissen, was ich meine. Ich weiß nicht, was es ist, aber es ist etwas, das in mir drinnen passiert ist.

D: Wie hat sich diese Veränderung auf Sie ausgewirkt?

P: Es ist positiver, im gewissen Sinne kann man noch nicht einmal positiv sagen, ich kann kein Wort dafür finden, es ist einfach ein Gefühl. Es ist einfach richtig. Es fühlt sich einfach so an, als ob da die richtige Veränderung zum Richtigen hin, was auch immer das ist, stattgefunden hat. Selbst richtig ist nicht das richtige Wort.

ELAPIDAE GIFTNATTERN UND SEESCHLANGEN

- **D:** Was ist die Auswirkung auf Ihr Leben?
- **P:** Ich bin einfach … Ich bin einfach …
- **F:** (Hilft ihr) Jetzt lebst Du!
- **P:** Ja, vielleicht. Die Krankheit hat etwas damit zu tun. Die Erkenntnis, wissen Sie, dass wir nicht für immer auf der Welt sind. Es geht mir jetzt viel besser.
- **D:** Wo liegt der Unterschied in der Art, wie Sie die Welt empfinden und auf sie reagieren?
- **P:** Ich bin jetzt selbstsicherer. Wenn du dir selbst als Person sicher bist, dann kannst du viel besser mit anderen Menschen umgehen.
- **D:** Und die Veränderung auf der körperlichen Ebene?
- **P:** Mir ist nicht mehr so übel. So hat mein Leben mehr Qualität. Ich habe nicht ständig Kopfschmerzen. Ich war ständig übersäuert, das war höllisch, und das war überhaupt keine Lebensqualität. Im Grunde genommen war alles ein Durcheinander. Und so habe ich schon mein ganzes Leben gelebt.
- **D:** Sie hatten auch Schmerzen in den Gelenken?
- **P:** Das ist weg.
- **D:** Sie sagten, Sie fürchten sich sehr, das war Ihre Hauptbeschwerde, hatten Sie gesagt.
- **P:** Ich hatte es vergessen. Warum sollte ich lügen, ich hatte es vergessen, wissen Sie.
- **D:** Sie haben mir von Bildern von Gewalt und solchen Dingen erzählt. Erinnern Sie sich daran? Jemand schlägt Sie und Sie sind hilflos, plötzlich wird dieses Ding ein Monster, und so viele andere Bilder waren da.
- **P:** Ich erinnere mich nicht, mein Gott. Nein, daran erinnere ich mich nicht mehr. Wow! Das war, als ich das erste Mal zu Ihnen kam?
- **D:** Sie hatten Empfindungen von Keuchen oder Ersticken oder Klaustrophobie.
- **P:** Das ist alles weg.
- **D:** Erinnern Sie sich an nichts davon?
- **P:** Nein, ich erinnere mich nicht. Es fühlt sich an, als ob Sie über jemand anders reden.
- **D:** Sie hatten auch das Gefühl, dass Leute Sie hintergehen, täuschen. „Wie kann ich so jemandem vertrauen?"
- **P:** Nun kümmert es mich nicht mehr.
- **D:** Diese Probleme waren da, nicht wahr?
- **P:** Ja, viele Probleme. Ja, ich hatte Probleme mit meiner Freundin. Ich habe Ihnen von den Politikern und all dem erzählt.
- **D:** Wie ist das jetzt?
- **P:** Es kümmert mich jetzt nicht mehr. Ich meine, ich habe Angst. Einer Sache muss ich mich noch stellen. Wenn ich meine Politiker-Freundin wiedersehe, wie werde ich mit dem Schmerz umgehen können, das ist alles. Das ist der letzte Stolperstein, mit dem ich noch rechnen könnte, und abgesehen davon erinnere ich mich noch daran, oh Gott, wie durcheinander ich war!

Leberfunktionstest		
Datum	LDH (100-190 IU/L)	GGT (5-85 IU/L)
17.04.2007	270	122
02.05.2007	237	84
18.05.2007		43
06.06.2007	190	38
22.06.2007	200	33

ELAPIDAE GIFTNATTERN UND SEESCHLANGEN

FALL (2) VON *DENDROASPIS POLYLEPIS* VON RAJAN SANKARAN

Dezember 2002
Der Fall eines 8-jährigen Mädchens
Sie hatte einen pustulösen Ausschlag in ihren Handinnenflächen und zwischen ihren Fingern. Der Ausschlag war sehr heftig, begleitet von starkem Juckreiz und dem Abblättern von Haut. Ihre Eltern allerdings waren am meisten besorgt wegen ihrer gewalttätigen und destruktiven Gedanken und Ängste.
(Die wichtigen Wörter sind fett gedruckt)

P: **Ich rege mich sehr auf, wenn meine Mutter mich schlägt**. Wenn meine Eltern mich wecken, stehe ich zornig auf und **möchte sie schlagen**. Wenn ein Feind mich anfasst oder schlägt, werde ich sehr zornig und möchte ihm am liebsten ein Messer in den Bauch stechen. Wenn ich zornig bin, werden meine Hände und Finger zu festen Krallen. Ich mache eine Faust.

Dann spricht sie über einen Jungen in ihrem Alter, der in der Nachbarschaft lebt.

P: Er schlägt und schubst mich. Er sagt sogar schlimme Wörter zu meinen Eltern. **Ich möchte ihn umbringen**. Aber dann schlage ich ihn bloß, und wenn ich das nicht kann, fange ich einfach an zu weinen.

Ich denke, ich sollte ihn nicht davonkommen lassen (Ich sollte ihn nicht gehen lassen). Ich sollte ihn umbringen, ihn mit Steinen bewerfen oder ein Messer in ihn hineinstechen und seinen Hals umdrehen, so dass er stirbt.

Wenn meine Freundin mich schlägt, will ich nur, dass sie tot ist. Ich will ihr den Hals umdrehen. Außerdem habe ich Angst vor Gespenstern, Krokodilen, Schlangen, Tigern, Löwen und Wasser. **Wenn ich alleine bin, habe ich Angst vor Gespenstern. Ich habe Angst, dass sie von hinten** kommen oder unter dem Stuhl hervorkommen. Dann schalte ich den Fernseher ein, und es geht mir besser.

Ich mag mein Gesicht nicht. Es ist so rund. Ich finde mich hässlich.

Wenn meine Feinde in der Schule bessere Noten haben oder gewinnen, bin ich sehr zornig; aber wenn meine Freunde gewinnen oder gute Noten bekommen, dann geht es mir gut.

Sie erzählte viele wichtige Träume.

TRÄUME

- Ein Alligator schlägt mich und will mich töten. Ein Alligator **kann seine Farbe und Form wechseln**.
- Skelette **fangen mich und wollen mich erwürgen**.
- Ein großes Insekt kommt leise angeflogen und will mich im Schlaf stechen, und dann kriecht es unter das Bett. **Niemand kann es sehen.**
- Viele Gespenster; überall, wo ich hingehe, ist ein Geist. Ich bin umringt von vielen Geistern. Einer von ihnen greift nach meiner Hand, ein anderes Gespenst würgt mich. Ihre Gesichter sind verschiedenen groß, dreieckig, viereckig, sternförmig, mondförmig, während der Körper aus Skeletten besteht. Das Gesicht ist auch sehr bunt – grün, schwarz, rot, gold und silber.
- Viele Träume von Schlangen.
- Schlangen wollen mich beißen, töten und verfolgen mich, ich renne weg.
- **Plötzlich** wird ein Polizist zu einem Gespenst.
- Tiger und Löwen fangen mich, legen ihre Pfoten auf mich und zerren an meinem Körper.

ELAPIDAE GIFTNATTERN UND SEESCHLANGEN

- **Plötzlich kommen** Tiere und **fangen mich**.
- Ich sehe mich oft zwischen hohen Gräsern oder am Wasser stehen. Plötzlich kommen Löwen, Tiger oder Alligatoren und fangen mich von unten.

KRANKENGESCHICHTE

Analfissuren – mit starken Schmerzen beim Stuhlgang
Wiederkehrende Bronchitis
Verlangen: Fisch, geräuchertes Fleisch
Früher Verlangen nach Salz
Starkes Schwitzen an Hals und Kopf
Im Winter aufgesprungene Lippen

DIE GESCHICHTE DER MUTTER WÄHREND DER SCHWANGERSCHAFT

„Es war sehr anstrengend während der Schwangerschaft."

„Die Schwiegereltern haben mich und meine Eltern verletzt und beleidigt. Die Schwiegereltern und die Eltern waren gegen die Hochzeit. Mein Mann hat mich oft geschlagen und gequält. Er hat mich nicht unterstützt.

Ich hätte nie gedacht, dass er sich derartig verändern würde. In mir wuchs Hass. Ich fühlte mich sehr einsam. Ich versuchte sogar, mich umzubringen. Ich wollte sterben. Immer, wenn ich mich an meine Vergangenheit erinnere, fange ich an, mich zu fürchten."

„Wir kommen aus verschiedenen gesellschaftlichen Schichten, deswegen haben mich die Schwiegereltern nie akzeptiert. Sogar gegenüber meiner Tochter verhalten sie sich schlecht. Sie lieben die Kinder meiner Schwägerin, aber meine Kinder vernachlässigen sie. Das geht mir sehr nahe. Ich rege mich sehr darüber auf."

FALLANALYSE: MERKMALE AUS DEM TIERREICH

In diesem Fall sehen wir ein vorherrschendes Thema und einen durchlaufenden roten Faden: *Überleben – ich gegen dich.* Das Kind hat ständig das Gefühl, irgendjemand fügt ihm irgendetwas zu, einschließlich seiner Mutter – schlagen, fangen, töten oder quälen. Das Königreich der Tiere ist hier sehr offensichtlich.

REPTILIENMERKMALE

Außerdem sehen wir, dass dieses Kind extreme Gewalt, Bösartigkeit, Eifersucht und Rache zeigt. Zudem fürchtet es sich davor, von hinten oder aus dem Hinterhalt angegriffen zu werden. Auf ähnliche Weise hat die Mutter starke Gefühle durchlebt – von Verfolgung, Selbstmord-Gedanken, Hass, dass der Ehemann sich so komplett verändert hat, und ein Gefühl von Verlassenheit.

Die Träume sind in diesem Fall ebenfalls sehr wichtig. Die charakteristischen Elemente der Träume sind:
- Plötzlichkeit
- Versteckt; niemand kann es sehen

ELAPIDAE GIFTNATTERN UND SEESCHLANGEN

- Plötzliche Veränderungen, Veränderungen in Farbe und Form
- Plötzlicher Angriff, es kommt leise und beißt
- Töten
- Rennen, verfolgen
- Viele Träume von Reptilien, besonders von Schlangen

Hier sehen wir besonders das Thema „Plötzlichkeit". Das Kind hat das Gefühl „plötzlich angegriffen zu werden, und zwar aus dem Hinterhalt". Dieses Symptom „plötzlich aus dem Hinterhalt angegriffen zu werden" ist ein deutlicher Hinweis auf ein Reptil. Andere Hinweise auf Reptilien sind rennen, töten und viele Träume von Reptilien.

MERKMALE AUS DER SCHLANGENFAMILIE

Während ihrer Erzählung erwähnte die Patientin oft „Erwürgen" oder das „Verlangen, den Hals umzudrehen". Dies ist für Schlangen sehr charakteristisch, da sie eine Empfindlichkeit im Halsbereich haben. Das Kind und seine Mutter erwähnen starke Gefühle von Unterlegenheit, schwach, kraftlos und verfolgt. Die Patientin erwähnte zudem Eifersucht. Das ist auch eine Eigenschaft von Schlangen.

MERKMALE VON GIFTNATTERN (ELAPIDAE)

In diesem Fall sehen wir, dass, wenn sie ärgerlich wird oder sich angegriffen fühlt, es immer um schlagen, Steine werfen, töten, den Hals umdrehen (ich will ihn nicht loslassen) geht. All dies deutet auf die Giftnattern hin. Einfach losgehen und töten, keinen Feind entkommen lassen. Das sind Giftnattern. Vipern (Viperidae) hingegen greifen schnell und leise an. Sie halten ihr Opfer nicht fest wie die Giftnattern.

SPEZIFISCHE SYMPTOME DER SCHWARZEN MAMBA

Wir spüren eine Art Brutalität oder Kaltblütigkeit in ihrer Wut oder wenn sie sich angegriffen fühlt. Große Gewalt und Aggression stehen im Zentrum. Bei einer Prüfung (Arzneimittelprüfung) der schwarzen Mamba fand ich die folgenden charakteristischen Symptome:
- Schnelligkeit (die Schwarze Mamba bewegt sich am schnellsten von allen Schlangen)
- Große Aggressivität, streitsüchtig, kämpferisch
- Schnelle Aggressivität
- Gefühllos, hartherzig
- Bösartigkeit
- Stark und rücksichtslos
- Schwere Depression
- Allein gegen den Rest der Welt (Erfahrungen der Mutter)

Arzneimittel: *Dendroaspis polylepis* 1M Einzelgabe

ZUSAMMENFASSUNG DER FOLGEANAMNESE DER PATIENTIN

Seit 2002 erhält sie dasselbe Mittel, sie hat ungefähr 15 Gaben bekommen. Die Besserungen geschahen schrittweise. Über die Jahre wurden ihre Hautausschläge weniger, ihr Gemütszustand besserte sich. Anzahl und Intensität ihrer gewalttätigen Gedanken und Träume reduzierten sich bedeutend. Ihre Ängste sind deutlich weniger geworden.

ELAPIDAE GIFTNATTERN UND SEESCHLANGEN

Sie war bis 2009 in Behandlung und bekam ca. 15 Gaben Dendroaspis polylcpis 1M. Ihre Eltern berichteten über eine umfassende Verbesserung ihrer Gesundheit. Die Ausschläge sind deutlich besser geworden. Sie reagiert bei akuten Krankheiten wie Malaria und Blinddarmentzündung gut auf das Mittel. Obwohl sie weiterhin Wutanfälle bekommt und sofort heftig reagiert, wenn sie etwas aufregt, hat sie nun aber keine gewalttätigen Gedanken oder Träume mehr.

FALL (3) VON *DENDROASPIS POLYLEPIS* VON BART LAMBERT
FALL EINES 11-JÄHRIGEN MÄDCHENS MIT ANGST VOR IHREM VATER.
31. OKTOBER 2006
AUSZÜGE AUS DEM FALL

Sie hat sehr viel Angst vor der Reise, die ihre Eltern vorhaben. Sie planen einen Urlaub in Afrika. Sie fühlt sich sehr unwohl in der Gegenwart von Männern, einschließlich ihres Vaters. **Sie fühlt sich bedroht**. Einige Mädchen in der Schule scheinen an Magersucht zu leiden, und jetzt hat sie Angst, dass sie auch magersüchtig ist.

Ihre Mutter konsultierte mich aufgrund der Tatsache, dass das Mädchen seit einem Schulausflug in den Wald sehr misstrauisch geworden ist. Sie kontrolliert sogar ihre Vagina, um zu sehen, ob jemand in sie eingedrungen ist, ohne dass sie es bemerkt hat.

Sie will eigentlich nicht mit mir sprechen, und als ich sie frage, was los ist, antwortet sie: „**Ich kann niemandem mehr trauen. Ich fühle mich nirgends sicher.**"

Ich frage sie, was sie mit „sicher" meint. Sie sagt: „Wo dich niemand anfassen kann. Bei meiner Mutter sein."

Dann frage ich sie, wie es sich dort anfühlt? Und sie sagt: „Da können sie mich nicht berühren."

Auch sagt sie, dass sie Angst hat, weggeholt zu werden und ihre Familie niemals wiederzusehen. Sie hat Angst vor dieser Magersucht-Geschichte in der Schule. „Ich kann nicht aufhören, darüber nachzudenken", sagt sie, und ihre Mutter ergänzt, dass sie ständig daran denkt. Dann will sie nicht mehr mit mir reden.

Ich entscheide mich, ihr *Naja naja* 1M zu geben.

Ihre Mutter schreckt mich mit einem Telefonanruf auf und sagt, dass die Situation sich seit der Rückkehr von der Reise nach Afrika deutlich verschlimmert hat. Sie reagiert hysterisch, wenn sich ihr Vater ihr nähert. Sie brüllt, dass er sie vergewaltigen will. **Sie warnt ihn, er solle nicht näher kommen, sonst passiert etwas wirklich Schreckliches**.

(Das Warnen weist auf die Familie der Elapidae hin.)

NEUAUFNAHME DES FALLS AM 16. DEZEMBER 2006

In meiner Praxis beginnt sie das Gespräch mit einer körperlichen Beschwerde: Schmerzen im Halsbereich, seit sie von ihrem Pferd gefallen ist. Und ein wenig Schmerzen am rechten Ohr.

Als ich sie bitte, mir von ihren Problemen zu erzählen, nimmt sie eine sehr **defensive Haltung** ein und ihr Gesicht drückt starken Zorn aus. „Das geht Sie gar nichts an! Ich kann Ihnen auf keinen Fall trauen! Ich bin jetzt nirgends mehr sicher. Nicht zu Hause und auch sonst nirgends."
D: Was bedeutet „sicher"?
P: Wo dich niemand berühren kann!
Sie nimmt eine noch aggressivere Haltung ein, ihr Kopf hebt sich.
D: Wie geht es dir jetzt?

ELAPIDAE GIFTNATTERN UND SEESCHLANGEN

P: Ich habe das Gefühl, dass Sie mich zwingen wollen, Ihnen eine Antwort zu geben! **Lassen Sie mich in Ruhe!**
D: Was würdest Du im Moment am liebsten tun?
P: Ich möchte Sie treten! Ihre Augen auskratzen! Sie zusammenschlagen! Ich bin so wütend! Ihre Augen senden mir Feuerblitze entgegen …

„Hätte ich ein Gewehr, würde ich Sie erschießen, sobald Sie eine falsche Bewegung machen."

Obwohl sie erst elf ist, sieht sie sehr gefährlich aus, ihr Kopf ist hoch erhoben und ihre Augen schauen böse und wild.

FALLANALYSE

Ich konnte sehen, dass sie eine bösartige Schlange benötigt, die kaum warnt und entsprechend gefährlicher ist. Eine Elfjährige, die sich so unsicher fühlt, so bedroht und angegriffen, dass sie ihren Arzt töten möchte.

Ich entschied mich, ihr die Schwarze Mamba zu verschreiben. Ich hatte nur die 1M vorrätig, und die gab ich ihr sofort. *Dendroaspis polylepis* bestellte ich in der 10M.

ZUSAMMENFASSUNG DES FOLLOW-UPS

Nach dieser schlimmen Krise ging es ihr langsam besser.

Sie fasste wieder Vertrauen zu ihrem Vater und schließlich auch zu anderen Männern. Sie fing sogar an, mit mir zu reden. Alle Schlangenthemen verschwanden schließlich. Sie fühlt sich sicherer. Der Familie insgesamt geht es jetzt besser.

Sie bekam zwei Gaben 10M. Nach acht Monaten musste ich die Potenz auf 1M senken.

Zuletzt habe ich sie am 24. Juni 2010 gesehen, da ging es ihr gut und sie war zu einer netten jungen Dame herangewachsen.

WICHTIGE PUNKTE

- Misstrauisch
- Kann nicht vertrauen
- Fühlt sich bedroht
- Angst vor Vergewaltigung

THEMEN DER ELAPIDAE

- Verlangen zu verletzen: treten, kratzen, schlagen, schießen
- Verlangen, bei der kleinsten Bedrohung zu verletzten
- Warnen

SPEZIFISCH FÜR DIE SCHWARZE MAMBA

- Wut mit extremer Aggression und gewalttätigen Reaktionen
- Gefährlich
- Bösartig, wild
- Defensive Haltung

ELAPIDAE GIFTNATTERN UND SEESCHLANGEN

FALL (4) VON *DENDROASPIS POLYLEPIS*: „WIEDERHOLTE SELBSTMORDVERSUCHE" VON NANCY HERRICK

18-JÄHRIGER JUNGER MANN
JULI 2007
GESPRÄCH MIT DER MUTTER

Seine Persönlichkeit hat sich in der Highschool verändert. Er ließ sein Haar über ein Auge fallen. Er hatte vor Jahren angefangen, sich selbst zu ritzen, und wir wussten das nicht. Vor zwei Jahren im März ist er sieben Wochen lang nicht in die Schule gegangen, weil Licht seine Augen reizte. Ihn störten die hellen Lichter und Geräusche, wenn er frühmorgens zur Schule gehen musste. Einmal hat er eine Überdosis Ibuprofen (ein in Apotheken erhältliches Schmerzmittel) genommen. (Die Mutter ging schließlich nicht mehr mit ihm zu seinem Arzt, da dieser nie eine Diagnose gestellt hatte.) Wir haben ihm dann einen Therapeuten gesucht. Der Sohn sagte, er wisse mehr als der Therapeut.

Nach dem dritten Selbstmordversuch mit einer Überdosis Tabletten stellte ein Psychiater die Diagnose Depression und/oder Borderline-Erkrankung und verschrieb ihm Lithium. Er nahm mehrfach eine Überdosis, weil er etwas spüren wollte. Er sagte, er wolle sich nicht umbringen. Er wolle nur eine Nahtoderfahrung machen, um etwas zu spüren. Im Krankenhaus fing er an zu rauchen, um etwas zu spüren. Er hatte lange Zeit Schlafprobleme. Er fing an, die Zigaretten auf seinem Arm auszudrücken.

GESPRÄCH MIT DEM PATIENTEN

(Glattes, blondes Haar auf Kinnlänge. Ein magerer Typus.)

Betet eine lange Liste von Medikamenten herunter, wie z.B. 750 mg Lithium- Er wurde zwei Mal ins Krankenhaus eingewiesen, nach Überdosen von Ibuprofen, Psychopharmaka und Sedativa.

P: Es war gar nicht so sehr ein versuchter Selbstmord, vielmehr „wollte ich mich einfach fertigmachen". Ich fühle viel Selbsthass. Im Kindergarten wurde ich oral vergewaltigt. Aus Neugierde übte ich das mit Nachbarn. Im Alter von neun Jahren erfuhr ich, dass es nicht normal ist und dass ich mich dafür schämen sollte. Ich machte mir Vorwürfe (tadelte mich) und brachte mir bei, mich selbst zu hassen.

Als ich dann erkannte, dass ich vergewaltigt worden war und nichts dafür konnte, hasste ich mich trotzdem noch. Ein Jahr lang war ich magersüchtig, das war vor zwei oder drei Jahren. Ich habe mich immer wieder geritzt. Ich habe mich mit Zigaretten verbrannt. Ich rauche. Ich habe mehrfach Gesprächstherapien gemacht. Nach dem ersten Jahr in der Highschool hatte ich das einen Monat oder so. „Ich habe das gut überstanden."

Sie (die Therapeutin) erfuhr nichts von meiner Depression, oder dass ich mich ritzte. Sie war überzeugt, dass ich in sie verliebt war, dadurch wurde alles ein wenig peinlich. Ich hatte das Gefühl, dass sie keine besonders gute Therapeutin ist, wenn sie solche falschen Ideen hegt.

Als die Antidepressiva manische Phasen verursachten, haben sie festgestellt, dass ich bipolar bin. Ich bekomme jetzt Lexapro, 35 mg. Ich bin es nicht wert, dass man mich Mensch nennt, so niedrig, widerwärtig und erbärmlich. Als ob du ein schreckliches Etwas bist und gar nichts dagegen tun kannst. Du kannst es nicht leiden, wie du aussiehst, redest oder handelst. Ich will

ELAPIDAE GIFTNATTERN UND SEESCHLANGEN

nichts sein, was ich nicht bin. Ich möchte nur eine bessere Ausgabe von dem sein, was ich jetzt bin. Ich bin nicht attraktiv, bin nicht intelligent, habe keine Koordination und lerne langsam. Ich bin einfach unzulänglich. Ich verabscheue mich selbst.

D: Träume?

P: Ziemlich merkwürdig, aber ich denke, die meisten Träume sind das. Die Bilder, die mein Gehirn in meinen Kopf feuert, sind morbide und gefährlich. Normalerweise verletze ich mich da. In einem Traum, den ich vor kurzem hatte, war ich ein Kind in einer Familie. Die Mutter arbeitete. Ich hatte einen älteren Bruder und eine ältere Schwester. Mutter war Kellnerin, ständig mit kleinen Jobs unterwegs. Kein Vater. Stattdessen gab es dort einen Psychiater, der sich als jemand anderes ausgab und sich seinen Weg in die Familie erschlich, um uns zu analysieren. Ich bin spazieren gegangen. Ich war jünger.

Ältere Jungs versammelten sich und bewarfen mich mit Flaschen, die auf mir zerschellten und in meine Haut schnitten. Ich bin nach Hause gekrochen oder dorthin, wo meine Mutter arbeitete.

(Hier sehen Sie eines der Symptome der Schwarzen Mamba: Viele gegen Einen. Ich bin alleine und alle sind gegen mich; sie greifen mich alle an und sind sehr gewalttätig.)

Der Psychiater erschien und jeder wusste, er ist nicht das, was jeder dachte, das er sei: eine Vaterfigur. Alles ging den Bach runter. Für Mutter wurde die Arbeit härter. Die Kinder hänselten mich. Meine ältere Schwester stand für mich ein. Es war ein harter Kampf. Der Typ, der in die Familie kam und an dem wir hingen, hat uns betrogen. Ich, als Jüngster der Familie, wurde mit einer Flasche geschlagen, die dann zerbrach. Wir arbeiteten dafür, etwas Besseres zu bekommen.

Ein alter Traum: Ich verließ die Schule und betrat ein heruntergekommenes Haus. Als ich mit dem Waschbecken spielte, wurde ich in eine andere Welt versetzt. Alles scheint gleich zu sein, aber die Farben sind anders und alles ist kaputt. Du bist in einer anderen Zeit. Ich betrat ein anderes Gebäude. Beim ersten Mal hängt da ein 3-D-Schatten über dem Boden. Er kriecht auf mich zu und tötet mich. Ich kehre zurück in die vorherige Welt. Ich gehe zurück zum Wasserhahn und betrete die gleiche zweite Dimension. Ich sterbe immer wieder und komme immer wieder an denselben Ort zurück. So viel ist passiert. Einmal ging ich zurück in die andere Dimension. Da krabbelten Kreaturen über die Wände und ich krabbelte geradewegs durch sie hindurch. Ich ging in den Keller und sie verwandelten sich in Monster. Ihre Körper verdrehten sich und zerfielen. Sie rissen mich in Stücke. Ich erwache in der ersten Dimension, spiele mit dem Waschbecken und lande in der zweiten Dimension. Einmal laufe ich mit einem anderen Mädchen weg, und wir sind beide Frauen. Wir werden gefressen. Ich erwache und wir rennen wieder. Wir verwandelten uns in Zombies. Wir rennen wieder. Es passiert wieder und wieder, und jedes Mal endet es auf eine andere Art und Weise.

D: Gefühl?

P: Angst, aber es fühlt sich gut an, denn im richtigen Leben habe ich das niemals gespürt.
Die Leute loben meine Art, zu schreiben. Ich schreibe sehr gern. Meine Lieblingsgeschichte ist eine besondere Geschichte über die Gefahren von Lust und Genuss.

ELAPIDAE GIFTNATTERN UND SEESCHLANGEN

ZUSAMMENFASSUNG DER GESCHICHTE

Eine Frau trinkt einen Wodka nach dem anderen, „bis sie sich an nichts mehr erinnert". Der Barkeeper sagte, er könne ihr zu einem Erlebnis verhelfen, an das sie sich gerne erinnern würde. Sie nahm das Angebot an. Sie liefen durch die Dunkelheit in die Dunkelheit. Er fuhr lange Zeit mit ihr in einem Auto. Er zog sie in seine Wohnung. Er gab ihr ein Messer und sagte ihr, sie solle es in seinen Bauch stoßen. Sein Blut fühlte sich warm an und reinigte sie. Sie erwachte am Morgen und ihre Wunde war verheilt. Seine ebenfalls. Sie musste eine Stunde später zur Arbeit. Sie hat sich jeden Abend mit ihm getroffen. Sie brauchte das Messer. Sie hat ihre Arbeitsstelle gekündigt und ihre Familie verlassen. Sie hatte immer den Geschmack des Blutes auf ihrer Zunge. Sie erfreute sich an diesem unglaublichen Genuss und war zufrieden. Eines Nachts stieß der Mann sie weg. Es war ein anderer Mann, andere Möbel. Es war dasselbe Zimmer, dieselbe Straße. Sie wanderte durch die Straßen. Dann ging sie wieder dort hin, erstach den Mann und er starb. Sie ging weg. Sie sehnte sich nach ihrer Dröhnung. Sie stach mit dem Messer in ihre Rippen und Schenkel. Keuchend fiel sie hin und starb. Ihre Leiche lag dort, leer, kalt, unbefriedigt.

(Hier sehen wir viel Gewalt, doch auch etwas, das gefühllos und hartherzig ist. Das ist typisch für die Schwarze Mamba).

Nancy: Dies ist eine Geschichte über Vampire und die Faszination für Vampire.

D: Erzählen Sie mir etwas über Kontrolle?

P: Ich übe Selbstkontrolle aus, damit ich in Sicherheit bin. Es ist eine meiner größten Waffen, um mich selbst vor den Gefahren meiner bipolaren Funktionsstörung zu schützen.

D: Und wenn Sie sie nicht hätten?

P: Dann wäre ich tot.

D: Wofür leben Sie?

P: Andere. Und ich selbst. Ich verdiene es zu leben, damit ich an mir selbst all die schrecklichen Dinge gutmachen kann, die ich mir angetan habe. Ich habe so viele Träume und Hoffnungen kaputtgemacht; ich könnte noch gut ein paar der übrig gebliebenen ausleben.

D: Sie haben so viele Hoffnungen kaputtgemacht?

P: Die Hoffnung, glücklich zu sein, wenn ich groß bin. Das funktioniert offenbar nicht.

D: Erzählen Sie mir etwas von „kaputtmachen".

P: Etwas ist nicht mehr ganz.

D: Erzählen Sie mir mehr.

P: Chaotisch. Unkontrollierbar. Du kannst nicht alleine kämpfen. Du brauchst einen Standpunkt von außen, um zu sehen, wo alles hingeht oder wo alles hingehen sollte.

D: Erzählen Sie mir von den Stücken?

P: Die Teile eines Ganzen. Aber sie müssen am richtigen Fleck sein, um richtig zu funktionieren. Sonst ist es eine unordentliche Unordnung. Es ist chaotisch, emotional, überall Sachen.

D: Wie fühlt sich Unordnung an?

P: Entspannend. Zu viel Ordnung ist zu perfekt, und dann kannst du nicht besser werden. Unordnung kann, wenn du es richtig machst, dazu führend, dass du besser wirst. Perfekt ist nicht so gut, wie es sein könnte. Es bedeutet nur, dass es keine Mängel gibt. Es heißt nicht, dass es hervorragend ist. Du kannst besser als perfekt sein.

D: Was ist das Gegenteil von „perfekt"?

P: Ganz und gar kaputt. Alle Teile sind am falschen Ort und bewegen sich. Es bewegen sich alle Teile am falschen Ort, unbeständig, uneinheitlich. Ich bin nicht in der Lage, mich selbst von einem objektiven Standpunkt aus zu betrachten. Die Vergewaltigung passierte zwischen drei

ELAPIDAE GIFTNATTERN UND SEESCHLANGEN

und fünf Jahren. Mit den anderen Kindern war es zwischen drei und sieben Jahren. Ich habe keine körperlichen Schmerzen verursacht, doch es könnte Nachwirkungen geben. Ich habe ihnen die Wahl gelassen. Sie trafen die Entscheidung. Mit sieben Jahren wurde ich mehr zum Einzelgänger. Vorher war ich einfach nur Teil der Gruppe, obwohl ich auch ein Individuum war. So habe ich am besten funktioniert. Anstatt extrovertiert zu sein, wurde ich zunehmend introvertiert. Anstatt laut und vulgär zu sein, wurde ich leiser, ruhiger. Ich unterhalte andere immer noch gern.

Manche Dinge, die ich sage, sind so unerwartet. Aber ich bin jetzt viel ruhiger. Je größer die Menschenmenge, desto ruhiger bin ich.

(Sich alleine und isoliert fühlen ist ein Hinweis auf Elapidae.)

D: Wenn die andern keinen Spaß hätten?
P: Ich würde denken, ich strenge mich nicht ausreichend an, damit es ihnen gut geht.
D: Sie spüren eine starke Verantwortung, dass es den anderen gut geht?
P: Das ist wahr. Ich bin anderen gegenüber sehr ehrlich, was meine Gefühle betrifft. Es ist besser, die Wahrheit zu hören, als eine schreckliche Lüge. Wenn die Frisur schlecht aussieht, warum sollte ich sagen, dass sie gut aussieht?

[Die Arme sind verschränkt] Bequem. Ich fühle mich gern komprimiert. Das gehört zur Magersucht dazu, komprimierter zu sein und weniger Platz zu brauchen.

D: Erzählen Sie mir mehr.
P: Ich dachte, ich sei eine Platzverschwendung. Ich wollte auch effizient sein, mit weniger Nahrung und Schlaf auskommen. Ich wollte ein hochgetrimmter Hummer (militärischer Geländewagen, Anm. d.Ü.) sein. Meine Bücher und CDs sind in alphabetischer Ordnung aufgereiht. Ich möchte Chemie und Psychologie als Hauptfächer studieren. Ich möchte in der Neurochemie forschen und dort meinen Doktor machen.

Es ist besser, sich schrecklich zu fühlen als gar nichts zu fühlen.

D: Nichts?
P: Wie eine Maschine. Sinnlos, hier zu sein.
D: Taub?
P: Ziemlich.
D: Ritzen?
P: Ritzen brachte mich in einen manischen Zustand.
D: Gefühl?
P: Lebendiger. Solange es anhielt, hat der Schmerz mich für eine Weile aufgeweckt.
D: Können Sie „tauber Zustand" ein wenig beschreiben?
P: Nicht wirklich. Da ist bloß eine Leere. Man spürt nichts. Was auch immer. Wen interessiert's. Man könnte mich hier und jetzt erschießen und das wäre egal, denn ich fühle es ja nicht. Ich könnte vom Auto überfahren werden und es würde nichts bedeuten. Da gibt es nichts zu fühlen. Ich könnte aus dem Fenster springen. Es könnte auch das Gegenteil sein, egal.
D: „Gegenteil"?
P: Meine Manie war auch gefährlich. Ich habe mich geritzt, als ich depriniert war, und es machte mich manisch. Dann habe ich weiter geritzt, vier bis fünf Mal.
D: Tiere?
P: Ich habe eine Katze und eine Eidechse. Kleine Hunde kann ich nicht leiden. Ich liebe Katzen und Spinnen. Ich liebe Spinnen. Ich lasse eine Spinne über meinen Tisch krabbeln und dann nehme ich sie, und sie krabbelt auf mir. Sie hat acht schlanke Beine und sie arbeiten so hart.

ELAPIDAE GIFTNATTERN UND SEESCHLANGEN

Zu irgendeinem Zweck sind die Spinnennetze wunderschön. Sie sind praktisch und wunderschön.

D: Lieblingsspinnen?

P: Ich bevorzuge die mit Körper. Schwarze Witwe. Sie ist so dunkel und verführerisch. Es ist sexy, aber so eine „Ich will Dich töten" –Anziehungskraft. Du willst es, du willst es nicht. Sie paaren sich und dann fressen sie ihren Partner. Der Anreiz, überwältigt zu werden. Mit etwas zusammen zu sein, das dich herausfordert, es bedroht dich, doch gleichzeitig …

ARZNEIMITTELANALYSE

Dieser Fall ist definitiv syphilitisch. Es besteht der Wunsch zu sterben. Die Themen Tod/Selbstmord sind sehr deutlich. Obwohl auch viel Abscheu vorkam. Was auch immer sich am tiefsten zeigt, dort müssen wir hinschauen. Außerdem lag ihm viel an Menschen. Es gab eine syphilitische Verantwortung. Er hat etwas getan und sich sein ganzes Leben lang verantwortlich dafür gefühlt, was er getan hat. Das Gefühl der Unmoral war sehr stark. Die Wörter sagen Lepra, doch das Gefühl sagt Syphilis. In der Geschichte hat das Blut sie gereinigt. Bei Lepra sieht man auch das Gefühl des Unrein-Seins, aber es entwickelt sich nicht bis zu dieser Ebene der Dunkelheit.

Sowohl er als auch seine Mutter beschrieben einen Wendepunkt: Sie, als er in der Highschool war, er schon eher. Das Arzneimittel ist die Schlange Schwarze Mamba *[Dendroaspis polylepis]*. Es passte haargenau zu ihm.

Das Wichtigste war, der Sache ganz und gar auf den Grund zu gehen. Dies brachte uns zur Schlange. Die Frage danach, um welche Schlange es sich handelt, führte uns zu der passenden Schlange, der Schwarzen Mamba. Sein ganzes Sein dreht sich um Besessenheit von Blut, Töten und Tod durch einen Stich. Es gab keine Hinweise auf andere Schlangen, von denen viele Dinge bekannt sind, wie z.B. die Eifersucht von *Lachesis*. Wir haben viele *Lachesis*-Fälle gesehen, aber keiner davon war vom Töten besessen.

Die zentrale Wahnidee der Schwarzen Mamba ist: Wahnidee, Vergewaltigung, beschuldigt der **Arzneimittel:** *Dendroaspis polylepis* 10M.

FOLLOW-UP IM JULI 2008:
EIN JAHR NACH GABE DES ARZNEIMITTELS

Zu diesem Zeitpunkt nahm er keine allopathischen Medikamente mehr. Seine Mutter berichtete, dass er sich sehr viel besser fühlt. Auch der Patient berichtete, dass er sich nicht mehr so minderwertig fühlt wie früher. Sein Gefühl, „ich bin es nicht wert, ein menschliches Wesen genannt zu werden", hat sich gebessert. Er hat nicht mehr das Gefühl, sein Leben sei wie Glas zerbrochen und zersplittert. Er hat sogar angefangen, neue Freundschaften zu schließen. Im Großen und Ganzen hat er sich unter dem Mittel gut entwickelt.

KOMMENTARE DER AUTORIN

Hier sehen wir deutliche Hinweise auf eine Schlange, gepaart mit dem syphilitischen Miasma. Das Gefühl, allein zu sein, gibt uns zudem einen deutlichen Hinweis auf die Elapidae. Für die

ELAPIDAE GIFTNATTERN UND SEESCHLANGEN

Schwarze Mamba ist die extreme Gewalt charakteristisch, die von vielen gegen einen ausgeübt wird, die Brutalität, Gefühllosigkeit sowie die Gewalttätigkeit, die dem entgegengesetzt wird.

„DEN VORHANGSCHLEIFEN SEI DANK"
FALL (5) VON *DENDROASPIS POLYLEPIS* VON SONJA DOYLE
FALL EINES DREIJÄHRIGEN MÄDCHENS MIT SCHLAFSCHWIERIG-KEITEN, EIFERSUCHT UND UNGESCHICKLICHKEIT.
AUSZÜGE AUS DEM FALL

Das Baby wurde kurz nach der Geburt bei einem ersten Besuch zum Check-up 2003 vorgestellt.
- Geburt durch Notfall-Kaiserschnitt, da Teile der Plazenta während der Wehen austraten. Bei der Geburt hatte sie überall einen Ausschlag, die Wangen waren immer noch betroffen, als sie mir vorgestellt wurde.
- Schwitzt an Kopf und Nacken
- Starker Charakter mit leichten Verdauungsproblemen

Arzneimittel: *Lycopodium C*30, das damals half.

Die Patientin lebt in Hongkong, daher habe ich sie erst drei Jahre später wiedergesehen.

BESCHWERDEN

- Einige Lebensmittelallergien, Verstopfung
- Größere Schlafprobleme, es muss ein Erwachsener anwesend sein, damit sie ein- und durchzuschlafen kann, sonst wird sie hysterisch.
- Albträume von King Kong (wahr oder erfunden?)
- Körperlich ungeschickt, tollpatschig beim Laufen, läuft nicht gern
- Mag keine hohen Temperaturen, bewegt sich dann nicht viel

WESEN

- Gut in der Schule, sucht aber Aufmerksamkeit. Wartet, bis der Lehrer ihr persönlich die Anweisung gibt, mit der Arbeit zu beginnen.
- Verhandelt um alles—Essen, Schlafenszeiten.
- Sehr eifersüchtig auf ihren Bruder. Kann manche Dinge allein machen, doch braucht die Hilfe der Mutter immer, wenn der Bruder auch anwesend ist.
- Schlagfertig, sehr wortgewandt, macht Witze, ist clever.
- Hat klare Vorstellungen bezüglich ihres Aussehens, bestimmt, welche Kleider sie trägt.
- Macht sich nicht gerne schmutzig, wäscht oft ihre Hände, nicht verschmust.

Arzneimittel: *Lycopodium C*200 half bei den Schlafproblemen.

FOLLOW-UP IM JAHRE 2007

Nun ist sie vier Jahre alt.
- Sucht ständig Aufmerksamkeit, muss beachtet werden, wird ungehorsam, um Aufmerksamkeit zu erlangen.

ELAPIDAE GIFTNATTERN UND SEESCHLANGEN

- In Gesellschaft singt sie, zieht lustige Grimassen, liebt Abwechslung, hat Konzentrationsprobleme in der Schule.
- Intelligent, interessiert sich aber nicht für die Arbeit in der Schule („Hilfst du mir dabei?"); langweilt sich schnell.
- Unbeholfen, tollpatschig, mag keine körperliche Anstrengung.
- Möchte die Geschichte ihrer Geburt (vom Kaiserschnitt) jeden Tag hören; hat Angst vor Monstern.

Arzneimittel: *Hyoscyamus* C30/C200/1M, half ein wenig bei der Eifersucht.

Ich gab ihr eine Serie von Pulvern in steigender Potenz über drei Tage; C30 – am ersten Tag; C200 – am zweiten Tag, 1M – am dritten Tag, eine übliche Methode hier in Belgien.

SPÄTER IM JAHR 2007

In Anbetracht der stetigen Eifersucht, der Redseligkeit und Unbeholfenheit gab ich ihr *Lachesis* C200/1M, welches ein wenig half. Und dann kam einer dieser seltenen MAGISCHEN MOMENTE.

2008

Sie spielte mit den flachen Schleifen, mit denen man die Vorhänge zusammenbindet.

„Das sind meine Schlangen."

„Sie spielen zusammen; das hier ist die Mama, der Papa und das Baby."

„Hier ist eine Schlange, die ist böse und schlägt die anderen."

„Sie ist traurig, denn sie kann nichts dagegen tun, dass sie böse ist und die anderen schlägt", und die erwähnte Schlange schlägt wiederholt die anderen.

„Deswegen betet sie zu Gott, damit der ihr hilft, nicht mehr so böse zu sein."

„Und Gott sagt ihr, sie soll die Medizin nehmen, die Medizin macht, dass sie nicht mehr böse ist, die weißen Pillen, nicht die grünen."

„Weil sie nicht böse sein möchte, aber sie kann damit nicht aufhören."

Als sie ganz intensiv im Spiel vertieft war, fragte ich sie nach der Farbe der Schlange. Sie dachte nach und sagte Grün. Die Schlange bewegte sich s-förmig und hob manchmal ihren Kopf und ihr Vorderteil vom Boden ab. Zu einem anderen Zeitpunkt, als sie sehr wohl wusste, dass sie lügt und Geschichten erfindet, blies sie ihre Wangen auf und erzählte weiterhin Lügengeschichten.

Sie lief oft auf Zehenspitzen.

Ihre Eltern berichteten weitere Einzelheiten:

Sie ist jetzt unabhängiger und weniger eifersüchtig, verhandelt aber immer noch wegen allem und versucht, alle Grenzen zu strecken: Essen, Schlafenszeiten, Spielzeiten, Kleidung.

Sie will immer das letzte Wort haben, mehr Macht.

Sie ist nicht verängstigt, gibt sich aber den Anschein.

Ein bisschen sorglos mit ihren Sachen.

Sehr konkurrenzbetont.

Möchte sich wie ein Junge anziehen, möchte einer der Jungs sein.

Spricht gut, gutes Gedächtnis, sozial gut angepasst, kommt gut mit ihren Freunden aus.

Nicht mehr so tollpatschig wie zuvor, doch auch nicht wendig.

Es fällt ihr schwer, sich zu konzentrieren, besonders, wenn sie nicht interessiert ist.

Sie scheint sich nicht schuldig zu fühlen (eine Frage meinerseits).

Arzneimittel: *Dendroaspis polylepis* 1M.

ELAPIDAE GIFTNATTERN UND SEESCHLANGEN

FOLLOW-UP MITTELS EINER E-MAIL

Geht ohne Probleme zu Bett und schläft schnell ein.
 Kein Streit und keine Verhandlungen mehr über Schlafenszeiten, Essen, Mahlzeiten, Kleidung, Dinge, die sie tun soll.
 Weniger launenhaft, alles ist leichter und einfacher.
 Beim Schwimmen und Rennen wendiger.
 Spricht weniger davon, sich wie ein Junge zu kleiden. Wechselt ihre Kleidung nicht mehr mehrmals am Tag.
 Isst fast alle Mahlzeiten alleine (vorher wollte sie oft gefüttert werden).
 Läuft nicht mehr so oft auf ihren Zehenspitzen.
 Es ist jetzt leichter, auch wenn der Bruder anwesend ist, weniger Konkurrenzkampf.
 Verstopfung ist besser.
 Hatte einen entzündeten Finger, erhielt vom Hausarzt Antibiotika, es brauchte Zeit, doch heilte der Finger.

FALLANALYSE: ALLGEMEINE SCHLANGENTHEMEN

- Gefühl, im Nachteil zu sein und nicht fähig, einen Kampf von Angesicht zu Angesicht zu führen.
- Versteckt, Tarnung, will nur die gute Seite zeigen, Verführung, dann den Gegner plötzlich angreifen, aus dem Hinterhalt
- Rache wird langfristig geplant, Terrorismus
- Hauptverteidigungsmethode ist das Entkommen, doch wenn sie nicht entkommen kann, beißt und tötet sie.
- Innere Spaltung, Konflikt, hintergeht
- Reagiert empfindlich auf Temperaturschwankungen, Winterruhe und Aktivität

WELCHES REPTIL?

- Ein Reptil, das aggressiv ist und wiederholt zuschlägt.
- Eines, das den Oberkörper erhebt.
- Vielleicht ist das Verhalten der Patientin, wenn sie ihre Backen beim Erzählen einer Lüge aufbläst oder auf Zehenspitzen läuft, relevant?
- Kann diese Schlange grün sein, ist diese Information zuverlässig?
- Die Patientin verteidigt ihr Revier aggressiv und muss im Mittelpunkt stehen, Aufmerksamkeit erhalten.

THEMEN AUS DEM BUCH „PROVINGS" VON RAJAN SANKARAN, DIE IN VERBINDUNG MIT DEM FALL STEHEN

- Junge, der wie ein Mädchen aussieht, Verwirrung bezüglich des Geschlechts
- Rache, Zuschlagen, Verlangen zu kämpfen, niederträchtig

ELAPIDAE GIFTNATTERN UND SEESCHLANGEN

- Gefühllos, hartherzig, Verlangen, andere zu verletzen.
- Alleine, verlassen, fühlt sich ausgegrenzt, niemand hilft ihm
- Leuchtend bunte Kleidung, Modenschau
- Geistesabwesend
- Hat ein sehr schlechtes Gefühl in Bezug auf sich selbst

FOLLOW-UP AM 17. MAI 2009: VON IHREN ELTERN

Es gibt eigentlich keine Probleme mehr mit der Eifersucht. Sie versteht nun sehr gut, dass Mutter und Vater Zeit mit ihr und ihrem Bruder (Didi) verbringen. Sie kann nun auch oft zweite Geige spielen.

Sie zieht sich immer noch gern um, es ist aber nicht mehr so schlimm wie zuvor. Ich würde sagen, unter der Woche möchte sie nachmittags etwas anderes tragen als am Vormittag. Sie zieht sich noch manchmal wie ein Junge an, aber nicht mehr so oft. Sie versucht, bei einigen Freunden (ausschließlich Jungen) akzeptiert zu werden, und es scheint, dass, sobald sie dort akzeptiert wird, sie sich auch gerne wieder wie ein Mädchen kleidet.

Körperlich ist sie, denke ich, immer noch ein wenig tollpatschig beim Sport (wie die Mutter). Am Schulsporttag merkte sie, dass sie nicht zu den Gewinner-Typen gehörte, bekam schlechte Laune und wollte den Sportplatz verlassen. Sie läuft jedoch viel besser als zuvor und geht am Wochenende gerne mit uns für bis zu zwei Stunden spazieren.

Ihr Verhalten beim Mittagessen ist unbeständig. Manchmal ist sie brav und isst auf, doch zu anderen Zeiten rührt sie ihr Essen kaum an. Wir denken, dass sie dann eher am Reden als am Essen interessiert ist. Es kann auch sein, dass sie dann einfach Essen von anderen Kindern genommen hat. Sie mag keinen Fisch (außer wenn wir Fischstäbchen machen), doch abgesehen davon isst sie sehr abwechslungsreich.

Das Schlafen stellt jetzt kein Problem mehr dar, da sie nach der Schule sehr erschöpft ist (sie ist um 16.00 Uhr zu Hause). Normalerweise fällt sie um 20.00 Uhr ins Bett, doch wacht sie ab und zu sehr früh auf, manchmal sogar um 06.00 Uhr. Ist sie dann einmal wach, kann man sie nicht mehr zum Schlafen bringen.

Ich habe keine Klagen mehr über sie, außer ihrer Neigung, ihre Grenzen auszutesten (verhandelt immer, um noch MEHR zu bekommen). Sie redet auch ein bisschen viel und muss sich ständig unterhalten, selbst wenn sie isst! Sie versucht sehr, zu gefallen, und möchte ein guter Mensch sein. Sie neigt dazu, wegen Kleinigkeiten zu „lügen", aber jetzt lernt sie, die „Wahrheit" zu sagen. Sie kümmert sich gern um Didi. Sie stellt viele philosophische Fragen, wie z. B. wie kann jemand in den Himmel kommen, wenn der Körper im Boden verwest. Viele Fragen über den Tod, aber nicht „ängstlich",", sondern eher neugierig. Keine wiederkehrenden Träume, die wir bemerkt hätten. Verstopfung kann manchmal ein Problem sein, und die Lehrer haben angemerkt, dass sie immer noch nur langsam mit ihrer Arbeit anfängt und die Aufmerksamkeit des Lehrers braucht.

ELAPIDAE GIFTNATTERN UND SEESCHLANGEN

FALL (6) VON *DENDROASPIS POLYLEPIS* VON SUNIL ANAND
FALL EINES 15-JÄHRIGEN MÄDCHENS MIT UNREGELMÄSSIGER MENSES
30. MAI 2007

P: Ich kriege meine Periode nicht regelmäßig, und wenn sie dann kommt, dauert sie fast zehn Tage. Das Bluten ist normal, doch ich habe ziemlich Kopfschmerzen. Mein Rücken schmerzt heftig. Meine Beine tun weh. Ich fühle mich sehr schwach und müde. Und während der Periode habe ich ziemliche Verstopfung. Ich bin auch sehr launisch während dieser Zeit. Sehr, sehr launisch. Ich mag das nicht, und andere bemerken das auch und finden, man kann während dieser Zeit nur schwer mit mir klarkommen.

D: Warum ist das so? Erzähl mir mehr.

P: In der einen Minute erzähle ich einen albernen Witz, und in der nächsten Minute ist die gute Stimmung weg, ich bin so traurig, wirklich deprimiert. Genervt.

D: Und das fällt anderen Leuten auf?

P: Ja. **Ich bin in beide Richtungen extrem.** Wenn ich meine Periode habe, bin ich extrem empfindsam: Wenn jemand mir etwas erzählt, fühle ich mich verletzt, oder ich bin wie ein kalter Stein.
(Als sie „kalter Stein" sagte, wurde ihr Gesichtsausdruck sehr hart, mit zusammengekniffenen Augen und einem verlängerten Anstarren.)
Ich reagiere zu emotional, wenn jemand mir etwas sagt, mich korrigiert oder so. Ich gehe dann in ein anderes Zimmer und weine. Das ist nicht nur während meiner Periode so, sondern auch zu anderen Zeiten. Jemand kann mir in einer bestimmten Situation irgendetwas sagen, und ich kann wirklich empfindlich reagieren. Doch im anderen Extrem **zucke ich einfach mit den Schultern. Es lässt mich wirklich kalt. Es ist mir in dem Moment völlig egal.**

D: Erzähl weiter, du machst das gut. Erzähl mir mehr.

P: **Ich habe fürchterliche Stimmungsschwankungen.** Nicht nur während meiner Periode, sondern auch zu anderen Zeiten. Vor meiner Periode bin ich sehr aufgewühlt. Wenn ich meine Periode dann habe, ist Treppensteigen sehr schmerzhaft. Es ist, als ob jemand einen 9 kg schweren Felsbrocken an meine Knie gebunden hätte. Ich bin sehr müde und spüre eine Last auf meinen Knien (HG). Es ist zu schwer und es ist an meinen Knien festgebunden. Als ob **jemand einen Felsbrocken an meine Knie gebunden hat.**

D: Erzähl mir mehr über „etwas Schweres an meine Knie gebunden".

P: Als wäre die Anstrengung zu groß. Ich muss viel Mühe aufbringen, damit ich den nächsten Schritt machen kann. Ich laufe normal schnell, aber dann, wissen Sie, spüre ich diese Schwäche, diese Last auf meinen Knien.

D: Du sagst, du hast Kopf- und Rückschmerzen während deiner Periode. Beschreibst du das bitte ein wenig näher?

P: Nein. Das sind bloß normale Kopf- und Rückenschmerzen, aber an meinem Hinterkopf und an meinen Schläfen spüre ich einen Druck. **Als ob jemand einen Hammer nimmt und ihn auf meinen Kopf schlägt.**

D: Und die Rückenschmerzen?

P: Die sind auf den Schultern und in der Mitte vom Rücken. Überall. Wie Hitze. Es ist sehr leicht, nicht stechend, als ob jemand mich leicht berührt hätte. Nur eine leichte Berührung.

ELAPIDAE GIFTNATTERN UND SEESCHLANGEN

Es wird besser, wenn ich mich auf eine gerade Fläche lege, aber wenn ich mich auf meinen Rücken lege, dann schmerzt das stark. Die Muskeln ziehen sich für ungefähr zwei Minuten lang zusammen. Ich spüre, dass mein Körper entspannt ist, und dann ist alles ziemlich normal.

D: Erzähle mir von diesen anfänglichen Muskelkontraktionen.

P: Selbst wenn ich schlafen gehe, kann ich mich nicht einfach auf den Rücken legen, denn mit den ersten Bewegungen **spüre ich, wie die Muskeln sich zusammenziehen, und ich spüre einen leichten Schmerz im Rücken (HG).**

D: Wie zieht es sich zusammen? Zeige es mit Deiner Hand. Was genau passiert da?

P: Sie schließen sich einfach (HG). Sie schließen sich, und dann fangen sie ganz, ganz langsam an, sich wieder zu öffnen (HG: schnelles Schließen der Faust, dann öffnet sich diese wieder ganz langsam). Es braucht viel Zeit. **Ich muss mich hinlegen, dann kommt dieses Zusammenziehen, und ganz langsam fängt es an, sich zu öffnen und zu entspannen.**

D: Wenn die Muskulatur dann entspannt ist, zieht sie sich nicht noch einmal zusammen?

P: Nein, es kommt nicht nochmal. Aber wenn ich schlafe, finde ich es richtig schwierig, auf meinem Rücken zu liegen. Es ist unmöglich. Zwei Minuten lang ist es okay. Danach kann ich nicht mehr auf meinem Rücken schlafen.

D: Wie wirkt sich diese unregelmäßige Periode und all ihre Symptome auf Dich und Dein Leben aus? Wenn das alles nicht da wäre, was wäre anders für Dich?

P: Ich mache mir etwas Sorgen. Als müsste ich ängstlich sein, warum ist es zwei Monate lang passiert. Ich hatte wirklich den Eindruck, dass es Auswirkungen auf mich hat. Ich sah damals aus wie ein Stock (HG: hebt ihren Zeigefinger, um zu verdeutlichen, wie viel sie in dieser Zeit abgenommen hat).

D: Du hast sehr stark abgenommen?

P: Eine ganze Menge. Ich sah aus wie ein Stock. Ich weiß, es ist ein bisschen dumm, aber normalerweise schneide ich meine Haare nicht. Ich habe sie erst viermal schneiden lassen, seit ich älter bin. Aber dieses Mal habe ich meine Haare schneiden lassen, und gleich danach war ich einen Monat lang sehr krank, und dazwischen kam meine Periode. Und sie dauerte zwei Monate.

D: Also hast du das Gefühl, dass das Haareschneiden irgendwas zu tun hat mit deinem Problem mit der Periode?

P: Ich weiß nicht, aber das denke ich. Ich habe immer lange Haare gehabt. Und danach, als meine Haare geschnitten waren, hatte ich viele Probleme mit meinen Haaren.

D: „Probleme" heißt?

P: Ich bekam viel mehr Schuppen. Mein Haar fiel sehr schön. Vorher hatte ich das beste Haar in meiner Familie, doch jetzt ist es das schlimmste. Es war glatt und rabenschwarz. Aber jetzt ist es lockig-braun und hellbraun und fängt an, sich an den Enden zu locken. Die Schuppen waren so übel. Meine Kopfhaut brannte, brannte wirklich, als ob jemand heiße Kohlen auf die Kopfhaut getan hätte.

D: Was noch? Irgendwelche andere Probleme?

P: Ja, mein Magen. Vor drei Jahren hatte ich einen E.Coli-Keim und ging zum Arzt. Er verschrieb mir starke Antibiotika. **Ich wurde wirklich, wirklich schwach**, so schwach, dass ich mich nicht mehr auf meine Aufgaben konzentrieren konnte, und das war doch ein wichtiges Jahr. Das war mein zehntes Schuljahr. Diese Antibiotika haben mich sehr schwach und lethargisch

589

ELAPIDAE GIFTNATTERN UND SEESCHLANGEN

gemacht. Ich musste sehr vorsichtig sein. Ich konnte kein gewürztes Essen essen. Am nächsten Tag hatte ich Kopfschmerzen, und dann konnte ich nicht mehr auf die Toilette. Ich kann kein gewürztes Essen essen. Mein Essen muss wirklich mild sein. In meinem Körper spüre ich sehr viel Hitze. Jeden Tag blute ich aus der Nase. Ich bin nicht sehr cool oder entspannt.

D: Wie fühlst Du Dich denn?

P: Etwas angespannt. Es ist keine kribbelnde Empfindung, aber es ist immer da, Spannung in den Schultern und im Oberbauch (zeigt auf das Epigastrium). Über meinem Bauchnabel. Die Phase, bevor du Schmetterlinge kriegst. Es fühlt sich empfindlich an.

D: Beschreibe mir diese Empfindung genauer. Was spürst Du? Vor den Schmetterlingen, was passiert da? Wie erlebst du das?

P: Ein leichtes Gefühl der Vorahnung. **Wenn ich das kriege, es ist irgendwie merkwürdig, es wird alles einfach leer (HG: Bewegung mit einer Hand, als ob sie etwas sauber wischt, um zu zeigen, was sie mit „einfach leer" meint).** Es ist einfach leer. Leer und fade.

D: Erzähle mir ein bisschen mehr darüber. Wie unterscheidet es sich von dem Schmetterlingsgefühl?

P: Vor einem Termin oder vor irgendeinem Ereignis, wenn ich zum Beispiel auf eine Bühne muss oder eine Rede halten muss, kriege ich dieses unwohle Gefühl. Ich kriege ein panisches Gefühl, ich bin dann etwas nervös und ruhelos. Ich bin sehr angespannt und so vertieft, dass ich tatsächlich vergesse, was ich tue. Irgendetwas werde ich vermasseln. Wenn ich dieses Schmetterlingsgefühl in meinem Magen bekomme, spannen sich meine Schultern an. Alle Anspannung geht in meine Schultern.

D: Und wann kommt die Leere?

P: Vor dem Schmetterlingsgefühl. Bevor ich nervös werde oder so.

D: Und „fade" in welcher Art?

P: Fade, es hat nichts. So, wie du sagst, dass das Essen fade ist. Auch dies ist ziemlich fade. Es sticht. Ein leichtes Unbehagen und ein unentspanntes Gefühl. Etwas schwach.

D: „Schwach". Und warum „unentspannt"?

P: Wenn ich angespannt bin oder so, sitzt hauptsächlich alles hier auf meinen Schultern und auch hier (zeigt auf ihren Oberbauch). Unwohlsein, leichter Druck auf deinen Schultern. Kein Druck. Nur eine Berührung. **Wenn ich wirklich angespannt bin, sind meine Muskeln eher so (HG). Absolut zusammengezogen.** Und wenn ich dann versuche, sie zu entspannen, tut das sehr weh.

Am Nachmittag, wenn meine Mutter mich aufweckt oder ich noch ganz verschlafen bin, und ich dann meine Augen öffne, bilde ich mir ein, Haare im ganzen Zimmer zu sehen. **Dann wird Stacheldraht daraus, tödlicher Stacheldraht, ganz verknotet. Stacheldraht aus Metall, scharf, und am Ende sind sie verknotet, kreuz und quer, überall im Raum.**

D: Erzähl mir mehr davon.

P: Am Ende sind sie zu Knoten zusammengebunden. Sie sind verknotet und verdreht (HG) und an den Enden zusammengebunden.

D: Siehst Du sie oder sind sie nicht wirklich da?

P: Sie sind nicht da. Ich sehe sie. Sie sind im ganzen Zimmer.

D: Fang noch mal von Anfang an. Das ist wichtig. Wann passiert das?

P: Wenn ich schlafe, nicht nur am Nachmittag, sondern auch im Tiefschlaf, da kriege ich die merkwürdigsten Träume, da passieren diese Dinge. Ich schlafe ganz tief, dann öffne ich meine Augen langsam und sehe Haar im ganzen Raum, es schwebt im ganzen Raum. **Unmengen von Haar (schließt die Augen) und es ist wirklich widerwärtig.** Ich schließe einfach

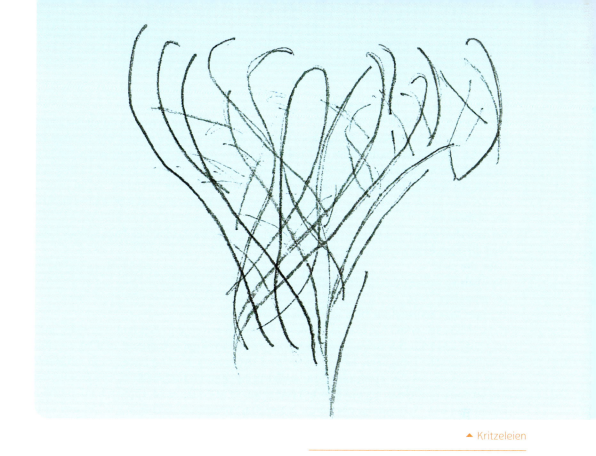

▲ Kritzeleien

meine Augen und versuche, es auszublenden. Dann öffne ich sie wieder und ganz langsam wird meine Sicht klarer. Ich kann es zeichnen.
(Patientin fängt an zu zeichnen, während sie redet).
D: Ist das Haar?
P: Ja. **Es kommt herauf wie kegelförmige Wurzeln. Es war hier breiter, und dann kam es so. Es war kegelförmiger unten, wie richtige kegelförmige Wurzeln. Aber es war Haar mit Spinnweben.** Ich kann es nicht wirklich zeichnen. Aber die Spinnweben sind sehr leicht und nicht so markant. Es sind tatsächlich Spinnweben von Spinnen, wie sie halt irgendwo hängen. Es ist nicht wirklich ein Netz, es hängt irgendwie von der Wand. Das begann vor genau vier Jahren. Zuerst war es Haar, dann Stacheldraht. Es ist über den ganzen Raum verteilt. So wie du die Moleküle in den Bildern siehst, diejenigen im National Geographic.
D: Was für „Moleküle"?
P: Erst kommt hier ein Atom, dann die Neutronen und die Protonen und das Elektron. So ist das. In dieser Form, und an den Endstücken sind sie verknotet und sehr scharf.
D: „Verknotet und scharf"?
P: Und sie sind **schwärzlich, gräulich**. Das ging so weiter, und dann die Spinnweben. Das ging ein paar Monate lang weiter.
(Hier ist das Wort „schwarz" wichtig für die Schwarze Mamba.)
D: Dann der Stacheldraht, was ist hier die Verbindung zu den Spinnweben?
P: Nein. Erst war es ein paar Monate lang Haar, dann ein paar Monate lang Stacheldraht und jetzt sind es Spinnweben.

ELAPIDAE GIFTNATTERN UND SEESCHLANGEN

D: Erzähl mir von den Spinnweben. Was ist damit?

P: Spinnweben, aber nicht die, die eine Spinne macht, die runden, sie schweben durch das ganze Zimmer. Sie sind wie Fäden, in Büscheln und Bündeln im ganzen Zimmer. Das Zimmer ist ganz voll davon. Dazwischen sehe ich Tierbilder an den Wänden. Ich erinnere mich deutlich an den Elefanten und andere Tierbilder, oder so etwas Ähnliches. Das Zimmer, in dem ich schlafe, ist rosa, aber damals war die Wand cremefarben und die Tierbilder waren dunkle Flecke, wie dunkle Bilder an der Wand. Das ist ein paar Mal passiert, und jetzt sind es einfach nur Spinnweben.

D: Bei dem Haar sagtest Du, es ist so eklig, wie ist das mit dem Stacheldraht und den Spinnweben. Sind die auch eklig?

P: Nein, die nicht.

D: Das Haar ist ekliger; das Haar zu sehen?

P: Ja, sehr eklig.

D: Warum? Was bedeutet für Dich so viel Haar?

P: Nein. Meine Schwester hat so eine verrückte Phobie. Wenn sie ein Haar im Essen sieht, wird sie völlig verrückt. Das ist mir dann irgendwie in meinen Kopf gekommen, und ich sage ihr ständig, sie solle ruhig sein. Jetzt ist es so, dass ich es nicht so eklig finde, wenn ich Haare sehe. Aber du isst das Essen nicht. Du stellst es beiseite und schmeißt es später weg. Im Traum und sogar, **wenn ich ein Büschel Haare auf dem Boden sehe, fühle ich mich innen irgendwie bäh. Schmutzig. Als ob du jemanden zusammengeschlagen in seinem Blut daliegen siehst.** (Der Gesichtsausdruck ändert sich und drückt nun Ekel aus).

D: Was noch? Möchtest Du noch mehr erzählen?

P: Wie ich Ihnen schon gesagt habe, nach der Periode, die zwei Monate andauerte, bin ich nicht einmal einen Millimeter gewachsen, darüber denke ich auch nach. Die Leute sagen zu mir: „Ich wachse wie ein Baum". Und ich? **Im Vergleich zu ihnen bin ich so klein.**
(Der Vergleich; ein weiterer Hinweis auf das Königreich der Tiere.)

D: Wie fühlst Du dich dabei?

P: Keine Eifersucht oder so. Aber ich bin schon etwas gereizt. Früher in der Schule konnte ich mich ziemlich gut konzentrieren, ich musste mich nicht besonders bemühen. Aber dann hat sich alles verändert. Ich konnte mich nicht mehr gut konzentrieren. Ich wurde schlechter.

D: Was noch? Du sagtest, du hättest viele merkwürdige Träume am Nachmittag. Erzähl mir davon.

P: Da ist ein Junge, der hat ein Messer, ein wirklich merkwürdiges Messer. So ein Messer habe ich noch nie vorher gesehen. Es sah aus wie ein normales Messer, aber dann hatte es Eigenschaften, wie ich sie noch nie zuvor gesehen habe. **Es war ein sehr schmales Messer, eine schmale Klinge, aber sehr scharf.** Extrem scharf. **Das Messer schwarz glänzend.** Nichts Bemerkenswertes, nur die Art, wie es benutzt wurde. Es beeindruckte mich sehr. Er hielt es ein wenig geneigt. Er hatte **schwarze** Haare und war ein Fremder. Er rammte es in einen alten Mann hinein. Dieser Mann schrie um Hilfe. Er sagte so etwas wie: „Tu mir das nicht an." Ich beobachtete das, als wäre ich an der Stelle des Mannes, obwohl ich nicht das Opfer war. Aber ich sehe den Traum, als ob ich das **Opfer** wäre. Ich kann sehen, dass seine Gesichtszüge verzerrt sind. In seinen Augen ist blanker Hass, und er sticht das Messer in den Mann. **Rabenschwarz** sind seine Augen, und der Mund, so wie er ihn verzog, war das **reine Böse.**
(Nochmal taucht das Wort „schwarz" auf. Das ist sehr interessant.)

D: „Das reine Böse", wie meinst du das?

ELAPIDAE GIFTNATTERN UND SEESCHLANGEN

P: **Eng** und schmallippig, mit einem Grinsen. Dieser Teil (Mund) zeigte, dass er böse war, wie der Teufel selbst. Der Mann weint, er sticht das Messer in ihn hinein und dann **verändert sich die Szene sofort.** Es ist die gleiche Person, aber jetzt ist er blond, mit Haaren bis zum Nacken, und er **hat ein Mädchen am Hals gepackt und würgt sie (HG).** Er **dreht ihn einfach um und bricht ihn.** Die Szene im Traum war dann vorbei.

(Ein sehr wichtiger Reptilienhinweis — plötzlich verändert sich die Szene und plötzlich verändert sich der Mann. In einem Moment sieht er so aus, und im nächsten Moment verändert er sich, und das plötzlich. Dies beschreibt die Doppelseitigkeit. Hier sind Hass, Bosheit und der brutale Angriff auch wichtig als Hinweis auf die Schwarze Mamba.)

(2004 starb ihre beste Freundin im Alter von 21 Jahren an Leukämie. Zwischen 2004 und 2005 hatte sie wiederholt Träume, in denen sie ihre Freundin sah. Die Patientin war der Freundin sehr nahe.)

D: Wer?

P: Es fängt damit an, dass sie die Erde verlässt, sie geht in diesen Körper hinein, und die Gemeinde versammelt sich, um sich von ihr zu verabschieden. Sie hat nur zwei Wochen, um zu gehen, und ich bin die Einzige, die bei ihr bleiben muss. Dann ändert es sich plötzlich und wir schwimmen im Meer, und das Meer war überhaupt nicht blau, dunkelblau, dunkel, grau oder schwarz, es hatte eine wunderbare Farbe, lavendelfarben mit einem Hauch von dunklem Pink.

Wir schwammen an diesen wunderschönen Meereslebewesen vorbei, schlanke Wasserbewohner. Sie waren so elegant und anmutig, als sie schwammen. Sie haben schöne, unglaubliche Farben wie blau, rosa, gelb, purpurrot; und dann war es, als beträten wir einen großen Palast, und sie ist dort, unglaublich schön. Sie hat ihren Untergebenen Befehle gegeben. Wir sind dann einfach dort vorbeigegangen und haben einen dunklen Raum betreten.

Alles verändert sich in diesem Traum sehr plötzlich, von einer Szene zur anderen.

Wir werden vom Licht ausgeschlossen, von der Schönheit, vom Luxus, von allem. **Es ist ganz und gar dunkel. Es sieht aus, als ob du in der Hölle bist. Und dann hören wir zischenden Laute, ich bekomme Angst, und wir sehen große Reptilien, ich meine Schlangen. Ich hasse sie und kriege wirklich Angst, tatsächlich alle Reptilien, doch besonders Schlangen. Sehr langsam werden die Umrisse deutlicher. Sie sind wirklich groß, mit einer Zunge wie eine Anakonda. Die Augen sind wirklich grimmig, rot, blutunterlaufen. Sie sind tiefschwarz, und ihre Schuppen sind sehr schmutzig** (verzieht das Gesicht).

Ich bin entsetzt und fange an zu weinen. Wir sind im Zentrum des Raumes und es ist wie ein Gefängnis. Die Reptilien sind hinter den Gitterstäben. Ich fange zu weinen an und sie sagt: „Hör auf zu weinen. Nichts wird passieren. Ich bin hier." Dann habe ich die Form einer Schildkröte angenommen. Da liegt ein großes, schwarzes Buch in der Mitte, sehr groß und dick. Dann gehe ich zu ihr und sage: „Geh und versteck dich dort drüben." Sie geht und versteckt sich und dann schwindet der Traum.

(„Verstecken" ist ein weiteres wichtiges Verteidigungsverhalten der Reptilien).

Den zweiten Traum hatte ich nach meinem Ausflug in die Berge. Der Ganges ist dort in den Bergen, dort, wo er hervorsprudelt. Wenn du dahin gehst, ist das wie Sterben für dich. **Es war sehr angsteinflößend, und sehr wild**, wie das Wasser dort heraus- und herunterschoss. Ein paar Kinder haben versucht, ihn zu überqueren, aber sie haben es nicht geschafft. Die Eltern konnten nichts tun. Sie riefen ihnen zu, sie sollen gegen die Strömung ankämpfen, aber die Strömung dreht sich in zwei Richtungen, also war es richtig schwer, gegen die Strömung anzukämpfen. Deswegen habe ich den **Draufgänger** gemacht, bin ins Wasser gegangen und habe versucht,

ELAPIDAE GIFTNATTERN UND SEESCHLANGEN

gegen die Strömung anzukämpfen. Die Strömung stieß mich umher und irgendwie setzte ich mich durch und kam zurück ans Ufer.

Ich hatte noch einen anderen Traum. Ich erhalte ein Geschenk in **schwarzer** Verpackung und ich werde etwas misstrauisch, denn die Verpackung ist ganz dunkel, und wie kommt dieses Ding so **plötzlich aus heiterem Himmel** in meine Hand? Ich wünsche mir, dass es von meiner Freundin ist. Ich öffne es und da ist ein zylinderförmiger Gegenstand drin. Da ist so schwarzes Papier drin, und ein dicker, schwarzer Faden wie ein Bindfaden. Mit einer kleinen Nachricht, „für A (die Patientin) von M (ihrer Freundin)."

(Beachten Sie die regelmäßige Wiederholung des Wortes „schwarz".)

(Die Patientin erwähnt dann eine Eidechse, die sie an der Wand ihres Schlafzimmers gesehen hatte).

D: Du hast mir von einer Echse erzählt, die du an der Wand in der Nähe deines Bettes gesehen hast.

P: Ja, ich habe sie gesehen, zuerst war es, naja, okay für mich. **Bei diesen Reptiliendingern läuft es mir kalt den Rücken herunter. Sie war an der Wand. Sie rutschte und dann sprintete sie die Wand hoch (HG: zeigt nach oben).**

D: Was war Dein Gefühl dabei?

P: Scharf, irgendetwas hat sich gerade nach oben bewegt. **Sie war wirklich schnell.**

(Hier kommt die Schnelligkeit ins Spiel, ein weiterer wichtiger Hinweis auf die Schwarze Mamba. Etwas bewegt sich schnell nach oben, sehr schnell, ein weiterer wichtiger Punkt).

D: „Sehr schnell"?

P: Sehr schnell. Ich habe die Echse gesehen. Ich versuchte, cool zu bleiben, denn ich wusste, sie würde mir nichts tun. Dann war da **dieses komische Gefühl, eine leichte Furcht, ein komisches Gefühl, dass ich Reptilien hasse und dass ich Angst vor ihnen habe. Aber dann versuchte ich einfach, es beiseitezuschieben.**

D: Was ist dieser Hass und diese Angst vor Reptilien? Was fühlst Du, wenn du sie siehst oder sie dir vorstellst?

P: Ich kann sie nicht leiden. **Dieses dreckige, glitschige Ding. Oh Gott, ich kriege eine Gänsehaut. Schlangen besonders.** Ich träume oft von Schlangen.

D: Gibt es eine besondere Schlange, die für dich besonders furchterregend oder bösartig ist?

P: Wenn ich darüber nachdenke …, **das Erste, was mir bei Schlangen in den Sinn kommt, ist die Kobra, die ist schwarz.**

Arzneimittel: *Dendroaspis polylepis* 1M, eine Gabe

FALLANALYSE:
HINWEISE AUF DAS KÖNIGREICH DER TIERE

- <u>Vielfältige Empfindungen:</u>
    - Als ob jemand einen Felsbrocken an meine Knie gebunden hat.
    - Als ob jemand einen Hammer genommen und ihn auf meinen Kopf geschlagen hat.
    - Ich habe das Gefühl, meine Muskeln ziehen sich zusammen, und mein Rücken schmerzt ein wenig.
    - Meine Kopfhaut schien zu brennen, richtig zu brennen, als ob jemand heiße Kohlen auf die Kopfhaut gelegt hat.
    - Es ist, als ob du jemanden zusammengeschlagen in seinem Blut liegen siehst.

ELAPIDAE GIFTNATTERN UND SEESCHLANGEN

- Sich als Opfer fühlen:
  ▶ „Ich sehe den Traum so, als wäre ich das Opfer."
- Richtig niedergeschlagen
- den Draufgänger spielen

HINWEISE AUF SCHLANGEN / OPHIDIA

- Plötzliche Stimmungswechsel
- Empfindlichkeit gegenüber Reptilien und besonders Schlangen
- Verknotet und verdreht (HG).
- Gewürgt

Sie nimmt uns fast bis zur Quelle mit, indem sie über die Anakonda und die Kobra spricht. Die Anakonda ist Teil der Würgeschlangen-Unterfamilie, aber sie berichtet von keinen Empfindungen, die dies bestätigen würden. Die Kobra gehört zur Familie der Elapidae, zu der auch die Schwarze Mamba gehört. Darüber hinaus scheinen aber die Eigenschaften große Geschwindigkeit, kalt wie ein Stein, Brutalität mit Gewalt und die regelmäßige Betonung der Farbe „Schwarz" die letztere Schlange eher als Quelle zu bestätigen. Die weiteren Bestätigungen wurden aus den Arzneimittelprüfungen abgeleitet.

AUSZÜGE AUS DEM BUCH „PROVINGS" VON RAJAN SANKARAN

- Gebrauch des Wortes „schwarz"
- Schwarze Depression
- Zorn / Gereiztheit
- Gefühllos/unempfindlich: Ich bin wie ein kalter Stein.
- Mut: wie ein Draufgänger handeln.
- Ich habe das Gefühl, als würde ich etwas falsch machen.
- Schlangenähnliche Figuren, zusammengerollt
- Oft über Schlangen reden
- Schwäche
- Träume:
  ▶ Beschuldigt zu werden
  ▶ von Mord
  ▶ von Tieren: Schlangen, Krokodile

RUBRIKEN

- Rücken; Schmerzen; im Liegen
- Konzentration; schwierig
- Wahnideen; unmenschlich; wie Tiere
- Wahnideen; von Tieren; Schlangen auf und um ihn herum
- Träume; Tiere; Schlange; verfolgt von
- Träume; Tiere; Krokodile
- Träume; Tiere; Schlangen; schwarz und weiß
- Träume; Kinder; Kümmern um benachteiligte Kinder
- Träume; Beschuldigungen; Verbrechen begangen; falsche

ELAPIDAE GIFTNATTERN UND SEESCHLANGEN

- Träume; Gefahr; von hinten; erstochen werden
- Träume; Ertrinken; einen ertrinkenden Mann retten
- Träume; ermordet; er wird
- Träume; Wasser; Welle; eine große nähert sich
- Trägheit; Schwerfälligkeit; nach Schlaf
- Entfremdet; fühlt sich
- Äußersten; geht bis zum
- Gereiztheit
- Tätigkeiten aufschieben
- Traurigkeit; Melancholie; deprimiert; Niedergeschlagenheit
- Empfindlich; überempfindlich
- Gefühllos
- Schwäche

FOLLOW-UP NACH ZWEI MONATEN

D: Welche Veränderungen hast Du nach den Medikamenten bemerkt, wenn überhaupt?
P: Ich bin ziemlich aktiv. Vorher fühlte ich mich lethargisch oder abgeschlagen.
D: So fühlst Du Dich jetzt nicht mehr?
P: Nein.
D: Wie war das denn früher?
P: Ich war körperlich müde, nach jeder kleinen Anstrengung wurde ich müde, jetzt nicht mehr.
D: Wenn Du Deine Perioden bekamst, hattest Du starke Schmerzen und so, deswegen kamst Du ja hierher. Wie ist das jetzt?
P: Ich hatte gar keine Schmerzen mehr.
D: Dir ging es gut?
P: Absolut.
D: Gibt es sonst noch Veränderungen? Irgendwelche andere Veränderungen? Emotional oder körperlich? Egal welche, was Du erzählen kannst.
P: Die Schmerzen in den Beinen sind nicht mehr so stark. Wenn ich jetzt die Treppen steige, habe ich nicht mehr so viele Schmerzen wie zuvor. Ich kann mit meinen Beinen jetzt viel mehr Sport treiben. Zum Beispiel mache ich jetzt einen Selbstverteidigungskurs, Taekwondo. Mit meinen Beinen geht das jetzt gut. Wenn ich mich da jetzt anstrenge, tut es nicht mehr so weh wie vorher.
D: Warum fühltest Du Dich zu Taekwondo hingezogen?
P: Eigentlich mag ich Selbstverteidigung. Ich liebe Kampfsport. Ich mag eigentlich alles.
D: Du warst sehr deprimiert, als du das erste Mal hierherkamst. Den Tod Deiner Freundin hattest Du noch nicht überwunden, ist da etwas passiert?
P: Ich bin jetzt darüber hinweg. Ich bin ziemlich beschäftigt, sehr beschäftigt. Es ist schon lange her, dass ich an sie gedacht habe.
D: Was ist mit dem Stacheldraht, den Spinnweben und den Tieren an der Wand passiert?
P: Das gibt es nicht mehr. Ja, das hat schon vor einiger Zeit aufgehört, vor einem oder zwei Monaten.
D: Stehst Du jetzt erholt auf?
P: Ja, vorher fand ich es schwer, nach dem Schlafen aufzustehen, nun ist das nicht mehr so. Ich habe mehr Lust, Sachen zu machen.
Plan: Placebo

ELAPIDAE GIFTNATTERN UND SEESCHLANGEN

FOLLOW-UP NACH SECHS MONATEN

D: Erzähl mir, was passiert ist. Und wie geht es Dir jetzt? Welche Veränderungen hast Du vom Anfang bis jetzt bemerkt?

P: Zunächst ist das große Problem mit der Verstopfung nicht mehr da. Auch die Akne hat sich deutlich gebessert. Meine Perioden kommen jetzt regelmäßig. Ich spüre keine Lethargie oder Langeweile mehr. Es gibt keine schlechten Träume. Ich sehe die Spinnweben und den Stacheldraht nicht mehr. Auch die Konzentration ist besser. Und die Schmerzen in den Beinen vom Treppensteigen oder Treppen-Hinunterlaufen sind auch nicht mehr da. Und selbst in der Schulter habe ich keine Schmerzen mehr. Auch die Kopfschmerzen sind weg.

D: Du hast mehr Energie als früher?

P: Ja, ich fühle mich nicht mehr so müde.

D: Ok, also fühlst Du Dich insgesamt besser?

P: Ja. Ich bin sogar gewachsen, und das Schuppen- und Haarproblem ist besser. Da bin ich echt glücklich drüber. Vielen Dank.

Plan: Placebo.

Es ist jetzt 1,5 Jahre her, dass sie mit der Behandlung begann. Sie ist immer noch unter Beobachtung. Nach der ersten Dosis benötigte sie eine Wiederholung der 1M nach einem Jahr. Während dieser Zeit ging es ihrem Vater sehr schlecht. Dies sorgte für Stress und störende Träume, und auch die Spinnweben an der Wand tauchten wieder auf. Nach dieser Zeit ging es ihr besser; sie ist in jeder Hinsicht ruhiger und gesünder.

AUSDRÜCKE DER SCHWARZEN MAMBA BEI PATIENTEN

In Fällen, in denen dieses Arzneimittel benötigt wird, finden wir die allgemeinen Ausdrücke der Schlangen ebenso wie die Eigenschaften der Familie der Elapidae – Verletzung, Festhalten und nicht Loslassen. Auch sehen wir allgemeine Themen der Gattung Dendroaspis— extreme Aggression, Gewalt, Geschwindigkeit, wiederholtes Zuschlagen.

Die speziellen Themen der Schwarzen Mamba sind die folgenden:

VERHALTEN

Zusammenfassung aus dem natürlichen Verhalten und den Prüfungen:
- *Geschwindigkeit*
  - ▶ Die Schnellste (unter den Schlangen), große Geschwindigkeit, Lichtgeschwindigkeit, rennen
  - ▶ Ungeheurer Sprint über eine kurze Zeit
  - ▶ Schnell und plötzlich, plötzliche Eile
  - ▶ Rasch und aggressiv
- *Extreme Gewalt, Aggression*
  - ▶ Tödlich, grimmig, gefährlich, sehr gefürchtet, angsteinflößend
  - ▶ Böse, brutal
  - ▶ Wunsch zu kämpfen oder zu töten, wenn sie provoziert wird; sehr streitsüchtig

ELAPIDAE GIFTNATTERN UND SEESCHLANGEN

- ▸ *Beleidigend, barsch, fluchen*
- ▸ *Verhält sich wie ein Tier*
- ▸ *Tötet, nur um zu töten*
- ▸ *Besessen von Blut*
- ▸ *Bereit, es mit jedem aufzunehmen*
- ▸ *Impulsiv und gewalttätig*
- Wunsch, sich selbst oder anderen heftige oder gefährliche körperliche Verletzungen zuzufügen
  - ▸ *Schlagen, schneiden, treten, reißen, zerschmettern, stechen*
  - ▸ *Selbstmordgefährdet*
  - ▸ *Tod*
- Gefühllos, kaltblütig, hartherzig
  - ▸ *Kein Mitleid, schamlos, Ausschweifungen, unmoralisch*
  - ▸ *Gnadenlos, mitleidslos, nachtragend, unsensibel, kalt, gefühllos, unmenschlich*
  - ▸ *Bösartig*
- Rücksichtslos
  - ▸ *Risiko*
  - ▸ *Keine Kontrolle*
  - ▸ *Hastig*
  - ▸ *Kümmert sich nicht um die Konsequenzen*
- *Schwarze Depression*
  - ▸ *Hoffnungslosigkeit*
  - ▸ *Als ob man umhüllt sei von einer schwarzen Depression*
  - ▸ *Umgeben von einer schwarzen Wolke, Dunkelheit*
  - ▸ *Enger Tunnel*
- In die Enge gedrängt, Gefühl von „allein gegen den Rest der Welt"
  - ▸ *In eine Ecke gedrängt, es gibt kein Entkommen*
  - ▸ *Gefangen sein und fliehen wollen*
  - ▸ *Alleine, verloren, isoliert*
- Sexualität
  - ▸ *Verwirrung in Bezug auf die eigene Sexualität, Homosexualität*
  - ▸ *Sexuell sehr aktiv*
- Beschuldigt, fälschlich angeklagt
  - ▸ *Mit dem Finger auf jemanden zeigen*
- Anderen helfen oder für sie kämpfen
- Mutig
- Asozial

WEITERE MERKMALE DER SCHWARZEN MAMBA

- *Spezielle Färbung: schwarz*
- Unter der Erde, graben
- Dauerhafter Bau (Zuhause)
- Scharfe Augen, empfindlich gegenüber plötzlichen Bewegungen

ELAPIDAE GIFTNATTERN UND SEESCHLANGEN

ANGRIFFSMETHODEN

- Jagen aktiv, rennen, treiben, verfolgen
- *Entkommen mit unglaublicher Schnelligkeit*
- *Erheben das erste Drittel ihres Körpers vom Boden*
- *Bewegen sich schnell, sehr rasch, mit großer Geschwindigkeit, rasant und aggressiv*
- Zeigen das tiefschwarze Innere ihres Mauls
- Kürzere Warnung (anders als Naja)
- Schlagen mit tödlicher Präzision zu; schlagen wiederholt zu, heftig
- Beißen mehrfach zu

DENDROASPIS VIRIDIS [GRÜNE MAMBA]

Klasse: Reptilia
Ordnung: Squamata
Unterordnung: Serpentes/Ophidia (Schlangen)
Familie: Elapidae
Gattung: Dendroaspis
Art: Dendroaspis viridis
Trivialname: Grüne Mamba

▼ Grüne Mamba

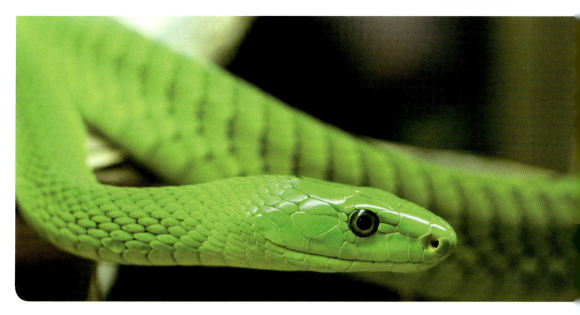

ELAPIDAE GIFTNATTERN UND SEESCHLANGEN

Obwohl die Grüne Mamba über ein ähnlich tödliches Gift verfügt, weiß man, dass sie WENIGER GEFÄHRLICH UND WENIGER AGGRESSIV IST ALS DIE SCHWARZE MAMBA. Auch ist sie ein wenig kürzer als die Schwarze Mamba, sie wird ungefähr 2 m lang und hat GROSSE GRÜNE SCHUPPEN, DIE SCHWARZ UMRANDET SIND. Die Schuppen an ihrem langen Schwanz sind gelb und schwarz umrandet. Diese Mamba-Art lebt IN BÄUMEN.

MÖGLICHE AUSDRÜCKE BEI PATIENTEN

- Weniger gefährlich und aggressiv (im Vergleich zur Schwarzen Mamba)
- Spezifische Farbe – grün
- Klettert

GATTUNG: HEMACHATUS

Die Gattung Hemachatus ist zusammen mit Naja die einzige Gattung der Elapidae, bei der das Gift nicht an der Spitze der Reißzähne austritt, sondern auf der Vorderseite, ein wenig oberhalb der Spitze. Diese Position ermöglicht es den Schlangen, durch Ausübung von Druck auf die Giftausgänge IHR GIFT MIT GROSSER SCHNELLIGKEIT ZU VERSPRITZEN. Hierdurch entstand der Name „SPEIkobra".
(Weitere Details zur Speikobra finden Sie auf Seite 632.)

HEMACHATUS HAEMACHATUS [RINGHALSKOBRA]

Klasse: Reptilia
Ordnung: Squamata
Unterordnung: Serpentes / Ohipidia
Familie: Elapidae
Gattung: Hemachatus
Art: Hemachatus haemachatus
Trivialname: Ringhalskobra, Südafrikanische Speikobra

ANATOMISCHE EIGENSCHAFTEN

Diese Schlange kann einfarbig sein oder um den Hals herum leuchtende BÄNDER oder STREIFEN haben. Ringhals bedeutet wortwörtlich 'einen Ring um den Kragen herum'. Sie unterscheiden sich von den wahren Kobras (der Gattung Naja) durch ihre KIELFÖRMIGEN SCHUPPEN. Auch sind sie kürzer und kompakter als *Naja naja*.

ELAPIDAE GIFTNATTERN UND SEESCHLANGEN

VERHALTEN

Anders als die anderen Elapidae, die ovipar sind, ist die Ringhalskobra vivipar. Die Ringhalskobras sind NACHTAKTIVE Schlangen und fressen unterschiedliche Arten von Wirbeltieren, besonders Kröten.

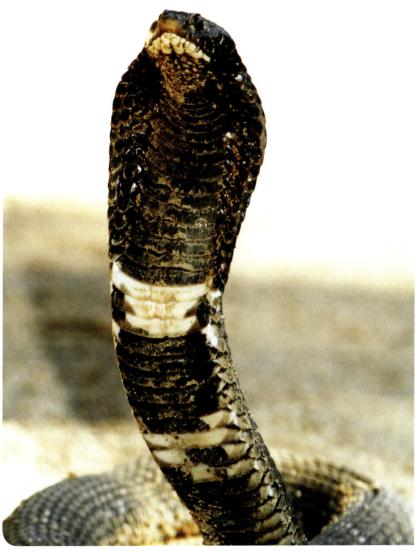

Hemachatus haemachatus

ELAPIDAE GIFTNATTERN UND SEESCHLANGEN

BESONDERE ANGRIFFS- UND VERTEIDIGUNGSMETHODEN

Fühlen sie sich bedroht, BREITEN SIE IHRE HAUBE AUS und zeigen ihren GESTREIFTEN HALS. Ihre erste Verteidigungsmaßnahme ist es, dem Angreifer in das Gesicht oder die Augen zu SPUCKEN.

Sie treffen auf eine Entfernung von 2,5 m. Von ihnen weiß man auch, dass sie sich TOT STELLEN, indem SIE SICH AUF DEN RÜCKEN DREHEN, IHR MAUL ÖFFNEN UND IHRE ZUNGE HERAUSHÄNGEN LASSEN. Diese südafrikanische Schlange ist sehr giftig, ihr Biss ist auch für den Menschen lebensgefährlich.

MÖGLICHE AUSDRÜCKE BEI PATIENTEN

Hemachatus haemachatus zeigt die allgemeinen Eigenschaften der Schlangen ebenso wie die Eigenschaften der Gattung Elapidae. Ihre spezifischen Merkmale sind die folgenden:

SPEIVERHALTEN

- Speien, herausspritzen

EINIGE SYNONYME

Auswerfen
Absondern
Herausdrücken
Sprudeln
In einem Strahl
Austreiben
Freisetzen
Herausschießen
Ausspucken
Sprühen
Herausspritzen

WEITERE EIGENSCHAFTEN

- Die Haube ausbreiten
- Tot spielen, simulieren; eine besondere Art, sich tot zu stellen, ist es: sich auf den Rücken zu drehen, den Mund weit zu öffnen und die Zunge heraushängen zu lassen.
- Gesteigerte Aktivität in der Nacht
- Spezifisches Muster: gestreift/Streifen

ELAPIDAE GIFTNATTERN UND SEESCHLANGEN

GATTUNG: MICRURUS (KORALLENOTTER)

EINFÜHRUNG

Die Korallenotter wird auch „Minutenschlange"genannt, denn man glaubt, dass jedes Tier, das von ihr gebissen wird, innerhalb von Minuten stirbt. Dies trifft allerdings nur für kleine Tiere zu. Die Korallenottern gehören zur Gruppe der Elapidae. Sie werden in zwei Gruppen unterteilt: die Korallenottern und die Schmuckottern.

HABITAT

Die Korallenotter bewohnt unterschiedliche Lebensräume, von der Wüste bis hin zu tropischen Regenwäldern. Die 68 Arten dieser Gruppe findet man vom Süden Nordamerikas bis nach Zentralargentinien in Südamerika.

ALLGEMEINE ANATOMIE

Die Korallenotter ist schmal bis mittelgroß mit einem mäßig schlanken Körper und einem kleinen Kopf. Viele der Tiere besitzen eine LEUCHTEND BUNTE MARKIERUNG, TYPISCHERWEISE MIT ROTEN, SCHWARZEN UND GELBEN ODER WEISSEN RINGEN. Diese warnt die Feinde: *Ich bin giftig, Finger weg.* Dies ist eine typische Warnung der Elapidae.

Eine Anzahl ungiftiger oder nur leicht giftiger Schlangen, die dieses Aussehen imitieren, besitzen eine ähnlich gestreifte Färbung wie die hochgiftige Korallenotter. Diese gehören zumeist zur Familie der Colubridae, wie zum Beispiel die Gattung Erythrolamprus (falsche Korallenotter), Chionactis (Westliche Schaufelnasen-Wühlnatter) und Lampropeltis (Königs- und Dreiecksnattern).

In einigen Regionen unterscheidet man die ungiftigen Nachahmer von der giftigen Korallenotter aufgrund der Anordnung der Streifen. Dort gibt es einen Reim, mit dessen Hilfe man diese Schlangen unterscheiden kann: „Red and yellow, kill a fellow. Red and black, a friendly jack." Oder: „Red and yellow, kill a fellow. Red and black, venom lack." Dem Sinne nach „Rot und Gelb tötet den Mann, Rot und Schwarz – ein freundlicher Kerl." (Siehe Bild auf Seite 51).

Das „Perlen-und-Korallen-" Muster bzw. die durchbrochenen Farbmuster der Korallenotter helfen ihr, sich inmitten von Waldblattwerk zu tarnen. Diese Tarnung wird benötigt, um die Jungen zu verstecken, und dient zudem auch als optimaler Schutz bei der Jagd nach Beute. Die aquatische Art dieser Gruppe hat abgeflachte Schwänze, die als Flosse dienen und Unterstützung beim Schwimmen bieten.

ERNÄHRUNGSVERHALTEN

Korallenottern fressen hauptsächlich andere Reptilien. Einige haben sich darauf spezialisiert, die verschiedenen Arten grabender Amphisbaenia zu fressen, deren Lebensraum sie teilen. Die Korallenotter ist ein Wildbeuter, kriecht langsam über den Boden und bewegt ihren Kopf von Seite zu Seite, während sie ihre Nase in Blattwerk steckt, um Beute zu lokalisieren. Auch fegt sie ihren Schwanz hin und her, um Beute aus ihrem Versteck aufzuschrecken.

ELAPIDAE GIFTNATTERN UND SEESCHLANGEN

VERHALTEN

Korallenottern zeigen sehr unterschiedliches Verhalten. Meistens sind sie sehr GUTMÜTIG, SCHWER FASSBAR, SCHEU, SIE VERSTECKEN SICH ODER GRABEN. Sie verbringen den Großteil ihrer Zeit versteckt unter der Erde oder unter Blattwerk und kommen nur mit dem Regen oder zur Paarungszeit zum Vorschein. Diese normalerweise NICHT AGGRESSIVE Schlange beißt nur zu, wenn ein Mensch versehentlich mit ihr in Kontakt kommt. Dies geschieht, wenn man die Schlange bei bestimmten Tätigkeiten in ihrem Versteck stört, wie beispielsweise bei der Gartenarbeit oder beim Wandern.

ANGRIFFS- UND VERTEIDIGUNGSMETHODEN

Wird sie gestört, nimmt die Korallenotter eine typische Verteidigungshaltung ein: Sie zeigt einen ERHOBENEN, SCHWINGENDEN SCHWANZ, der einen wogenden, drohenden Kopf NACHAHMT, während der eigentliche Kopf in ihren Körperschlingen verborgen liegt. Manche Korallenotter-Arten produzieren mit ihrer Kloake knallende Geräusche, um Feinde fortzuscheuchen. Sie stoßen Luft aus der Kloake aus und verursachen ein Geräusch, das sich anhört, als würde Stoff reißen. Das Männchen der südlichen Korallenotter *(Micrurus frontalis)* stößt seinen Hemipenis mehrmals heraus und zieht ihn wieder ein, in der Absicht, so Feinde zu verscheuchen. Zur Verteidigung STELLEN Korallenottern sich auch TOT.

Obwohl die Korallenotter eine scheue Kreatur ist und Konfrontation vorzugsweise meidet, STÖSST sie, wenn sie gestört wird, SCHNELL UND KRÄFTIG ZU, um einen **festen Zugriff zu erlangen**. Aufgrund der kleinen Größe ihrer Reißzähne und der Zeit, die es braucht, bis das Gift wirkt, neigen die Korallenottern dazu, das Opfer **festzuhalten**, wenn sie zugebissen haben. Dieses Verhalten findet man bei allen Elapidae. Sie KAUEN, WÄHREND SIE IHREN HALS VON SEITE ZU SEITE DREHEN UND WENDEN, um das Gift besser zu verteilen. Die Vipern haben im Gegensatz dazu einklappbare Reißzähne, damit beißen sie zu, lassen jedoch sofort wieder los.

ELAPS CORALLINUS ODER *MICRURUS CORALLINUS* (ELAPS) [KORALLENOTTER]

(Früher *Elaps corallinus* genannt, jetzt *Micrurus corallinus*.)

EIGENSCHAFTEN DER ELAPS CORALLINUS (MICRURUS CORALLINUS)

Micrurus corallinus FRESSEN HAUPTSÄCHLICH AMPHISBAENIA und folgen diesen in ihre Tunnel (GRABEND).

604

ELAPIDAE GIFTNATTERN UND SEESCHLANGEN

MATERIA MEDICA

Die folgende Information stammt aus dem Buch „Die Seele der Heilmittel" von Rajan Sankaran:

Normalerweise habe ich *Elaps* über ihre sehr starken körperlichen Verlangen und Begleiterscheinungen identifiziert, wie zum Beispiel der Wunsch nach Bananen (meine Beobachtung), Orangen, Salat, gesüßte Buttermilch (ein indisches Joghurtgetränk namens „Lassi"), Eis, süß, sauer, Milch. Ein weiteres *Elaps*-Symptom, das ich wiederholt bestätigen konnte, ist der brennende Schmerz in Speiseröhre und Magen, gewöhnlich vom Patienten als „Übersäuerung" beschrieben, der sich durch kalte Getränke bessert. Man spürt, wie das kalte Getränk von der Speiseröhre bis zum Magen hinunterläuft, beim Trinken fühlt es sich ziemlich kalt an, so kalt wie Eis. Auch bessert sich der Schmerz, wenn man auf dem Bauch liegt. Diese kalte Empfindung von der Speiseröhre bis hinunter in den Magen kommt allein bei *Elaps* vor.

Ich habe beobachtet, dass diese Patienten Angst vor dem Fallen haben, Angst davor, ihre Position zu verlieren, ihr Image in der Gesellschaft. Sie möchten gerne ein sehr gutes Image aufrechterhalten und schätzen die gute Meinung anderer. Ihre Angst vor hoch gelegenen Orten ist stark ausgeprägt.

ELAPS RUBRIKEN/HINWEISE AUF BEKANNTE ELAPIDAE-THEMEN: COMPLETE REPERTORIUM

- GESELLSCHAFT: VERLANGEN NACH: GESCHEHEN KÖNNTE, ALS OB ETWAS SCHRECKLICHES. {0 > 1 > 0}
- Wahnideen, Einbildungen: Verletzung: verletzt, wird. {0 > 14 > 0}
- WAHNIDEEN, EINBILDUNGEN: SCHLÄGER, STREITHAMMEL, BRECHEN EIN, WENN SIE ALLEINE IST. {0 > 1 > 0}
- TRÄUME: TOT: KÖRPER: MESSER IN DIE WUNDEN BOHREN. {0 > 1 > 0}
- Angst: Alleinsein, vor dem. {7 > 15 > 65}
- Angst: Geschehen: etwas wird: schreckliches, fürchterliches {6 > 16 > 0}

PRÜFUNG VON REINHARD FLICK, ÖSTERREICH

- Heftiger, explosiver Zornesausbruch meiner Frau gegenüber wegen etwas, das sie nicht so gemacht hat, wie ich es wollte
- Gesteigerte Wahrnehmung meines Halses, fühlt sich eng an, mit erhöhter Neigung zu schlucken, gleichzeitig Beklemmung in der Brust, mit etwas Atemnot, besonders beim Treppensteigen
- Träume von Krieg, Angriff
- Verteidigung gegen Bedrohungen und Angriffe von außen. Diese aggressive Haltung wendet sich hauptsächlich gegen meine Frau, eine Mischung der Impulse zu kämpfen oder zu fliehen, Angst, Aggression und Hass, alles miteinander vermischt. Am besten lässt sich das beschreiben mit dem Wunsch, aus der eigenen Haut zu springen. Ich habe das Gefühl, ich stehe mit dem Rücken zur Wand und ertrage es nicht, anderen Menschen in die Augen zu sehen.

ELAPIDAE GIFTNATTERN UND SEESCHLANGEN

- Sehr empfindlich, als ob die Nervenendungen bloß liegen, wie elektrischem Strom ausgesetzt.
- Die Anwesenheit anderer Menschen ist schwer zu ertragen, ich möchte mich zurückziehen und allein gelassen werden.

SPEZIFISCHE RUBRIKEN / SYMPTOME VON *ELAPS*

- Angst vor Regen; man kann sich vorstellen, dass eine grabende Schlange während der Regenzeit am verletzlichsten ist.
- Magen, Kälte, wie Eis, nach kalten Getränken
- Brust, Kälte, innere, als ob Eiswasser durch eine zylindrische Röhre auf- und absteigt
- Abneigung, Bananen
- Verlangen nach gesüßter Buttermilch (einziges Mittel)
- Verlangen nach Eis
- Verlangen nach und Abneigung gegen Orangen
- Verlangen nach Schlagsahne (einziges Mittel)

ALLENS REPERTORIUM „ENCYCLOPEDIA OF PURE MATERIA MEDICA INDEX"

- Verlangen, in einer Höhle zu sein

FRANS VERMEULENS „PRISMA"

- Verlangen, in einer tiefen Höhle zu sein, wo niemand sie sehen kann

PHATAKS MATERIA MEDICA

- Schwingende Bewegungen
- Schaudern beim geringsten Widerspruch

ANMERKUNG

In einen Abgrund zu fallen, Verlangen, in einer Höhle zu sein und „verspielt im Gras" sind Symptome von *Elaps* im Repertorium, die fast nur bei dieser Schlange vorkommen. Das Symptom *in einen Abgrund fallen* wurde auch in einigen Fällen bestätigt. Allerdings wurden diese Symptome in den Prüfungen des Arzneimittels nicht direkt erwähnt. Daher bitten wir darum, diese Symptome nur mit Vorsicht als Bestätigungssymptome zu nutzen.

FALL (1) VON *ELAPS CORALLINUS* VON RAJAN SANKARAN
FALL EINES JUNGEN MANNES MIT VITILIGO, CA. 23 JAHRE ALT

Er war wegen der Vitiligo seit 1997 bei mir in Behandlung, da war er ungefähr 13 Jahre alt. Zu jenem Zeitpunkt wurde das Arzneimittel aufgrund der Rubriken ausgewählt. Er reagierte gut auf das Mittel und tut das auch weiterhin. Nahezu 60–70 % seiner Flecken sind besser, und seine

ELAPIDAE GIFTNATTERN UND SEESCHLANGEN

Gemütsverfassung hat sich bedeutend gebessert. Im Jahre 2006 bestellte ich ihn für ein längeres Follow-up ein, um das Arzneimittel besser zu verstehen.

FOLLOW-UP AM 03.08.2006

P: Nach der Behandlung wurde ich ruhiger. Ich brause nicht mehr so auf wie früher. Meistens bin ich sehr ruhig. Ab und zu gehe ich in die Luft. Meistens schaffe ich es jedoch, ruhig zu bleiben. Meine Ernährung hat sich um 180 Grad geändert, anstatt Huhn esse ich jetzt nur noch Gemüse. Zu mindestens 80 % esse ich Obst. Ich trinke mehr Wasser. Früher habe ich fast kein Wasser getrunken. Meine Ausdauer hat sich verdreifacht. Wo ich früher kaum eine halbe Stunde rennen konnte, laufe ich jetzt einfach weiter, kein Problem. Meine Kraft ist fast gleich geblieben. Bezüglich meiner Stimmung sind die Schwankungen deutlich weniger. Zu Hause war ich immer recht gelangweilt, ansonsten ist meine Stimmung ganz normal.

D: Erzählen Sie mir, wie Ihre Stimmung früher war.

P: Früher hat mich alles Mögliche dazu gebracht, dass ich **auf jemanden einschlagen** wollte. Alles und jedes brachte mich dazu, **jemanden töten zu wollen**.
Er erwähnte das Thema „Verletzung", daher fragte ich hier weiter nach.

D: Geben Sie mir ein Beispiel.

P: Meistens wenn ich in Bombay war, mit den Rikschas. Das kleinste Problem mit denen und ich schlug sie zusammen.

D: Geben Sie mir ein Beispiel. Was für ein Problem?

P: Wenn ich fahre und jemand mir den Weg abschneidet (HG), wenn es ein Rikscha-Fahrer ist und er davonrast. Ich rase ihm nach, schneide ihm den Weg ab, steige aus, schrei ihn an, wenn ich kann, schlage ihn zusammen, steige in mein Auto und fahre weg. Das mache ich jetzt nicht mehr. Es ist fast vorbei, ich mache es nicht mehr.

D: Wenn er Ihnen „den Weg abschneidet"?

P: **Kleinigkeiten**, das Auto berühren, die Vorfahrt nehmen, leichte Kratzer.

D: Wie haben Sie das erlebt? Nehmen wir an, er nimmt Ihnen die Vorfahrt, was ist Ihr Gefühl dabei?

P: Richtiger Zorn, **bis ich die Person überholt, ausgebremst und sie angehalten habe. Ich hätte mich nicht stoppen können. Hätte ich einfach nicht.** Nachdem ich ihn angehalten hatte, dachte ich: „Nur wegen eines dummen Kratzers", und dann war der Ärger weg. Aber dann war es zu spät.

D: Wie ist das Gefühl bei diesem Ärger?

P: Blind, nein … nein … Ich weiß nicht, was ich tun werde, ich tue es einfach. Es gab keinen Grund, es war eine Kleinigkeit, aber es war, weil er etwas falsch gemacht hat.

D: Er hat „etwas falsch gemacht" bedeutet was? Beschreiben Sie mir das.

P: Bombay-Fahrer sind Bombay-Fahrer. Alles, was die machen, ist falsch.

D: Wenn Sie sagen „falsch machen", was meinen Sie damit?

P: Ich fahre zum Beispiel geradeaus, und dieser Typ sollte eigentlich auf seiner Spur fahren. Er schneidet mir den Weg ab (HG: zeigt das Abschneiden) und berührt dabei vielleicht meine Stoßstange, und ohne sich zu entschuldigen, fährt er einfach weg. Das hat mich früher ziemlich aufgeregt, also fuhr ich dieser Person hinterher und machte ihr richtigen Ärger. Das passiert jetzt fast nicht mehr. Außer wenn ich einen größeren Unfall habe, habe ich keine Probleme. Ich ignoriere es und fahre einfach weiter.

D: Sie sagen, er hat etwas „falsch gemacht"; erzählen Sie mir von diesem „falsch gemacht".

ELAPIDAE GIFTNATTERN UND SEESCHLANGEN

P: Als Beispiel: Man erwartet einfach, dass sie in ihrer Spur fahren, und dann, ohne Blinker, schneiden sie mir den Weg ab.
D: „Meine Spur kreuzen" bedeutet?
P: Ihr Auto hat möglicherweise meine Stoßstange verkratzt, als sie auf meine Spur gewechselt sind (HG), und ganz offensichtlich habe ich jetzt völlig ohne Grund einen Kratzer auf dem Auto. Sie hätten einfach blinken können, und ich wäre langsamer gefahren. **Ohne zu blinken sind sie einfach auf meine Spur gewechselt (HG).**
D: Beschreiben Sie die Bewegung Ihrer Hand, wenn Sie sagen, „auf meine Spur gewechselt".
P: Ich bin auf dieser Seite und er ist auf der anderen (zeigt es parallel mit beiden Händen). Ohne mir ein Zeichen zu geben, setzt er sich vor mich und schneidet mir den Weg ab (HG: zeigt geradeaus und dreht dann seitwärts ab).
D: Was ist das, was Sie da zeigen?
P: Das ist das Auto, das jetzt vor mir fährt, mich überholt hat, mich links überholt hat und meine Spur gekreuzt hat.
D: Also, was hat er nun wirklich getan? Wie empfinden Sie das, was er getan hat?
P: Möglicherweise hat er eine gefährliche Situation auf der Straße verursacht, denn ich habe ihn nicht gesehen.
D: „Eine gefährliche Situation **v**erursacht" bedeutet?
P: Es bedeutet, er hat mein Auto gestreift und mir den Weg abgeschnitten. Er hat meine Stoßstange zerkratzt.
D: Beschreiben Sie „Gefahr".
P: Wenn ich nicht gebremst hätte oder langsamer gefahren wäre, wäre ich wahrscheinlich in ihn hineingekracht und hätte Probleme verursacht.
D: „Probleme" welcher Art?
P: Probleme in Bezug auf das Auto oder Probleme für die Person im Inneren des Autos oder sonstwie.
D: Beschreiben Sie dies „in Bezug auf das Auto, Probleme für die Person im Inneren des Autos".
P: Wenn es am Auto passiert, ist es kein großes Problem. Ich fahre dann nach Hause, poliere es raus und es ist erledigt. Es ist dann etwas passiert, wenn jemand mit mir im Auto sitzt. Ich werde vielleicht nicht verletzt, die andere Person aber wohl, und dafür trage ich dann die Verantwortung.
D: Beschreiben Sie „verletzt werden".
P: Irgendwie verletzt werden.
D: Was kommt Ihnen in den Sinn?
P: Es könnte **körperlich verletzt sein.**
D: Beschreiben Sie „körperlich verletzt".
P: Körperlich im Sinne von: einen Kratzer abbekommen; ein paar Knochen brechen.
D: Irgendetwas Schlimmeres?
P: Nein, ich denke nicht.
D: Wenn Sie also sagen, Sie wollen ihn „zusammenschlagen", beschreiben Sie „zusammenschlagen".
P: Den anderen aus dem Auto zerren. Sicherstellen, dass er weiß, dass er das nicht noch einmal tun darf.
D: Wie?
P: Sicherstellen, dass er irgendwie verletzt wird, damit er sich daran erinnert, wenn es noch einmal passiert.

ELAPIDAE GIFTNATTERN UND SEESCHLANGEN

D: Beschreiben Sie „ihn verletzen", beschreiben Sie „verletzt werden".
P: Ich bin keine sehr **gewalttätige** Person, wenn ich also sage „verletzen", meine ich nicht, dass der andere bluten soll, so dass er sich **nicht mehr bewegen** kann. Eigentlich nur eine kleine Verletzung.
D: Beschreiben Sie „eine Person bluten lassen, so dass sie sich nicht mehr bewegen kann", beschreiben Sie diesen Vorgang.
P: Wie man es im Fernsehen sieht, dass jemand **verprügelt wird**.
D: Beschreiben Sie das, was Sie im Fernsehen gesehen haben.
P: Jemand wird möglicherweise **in die Rippen getreten, so stark getreten, dass er sich dann nicht mehr bewegen kann.** Wie ich sagte, das habe ich gar nicht vor, habe es auch noch nie getan und werde das wohl auch nie tun. Wie ich gesagt habe, ich wollte demjenigen nur zeigen, dass man das nicht tut, aber der **Ärger hat mich dann übermannt**. Ich hätte es einfach lassen können, das, mit dem ich angefangen hatte.

Er nimmt die Situation so wahr, dass der andere kommt, um ihn zu verletzen. „Er sollte eigentlich dort fahren, doch er schneidet mir den Weg ab, ohne Ankündigung gefährdet er mich. Und wenn er das tut, mache ich ihn fertig, so dass er sich nicht mehr bewegen kann."

Dieses „kann sich nicht bewegen" ist die Lähmung, die von dem Gift der Elapidae verursacht wird (neurotoxisches Gift, das die Herz- und Atemwegs-Muskeln angreift).

Es wiederholen sich die Themen „Verletzung" und die Gefühle:
▶ *Wenn du mir Unrecht tust, tue ich dir auch Unrecht.*
▶ *Wenn du mich angreifst, greife ich dich auch an.*

D: Warum haben Sie damit angefangen, es einfach nicht zu tun?
P: Ich weiß nicht. Ich weiß nicht, ob es die Medizin ist oder ob ich einfach erwachsen werde.
D: Sie haben etwas über Stimmungsschwankungen gesagt, erzählen Sie mir davon.
P: Ich konnte glücklich sein, und dann konnte ich plötzlich wirklich wütend auf jemanden sein. Und dann wieder ganz passiv werden. Jetzt bin ich den ganzen Tag lang mehr oder weniger passiv.
D: Beschreiben Sie das Gefühl von „glücklich und dann wütend" auf jemanden.
P: Ich sitze vielleicht da und lese ein Buch, oder ich sitze an meinem Laptop und jemand ruft an und sagt, dass etwas, worum er mich vor einem Monat schon gebeten hatte, nicht erledigt wurde. Im Endeffekt bin ich dann in einer unangenehmen Lage. Ich wäre dann unglaublich wütend auf die Person.
D: Beschreiben Sie, wie Sie das erleben: „unglaublich wütend".
P: Frustration, denn ich weiß, ich kann dieser Person nichts tun.
D: Wie fühlt sich das an?
P: Ziemlich hilflos, denn ich weiß, ich kann dieser Person nichts tun.
D: Warum können Sie nichts tun?
P: Die Person könnte ein Mädchen sein oder Verwandtschaft, wo ich es mir nicht leisten kann, etwas zu tun.
D: Und wie erleben Sie das?
P: Ich muss ruhig bleiben, ich muss nett zu der Person sein, selbst wenn ich weiß, dass ich ihr gerne eine Abreibung verpassen würde, aber das geht nicht. Ich bin dann ein wenig wütend oder frustriert.
D: Sie können nicht, weil es entweder ein Mädchen ist oder …?
P: Es ist eine Person, wo ich es mir nicht erlauben kann, unhöflich zu sein, sei es, dass es sich um jemand Älteres oder jemand Weibliches handelt.

ELAPIDAE GIFTNATTERN UND SEESCHLANGEN

D: Warum können Sie es sich nicht erlauben, mit diesen Menschen unhöflich zu sprechen, seien sie nun älter oder weiblich oder was auch immer?
P: Ich weiß nicht, es ist vielleicht anerzogen, schätze ich.
D: In welcher Art?
P: Dir wird beigebracht, das nicht zu tun, ich weiß nicht warum.
D: Und wenn Sie glücklich sind, was fühlen Sie da?
P: Mein „glücklich" ist sehr einfach. **Solange ich nicht behelligt werde, bin ich glücklich.**
D: „Nicht behelligt" bedeutet?
P: Solange mich niemand bedrängt, solange ich in Ruhe gelassen werde, solange ich unterhalten oder beschäftigt werde, bin ich sehr glücklich. Es können auch kleine Sachen sein, wie das Lesen oder Fernsehen, dann bin ich sehr glücklich.
„Belästige du mich nicht, dann belästige ich dich nicht."
„Lass mich in Ruhe und mir geht es gut."
Das ist die Hauptsache für die Elapidae.
D: Beschreiben Sie dieses „mich in Ruhe lassen".
P: Nicht in dem Sinne, dass ich ein Einzelgänger bin. „Mich in Ruhe lassen" in dem Sinne, dass ich es nicht mag, wenn Leute mich bedrängen, etwas zu tun. Wenn es etwas ist, das ich kann: ja; wenn es etwas ist, was ich mag: sehr gut.
D: Was ist die Bedeutung von „bedrängen"?
P: Wenn ich einmal gefragt werde und sage, dass ich es nicht tun kann, und dann wieder und wieder und wieder gefragt werde (HG), das betrachte ich als bedrängen. Besonders, wenn es nicht mein Problem ist.
D: Welche Träume hatten Sie?
P: Träume, die sich schnell bewegen, aber ich kann mich an keinen erinnern.
D: Was bedeutet „sich schnell bewegen"?
P: Wenn man sich einen Film ansieht, alles läuft glatt, und **plötzlich** gibt es an einer Stelle Actionszenen, wo der Film so gemacht ist, dass plötzlich etwas, eine Einstellung geschnitten wird (HG zeigt die Aktion des Schneidens) und eine neue Einstellung kommt, und innerhalb der nächsten fünf Sekunden siehst du zehn Filmszenen.
Das ist die gleiche Geste, die er machte, als er darüber sprach, dass jemand ihm beim Autofahren den Weg abschneidet.
D: Beschreiben Sie das nochmal, das „schneiden und dann bewegen". Beschreiben Sie den Vorgang. Sie zeigten etwas mit Ihrer Hand, zeigen Sie das noch einmal.
P: Zum Beispiel wenn ein Film gezeigt wird, die Handlung läuft (HG), aber wenn eine Actionszene kommt, wird die Einstellung in der Mitte geschnitten, es kommt eine neue Einstellung und die Wirkung ist, dass es sich **sehr schnell bewegt**. Ich kann mich noch nicht einmal an einen dieser Träume erinnern.
D: Beschreiben Sie „sehr schnell bewegen". Was kommt Ihnen in den Sinn?
P: Der Zug.
D: Beschreiben Sie Zug. Was immer Ihnen einfällt.
P: Fortbewegung, schnell, läuft auf Schienen, mit Elektrizität oder Kohlen.
D: Beschreiben Sie die Bewegung des Zuges.
P: Sehr systematisch (HG: bewegt die Finger im Kreis). Wie ein Uhrwerk.
D: Andere Träume von früher, an die Sie sich erinnern?
P: Nein.

ELAPIDAE GIFTNATTERN UND SEESCHLANGEN

D: Welche Interessen oder Hobbys haben Sie?
P: Musik, nur Musik.
D: Beschreiben Sie, wie Sie Musik erleben.
P: Eigentlich jede Art von Musik, leise natürlich, dann bin ich in einer glücklichen Stimmung. Ich mag jede Musik, englische oder westliche Musik.
D: Beschreiben Sie diese glückliche Stimmung.
P: Es ist eine Stimmung, in der ich irgendwie **passiv gegenüber allem und jedem bin.**
D: Was bedeutet „passiv"?
P: Es bedeutet, ich habe kein Problem mit Leuten, die um mich herum reinkommen und wieder rauslaufen.
D: Wenn Sie sagen „reinkommen und wieder rauslaufen", was meinen Sie damit?
P: Wenn jemand in mein Zimmer kommt, meine Mutter, mein Vater, mein Bruder oder irgendjemand, und wenn dann Musik läuft, habe ich kein Problem damit.
D: Und wenn sie nicht läuft?
P: Es geht nicht darum, dass sie dann nicht läuft. Aber wenn die Musik läuft, bin ich immer in einer sehr aufgeschlossenen, glücklichen Stimmung.
D: Was ist das Gegenteil?
P: Ich bin ziemlich **wachsam**, wenn die Musik nicht läuft. Wenn jemand hereinkommt und ich spüre, dass es möglicherweise Ärger gibt (lacht), dann bin ich wachsam.
D: Wie ist das Gefühl bei „wachsam"?
P: Ein wenig **misstrauisch.**
D: „Misstrauisch", dass was passiert?
P: **Irgendetwas wird sich ereignen,** dies oder das, was auch immer.
D: Wie erleben Sie die Wachsamkeit in sich selbst?
P: Ich bin mir dessen bewusst, was um mich herum vor sich geht (HG). Ziemlich bewusst. Ich höre die leisesten Geräusche, aber wenn dann die Musik läuft, **versinke ich in ihr.**
D: „Versinke ich" bedeutet?
P: Ich gebe dann nicht mehr so sehr Acht auf die Dinge, die um mich herum passieren. Vielleicht kommt jemand rein und ich bemerke ihn auch, ich beachte ihn aber nicht, es sei denn, er fragt mich etwas. Ich weiß vielleicht, dass ich um 16.00 Uhr oder 17.00 Uhr etwas tun muss. Wenn es dann 17.00 Uhr ist, weiß ich es nicht mehr, wenn die Musik läuft. Wäre die Musik nicht gelaufen, würde ich ab 14.00 Uhr darauf warten, dass ich dies oder jenes erledigen muss.

Mit Hilfe der Musik wissen wir jetzt, dass er entweder komplett in ihr versinkt oder so wachsam ist, dass er die geringsten Dinge um sich herum bemerkt. Das ist eine Reptilien-Eigenschaft. Entweder tauchen sie ab, gehen unter die Erde, sind verborgen und versteckt, oder sie sind im Freien, wachsam und misstrauisch. Was ist es nun an der Musik, das allumfassend ist? Das ist die Geschichte, die man hier verstehen muss.

D: Wie reagieren Sie normalerweise auf Tiere?
P: Ich liebe Hunde. Ich bin ein wenig auf der Hut vor Katzen, aber ich habe keine Angst vor ihnen. Nicht, weil ich sie nicht leiden kann, sondern weil sie mich irgendwie nicht leiden können.
D: Irgendwelche anderen Tiere? Irgendein anderes Tier, haben Sie Angst vor oder sind Sie fasziniert von anderen Tieren?
P: Keine richtige Angst, so dass ich zusammenzucke oder schreie oder kreische, aber ich mag keine Schlangen.

ELAPIDAE GIFTNATTERN UND SEESCHLANGEN

D: Was spüren Sie dann?
P: Ich habe etwas Angst. Nicht, weil ich weiß, dass sie angreifen oder so, doch da ist eine Art von Angst. Ich weiß nicht, was es ist. Warum ich diese Angst habe, weiß ich nicht, denn ich habe niemals Kontakt mit einer Schlange gehabt oder eine angefasst, nichts davon.
D: Wissen Sie etwas über Schlangen, oder eher nicht so viel?
P: Das Einzige, was ich weiß, ist, dass die mehr Angst vor uns haben als wir vor denen. Es ist nicht wirklich die Angst vor einem Angriff oder so, es ist eher eine Abneigung als Angst. Es ist eher eine Abneigung.
D: Wie fühlt sich diese Abneigung an?
P: Wie ich sagte, manchen Dingen traue ich nicht, ich bin misstrauisch manchen Dingen gegenüber, und die Schlange ist eines davon.

BEI DIREKTER BEFRAGUNG

D: Wie reagieren Sie auf hoch gelegene Orte?
P: Ich habe keine Angst, aber ich bin extrem vorsichtig.
D: Keine Träume vom Fallen oder so?
P: Das ist schon lange her, nur ein paar wenige. Und nicht lange.
D: „Fallen"? Wohin?
P: Durch den Raum fallen. Ich habe Ihnen das schon mal erzählt, vor langer Zeit. Ich glaube, im ersten Jahr, als ich zu Ihnen kam. Doch danach hatte ich diese Träume nicht mehr.

FALLANALYSE

Ich habe ihm *Elaps corallinus* verschrieben, als er im Jahre 1997 das erste Mal zu mir kam. Rückblickend basierte meine damalige Verschreibung in diesem Fall auf Symptomen und Rubriken (auf der Ebene der Wahnideen). Jetzt, fast zehn Jahre später, da sich das System über die Wahnideen hinaus weiterentwickelt hat und nachdem ich seine Art des Erlebens tiefer erforscht hatte – über die Wahnideen hin zu seiner Empfindung – erkannte ich, wie schön er über die verschiedenen Empfindungen spricht. Er spricht von Verletzung und davon, anzugreifen, wenn man ihm unrecht getan hat, und dies sind die Hauptempfindungen der Familie der Elapidae. Das Mittel ist immer noch das gleiche, unser Verständnis dieser Arzneimittel jedoch geht jetzt wesentlich tiefer. Hier kommen Königreich, Unterkönigreich und die Familien zusammen, sie sind nicht nur eine bloße Sammlung von Rubriken und Symptomen. Die Differenzierung zwischen den Arzneimitteln ist dank unseres Wissens um Königreich und Unterkönigreich sehr viel einfacher geworden.
  Wichtige Elapidae-Themen dieses Falles:
- Greift nicht an, es sei denn, er wird provoziert
- Provoziert, wenn jemand absichtlich in seinen Bereich eindringt, besonders wenn dies in der Absicht geschieht, zu schaden oder zu verletzen
- Dann ist der Angriff brutal
- Der Angriff besteht aus einem einzigen Schlag, einer Verletzung
- Töten

ELAPIDAE GIFTNATTERN UND SEESCHLANGEN

FALL (2) VON *ELAPS CORALLINUS* VON GURMEJ VIRK
FALL EINER 30-JÄHRIGEN FRAU
ERSTKONSULTATION AM 08.07.2006

H: Womit kann ich Ihnen helfen?
P: Ich habe jetzt seit einem Jahr eine überaktive Schilddrüse, und sie wollen eine Radiojodtherapie mit mir machen. Ich möchte, dass Sie meine Schilddrüse heilen, und ich möchte keine Medizin nehmen, die den Rest meines Lebens Auswirkungen auf meinen Körper hat. Radiojod **tötet** die Schilddrüse, also müsste ich für den Rest meines Lebens Thyroxin nehmen, und das gefällt mir gar nicht.
H: Erzählen Sie mir von der Schilddrüse, alles, was dazugehört.
P: Die letzten 14 Monate **beherrscht sie mein Leben,** und das nicht nur wegen der Symptome. Bei jeder Unterhaltung kommt man immer auf dieses Thema. Wenn ich einkaufen gehe, mache ich mir Sorgen, dass ich ohnmächtig werde, oder weil ich sicherstellen muss, dass etwas zu essen in der Nähe ist.
Ich kann nicht einfach mein Leben leben. Wenn ich eine Erkältung bekomme, ist es meine Schilddrüse. Sie beherrscht mein Leben. Ich habe es satt, ich will jetzt weiterleben. Ich möchte wieder ganz normal ich sein.
H: Welche Symptome haben Sie?
P: Mir wird ganz heiß, ich werde ohnmächtig, bekomme Herzrasen, zittere. Meine Augen fühlen sich wund an. Manchmal denke ich, das liegt daran, dass ich den ganzen Tag vor dem Computer sitze. Zu emotional. Stimmungsschwankungen, die ich vorher nicht hatte. Das Symptom, das mich am meisten stört, ist, dass mir immer so heiß ist. Ich bin ziemlich müde.
H: Was stört sie am allermeisten?
P: Am allermeisten? Das Symptom, das mich am meisten einschränkt, ist, dass mir so heiß wird, und das Ohnmächtigwerden. Die Angst vor dem Ohnmächtigwerden. Ich habe keine Angst vor dem Ohnmächtigwerden, ich kenne Ohnmachten schon mein ganzes Leben lang. Es ist aber einfach blöd, wenn du einkaufen gehst, und du denkst, du fällst um, wenn dir zu heiß wird. Neulich hatte ich eine merkwürdige Empfindung in meinem Hals, und das macht mir gerade am meisten Sorgen.
H: Was ist diese merkwürdige Empfindung?
P: Druck, wie wenn man nicht genug kaut und einen Kloß im Hals hat. Ich spüre es. Es tut nicht weh, aber ich bemerke es. Druck. Es fühlt sich ein wenig merkwürdig an, nicht wenn man es berührt, eher innen. Wie eine geschwollene Drüse. Irgendetwas ist anders als vorher. (*HG: die ganze Zeit zeigt sie auf ihren Hals und auf den Halsbereich.*)
H: Druck, als ob Sie nicht richtig gekaut hätten, wie fühlt sich das an?
P: Es fühlt sich an, als müsste ich schlucken. Wenn man sich aufregt und diesen Kloß im Hals hat. Als ob etwas feststeckt. Wie eine geschwollene Drüse. Als ob etwas vergrößert ist.
H: Haben Sie schon einmal ein Szintigramm machen lassen, oder hat das jemand abgetastet und Ihnen gesagt, die Schilddrüse ist tatsächlich vergrößert?
P: Nein. Der Arzt hat meinen Hals schon lange nicht mehr abgetastet. Anfangs sagte er, sie ist nicht gewachsen. Sie hat eine normale Größe. Der Arzt hat sie abgetastet und gesagt, sie fühlt sich normal an.
H: Haben Sie irgendwelche Schmerzen oder ein unangenehmes Gefühl dort?

ELAPIDAE GIFTNATTERN UND SEESCHLANGEN

P: Keine Schmerzen. Nur das unangenehme Gefühl, dass da irgendetwas ist. Etwas steckt in meinem Hals, nichts Scharfes. Es schmerzt nicht, ist nicht wund. Ich spüre es nur. Es scheint hier und hier zu sein.
H: An zwei unterschiedlichen Stellen?
P: Zwei Stellen. Hier und hier, da habe ich das Gefühl, ich müsste schlucken.
H: Wie fühlt sich das an?
P: Wenn man etwas nicht richtig kaut und es bleibt dann eine Sekunde stecken und man muss schlucken (*verstärkte Schluckbewegung*). Wie ein leichter Druck. Etwas, das normalerweise nicht dort ist und das man spürt.
H: Beeinflusst es Sie auf irgendeine Art und Weise?
P: Nur so, dass ich mir deswegen Sorgen mache. Sonst beeinflusst es mich nicht. Es hält mich nicht vom Essen und Trinken ab.
H: Sie machen sich also deswegen Sorgen?
P: Ich mache mir Sorgen, weil sie mir direkt nach der Diagnose gesagt haben, Ärzte, Fachärzte, sie alle haben gesagt: „Wenn Sie Halsschmerzen bekommen, setzen Sie die Medikamente ab und gehen Sie sofort zur Notfallaufnahme." Das ist eine Angstmachertaktik, denke ich. Sie haben mir nicht erklärt warum. Sterbe ich? Ist das Krebs? Ist meine Schilddrüse plötzlich so groß? Niemand hat es mir gesagt. Was macht sie? Schwillt sie an? Das macht mir also Sorgen. Das gibt mir zu denken.
H: Welche Sorge haben Sie?
P: Ich mache mir Sorgen, dass sie anschwillt und ich operiert werden muss. Eine Operation macht mir Angst, und die Narbe, das ist wahrscheinlich am schlimmsten. **Ich kann es nicht leiden, wenn mich etwas vorne am Hals berührt.**
Die Krankenschwester hat mir eine Geschichte erzählt. Um diese zu unterstreichen, hat sie ihre Hände auf meinen Hals gelegt. Ich habe nicht reagiert, aber das ist genau das: Wenn jemand meinen Hals anfasst, (*HG: plötzliche Bewegung der Hände weg vom Körper, als ob man etwas schnell wegwirft*) **könnte ich zuschlagen**. Natürlich schlage ich nie zu, aber das ist das Gefühl, das ich dabei bekomme. Geh weg! Weg von meinem Hals! Der Gedanke, dass jemand meinen Hals aufschneidet und da was rausschneidet ...
H: Erzählen Sie mir davon, wie das ist, wenn jemand Ihren Hals anfasst.
P: Ich würde dann gern ... (*plötzliche Bewegung nach hinten*). Es ist merkwürdig, denn ich mag es, wenn man meinen Nacken berührt, das ist ganz tröstlich. Ich glaube, meine Mutter hat das immer gemacht, wenn wir die Straße überquert haben, dann hat sie immer ihre Hand in meinen Nacken gelegt. Es ist wirklich tröstend, wenn jemand dort seine Hand hinlegt. **Aber wenn jemand meinen Hals vorne berührt, fühle ich mich bedroht. Ich habe plötzlich das Gefühl, als wollten sie mich erwürgen.** Diese Angst habe ich schon lange. So lang wie ich mich erinnern kann, habe ich Leute gehasst, die meinen Hals vorne berührt haben.
H: Was ist das für ein Gefühl für Sie?
P: **Panik.** Ein Gefühl von **Einschnürung** (*plötzliche Bewegung nach hinten, mit den Händen vor dem Körper*). Wenn jemand Druck ausüben würde, könnte ich nicht mehr atmen. Es verschließt einem die Atemwege. Man fühlt sich, als möchte man würgen. Selbst wenn jemand mir nahe kommt, kriege ich dieses Gefühl, und ich weiß, wie sich das anfühlen wird. In einem früheren Leben bin ich sicher erwürgt worden. **Jemand bedroht mich** (*HG: Hände um den Hals herum*), und wenn er drücken würde, wäre das ein schreckliches Gefühl.
H: Wenn jemand Ihren Hals berührt, wie fühlt sich das körperlich an?

ELAPIDAE GIFTNATTERN UND SEESCHLANGEN

P: Alles, was du spüren kannst, sind ihre Hände. Eher Panik als das, was man körperlich fühlt. Ich glaube nicht, dass ich merke, wie sich das körperlich anfühlt. Es ist eher eine Reaktion (*wieder eine plötzliche Bewegung nach hinten*). Als die Krankenschwester meinen Hals berührte, hat sie nicht gedrückt. Wahrscheinlich hat sie meinen Hals gar nicht berührt, und so war das körperliche Gefühl nur auf der Haut. Doch für mich bedeutete es. „Weg von meinem Hals!" Ich bin leicht zurückgezuckt. Wenn das jemand gemacht hätte, den ich kenne, hätte ich einfach die Hand beiseite geschoben oder wäre ein Stückchen beiseite gegangen. Wenn mein Partner jemals meinen Hals anfassen würde, würde ich sagen „Finger weg". Das fühlt sich ziemlich irrational an. Niemand hat je versucht, mich zu erwürgen. Ich mag das überhaupt nicht.

H: Sie sagten „bedroht, Panik, zuschlagen". Erzählen Sie mir mehr hierüber.

P: Jemand ist in deiner Nähe. Wenn jemand die Rückseite meines Halses anfassen würde, hätte ich nicht das Gefühl, dass er **in meinen Bereich eindringt**. Ich weiß nicht warum. Wenn jemand mein Gesicht berühren würde oder mich irgendwo anders berühren würde, würde ich mich nicht bedroht fühlen. Ich berühre gern und werde gern berührt. Es ist nur dieser Bereich. Ich möchte diesen Bereich gerne schützen. Das ist aber nicht jetzt erst aufgetreten, mit der Diagnose der Schilddrüse, dieses Gefühl habe ich schon, so lange ich mich erinnern kann. Bestimmt seit meiner Kindheit.

H: Jemand dringt in Ihren Bereich ein?

P: Als ob ich mich schützen müsste. Jemand ist da (*wieder eine plötzliche Bewegung nach hinten*). Selbst wenn ein Fremder seine Hand auf meine Schulter legen würde, würde ich mich nicht bedroht fühlen. Selbst wenn ich jemanden nur kurz kennen würde, würde ich ihn kurz umarmen und seinen Arm berühren, ich berühre gern. Wenn ich mich mit diesem Menschen verbunden fühle, würde ich ihn mit einer Umarmung verabschieden, das ist völlig normal für mich. Aber wenn jemand es auf die Vorderseite meines Halses abgesehen hat, ist das eine Bedrohung, nichts Schönes. An allen anderen Körperstellen habe ich diese Furcht nicht.

H: Erzählen Sie mir einfach, wie Sie das erleben, wenn jemand in Ihren Bereich eindringt. Was möchten Sie dann tun oder was spüren Sie, wenn jemand in Ihren Bereich eingedrungen ist?

P: **Als ob ich ihn wegstoßen muss** (*Geste des Wegstoßens*). Fast klaustrophobisch. Ich trete einen Schritt zurück, kann nicht atmen (*HG: die Hände umkreisen einen größeren Bereich*). Oder ich bekomme das Gefühl, mehr Platz zu brauchen, bedrängt, ich brauche mehr Platz (*dieselbe Geste*).

H: Dieses „bedrängt, mehr Platz brauchen", wie fühlt sich das an?

P: **Ein** Gefühl von **eindringen, Grenzen übertreten.** Also, wenn ich darüber nachdenke: Wenn mir heiß ist, brauche ich Platz. Wenn mir heiß ist, brauche ich niemanden (*HG: breitet die Arme weit aus*), ich muss mich abkühlen, brauche so viel Platz, wie ich kriegen kann. Einmal bin ich echt ausgeflippt. Ich war zu Hause, und sie haben mich noch nie so erlebt. Ich habe sie alle angebrüllt. Ich musste rausgehen und ging in den Garten. Wenn sich jemand näherte: „Bleib bloß weg!" Noch nie habe ich so mit meiner Mutter gesprochen, wir sind beste Freundinnen, haben eine sehr gute Beziehung. Aber es war so heiß, meine Haut kribbelte richtig. **Es passiert, wenn mir heiß ist, dann brauche ich Platz, um mich abzukühlen.**

H: Beschreiben Sie, wie es sich damals anfühlte.

P: Als könnte ich mich nicht abkühlen. Ich kann mich nicht mehr erinnern, warum ich ausflippte. Das war das Ende der Welt, ich konnte nicht mehr, ich musste rausgehen und Platz haben. Das ist ein weiterer Grund, warum ich zu Ihnen komme, denn ich habe nicht das Gefühl, ich selbst zu sein. Das normale Ich ist entspannt, unbeschwert und sorgt sich um nichts. Doch in

ELAPIDAE GIFTNATTERN UND SEESCHLANGEN

den letzten zwölf Monaten ging es nur um Emotion und Stress. Viel zu emotional. Entweder heule ich die ganze Zeit, oder ich bin wütend, und das dreht sich immer im Kreis.

H: Das Gefühl gerade vor dem, was Sie zuletzt gesagt haben, wie war das Gefühl?

P: Als könnte ich es nicht mehr schaffen. Als wäre in meinem Kopf lauter Lärm, ich musste vor dem ganzen Lärm und all den Gefühlen fliehen, weggehen und in einer Ecke stehen.

H: Dieser „Lärm in Ihrem Kopf", versuchen Sie, den zu beschreiben.

P: Seit letztem November ist das nicht mehr passiert. Ich habe schließlich Antidepressiva genommen. In meinem Kopf ist Gebrüll. Ich hatte das Gefühl, verrückt zu werden. Alles ging durcheinander. Anstatt dass mein Gehirn die Wörter richtig verarbeitet, war es wie Gebrüll in meinem Kopf. „Arrh". Ich bekam es nicht weg. Ich hatte zwei Mitbewohner, und ich wollte nichts mit denen zu tun haben. Ich wollte nur ins Bett, unter meine Bettdecke, oder schlafen, nicht, weil ich müde war, sondern weil ich es satt hatte, wach zu sein, mit all dem Gebrüll und all den Gefühlen. Es war schrecklich.

H: Diese schrecklichen Gefühle, können Sie die ein wenig beschreiben?

P: Ich fahre irgendwo lang und in meinem Kopf schreit es.
Lärm, den ich nicht loswerde. Ständiges Schreien, das nicht weggeht und völlig irrational ist. Warum ist da dieses Gefühl? Warum greife ich Leute an? Warum bin ich schrecklich und garstig und schnauze Leute an? Ich brülle Leute an. Ich hasse Auseinandersetzungen mit wem auch immer, und ich vermeide das, was wahrscheinlich schlecht ist. Da kamen Dinge aus meinem Mund, ich konnte kaum glauben, was ich sagte, und das passt so gar nicht zu mir. Dann war ich eine Zeit lang überemotional, es ging also von einem Extrem zum anderen. Erst benahm ich mich die ganze Zeit schrecklich, dann weinte ich die ganze Zeit.

H: Träumen Sie auch?

P: Es gibt ein paar Träume, die sich wiederholen, ich bin im College und habe meinen Stundenplan nicht dabei, deswegen weiß ich nicht, welchen Kurs ich als nächstes habe. Ich kenne mich nicht aus, habe Angst zu spät zu kommen. Ich hasse es, zu spät zu kommen, hasse es, wenn Leute zu spät kommen. Ich bin dann ein bisschen panisch.

H: Wie fühlt es sich in dem Traum an, wenn Sie denken, Sie kommen zu spät?

P: Ich bin in Eile, als ob jemand auf mich sauer sein wird und ich den Kurs komplett verpassen werde. Es endet damit, dass ich zu spät komme oder jemanden enttäusche und mich blamiere. Etwas falsch mache.

H: Wie fühlen Sie sich dann?

P: Ich möchte niemanden verärgern, und ich möchte nicht, dass jemand wegen mir frustriert ist. Ich möchte niemanden aufregen.

H: Erzählen Sie mir ein bisschen mehr darüber.

P: Ich möchte immer, dass alle glücklich sind. Wenn sie es nicht sind, wenn ich sie unglücklich gemacht habe, dann mache ich mir Sorgen, weil sie sauer auf mich sind. Ich denke, das hat damit zu tun, dass ich Auseinandersetzungen nicht mag.

H: Erzählen Sie mir von „Auseinandersetzungen".

P: Ich denke, ich bin ein Feigling. Ich gebe Ihnen ein Beispiel. Mit meiner Mitbewohnerin lebe ich seit fünf Jahren zusammen. Sie ist eine sehr starke Persönlichkeit, sehr selbstbewusst, und ich habe ihr nicht gesagt, dass ich eine Wohnung suche, weil ich Angst davor habe, was sie sagen wird. Ich habe Angst, dass sie sich nicht für mich freut, oder dass es sie unglücklich macht. Dass eine negative Reaktion kommt. Und sie wird sich auch aufregen, weil es ihr Leben durcheinanderbringt, es hat also auch Auswirkungen auf das Leben anderer. Manchmal finde ich es leicht, still zu sein, aber manchmal macht es auch alles schlimmer.

ELAPIDAE GIFTNATTERN UND SEESCHLANGEN

H: Wie fühlen Sie sich, wenn es Auseinandersetzungen gibt?
P: Ich denke, ich sehe das als eine Meinungsverschiedenheit oder eine Auseinandersetzung an. Ich kriege Beklemmungen, wenn ich nicht in einer ruhigen Umgebung sein kann. Wenn meine Mitbewohnerinnen miteinander streiten, und es ist nie etwas Ernstes, dann (*Geste des Zurückweichens*) mag ich das nicht. Ich bin dann nervös, weil ich denke, dass jemand heftig reagiert und es zu einer Auseinandersetzung kommt. Jemand bekommt dann schlechte Laune. Blafft dich an.
H: Wie erleben Sie diese Beklemmungen?
P: Ich bin dann verspannt. Nervös. Ich will, dass es aufhört, oder ich will selber weggehen. Meine Muskeln sind etwas angespannt. Ich bin etwas panisch. Etwas … (*Geste des Zurückweichens*).
H: Ihr Gesundheitsproblem, welche Auswirkung hat das auf Ihr Leben?
P: Ich denke, das hemmt mich. Wenn ich zum Chef ins Büro muss und es ist warm dort, habe ich Sorge, dass ich ohnmächtig werde. Das beherrscht irgendwie ein bisschen mein Leben. Das mit dem Streiten – ich komme in meinem eigenen Leben nicht richtig voran, weil ich mich ständig um das Leben der anderen sorge. Ich mache mir Sorgen darüber, was Leute denken mögen und welche Auswirkungen es auf die anderen haben wird. Ich will, dass alle glücklich sind.
H: Wenn Sie also zum Chef ins Büro gehen und ohnmächtig werden, was wäre die Auswirkung?
P: Es wäre ein bisschen peinlich, und es würde ihm Umstände bereiten. Ich würde mich etwas erbärmlich fühlen. Ohnmächtig werden stört mich nicht, aber es ist eine Last für die anderen Menschen. Für sie ist es ein Schock. Es erschreckt sie vor allem, weil sie nicht verstehen, was da passiert.
H: Haben Sie irgendwelche Ängste?
P: Ich hasse Vögel. Ich habe Angst vor Vögeln. Ich hasse diese flatternden Flügel. Ich kann das nicht erklären. Meine größte Angst ist die vor dem Tod, nicht dass ich sterbe, sondern dass andere Menschen sterben (*mit Tränen in den Augen*).
H: Erzählen Sie mir, was Sie bei Vögeln nicht mögen.
P: Es ist das Flattern. Ich mag die flatternden Flügel nicht. Ich weiß nicht, woher das kommt. Ich habe Angst vor den Tauben in der Stadt, sie sind schrecklich. Als ich 18 war, gab es im Park ein paar Enten. Jemand hat sie erschreckt, und sie sind alle hochgeflogen, und ich habe geweint und geschrien wie ein Kind. Es war sehr irrational.
H: Was ist das Gefühl dabei?
P: Panisch. Ich muss da weg, komm nicht näher. Ich muss da einfach weg, das ist das einzige Gefühl.
H: Keine anderen Ängste?
P: Ränder. Ich habe keine Angst vor Höhen, aber vor den Rändern. Ich liebe Höhen, es sind die Ränder. Wenn jemand nahe am Rand steht, sage ich, komm da weg. **Angst vor dem Fallen**, aber nicht vor der Höhe. Oder etwas fallen lassen. Es geht mir ganz schlecht mit der Vorstellung, dass sie etwas fallen lassen könnten oder vom Rand herunterstürzen könnten. Da kribbelt es in meinen Armen. Auch bei Menschen, die ich nicht kenne. Nicht wie Nadeln. Auch die Haare im Nacken stellen sich mir auf.
H: Angst vor anderen Tieren?
P: Ich habe keine Angst vor Schlangen, aber ich mag sie nicht besonders. Von Weitem faszinieren sie mich. Ich glaube, mir würde nicht gefallen, wie ihre Haut sich anfühlt.
Ich zucke nicht zurück (*Geste des Zurückweichens, wie zuvor*), wenn ich eine Schlange sehe. Vor Spinnen habe ich gar keine Angst. Schlangen sind nicht meine Lieblingstiere, aber ich hasse

ELAPIDAE GIFTNATTERN UND SEESCHLANGEN

sie auch nicht. Schlangenhaut ist nicht pelzig oder weich, es ist kein niedliches Tier, es sollte eigentlich auch keinen Kontakt mit Menschen haben. Ich würde nicht gern eine anfassen.
Echsen wiederum liebe ich, die sind ganz niedlich. Schlangen sollten ihr eigenes Ding machen (*Geste des Wegwedelns*) und nicht in der Nähe von Menschen sein. Denn sie sind Raubtiere, sie verbringen ihre Zeit alleine draußen in der Wildnis, sie sollten keinen Kontakt zu Menschen haben, das ist nicht ihre natürliche Umgebung. Ich habe keine Abneigung gegen sie, aber ich denke auch nicht: „Oh, eine Schlange, das ist aber schön!"
Sie sehen nicht niedlich aus, sie fühlen sich nicht schön an, sie sind ein wenig schuppig. Etwas hässlich. Nichts Niedliches zum Angucken. Sie existieren einfach, aber irgendwo anders. Ich habe ein paar Schlangen gesehen und war von ihnen fasziniert.
Wenn man diese Schlangenbeschwörer sieht, denke ich, dass das grausam ist. Das ist nicht natürlich für sie. Wenn Menschen gebissen werden, ist das ihre eigene Schuld. Schlangen sind keine niedlichen, kuscheligen Tiere. Ich weiß nicht, warum ich andere Reptilien bevorzuge. Schlangen haben irgendwie keine Persönlichkeit, na ja, haben sie schon, aber keine, mit der ich viel zu tun habe.
Die Art und Weise, wie die Patientin über Schlangen redet, wie sie sagt, dass es Raubtiere sind, die nicht mit uns Menschen in Kontakt kommen sollen, zeigt mehr als eine einfache Abneigung gegenüber Schlangen. Es lässt sich eine tiefere Verbindung mit ihnen vermuten.
H: Gibt es irgendwelche Lebensmittel, nach denen Sie ein starkes Verlangen haben?
P: Schokolade und Süßigkeiten!
Während meiner Periode esse ich mehr. Auch bei Stress.
Meine Ernährung ist ziemlich langweilig. Ich esse Bio-Müsli zum Frühstück. Orangensirup.
H: Was tun Sie gern, wenn Sie nicht arbeiten, was ist Ihr größtes Hobby oder Ihre Leidenschaft?
P: Ich bin gern draußen. Wir gehen wandern. Ich reise gern. Ich bin gern draußen. Ich bin nicht gern im Haus eingesperrt, denn ich bin im Büro schon eingesperrt. Wenn es heiß ist, sitze ich im Garten.

FALLANALYSE:
TIER-THEMEN

Radiojod tötet die Schilddrüse.
Ich kann mein Leben nicht leben. Sie beherrscht mein Leben.
Ich habe es satt, es soll jetzt weitergehen. Mein normales Ich.
Jemand bedroht mich, und wenn er Druck ausüben würde, wäre das ein schreckliches Gefühl.
Jemand ist in meinen Raum eingedrungen.

SCHLANGEN-THEMEN

Empfindung eines Kloßes in der Kehle.
Ich kann es nicht leiden, wenn mich jemand vorne am Hals berührt.
Wenn jemand meinen Hals berührt, könnte ich zuschlagen.
Wenn jemand es auf die Vorderseite meines Halses abgesehen hat, fühle ich mich bedroht.
Ich habe plötzlich das Gefühl, dass sie mich erwürgen.
Fast klaustrophobisch.
Ich kann nicht atmen.

ELAPIDAE GIFTNATTERN UND SEESCHLANGEN

Das Gefühl, ich brauche mehr Platz, eingesperrt, ich brauche mehr Platz.

Gefühl des Eindringens, Grenzen übertreten. Ich kann mich nicht auf das konzentrieren, was ich mache, wenn ich keinen Platz habe. Ich habe dieses Gefühl nicht sehr oft, ich berühre gerne.

Es krabbelt auf meiner Haut.

Ich habe keine Angst vor Schlangen, aber ich mag sie auch nicht sehr.

Aus der Ferne faszinieren sie mich. Ich glaube, mir gefällt nicht, wie ihre Haut sich anfühlt.

Schlangenhaut ist nicht pelzig oder weich, es ist kein niedliches Tier, es sollte eigentlich auch keinen Kontakt mit Menschen haben.

Ich würde nicht gerne eine anfassen.

Schlangen sollten ihr eigenes Ding machen und nicht in der Nähe von Menschen sein. Es sind Raubtiere.

Sie verbringen ihre Zeit allein draußen in der Wildnis, sie sollten keinen Kontakt zu Menschen haben, das ist nicht ihre natürliche Umgebung.

Ich habe keine Abneigung gegen sie. Ich denke nicht: „Oh, eine Schlange, das ist aber schön!" Denn sie sehen nicht niedlich aus, sie fühlen sich nicht nett an, sie sind ein wenig schuppig.

Ein wenig hässlich. Nichts Niedliches zum Angucken.

Sie existieren halt irgendwo anders.

Ich habe ein paar Schlangen gesehen und war von ihnen fasziniert. Sie ist kein niedliches, pelziges Tier.

Ich weiß nicht, warum ich andere Reptilien bevorzuge.

Schlangen haben irgendwie keine Persönlichkeit, na ja, haben sie schon, aber keine, mit der ich viel zu tun habe.

Der Schlüssel zur Differenzierung zwischen Schlangen ist die Sprache der Quelle, die hier auf die Elapidae und *Elaps corallinus* hinweist. Ein großes Thema bei den Elapidae ist die Verletzung, und in diesem Fall ist die Angst vor emotionaler Verletzung oder Kränkung hervorstechend. Die Patientin ist sehr aufgebracht bei dem Gedanken, dass sie nahestehende Personen verlieren könnte, und weint beim geringsten Gedanken an eine solche Verletzung.

Die Elapidae fühlen sich außerdem bedroht, wenn jemand mit der Absicht, ihnen zu schaden, in ihr Territorium eindringt. Dies findet sich in diesem Fall wieder in der Angst, die die Patientin hat, wenn Menschen ihren Hals berühren. Sie fühlt sich bedroht, wenn Menschen ihr zu nahe kommen, und ihre Reaktion darauf ist es, zuzuschlagen. Die Patientin war an dieser Stelle des Gesprächs sehr lebhaft, sie gestikulierte häufig, als sie über das Eindringen in ihren persönlichen Bereich sprach. Die Reaktion des Zuschlagens hilft dabei, die Analyse über die Elapidae hinaus hin zu *Elaps corallinus* zu führen.

Ein wesentliches Thema in diesem Fall waren Auseinandersetzungen. Die Patientin bemühte sich außerordentlich, Auseinandersetzungen zu vermeiden und sich um Menschen zu kümmern.

Elaps corallinus ist eine Schlange, die nur zustößt, wenn man sie niedertrampelt. Sie vermeidet konfrontative Situationen, in denen sie notwendigerweise zuschlagen muss, aber wenn sie keine Wahl hat, stößt sie wiederholt zu.

Interessanterweise sagte die Patientin, dass Schlangen nicht in den Kontakt mit Menschen kommen sollten, da dies nicht ihre natürliche Umgebung sei. Im Nachhinein erscheint das wie die Sprache der Quelle und reflektiert den Wunsch, Konfrontationen zu vermeiden.

Es gibt eine ausgeprägte Angst vor Kanten, nicht vor Höhen, und bei *Elaps corallinus* kommen die Themen Höhlen, Risse, Felsspalten, Gruben und Abgründe vor. Die Patientin hat ein Verlangen nach Orangensirup, auch im Repertorium bei Kent zu finden als ein Verlangen nach Orangen.

ELAPIDAE GIFTNATTERN UND SEESCHLANGEN

THEMEN DER QUELLE

Einmal bin ich vollkommen ausgeflippt. Ich war zu Hause, und sie hatten mich noch nie so gesehen.
  Ich habe sie alle angebrüllt und musste raus in den Garten gehen.
  Wenn sich jemand näherte: „Bleib bloß weg von mir."
  Warum schlage ich gegen andere los?
  Warum bin ich schrecklich und böse und schnauze Menschen an?
  Leute anbrüllen
  Ich hasse Auseinandersetzungen. Ich hasse Auseinandersetzungen mit jedermann und vermeide sie.
  Ich versuche immer, nicht in eine Auseinandersetzung zu geraten, aber ich war schnippisch, schrecklich.
  Dinge kamen aus meinem Mund, das konnte ich gar nicht glauben, dass ich das sagte, das passte so gar nicht zu mir.
  Ich versuche, die Leute glücklich zu machen. Ich denke, wenn sie nicht glücklich sind, gibt es Streit.
  Angst vor Kanten (Risse, Felsspalten, Löcher, Höhlen).
  Wenn ich diese Schlangenbeschwörer sehe, denke ich, dass das grausam ist.
  Es ist nicht natürlich für sie. Wenn Leute gebissen werden, ist das ihre eigene Schuld.
  Nahrung: trinkt Orangensirup.

RUBRIKEN

- Gemüt, Zorn, angesprochen, wenn: blatta., CHAM., ELAPS., HELL.
- Gesellschaft, Abneigung gegen, auf das Land fern von Menschen, möchte: androc., calc., calc-p., elaps., lsd., merc., posit., sep.

Verschreibung: *Elaps corallinus* C200

FOLLOW-UP NACH EINEM JAHR

Die Funktionstests der Schilddrüse sind besser. Die Einnahme von Carbimazole wurde beendet.
  Die Patientin fühlt sich entspannter, und es mangelt ihr auch nicht mehr an Energie. Es geht ihr gut, so wie früher. Sie braucht nicht mehr zu weiteren Follow-ups zu kommen, es sei denn, sie merkt, dass die Symptome zurückkehren.

KOMMENTARE DES AUTORS

Aus diesem Fall können wir die Hauptindikationen der Elapidae lernen: Wenn jemand sie bedrängt, schlagen sie sofort zu. Die Patientin sagt hier: „Verschwinde aus meinem Bereich. Aber wenn sie nicht weggehen, dann könnte ich zuschlagen."
  Ein weiteres spezifisches Symptom der *Elaps corallinus* ist das Herunterfallen von einer Kante.

ELAPIDAE GIFTNATTERN UND SEESCHLANGEN

FALL (3) VON *ELAPS CORALLINUS* VON NANCY HERRICK
ELF JAHRE ALTES MÄDCHEN MIT EXTREMEM VERHALTEN

Die Beschwerden von M. begannen, als sie drei Jahre alt war und sich im Urlaub in Mexiko eine Diarrhoe zuzog. An dem Abend bevor die Symptome begannen, war sie wie hypnotisiert von einer Live-Band, die Salsa-Musik spielte, und sie tanzte dazu. Ihre Eltern hatten sie noch nie zuvor zu einer solchen Musik tanzen sehen und waren verblüfft über ihre Fähigkeit, ihren Körper **sinnlich** zu der Musik zu bewegen. Sie bewegte sich so harmonisch zu der Musik, dass sich eine kleine Menschenmenge um sie herum sammelte, um ihr beim Tanzen zuzuschauen. Später in der Nacht bekam sie Fieber, erbrach und hatte blutige Diarrhoe, die zwei Wochen lang anhielt.

Als die Familie in die Vereinigten Staaten zurückkehrte, bekam sie Wutanfälle, zeigt, Verhaltensstörungen. Sie zog an ihren Haaren, schrie, spuckte, biss, schlug und brüllte Dinge wie: „Ich hasse dich! Lass mich in Ruhe!" Das passierte meistens nach dem Schlafen. Sie erwachte von ihrem Mittagsschlaf und hatte einen Wutanfall. Auch wachte sie nach drei bis vier Stunden Schlaf in der Nacht auf und fing an zu toben. Sie berichtet, dass sie es hasst, wenn es ihr beim Schlafen so heiß wird.

Mit 3½ sagte sie: „Ich töte dich", „Ich werde dir dein Herz herausschneiden!", **„Ich werde dir deine Beine abschneiden und du wirst tot sein."** Auch hat sie andere kräftig gebissen, wenn sie verärgert war.

(Dieses Symptom besitzt zwei Merkmale: Das eine ist die „Warnung", die uns auf die Elapidae hinweist, und das andere – „Ich werde dir deine Beine abschneiden" – ist bei Schlangen typisch.)

Sie sagt: „Mein Leben wurde durch die Geburt meiner jüngeren Schwester ruiniert, und alle meine Probleme hat meine Schwester verursacht."

Als Baby war ihr Gesicht sehr ausdrucksvoll, und sie war ein sehr lebhaftes Baby. Sie lernte früh das Sprechen und erzählte gern Geschichten mit vielen Gesten und dramatischen Ausdrücken. Sie war und ist immer noch sehr unterhaltsam.

Als sie dann älter war (so mit fünf oder sechs Jahren), verkleidete sie sich gern. Sie trug Schmuck, der sehr groß und auffällig war. Sie trug auch gern helle, auffallende Kleidung, die signalisierte: „Sieh mich an". Als sie älter wurde, war ihre Kleidung provokanter als die der anderen Kinder. Sie wollte große Gürtel tragen, spezielle Markenkleidung und nur eine bestimmte Jeans.

Sie ist sehr stilbewusst und achtet genau darauf, wie sie aussieht. Mit elf wollte sie sich sexy wie eine 17-Jährige anziehen. Sie wollte Make-up tragen und ein Handy haben. Sie sagt: „Ich bin nicht der Typ, Drogen zu nehmen, wenn ich älter bin, aber JUNGEN … ich interessiere mich sehr für Jungen!" Sie ist sehr dramatisch. Sie liebt Tanzen und Musik. Sie ist sehr anmutig und talentiert beim Tanzen. Sie möchte Schauspielerin und Model werden. Sie tanzt sehr provokativ, mit sehr viel Hüftschwung und vielen Gesten.

Als sie sieben Jahre alt war, wurde sie einmal während eines Wutanfalls in der Öffentlichkeit so wütend, dass sie zu schreien anfing und mitten im Zimmer in ihre Kleidung urinierte.

In der Schule hat sie soziale Schwierigkeiten. Sie will und hat eine beste Freundin, und sie will auch nur mit diesem Mädchen eine enge Freundschaft, so distanziert sie sich von den anderen Mädchen. Sie ist in Bezug auf ihre Busenfreundin sehr eifersüchtig und besitzergreifend. Sie möchte nicht, dass diese auch andere Freundschaften hat. Sie schimpft und beleidigt andere Kinder. Der Lehrer sagt, dass die Kinder Angst vor ihr haben und sehr eingeschüchtert sind.

Die meisten ihrer Schwierigkeiten haben mit sozialen Beziehungen zu tun. Es geht darum, wer wen mag, wer nicht in der „coolen" Gruppe ist, und wer dabei ist. Für sie ist die gesellschaftliche

ELAPIDAE GIFTNATTERN UND SEESCHLANGEN

Anerkennung sehr wichtig. Sie möchte beliebt sein. Sie sagt: „Mich interessiert es sehr, was die anderen sagen. Es geht mir schlecht, wenn sie über mich flüstern.

Sie erzählen meine Geheimnisse weiter, und für wen ich schwärme. Wenn ich es einer erzähle, sagt sie es den anderen. Die meisten Kinder sind meine Feinde, aber S. nicht. Sie möchte mit jedem befreundet sein, auch mit meinen Feinden. Ich traue nur einer Person, und das ist meine Mutter."

Sie hat eine sehr ausgeprägte Wahrnehmungsfähigkeit. Als Kind konnte sie die Gedanken ihrer Mutter lesen. Sie reagiert empfindlich auf Energien und möchte manchmal irgendwo nicht hingehen, weil sie dort „schlechte Energie" spürt. Sie sagt, sie träumt von Magie. „Als ich zu Halloween die Hexe war, war das ganz toll. Ich fühlte mich so mysteriös."

„Ich bin sehr keck. Ich liebe Tiere und ich denke, in meinem früheren Leben war ich eine Katze. Ich muss die ganze Zeit gestreichelt werden. Ich werde wirklich böse, wenn ich nicht bekomme, was ich will."

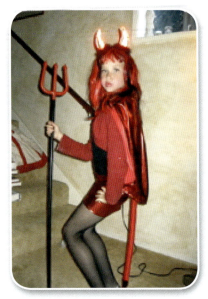

Ein Bild von ihr in ihrem Kostüm

Zu Hause bei ihren Eltern ist sie sehr respektlos und aufsässig. Sie kommt an den Esstisch und sagt: „Soll das das Abendessen sein?", „Ich esse das nicht!" Dann schiebt sie ihren Teller mit Schwung beiseite, so dass das Essen vom Teller fliegt. Sie verkleckert Butter, und wenn man sie bittet, diese aufzuwischen, sagt sie: „Warum sollte ich das tun? Mach du das für mich."

Von ihrer Mutter wird sie „Königin des Universums" genannt. Sie ist sehr hochmütig und denkt, sie verdient es, bedient zu werden. Sie rebelliert gegen alle Regeln des Hauses und hasst es, wenn man ihr sagt, was sie tun soll. Es geht besser, wenn sie frei entscheiden kann. Im Allgemeinen ist sie nicht körperlich aggressiv, verbal aber sehr ausfällig. Wenn sie von ihren Eltern gebeten wird, bei der Hausarbeit zu helfen, sagt sie: „Ich bin nicht dein Diener! Mach es selber!"

Beim Abendessen nimmt sie sich Essen vom Teller ihrer Schwester, einfach weil sie es will. Sie **stibitzt** und klaut Bonbons und Süßigkeiten im Haus und bei den Nachbarn. Sie ist sehr impulsiv und hat wenig Kontrolle über ihre Hände. Sie ist sehr **manipulativ**. Die Eltern haben das Gefühl, dass sie immer versucht, etwas zu bekommen, was sie sich verzweifelt wünscht. Sie nimmt Dinge, die sie nicht will, nur damit ihre Schwester, die sie wollte, sie nicht bekommt.

Sie macht gern Sachen kaputt, wenn sie zornig ist. Sie möchte Dinge zerreißen oder hineinstechen. Sie hat ihrer Mutter gesagt: „Ich hasse dich manchmal so sehr, ich möchte dir einen Dolch ins Herz rammen." Es geht ihr besser, wenn ihre Eltern zornig werden und anfangen, sie und sich gegenseitig wegen ihres Verhaltens anzubrüllen oder anzuschreien. Im Haus verursacht sie Chaos. Sie sagt, sie fühlt sich besser, wenn sie jemanden verletzt hat, dann kann sie ihren Ärger loslassen und sich entspannen.

Verlangen: Zitronen, frisches Obst und Salat, Schwein.
Temperatur: Heiß, schlimmer bei Hitze, besonders abends.

ELAPIDAE GIFTNATTERN UND SEESCHLANGEN

KRANKHEITEN

Wiederholt auftretende hohe Fieber alle zwei Wochen im Alter von drei Jahren. Dies dauerte drei Monate an.

Häufige Streptokokken-Infekte des Halses.

Wiederkehrend hohe Fieber mit Magenkrämpfen, jedes Jahr in den letzten vier Jahren.

Die Mutter träumt von Schlangen und hatte ihr Leben lang Angst vor Schlangen. Den letzten Schlangentraum hatte sie ungefähr zwei Wochen nach der Empfängnis dieses ersten Kindes. Es war ein Traum von einer sehr großen Schlange, die die Mutter bei lebendigem Leib verschluckte.

Während der Schwangerschaft hatte sie einen weiteren Traum, der sich wiederholte, sehr sinnlich und sexuell. Er spielte in einem großen, offenen Raum mit dicken Säulen aus Stein. Alles war aus Stein. In diesem Raum gab es Wasserbassins und eine majestätische Königin. Es schien Kleopatra zu sein, und es gab viele Diener, die nur leicht bekleidet waren. Sie waren da, um die Königin zu bewundern und ihr Essen, Wein und sexuelle Freuden anzubieten. **Die Königin war allein und weit entfernt von den anderen. In dem Traum hatte die Mutter ein Gefühl der Isolation mit Verzweiflung, vermischt mit einem Gefühl, das Recht auf die höchsten Ehren zu haben.**

(Eine hohe Position einnehmen mit einem Gefühl der Isolation – hierin können wir ein wichtiges Thema der Elapidae erkennen.)

FALLANALYSE

Ich hatte *Lachesis* 1M verschrieben, und sie hatte eine extreme Verschlimmerung. In der Nacht erwachte sie schreiend und kreischend und konnte kaum wieder einschlafen. Eine Zeit lang ging es ihr besser, aber nicht ausreichend besser. Es gab keine tiefe Besserung auf der emotionalen Ebene. Ich gab ihr *Merc-sol.*, und dies besserte die Streptokokken-Infekte und die hohen Fieber, aber ihr Verhalten blieb weiterhin sehr schwierig und extrem. Ich wusste also, es musste noch etwas anderes geben, und dass es eine Schlange sein musste: die Frühreife, die Sinnlichkeit, die Liebe zum Tanz und zur Magie, der Hochmut und das Konkurrenzdenken, die Eifersucht auf ihre Schwester und die Träume der Mutter von Schlangen.

Das Leitsymptom in diesem Fall für die Schlange *Elaps corallinus* war ihr Verlangen nach Salat; dies ist bei *Elaps corallinus* sehr ausgeprägt und bei Kindern eher ungewöhnlich.

Arzneimittel: *Elaps corallinus* 1M

FOLLOW-UP NACH EINEM JAHR

Nach Einnahme des Mittels ist sie jetzt in der Lage, mit mehreren Kindern anstatt nur mit einem Kind befreundet zu sein. Sie schließt jetzt bestimmte Klassenkameraden nicht mehr aus, sondern hat zu allen Kontakt. Sie ist anderen Kindern gegenüber nicht mehr unfreundlich. Sie ist zu Hause nicht mehr respektlos und in der Lage, bei der Hausarbeit zu helfen, ohne aufsässig zu werden. Sie ist nett zu ihrer Schwester und umarmt sie sogar. Ihr ganzes Verhalten hat sich gebessert. Sie wird immer noch **feindselig und ausfällig, doch nur, wenn sie das Gefühl hat, dass jemand in ihren Bereich eindringt**: wenn sie zum Beispiel in ihrem Zimmer liest und ihre Schwester ohne zu fragen hereinkommt. Sie kommentiert das Essen nicht mehr, das auf den Tisch kommt, und hilft jetzt den Tisch zu decken. Sie ist weniger besessen von ihrem Aussehen und sucht sich

ELAPIDAE GIFTNATTERN UND SEESCHLANGEN

jetzt Kleidung aus, die eher ihrem Alter entspricht. Sie hat keine Schrei-Wutanfälle mehr. Sie ist nicht mehr so beschäftigt damit, sexy zu sein und von den anderen Kindern beachtet zu werden. Sie verhält sich viel mehr wie ein Kind und nicht wie ein Teenager.

KOMMENTARE DES AUTORS: EIGENSCHAFTEN DER SCHLANGEN

- Hellsichtigkeit
- Droht, die Beine abzuschneiden

EIGENSCHAFTEN DER ELAPIDAE

- Angst vor dem Alleinsein
- Warnungen

SPEZIFISCHE EIGENSCHAFTEN DER *ELAPS CORALLINUS*

- Verlangen der Patientin, zu tanzen / Rhythmus ist einem Symptom sehr ähnlich, das sich in der Materia Medica von Phatak findet: schwingende Bewegungen
- Verlangen: Salat, sauer, Obst
- Fühlt sich in einer erhabenen Position, aber gleichzeitig auch isoliert
- Sehr ausgeprägte und provokante Sexualität
- Hochmut

EINE INTERESSANTE TATSACHE

Obwohl die Schlange in der Selbstmordszene von Kleopatra symbolisch ist, wurde die ägyptische Königin ihr ganzes Leben lang mit Schlangen in Verbindung gebracht. Die Schlange war das Emblem des königlichen Hauses Ägyptens und das heilige Tier der ägyptischen Gottheit Isis. Kleopatra wurde sogar „Viper des Nils" genannt – aufgrund ihrer bösen, schlangenähnlichen Natur und ihrer Neigung, Männer zu unterdrücken. Nissenson und Jonas beschreiben die angeborene Abneigung, die wir Schlangen gegenüber haben: „Sie verursachen einen primitiven Hass … sie sind mysteriös, das weit entfernte Andere." Diese Beschreibung der Schlange kann man leicht für eine Beschreibung Kleopatras halten, die von den Römern gehasst wurde, da ihre exotischen Reize Roms große Führer, Cäsar und Antonius, zerstörten. Kleopatra ist die Königin der Schlangen. Sie ist wie die erste Frau, Eva, die von patriarchalen Religionen aufgrund ihres Umgangs mit der bösen Schlange verurteilt wurde. Nissenson und Jonas enthüllen die Voreingenommenheit dieser patriarchalen Religionen – sie schreiben, dass „die Essenz von Evas weiblicher Natur die dämonische Sexualität (sei) … Frauen werden von ihren sexuellen Wünschen dominiert. Die phallische Schlange hat Eva das angeboten, was sie sich am meisten wünschte." Wir sehen auch, dass die Schlange Kleopatra ebenfalls das gibt, was sie sich am meisten wünscht, nämlich den Tod, und damit versinnbildlicht sie ihre Unsterblichkeit, ihr sündiges Wesen und ihre Mutterschaft, während sie gleichzeitig der Sterbeszene eine sexuelle Note gibt.[16]

---

16   Quelle: http://f99.middlebury.edu/FS013A/cleopatra_by_schieffelin.htm

ELAPIDAE GIFTNATTERN UND SEESCHLANGEN

MÖGLICHE AUSDRÜCKE DER *ELAPS CORALLINUS* BEI PATIENTEN

Elaps corallinus besitzt die allgemeinen Eigenschaften der Elapidae-Arzneimittel. Die spezifischen Eigenschaften der Korallenotter sind die folgenden:

KÖRPERTEILE UND FUNKTIONEN

- Spezifische Farben: Rot, Schwarz, Gelb, Weiß
- Ringe, Bänder, Streifen

VERHALTEN

- Scheu, lebt im Verborgenen, flüchtig, Verlangen, sich zu verstecken
- Grabend, buddelnd, Verlangen, in einer Höhle zu sein
- Bezug zu Doppelschleichen
- *Angst vor Regen*
- *Brennen der Speiseröhre, besser durch kalte Getränke; Man spürt, wie das kalte Getränk von der Speiseröhre hinunter in den Magen fließt, wo es sich so kalt wie Eis anfühlt (dies ist ein wesentliches Bestätigungssymptom der Elaps corallinus).*
- *Verlangen nach Orangen, Salaten, Lassi (gesüßte Buttermilch), Eis, Abneigung gegen Bananen, Orangen*
- *Schwingende Bewegungen, Tanzen, Rhythmus*
- *Angst vor hoch gelegenen Orten, vom Rand herunterfallen*
- *Wähnt sich in einer erhabenen Position und fühlt sich gleichzeitig isoliert*
- *Hochmut*
- *Starke, provokante Sexualität*

ANGRIFFS- UND VERTEIDIGUNGSMETHODEN

- Nutzt warnende Färbung
- Rasch und kräftig zubeißen
- Giftig

GATTUNG: NAJA (KOBRA)

EINFÜHRUNG

A. F. Gotch schreibt in seinem Buch „Latin Names Explained: A Guide to the Scientific Classification of Reptiles, Birds & Mammals" („Lateinische Namen erklärt: Ein Leitfaden zur wissenschaftlichen Klassifikation von Reptilien, Vögeln und Säugetieren"): *Naja* ist aus dem Sanskrit *nāga* abgeleitet, einer Schlange, die in der Hindu-Mythologie göttlich ist. Der Name Kobra ist die Kurzform für *cobra de capello (oder cobra di capello),* portugiesisch für „Schlange mit Haube"

ELAPIDAE GIFTNATTERN UND SEESCHLANGEN

oder „Hauben-Schlange". Es gibt ungefähr 21 Arten, neun davon sind in Afrika beheimatet. Die Gattung der Kobras beinhaltet einige der schönsten und faszinierendsten Arten von Giftschlangen auf der Welt. Sie sind sehr giftig und werden als äußerst gefährlich erachtet.

HABITAT

Man findet sie häufig in Reisanbaugebieten, da es dort genügend Ratten zur Nahrung und genug Löcher gibt, in denen sie leben können. GEWÖHNLICH LEBEN SIE IN RATTENLÖCHERN UND FÜHREN EIN SCHEUES DASEIN, UNGESEHEN VOM MENSCHEN.

ANATOMISCHE EIGENSCHAFTEN

Die Kobras aus der Elapidae-Familie sind mittelgroß bis groß, mit kompakten, zylindrischen Körpern. Ihre Köpfe sind schmal und elegant. Das charakteristischste und einzigartige Merkmal der Kobra ist der Bereich direkt hinter ihrem Kopf, der AUSGEBREITET WERDEN UND EINE BREITE HAUBE BILDEN KANN. Die Haube kann auffällige Markierungen aufweisen, und die Kobra kann den Kopf entsprechend drehen, um diese zu zeigen.

ERNÄHRUNGSVERHALTEN

Sie fressen Vögel, kleine Säugetiere und andere Reptilien.

FORTPFLANZUNG

Sie sind ovipar, und bei einigen Arten wurde beobachtet, dass sie ihre EIER BEWACHEN. Sie legen ihre Eier gewöhnlich in Rattenlöchern oder Termitenbauten ab.

VERHALTEN

Kobras jagen am BODEN, sie können TAG- oder NACHTAKTIV sein.
Wie die meisten Schlangen sind auch die Kobras im Regen sehr aktiv.

GIFT

ALLE ARTEN SIND POTENTIELL GEFÄHRLICH für den Menschen. Alle Kobras produzieren neurotoxisches Gift, bis auf die *Naja nigricollis,* welche (wie die Vipern) ein hämotoxisches Gift produziert. Es ist ein STARKES, SCHNELL WIRKENDES GIFT, das innerhalb von 30 bis 60 Minuten töten kann, wenn das Opfer keine medizinische Hilfe erhält.

BESONDERE ANGRIFFS- UND VERTEIDIGUNGSMETHODEN

Flucht ist ihre erste Verteidigung, und wenn dies keinen Erfolg zeigt, nehmen sie ihre wohlbekannte Drohhaltung ein. Kobras sind toleranter als andere, aggressivere Schlangen, wie zum Beispiel die Buschmeister-Schlange aus der Gattung Lachesis. KOBRAS BEISSEN NICHT SOFORT ZU. ZUERST VERSUCHEN SIE, DEN FEIND EINZUSCHÜCHTERN, INDEM SIE DAS OBERE DRITTEL IHRES KÖRPERS ERHEBEN UND DIE FLEXIBLEN RIPPEN MIT DER LOSEN HAUT AM NACKEN AUSBREITEN, SO DASS SICH DORT EINE HAUBE FORMT. MANCHMAL DREHEN SIE SICH AUCH,

ELAPIDAE GIFTNATTERN UND SEESCHLANGEN

SO DASS DIE HELLEN „AUGEN" AUF DER RÜCKSEITE DER HAUBE DEM FEIND ZUGEWANDT SIND. MANCHMAL STOSSEN SIE MEHRFACH WARNEND MIT GESCHLOSSENEM MAUL INS LEERE ZU, DAMIT DER EINDRINGLING VERSCHWINDET. ZUBEISSEN IST DER LETZTE AUSWEG.

Fühlt die Schlange sich weiter bedroht, dann **zischt** sie, indem sie die Luft aus ihrer Stimmritze heftig ausstößt. WENN DIES DEN FEIND NICHT VERTREIBT, DANN STÖSST SIE AGGRESSIV ZU. Diese Schlangen sind effiziente Jäger und durchaus in der Lage, sich selbst zu schützen.

Neben dem Menschen ist der natürliche Feind der Kobra der Mungo, der gewöhnlich fähig ist, die Schlange aufgrund seiner größeren Wendigkeit, des besseren Timings und höherer Geschicklichkeit zu überwältigen und zu besiegen.[17]

MÖGLICHE AUSDRÜCKE DER NAJA (KOBRAS) BEI PATIENTEN

Auch bei Kobras sehen wir die typische Eigenschaft der Elapidae, nämlich zu warnen, bevor sie angreifen.

DIE WARNUNGEN DER KOBRAS KÖNNEN FOLGENDERMASSEN AUSSEHEN

- Drohhaltung: Ausbreiten der Haube, wenn sie bedroht, provoziert, geärgert oder gestört wird (Bei Patienten kann man das häufig in Form von Handgesten oder sogar Kritzeleien sehen.)
- Einschüchterndes Anschauen mit leuchtenden Augen, um den Feind zu verängstigen oder zu erschrecken
- Zischen
- Wiederholte Warnungen: aufmerksam machen, verwarnen, vorwarnen, in Alarmbereitschaft versetzen
- Allein die Drohung genügt; die Macht der Drohung reicht zur Abwehr
- Meistens greifen sie nicht an
- Potentiell gefährlich, giftig
- Tödlicher Biss

VERHALTEN

- Am Boden lebend
- Nachtaktiv/tagaktiv
- Scheu
- Bezug zu Ratten/Rattenlöchern oder Termitenbauten
- Elterliche Fürsorge (im Gegensatz zu Reptilien im Allgemeinen)

---

17 Dies ist eine beliebte indische Geschichte über die Kobra: Nachdem ein Heiliger ihr gesagt hatte, sie solle niemandem Schaden zufügen und nicht beißen, und sie dann von allen besiegt worden war, ging die Kobra zu dem Heiligen und sagte: „Was für einen Ratschlag hast du mir denn da gegeben?" Daraufhin erwiderte der Heilige: „Ich habe dir gesagt, du sollst nicht beißen. Ich habe aber nicht gesagt, du sollst nicht zischen."

ELAPIDAE GIFTNATTERN UND SEESCHLANGEN

VERGLEICH MIT *ELAPS CORALLINUS/MICRURUS CORALLINUS* (KORALLENOTTER)

Korallenottern *(Elaps corallinus)* warnen nicht so viel. Sie greifen an, wenn sie sich bedroht fühlen oder wenn man in ihr Revier eindringt. Bei der Gattung Naja heißt es: „Komm nicht näher. Bleib da. Komm näher, und ich werde böse." Kobras (Naja) versuchen wiederholt, den Eindringling zu verscheuchen, breiten ihre Haube aus und warnen, zum Beispiel indem sie das Zustoßen vortäuschen und zischen. Naja hält sich ihre Feinde durch wiederholte Drohungen vom Leib.

NAJA ANNULIFERA ANCHIETAE ODER NAJA ANCHIETAE (NAJA-A.) [GEBÄNDERTE KOBRA]

Ordnung: Squamata
Unterordnung: Serpentes/Ophidia (Schlangen)
Familie: Elapidae
Gattung: Naja
Art: Naja annulifera anchietae
Trivialname: Gebänderte Kobra

HABITAT

Die gebänderte Kobra lebt in den nördlichen Gebieten von Namibia und Botswana. Oft findet man sie in Hühnerställen, wo sie die Eier im Ganzen herunterschluckt.

Darüber hinaus gibt es nicht viele Informationen über diese Art.

NAJA HAJE [URÄUSSCHLANGE ODER ÄGYPTISCHE KOBRA]

Ordnung: Squamata
Unterordnung: Serpentes/Ophidia (Schlangen)
Familie: Elapidae
Gattung: Naja
Art: Naja haje
Trivialname: Uräusschlange oder ägyptische Kobra

ELAPIDAE GIFTNATTERN UND SEESCHLANGEN

HABITAT

Ägyptische Kobras sind keine Schlangen, die in der Wüste leben, wie oft angenommen wird. Man findet sie in unterschiedlichen Lebensräumen: Steppen, trockene Savannen und Halbwüsten mit geringer Vegetation und Wasser. Man findet ägyptische Kobras auch in Oasen, landwirtschaftlich genutzten Flächen, Hügeln mit leichter Vegetation und Weideland. Es gibt auch Berichte über Sichtungen ägyptischer Kobras im Mittelmeer. Sie scheinen WASSER ZU MÖGEN, dort trifft man sie häufig an. Ägyptische Kobras zeigen sogar eine VORLIEBE DAFÜR, SICH EIN DAUERHAFTES HEIM IN EINER VERLASSENEN TIERHÖHLE, IN TERMITENBAUTEN ODER FELSLÖCHERN anzulegen. Manchmal kommen sie in bewohnte Gebiete, um Geflügel zu jagen.

Es wird gemeinhin angenommen, dass Kleopatra mit dieser Kobraart Selbstmord verübte.

ANATOMISCHE EIGENSCHAFTEN

Die Schlange hat einen charakteristisch GROSSEN KOPF MIT EINER ABGEPLATTETEN, BREITEN SCHNAUZE UND EINER RUNDEN HAUBE. Die Augen sind recht groß und besitzen runde Pupillen. Gewöhnlich ist sie bräunlich oder gräulich, manchmal mit schwarzen Bändern. Sie kann bis zu 2,5 m lang werden.

ERNÄHRUNGSVERHALTEN

Diese Schlange jagt kleine Säugetiere, Echsen, Kröten sowie andere Schlangen einschließlich der Puffotter und der Kapkobra *(Naja nivea)*.

SPEZIFISCHES VERHALTEN

Obwohl sie HAUPTSÄCHLICH NACHTAKTIV SIND, sieht man sie manchmal am frühen Morgen beim **Sonnenbaden**. In der Gefangenschaft sind ägyptische Kobras neugierig. Sie folgen jeder Bewegung innerhalb und außerhalb ihres Geheges. Zu Futterzeiten geraten sie in einen Futterrausch und schnappen nach jeder Bewegung einschließlich ihres eigenen Schwanzes.

SPEZIELLE ANGRIFFS- UND VERTEIDIGUNGSMETHODEN

Auch von dieser Art ist bekannt, dass sie sich TOT STELLT, doch erst nachdem alle anderen Verteidigungsstrategien aus ihrem Repertoire einschließlich der Einschüchterung versagt haben.

MÖGLICHE SPEZIFISCHE AUSDRÜCKE BEI PATIENTEN

Patienten, die eines der Naja-Arzneimittel benötigen, zeigen die gewöhnlichen Eigenschaften der Elapidae. Auch finden wir bei ihnen die Naja-typischen Merkmale. Spezifische Hinweise, die ein Arzneimittel näher eingrenzen, finden sich im Abschnitt zu dem jeweiligen Arzneimittel.

ELAPIDAE GIFTNATTERN UND SEESCHLANGEN

- Sich tot stellen
- Nachtaktiv
- Bilder von Wasser
- Präferiert ein dauerhaftes Heim

NAJA KAOUTHIA ODER *NAJA NAJA KAOUTHIA* [MONOKELKOBRA]

Ordnung: Squamata
Unterordnung: Serpentes/Ophidia (Schlangen)
Familie: Elapidae
Gattung: Naja
Art: Naja kaouthia
Trivialname: Monokelkobra

ANATOMISCHE EIGENSCHAFTEN

Naja kaouthia hat ein auffälliges WEISSES MONOKEL MIT SCHWARZER UMRANDUNG AUF DER HAUBE.

ERNÄHRUNGSVERHALTEN

Allgemein frisst sie kaltblütige Beute wie Fische und kleine Schlangen.

SPEZIFISCHES VERHALTEN

HAUPTSÄCHLICH NACHTAKTIV. Es wurde beobachtet, dass sie EXTREM AKTIV UND SCHNELL IST.

MÖGLICHE SPEZIFISCHE AUSDRÜCKE BEI PATIENTEN

- Nachtaktiv
- Sehr aktiv und schnell
- Vorliebe für Fische und Schlangen

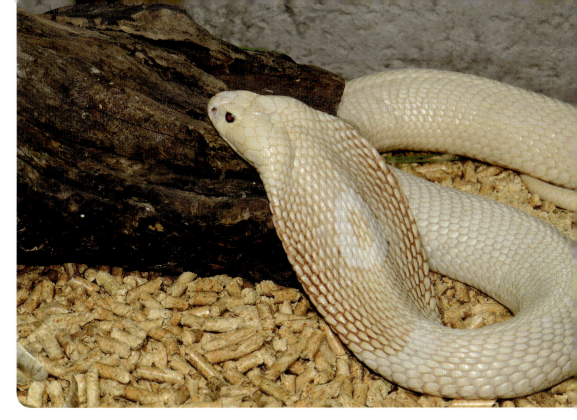

▲ Naja kaouthia

NAJA MOSSAMBICA PALLIDA ODER NAJA PALLIDA
[ROTE SPEIKOBRA]

Ordnung: Squamata
Unterordnung: Serpentes/Ophidia (Schlangen)
Familie: Elapidae
Gattung: Naja
Art: Naja mossambica pallida
Trivialname: Rote Speikobra

HABITAT

Oft findet man sie in der Nähe dauerhaft gefüllter Wasserlöcher.

ELAPIDAE GIFTNATTERN UND SEESCHLANGEN

ALLGEMEINE ANATOMIE

Sie haben einen zylindrischen Körper mit einem langen Schwanz (15-20 % ihrer gesamten Körperlänge).

Jungtiere haben oft eine lachsfarbene Kehle. Die Schuppen an beiden Seiten des Kopfes sind häufig schwarz umrandet. Schwarze Haut, die sich zwischen den Schuppen zeigt, bewirkt einen netzähnlichen Effekt. Die Lippen sind ebenfalls schwarz umrandet.

SPEIKOBRAS

In den Giftzähnen der Speikobra ist die Öffnung verkleinert, gerundet und vorne am Zahn zu finden. Bei nicht-spuckenden, giftigen Schlangen ist die Öffnung recht groß und verlängert und befindet sich am Ende des Giftzahns. Bei der *Naja philippinensis* besitzen die Giftzähne des Männchens kurze Öffnungen, während die der Weibchen lange Öffnungen haben. Dies legt die Vermutung nahe, dass nur die Männchen speien können.

Wissenschaftler haben die große Zielgenauigkeit der giftspeienden Kobra untersucht und zwei wichtige Elemente identifiziert: Die muskuläre Anspannung der Schlange und das psychologische Überwältigen des Opfers. Bevor die Speikobra ihr Gift freigibt, zieht sich ein Muskel zusammen, der die Gewebeabdeckungen, die normalerweise das Fließen des Giftes verhindern, beiseite zieht. Das Speien wird vollzogen, indem das Gift durch die schmalen ÖFFNUNGEN GEPRESST WIRD und so IN EINER FEINEN GISCHT IN HOHER GESCHWINDIGKEIT HERAUSSPRITZT. Das Gift erzielt diese „SPRÜH"-Wirkung, weil die Kobra GLEICHZEITIG HEFTIG ATEMLUFT AUSSTÖSST, die

▼ Speikobra

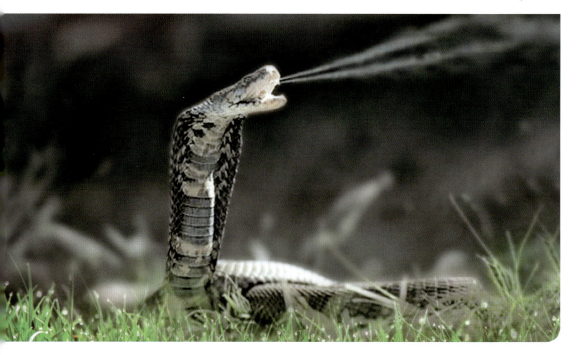

ELAPIDAE GIFTNATTERN UND SEESCHLANGEN

dafür sorgt, dass das Gift über eine WEITE ENTFERNUNG GESPRÜHT WIRD. Weitere MUSKEL-KONTRAKTIONEN ERHÖHEN DEN DRUCK INNERHALB DER GIFTDRÜSEN UND BEFÖRDERN EINEN GIFTSTRAHL AUS DEN REISSZÄHNEN.

Experten glauben, dass das Speiverhalten der Kobra ein Wesensmerkmal ist, das sich direkt entwickelt hat, da Speikobras unter verschiedenen Antilopenarten leben. Man nimmt an, dass sich das Giftspeien in der Evolution entwickelt hat, weil die Schlange sich auf diese Weise davor schützt, von den SCHARFEN HUFEN DER ANTILOPE NIEDERGETRAMPELT ZU WERDEN. Um diese Theorie zu stützen, haben Wissenschaftler darauf hingewiesen, dass die Kobra beim Speien IHREN KOPF SCHNELL VON EINER SEITE ZUR ANDEREN BEWEGT, wenn sie das Gift ausstößt; so erhöht sie die Chancen, das Gift in die Augen eines Opfers zu sprühen, das sich einige Meter vor ihr befindet. Die Kobra nutzt das Speien nicht zur Jagd. Vielmehr beißt sie und injiziert das Gift direkt in die Blutbahn des Opfers, wenn sie aktiv töten will.

Die Speikobra SPUCKT Gift bis zu 4 m weit und kann die AUGEN EINES FEINDES MIT UNGLAUBLICHER GENAUIGKEIT auf bis zu 1,8 m TREFFEN. Trifft das Gift die Augen des Feindes, sorgt es für einen sofortigen und intensiven Schmerz. Wird das Opfer nicht behandelt, führt das Gift beim Menschen zu vorübergehender oder sogar ständiger Erblindung.

Forscher haben außerdem entdeckt, dass Speikobras ihr Gift nicht als Schwall, Nebel oder Wolke freisetzen. Das flüssige Gift wird in einem unverwechselbaren geometrischen Muster ausgesprüht, das TYPISCHERWEISE AUS PAARWEISE ANGEORDNETEN OVALEN BESTEHT. Die Wissenschaftler nehmen an, dass dies die Fläche vergrößert, die mit dem Gift erreicht werden kann, und so die Chancen der Schlange erhöht, die Augen zu treffen.

SPEZIELLE ANGRIFFS- UND VERTEIDIGUNGSMETHODEN

Auch wenn Speikobras Teil der größeren Familie der Kobras sind, die für ihren giftigen Biss und ihre beeindruckende Haube bekannt sind, so unterscheiden sie sich dennoch von den anderen Schlangen dieser Familie durch ihrer Fähigkeit, IHR GIFT IN DIE AUGEN IHRES FEINDES ZU SPEIEN. UM IHR GIFT ZU SPEIEN, MÜSSEN SIE IHRE HAUBE NICHT AUSBREITEN, UND SIE KÖNNEN VOM BODEN AUS SPEIEN.

MÖGLICHE SPEZIFISCHE AUSDRÜCKE BEI PATIENTEN

SPEI-VERHALTEN

- Speien, heraussprühen
  Einige Synonyme:
  - Herausschießen
  - Herausspritzen
  - In einem Schwall
  - Herausströmen

ELAPIDAE GIFTNATTERN UND SEESCHLANGEN

- ▶ Ausspucken
- ▶ Absondern
- ▶ Ausstoßen
- ▶ Freisetzen
- ▶ Vorwärtstreiben
- ▶ Herauszwingen
- Durch eine schmale Öffnung quetschen
- Mit hoher Geschwindigkeit
- In Form einer feinen Gischt; über große Entfernungen sprühen
- Muskelkontraktion, Erhöhung/Aufbau von Druck
- Exakt die Augen treffen, blendende Genauigkeit
- Einen Atemstrom explosiv ausstoßen
- Paarig angeordnete Ovale
- Vom Boden aus spucken
- Den Kopf schnell von Seite zu Seite bewegen

ANDERE EIGENSCHAFTEN

- Niedergetrampelt werden
- Kräftige Hufe
- Bezug zu Antilopen

VERGLEICH ZWISCHEN HEMACHATUS HAEMACHATUS UND NAJA MOSSAMBICA PALLIDA

Auf Seite 602 sind die charakteristischen Merkmale der *Hemachatus haemachatus* beschrieben.

NAJA NIGRICOLLIS [SCHWARZHALSKOBRA]

Ordnung: Squamata
Unterordnung: Serpentes/Ophidia (Schlangen)
Familie: Elapidae
Gattung: Naja
Art: Naja nigricollis
Trivialname: Schwarzhalskobra oder Schwarznacken-Speikobra

ERNÄHRUNGSVERHALTEN

Normalerweise fressen diese Schlangen Nagetiere wie Ratten und Mäuse, doch gelegentlich fressen sie auch Echsen.

ELAPIDAE GIFTNATTERN UND SEESCHLANGEN

ANATOMISCHE EIGENSCHAFTEN

Sie sind grau gefärbt mit TIEFSCHWARZER HAUBE und einem schwarzen Kopf; oder einer tiefschwarzen Haube mit roten Flecken.

SPEZIFISCHES VERHALTEN

Im Gegensatz zu den anderen Elapidae können sie entweder TAGAKTIV ODER NACHTAKTIV sein.

GIFT

Im Gegensatz zu den anderen Elapidae produziert die *Naja nigricollis* ein HÄMOTOXISCHES GIFT.

SPEZIFISCHE ANGRIFFS- UND VERTEIDIGUNGSMETHODEN

Wie die anderen Speikobras SPRÜHT auch die *Naja nigricollis* einem potentiellen Angreifer GIFT ENTGEGEN. Doch im Gegensatz zu anderen verwandten Arten BEISST SIE NICHT SCHNELL ZU.

MÖGLICHE AUSDRÜCKE BEI PATIENTEN

Naja nigricollis zeigt die allgemeinen Eigenschaften der Schlangen und der Elapidae-Arzneimittel, außer dass sich hämotoxische anstatt neurotoxischer Vergiftungssymptome zeigen. Zudem können diese Schlangen von Natur aus sowohl tagaktiv als auch nachtaktiv sein.
- Spezielle Färbung: tiefschwarz
- Speiverhalten (siehe charakteristische Symptome der Speikobra auf Seite 632)
- Symptome, die vom hämotoxischen Gift verursacht sind (im Gegensatz zu den anderen Elapidae-Arzneimitteln)

NAJA NIVEA (NAJA-N.) [KAPKOBRA]

Ordnung: Squamata
Unterordnung: Serpentes/Ophidia (Schlangen)
Familie: Elapidae
Gattung: Naja
Art: Naja nivea
Trivialname: Kapkobra

EINFÜHRUNG

Die Kapkobra ist auch unter dem Namen „geelslang" (Gelbe Schlange) und „bruinkapel" (Braune Kobra) bekannt. Südafrikaner, die Afrikaans sprechen, bezeichnen die Kapkobra aufgrund ihrer sattgelben Farbvariationen als „koperkapel". Sie verfügt über das stärkste Gift aller afrikanischen

ELAPIDAE GIFTNATTERN UND SEESCHLANGEN

Kobras. Wahrscheinlich ist sie diejenige Schlange, die für die meisten durch Schlangen verursachten Todesfälle in den südlichen Teilen Südafrikas verantwortlich ist. In der Wüste Kalahari sind diese Schlangen Jäger par excellence.

ANATOMISCHE EIGENSCHAFTEN

Die Farbe der Kapkobra geht von gelb über rot und braun zu schwarz. Sie hat einen kräftigen Körper mit einem recht langen Schwanz.

ERNÄHRUNGSVERHALTEN

Die Kapkobra verfügt über ein breites Nahrungsspektrum und frisst auch andere Schlangen. Sie erklettert auch niedrige Bäume und sucht Nahrung in Kuckucksweberkolonien. Nagetiere sind ebenfalls auf ihrem Speiseplan zu finden.

SPEZIFISCHES VERHALTEN

Die Kapkobra ist eine TAGAKTIVE Schlange. Sie ist GESCHICKT DARIN, AUF BÄUME ZU KLETTERN. Während sie in der Wüste unterwegs ist, nimmt sie Duftpartikel des Kuckuckswebers auf und folgt diesem bis zu seinem Nest.

Dann klettert sie in die Bäume zu den Nestern der Jungtiere. Da der Vogel Löcher in die Unterseite seines Nestes macht, um es dem Feind zu erschweren, Zugang zu erlangen, VERANKERT SICH die Schlange MIT IHREM SCHWANZ und sucht den Weg zum Eingang des Nestes. Dann arbeitet sie sich systematisch von Nest zu Nest durch.

MÖGLICHE SPEZIFISCHE AUSDRÜCKE BEI PATIENTEN

- Tagaktiv
- Klettert
- Spezielle Färbung: Gelb

NAJA TRIPUDIANS ODER *NAJA NAJA* (NAJA) [BRILLENSCHLANGE]

Ordnung: Squamata
Unterordnung: Serpentes/Ophidia (Schlangen)
Familie: Elapidae
Gattung: Naja
Art: Naja tripudians oder Naja naja
Trivialname: Brillenschlange

ELAPIDAE GIFTNATTERN UND SEESCHLANGEN

EINFÜHRUNG

Diese Schlange ist verantwortlich für einen kleinen, jedoch bedeutenden Anteil an tödlichen Fällen von Schlangenbissen, ungefähr 10.000 pro Jahr allein in Indien. Dies ist zum Teil zurückzuführen auf ihrer Vorliebe für Reisfelder und Straßenränder, die sich oft in Ortsnähe befinden. Hierdurch kommt sie in Kontakt mit Menschen.

HABITAT

Naja naja ist in Indien, Pakistan, Bangladesch und Sri Lanka heimisch.

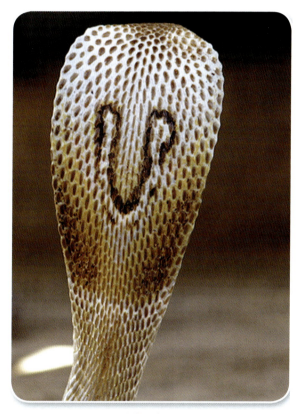

Naja naja

SCHLANGENBESCHWÖRUNG

Die Brillenschlange ist berühmt, da sie sehr beliebt ist bei Schlangenbeschwörern. Schon seit Langem sind diese mysteriösen, schönen Kreaturen die Lieblinge der Schlangenbeschwörer, und sie bannen den Zuschauer mit ihrer aufrechten Haltung und ihren hypnotisch schwingenden Bewegungen. Die dramatische Drohhaltung der Kobra sorgt für ein einzigartiges Spektakel, da es den Anschein hat, als ob sie sich zu der Flötenmusik des Schlangenbeschwörers bewegt. Der Schlangenbeschwörer mit seiner Kobra in einem Weidenkorb ist ein häufig anzutreffender

ELAPIDAE GIFTNATTERN UND SEESCHLANGEN

Anblick in vielen Teilen Indiens, besonders während des Festes der Schlangen, Nag Panchami. Die Kobra, die tatsächlich taub ist für die Flötenmusik des Schlangenbeschwörers, folgt stattdessen der Bewegung der Flöte und spürt die Vibrationen auf dem Boden, die der Schlangenbeschwörer mit seinem rhythmisch klopfenden Fuß verursacht.

ANATOMISCHE EIGENSCHAFTEN

Die Brillenschlange gibt es in unterschiedlichen Färbungen von braun bis schwarz, und die meisten Tiere haben AUFFÄLLIGE HELLE „BRILLEN" ODER EIN VERBUNDENES PAAR RINGE AUF DEM RÜCKEN IHRER HAUBE.

ERNÄHRUNGSVERHALTEN

Die Brillenschlange frisst Nagetiere, Echsen und Frösche.

FORTPFLANZUNG

Die Schlange legt in der Regel 12 bis 20 Eier in hohlen Bäumen oder in der Erde ab. Das Weibchen BEWACHT DIE EIER während der Brutzeit und verlässt sie nur, um zu fressen. Die junge Schlange schlüpft nach circa 50 Tagen. Nach der Befreiung aus dem Ei ist das GESCHLÜPFTE TIER BEREITS IN DER LAGE, SICH ZU ERHEBEN, SEINE HAUBE AUSZUBREITEN UND ZUZUSTOSSEN.

VERHALTEN

Manchmal kann man Brillenschlangen beim Sonnenbad sehen. MEISTENS sind sie IN DER NACHT AKTIV, und sie sind GUTE KLETTERER und SCHWIMMER.

SPEZIFISCHE ANGRIFFS- UND VERTEIDIGUNGSMETHODEN

Sie sind am gefährlichsten, wenn man sich ihnen überraschend nähert. Das Zubeißen ist ihre letzte Verteidigung. Zunächst täuschen sie mit geschlossenem Maul einen Angriff vor. Wenn sie dann **zubeißen, neigen sie dazu, sich festzubeißen und heftig zu kauen (Thema der Elapidae)**.

MATERIA MEDICA

Auszüge aus der Arzneimittelprüfung, die Rajan Sankaran und Jürgen Becker durchgeführt haben (erwähnt in „Die Substanz der Homöopathie"):

Prüfer: Ich habe einen Ort besucht, ein paar Jungs waren bei mir. Mit Mühe fanden wir eine Wohnung, wo wir leben konnten, aber plötzlich sagt die Eigentümerin: „Ihr müsst hier weg." Im wahrsten Sinne des Wortes warf sie unser Gepäck raus. Die Jungs sind alle weggegangen und ließen mich allein zurück. Ich aber sagte, ich habe bezahlt, sie kann mich nicht einfach rausschmeißen. Also blieb ich, aber sie hat mir so viel Ärger gemacht, dass ich meine Sachen gepackt habe, einfach nur um sie loszuwerden. Doch dann wurde sie krank. Sie kam zu mir gerannt, sagte: „Bitte geh nicht, du musst mir Medizin geben, du bist Arzt." Ich aber weigerte mich. Sie hatte mich so geärgert. Aber sie fragte wieder und wieder, und schließlich gab ich ihr eine Medizin.

THEMEN DER ARZNEIMITTELPRÜFUNG

- Gefühl für Pflicht und Verantwortung, besonders gegenüber der Familie
- Gefühl, verletzt oder angegriffen zu werden
- Gefühl, jemandem Unrecht zu tun oder Unrecht zu erleiden
- Wut, Gewalt
- Gefühl, hin- und hergerissen zu sein zwischen der Pflicht auf der einen Seite und dem Gefühl, Unrecht zu erleiden, auf der anderen Seite
- Gefühl, vernachlässigt zu werden
- Gefühl, es lägen viele Hindernisse auf dem Weg
- Themen von Erfolg und Versagen
- Traurigkeit darüber, alles falsch gemacht zu haben
- Selbstmordneigung, mit einer Axt

SYMPTOME, DIE WIEDERHOLT BEI PRÜFERN UND PATIENTEN VORKAMEN

- Träume von Schlangen, besonders von schwarzen Schlangen mit ausgebreiteter Haube (nicht von Furcht begleitet)
- Im Leben intensive Angst vor oder Faszination für Schlangen. Oft erwähnen sie Schlangen, als würden sie über Menschen reden.
- Träume, in denen sie von Menschen verfolgt werden, die sie töten oder verletzen wollen: rennen, über Gebäude fliegen oder springen, um zu entkommen
- Die Symptome sind oft linksseitig
- Den Patienten ist oft kühl und sie vertragen keine kalte Luft, keine Zugluft.
- Das Gefühl, enge Kleidung würde sie ersticken, ist ähnlich wie bei *Lachesis* und anderen Schlangen-Arzneimitteln.
- Bei ein oder zwei Patienten bestand eine Neigung, mit Feuer zu spielen.
- Sie können bemerkenswert stark sein, können viele Angriffe vertragen und werden gewöhnlich auch angegriffen.
- *Naja*-Patienten sind häufig auch sehr spirituelle Menschen.
- In Indien sind zwei weitere Merkmale Respekt und Verehrung. *Naja*-Menschen verlangen einen gewissen Respekt und flößen ein wenig Angst ein.
- *Naja*-Patienten haben Herzbeschwerden oder Beschwerden der Herzklappen.
- Ein klinisches Bild der *Naja* ist das einer Frau in Indien, die sich nach der Hochzeit verlassen fühlt, von ihren Schwiegereltern schikaniert und ungerecht behandelt. Sie ist wütend und boshaft, gleichzeitig jedoch fühlt sie, dass sie eine Pflicht und Verantwortung der Familie gegenüber hat. Sie lebt in einem ständigen Konflikt.

ELAPIDAE GIFTNATTERN UND SEESCHLANGEN

AUS DEM BUCH „DIE SEELE DER HEILMITTEL "VON RAJAN SANKARAN

In meiner Beobachtung haben *Naja*-Menschen eine gewisse Noblesse, Moralempfinden, Verantwortung. Oft steht dieses Gefühl im Konflikt mit dem Gefühl, Unrecht und Vernachlässigung erlitten zu haben, begleitet von intensiven Gefühlen von Bosheit und dem Impuls, die kränkende Person zu verletzen.

WICHTIGE RUBRIKEN

- Wahnidee, Kopf ist verletzt
- Wahnidee, wird von seiner Umgebung verletzt
- Wahnidee, seine Pflicht verletzt, hat
- Wahnidee, steht unter übermenschlicher Kontrolle
- Wahnidee, wird ausgehungert
- Wahnidee, Wille, widersprüchlich
- Wahnidee, falsch, alles scheint
- Wahnidee, Schwierigkeiten, brütet über eingebildeten
- Traurigkeit, Selbstmordneigung, mit
- Wahnidee, verletzt, am Kopf, wird
- Wahnidee, vernachlässigt, ist
- Willen: zwei Willen, als hätte er
- Willens, Verlust des
- Wahnidee, hat Unrecht erlitten
- Feuer: Wunsch, in der Nähe des Feuers zu sein
- Gesten, macht: greifen oder erreichen, etwas: Hals, nach dem
- Wahnsinn, Verrücktheit: seinen Kopf entzwei spalten, will
- Werfen, sich selbst, kraftvoll herum

AUS DER MATERIA MEDICA VON EDWIN HALE

Das nachfolgende Zitat gibt einen Einblick in die Auswirkungen des Giftes auf den Geist (es ist nicht klar, auf welche Kobra er sich bezieht):

Paul du Chaillu, der große Afrika-Reisende, sagt, er sei Zeuge eines Versuchs eines Einheimischen gewesen, diese giftige Schlange zu beschwören. Hierbei wurde der Mann gebissen. Er litt fürchterlich. Sein Körper schwoll an, sein Geist trübte sich und sein Leben schien verwirkt. Doch schließlich ging es ihm besser, und obwohl er über große Herzschmerzen klagte, war er bald wieder auf den Beinen. **Kurze Zeit danach ging er mit der Axt in der Hand, um, wie er sagte, Holz zu schlagen, aber plötzlich hackte er seinen eigenen Kopf entzwei.** Er war verrückt geworden."

Das wichtigste Thema bei *Naja* ist die Warnung vor dem Angriff. Wenn sie provoziert werden, drohen sie: „Tu's nicht. Ich sage dir, lass es sein. Komm nicht näher." Meistens reicht diese Warnung der *Naja* aus. Sie braucht nicht anzugreifen. Das ist die ganze Geschichte der Kobra. Wenn du in ihre Nähe kommst, breitet sie ihre Haube aus, als ob sie sagen will: „Kommst du noch einen Schritt näher, werde ich zustoßen."

ELAPIDAE GIFTNATTERN UND SEESCHLANGEN

FALL (1) VON *NAJA NAJA* VON RAJAN SANKARAN

(Dieser Fall wurde bereits in dem Buch „Das System der Homöopathie" veröffentlicht, hier wurden nun einige zusätzliche Kommentare hinzugefügt.)

Dies ist der Fall eines 30-jährigen Mannes, der mich im Januar 1993 mit kongestiver Kardiomyopathie aufsuchte. Er ist Bauunternehmer, und im Zusammenhang mit seiner Arbeit muss er an weit abgelegene Orte reisen und Eisenbahnschienen verlegen. Im ersten Gespräch wird er von seinem Bruder und seiner Mutter begleitet. Er sitzt auf der Stuhlkante, und seine Füße sind ruhelos. Er hat einen lila-bläulichen Streifen am Zahnfleischrand.

Seine linke ventrikuläre Auswurffraktion (LVAF) lag bei 35 %, sank dann auf 30 % und schließlich auf 27 %. Er konnte nicht mehr richtig atmen, und es entwickelte sich eine Herzinsuffizienz.

Er **träumt von Schlangen**. Er träumt auch davon, in den Wald zu gehen, und dieser Traum macht ihm Angst. Er **trägt gerne lockere Kleidung** (der erste Knopf seines Hemdes ist offen). Er hat **große Angst vor Schlangen, selbst wenn er sie in einem Film sieht.** Er mag Schach, Carrom (ein Brettspiel) und Fußball.

Er führt mit seinem Vater und seinen drei Brüdern zusammen eine Firma. Er ist der Älteste. **Sein Vater hat ihn misshandelt.** Nach der Schule fing er an, seinen Zorn herauszulassen und wurde **gewalttätig**. Damals zitterte er vor Zorn. **Er reagiert sehr empfindlich auf Ungerechtigkeit.** Wenn jemand gute Arbeit macht, so findet er, sollte dieser Mensch auch gut bezahlt werden. Er ist ehrlich. Er ist ängstlich, wenn er einen neuen Auftrag annimmt. **Er ist ängstlich in Bezug auf seine Familie und fühlt sich für sie verantwortlich.** Er ist sehr reizbar, beruhigt sich aber auch schnell wieder. **Wenn er zornig wird, schlägt er zu.** Er kann sehr **boshaft** sein. **Am wütendsten wird er, wenn drei oder vier Leute einen anderen zusammenschlagen. Es macht ihn sehr wütend, seiner Meinung nach sollte es ein Kampf Mann gegen Mann sein. Er steigt aus dem Zug aus und mischt sich in die Prügelei ein, um der Person zu helfen, die geschlagen wird.**

Er hat einen starken Sinn für „richtig" und „falsch". Und er hat Mitgefühl mit Menschen, die ungerecht behandelt werden. Er gerät schnell in Streit, auch in körperliche Schlägereien.

Einmal musste er ein Angebot für einen Auftrag abgeben. Er ging zum Gespräch und stellte fest, dass der Auftrag bereits auf unfaire Weise vergeben worden war. Die Person, die den Zuschlag bekommen hatte, und die verantwortlichen Personen waren eng miteinander befreundet. **Er war allein, und alle sahen ihn an.** Er sagte, dass man ihm eine Chance hätte geben sollen. Sie versuchten, ihn zu „schikanieren", und forderten ihn auf, zu gehen. Er konnte nichts tun. Als er dann rausging, **schnappte er sich eine eiserne Stange und schlug auf eines ihrer Autos ein.**

Er empfindet einen Mangel an Fairness und Ungerechtigkeit sehr stark und reagiert gewalttätig darauf. Auch fühlt er sich „allein gelassen", ein weiteres Kennzeichen der Elapidae-Schlangen.

Vom Fenster aus hat man ihn gesehen, und er hat ihnen zugerufen, sie sollten doch rauskommen: „**Ich werde es Euch schon zeigen**!" Sie kamen nach draußen und versuchten, ihn zu verscheuchen, aber er hatte die eiserne Stange in der Hand und rannte hinter ihnen her. Zwei Tage später fanden sie einen Kompromiss und er erhielt den Auftrag.

Er liebt langsame, klassische Musik und fröstelt leicht.

Kommentare: Ich habe ihm *Naja naja* verschrieben, danach ging es ihm sofort besser, seine Atemlosigkeit besserte sich. Fünf Monate später entwickelten sich große Eiterbeulen und Ausschläge am ganzen Körper, die schrecklich juckten. Die Ausschläge eiterten, und die Haut besserte sich erst nach einer Weile. Als die Hautbeschwerden auftraten, besserte sich seine Atemlosigkeit noch mehr. Seine LVAF stieg kontinuierlich und erreichte schließlich 63 %.

Ich bestellte ihn für ein detailliertes Follow-up ein.

ELAPIDAE GIFTNATTERN UND SEESCHLANGEN

FOLLOW-UP IM SEPTEMBER 1997

D: Wie hat sich Ihre Gesundheit entwickelt, seit Sie mit dem Mittel begonnen haben? Auf körperlicher und auch auf emotionaler Ebene.
(Beobachtung: Unfreiwillig streckt er die Zunge vor.)
Dies habe ich in vielen Schlangenfällen beobachtet.
P: Körperlich geht es mir gut. Meine Atemlosigkeit ist weg. Vorher konnte ich nicht gehen oder laufen. Auch geistig geht es mir besser. Früher wurde ich immer sehr wütend. Das Jucken ist besser, zwei Jahre lang war das ganz schrecklich.
Ich wurde immer sehr wütend, wenn ich Ungerechtigkeit sah. Wenn jemand jemand anders bedrohte, bin ich dazwischen gegangen. Ich werde immer noch wütend, aber nicht mehr so sehr. Früher hätte ich gekämpft und die schwächere Person verteidigt; jetzt mische ich mich nicht mehr ein.
Es scheint, als ob seine Empfindlichkeit gegenüber der ungerechten Behandlung anderer weg ist. Ungerecht behandelt zu werden, war sein eigenes Gefühl; dies ist nun nicht mehr so intensiv. Daher erkennt er jetzt, anders als früher, nicht mehr in jeder Situation etwas Unrechtes. Es scheint, als sei seine Empfindlichkeit gegenüber Ungerechtigkeiten in seiner Umgebung nicht mehr vorhanden.
Doch manchmal passieren solche Sachen aber auch jetzt noch. Vor sechs Monaten war ich bei Bauarbeiten in einem Dorf, und die Bewohner des Ortes fingen an, meine Ausrüstung und meine Maschinen zu stehlen oder zu beschädigen. Ich ging zur Polizei und hatte Streit mit ihnen. Ich habe zu dem Mann, der für den Schaden verantwortlich war, alles Mögliche gesagt. Ich habe ihn sogar in der Polizeiwache **bedroht**, alle haben zugehört. **Ich war so wütend, hätte er noch ein Wort gesagt, ich hätte ihm etwas angetan. Diese Menschen haben Unrecht begangen, und das ging mir gegen den Strich. Mein ganzer Körper zitterte, als sollte ich irgendetwas tun. Ich habe mich nicht unter Kontrolle, wenn ich so zornig bin. Früher hätte ich mich über kleinere Sachen geärgert, nun passiert das nur noch mit größeren Sachen.** Besonders dann, wenn es um etwas geht, wo mein Ansehen betroffen ist, wenn es um den Respekt der Leute mir gegenüber geht, werde ich sehr wütend. Wenn zum Beispiel jemand sagt, er kann nichts tun, ist er nicht **gefährlich**. Was kann er tun? **Als sie anfingen, meine Arbeiter zu provozieren, bat ich sie, das zu ignorieren. Ich sagte ihnen, sie sollen nicht kämpfen, und kümmerte mich um ihre Verletzungen. Langsam steigerten sie ihre Grausamkeiten. Sie verursachten mehr Schaden. Sie fingen an zu denken, ich könne mich nicht wehren, also machten sie noch mehr kaputt. Ich weiß, in einer solchen Situation sollte ich nicht zurückschlagen. Ich bin allein und sie sind ein ganzes Dorf. Ich stehe allein da. Doch an diesem Punkt hatte ich keine Kontrolle mehr über mich. Also zog ich los und schlug den Typen ganz übel zusammen. Als sie die Grenze überschritten hatten, schlug ich ihn zusammen.**
Er schlägt nicht zu, solange er nicht wirklich provoziert wird. Das ist das Thema der Elapidae.
Er ist zur Polizei gegangen und hat sich beschwert. Das ganze Dorf war da. Ich habe ihm gesagt, wenn er dort seinen Mund aufmacht, **würde ich seine Hände abschneiden**. Ich zitterte vor Zorn. Der Mann hat nicht geredet, und danach ließen sie mich völlig in Ruhe. Die Polizei sagte mir, ich solle solche Dinge nicht sagen. Ich antwortete, selbst wenn der Mann geredet hätte, hätte ich nicht das getan, was ich gesagt habe (lächelt). Ich sagte, wenn er noch nicht einmal Manns genug ist, warum sollte ich mit ihm reden. **Ich habe ihn offen herausgefordert**. Ich sage Ihnen, dies sind leere Drohungen. Das ist vor ungefähr eineinhalb Jahren passiert.

ELAPIDAE GIFTNATTERN UND SEESCHLANGEN

Vor vier Monaten gab es ein kleines Problem in einer anderen Stadt. Sie hatten mir einen Auftrag gegeben. Die meiste Arbeit hatte ich erledigt, doch sie weigerten sich, mich zu bezahlen. Sie versuchten, andere Unternehmer zu bekommen, die die Arbeit fertig machen sollten. Ich war dort mit meinem Bruder und einem meiner Arbeiter. 70 von ihnen kamen, wollten uns vertreiben und fingen mit der Arbeit an. Wir drei standen vor den Maschinen. Ich sagte: „**Ihr seid 70 und wir sind drei. Wir können es nicht mit euch aufnehmen. Aber eines sage ich euch: Der Erste, der seine Hand auf meine Maschine legt, wird keine Hände mehr haben. Danach könnt ihr mit uns alles machen. Aber der erste Typ …**" (lächelt). Danach steckte mein Bruder seine Hand in die Tasche und tat so, als hätte er eine Waffe, und sagte zu mir: „**Nein, lass gut sein. Das ist nicht mehr nötig.**" (Lacht.) Und das war's. Danach gab es einen Kompromiss.

Beachten Sie, dass er lächelt, während er darüber spricht, ernste Verletzungen zuzufügen. Dies ist eine sehr wichtige Beobachtung bei Schlangen-Arzneimitteln.
Auch ist die Drohung, die Hände abzuschneiden, für beinlose Schlangen sehr wichtig.

Ich kann es nicht ertragen, wenn mein Gegenüber denkt, dass ich Angst habe. Das ist eine Frage der Ehre. Wenn er denkt, dass ich Angst habe, wird er mehr Schaden anrichten. Mehr und mehr. Jetzt klaut er nur, doch beim nächsten Mal wird er es mir direkt wegnehmen, wenn er denkt, dass ich Angst habe. Ich kann mir das Dorf nicht zum Feind machen. Ich muss zu ihnen gehen, aber gleichzeitig müssen sie mich auch respektieren.

Ansehen und Respekt sind für ihn sehr wichtige Themen.

Sie dürfen nicht glauben, dass ich Angst habe. Ich leihe ihnen mein Auto für Hochzeiten. Ich helfe ihnen. Doch wenn es um das Ansehen geht, verliere ich die Kontrolle. Sie haben versucht, mich zu **unterdrücken**. Danach haben sie jeden anderen belästigt, mich jedoch nicht mehr.

FALLANALYSE

Das wichtigste Merkmal in seinem Fall ist die Androhung von Gewalt. Jemand versucht, ihn anzugreifen, und er droht, zurückzuschlagen. Ein weiteres wichtiges Merkmal ist seine ungemein große Empfindlichkeit gegenüber Ungerechtigkeit. Er kann es nicht ertragen, jemand anderen ungerecht behandelt zu sehen. Dies ist auch sein eigenes Gefühl. Als man ihm den Vertrag nicht gab, war er sehr wütend, denn man hatte ihm keine faire Chance gegeben, und er drohte Gewalt an.

THEMEN, DIE AUF EIN SCHLANGEN-ARZNEIMITTEL HINWEISEN

- Wut
- Gewalt
- Bedrohung; droht, die Gliedmaßen abzuschneiden
- Boshaftigkeit
- Kann keine Kleidung um den Hals herum vertragen
- Träume und Angst vor Schlangen
- Angstvolle Träume, im Wald zu sein
- Sich von vielen Leuten angegriffen fühlen
- Sich schwach und machtlos fühlen
- Verlangen, zu intrigieren und anzugreifen

In diesem Fall ist auch der Modus Operandi interessant. „Tu es nicht, tu es nicht. Komm näher und du kriegst eins ab." „Bleib da. Bleib da stehen. Ein Schritt näher und du kriegst eins ab." Meistens muss er noch nicht einmal angreifen. Seine Warnung ist völlig ausreichend. Die

ELAPIDAE GIFTNATTERN UND SEESCHLANGEN

meiste Zeit ist er allein und braucht niemanden. Wenn er angegriffen wird, warnt er zunächst. Es gibt auch viele Themen im Zusammenhang mit Verletzungen. Dies deutet darauf hin, dass er ein Mittel aus der Gruppe der Elapidae braucht.

Naja ist das Elapidae-Schlangenmittel mit dem Gefühl, ihm sei Unrecht angetan worden, so wie es auch bei dem Patienten ist. Dazu kommt noch, dass die Wirkung von *Naja* sich um das Herz dreht, und seine Hauptbeschwerde ist eine kongestive Kardiomyopathie.

Naja-Patienten sind sehr würdevoll, und ihr Ansehen ist ihnen normalerweise sehr wichtig. Dieser Patient erscheint auch egoistisch, als er die Geschichte, die vor vier Monaten passiert ist, herunterspielt und sie ein „kleines Problem" nennt. Als er dann dazu befragt wird, sind die Einzelheiten fast schon blutig und sehr viel intensiver.

Die Symptome des Falles sind:
- Wahnidee, ihm wurde Unrecht zugefügt
- Betrug
- Angst, vor Schlangen
- Starkes Verantwortungs- und Pflichtgefühl

Er erhielt *Naja* C200, dann 1M und schließlich 10M. Danach gab es eine Vielzahl an Veränderungen, sowohl in Bezug auf seine Pathologie als auch in seinem Gemütszustand, und ich kehrte zur C200 zurück. Doch beim Follow-up im September 1997, als sein Gemütszustand wieder schlechter war, wurde das Mittel in der Potenz 1M wiederholt.

Im Follow-up gab es keine Träume von Schlangen mehr.

Laborergebnisse:			
Datum	20.04.92	22.12.92	06.06.97
Linke ventrikuläre Auswurffraktion	27 %	30 %	63 %

FALL (2) VON NAJA NAJA VON RAJAN SANKARAN
FRAU, 20 JAHRE ALT, BESCHWERDEN:
ÜBERSÄUERUNG UND DYSMENORRHOE
AUSZÜGE AUS DEM FALL

P: Träume: Mord, Diebstahl oder Menschen, die andere zusammenschlagen.
Einmal hatte ich einen Traum, dass ich den Direktor des Colleges erschoss.
Träume von Schlangen. Nur Kobras oder Klapperschlangen. Schlangen kriechen über meine Beine, doch sie greifen mich nicht an. Schwarze Kobras mit Haube – ich kann ihre Zunge sehen. (Die Frau ist die Tochter des reichsten Mannes der Stadt, und ihrem Vater gehört das College, in dem sie studiert. Dies sieht sie als riesengroßen Nachteil an.)
Meine Eltern lassen mich nicht aus der Stadt. Sie möchten nicht, dass ich mit dem Zug fahre. Ich möchte nicht anders sein als die anderen. Ich studiere im College meines Vaters; sie behandeln mich anders.

Reichtum war ein Nachteil und sie fühlt sich anders als die anderen, sie fühlt sich ausgegrenzt. „Alle sind eins und ich bin anders". Das Gefühl, allein gelassen zu werden, ist ein Hinweis auf die Gruppe der Elapidae.

ELAPIDAE GIFTNATTERN UND SEESCHLANGEN

Andere haben einen schlechten Eindruck von mir. Sie denken, weil ich ein reiches Mädchen bin, bekomme ich wegen meines Vaters gute Noten. Das ist nicht wahr. Warum sind wir so reich? Warum können wir nicht wie die anderen sein? Ich bin traurig. Es ist so unfair. Alle haben Spaß, und ich kann nichts tun. Ich habe viel Druck, muss etwas erreichen. Und nur, weil ich die Tochter eines bestimmten Mannes bin, nicht aufgrund dessen, was ich bin. Ich trage eine große Verantwortung auf meinen Schultern. Ich möchte niemanden enttäuschen. Niemand zwingt mich. Mir wurde beigebracht, die Verantwortung zu spüren.

Keine Actionfilme … Gewalt, einander schlagen und beschimpfen, tödliche Waffen, einander schlagen oder aufeinander schießen.

D: Was meinen Sie mit „unfair"?

P: Wie siamesische Zwillinge. Ich habe mal eine Geschichte darüber gelesen. Warum ist ihnen das passiert? Keine Antworten: Warum ist das so, dass zwei am Kopf zusammengewachsen sind? Wie hat das Schicksal diese zwei Leute ausgewählt, deren Köpfe zusammengewachsen sind? Was ist der Grund? Wir sind alle unschuldig, wenn wir geboren werden: Warum werden sie bestraft? Sie haben kein Verbrechen begangen.

D: Erzählen Sie mir über „Verbrechen".

P: Betrug, ungehöriges Verhalten, unfaires Handeln, Schwarzgeld. Andere bitten, jemanden zu töten.

Das ist ein gutes Schlangen-Thema. Gedungene Mörder. Ich bin versteckt, und das Töten wird von jemand anderem erledigt. Der wahre Vordenker ist im Verborgenen. Wie die Mafia, die Terroristen.

Der Onkel eines guten Freundes wurde ermordet. Er wurde erstochen, 54 Mal wurde auf ihn eingestochen, das Gesicht mit Blut bedeckt. Sie haben in den Hals gestochen. Er konnte nicht um Hilfe rufen. Es geschah um die Ecke von seinem Haus.

D: Warum wurde er getötet?

P: Er war Politiker, die Partei war gespalten, und jemand anderes mochte ihn nicht.
Ich rede eine Menge. Ich mache Späße.
Die dunkle Seite kommt nur zum Vorschein, wenn ich zu Hause bin.
Ich stelle mir vor, dass ich Interviews in Zeitschriften gebe, auf den Titelseiten. Ich möchte das Imperium vergrößern. Viele Menschen sollen mich kennen, ich möchte berühmt sein. Dann ginge es mir gut, ich würde anerkannt.

Das Gegenteil von dem Gefühl, sich benachteiligt oder anders zu fühlen, ist der Glanz. Schlangen mögen Glanz sehr, sie lieben es, berühmt und anerkannt zu sein.

FALLANALYSE:
WICHTIGE THEMEN IN DEM FALL

- Menschen, die andere Menschen zusammenschlagen
- Gewaltsamer Angriff (den Direktor erschießen)
- Sich anders als andere fühlen und anders behandelt werden
- „Es ist unfair."
- Verantwortung/Pflicht
- Wahnideen: Verbrechen
- Schneiden, stechen
- Von einem politischen Gegner
- Gedungene Mörder
- Ruhm/Glanz

ELAPIDAE GIFTNATTERN UND SEESCHLANGEN

- Zwei Seiten
- Reden, Witze machen
- Wut, unfair, traurig etc.
- Eine Seite ist verborgen

EIGENSCHAFTEN DER ELAPIDAE IN DIESEM FALL

- Verletzung
- Schmerz
- Erstechen
- Plötzliche Gewalt

Ihre größte Wahnidee bezog sich auf die siamesischen Zwillinge, wo ihr Gefühl war: „Warum werden sie bestraft, sie haben kein Verbrechen begangen?" Dies spiegelt ihre Erfahrung – es wurde ihr Unrecht angetan.

Arzneimittel: *Naja naja* 1M

FOLLOW-UP AUGUST 2006

D: Was hat sich bei Ihnen seit 2003 so im Gesamten verändert?
P: Ich denke, ich bin erwachsen geworden und zufriedener mit mir selbst. Ich habe eine Vorstellung davon, wer ich bin und was ich im Leben tun will. Ich habe irgendwie auch eine Es-kümmert-mich-nicht-Haltung entwickelt. Es verletzt mich nicht mehr so, wie andere reden. Früher habe ich gedacht, dass Studieren nichts für mich ist, nach meiner Erfahrung mit dem College war ich mir sicher, dass ich nicht weiter studieren möchte. Das hat sich jetzt geändert, und so mache ich nun gerade meinen Magister. Meine Errungenschaften sind nicht mehr so eindimensional. Früher ging es nur um meine sportlichen Errungenschaften. Jetzt nehme ich auch an Golfturnieren teil und gewinne auch ein paar, aber ich habe auch andere Erfolge.
D: Was hat sich dadurch in Ihrem Leben verändert?
P: Ich bin glücklicher geworden. Ich bin mental stärker geworden, denn ich kümmere mich nicht mehr darum, was andere Leute sagen – ich konzentriere mich mehr auf meine Ziele. Ich mache mir keine Sorgen mehr wegen irgendwelcher Sachen. Ich habe keine Bauchschmerzen mehr. Meine Haare fallen immer noch aus. Mein Zahnfleisch blutet nicht. Ich kriege keinen Hautausschlag. Ich habe keine Träume mehr, die mich verstören. Ich bin jetzt sicherer. Ich sorge mich nicht darum, dass Leute, die ich kenne, verletzt werden oder ernsthaft krank werden. Ich habe keine Träume mehr von Schlangen und Mördern oder so. Ich möchte nicht wirklich, dass mein Foto auf der Titelseite eines Magazins ist. Ich möchte auch nicht, dass die Leute mich kennen. Ich bin glücklich, wenn ich die Ziele erreiche, die ich mir selber gesetzt habe. Ich würde nicht sagen, dass ich religiös bin, aber ich bin mit Sicherheit spiritueller als zuvor.

FALL (3) VON *NAJA NAJA* VON RAJAN SANKARAN
FRAU, 35-JAHRE ALT, THEATERSCHAUSPIELERIN, POLYARTHRITIS.
18.06.2004

D: Erzählen Sie mir von den Problemen, die Sie haben.
P: Im Moment bin ich in K., doch ich komme mit dem kalten Wetter nicht klar. Ich habe Schmerzen in den Gelenken (Knöcheln) und in jedem Gelenk, vom Rücken bis zum Nacken.

ELAPIDAE GIFTNATTERN UND SEESCHLANGEN

Ich habe irgendwie Kopfschmerzen, kann die aber nicht genau lokalisieren. Es ist irgendwo in meinem Gehirn. Es ist sehr schmerzhaft und quetscht all meine Energie aus mir heraus. Es hindert mich daran, Dinge zu tun. Ich habe keinen Hunger und kann nicht schlafen. Ich habe jemanden, der mich massiert. Sie war sehr aufgebracht, denn sie hat massiert und massiert, mit heißem Öl, und hat mir Socken angezogen, aber meine Füße wurden nicht warm. Sie waren immer kalt. Ich stehe immer unter Spannung. Ich fühle mich irgendwie blutleer. Ich glaube, es liegt alles daran, dass ich nachts nicht schlafen kann. Immer, wenn ich irgendwo bin, wo das Wetter warm ist, schlafe ich gut, da habe ich keine Probleme.

D: Was ist das Hauptproblem im Moment?

P: Ich brauche Energie, ich fühle mich so energielos. Im Moment fühle ich mich auch ein wenig fiebrig, obwohl das Thermometer nur 36.7 °C anzeigt. Lesen ist viel zu anstrengend. Ich habe gerne gelesen, aber nach ein bis zwei Seiten muss ich das Buch schließen.

D: Was passiert dann?

P: Es fängt an (Kopf), wehzutun. Es bewegt sich zum Ohr, es krampft (HG: öffnet und schließt die Faust). Im Inneren bewegt sich alles (gleiche HG). Es dehnt sich aus, kommt raus und passiert aber eigentlich im Innern (gleiche HG).

D: Beschreiben Sie diese Handbewegung noch ein bisschen.

P: Es ist ein wenig vage und dann ist es ganz voll, es streckt und streckt sich, und wenn es drückt, dann drückt es höllisch (HG: wenn sie „strecken" sagt, öffnet sich die Faust langsam, aber mit Kraft, und wenn sie „drücken" sagt, schließt sich ihre Faust langsam). Da ist so viel Kraft, so viel Druck (HG: schließt fest die Faust), drücken. Als würde es pumpen (HG: das gleiche Öffnen und Schließen der Faust). Im Inneren ist es heiß, wie etwas Kochendes, als ob man kocht. Bevor es völlig vertrocknet (HG: Handbewegung zeigt Kochen), gibt es einen Moment, wo es hier in diesem Teil heiß wird (HG: beginnt am Kopf, an der Stirn, und zeigt nach unten). Es kommt bis zum Hals und zur Schulter herunter. Der Schmerz kommt bis hierher (HG: innerer Augenwinkel) und dann zum Auge (HG: über dem Auge; bewegt die Finger über die Augenbrauen), und die Augen sind sehr müde. Es fühlt sich irgendwie an, als ob diese Augen und meine Energie mit Gewalt von mir weggezogen werden (HG: bewegt beide Hände, zieht sie weg von sich). Ich möchte meine Augen nicht schließen, aber ich muss sie schließen. Ich schlafe aber nicht. Ich bin komplett wach, aber ich reagiere nicht.

D: Beschreiben Sie das, was Sie gezeigt haben. „Mit Gewalt von mir wegziehen", nur diese Empfindung.

P: Im Inneren wird die ganze Energie zusammengedrückt (HG: schließt die Augen und bewegt die Faust von sich weg, während sie sie zusammendrückt), so sehr, dass kaum Energie bei mir bleibt.

D: Beschreiben Sie das „Zusammendrücken", nur das. Was kommt Ihnen in den Sinn? Sprechen Sie nur darüber.

P: Wie beim Waschen der Kleidung, wenn man jeden einzelnen Tropfen (HG: wringt Kleidung aus) herausdrückt. So ist das die ganze Zeit, bis zum Schluss (HG: dieselbe). Vielleicht ist dann der nächste Schritt so (HG: öffnet ihre Hände, als ob sie explodiert). (HG: Quetschen) Druck, und vielleicht ist das die letzte Belastbarkeit, die der Gummizug verträgt (HG: bewegt ihre Hände von sich weg, als würde sie ein Gummiband auseinanderziehen). Wird es sich irgendwann danach öffnen (HG: Hände gehen vom Zentrum nach außen, als ob sie auseinanderbersten)? Vielleicht kommt dann das Kleinhirn aus dem Gehirn raus.

D: Beschreiben Sie diese Bewegung noch ein bisschen mehr.

ELAPIDAE GIFTNATTERN UND SEESCHLANGEN

P: Geschwindigkeit, wissen Sie, irgendetwas kommt heraus, bricht hervor, wie ein Vulkan. Es ist eher wie ein abstraktes Bild, mit so vielen Farben (HG), Blut und dann die Zerstörung, der Schmerz.
D: Beschreiben Sie die „Zerstörung" noch ein bisschen mehr.
P: Die Zerstörung zerstört meine Existenz. Es zerstört alles; meinen Frieden und meine Fähigkeit zu arbeiten.
D: Beschreiben Sie diese Empfindung noch etwas mehr, das „Zusammendrücken" auf der einen Seite und das „Aufbrechen" auf der anderen Seite. Beschreiben Sie diese zwei Empfindungen, was immer Sie noch dazu sagen können.
P: Es drückt und drückt zusammen (HG), drückt die ganze Zeit zusammen, es pumpt, es ist heiß und es ist unerträglich.
D: Beschreiben Sie das „Zusammendrücken" ein wenig mehr.
P: (HG: nimmt ihren Schal und drückt diesen zusammen) Man kann das nicht weiter steigern. Wenn ich noch weiter drücke, was wird das Ergebnis sein? Der Schmerz wird nicht weniger. Wann und warum der tiefe Schlaf kommt und der Schmerz geht, ist mir nicht bewusst. Dann fühle ich mich frei, erleichtert.

Am Anfang zeigte sie eine Geste für das „Strecken", und das ist auch sehr charakteristisch für die Schlange: Sie demonstriert ihre Fähigkeit, ihre Kiefer weit aufzumachen. Als sie dann zu dem Strecken befragt wurde, erwähnte sie Zusammendrücken, dann Kochen und Pumpen, dann noch weitere Empfindungen und Gesten. Dies ist typisch bei der Energie der Tiere, viele Dinge geschehen, und die Einzelteile setzen sich zusammen zu einer Sequenz, die ihren Überlebensmechanismus beschreibt.

D: Beschreiben Sie das freie Gefühl ein bisschen mehr.
P: Eines Morgens ging es mir plötzlich richtig gut. Ich habe die Sonne gesehen.

Das ist das Gegenteil ihrer Verschlimmerung bei Kälte. Sonne ist also gut für sie.

D: Beschreiben Sie das Gefühl der Freude, wie Sie dieses Gefühl erlebt haben.

Als ich diese Frage stellte, wollte ich ihre Sinneserfahrung kennenlernen. Freude kann von unterschiedlichen Menschen unterschiedlich erlebt werden. Indem wir dieses Erleben der Freude auf ihre Sinnesebene führen, sollten wir auf dieselbe Empfindung treffen, die auch allem anderen zugrunde liegt. Die Sinnesebene wird dieselbe Sprache sprechen.

P: Es ist Freude, einfach Freude. Freude auf jeder Ebene. Ich liebe es zu schlafen, ich liebe es zu essen. Ich liebe es zu singen. Ich liebe es, mir Musik anzuhören. Ich liebe es, mit einer geliebten Person zu reden. Ich denke, das ist die Art, wie ich mich freue. Ich empfinde keine Ruhelosigkeit. Alles ist ruhig, still und beständig. Ich reagiere positiv auf Situationen. Ich bin sehr gern ein stiller und ruhiger Mensch, doch im Moment bin ich das nicht, ich bin sehr aggressiv (streckt ihre Zunge vor).

Eine weitere, wichtige Beobachtung in Schlangenfällen — das Vorstrecken der Zunge. Auch sehen wir hier die beiden Seiten, die zwei Gesichter – ruhig und aggressiv.

D: Was bedeutet „sehr aggressiv"?
P: Wenn jemand einen anderen Menschen verletzt, protestiere ich. Ich gehe hin und stürze mich hinein. Ich bin sehr impulsiv. Ich höre immer auf mein Herz. Ich bin willens, das zu tun. Was das Ergebnis ist, die Auswirkung, ist mir egal. Ich denke, man sollte sich darum kümmern. Das ist das eine Problem. Wenn ich sehr ruhig und still bin, dann stürze ich mich zwar auch hinein, doch das Hineinstürzen ist anders. Es ist nicht so aggressiv.

„Hineinstürzen" zeigt Energie, eine Aktion, eine Bewegung. Daher bitte ich sie, mir dieses Hineinstürzen zu beschreiben.

D: Beschreiben Sie „hineinstürzen", nur das Wort „hineinstürzen".

ELAPIDAE GIFTNATTERN UND SEESCHLANGEN

P: Wenn ich jetzt gerade hier bin, nehme ich an allem teil, was um mich herum passiert. Wenn ich ruhig bin, verläuft dieser Vorgang sehr ruhig, irgendwie positiv. Wenn ich denke, ich sollte diese Person schlagen, werde ich das mit Sicherheit tun. Irgendwie habe ich es dann auch im Kopf, dass sie zu schlagen nur dazu dient, ihr gegenüber zu protestieren oder ihr verständlich zu machen, dass, was sie tut, nicht gut ist und es keinen anderen Weg gibt, ihr das deutlich zu machen. Befinde ich mich aber nicht in diesem ruhigen, stillen oder gelassenen Zustand, schlage ich den anderen wer weiß wie. Ich trete ihn und schlage ihn (HG: zeigt Schläge).

Es ist besonders wichtig zu erwähnen, dass sie kaum Aggression im Gesicht zeigt, als sie das sagt, sie verzieht mehr oder minder keine Miene.

D: Beschreiben Sie „treten und schlagen", nur diese Handlung.

P: Ich halte die Person fest (HG: zeigt das Halten). Ich trete, und ich werde sie ordentlich schlagen (HG: zeigt das Halten und das Schlagen). Ich kann keine grundlose Ungerechtigkeit oder Erniedrigung ertragen, wenn plötzlich jemand ohne eine nachvollziehbare Logik versucht, jemand anderen zu verletzen.

D: Beschreiben Sie „verletzen".

P: Es gibt körperliche und seelische Verletzungen. Ein Teenager ist vielleicht schüchtern. Er braucht einen Platz im Zug. Plötzlich kommt jemand Älteres, schubst ihn vom Sitz und setzt sich selbst hin. Zuerst frage ich: „Warum tun Sie das? Lassen Sie den Jungen sitzen, er war der Erste, er soll auch hier sitzen."

D: Wenn Sie „körperliche Verletzung" sagen, was meinen Sie damit?

P: Einfach quälen. Eine hilflose Person schlagen, sie mit Gegenständen schlagen, Sachen durch die Luft werfen, Stöcke benutzen, selbst Waffen, wie diese rostigen Dinger, die man normalerweise für das Schneiden von Bäumen nutzt. Was auch immer die Person ergattern kann, um den anderen zu quälen, weil der andere eben hilflos ist.

D: Beschreiben Sie, was Sie meinen, wenn Sie sagen „quälen". Welches Bild kommt Ihnen hierbei in den Kopf? Den ganzen Prozess, diese Handlung.

P: Das eine ist das gewalttätige Gesicht desjenigen, der quält. Das andere ist das hilflose Gesicht der Person, die gequält wird. Zwei Gesichter. Das gewalttätige Gesicht zeigt eine sadistische Freude und die unschuldige, gequälte Person kann es nicht verhindern. Ich denke, auch die gewalttätige Person kann es nicht verhindern, denn wenn sie verstehen würde, wie viel Schaden sie zufügt, würde sie die Person vielleicht nicht quälen. Und die unschuldige, ruhige Person, die die Quälerei erträgt, ich denke, diese Person hat mehr Frieden.

Quälerei ist für sie etwas, was einer einem anderen antut. Es ist ein Opfer-Aggressor-Phänomen. Also ist ihre Hauptsinneserfahrung, dass eine starke Person einer schwachen Person etwas tut. Das ist ein erster zarter Hinweis auf das Königreich der Tiere. Ein weiterer Hinweis ist, dass es sich um einen Prozess handelt, das heißt, eine Sache folgt im Ablauf einer anderen Sache.

D: Beschreiben Sie den Prozess der Quälerei. Wie quält das gewalttätige Gesicht das unschuldige Gesicht? Was ist die Methode? Was kommt Ihnen in den Sinn?

P: Willkürlich schlagen, überall hin, die Augen, den Geist, Brust, Busen oder auf den Kopf. Brutal schlagen, manchmal auch mit schmutziger Sprache, unaufhörlich schlagen. Wie festhalten (HG). Festhalten und schlagen, unaufhörlich schlagen. (HG: zeigt das Halten und schlägt dann fortgesetzt zu).

D: Beschreiben Sie das noch ein wenig mehr. Beschreiben Sie die Handlung, die Sie gerade gezeigt haben.

ELAPIDAE GIFTNATTERN UND SEESCHLANGEN

P: (Sie wiederholt die Handlung). Ich kann spüren, dass ich das tue. Es ist in deinem Griff. Es ist ein aggressiver Wunsch, du erlangst körperlich Kontrolle über den Geist von jemand anderem. Es geht in beide Richtungen, und es quält sehr, sowohl körperlich als auch seelisch.
D: Beschreiben Sie diesen Griff; beschreiben Sie, was Sie über diese Handlung sagen können.
P: Es ist einfach fürsorglich (HG: als hält sie etwas). Doch dieselbe Hand, die hält (gleiche HG, aber schneller), zerstört auch. Es ist einfach eine Hand. Eine Hand, sie ist flüssig, fließend, so elegant (HG: schlangenartige Bewegungen wie bei einer Schlange). Sie ist wunderschön, kunstvoll, eine einzige, kleine Geste kann anderen Menschen so viel übermitteln. Dies ist wieder destruktiv.
D: Wenn Sie „flüssig" sagen, was meinen Sie damit?
P: Flüssig, Transparenz. Es kann überall hinfließen. Wasser als Flüssigkeit hat auch diese Eigenschaft. Da ist gleichzeitig ein Fließen und eine Transparenz. Wie das Leben. Es fließt und endet nicht. Der Tod ist nicht das Ende, weil der Geist weiter fließt (HG).
D: Beschreiben Sie dieses Fließen noch ein wenig mehr.
P: Diese fließende Eigenschaft, die Transparenz und die Fähigkeit festzuhalten, es ist wie ein Fluss. Es fließt und kümmert sich und ist transparent, und es gibt keine Hindernisse, durch die es nicht hindurch kommt. Ein Hindernis ist ein Weg, der sich nicht öffnet.

Die gleiche Geste des Haltens, die Fürsorge, Wärme, Eleganz, Kunstfertigkeit, Fließen, Flüssigkeit und Transparenz ausdrückt, aber auch Zugreifen und Zerstörung.

D: Beschreiben Sie das, was Sie da als Hindernis zeigen.
P: (HG: kreuzt die Finger an beiden Händen). Vielleicht ist es etwas, das dazwischenkommt und verhindert, dass sich etwas trifft (HG); es verhindert Verständnis. Ich möchte vielleicht jemanden verstehen, aber dann gibt es da einen Gedankengang, der nicht klar oder transparent ist – vielleicht ist das der Grund, warum wir nicht zueinander finden. Vielleicht möchten es beide Personen ganz stark, aber die Gedankengänge sind unterschiedlich.
D: Beschreiben Sie diese Handlung (Hand/Finger verhaken sich ineinander). Erzählen Sie etwas darüber, was auch immer Ihnen dazu einfällt.
P: Es ist eine sehr warme, stützende Position, denn ich sehe sie so. Wenn ich es als etwas Zerstörerisches sehen möchte, dann ist es wie die Zähne eines Hais, die zubeißen.

Die gleiche Geste des Verschränkens der Finger zeigt wieder das Warme und Unterstützende auf der einen Seite und die Zähne des Hais auf der anderen Seite.
Hier müssen wir nun sehr aufmerksam zuhören, was sie über die Zähne des Hais erzählt, der nicht der Hai ist, denn der Hai ist nur ein Bild und nicht die Quelle.

D: „Wie die Zähne eines Hais", beschreiben Sie die Zähne eines Hais.
P: Es ist sehr uneben, wie ein Kurvendiagramm (HG: Finger gehen wie bei einem Kurvendiagramm hoch und runter). Sehr angsterregend, sehr gefährlich, mit Auf- und Ab- und Zickzack-Bewegungen (gleiche HG) und sehr starker, fließender Energie (HG: Finger zeigen kräftig nach unten).
D: Beschreiben Sie die „starke, fließende Energie".
P: Kegelförmig, stark, zerstörerisch, angsterregend und gefährlich (HG: Zeigefinger beider Hände zeigen kegelförmig nach unten). In dem Moment, in dem der Hai sein Maul öffnet (HG: führt beide Hände schnell auseinander, um das Öffnen zu zeigen), sind die zerstörerischen Zähne sichtbar und sehr furchterregend und gefährlich. Der Hai hat das Ding. Der Hai greift zu (HG: schlägt schnell beide Hände zusammen, die einen lauten Knall verursachen, während sie das Ergreifen zeigt).
D: Beschreiben Sie diese Handlung noch etwas mehr.

ELAPIDAE GIFTNATTERN UND SEESCHLANGEN

P: **Sie** ist sehr zerstörerisch. Der Hai öffnet sein Maul, ergreift das Ding, zermalmt es (sagt sie mit starker Betonung) und zerkaut es. Es gibt keine Hoffnung. Das Leben ist vergangen, aber der Hai kann nichts dafür. Er braucht etwas, um satt zu werden. Er begeht kein Verbrechen. Er braucht Futter. Aber aus meiner subjektiven Sicht ist es gefährlich und schmerzhaft. Immer wenn der Geist gequält wird, ist das für mich sehr gefährlich und schmerzhaft. Ich kann mir keine Welt ohne Polizeiwache, ohne Verbrechen, ohne Erniedrigungen und ohne Ungerechtigkeit vorstellen. Doch der Grad der Quälerei sollte unter Kontrolle bleiben. Niemand sollte jemand anderen grundlos aus sadistischer Freude quälen. Ich bin betroffen, wenn jemand einen anderen quält, ich muss dann selbst eingreifen (HG).

Wir sehen, dass das Ausmaß der Aggression brutal und destruktiv ist – töten und quälen ohne Hoffnung – dies zeigt das syphilitische Miasma.

D: Beschreiben Sie diese Handlung.

P: Ich möchte mich da reinstürzen. Im Innern ist eine gewaltige Kraft, die ist sehr schnell und unkontrollierbar. Sie ist wild, sehr wild. Wie ein Tiger oder ein Löwe, wenn er seine Beute aufspürt und sich daraufstürzt. Ohne einen Gedanken, was das Beste und Richtigste in diesem Moment ist, sich daraufstürzt.

Ich denke, Tiere sind sehr rein. Wenn sie kämpfen wollen, kämpfen sie. Wenn sie sich paaren wollen, paaren sie sich. Wenn sie töten wollen, töten sie. Es gibt keine Dualität in ihrem Wesen. Es ist entweder „ja" oder „nein". Es gibt keine sogenannten grauen Schatten, gelben Schatten oder blauen Schatten dazwischen, „ja" oder „nein", nichts anderes zwischen Tag und Nacht. Es ist einfach in dieser Tierwelt. Sie sind rein, frei, sie sind wirklich fürsorglich und sie fühlen reine Liebe. Wenn sie lieben, verlassen sie ihren Partner ihr ganzes Leben lang nicht. Sie sind wunderschön, elegant, sehr ordentlich und sauber. Sie haben ihren eigenen Duft und Geruch. In der Welt der Tiere findet man weniger Demütigungen. Ihre Art zu leben ist besser. Ich mag Tiere, aber ich gehe nicht an sie heran, denn ich weiß nicht, welche Krankheiten sie haben könnten. Ich bin freundlich zu ihnen, doch ich knuddele sie nicht oder berühre sie. Ich habe vor keinem Tier Angst. Ich weiß, wenn mir ein Tiger über den Weg läuft, kommt er und frisst mich. Das ist ein ganz normaler Ablauf. Aber wenn ich weiß, ein menschliches Wesen kommt und es verursacht keine Verletzungen, und plötzlich verletzt es einen doch, dann ist das viel tragischer. Ich kann einem Tiger vertrauen. Er kommt und fällt mich an, aber ich habe auch eine Chance. Der Tiger kann aus jeder Richtung kommen und mich fressen. Er wird springen. Natürlich werde ich versuchen, mich zu retten. Ich werde kämpfen, aber der Tiger wird seine Arbeit machen. Es wäre besser, wenn er zuerst mein Gesicht frisst, dann ist mein Schmerz weniger, und den Rest vom Körper kann er dann genießen.

D: Wie wird er Sie fressen?

P: Er wird sein großes Maul öffnen, seine großen nagelartigen Zähne werden mein Gesicht kratzen, und diesen Teil (das Gesicht) wird er zuerst fressen. Dann werde ich keine Schmerzen mehr spüren und ihm gestatten, den Rest meines Körpers zu fressen.

D: Beschreiben Sie doch „Maul" und „Zähne" noch ein bisschen mehr.

P: Es ist ein sehr großes Maul. Ich denke, die Augen schauen nicht so brutal. Sie sind wunderschön. Brutale Augen sind sadistisch. Sie haben Freude daran, jemand anderen zu verletzten, zu quälen. Ich möchte nicht hinschauen (HG). Wenn ich brutale Augen sehe, versuche ich, diese zu meiden. Ich möchte keine Blicke damit tauschen.

D: Wenn Sie „brutal" sagen, was kommt Ihnen in den Sinn?

P: Qual. Es ist brutal, jemanden mit Absicht zu quälen. Der Tiger quält nicht. Er will nur sein Fressen (HG).

ELAPIDAE GIFTNATTERN UND SEESCHLANGEN

D: Was zeigen Sie da mit Ihrer Hand? Nur die Handlung. Nur das.

P: Das ist das Ergreifen. Ergreifen oder der Griff. Ich denke, es ist der Wunsch, jemand anderen zu kontrollieren.

D: Wo liegt die Verbindung zwischen „Ergreifen" und dem „Griff"? Es gibt so eine Handlung (HG) und so eine. Wo ist die Verbindung? Sind sie ähnlich oder sind sie unterschiedlich?

P: Manchmal denke ich, sie sind das Gleiche. In einem Moment ist da einer (HG), der quält, und dann einer, der gequält wird. Doch der Druck ist hier weniger, wissen Sie, es ist das Maul des Tigers.

D: Wann ist der Druck mehr? Welche Situation kommt Ihnen in den Sinn, wo so viel Druck ist?

P: Es ist eine Kraft, es ist eine Aggressivität. Wenn die eigene Entscheidung, jemand anderen zu quälen, sehr stark ist, dann ist auch die Qual sehr stark (HG: geschlossene Fäuste mit einer Faust über der anderen in leichter Bewegung im Kreis).

D: Beschreiben Sie „intensiv" und „quälen".

P: Es ist wie nageln. Es ist so (ihre Hände greifen an ihren Hals).

D: Beschreiben Sie das.

P: Es ist sehr einfach, jemandem die Empfindung von Tod zu vermitteln, indem man den Geist dieser Person immer unsicherer und hilfloser werden lässt. Ein wenig Druck ausüben (um den Hals), und der gequälte Körper ist ruhelos.

D: Beschreiben Sie diese Geste und diese Handlung noch ein wenig.

P: Sehr einfach. Mit nur einem Finger (HG) ist es schon genug. Wenn jemand kommt, und diesen Teil (Hals) einer Person festhält, dann ist diese Person hilflos. Wenn wir von vorne angreifen, dann ist die gequälte Person hilflos. Wenn jemand von hinten kommt, ist der andere ebenfalls hilflos, denn der eine kontrolliert den Hauptteil der Atmung. Der andere kriegt also nicht genug Sauerstoff, die Atmung ist unterbrochen. Kein Teil seines oder ihres Körpers (HG: beide Hände zeigen nach unten und bewegen sich locker durch die Luft) wird gut genug funktionieren, um der Kraft zu wiederstehen (HG: geschlossene Faust).

Ich habe all dies wirklich gesehen, und es hat mich verstört. Ich habe gesehen, wie meine Mutter von meinem Vater gequält wurde. Er schlug sie gewöhnlich mit den Händen auf den Hals. Mein erster Gedanke war, meine Mutter zu retten. Dann als nächstes wollte ich jemanden genau so schlagen, wie er es tat. Das konnte ich nicht, denn ich war ein kleines Kind. Aber als ich größer wurde, wurde ich ständig laut, um zu protestieren. Das ist alles.

Hier nun ist klar, dass sie ein Schlangen-Arzneimittel benötigt:
- *Das Ergreifen des Halses zeigt die Empfindlichkeit um die Kehle herum.*
- *Das ist unter deiner Kontrolle und wird würgen.*
- *Die Zähne haben zerstörerische Kraft (die Zähne der Schlange sind Giftzähne).*
- *Die schlangenartige Bewegung*
- *Zerdrücken*
- *Die zerstörerische Energie*
- *Das Maul weit öffnen (sie hat das gesagt, als sie über den Tiger sprach)*
- *Syphilitisch*

D: Erzählen Sie mir von Ihren Träumen.

P: Als Jugendliche träumte ich von Schlangen. Schöne, vielfarbige Schlangen, sie spielten mit mir und waren so bunt! Sie hätten auch Bilder von Picasso sein können, schmerzhaft und furchterregend, aber auch Farben der Freude. In einem Traum war eine große, bunte Schlange (HG), die die Welt hochheben konnte. Ich bin geschwebt, ich habe gespielt, und sie hat mir

ELAPIDAE GIFTNATTERN UND SEESCHLANGEN

keinen Schaden zugefügt. Ich bin so erfreut und verzaubert von der Schönheit der Schlange, dass ich mich in sie verliebe.

Ich bin auf dem Land aufgewachsen. Es gab Schlangen im Haus, wilde Schlangen wie die Kobra. Ich bin oft auf Schlangen getroffen. Einmal wachte ich mitten in der Nacht auf und dachte, da kommt eine Schlange, und ich habe sie dann tatsächlich gesucht, aber da war gar keine Schlange. Schlangen tun mir nie etwas. Eines Tages saß ich auf dem Dach und eine Schlange kam näher und sah mich an. Ich sah die Schlange lange an. Dann ging ich ein Stückchen weiter und sah sie weiterhin an. Sie ging dann einfach weg.

D: Sie haben mir etwas mit Ihrer Handfläche gezeigt, was ist das?

P: Das ist diese *fanna* (HG: zeigt eine Haube). Es ist wie sshhhh (macht das zischende Geräusch einer Schlange). Nur so schlagen sie zu. Ich war da und sie schlug auf das Abflussrohr, da kam dieses Geräusch (HG: schlägt um sich herum und schlägt den Stuhl). Es war eine schwarze Kobra (HG: Zeichen auf dem Kopf). Die Schlange war wunderschön, lang und papageiengrün, mit einer gespaltenen Zunge (HG: zeigt ihre Zunge). Ich meine, wenn du Augenkontakt mit einem lebenden Wesen hast, dann reagiert es. Die Schlange reagiert freundlich.

D: Was bedeutet „freundlich"?

P: Freundlich ist, wenn jemand sehr warmherzig ist, und du freust dich, denjenigen zu sehen, ihn zu treffen. In meinen Träumen sehe ich meine Großmutter und Großtante, die mich geliebt haben und für mich gesorgt haben. Manchmal haben sie versucht, mich zu erschrecken, aber meistens leben sie einfach mit mir zusammen, essen mit mir und reden mit mir. Sie sehen mir von einem weit entfernten Ort aus zu. Als ich schwanger war, habe ich geträumt, dass mein Ehemann einen Unfall hätte. Jede Nacht habe ich sein totes Gesicht gesehen, und er hat voller Leidenschaft und Liebe „auf Wiedersehen" gesagt. Mitten in der Nacht bin ich plötzlich aufgewacht, habe geweint und zu Gott gebetet. Am nächsten Tag habe ich ihn angerufen und gefragt: „Wie geht es Dir? Fahr doch nicht mehr mit dem Fahrrad." Als ich zum zweiten Mal schwanger wurde, ist das auch passiert.

D: Was war das für ein Gefühl?

P: Ein Gefühl, getrennt zu sein. Ich bin nicht gern von ihm getrennt. Zurzeit lebe ich in C. und er lebt in K., deswegen haben wir uns kaum gesehen, seit wir verheiratet sind. Seine Familie hat mich nicht akzeptiert. Ich habe studiert und hatte keinen guten Job. Er hatte auch keinen richtigen Job. Seiner Familie geht es finanziell sehr gut, und er ging mit seinem Job und seinem Geld sehr sorglos um. Anfangs hat er gesagt: „Wir gründen unseren eigenen Hausstand." Damit war ich aber nicht einverstanden, also haben wir nach der Hochzeit in seinem Zuhause gelebt. Aber seine Familie ist sehr orthodox. Meiner Schwiegermutter passte mein Aussehen nicht, mein Beruf, meine Ausbildung. Sie sagte, wie ich koche, wie ich wasche, wie ich putze und die Art, wie ich mein Kind trug, wären schlecht. Sie mochte mich nicht.

Zu dieser Zeit war ich noch nicht sehr reif. Ich habe schlecht darauf reagiert. Ich bin zu meinen Eltern zurückgegangen. Aber meine Familie wollte mich auch nicht aufnehmen. „Warum kommst du nach deiner Hochzeit hierher zurück?" Ich habe gesagt: „Ich möchte Karriere machen." Ich fühlte mich, als wäre ich weder hier noch da. Ich war in Aufruhr. Jedes Mal, wenn ich nach K. zurückfuhr, wurde ich auch noch krank, denn das Wetter war nicht gut für mich. Ich fuhr immer wieder hin, versuchte mich anzupassen, und dann kam ich wieder zurück. Wo auch immer ich hingehe, werde ich krank. Nun habe ich entschieden, dass ich hierbleiben werde, mit meinem Verstand und den Medikamenten kämpfen und mir eine berufliche Zukunft aufbauen werde.

ELAPIDAE GIFTNATTERN UND SEESCHLANGEN

D: Was war die schlimmste Zeit für Sie?

P: Meine ganze Schwangerschaft war ziemlich übel. Zu dieser Zeit arbeitete mein Mann an einem Projekt. Ich liebe die Berge, aber hoch gelegene Orte machen mir Schwierigkeiten. Ich musste die ganze Hausarbeit machen und auch das Theater. Es ist keine einfache Arbeit, man muss üben, und die Sprache war mir neu. Ich musste die Sprache lernen, aufführen und bei allem helfen. Weil ich an einer nationalen Schule gelernt habe und das Theater sehr gut kenne, waren die Anforderungen sehr hoch. Ich musste das Bühnenbild bauen, die Maske und das Kostüm, und meine Familie musste ich auch glücklich machen. Wie kann das eine einzelne Person schaffen?

D: Wie haben Sie sich in dieser Situation gefühlt?

P: Sehr hilflos. Ich fühlte mich seelisch gequält. Ich wollte weglaufen. Ich spürte Wut, eine zerstörerische Wut. Ich hätte gerne meine Schwiegermutter geschlagen. Ich dachte oft, wenn sie sich traut, mir dies oder jenes anzutun, dann werde ich sie schlagen. Ich werde sie gegen die Wand stoßen. Aber in Wirklichkeit habe ich sie nicht geschlagen, das ist wie Folter. Ich will keine Mutter foltern. Dass sie mich foltert, damit komme ich klar, aber ich möchte sie nicht foltern. Mein Kopf hatte jedes Mal so einen Plan, und die meiste Energie meinerseits ging dabei drauf, meinen Kopf wieder auf den rechten Weg zu bringen: „Oh, hör auf damit!"

Wieder kommt sie zurück zum Schlagen, dem Wunsch zu verletzen.

D: Sie haben gesagt, in anderen Situationen werden Sie sehr aggressiv, wenn Sie sehen, dass ein Unrecht passiert. Geben Sie mir ein Beispiel, wo Sie das beobachtet haben.

P: (Streckt ihre Zunge vor) In Zügen oder Bussen gibt es Menschen, die sich gegenüber Mädchen schlecht benehmen. Eines Tages bin ich in die Schule gefahren. Ich habe in Schulen und Colleges Schauspiel unterrichtet. Ich hatte einen Regenschirm dabei. C. ist dicht besiedelt, aber es gibt genug Platz, dass man bequem überall herumlaufen kann. Ein älterer Mann hat mich gestoßen. Ich habe ihn angeschaut, so dass er es bemerken musste. Wenn er es bemerkt hat, würde er sich entschuldigen. Das hat er aber nicht getan. Ich lief dann weiter diese Straße entlang. Dann gebrauchte der Mann ein Schimpfwort. Ich habe meinen Regenschirm zugeklappt. Ich trage gerne Sportschuhe und habe ihn damit getreten. Ich habe ihn vor einen Bus geworfen, und es versammelte sich eine Menschenmenge. Der Bus stand an der Haltestelle. Ich wusste, der Bus würde nicht losfahren. Ich habe ihn ziemlich heftig geschlagen. Ich habe seine Schulter gegriffen und ihm kräftig in den Rücken getreten, da ich hinter ihm stand. Beim Schlagen ist mein Regenschirm kaputtgegangen.

D: Zuerst haben Sie etwas zu ihm gesagt. Was haben Sie gesagt?

P: „Warum haben Sie das gemacht? Es war genug Platz. Sie sollten das nicht bei einem Mädchen oder einer Frau machen." Dann gebrauchte er Schimpfwörter, und dann fing ich an.

D: Und warum haben Sie das zuerst zu ihm gesagt?

P: Weil er vielleicht ein guter Mensch ist und es versehentlich gemacht hat. Wir sollten ihm die Gelegenheit geben, das zu erkennen. Aber er hat meine beiden Signale nicht verstanden.

D: Wenn Sie sagen „meine Signale verstanden", was meinen Sie damit?

P: „Signale" bedeutet, ich versuche zu verstehen. Und soll ich mein Extremstes machen (HG: Handflächen nach außen, ähneln einer Haube)? Wenn derjenige das nicht absichtlich getan hat, dann gibt es nichts, worüber man wütend sein müsste. Ich habe ihn gefragt: „Warum haben Sie das getan?" Ich weise ihn darauf hin (HG: zeigt mit ihrem Zeigefinger). „Tun Sie das mit Absicht? Wenn Sie das mit Absicht machen, dann gebe ich ihnen eine Lektion (dieselbe HG). Wenn es versehentlich passiert ist, dann ist kein Schaden entstanden."

D: Wenn Sie sagen „hinweisen", was haben Sie da mit Ihrer Hand gezeigt?

ELAPIDAE GIFTNATTERN UND SEESCHLANGEN

P: Dieser Hinweis bedeutet (dieselbe HG): „Hallo, haben Sie das mit Absicht getan? Wenn ja, dann werde ich Sie nicht in Ruhe lassen." Ich bin sehr aggressiv. Ich versuche, die Person nicht zu verletzen, und ich lasse nicht zu, dass sie mich verletzt. Ich versuche nur zu verstehen: „Sind Sie sicher, das war spontan? Sie haben es nicht mit Absicht gemacht? Wenn es spontan war, bin ich nicht böse (HG: kreist mit dem Finger)." Ich versuche herauszufinden, ob derjenige es absichtlich getan hat oder nicht. Ich brauche nur einen Moment, um diese Person zu verstehen. Wenn er es mit Absicht getan hat, schlage ich ihn in der Öffentlichkeit (sie demonstriert dies). Wenn du ihn demütigst, wird er sich fürchten, das noch einmal jemandem anzutun.

D: Und wenn Sie schlagen, wie fühlen Sie sich dabei im Inneren?

P: Sehr wilde Wut, irgendwie: „Sieh mich an, fürchte dich vor mir." Dann hat er Angst und wird diese Angst auch weiter mit sich herumtragen. Er wird nicht mehr in der Lage sein, anderen Mädchen dies anzutun. Absolute Angst.

Das ist das Thema der Elapidae – warnen, ein Signal geben: Ich gebe dir ein, zwei, drei Chancen zu beweisen, dass du ein ehrlicher Mensch bist, und dann tue ich etwas, das dir richtige Angst einjagen wird und was du niemals vergessen wirst. Du wirst dich zu Tode fürchten.

D: Beschreiben Sie „absolute Angst". Was kann „absolute Angst" verursachen?

P: Zwei bis drei Sachen. Eine Sache ist die kalte Berührung des nahenden Todes. Eine weitere Sache ist Lieblosigkeit und die Angst vor irdischer Trennung.

D: Was meinen Sie mit irdischer Trennung?

P: Du kannst in Paris sein oder in einem abgelegenen Dorf, aber du weißt, dass die betreffende Person lebt. Aber wenn du unter demselben Dach lebst und keine Wärme da ist (HG).

D: Beschreiben Sie die Handlung noch etwas mehr.

P: Das ist Leidenschaft (HG: beide Hände bewegen sich kreisförmig übereinander), der Fluss des Lebens und der Fluss der Energie (gleiche HG).

Dies war eine interessante Geste, die widerspiegelt, wie sich die Schlangen während der Paarung oder während ihres Kampfes umeinander wickeln.

D: Beschreiben Sie „Leidenschaft" noch ein wenig mehr.

P: Leidenschaft bedeutet, du würdest geradezu sterben, um das tun zu können, was du tun möchtest. Es ist mächtig und unkontrollierbar. Du kannst es mit dem Verstand nicht kontrollieren; es funktioniert nur vom Herzen aus und aus diesem Gefühl heraus (HG). Wenn jemand etwas mit Leidenschaft tut, dann kann er Hunger und Durst überwinden. Leidenschaft ist spontan. Niemand kann wahre Leidenschaft aufhalten. Jeder Mensch hat seine eigene Leidenschaft, auf ihre eigene Art und Weise.

D: Was ist das für Sie?

P: Ich liebe kreative Arbeit, für Zeitschriften schreiben, schauspielern. Wenn ich auf der Bühne bin oder wenn ich vor einer Kamera stehe, und egal welchen Charakter ich spielen soll, denke ich, dass ich dem Charakter und Leuten wie mir gerecht werde. In Nepal habe ich in der Landessprache gespielt. Ich habe den Preis als beste Schauspielerin bekommen, und dann habe ich in einer Serie in C mitgespielt. Man erinnert sich immer noch an meine Rolle als Teenager-Terroristin. Sie gehört der ULFA an, aber sie arbeitet für das Wohlergehen der Leute, die in den ärmeren Bundesstaaten leben. Der Regisseur wollte, dass ich eine andere Seite dieses Mädchens zeige, diejenige, die die Herzen des Publikums gewinnt. Es lief so gut, dass die Leute mich mit dieser Rolle identifizierten, und sie haben gesagt, sie ist ein nettes Mädchen. Ursprünglich war die Rolle schon geschrieben, aber als ich sie dann spielte, fingen sie an, die Rolle zu ändern und sie mir auf den Leib zu schreiben, passend zu meinen Gesten,

ELAPIDAE GIFTNATTERN UND SEESCHLANGEN

zu meinem Verhalten. Ich sprach im Namen dieses Mädchens, also haben sie meine Logik in die Geschichte hineingebracht und die Geschichte verändert.

D: Was ist Ihr Gefühl, wenn Sie diese Terroristin spielen? Wie verstehen Sie ihren Charakter?

P: Sie war wirklich stark, fürsorglich wie andere normale Menschen, und sie hat das Leben sehr gut verstanden, ohne irgendwelche Tabus oder soziale Zwänge.

D: Warum wurde sie zu einer Terroristin?

P: Eines Tages wurde ihr Bruder in einem Gefecht von einem Terroristen niedergeschossen, dann auch ihr Vater, ihre Mutter war bereits tot. Ihr Vater war in Krawalle verwickelt, und ihr Bruder war in irgendeiner Studentenverbindung, einer guten Verbindung. Sie wurde ebenfalls Mitglied in einer guten Studentenverbindung, aber dort erhielt sie eine Gehirnwäsche und wurde Mitglied der ULFA-Gruppe. Sie wurde Mitglied, weil sie die Situation von Assam verbessern wollte, denn Assam und die anderen nordöstlichen Staaten werden vernachlässigt. Ihr Gefühl war, dass die Menschen nicht glücklich sind, und überall hat entweder das Militär oder die Opposition geschossen. So konnten nur die jungen Studenten eine Änderung bewirken. Sie ist eine Terroristin, aber sie geht zu jemandem, um dort Unterschlupf zu finden. Es gibt immer einen Konflikt zwischen diesen zwei widersprüchlichen Persönlichkeiten. Als geübte Terroristin kann sie kämpfen. Wenn ihr jemand ein Messer gibt, nimmt sie es so in die Hand, dass der andere Angst bekommt. Diese subtilen Dinge kamen jedes Mal vor. Ich musste das jedes Mal auf sehr subtile Art schauspielerisch darstellen. Dann fingen die Leute an, das zu überprüfen, und ich musste mich unter sie mischen, und ich hatte ständig Angst, dass sie es herausfinden würden. Ich darf ihnen nicht die wirkliche Geschichte erzählen. Das war eine große Herausforderung. Darum habe ich die Rolle angenommen.

D: Gab es irgendeinen Plan, etwas Bestimmtes zu tun?

P: Nichts, aber durch ihre Gesten und Haltung mussten der Terror, die Angst und die Spannung in einem anderen Lebensumfeld dargestellt werden. Ich habe angefangen, selbst Erkundigungen über Terroristen einzuholen, das half mir bei meinem Rollenstudium. Körperlich sind sie bestens trainiert. Wenn sie ein Geräusch, einen Laut, das Klingeln einer Glocke oder jemanden kommen hören, sind sie sofort aufmerksam. Jeder sitzt herum und macht Hausarbeit, trotzdem kann die Polizei jederzeit kommen. Deshalb muss die Türklingel anders wahrgenommen werden, nicht wie bei anderen Menschen. Jede Einzelheit war doppelt für mich. Ich musste wie eine normale Person reagieren und gleichzeitig wie eine ausgebildete Terroristin, das war sehr schwer.

Die Art, wie sie ihre Rolle beschreibt, ist wunderschön. Interessanterweise gibt es bei einem Schauspieler immer zwei Aspekte. Man zeigt nicht, wer man ist. Auch hier sehen wir wieder die zwei Seiten. Auf der einen Seite muss sie wie ein ganz normaler Mensch reagieren, und auf der anderen Seite ist sie eine Terroristin und muss ein Gleichgewicht zwischen den beiden Seiten finden. Es gibt eine verborgene, tödliche, zerstörerische Seite. Diese Seite musste sie tarnen, jedoch jederzeit sehr wachsam und sehr aufmerksam sein.

D: Wie ist das, sich in dieser Situation zu befinden? Wie ist das Gefühl im Innern?

P: Es hat sich sehr gut angefühlt.

Arzneimittel: *Naja naja* 1M, eine Gabe.

FOLLOW-UP AM 13.07.2006
ZWEI JAHRE NACH DER 1M

D: Erzählen Sie mir, wie geht es Ihnen?

P: Mental geht es mir sehr gut. Keine Träume mehr. Es geht mir gut. Mein Ehemann ist wie immer in K. und meine Tochter ist bei mir, aber ich bin wirklich glücklich. Es ist so: Was auch immer ich tue, ich bin zuversichtlich, dass ich in naher Zukunft all das tun kann, was ich möchte. Im Moment konzentriere ich mich darauf, für unsere Tochter zu sorgen und das Geld für unsere Grundbedürfnisse zu verdienen. Ich wurde als Schauspielerin ausgebildet, aber im Moment arbeite ich als Technikerin. Das ist ein völlig anderer Bereich als das, was ich studiert habe, aber ich fühle mich in diesem neuen Bereich wohl und ich denke, ich kann mir innerhalb von ein paar Jahren hier eine berufliche Existenz aufbauen. Soweit bin ich glücklich. Es gibt Liebe, es gibt Respekt, das Familiengefühl ist auch da. Ich werde die Verbindung zur Familie nicht kappen.

D: Worin bestand früher die Traurigkeit?

P: Ich habe die Folter angenommen, deshalb konnte der Schmerz mich treffen. Wenn ich sie nicht annehme, wie kann der Schmerz mich dann treffen? In meiner Familie war mein Vater sehr dominant. Er hat viele Bedingungen gestellt. Ich habe dagegen rebelliert, und er hat aufgehört, mit mir zu sprechen. Ich habe Theater und Film an Instituten studiert, die Stipendien anboten. Als ich dann fest verwurzelt war, bin ich zurück nach Hause gegangen. Nach viel Theater hat er Druck auf mich ausgeübt, damit ich meinen Klassenkameraden heirate. Ich kam in das Haus meiner Schwiegereltern und dachte, es sei angenehmer als das Haus meines Vaters. Aber plötzlich habe ich gemerkt, dass sie mich überhaupt nicht akzeptierten. Sie haben sich viele Erniedrigungen ausgedacht. Es war hart für mich. Meine Schwiegermutter hat mich wie eine „Unberührbare" behandelt. Alles, was falsch lief, war immer mein Fehler. Ich war schockiert, schockiert, schockiert. Und es war so kalt. Also war es sehr hart für mich. Meine Beine waren immer völlig durchgekühlt. Ich hatte Schmerzen in den Kniegelenken. Ich konnte nicht schlafen, weil meine Hände, Beine und mein Rücken kalt waren. Ich musste früh aufstehen und religiöse Rituale durchführen, die schon zweihundert Jahre alt sind.

D: Wie haben Sie diese Situation erlebt?

P: Folter. Folter bedeutet, dass du anderen Menschen Schmerzen zufügst. Ich fühlte mich sehr erniedrigt. Anfangs war ich sehr perplex. Ich habe versucht, damit klarzukommen, ich habe versucht, den Menschen zufriedenzustellen und ihn so zu akzeptieren, wie er ist. Doch er dachte nicht, dass ich ihn akzeptierte. Ich dachte, es läge in meiner Verantwortung, mit der Familie klarzukommen. Ich wollte es zumindest versuchen. Ich möchte das in der Zukunft nicht bereuen müssen.

D: Aber wenn Sie erniedrigt werden, gefoltert und all das, wie haben Sie sich dabei gefühlt?

P: Sehr schlecht. Ich habe immer still geweint. Ich konnte nicht essen. Ich wollte weglaufen, aber ich konnte nicht. Ich war körperlich krank. Später war ich sehr zornig und hatte starke Rachegefühle. Ich hätte diese Frau gern getötet. Ich habe oft geträumt, dass ich sie töten würde.

D: Wie?

P: Erstechen. Ich schlage sie fest gegen die Wand. Aber ich konnte sie nicht ansehen. Da war so ein bestimmter Ausdruck in ihren Augen. Es war Durchtriebenheit. Es war durchdringend, bis ins Innere, und in mir war Aufruhr (HG).

D: Beschreiben Sie die Geste noch einmal.

P: Sie versucht, hier zu sein (Brust), aber da ist kein Platz für sie. Sie ist da und innen drin, da macht sie irgendetwas. Sie versucht, mich von innen heraus zu brechen (HG).

D: Beschreiben Sie nur diese Geste.

P: Vielleicht etwas sehr Brutales. Etwas foltert mich von innen. Ich kann den Schmerz nicht selber tragen. Ich kann den Schmerz anderer Leute nicht mit ansehen.

D: Also waren Sie wütend und rachsüchtig ihr gegenüber. Haben Sie damals etwas unternommen?

P: Nein, nichts. Denn sie ist auch eine Mutter.

ELAPIDAE GIFTNATTERN UND SEESCHLANGEN

Dies ist bei Naja naja stark ausgeprägt: Die Zerrissenheit zwischen der Pflicht und dem Gefühl, Unrecht erlitten zu haben.

D: Was haben Sie damals geträumt?

P: Früher als Kind habe ich von Phantasiebildern geträumt. Schön, viele helle Farben, alle, die es gibt, wie Bilder von van Gogh. Wunderschöne Bilder, die dich erfreuen. Phantasien von Schlangen. Große Schlangen. In einem Traum sind große Schlangen mit fluoreszierenden Farben in einem großen Teich. Sie spielen, und da ist eine große Schlange in Blumenform (HG). Da ist die Schlange, und am Ende des Teiches stehe ich und schaue zu. Irgendwie rede ich. Ich schaue mir ganz genau die Beschaffenheit der Schlange an, wie die Augen der Schlange sprechen. Überraschenderweise ist in ihren Augen keine Brutalität.

D: Keine Brutalität.

P: Nein, nein.

D: Was für ein Gefühl hatten Sie in dem Traum?

P: Wunderbar, wunderbar.

D: Wenn Sie „Brutalität" sagen, was meinen Sie damit?

P: Brutalität bedeutet viel Blutverlust, körperlich.

D: Und wenn Sie sagen, dass die Schlange nicht brutal ist, was bedeutet das?

P: Wissen Sie, der erste Eindruck von einer Schlange ist, dass sie beißt und ein Mensch stirbt. Aber die Augen einer Schlange sind so rein. Da ist keine Brutalität. Die Schlange beißt nur, wenn sie sich unbehaglich fühlt (HG).

D: Beschreiben Sie die Bewegung der Hand.

P: Ich denke, das ist die Haltung der Schlange, wenn sie zornig wird und versucht, sich zu schützen, das ist die Haltung der Schlange (HG). Da wir auf dem Land lebten, bin ich oft Schlangen begegnet. Sie haben mich nie gebissen.

D: Welche Schlangen gab es da?

P: Kobras, schwarze Kobras, braune Kobras. Kobras waren da, Sie kennen dieses Zeichen (HG).

D: Haben Sie diese Träume jetzt auch noch, oder nicht mehr?

P: Überhaupt nicht.

D: Und Ihre Gefühle gegenüber der Schwiegermutter? Wie geht es Ihnen damit jetzt?

P: Sehr gut. Ich habe jetzt ein Gefühl dafür, wie sie aufgewachsen ist und was ihre Kultur ist.

D: Die Rachegedanken und all das?

P: Nein. Gar nicht. Sie tut mir leid.

D: Wie ist Ihr Gesundheitszustand derzeit?

P: Ich habe Schmerzen, und meine Füße schwellen an. Wenn man drückt, gibt es ein Grübchen. Sie fühlen sich sehr gespannt an. Meine Füße tun weh, und die (Fingergelenke) Gelenke schmerzen auch.

D: Wie sind Ihre Schmerzen im Vergleich zu früher?

P: Weniger Schmerzen im Körper (Oberkörper), das hier ist problematisch (Beine), Schmerzen im unteren Bereich des Körpers.

D: Wie sieht es im Allgemeinen mit Ihrer Gesundheit und mit Ihrer Energie aus?

P: Nach einer gewissen Zeit kann ich nichts mehr geben. Ich kann dieses hohe Energielevel nicht aufrechterhalten. Ich muss von 07.00 Uhr morgens bis zum nächsten Morgen um 07.00 Uhr voll da sein, wenn gedreht wird. Das sind 24 Stunden nonstop, und ich muss noch nach Hause. Aber ich wohne so weit weg, und ich muss mich auch um die Haushaltsdinge kümmern. Dann muss ich wieder zu ihnen zurück.

ELAPIDAE GIFTNATTERN UND SEESCHLANGEN

D: Wie ist Ihre Gesundheit heute im Vergleich zu vor zwei Jahren, als Sie mit der Behandlung angefangen haben?
P: Ich denke, meine geistige Gesundheit entwickelt sich wirklich sehr positiv. Ich bin nicht mehr so negativ. Etwas Magisches ist im Innern passiert. All die negativen Dinge, die geschehen, lasse ich einfach abprallen. Was ich auch immer an Sicherheit, Liebe, Kunst und Kreativität brauche, das ist alles in mir. Ich bin ein freier Geist. Ich fühle mich als Tochter genährt und gut umsorgt.
D: Wie fühlt es sich an, ein freier Geist zu sein? Was ist das für ein Gefühl?
P: Es ist wirklich sehr schön. Ich bin wirklich sehr glücklich. Ich habe meine positive Einstellung wiedergefunden. Ich habe angefangen zu schreiben, ich habe angefangen zu singen, ich habe angefangen zu komponieren. Ich singe Gedichte und Lieder. Also bin ich jetzt nach zwölf Jahren wieder zurück in meiner Welt.

WEITERES FOLLOW-UP

Sie ist zurück nach K. gegangen und sollte an der Theaterschule ihres Mannes unterrichten. Als sie dort war, fand sie heraus, dass er eine enge Beziehung zu einer anderen Frau hatte, und er erzählte es ihr auch. Ihr Zustand hat sich dann sehr verschlechtert, aber das dauerte nicht lange an. Ihre Reaktion war: „Wenn die beiden sich lieben, dann ist das für mich auch okay."
D: Waren Sie nicht eifersüchtig und wollten sich rächen?
P: Nein, das war nicht so. Früher wäre ich losgegangen und hätte beide umgebracht. Aber jetzt fühle ich mich wohl hier mit meiner Tochter, mein Leben ist rund. Ich war überrascht. Selbst ich konnte das nicht glauben.

Sie brauchte eine Wiederholung des Arzneimittels, denn ihr körperlicher Zustand verschlechterte sich nach dieser Zeit, aber danach entwickelte sie sich gut.

FALL (4) VON *NAJA NAJA* VON ANNE SCHADDE
FALL EINER 24-JÄHRIGEN FRAU

Das ist die Wiederaufnahme vom Juli 2008, die erste Fallaufnahme war 2003.
Die junge Frau kam anfangs mit ihrer Mutter in die Sprechstunde.
Sie hatte ernsthafte Panikattacken vor Prüfungen. Immer, wenn sie etwas gefragt wurde, fing sie an zu zittern und konnte nicht antworten. Als sie mit ihrer Mutter kam, mochte sie nicht befragt werden, also weigerte sie sich, zu einem Follow-up zu kommen.
Vor fünf Jahren hatte ich ihr *Ignatia* gegeben, aber es zeigte keine Wirkung. Seit sie 16 Jahre war, hatte sie eine Beziehung. Dann haben die beiden sich getrennt, und sie machte zwei Jahre lang eine Psychotherapie. Im Januar 2008 kam sie schließlich und fragte nach einem neuen Termin. Jetzt war sie willens, mit mir zu sprechen. Sie hatte sich von ihrem Freund getrennt und war in eine tiefe Depression gefallen. Sie wollte morgens nicht mehr aufstehen und war tags und nachts völlig panisch.
P: Nach der Trennung vor zwei Jahren ging es mir sehr schlecht. Ich bin in einen Abgrund gefallen. Ich hatte mein Leben satt und war panisch, weil ich nicht wusste, wie ich mein Leben weiterführen sollte. Dann begann ich mit der Psychotherapie und es ging rauf und runter. Ich war die ganze Zeit so traurig. Letztes Jahr habe ich im Ausland studiert, und das

war eine gute Entscheidung, denn ich konnte meinen Exfreund vergessen. Ich fühlte mich frei und ungebunden. Aber jetzt bin ich wieder hier, und alles ist sehr schlecht. Ich schlafe 14 Stunden und muss mich zwingen aufzustehen. Den ganzen Tag über bin ich müde und ohne Energie, kann mich nicht konzentrieren. Ich weine den ganzen Tag.

Ich habe Albträume, stehe in der Nacht auf und fange an zu laufen. In meinen Träumen werde ich verfolgt und gejagt. Aber das Schlimmste ist, dass ich die ganze Zeit darüber reden muss, ich rede und rede, muss die ganze Zeit über meinen Zustand reden. Letzte Woche bin ich zu meinem Psychotherapeuten gegangen und habe geweint und geweint.

Mein Zustand ist jetzt ziemlich schlimm. Sogar schlimmer als zuvor. Ich wache am Morgen auf und es ist sofort da. Ich spüre es körperlich. Es ist etwas sehr Großes, ein leeres Gefühl, sehr schwer, es ist mir eine Last, die auf mir liegt. Ich fühle mich einsam, selbst wenn meine Verwandten um mich herum sind. Diese Verlassenheit kann ich nicht mehr ertragen, aber gleichzeitig möchte ich allein sein und suche die Einsamkeit.

Und dann fange ich an zu weinen und weinen und bin sehr müde, und alles ist mir zu viel. Alles, was ich tun muss, die Aufgaben für die Schule, das ist mir alles zu viel. Ich fahre Auto, ohne mich zu konzentrieren, oft fahre ich in die falsche Richtung oder ich weiß nicht, wohin ich muss.

Ich fühle mich, als wäre ich völlig aus dieser Welt, vollständig isoliert und einsam. Aber das muss ich allen um mich herum erzählen, und die Leute sind es nun langsam müde, mich ständig reden zu hören. Nur meine Mutter kann das noch ertragen. Ich kann es selber nicht leiden, aber ich weiß mir nicht zu helfen. Ich kann nicht sagen: „Okay, das war's, ich akzeptiere das, und nun bin ich wütend auf mich." Aber die Wut macht es nicht besser. Ich möchte es jetzt sofort loswerden, weil ich so weinerlich bin und meine Augen immer voller Tränen sind.

D: Wo spüren Sie das?
P: In meinem Bauch ist es hart, eine große Spannung, eine Härte.

Ich bin völlig abhängig von Licht, ich brauche helles Licht. Ich brauche Licht in den Zimmern. Wenn der Himmel blau ist, wenn ich aufstehe, ist es gut. Meine Wohnung ist wie ein Käfig, obwohl die Zimmer hohe Decken haben und die Fenster groß sind. Es gibt keinen Balkon, ich kann nicht herausgehen, und im Sommer ist es heiß unter dem Dach. Die Hitze nimmt mir den Atem.

D: Wie ist das?
P: Ich bin müde und hektisch. Wenn ich in meiner Wohnung bin, fühle ich mich völlig hilflos, ich vergesse Daten, vergesse Dinge, zahle meine Rechnungen nicht. Ich bin nicht in der Lage, etwas zu tun. Man muss mich an die Hand nehmen. Ich habe aufgegeben.

Meine Mutter hat meinen Vater verlassen, als ich 17 war. Ich ging nicht mit meiner Mutter, sondern blieb bei meinem Vater. Zum Glück hatte ich einen Freund, der bei mir blieb. Er war der einzige Mensch, den ich hatte (weint).

D: Wie war das für Sie?
P: Meine Mutter hat mich alleingelassen. Damals habe ich den ganzen Tag ferngesehen, damit die Zeit schneller verging und ich mich in den Schlaf flüchten konnte. Ich habe enorm viel Angst vor den Prüfungen. Ich habe einige Ticks. Ich fühle mich niedergedrückt.

D: „Niedergedrückt"?
P: Nicht ausgeglichen, nichts ist real, sehr abhängig und sehr nervös. Und das erzähle ich jedem in meiner Umgebung. Jeder soll das wissen, ich kann es nicht zurückhalten. Ich mache meine Hausarbeiten in der letzten Minute fertig, und das bedeutet nur mehr Stress, aber das ist zu 100 % meine Schuld. Ich kann mit Geld nicht umgehen, kann meine Mailbox nicht leeren, beantworte Mails nicht. Aber das Schlimmste ist, dass ich sehr leicht cholerisch werde.

ELAPIDAE GIFTNATTERN UND SEESCHLANGEN

D: Was meinen Sie mit „cholerisch"?
P: Das passiert nur bei Männern, aber ich war schon immer ein Mensch, der aggressiv werden kann. Aber jetzt ist das zu viel, das ist nicht gut. Meine Beziehungen enden immer in Streitereien, Aufregungen und Stress. Und wenn mich jetzt etwas nervt und ich wütend werde, dann fängt es an, langsam hochzukriechen (HG: die Hände bewegen sich von den Füßen bis zum Hals, während sie die Körperform nachzeichnen).
Dann denke ich, nein, bitte nicht, denn ich kann es nicht verhindern. Es fängt mich ein, und ich habe keine Chance, dagegen anzukämpfen. Mein Aussehen verändert sich, ich werde eiskalt, ich werde völlig steif. Da ist dann eine große Spannung in meinem Körper, meine Augen starren und blitzen böse (HG: Hände bewegen sich aggressiv). Mein Körper ist ganz angespannt. Ich könnte jemanden töten. Aber in diesem Zustand bin ich glücklich, das ist ein sehr böser Zug an mir. Ich kenne diesen Zustand schon immer, aber in den letzten Jahren wurde es schlimmer.
D: Wann tritt das auf?
P: Ich bin extrem eifersüchtig und streite gern. Ich streite ständig mit meinen Freunden. Je tiefer meine Gefühle, desto größer mein Hass.
D: Erklären Sie mir noch mehr, was mit Ihnen passiert. Die Bewegung gerade eben.
P: Es ist eine elegante Spannung. Sie kriecht von meinen Füßen hoch bis zu meinem Hals, und mein Hals wird so groß (HG: Sie hebt ihren Kopf, während sie den Hals steifhält und ihre Hände formt, als würden sie die Haube einer Kobra bilden.), und eine Kraft steigt in mir hoch, als ob etwas aus der äußeren Welt mich anspringt. Es ist mächtig und stark. Es ist, als ob mein Blut besser zirkuliert, mit mehr Sauerstoff im Gehirn. Ich artikuliere die Wörter sehr präzise und sage richtig gemeine Dinge: „Was glaubst du eigentlich, wer du bist?" Aber ich spüre keine Reue. Ich werde nicht laut, ich zische, und es ist zielgerichtet, es ist vollkommen verrückt.
D: Mehr.
P: Ich sitze aufrecht, bin sehr stolz, spüre meinen Körper intensiver und verletze die Person, die vor mir sitzt.
Verschreibung: *Naja naja C*200.

FOLLOW-UP ACHT WOCHEN SPÄTER

P: Ich hatte wieder Albträume und bin am Morgen mit Schmerzen in der Blase erwacht. Ich musste sehr oft auf die Toilette gehen. Das cholerische Gefühl, wie ich es nenne, ist vollständig verschwunden.
D: Erzählen Sie mir, wie es war?
P: Ich saß aufrecht und hatte in diesem Moment sehr viel Kraft und Selbstbewusstsein. Ich war in diesem Moment sehr präsent. Ich war konzentriert, fühlte mich überlegen und konnte böse Dinge sagen. Bei meiner Familie ist das nie passiert, und ich hatte nie den Wunsch, mich vor ihnen aufzurichten. Aber ich suche mir Menschen aus, die mir intellektuell überlegen sind. Und ich wünsche mir, auf ihr Niveau aufzusteigen; und dann kann ich sie runterstoßen. Doch das passiert jetzt nicht mehr, das ist vorbei.
Aber ich bin immer noch eifersüchtig. Ich habe einen neuen Freund und ich rede sehr gern über seine Ex-Freundinnen. Irgendwie verletze ich mich damit selbst, es ist so destruktiv, da ich mich mit ihnen vergleiche. Ich bin neugierig und will alles über seine früheren Freundinnen wissen, aber ich verletze mich selbst.
Verschreibung: *Naja naja C*200 in Wasser aufgelöst, zehn Tage lang einen Schluck pro Tag.

ELAPIDAE GIFTNATTERN UND SEESCHLANGEN

FOLLOW-UP ZWÖLF WOCHEN SPÄTER

P: Meine Stimmung ist nun viel besser, all mein Zorn und meine Wut sind wie weggeblasen. Das ist ein herrliches Gefühl. Aber ich muss mich noch immer gut organisieren, damit ich meinen Weg in die Arbeitswelt hinein finde, in das Leben einer Erwachsenen.
Verschreibung: Weiter mit einem Schluck pro Tag.

FOLLOW-UP DREI MONATE SPÄTER

P: Ich habe mit dem Wasser aufgehört, als die Flasche leer war. Es geht mir gut. Aber jetzt habe ich die wichtigste Prüfung meines Lebens vor mir. Und wenn ich versage, bekomme ich keinen Abschluss. Ich brauche nicht die besten Noten, aber ich muss bestehen.
Ich sage mir selbst, hier ist eine Frau, die niemals einen Abschluss bekommen wird, und fünf Jahre Studium waren für die Katz. Also ist mein Selbstbewusstsein ziemlich am Boden. Wissen Sie, die letzten Prüfungen liefen sehr gut, aber hier bei der letzten und entscheidenden Prüfung habe ich Angst, dass ich panisch werde. Ich habe das Gefühl, als ginge ich zu meiner Hinrichtung. Ich habe jetzt wieder Albträume.
Ich muss zugeben, ich unterschätze mich und behindere mich selbst mit dieser Panik. Ich muss meine Füße fest auf dem Boden verankert haben, sonst verliere ich den Boden unter den Füßen und meine Muskeln spannen sich an. Ich möchte nicht getröstet werden, und wieder rede ich mit jedem ständig über mein Problem. Ich rede und rede, denn ich möchte, dass meine Verwandten wissen, dass ich durch die Prüfung fallen könnte.
Die Beziehung mit meinem Freund ist sehr gut. Ich habe keine cholerischen Anfälle mehr, die sind völlig verschwunden. Heutzutage lachen wir sehr viel miteinander, wir sind sehr vertraut miteinander. Meinen Freundinnen neide ich den Erfolg nicht. Ich möchte nichts über ihre erfolgreichen Prüfungen hören. Ich hasse es, wenn sie sagen, „mein Leben ist perfekt". Weil ich dann glaube, ich könnte eine Verliererin sein. Ich mag Leute, die über ihre Schwächen reden. Dann kann ich ihnen helfen.
Verschreibung: C200, weiterhin täglich einen Schluck.

FOLLOW-UP NACH VIER MONATEN

D: Wie war es?
P: Perfekt! Ich habe bestanden.
D: Welche Note?
P: Die beste, die man kriegen kann. Das Arzneimittel hat mir all meine Angst genommen, ich war völlig entspannt. Das Arzneimittel hat ein Wunder bewirkt, das ich niemals erwartet hätte.

FOLLOW-UP NACH EINEM JAHR

D: Wie geht es Ihnen?
P: Sehr gut. Ich bin mit meinem Freund in eine andere Wohnung gezogen. Unsere Beziehung ist sehr gut. Nach meiner letzten Prüfung habe ich eine Arbeitsstelle gefunden und arbeite jetzt. Das Leben ist gut. Ich habe keine Stimmungsschwankungen mehr, ich kann morgens aufstehen und zur Arbeit gehen. Meine cholerischen Anfälle, wie ich sie nenne, sind vollkommen verschwunden.

ELAPIDAE GIFTNATTERN UND SEESCHLANGEN

MÖGLICHE SPEZIFISCHE AUSDRÜCKE DER NAJA NAJA BEI PATIENTEN

- Meistens in der Nacht aktiv
- Klettern, schwimmen
- Elterliche Fürsorge
- Aggression bei Kindern
- *Zerrissen zwischen dem Gefühl der Pflicht auf der einen Seite und dem Gefühl, Unrecht erlitten zu haben, auf der anderen Seite*

GATTUNG: NOTECHIS
NOTECHIS SCUTATUS (NOTE-S.)
[TIGEROTTER]

Ordnung: Squamata
Unterordnung: Serpentes / Ophidia
Familie: Elapidae
Gattung: Notechis
Art: Notechis scutatus
Trivialname: Tigerotter

HABITAT

Die Tigerotter lebt im Südosten von Queensland, im Osten von New South Wales und in den meisten Teilen von Victoria. Größtenteils lebt sie in SÜMPFEN UND WIRD OFT IN DER NÄHE VON GEWÄSSERN ANGETROFFEN. Sie kann auch klettern.

ANATOMISCHE EIGENSCHAFTEN

Die Farben reichen von tiefschwarz über gelb/orange mit grauen Bändern bis hin zu sandgrau ohne Bänder. Typische Formen sind die einer schwarzen Schlange ohne Bänder oder mit hellgelben oder cremefarbenen Bändern. Dunkelolive Schlangen mit gelben Bändern sind recht häufig.

ERNÄHRUNGSVERHALTEN

In freier Wildbahn fressen die erwachsenen Tiere meist Frösche und Mäuse, doch auch Vögel und Echsen. Die Jungtiere hingegen fressen hauptsächlich Skinks. Gelegentlich FRESSEN sie auch AAS.
    Tigerottern sind bekannt dafür, Vogelnester zu plündern. Die Alarmrufe kleiner Vögel sind gute Hinweise auf die Anwesenheit einer Tigerotter.

ELAPIDAE GIFTNATTERN UND SEESCHLANGEN

SPEZIFISCHES VERHALTEN

Tigerottern sind tagaktive Schlangen, aber in besonders heißen Nächten (über 34 °C) sind sie zum Teil auch nachtaktiv. Gewöhnlich bleiben Tigerottern NICHT LÄNGER ALS 15 TAGE AM SELBEN ORT. BESONDERS DIE MÄNNCHEN WANDERN GERNE.

Es kann schwierig sein, die Tigerotter von der Kupferkopfschlange zu unterscheiden, da Größe, bevorzugter Lebensraum und Verhalten sich durchaus überschneiden.

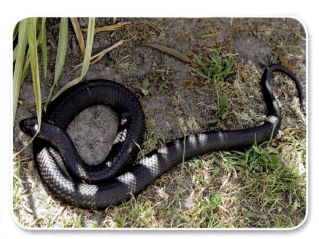
Tigerotter

SPEZIFISCHE ANGRIFFS- UND VERTEIDIGUNGSMETHODEN

Die Tigerotter ist eine langsame, sorgfältige Jägerin, die sich verteidigt, wenn man sie überrascht; hier verlässt sie sich auf ihr beeindruckendes Drohverhalten. Wie alle Schlangen ist auch die Tigerotter zunächst ein Feigling, dann blufft sie, und erst in letzter Instanz wird sie zu einer Kriegerin. Wenn sie bedroht wird, FLACHT die Tigerotter IHREN HALS AB UND HEBT DEN KOPF, um so furchterregend wie möglich auszusehen. Bleibt die Gefahr weiterhin bestehen, täuscht die Schlange einen ANGRIFF VOR (SCHEINANGRIFF) und stößt dabei gleichzeitig ein EXPLOSIVES ZISCHEN ODER „BELLEN" aus. Wie die meisten Schlangen beißt auch die Tigerotter nur bei Provokation zu. Jungtiere WÜRGEN, um sich wehrende Skinks zu bändigen. Von erwachsenen Tieren weiß man, dass sie größere Beute würgen.

MÖGLICHE AUSDRÜCKE DER SCHWARZEN TIGEROTTER BEI PATIENTEN

Bei dieser Art finden sich alle allgemeinen Eigenschaften der Elapidae. Darüber hinaus weisen folgende Merkmale speziell auf die Tigerotter hin:
- Bilder von oder Verlangen nach Aufenthalt im Wasser
- Bilder von Aasfressen
- Wanderlust, besonders bei männlichen Patienten
- Die Haube ausbreiten
- Scheinangriffe
- Würgen (im Gegensatz zu den anderen Elapidae)

ELAPIDAE GIFTNATTERN UND SEESCHLANGEN

GATTUNG: OPHIOPHAGUS
OPHIOPHAGUS HANNAH [KÖNIGSKOBRA]

Ordnung: Squamata
Unterordnung: Serpentes / Ophidia
Familie: Elapidae
Gattung: Ophiophagus
Art: Ophiophagus hannah
Trivialname: Königskobra

EINFÜHRUNG

Die Königskobra gehört nicht zur Gattung Naja [Kobra]. Ophiophagus ist eine monotypische Gattung, die ausschließlich aus der Königskobra oder Hamadryad besteht. *Ophiophagus hannah* lebt in Indien und ist außerdem verbreitet in Indochina, Südostasien und den Philippinen. Die Bezeichnung Ophiophagus bedeutet wortwörtlich „Schlangenfresser".

ANATOMISCHE EIGENSCHAFTEN

Da die Königskobra eine der LÄNGSTEN GIFTIGEN SCHLANGEN (mit einer durchschnittlichen Länge von 4 m und einer aufgezeichneten Maximallänge von 5,5 m) ist, erlaubt es ihre GRÖSSE und KRAFT, andere große Schlangen zu ÜBERWÄLTIGEN UND ZU TÖTEN. Königskobras haben **schlanke Körper, glatte Schuppen und schmale Köpfe**. Sie haben auffällige helle Querbänder, besonders auf dem vorderen Teil ihres Körpers. Während die Körperfarbe insgesamt von gelb bis dunkelolivgrün reicht, ist der Schwanz oft tiefschwarz. Der Königskobra FEHLEN DIE BRILLEN-MARKIERUNGEN der Kobra aus der Gattung der Naja. Auch ist die Haube bei der Königskobra schmaler. Die Königskobra hat keine Schneidezähne, daher muss sie ihre Mahlzeit im Ganzen schlucken und verdaut sie dann mit ihren hochwirksamen Enzymen im Verdauungstrakt.

ERNÄHRUNGSVERHALTEN

Die Königskobra ist DARAUF SPEZIALISIERT, ANDERE SCHLANGEN ZU JAGEN, Rattenschlangen und gelegentlich auch Echsen. Sie kann auch giftige Schlangen fressen. Die Königskobra schluckt die Beute mit dem Kopf voran, Zentimeter für Zentimeter, mit einer den Reptilien eigenen Technik der Nahrungsaufnahme. Jedes Mal, wenn das Maul sich öffnet, wird der Kopf über der Mahlzeit vorwärts geschoben.

CHARAKTERISTIKA DER PAARUNG

UNGEWÖHNLICH FÜR EINE SCHLANGE, IST DIESE ART ZUMINDEST ZEITWEISE MONOGAM, wobei PAARE OFFENSICHTLICH WÄHREND DER PAARUNGSSAISON BEEINANDER BLEIBEN. Das Männchen PAART SICH normalerweise JEDES JAHR MIT DERSELBEN KOBRA. Unter besonderen Umständen muss sich das Männchen gegebenenfalls eine andere Kobra für die Paarung suchen. Die Königskobra ist die einzige Schlange, die EIER IN EINEM NEST ABLEGT, DAS SIE SELBER

ELAPIDAE GIFTNATTERN UND SEESCHLANGEN

GEBAUT HAT. Sie nutzt dabei ihre Schlingen, um abgestorbene Pflanzenteile zusammenzuscharren. BEIDE ELTERN SCHLINGEN SICH UM DIE EIER HERUM UND BEWACHEN SIE GRIMMIG, BIS DIE JUNGEN SCHLANGEN SCHLÜPFEN. Es wurde auch beobachtet, dass DIE „BRÜTENDE" WEIBLICHE KÖNIGSKOBRA IN KEINSTER WEISE AGGRESSIV IST.

SPEZIFISCHES VERHALTEN

Die Königskobra verlässt sich hauptsächlich auf ihre GUTE SEHFÄHIGKEIT. Sie ist in der Lage, sich bewegende Beute auf eine Entfernung von 100 m zu entdecken. Sie nutzt ihre **Intelligenz** und ihre EMPFINDLICHKEIT FÜR ÜBER DEN BODEN ÜBERTRAGENE VIBRATIONEN, um Beute aufzuspüren. Sie verfügt auch über einen **sehr gut ausgeprägten Geruchssinn** und kann den Geruch von Blut mit ihrer gespaltenen Zunge selbst auf eine Entfernung von bis zu einem Kilometer aufspüren.

Diese Schlange ist AM TAGE AKTIV, DENN SIE SUCHT NACH BEUTE. In Gefangenschaft kann die Königskobra mehr als 20 Jahre alt werden.

Dringt eine Königskobra versehentlich in das Revier einer anderen Königskobra ein, beginnen beide Schlangen zu **ringen**. Sie ringen mit ihrem Kopf, und die erste, die den Kopf der anderen herunterdrückt, gewinnt.

Königskobras sind, obwohl wild, auch SCHEU und **nicht sehr gesellig.** Sie jagen normalerweise **alleine** (eine Eigenschaft der Elapidae) und vermeiden, außer während der Paarung, den Kontakt mit den anderen Schlangen ihrer Art.

GIFT

Das Gift der Königskobra ist nicht das stärkste unter den Schlangengiften. Dennoch ist der Biss dieser Schlange besonders tödlich, da das Giftverteilungssystem und die Angriffsreichweite im Verhältnis 1:1 zu ihrer Größe stehen. Ihre Giftzähne sind ungefähr 1 cm lang und enthalten die GRÖSSTEN GIFTBEUTEL aller Schlangen. Die Menge des Neurotoxins, das sie mit einem einzigen Biss abgeben kann – bis zu sechs Milliliter – reicht aus, um zwanzig Menschen oder sogar einen Elefanten zu töten. DIE ENORME GRÖSSE DER KÖNIGSKOBRA ERLAUBT ES IHR AUCH, IN HÖHE EINES MENSCHLICHEN BRUSTKORBES ODER KOPFES ZUZUSTOSSEN.

In diesen Bereichen des menschlichen Körpers ist es nicht möglich, die standardisierte Schlangenbiss-Erstversorgung mit Druckverband durchzuführen, die verhindern soll, dass das Gift sich durch das Lymphsystem weiter verbreitet. Glücklicherweise ist die Königskobra scheu und meidet Menschen, wann immer möglich. Sie ist **extrem aggressiv, wenn sie in die Enge getrieben wird** (wie alle Elapidae) oder WÄHREND SIE DAS NEST MIT IHREN EIERN BESCHÜTZT.

SPEZIFISCHE ANGRIFFS- UND VERTEIDIGUNGSMETHODEN

Wird sie angegriffen, kann die Königskobra BIS ZU EINEM DRITTEL IHRES KÖRPERS GERADE VOM BODEN ERHEBEN UND SICH TROTZDEM

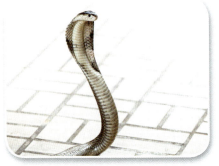

Die Königskobra

ELAPIDAE GIFTNATTERN UND SEESCHLANGEN

VORWÄRTSBEWEGEN UND ANGREIFEN. SIE KANN SICH SO HOCH AUFRICHTEN, DASS SIE EINEM ERWACHSENEN MANN BEINAHE IN DIE AUGEN SEHEN KANN. Auch BREITET SIE IHRE WOHLBEKANNTE HAUBE AUS UND STÖSST EIN MARKERSCHÜTTERNDES ZISCHEN AUS, das an einen knurrenden Hund erinnert.

MÖGLICHE AUSDRÜCKE DER KÖNIGSKOBRA BEI PATIENTEN

Patienten, die dieses Arzneimittel benötigen, zeigen die Eigenschaften der Schlangen ebenso wie die Eigenschaften der Elapidae. Die spezifischen Merkmale der Königskobra sind wie folgt:

KÖRPERTEILE UND FUNKTIONEN

- Lang, kräftig
- Besitzt nicht die Brillen-Markierungen der *Naja naja*

VERHALTEN

- Bilder fressender Schlangen (Schlangenfresser) oder Bilder von Kannibalismus
- Bezug zu Rattenschlangen
- Scheu, nicht sehr gesellig
- Ist lieber allein (wie alle Elapidae)
- Tagaktiv
- Gutes Seh- und Geruchsvermögen, empfindlich gegenüber Vibrationen, die über den Boden übertragen werden
- Monogamie, sie bleiben zur Paarung ein Leben lang zusammen
- Elterliche Fürsorge, baut Nester, schlingt sich (um die Eier), bewacht (die Eier)

UNTERSCHIED ZUR GATTUNG NAJA

Unverkennbare Merkmale der Gattung Ophiophagus (Königskobra):
- Monogamie
- Starke elterliche Fürsorge

GATTUNG: OXYURANUS (TAIPAN)

ALLGEMEINE ANATOMIE

Die Taipane sind große, mäßig schlanke Schlangen mit großen Köpfen und auffälligen Augen.

ELAPIDAE GIFTNATTERN UND SEESCHLANGEN

ERNÄHRUNGSVERHALTEN

Taipane sind die einzigen Schlangen in Australien, die sich hauptsächlich von Säugetieren, einschließlich Nagetieren und Beuteldachsen, ernähren. Taipane sind die ALLERBESTEN RATTENFÄNGER. Es ist schwierig, eine Ratte zu fangen, die mit Höchstgeschwindigkeit läuft, doch mit Hilfe ihres tödlichen Gifts gelingt es den Taipanen: Es MACHT DIE RATTE BEWEGUNGSUNFÄHIG, BEVOR SIE WEIT LAUFEN KANN.

VERHALTEN

Taipane sind meist **tagaktiv** (wie alle Elapidae), doch bei HEISSEM WETTER WERDEN SIE NACHTAKTIV. Taipane sind SEHR WACHSAME, SCHLAUE UND NERVÖSE Schlangen, die sich von Menschen fernhalten.

LEBENSZYKLUS UND FORTPFLANZUNG

Bei diesen Schlangen kann man **Kampf unter Männchen** beobachten.

ANGRIFFS- UND VERTEIDIGUNGSMETHODEN

Die Taipane haben die außergewöhnliche Fähigkeit, SCHNELLE „ZUSCHNAPP-LOSLASS-BISSE" AUSZUFÜHREN. Große Beute wird gebissen, dann wieder losgelassen und später aufgespürt, doch kleine Beute wird durchaus auch festgehalten, während das Gift anfängt zu wirken.

Aufgrund seiner nervösen Veranlagung BEISST DER TAIPAN BEI DER KLEINSTEN VERÄRGERUNG ODER PROVOKATION. Er verteidigt sich durch **mehrfaches Zubeißen** (eine Eigenschaft der Elapidae). Die Bisse können für den Menschen EXTREM GEFÄHRLICH sein.

MÖGLICHE SPEZIFISCHE AUSDRÜCKE DER TAIPANE BEI PATIENTEN

VERHALTEN

- Wachsam, schlau und nervös
- Bei warmem Wetter erhöhte Aktivität nachts
- Bezug zu Säugetieren, besonders Ratten

ANGRIFFS- UND VERTEIDIGUNGSMETHODEN

- Extrem gefährlich
- Verschlimmerung durch die kleinste Verärgerung oder Provokation

ELAPIDAE GIFTNATTERN UND SEESCHLANGEN

- Schnelle Zuschnapp-Loslass-Bisse
- Greifen sich schnell bewegende Objekte an
- Immobilisierende, lähmende Wirkung

OXYURANUS MICROLEPIDOTUS (OXYU-M.) [INLANDTAIPAN] [TAIPAN]

Klasse: Reptilia
Ordnung: Squamata
Unterordnung: Serpentes / Ophidia
Familie: Elapidae
Gattung: Oxyuranus
Art: Oxyuranus microlepidotus
Trivialname: Inlandtaipan

▼ Inlandtaipan – man beachte den Kopf, der sich deutlich vom Rest des Körpers abhebt

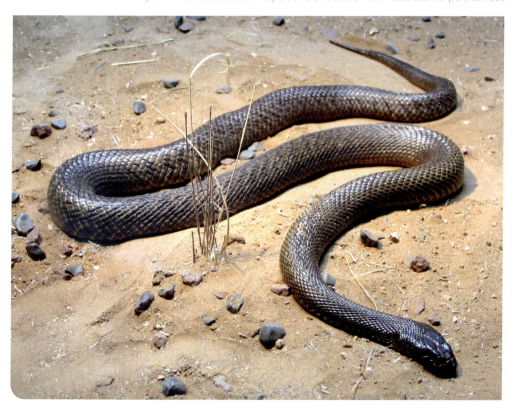

ELAPIDAE GIFTNATTERN UND SEESCHLANGEN

EINFÜHRUNG

Der Inlandtaipan lebt in Zentralaustralien und ist bei weitem DIE GIFTIGSTE SCHLANGE DER ERDE. Sie ist ungefähr zehnmal Mal giftiger als die Mohave-Klapperschlange und 750-mal giftiger als die gewöhnliche Kobra. Das Gift eines einzigen Bisses eines Inlandtaipans ist ausreichend um 250.000 Mäuse oder, im Verhältnis Maus zu Mensch, 100 Menschen zu töten. Diese Art LEBT gewöhnlich IN ABGELEGENEN UND SPÄRLICH BESIEDELTEN GEBIETEN.

ANATOMISCHE EIGENSCHAFTEN

Der Inlandtaipan ist, abhängig von der Jahreszeit, dunkelbraun mit einer sattdunklen Färbung bis hin zu braun-olivgrün. Der KOPF mit der runden Schnauze und AUCH DER HALS SIND GEWÖHNLICH DEUTLICH DUNKLER ALS DER KÖRPER, der im Winter schwarz glänzend ist und im Sommer dunkelbraun. Die dunklere Farbe erlaubt es der Schlange, sich zu wärmen, WÄHREND SIE NUR EINEN KLEINEN TEIL IHRES KÖRPERS AM EINGANG IHRER HÖHLE ZEIGT.

SAISONALE ANPASSUNG

Der Inlandtaipan PASST SICH DEN SAISONALEN VERÄNDERUNGEN IN SEINER UMWELT AN, INDEM ER DIE HAUTFARBE WECHSELT. Seine Haut ist im Sommer heller und im Winter dunkler. Dieser saisonale Farbwechsel unterstützt das Tier bei der Wärmeregulation und sorgt dafür, dass es in den kalten Monaten mehr Licht und Wärme absorbieren kann.

MÖGLICHE AUSDRÜCKE DES INLANDTAIPANS BEI PATIENTEN

Der Inlandtaipan zeigt alle Eigenschaften der Schlangen ebenso wie die der Elapidae und die der Gattung Oxyuranus. Spezifische Hinweise sind:

- Sehr giftig (diese Schlange verfügt über das wirksamste Gift aller Schlangen)
- Zeigt nur einen kleinen Teil seines Körpers (vor der Höhle/vor dem Bau)
- Lebt isoliert an abgelegenen Plätzen

ELAPIDAE GIFTNATTERN UND SEESCHLANGEN

OXYURANUS SCUTELLATUS CANNI (OXYU-S.) [KÜSTENTAIPAN]

Klasse: Reptilia
Ordnung: Squamata
Unterordnung: Serpentes / Ophidia
Familie: Elapidae
Gattung: Oxyuranus
Art: Oxyuranus scutellatus canni
Trivialname: Küstentaipan

EINFÜHRUNG

Neuguinea ist der Lebensraum des Küstentaipans.

ANATOMISCHE EIGENSCHAFTEN

Er ist gewöhnlich hell- oder dunkelbraun und besitzt KIELFÖRMIGE Schuppen.

ERNÄHRUNGSVERHALTEN

Er frisst hauptsächlich Säugetiere, aber auch Vögel und Echsen, indem er manchmal in die Höhlen der Echsen eindringt und DIE BEUTE UNTER DER ERDE FÄNGT.

VERHALTEN

Da der Küstentaipan scheu ist, wird er selten gesichtet, aber wenn er bedroht wird, ist er in der Lage, MIT TÖDLICHER SCHNELLIGKEIT ZUZUSTOSSEN.

MATERIA MEDICA

Dieses Arzneimittel findet man in der Materia Medica, und es gibt verschiedene Rubriken, auf die man sich beziehen kann. Bestimmte Rubriken, die unter *Oxyuranus scutellatus canni* aufgeführt sind, sind hergeleitet aus den Vergiftungserscheinungen des Bisses dieser Schlange, wie im Buch „Der Taipan – die giftigste Schlange der Welt" von Paul Masci und Philip Kendall beschrieben.

ELAPIDAE GIFTNATTERN UND SEESCHLANGEN

MÖGLICHE AUSDRÜCKE DES KÜSTENTAIPANS BEI PATIENTEN

Der Küstentaipan zeigt alle Merkmale der Schlangen ebenso wie die der Elapidae und auch die der Gattung Oxyuranus. Spezifische Hinweise sind:
- Zubeißen mit tödlicher Geschwindigkeit
- Fangen von Beute unter der Erde

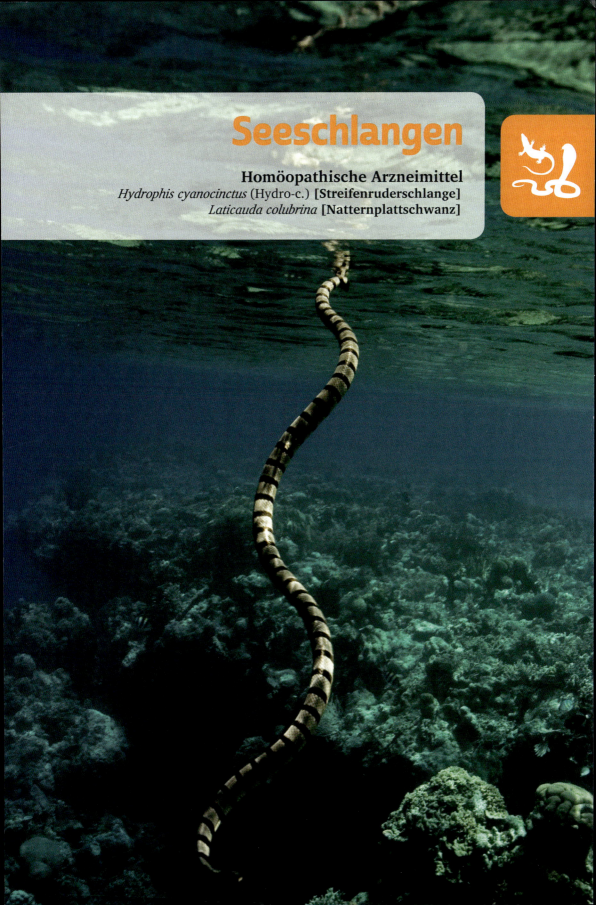

Seeschlangen

Homöopathische Arzneimittel
Hydrophis cyanocinctus (Hydro-c.) **[Streifenruderschlange]**
Laticauda colubrina **[Natternplattschwanz]**

SEESCHLANGEN

EINFÜHRUNG

Seeschlangen sind **giftige Nattern der Gattung Elapidae.** Sie haben sich aus einst an Land lebenden Vorfahren entwickelt, haben sich nun an ein **vollständig aquatisches Leben** angepasst und sind sogar unfähig, **sich an Land zu bewegen.** Die einzige Ausnahme bildet die Gattung Laticauda, die die vergrößerten Bauchschuppen ihrer Vorfahren behalten hat und somit in der Lage ist, sich an Land fortzubewegen. Sie kommt regelmäßig an Land.

Die Seeschlangen bestehen aus zwei Gruppen:
1. Die wahren Seeschlangen, also die Unterfamilie der Hydrophiinae, sind mit den australischen, an Land lebenden Elapidae verwandt.
2. Die Seekraits, also die Unterfamilie der Laticaudinae, sind mit den asiatischen Kobras verwandt.

HABITAT

Die Seeschlangen sind weit verbreitet in den tropischen Gewässern der Erde, in den Küstengebieten des indischen und pazifischen Ozeans im Osten von Afrika und Madagaskar und auf der arabischen Halbinsel. Man findet sie ebenfalls auf dem indischen Subkontinent, in Südostasien einschließlich Indonesien und Japan und an der Westküste Mexikos bis hin in den Norden Kaliforniens in den Vereinigten Staaten.

ALLGEMEINE ANATOMIE

Die meisten erwachsenen Tiere werden 1 bis 1,5 m lang, obwohl manche Individuen bis zu 2,7 m lang werden können. Sie haben klappenförmige Nasenlöcher auf ihrer Schnauze, daher können sie die kleine Einkerbung, durch die sie ihre Zunge strecken, schließen. Viele haben **seitlich zusammengedrückte Körpe**r mit flachen, **paddelähnlichen Schwänzen**. Diese nutzen sie als Ruder, so können sie die typische, schlangenartige Fortbewegung auch beim **Schwimmen mit beachtlicher Schnelligkeit** umsetzen. Daher sind ihre Bauchschuppen oft kleiner; außer bei der Gattung Laticauda, die noch die vergrößerten Bauchschuppen der landlebenden Arten besitzt. Die Schuppen machen sie an Land so gut wie hilflos, weil das Kriechen an Land schwierig wäre. Zum Glück können diese Schlangen ihr gesamtes Leben im Meer verbringen; es gibt für sie keine Notwendigkeit, aus dem Wasser herauszukommen. Alle Arten jedoch **müssen an die Oberfläche kommen, um zu atmen, denn im Vergleich zu Fischen haben sie keine Kiemen.**

ERNÄHRUNGSVERHALTEN

Die meisten Seeschlangen **fressen Fische** unterschiedlicher Größe und auch Aale.

VERHALTEN

Seeschlangen können **mehrere Stunden lang (wenn nötig bis zu drei Stunden) untergetaucht bleiben.** Diese erstaunliche Leistung ist zum Teil auf die Tatsache zurückzuführen, dass sie durch ihre Haut atmen können. Mehr als 90 % der CO_2-Ausscheidung und 33 % ihres Sauerstoffbedarfs werden über die Hautatmung geregelt. Seeschlangen sind sowohl **tag- als auch nachtaktiv.**

SEESCHLANGEN

Obwohl ihr Gift als eines der stärksten Schlangengifte überhaupt gilt, sind menschliche Opfer selten, da die Schlangen **nicht aggressiv sind** und die **Giftmenge, die sie abgeben,** aufgrund ihrer kurzen Giftzähne **eher gering ist.**

SINNE

Seeschlangen haben ein gutes Sehvermögen, doch scheinen sie nicht in der Lage zu sein, die visuellen Reize zentral zu verarbeiten, um so auch ihre Beute zu entdecken. Die Sicht spielt eine nur geringe Rolle beim Erbeuten ihrer Mahlzeiten. Seeschlangen können **Fische sowohl im Dunklen als auch im Hellen fangen.** Einige Arten fischen sogar nachts. **Man kennt keine Seeschlange, die schwimmende Beute aktiv verfolgt.** Oft werden Fische ignoriert, selbst wenn diese nur ein paar Zentimeter vor der Nase der Schlange vorbeischwimmen. Eine Seeschlange, die ihren potenziellen Beutefisch verloren hat, ist nicht in der Lage, diesen wiederzufinden, selbst wenn er sich klar in ihrem Gesichtsfeld befindet.

Die zwei Sinne, die beim Jagen am wichtigsten scheinen, sind der Geruchssinn und die Empfindlichkeit gegenüber kleinen Wasserströmungen oder Vibrationen, die durch die Bewegung des Fisches ausgelöst werden.

Wird das Wasser mit Fischsaft getränkt und die Schlange kann dies nicht mit einem Objekt in Verbindung bringen, so wird ihr Fressinstinkt stark angeregt und sie ist wenig gut in der Lage, zu beurteilen, wo die Beute sich befindet. So wird deutlich, dass die Bewegungen der Beute wichtig sind, um aufgespürt zu werden. Die *Pelamis platurus* oder Plättchenseeschlange geriet im Rahmen eines Versuchs förmlich „in Rage", als klein gehackter Fisch in das Aquarium geworfen wurde, und jedes Objekt, auf das sie traf, einschließlich einer anderen Seeschlange, wurde gebissen. Die Bewegungen eines Fisches in der Nähe des Kopfes der Schlange kann ein Zustoßen auslösen, selbst wenn die Zunge diese Beute nicht berührt hat. Vibrationen lebloser Objekte, wie z. B. einer Zange, sorgen auch dafür, dass die Schlange dieser Quelle mit aufgerissenem Maul folgt und letztendlich auch zubeißt.

GIFT

Das Gift der Seeschlangen gehört zu den wirksamsten aller Schlangengifte und es sind in der Vergangenheit Menschen daran gestorben. Das Gift wird durch feststehende frontale Giftzähne ausgestoßen und ist neurotoxisch. Gewöhnlich wird es nur in kleinen Mengen injiziert, zerstört jedoch die Skelettmuskulatur und die Muskelzellen. Begleitet wird dies von starken Schmerzen im vergifteten Muskel und der **Gefahr, dass ein Nierenversagen auftritt**.

ANGRIFFS- UND VERTEIDIGUNGSMETHODEN BEI SEESCHLANGEN
VERTEIDIGUNGSMETHODEN

Wird sie angegriffen, **taucht** die Seeschlange ins Meer. Dies ist ein typisches Fluchtverhalten der Reptilien.

SEESCHLANGEN

ANGRIFFSMETHODEN
BEUTESUCHE IN FELSSPALTEN

Viele Arten der Seeschlangen schwimmen langsam am Meeresboden. Ab und zu berühren sie mit ihrer Zunge die Oberflächen, mit denen sie gerade in Kontakt kommen, und stecken ihren Kopf in Felsspalten oder Löcher. Entdecken sie geeignete Beute, wahrscheinlich über den Geruch mit Hilfe der Zunge, beißen sie schnell zu und verschlucken die Beute. Im Allgemeinen wird die Beute am Meeresboden verschluckt.

SCHWIMMEN IN DER NÄHE DES MEERESBODENS

Einige Arten schwimmen langsam knapp oberhalb des Meeresbodens, und wenn sie entweder direkt auf einen Fisch stoßen oder in die Nähe eines Fisches kommen, stoßen sie seitlich mit offenem Maul zu und schwingen ihren Kopf zur Seite. Dabei kommt es häufig zu Fehlversuchen. Die Beute wird an der Körperstelle festgehalten, an der sie auch ergriffen wurde, und zwar so lange, bis sie aufhört zu kämpfen. In der Zwischenzeit schwimmt die Schlange vorwärts und nutzt den Druck des Wassers gegen die Beute, um diese in ihrem Maul zu fixieren. Sobald die Beute sich nicht mehr bewegt, bringt die Schlange sie in die richtige Position, um sie herunterzuschlucken. Die Schlange löst ihren Griff, ergreift die Beute dann schnell an einer anderen Stelle und arbeitet sich so in Richtung Kopf vor. Sind aufgerichtete Brustwirbel der Beute beim Schlucken im Weg, schwimmt die Schlange an die gegenüberliegende Seite der Beute oder dreht den Fisch, um die Wirbel zu umgehen. Ist sie am Kopf der Beute angelangt, fängt sie mit dem Herunterschlucken an.

HINTERHALT

Dies ist nur von der Plättchenseeschlange oder *Pelamis platurus* bekannt. Diese Besonderheit dieser Art besteht darin, dass sie in der Lage ist, sich sowohl vorwärts als auch rückwärts gleich gut zu bewegen; sie ändert hierbei lediglich die Bewegungsrichtung ihrer seitlichen Wellenbewegungen.

Unabhängig von der Fangmethode schlucken die meisten Seeschlangen ihre Beute mit dem Kopf voran. Würden sie sie mit der Rückenflosse zuerst schlucken, würden sie auf die **scharfen Stacheln** der Brust- und Rückenflossen treffen. Dies würde ein weiteres Herunterschlucken verhindern und vielleicht sogar die Schlange töten. Es wurden sogar schon Seeschlangen gefunden, die **in ihrem Körperinnern Fischstacheln eingebettet hatten.**

MÖGLICHE ALLGEMEINE AUSDRÜCKE DER SEESCHLANGE BEI PATIENTEN

KÖRPERTEILE UND FUNKTIONEN

- Paddeln, rudern
- Salzwasser, ist sich dessen bewusst oder hat eine Vorliebe für

SEESCHLANGEN

VERHALTEN

- Schwimmen, wasseraffin, tauchen, treiben
- Kann an Land nicht kriechen, hilflos an Land
- Lange im Wasser untertauchen
- Zum Atmen an die Oberfläche kommen
- Tag- und nachtaktiv
- Ausgeprägter Geruchssinn
- Empfindlichkeit gegenüber Wasserströmungen und Vibrationen
- Nicht aggressiv
- Bezug zu Fischen, besonders zu Aalen

GIFT

- Hohes Risiko von Nierenversagen

ANGRIFFS- UND VERTEIDIGUNGSMETHODEN

- Verfolgen nicht aktiv, rennen oder jagen nicht
- Suchen Beute in Felsspalten, schwimmen am Meeresboden herum
- Greifen sowohl im Hellen als auch im Dunkeln an
- Scharfe Stacheln, Verletzungen mit scharfen Gegenständen

GATTUNG: HYDROPHIS

SPEZIFISCHE ANGRIFFS- UND VERTEIDIGUNGSMETHODEN

Seeschlangen der Gattung Hydrophis jagen ihre Beute, indem sie IN DER NÄHE DES MEERES-BODENS UMHERSCHWIMMEN. Sie unterscheiden sich von anderen Seeschlangen dadurch, dass sie AALE FRESSEN, DIE NOCH ZAPPELN. Manchmal führt ihr Versuch, Aale zu fangen, zu heroischen Kämpfen, da Aale oft resistenter gegenüber ihrem Gift und schwierig zu bezwingen sind.

MÖGLICHE SPEZIFISCHE AUSDRÜCKE DER GATTUNG HYDROPHIS BEI PATIENTEN

- Umherschwimmen
- Zustoßen und ergreifen
- Den Griff lockern und erneut zugreifen
- Fressen noch zappelnder Beute

SEESCHLANGEN

HYDROPHIS CYANOCINCTUS (HYDRO-C.) [STREIFENRUDERSCHLANGE]

Klasse: Reptilia
Ordnung: Squamata
Unterordnung: Serpentes/Ophidia (Schlangen)
Familie: Elapidae
Gattung: Hydrophis
Art: Hydrophis cyanocinctus
Trivialname: Streifenruderschlange

HABITAT

Diese Seeschlange ist im indischen Ozean, in den Meeresgewässern um Korea, Japan, den Solomon-Inseln und in den Meeren Süd- und Ostchinas zu finden, entlang der Küsten der chinesischen Provinzen Shandong und Liaoning. Außerdem findet man sie in den Küstenregionen des persischen Golfs und im Osten Südasiens bis nach Neuguinea.

ANATOMISCHE EIGENSCHAFTEN

Diese Schlange ist grünoliv, mit schwärzlichen oder olivfarbenen Querstreifen oder Ringen, die auf dem Rücken am breitesten sind. Manchmal sind diese durch ein schwarzes Band am Bauch entlang verbunden oder gelblich mit einem schwarzen Band auf den Wirbeln und ein paar schwarzen Streifen auf dem Hals.

MATERIA MEDICA

Die folgenden Beobachtungen hat Michael Thompson bei Patienten gemacht, die ein Seeschlangen-Arzneimittel benötigen:

Ich habe in meinen Fällen eine Vorliebe für Schwimmen, Tauchen und Wasser beobachtet, auch wenn angemerkt werden muss, dass alle Schlangen gute Schwimmer sind. Seeschlangen-Arzneimittel sind bei neurologischen Problemen wie Poliomyelitis indiziert; dies wurde auch in den Prüfungen von John Robert Raeside kommentiert.

FALL VON *HYDROPHIS CYANOCINCTUS* VON ROBERT GRAMLICH

Ein 43-jähriger Mann.
10. Juni 2008.
Er arbeitet als Raumfahrttechniker, spricht ruhig, ein scheuer Typ, spricht monoton mit langen Pausen.

SEESCHLANGEN

Als er das erste Mal bei mir war, hatte der Termin mit dem vorherigen Patienten etwas länger gedauert, also begannen wir etwas später. Als ich ihn hereinrief, sah ich ihn im Warteraum sitzt. Er saß sehr steif und aufrecht, weder sah er meine Sekretärin an, die im selben Raum saß, noch sprach er mit ihr. Ich konnte seinen Zorn spüren, und das brachte mich ein wenig aus der Fassung. Später erzählte er mir, dass er sehr zornig wird, wenn man ihn warten lässt oder bei Verabredungen zu spät kommt.

P: Meine Hauptprobleme sind Nahrungsmittelallergien und allergische Reaktionen auf Umwelteinflüsse. Ich bekomme Migräne und Muskelspannungen, Kopfschmerzen, einen trockenen Mund und reagiere empfindlich auf Licht und Gerüche. Ich versuche dann, auf mentale Weise damit umzugehen (HG: streckt seine Hand und seinen Arm in einer wellenähnlichen Bewegung nach vorne). Es kann ziemlich schnell kommen und dann zittern meine Knie und ich muss das Licht ausmachen. Zu solchen Zeiten führt jeder stressige Gedanke zu Spannungen, also versuche ich an entspannende Dinge zu denken. Ich leide darunter, seit ich Anfang, Mitte zwanzig war.

Ich reagiere auch allergisch auf die Sonne. Ich kriege rote Pickel und es fängt an zu jucken, alles wird fleckig rot, auch wenn ich nur ½ Stunde in der Sonne bin. Ich habe auch schon Sonnenblocker aufgetragen, aber auch das ist ein Problem, da sie meine Haut reizen. Wenn ich Wolle trage, kriege ich einen Ausschlag am Hals und habe rote, juckende Augen. Ich halte mich von den meisten dieser Dinge fern und muss immer eingeschränkter leben.

Mein ganzer Verdauungsapparat ist von oben bis unten gereizt, wenn ich das Falsche esse. Auch mein Gedächtnis ist nicht gut. Es funktioniert nicht richtig und ich vergesse Dinge, das irritiert mich.

Das sind die Hauptprobleme und deswegen bin ich hier. Ich spüre nicht genug (HG). Ich bin angespannt (HG) und habe Probleme, offen zu kommunizieren (HG). Ich tanze Standardtanz. Als ich in meinen Zwanzigern war, habe ich einen Energieeinbruch (HG) festgestellt. Wenn ich tanzen gehe, geht es mir besser.

Ich hätte gern das Gefühl, dass ich auf einem Weg bin, dass alles zusammenkommt und ich mit offenen Augen dabei bin. Aber alles kommt irgendwie so holperig und ruckelig voran. Ich bin schon lange ziemlich frustriert; ich hätte gerne mehr Zuversicht, aber ich bin nicht sehr zuversichtlich.

Ich leide auch unter Schlafmangel. Ich weiß, ich schlafe sehr steif und balle meine Hände (HG) sehr fest zusammen, wenn ich schlafe. Morgens sind sie steif und ich muss sie ausschütteln. Stabilität an meiner Arbeitsstelle ist wichtig für mich. Ich habe eine feste Arbeitsstelle und Geld auf der Bank, aber ich habe das Gefühl, ich habe nicht genug. Es gibt da trotz allem ein Gefühl von Knappheit. Ich arbeite in einem kleinen Büro und viele Projekte laufen über meinen Schreibtisch (HG: dieselbe ausstreckende Hand mit dieser Wellenbewegung, die er sehr oft macht).

Ich komme schon klar (HG: wieder Ausstrecken/Wellenbewegung). Ich warte auf den Moment, in dem ich mich da durchschieben kann (HG wieder Ausstrecken / Wellenbewegung). Wenn ich eine Rede halten oder bei der Arbeit etwas präsentieren muss, werde ich sehr nervös. Dann kann ich die Kopfschmerzen spüren und der Schmerz zieht ganz durch (HG: wieder Ausstrecken/Wellenbewegung) meinen Kopf hindurch, von der Stirn bis zum Hinterkopf.

Ich neige dazu, ziemlich viel zu trinken. Bei einer Auseinandersetzung kann ich mich nicht gegen andere wehren. Mein ganzes Leben ist wie in Regalfächer aufgeteilt. Man muss mich nicht lange schubsen, bis ich zurückweiche. Ich laufe weg und verstecke mich (HG: wieder Ausstrecken/Wellenbewegung).

Ich komme nicht gut mit brutalen Kerlen zurecht. Manchmal jedoch spüre ich, wie in solchen Situationen meine andere Seite hochkommt (HG). Meine Chefin lässt mich manchmal spüren,

SEESCHLANGEN

dass ich nicht alles im Griff habe und ich glaube, sie denkt, sie sei besser ist als ich. Ich fühle mich ausgenutzt. Dann bestimmt die Angst mein Verhalten; wenn mir dann jemand in die Quere kommt, gehe ich sofort in den Verteidigungsmodus und mein ganzer Körper wird richtig wachsam. Ich versteife und verkrampfe mich. Ich werde sehr misstrauisch und wachsam. Ich kann mich sehr verkrampft und gleichzeitig wachsam fühlen. Von außen sehe ich aus, als geht es mir gut, aber im Innern bin ich nervös und angespannt. Ich verbringe viel Zeit damit, nicht in die Luft zu gehen (HG) und bin sehr vorsichtig. Es fühlt sich an, als ob jemand oder etwas auf mich zukommt. Es kann mich lähmen und es kann zu einer verminderten Aktivität führen. Es ist ein Gefühl wie: „Was habe ich ihm getan? Wo ist die Gefahr?" (HG). Ich bin im Innern total überspannt und auf der Hut. Wenn sie mich angreifen, kann ich keine Schwäche zeigen. (Er erzählt eine Geschichte von einer Auseinandersetzung bei der Arbeit und ich bat ihn, mir zu schildern, wie er die Situation erlebt hat.)

P: Er hat seine Wut an mir ausgelassen (HG: zustechende Bewegung) und ich spürte eine Unfähigkeit, für mich einzustehen und zu sagen, was ich dachte. Ein Teil von mir wollte verschwinden (HG: wieder Ausstrecken/Wellenbewegung). Ich hatte das Gefühl, als würden mir meine Rechte weggenommen. Ich kenne bei mir unterschiedliche Stimmungen, doch in diesen Situationen kann ich im Innern wahnsinnig wütend werden. Ich kann ausflippen. Ich kann das herumreißen (HG: wieder Ausstrecken/Wellenbewegung) und ich muss aus dieser Stimmung herauskommen. Ich kann da rauskommen, aber ich bin dann immer noch wütend. In dieser negativen Umgebung habe ich das Gefühl, ich koche immer noch und bin reizbar. Ich bin in dieser feindlichen und angsteinflößenden Umgebung sehr angespannt.

Mein Blickfeld wird sehr eng, als ob die andere Person für einen subtilen persönlichen Angriff offen scheint. Diese Person greift mich an und ich würde ihr das gerne heimzahlen. Ich bin dann eine Weile ganz aufgeregt, aber dann muss ich es loswerden (HG). Ich habe dann das Gefühl, ich kann nicht für mich selbst einstehen und möchte gern ein bisschen Schutz haben. Ich habe das Gefühl, als würde mir jemand etwas wegnehmen. Als ob mir meine Ressourcen weggenommen werden. Dann fühle ich mich beengt (HG) und kurzatmig. Es ist ein negatives Gefühl, das sogar zu Feindseligkeit werden kann, und ich fühle mich auch nicht sehr offen. Ich würde gerne zurückweichen (HG). Zurückweichen und Abstand kriegen, dann könnte ich noch aggressiver werden. Ich denke dann: „Wenn du nicht gleich ruhig bist, werfe ich dich aus meinem Büro." Er ist in mein Büro gekommen und ich wollte ihn greifen (HG) und die Kontrolle über ihn erlangen. Es war eine schnelle Reaktion. Ich würde mich lieber entspannt und offen fühlen. Stattdessen macht bei mir irgendetwas Klick (HG). Ganz schnell habe ich das Gefühl, ich kann mich nicht wehren. Dann wird meine Sicht sehr eingeschränkt und ich will nur noch fliehen (HG). Mein Körper reagiert sehr stark. Ich spüre Hitze und Anspannung und mein Gesicht ist ganz verspannt.

Es ist ein Gefühl wie ein Angriff (HG), schnell (HG), schneidend (HG) und absichtlich. Ich suche die weiche Stelle und dann bringe ich sie aus dem Gleichgewicht. Als ob sie mich angreifen und ich will sie mit einem großen Schlag treffen, fest und schnell, an einer bestimmten Stelle. Fest und schnell (HG), schlagen und dann zurückweichen.

Überwältigt; unterbricht den Angriff! Es passiert so schnell. Wie in einer Verteidigungshaltung aufgerollt, ganz eng, und dann geschmeidig beschleunigen (HG: wieder Ausstrecken/Wellenbewegung). Sehr konzentriert und mit viel Energie.

Diese Ungerechtigkeit macht mich ganz wütend. Insgeheim werde ich wütend und sie sorgen dafür, dass ich mich schuldig und runtergezogen fühle. Ich fühle mich klein gemacht und unterlegen, als hätte ich keine Rechte. Ich bin nervös, unter Spannung. Es könnte jederzeit passieren.

SEESCHLANGEN

Ich wollte mich nicht ausstrecken (HG: Ausstrecken/Wellenbewegung), ich wollte meinen Hals nicht raustrecken. Lieber würde ich diese Konfrontationen vermeiden. Ich kriege Schuldgefühle, Gefühle von Zorn und ich fühle mich von den anderen im Büro nicht akzeptiert. Das kann jederzeit passieren und ich habe das Gefühl, dass sie mir nicht zustimmen. Ich will zurückschießen und fühle mich unwohl, wenn ich das unter Kontrolle halte.

D: Erzählen Sie mir etwas über die Nahrungsmittelallergie und die Verdauungsbeschwerden.
P: Wenn ich irgendwelche Milchprodukte esse, kann es passieren, dass sich mein Hals zusammenzieht. Ich fühle mich dann schwummerig und bekomme so ein irritierendes Gefühl. Ich bin sehr eingeschränkt in dem, was ich essen kann, und das ist ärgerlich, denn in den Restaurants muss ich ständig auf der Hut sein. Ich kann mich nicht entspannen und fühle mich angespannt. Ich muss aufmerksam sein, aber auf eine negative Art.
D: Beschreiben Sie „angespannt".
P: Nicht in der Lage, zu entspannen oder glücklich zu sein, wie ausdehnen, aber in einem begrenzten Raum, wie einem Karton. Ausdehnen, wie fließen (HG). Es ist ein Gefühl von Ausdehnung und Fließen. Sich flüssig fühlen, wie Wasser (HG: Ausstrecken/Wellenbewegung), als wäre man im Wasser. Wie ein Gleiten oder ein Treiben. Als ob eine Hand oder eine Faust dich durch das Wasser schiebt (HG). Ich bin gern unter Wasser, wie ein Tümmler (Delphin). Es ist das Gefühl des Sich-treiben-Lassens.
D: Träume?
P: Ich habe einen Traum, in dem ich unter Wasser bin. Es ist ein vertrauter Ort und ich fühle mich wohl. Ich finde neue Orte, die ich entdecken kann.
In einem anderen Traum bewege ich mich und fliege über Hausdächer. Es ist ein Gefühl von Treiben und Fliegen, sowas wie Levitation. Wie ein Loslassen beim Fliegen und Treiben. Geschmeidig unter Wasser treiben, wie durch eine Triebkraft. Ein schwereloses Gefühl, ohne Geschwindigkeit, doch mit Kontrolle, nicht ohne Kontrolle. Geschmeidig, nicht stockend, mit einem Gefühl der Leichtigkeit. Gleichmäßiges, glückliches Reisen. Sehr flüssig, durch eine Flüssigkeit gleiten (HG: Ausstrecken/Wellenbewegung). Wie ein Kriechtier.
D: Erzählen Sie mir von dem „Kriechtier".
P: Oh, wie eine Ameise, ein Otter, ein Tümmler oder ein Delphin. Etwas, das einen Schwanz hat. Im Wasser schwimmen ist wie Fliegen.
(Ich bitte ihn, etwas zu kritzeln. Er malt eine in die Länge gezogene „S"-Form auf das Papier.)
P: Ich weiß nicht warum, aber das hier kritzele ich sehr oft. Es hat immer diese Form.
(Als ich ihn nach der Kritzelei frage, kam ihm das Bild einer Schlange in den Sinn. Er sagte, dass er keine Schlangen mag, da sie gefährlich sein und einen Menschen angreifen können. Dann kam er selber auf die Verbindung zwischen seiner HG „Ausstrecken/Wellenbewegung", der Kritzelei und der Schlange. Er sagte, seine HG ähnele auch einer Schlange und dass er darüber noch nie nachgedacht hätte).

FALLANALYSE

Das Königreich war ziemlich klar: das Tierkönigreich. Die Energie steckte in dem Thema Opfer/Angreifer.
Das Hintergehen, das Versteckte, der plötzliche Angriff, die weiche Stelle erwischen, Fluchtgefühle, unfähig, für sich selbst einzustehen, sich herabgestoßen fühlen, benachteiligt sein, der Wunsch, schnell zuzuschlagen und der tödliche Angriff ließen mich an das Unterkönigreich der Schlangen denken. Ebenso die Kritzelei, die HG und die Verbindung zwischen Geist und Körper

SEESCHLANGEN

mit der Reaktivität und der Beengtheit (Hals und Gemüt/Emotionen), die Migräne-"Reaktion", die er beschrieb, und später die Beschreibung, er fühle sich emotional „reaktionsfreudig". Es ging um eine Reaktion, die schnell, rasch und schneidend ist.

WELCHE SCHLANGE?

Es kommen viele Bilder von Wasser, Treiben, Fliegen vor und Träume davon, im Wasser zu sein. Er sagt, er ist gern unter Wasser, daher dachte ich an eine Wasserschlange. Er erwähnte auch Themen wie: offener sein, wohlige Gefühle, sich wohlfühlen und auch das Verlangen nach einem stabilen Bankkonto. Zudem berichtete er von einem Mangel an Zuversicht und dem Wunsch nach Schutz. Das sind Themen, die wir generell bei Meerestieren finden. Vielleicht sind das die Themen, in denen sich Seeschlangen von Landschlangen unterscheiden?

Als ich in den Reference Works nach Schlangen suchte, fand ich eine Ergänzung von Massimo Mangialavori:
- **Haut:** Erythem: Sonnenlicht, von (*Hydrophis cyanocinctus* wird in dieser Rubrik erwähnt)

Der Patient beschrieb dieses Symptom ganz genau, und *Hydrophis cyanocinctus* ist eine Seeschlange, daher erschien mir dies sehr passend. Anhand der Symptome, die der Patient beschrieb, schien auch eine Schlange mit einem neurotoxischen Gift passender als eine mit einem hämotoxischen Gift, und das Gift der *Hydrophis cyanocinctus* ist neurotoxisch.

Arzneimittel: *Hydrophis cyanocinctus* 1M

FOLLOW-UP AM 08. JULI 2008

P: Gleich nach dem Mittel ging der Ausschlag in meinem Mund weg und kam nicht wieder, das ist für mich sehr wichtig. Ich habe in der Zeit, seit ich hier war, nur einmal Kopfschmerzen gehabt, und das ist deutlich weniger als zuvor. Normalerweise hatte ich zwei- oder dreimal pro Woche Kopfschmerzen. Ich esse Milchprodukte und bekomme keine Krämpfe. Meine Kopfschmerzen sind nicht aufgetreten, als ich einmal spät und Milchprodukte gegessen habe. Davon bekomme ich sonst immer Kopfschmerzen. Ich bin in der Sonne spazierengegangen und bekam keinen Sonnenbrand und auch keine Flecken.

Mein Immunsystem scheint besser zu sein. Ich habe mehr Vitalität und der Wind an meinem Nacken fühlt sich richtig gut an (er war empfindlich, wenn der Wind ihm über den Nacken blies). Ich habe keine Erkältungen oder Schnupfen mehr gehabt. Ich fühle mich größer, offener, und es fällt mir leichter, mich bei der Arbeit auszudrücken. Abends bin ich weniger angespannt und ich schlafe nicht mehr so steif. Außerdem ist meine Libido besser.

Träume: Ich bin mit Leuten unterwegs, wir sitzen in einem Boot im Wasser und das Wasser bewegt sich. In dem Traum ist das ein gutes Gefühl. Ich mag Wasser und ich fühlte mich wohl im Boot mit den Leuten auf dem Wasser.

Ein weiterer Traum: Von einer Kletterpflanze, die sich immer mehr ausbreitete. Eine Frau wurde ohnmächtig und die Kletterpflanze wuchs in ihre Vagina. Die Pflanze schien aggressiv zu sein und breitete sich immer mehr aus. Die Frau war ein unschuldiges Opfer. Die Pflanze wuchs in ihren Bauch, packte sie, zog an ihr und griff nach ihr, und die Frau muss so ein zerrendes Gefühl (HG) in ihrem Bauch gespürt haben. Es war wie etwas Außerirdisches, eine fremde, aggressive Pflanze. Ich fühlte mich ungeschützt und ich dachte, wie kann ich von hier entkommen?

D: Was ist dieses „zerrende Gefühl"?
P: Wie eine Spannung oder ein Krampf.

SEESCHLANGEN

D: Was ist mit Ihrer Anspannung und dem engen Gefühl?
P: Wie ich schon sagte, die Anspannung hat abgenommen, ist weniger und ich kann Milchprodukte essen, ohne dass ich Krämpfe bekomme.
Ein weiterer Traum: Ich schwamm im Ozean, es war ein gutes Gefühl und erschien mir wie eine angenehme Art der Fortbewegung.

FOLLOW-UP AM 20. AUGUST 2008

P: Seitdem ich vor meinem letzten Besuch hier Kopfschmerzen hatte, sind sie nicht wieder aufgetreten. Ich wollte das Mittel mal testen und habe ganz viel Weizenprodukte und das Fleisch vom örtlichen Metzger gegessen und keine Kopfschmerzen bekommen. (Er reagiert empfindlich auf Weizen und bestimmte Fleischsorten).
Meine Muskeln sind viel weniger angespannt und die Mundtrockenheit ist auch besser. Meine Energie scheint gut zu sein und auch meine Stimmung ist gut. Bei der Arbeit bin ich ruhiger und ich fühle mich ganz wohl dort. Ich habe statt dieses Adrenalin-Gefühls von früher eine Nähe bei meinen Kollegen gespürt, die sonst nicht da war. Selbst meine Kollegen im Büro haben gesagt, dass ich sehr viel entspannter scheine. Ich bin nicht mehr so nervös wie vorher, wenn ich die Besprechungen leite.
Traum: (Er erzählte eine Situation aus einem Traum, den ich nicht aufgeschrieben habe. Ich fragte ihn aber auch nach dem Gefühl in diesem Traum). Ich war zuversichtlich, spürte ein Gefühl der Akzeptanz und ein warmes Gefühl, ein warmes, entspanntes Gefühl.
(Er erzählte eine Geschichte über jemanden, der bei der Arbeit anderer Meinung war als er. Früher hätte ihn das wütend gemacht. Er sagte: „Ich war entspannt und wurde nicht zornig.")

FOLLOW-UP AM 02. OKTOBER 2008

Drei Monate nach dem Arzneimittel.
(Ich habe mir nur einige Notizen gemacht.)
P: Keine Kopfschmerzen. Ich fühle mich weniger bedroht und weniger in der Defensive. In den Besprechungen geht es mir besser. Ich fühle mich weniger bedroht und habe fast das Gefühl, als würde ich jeden in diesem Raum lieben. Meine Kollegen haben die Veränderung bei mir bemerkt und das auch kommentiert.
Traum: Ich wurde gesund.

ZUSAMMENFASSUNG DES LETZTEN FOLLOW-UPS

Der Patient entwickelte sich sehr gut unter *Hydrophis cyanocinctus*. Das letzte Follow-up war im Mai 2010. Seine Hauptbeschwerden haben sich alle verringert – die Nahrungsmittelallergien, die allergischen Reaktionen auf seine Umwelt einschließlich des Hautausschlages, den er nach einem kurzen Aufenthalt in der Sonne immer bekam, und auch seine Migräne-Kopfschmerzen sind nicht mehr da. Er kann jetzt eigentlich alles essen, was er möchte, und er kann sich ohne negative Auswirkungen in der Sonne aufhalten. Er ist nicht mehr gereizt und zornig auf seine Kollegen, und die Spannung, die er im Zusammensein mit ihnen spürte, sowie das „niedergewalzte Gefühl" sind wesentlich geringer. Er fühlt sich ruhiger und entspannter. Konflikte bei der Arbeit nimmt er nicht mehr so persönlich und er kann sie hinter sich lassen, ohne „zurückzustoßen" oder „aggressiv zu werden". Auch hat er nicht mehr die Träume von Wasser/vom Meer, die er in der Vergangenheit

SEESCHLANGEN

so oft hatte. Die markante HG, bei der er seinen Arm in einer S-Kurve ausstreckte, habe ich länger nicht mehr beobachtet. Im Großen und Ganzen ist das Lied der *Hydrophis cyanocinctus* sehr viel leiser geworden, sein eigenes Lied ertönt mit weniger Störungen und er fühlt sich glücklicher.

MÖGLICHE SPEZIFISCHE AUSDRÜCKE DER *HYDROPHIS CYANOCINCTUS* BEI PATIENTEN

Sie zeigen alle oben genannten Merkmale der Seeschlangen ebenso wie die spezifischen Eigenschaften der Gattung Hydrophis.

GATTUNG: LATICAUDA
LATICAUDA COLUBRINA
[NATTERN-PLATTSCHWANZ]

Klasse: Reptilia
Ordnung: Squamata
Unterordnung: Serpentes/Ophidia (Schlangen)
Familie: Elapidae
Unterfamilie: Laticaudinae (Seekobras)
Gattung: Laticauda
Art: Laticauda colubrina
Trivialname: Nattern-Plattschwanz, Gelblippen-Seekrait

HABITAT

Diese Schlange ist weit verbreitet in Indien, Südostasien und im Nordosten australischer Gewässer. Man findet sie in Küstengewässern, Mangrovensümpfen und Korallenriffen, wo sie Fische, besonders Aale jagt. Obwohl es sich bei dieser Schlange um eine Seeschlange handelt, BEVORZUGT SIE SÜSSWASSER. Man kann sie oft dabei beobachten, wie sie Regenwasser aus Pfützen oder aus Wasserlachen in Blättern trinkt.

ANATOMISCHE EIGENSCHAFTEN

Der Nattern-Plattschwanz ist blaugrau mit BREITEN SCHWARZEN BÄNDERN und einem **flachen, paddelähnlichen Schwanz.** Dieser ähnelt dem der anderen viviparen Seeschlangen (Hydrophis-Schlangen) und sorgt für eine schnelle Fortbewegung im Wasser. Eine Salzdrüse unter der Zunge ermöglicht es ihnen, überschüssiges Salz, das sie aus ihrer Umgebung aufgenommen haben, abzugeben. Wenn sie im Wasser sind, fungieren Nasenklappen und eng schließende Schuppen um das Maul herum als Abdichtung, die verhindert, dass sie Wasser aufnehmen. Paddelähnliche Schwänze

SEESCHLANGEN

sorgen für die Fortbewegung. Ihre Lungen sind proportional größer als die ihrer landlebenden Verwandten, daher können sie lange Zeit unter Wasser verbringen, im Durchschnitt 15 bis 30 Minuten bis fast zwei Stunden. Als amphibische Lebewesen gehen sie oft an Land. Sie haben zylindrische Körper wie die bodenlebenden Elapidae und Bauchschuppen, die ihnen bei der Fortbewegung an Land helfen. Daher sind sie GUT AN DAS LEBEN SOWOHL IM MEER ALS AUCH AN LAND ANGEPASST.

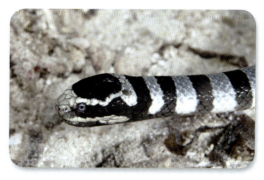

Laticauda colubrina

Diese Schlange hat auch eine gelbe Lippe, darauf geht einer ihrer Trivialnamen zurück. Der Nattern-Plattschwanz ist SEXUELL SEHR AKTIV und eine dimorphe[18] Schlange, bei der die Weibchen größer als die Männchen werden. Die Weibchen haben aufgrund ihrer Größe ein ausgedehnteres Jagdgebiet als die Männchen.

FORTPFLANZUNG

Die meisten Seeschlangen sind vivipar. Dies ist eine notwendige Anpassung an ihren Lebensraum, in dem es keinen Ort gibt, an dem sie ihre Eier ablegen können. Eier abzulegen würde bedeuten, dass sie ihre bequeme Umgebung verlassen und an die Oberfläche kommen müssen, wo sie leichte Beute werden könnten. Die einzige bemerkenswerte Ausnahme ist der Nattern-Plattschwanz, der zu der Unterfamilie der Laticaudinae gehört und DAS MEER VERLASSEN MUSS, UM DIE EIER AM STRAND ABZULEGEN. Es gibt allerdings Berichte, wonach einige Exemplare dieser Art in bestimmten Teilen ihres Verbreitungsgebietes lebendgebärend sind.

SPEZIFISCHES VERHALTEN[19]

Wie alle Seeschlangen ist der Nattern-Plattschwanz **giftig**, doch stellt er für den Menschen keine Bedrohung dar, da er nicht beißt. Aufgrund der geringen Permeabilität seiner Haut und wegen seines großen Körpers, der in tieferen Gewässern in Gefahr sein könnte, BEWOHNT ER FLACHE TROPISCHE GEWÄSSER. Diese Schlangen gehen an Land, um Eier zu legen, Paarungsrituale auszuführen und sich zu häuten. Sie WANDERN AUCH ÜBER WEITE STRECKEN, um zu ihren Brutplätzen zu gelangen und kehren dabei oft in dasselbe Gebiet zurück.

SPEZIELLE ANGRIFFS- UND VERTEIDIGUNGSMETHODEN

Die Nattern-Plattschwänze FANGEN IHRE BEUTE IN FELSSPALTEN VON KORALLENRIFFEN, INDEM SIE IHRE SCHLINGEN NUTZEN. Obwohl sie giftig sind, greifen sie normalerweise nicht an und beißen nur, wenn sie bedroht werden.

---

18 Dimorph: Unterschied zwischen den Geschlechtern, entweder auf körperliche Merkmale oder das Verhalten bezogen.
19 Das natürliche Verhalten der Seeschlangen haben wir hauptsächlich durch das Studium des Buches *Seeschlangen* von Harold Heatwole kennen gelernt.

SEESCHLANGEN

MÖGLICHE SPEZIFISCHE WÖRTER DES NATTERN-PLATTSCHWANZES BEI PATIENTEN

Sie zeigen die allgemeinen Ausdrücke der Elapidae und der Seeschlangen. Ihre spezifischen Merkmale sind wie folgt:
- Spezifisches Muster: breite, schwarze Bänder
- Flache Gewässer, schlimmer in der Tiefe
- Fangen in Felsspalten
- Sexuell aktiv
- Wandern
- Sie sind in der Lage, sowohl an Land als auch im Wasser zu leben, mit Hinweisen auf ihre Fortbewegungsweise an Land und im Wasser.

SCHLAGWÖRTER

Kriechen
Klettern
Schwimmen
Antreiben
Tauchen

Familie:
Viperidae
Vipern

Homöopathische Arzneimittel

Agkistrodon contortrix oder *Cenchris contortrix* **[Nordamerikanische Kupferkopfschlange]**
Agkistrodon piscivorus **[Wassermokassinotter]**
Atropoides nummifer olmec **[Springende Grubenotter]**
Crotalus cascavella **[Schauerklapperschlange]**
Crotalus horridus **[Waldklapperschlange]**
Deinagkistrodon acutus **[Chinesische Nasenotter]**
Lachesis muta **[Buschmeisterschlange]**
Bitis arietans **[Puffotter]**
Bitis caudalis **[Gehörnte Puffotter]**
Bitis gabonica rhinoceros **[Gabunviper]**
Bitis nasicornis **[Rhinozeros-Viper]**
Cerastes cerastes **[Wüsten-Hornviper]**
Daboia russelli **[Kettenviper]**
Dabioa russelli siamensis oder *Vipera russelli siamensis* **[Levanteviper]**
Vipera ammodyles meridionalis **[Europäische Hornotter]**
Vipera aspis **[Aspisviper]**
Vipera berus **[Kreuzotter]**
Vipera redi **[Italienische Viper]**
Vipera xanthina **[Kleinasiatische Bergotter]**

VIPERIDAE VIPERN

EINFÜHRUNG

Die Vipern sind **giftige Schlangen,** die man nahezu überall findet, ausgenommen in Australien und auf Madagaskar.
Es gibt zwei Unterfamilien:
- Crotalinae (Grubenottern – mit wärmeempfindlichen Grubenorganen)
- Viperinae (echte oder grubenlose Vipern)

 Vipern sind von allen Schlangen am weitesten entwickelt und die raffiniertesten Killer. Sie verfügen über das beste „Giftverteilungssystem" aller Schlangen.

HABITAT

Vipern findet man in unterschiedlichen Klimazonen. Im Vergleich zu anderen Schlangen sind sie **besser ausgestattet, kalte Temperaturen auszuhalten.** Viele von ihnen leben auf Anhöhen oder in Wüstengebieten mit kalten Wintern. Einige Vipern findet man sogar nördlich des Polarkreises.

ALLGEMEINE ANATOMIE

Vipern haben relativ lange herausklappbare Giftzähne, die im hinteren Bereich des Oberkiefers angebracht sind. **Die Giftzähne klappen sich zum Gaumendach zurück, wenn sie nicht gebraucht werden**. Der linke und der rechte Reißzahn können **gemeinsam, aber auch unabhängig voneinander herausgeklappt werden**. Die Schlange hat die Bewegung der Giftzähne unter Kontrolle, sie funktionieren nicht automatisch. Während die Schlange zubeißt, kann sich das Maul fast 180 Grad weit öffnen und der Kiefer bewegt sich nach vorne. Die Giftzähne werden so spät wie möglich herausgeklappt, damit sie nicht beschädigt werden. Die Kiefer schließen sich bei Berührung mit der Beute und kräftige Muskeln um die Giftdrüsen herum ziehen sich zusammen, um das Gift in dem Moment zu injizieren, in dem die Giftzähne **rasch vorschwingen, um zuzubeißen**. Sie durchbohren das Opfer in **Lichtgeschwindigkeit** und auch tief genug, um durch Fell und Federn zu dringen und das tödliche Gift zu injizieren.

Verteidigt sich die Schlange, ist das Zustoßen **eher ein Stechen, denn ein Beißen**. Vipern nutzen diesen Mechanismus primär, um die Beute **bewegungsunfähig zu machen und um sie zu verdauen.** Erst an zweiter Stelle wird diese Strategie zur Selbstverteidigung genutzt.

Einige Vipern und Grubenottern haben Zickzack-, diamantförmige- oder andere Muster auf ihrem Rücken. Meist sind weder Vipern noch Grubenottern **auffällige gefärbt,** stattdessen **verschmelzen sie einfach mit dem Hintergrund**. Um diese **Tarnung zu erleichtern, zeigen sie komplizierte geometrische Muster, die ihre Kontur auflockern; so ist es schwieriger, sie zu sehen** (siehe Bild der *Bitis-gabonica*-Tarnung auf Seite 844).

Die meisten Vipern sind **kurz und stämmig mit großen, dreieckigen Köpfen und rauen, kielförmigen Schuppen.**

VIPERIDAE VIPERN

FORTPFLANZUNG

Die Männchen paaren sich jedes Jahr im Frühjahr oder im Herbst, manchmal **ringen sie mit anderen Männchen um die Möglichkeit, sich mit einem Weibchen zu paaren.** Die meisten Vipern sind lebendgebärend. Die Eier werden im Körper der Mutter ausgebrütet (ovovivipar). Es gibt einige Arten der Gattung Lachesis, Trimeresurus und Pseudocerastes, die Eier ablegen. Man nimmt an, dass diese Arten ihre Eier bewachen.

ALLGEMEINES VERHALTEN

Typische Vipern sind **träger** als andere Schlangen. Vipern liegen auf dem Boden oder in Bäumen. Einige Arten nutzen Nagetierhöhlen als vorübergehenden Bau. Viele der Arten in wärmeren Klimagebieten sind das ganze Jahr über aktiv, doch in anderen Teilen halten sie mehrere Wochen lang **Winterruhe.** Die Arten, die hoch in den Bergen leben, wo die Winter besonders kalt sind, überwintern typischerweise mehrere Monate lang, manchmal sogar bis zu acht Monaten pro Jahr.

GIFT

Im Vergleich zu den Elapidae, die über ein neurotoxisches Gift verfügen, besitzen Vipern ein **hämotoxisches Gift, das rasch Blut und Gewebe zerstört.** Oft ist der Biss extrem schmerzhaft und verursacht eine starke lokale Schwellung und Nekrose. Auch führt er zu Blutverlust aufgrund der kardiovaskulären Schädigung, die durch Koagulopathie und die Störung der Blutgerinnung noch verkompliziert wird. **Der Tod erfolgt in der Regel durch Kreislaufstillstand.** Dies steht im Kontrast zu dem neurotoxischen Gift

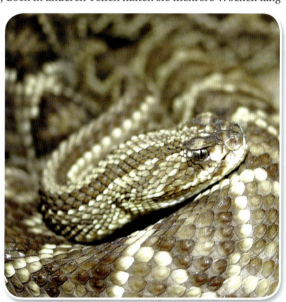

Crotalus durissus cumanensis, beachten Sie die kielförmigen Schuppen

der Elapidae, das die Muskelkontraktion hemmt und eine Lähmung verursacht. Der Tod aufgrund eines Bisses einer Giftnatter führt zu Atemstillstand und Ersticken, denn das Zwerchfell kann nicht mehr kontrahieren.

Diese Regel trifft jedoch nicht immer zu. Bisse einiger Giftnattern (z. B. Naja nigricollis) rufen auch hämotoxische Symptome hervor, wie sie für Vipern typisch sind. Bisse einiger Vipern wiederum, wie z. B. Bisse der *Bitis atrops* und der *Crotalus durissus* (früher bekannt unter der Bezeichnung *Crotalus cascavella*) rufen neurotoxische Symptome hervor.

Im Gegensatz zu Kobras injizieren Vipern eine große Menge eines relativ langsam wirkenden Giftes. Für die Beute tritt der Tod nicht unbedingt unmittelbar ein.

VIPERIDAE VIPERN

ANGRIFFS- UND VERTEIDIGUNGSMETHODEN

Vipern **greifen** typischerweise **nachts aus dem Hinterhalt an**. Um das klassische Verhalten beim Angriff zu verstehen, möchten wir das Verhalten der *Bitis gabonica* (Gabunviper) beschreiben:

Als ein klassischer **Jäger aus dem Hinterhalt** verbringt *Bitis gabonica* **die meiste Zeit damit, regungslos auf dem Waldboden zu liegen, verborgen in Blätterhaufen, aus denen nur der Kopf hervorschaut**. Gewöhnlich liegt die Schlange an Dschungelpfaden, die von kleinen Tieren benutzt werden. Diese Art hat ein erstaunlich sanftes Wesen, gleichzeitig aber wird ihr Verhalten auch als unberechenbar beschrieben. Sie kann in Lichtgeschwindigkeit in jede Richtung zustoßen, oft genug auch ohne Warnung. Sie schießt mit offenem Maul vor und erdolcht das Opfer mit Hilfe ihrer langen Giftzähnen.

Ein weiteres Beispiel ist die Wüsten-Hornviper *(Cerastes cerastes)*, die **halb verborgen** im Sand liegt, nur Kopf und Augen sind sichtbar. **Sie wartet darauf, dass Beute vorbeispaziert.** Ihre staubfarbene Färbung sorgt für eine exzellente **Tarnung** und **aus ihrem Versteck schlägt sie schnell zu.**

Das Verteidigungsverhalten der Vipern ist wahrscheinlich ihre am besten bekannte Eigenschaft. **Die Schlangen rollen sich in einer flachen Spirale zusammen, während der Kopf sich aus der Mitte der Schlingen nach oben reckt. Die meisten greifen aus dieser aufgerollten Haltung an.** Einige zischen auch, stoßen mit dem Kopf vor, rasseln mit dem Schwanz oder blähen den Körper auf, damit sie größer erscheinen. Jede dieser Verhaltensweisen kann ausreichen, um einen Angreifer zu verscheuchen.

▼ Cerastes cerastes (Wüsten-Hornviper) teilweise vergraben in der sandigen Erde, nur Kopf und Augen sichtbar.

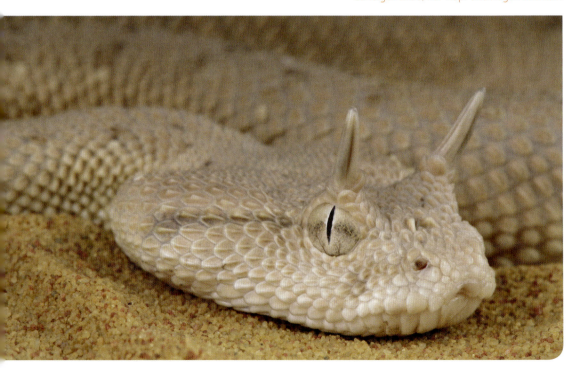

VIPERIDAE VIPERN

ALLGEMEINE AUSDRÜCKE DER VIPERN BEI PATIENTEN

Dieses Erkenntnisse ergeben sich aus den Forschungen über die Vipern sowie aus der Materia Medica und den Fällen, die weiter unten folgen.

ANGRIFFS- UND VERTEIDIGUNGSMETHODEN

Merkmale ihrer Vorgehensweise:
- Extrem gut geplant
- Aus der Tarnung heraus, versteckt
- Verschlagen, hinterhältig

Insgesamt zeigt sich das Bild eines Auftragsmörders oder Terroristen, der sorgfältig und heimlich seinen Angriff mit großer Raffinesse plant und ausführt. Dieses charakteristische Verhalten der Vipern stellt einen Kontrast zu den Giftnattern dar, die nicht sehr raffiniert sind oder aus dem Versteck heraus handeln und normalerweise vor einem Angriff auch warnen.
- Hochgiftig
- Heimlichkeit (hinterhältig und verschlagen)
  - Lauern, auf der Lauer liegen
  - Angriff aus einer verborgenen Position heraus
  - Vollkommen ruhig liegen, bewegungslos
- Hinterhalt (aus dem Nichts kommen, plötzlich angreifen, unerwartet)
  - Gewöhnlich in der Nähe/auf dem Weg des Opfers positioniert
  - Schnell vorstoßen/vorspringen
  - Angriff ohne Warnung
  - Blitzartig und präzise zuschlagen (obwohl sie langsam und lethargisch sind)
  - Plötzlich angreifen, unerwartet und dann schnell entkommen/von der Bildfläche verschwinden oder wieder eine Ruheposition einnehmen
  - Tödlicher Angriff
  - Das Opfer hat keine Chance zu entkommen
  - Gesteigerte Aktivität in der Dunkelheit/in der Nacht
  - Das Opfer bewegungsunfähig machen und dann töten
  - Zubeißen und loslassen (im Vergleich zu den Giftnattern, die beißen und festhalten)

VERHALTEN

- Sie bilden Gruppen und sammeln sich – dieses Verhalten ähnelt den verbrecherischen Bruderschaften wie Terroristen, Mafia etc.
  (Diese Eigenschaft ist besonders in der Gattung Crotalus [Klapperschlange] ausgeprägt.)

VIPERIDAE VIPERN

- Paradoxerweise sind sie schwerfällig, faul, gutmütig, gelassen und bewegen sich langsam, gleichzeitig aber auch wachsam und wendig
- Vertragen Kälte besser als andere Schlangen

KÖRPERTEILE UND FUNKTIONEN

- Menschen, die Tarnung nutzen, um zu verbergen, wer sie wirklich sind, sich ihrer Umgebung gut getarnt anpassen; ihr wahres Selbst bleibt tief verborgen.
- Im Vergleich zu anderen Schlangen-Arzneimitteln kein Gebrauch von auffälligen, hellen oder attraktiven Farben

GIFT

- Hämotoxisch
  Wichtige Vergiftungssymptome:
  - Wirkt langsam/der Tod tritt nicht unmittelbar ein (im Gegensatz zum Gift der Kobras)
  - Schnelle Zerstörung von Blut und Gewebe
  - Sepsis
  - Pyämie
  - Blutvergiftung
  - Blutungen
  - Septische Zustände
  - Gangrän
  - Der Tod tritt nicht unmittelbar ein

VIPERIDAE VIPERN

ELAPIDAE UND VIPERIDAE – UNTERSCHIEDE

	Elapidae	Viperidae
Giftzähne	· feststehend · kurz · zeigen nach hinten	· beweglich/können eingeklappt werden · lang · können tief eindringen
Kiefer	· unbeweglich	· sehr beweglich
Körperstruktur und andere Merkmale	· lang und schlank · die Schuppen sind gewöhnlich glatt und glänzend	· kurz, stämmig, beleibt/fett · die Schuppen sind gewöhnlich rau oder kielförmig · Hörner · Färbung passt sich dem Lebensraum an · keine auffälligen Farben · breite, dreieckige Köpfe · die Crotalinae besitzen wärmeempfindliche Grubenorgane
Wärme-Empfindsamkeit		· verträgt kälteres Wetter
Fortpflanzung	· legen Eier ab	· gebären gewöhnlich lebend
Fortbewegung	· gewöhnlich schnell / flink	· paradoxerweise schwerfällig · faul/ruhig/gutmütig, dennoch sehr wachsam und wendig
Zeit-Modalitäten	· tagaktiv	· nachtaktiv
Gift	Neurotoxisch · Herz-/Kreislaufversagen · Symptome sind meist paralytischer Art	Hämotoxisch · Quetschung, Zerstörung von Gewebe und Blut · Symptome meist nekrotisch und hämorrhagisch · wirkt langsam, tötet nicht unmittelbar
Charakteristisches Verhalten	· aktive Jäger · greifen nur an, wenn sie in die Enge getrieben, bedroht oder ihre Grenzen überschritten werden · warnt gut sichtbar vor dem Angriff · greift an, um Verletzung oder Tod zu verursachen · zubeißen und festhalten · „Verletzung" ist ein wichtiges Thema · Thema Alleinsein oder einer gegen eine Gruppe	· Angriff aus Lauerstellung heraus · Angriff in der Dunkelheit/der Nacht · plötzlicher Angriff aus einer versteckten oder schlafenden Position · Angriff ohne Vorwarnung (einige, z. B. die Klapperschlange wie die *Echis carinatus* und *Cerastes cerastes,* warnen, doch aus dem Versteck heraus) · blitzschneller Angriff, dann schnelle Flucht · das Opfer hat keine Chance zu fliehen · erst bewegungsunfähig machen, dann töten · plötzlich zustoßen/beißen, dann loslassen · Gruppenangriff, in einer Gruppe bleiben, dies ist besonders bei der Gattung Crotalus (Klapperschlange) zu sehen

VIPERIDAE VIPERN

UNTERFAMILIE: CROTALINAE (GRUBENOTTERN)

EINFÜHRUNG

Gegenwärtig sind 28 Gattungen[20] und 151 Arten bekannt. Crotalinae ist die Grubenottern-Unterfamilie der Familie der Viperidae (Echte Vipern und Grubenottern). Sie sind weltweit verbreitet, von in Europa über Asien bis nach Nord- und Südamerika.

HABITAT

Die sehr unterschiedlichen Mitglieder dieser Gruppe von Schlangen bewohnen vielfältige Lebensräume, von ausgedörrten Wüsten, in denen die Seitenwinder-Klapperschlange *(Crotalus cerastes)* zuhause ist, bis hin zu den Regenwäldern des Buschmeisters *(Lachesis muta)*. Die Schlangen leben entweder auf Bäumen oder auf dem Boden und eine Art, die *Agkistrodon piscivorus* (die Wassermokassinotter), ist sogar semiaquatisch.

ANATOMISCHE EIGENSCHAFTEN WÄRMEEMPFINDLICHE GRUBENORGANE

Grubenottern erkennt man an ihren wärmeempfindlichen Sinnesorganen. Diese zweikammerigen „**Grubenorgane**" befinden sich zwischen dem Auge und dem Nasenloch auf jeder Seite des Kopfes. Die Gruben sind von schmalen Schuppen umgeben und zeigen nach vorn. Ursprünglich nahm man an, dass es sich hierbei um Ohren handelt, später dachte man, es seien zusätzliche Nasenlöcher. Grubenottern werden in einigen Teilen Südamerikas immer noch *cuatro narices* (vier Nasen) genannt.

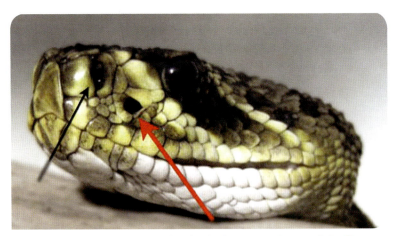

Klapperschlange, bei der die Position der Grubenorgane dargestellt ist. Der rote Pfeil deutet auf das Grubenorgan, der schwarze Pfeil auf das Nasenloch.

---

20   Quelle: J. Craig Venter Institute

VIPERIDAE VIPERN

Diese Gruben sind auskleidet mit einer Schicht Epithelzellen, die eine Anzahl von Thermorezeptoren beinhalten, die über Nerven mit dem Gehirn verbunden sind. Die Gruben bestehen aus zwei Kammern, einer inneren und einer äußeren, die durch eine Membran getrennt sind. Diese Kammern sind durch einen engen, porenähnlichen Kanal verbunden, der sich vor dem Auge öffnet, den Luftdruck auf beiden Seiten der Membrane ausgleicht und die Außentemperatur registriert. Bewegt die Schlange ihren Kopf, wird die Wärmemenge in jeder Grube erfasst und abgeglichen, so dass ein akkurates Zustoßen selbst in völliger Dunkelheit gewährleistet ist.

Warmblütige Tiere strahlen Wärme ab, selbst wenn sie sich nicht bewegen. Diese Wärme wird nur von der Oberfläche der äußeren Membran aufgenommen, so kann die Schlange unterscheiden, ob es sich hier um die Strömung warmer Luft wie einer warmen Brise oder ein wärmeabstrahlendes Objekt handelt. Experimente haben gezeigt, dass einige Arten auf geringste Temperaturänderungen von 0,001° C reagieren.

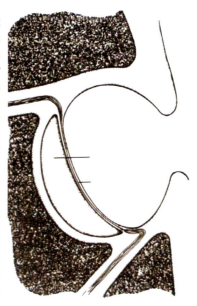
Eine Illustration des Grubenorganes

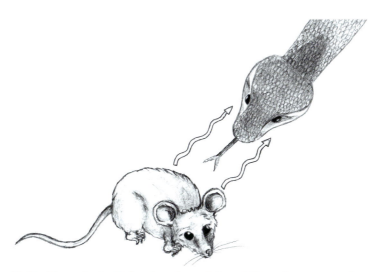
Die Strahlung, die das Opfer absondert, wird vom Wärmesinnesorgan aufgenommen.

Indem die Schlange diese Organe nutzt, ist sie in der Lage, selbst in völliger Dunkelheit Beute präzise zu orten. Dies setzt voraus, dass die Signale, die von beiden Gruben aufgenommen werden, miteinander abgeglichen werden können und dass **die Schlange diese Information nicht nur nutzt, um die Position der Beute einzuschätzen, sondern auch ihre Entfernung, wie** dies auch Tiere mit zwei Augen tun, wenn sie Entfernungen abschätzen.

VIPERIDAE VIPERN

Eine jagende Grubenotter hat daher beste Voraussetzungen, Beute zu entdecken. Vibrationen erregen dabei zunächst ihre Aufmerksamkeit, dann identifiziert sie die Beute mit Hilfe ihrer Zunge und dem Jacobson-Organ. Auf kurze Entfernungen erhält sie die notwendigen Informationen über ihre Grubenorgane; dies ermöglicht es ihr, **selbst in völliger Dunkelheit präzise zuzustoßen**.

Wärmeempfindliche Gruben findet man auch bei Boas und Pythons. Doch die Grubenorgane der Grubenottern sind deutlich komplexer.[21]

> ★ Die Grubenorgane **erhöhen die extrasensorische Wahrnehmungsfähigkeit der Schlange.** Sie sind wie der **sechste Sinn.** Durch den Einsatz ihrer Grubenorgane **entdeckt sie nicht nur die Beute, sondern sie kann auch Entfernung und Richtung abschätzen**. Somit ist ihrer Umgebung gegenüber **extrem aufmerksam und wachsam, kann die kleinsten Veränderungen oder Bedrohungen wahrnehmen und ist bereit, unerwartet anzugreifen.**

Die Grubenottern haben einen **dicken Körper (können jedoch auch schlank sein).** Gewöhnlich sind sie dunkel, manchmal auch grün mit braunen Flecken.

VERHALTEN

Die meisten Grubenottern sind **nachtaktiv** und versuchen, die heißen Temperaturen während des Tages zu meiden. Sie **jagen am liebsten, wenn auch ihre bevorzugte Beute aktiv ist.** Einige Arten, wie z. B. die *Trimeresurus trigonocephalus* (Ceylon-Lanzenotter), eine auffällige grüne Grubenotter, die man in Sri Lanka findet, sind sehr aktiv am Tag.

Manche Arten in gemäßigten Zonen, wie z. B. die meisten Klapperschlangen, ver**sammeln sich in geschützten Bereichen oder Bauten** (siehe Überwinterung auf Seite 39). Die Schlangen profitieren von der gemeinsamen Wärme. Bei kühleren Temperaturen sonnen sich trächtige Vipern auf sonnigen Felsplatten.

ANGRIFFS- UND VERTEIDIGUNGSMETHODEN

Als Jäger aus dem Hinterhalt liegen die Schlangen der Gattung Crotalinae typischerweise **in Lauerstellung und warten geduldig darauf, dass Beute** vorüberzieht. **Wie die meisten Schlangen halten sich auch die Crotalinae zurück und greifen nur an, wenn sie in die Enge getrieben werden. Wird die Schlange wiederholt provoziert und geärgert, „lädt sie" nicht nur, um lediglich einmal zuzustoßen, sondern stößt mehrfach zu!!**

---

21   Ref: *The new encyclopedia of snakes by Chris Mattison*

VIPERIDAE VIPERN

MATERIA MEDICA

Eine Suche nach Symptomen, die zumindest zwei Unterfamilien der Crotalinae-Arzneimittel miteinander gemein haben, ergab folgende Liste:
- Hellsichtigkeit
- Tod, Vorahnung
- Gedanken an den Tod
- Wahnideen, Menschen hinter ihm, jemand
- Wahnideen, verfolgt von Feinden
- Angst, jemand ist hinter ihm
- Erwartungsspannung, Beschwerden durch
- Angst nach Schreck
- Angst mit Schlaflosigkeit
- Angst, als ob verfolgt
- Abszess
- Anämie, nach Blutungen
- Verfärbung, gangränös
- Blutungen

Auszüge aus der Arzneimittelprüfung von *Crotalus cascavella* (jetzt *Crotalus durissus*) aus dem Buch „Provings" von Rajan Sankaran:

Die folgenden Symptome sind Crotalinae-typische Symptome.
- Ein Gefühl, von den Vermietern UNGEMEIN AUSGENUTZT ZU WERDEN. Ich hatte das Gefühl, dass sie einen großen Vorteil rausschlagen, ohne mir im Gegenzug dafür etwas zu geben. Ich war wütend, wollte handgreiflich werden, NAHE DARAN, ZU EXPLODIEREN. Ich wollte zerstören, das Haus zertrümmern, Feuer legen, ich konnte es nicht mehr zurückhalten. Auf der anderen Seite wusste ich, dass ich das nicht tun kann, denn es war illegal und ich würde Ärger mit der Polizei bekommen, ALSO MUSSTE ICH ES UNTERDRÜCKEN, SONST WÜRDE ICH SCHADEN ERLEIDEN. Dann überlegte ich, ob ich das Mittel, das ich der Vermieterin gegeben hatte, in einer CM-Potenz einschmuggeln sollte, damit sie eine starke Verschlimmerung erleidet. Ich spürte, dass in diesem Falle niemand merken würde, dass ich das getan habe. Aber dann war ich zwiegespalten, denn ich würde so mein medizinisches Wissen missbrauchen.
- Viele weibliche Prüfer erlebten Szenarien, in denen männliche Prüfer sie mit so aufreizendem Verhalten ärgerten wie dem Absondern von obszönen Kommentaren etc., so dass die Prüferinnen SICH WÜNSCHTEN, ZURÜCKZUSCHLAGEN, HANDGREIFLICH ZU WERDEN. ANFANGS HIELTEN SIE SICH ZURÜCK AUS ANGST VOR EINEM GEGENANGRIFF, DOCH NACHDEM DIE PROVOKATION IMMER WEITER GING, ERREICHTEN SIE EINEN PUNKT, AN DEM SIE SICH NICHT LÄNGER ZURÜCKHALTEN KONNTEN UND PLÖTZLICH HANDGREIFLICH WURDEN.
- Wunsch, jemanden zu schlagen, wenn dieser etwas „Lustiges" mit mir machen wollte. War sehr verärgert über die Männer, die den Mädchen hinterherliefen; ich hielt sie für „Bastarde" und sie sollten auf der Stelle erschossen werden. Doch ich war NICHT IN DER LAGE, ETWAS ZU TUN, AUS ANGST, VERGEWALTIGT ZU WERDEN.
- Ich wollte nicht mehr von den Bettlern „belästigt" werden. Ich entschied, hart durchzugreifen, sofort zu handeln. Doch ich HATTE ANGST, DASS SIE SICH VERBÜNDEN WÜRDEN UND MICH VERLETZEN, WENN ICH ALLEIN IM DUNKLN BIN, oder dass sie mir nicht helfen würden, wenn ich von jemand anderem überfallen werde.

VIPERIDAE VIPERN

- Ich wurde von DER MAFIA VERFOLGT, weil ich einen Taxifahrer nicht bezahlt hatte, der mich betrogen hatte. Die Mafia hatte bereits zwei meiner Bekannten „ausradiert" und es tat mir leid, dass ich nicht in der Lage gewesen war, sie zu warnen. Unschuldige Leute haben für meine Fehler bezahlen müssen. NUN VERFOLGTEN SIE MEINE FAMILIE UND MICH MIT DER ABSICHT, UNS SCHADEN ZUZUFÜGEN UND UMZUBRINGEN. ICH HATTE KEINE ANGST UM MICH, ABER ICH WOLLTE MEINE FAMILIE SCHÜTZEN. Die Mafia war eine große, erdrückende, überwältigende Macht, der ich nichts entgegenzustellen hatte. Es gab keine Möglichkeit, zurückzuschlagen oder irgendwelche Hilfe zu bekommen.
- ALS ICH ALLEINE WAR, hatte ich das Gefühl, ICH WÜRDE VERFOLGT, UND ICH SAH MICH MEHRFACH UM.
- Mein Vater trug mir auf, mit meiner Schwester zusammen im Auto auf ihn zu warten. Ich nutzte die Gelegenheit, um zu fahren. Ich fuhr Zickzack und fuhr so auch um Leute herum, die im Weg waren, und hatte das Gefühl, das sei einfach. Ich wollte dann anhalten, weil ich mich an die Anweisung meines Vaters erinnerte, aber die Bremsen versagten. Meine Schwester und ich schafften es gemeinsam, den Wagen anzuhalten.

KOMMENTARE

(Die folgenden Ausführungen basieren auf dem Studium der Arzneimittelprüfungen, der Materia Medica und den später folgenden Fällen.)

Die Patienten, die ein Arzneimittel aus der Unterfamilie der Crotalinae benötigen, erdulden Gewalt und Leid über einen langen Zeitraum. Sie reagieren nicht, weil sie entsetzliche Konsequenzen fürchten – die Auswirkungen wären schlimm. „Die Männer würden in einer großen Gruppe ankommen und mich angreifen. Sie würden nicht nur mich töten, sondern auch meine ganze Familie." Hier geht es nicht nur um sie, sondern darum, dass ihre ganze Familie/ihr Clan angegriffen und zerstört wird. Deshalb halten sie still und halten ihren Ärger zurück. Das schaffen sie ein- bis zweimal, auch mehrmals – bis sich der Ärger aufstaut – und dann kommt ein Moment, in dem sie es nicht mehr kontrollieren können und einen Gegenangriff starten. Wie in der Prüfung, wo das Auto im Zickzack fährt, außer Kontrolle gerät und dann die Patientin mit ihrer Schwester gemeinsam das Auto zum Stehen bringt. Wir sehen hier, dass diese Menschen Angst vor ihrer eigenen Wut haben. Sie fürchten sich davor, außer Kontrolle zu geraten. Sie fürchten sich vor ihrer eigenen Gewalttätigkeit. (Dies wird in dem *Crotalus horridus*-Fall von Pratibha Dalvi beschrieben.) Man sah in der Prüfung, dass die Prüfer das Gefühl hatten, keine Kontrolle mehr zu haben: Wenn sie wütend wurden, schlugen sie zurück, und das machte sie sehr glücklich. Bei Patienten kann man das beobachten als ein Gefühl, den Ärger zurückhalten zu müssen, zurückhalten, zurückhalten … und dann ertragen sie es nicht länger, schlagen zu und schlagen dann gewaltig zu. Die Ausdrücke können sein: „Ich habe Angst, dass ich diese Person umbringen werde." „Ich fürchte mich davor, etwas richtig Schlimmes zu tun."

Der Angriff geschieht bei den Crotalinae, im Gegensatz zu den Elapidae, immer ohne Warnung. Dies war deutlich bei drei von vier Prüfern der *Crotalus cascavella*, die im wahren Leben eigentlich eher zurückhaltend waren. Und hier ist die Warnung, selbst wenn sie erfolgt (wenn wir an das Rasseln der Crotalus-Schlangen denken), eher versteckt. So kann der Patient zum Beispiel sagen „Du hörst besser auf mich und tust, was ich dir sage" oder „Tu mir das nicht an". Und dann sagt er vielleicht: „Sicher, jeder liebt seine Kinder sehr." Es ist eine sehr versteckte Drohung. Nicht so direkt wie: „Komm her und ich mach dich fertig." Dies ist eher eine Eigenschaft der Elapidae.

VIPERIDAE VIPERN

Verfolgt zu werden, ist ein weiteres wichtiges Thema der Crotalinae. Es besteht das Gefühl, „verfolgt zu werden", etwas „Ständiges". Angst, dass jemand ständig hinter ihnen sein könnte. Angst, dass sie von Feinden verfolgt und plötzlich ohne Vorwarnung angegriffen werden. Aufgrund dieser Angst sind sie sehr wachsam und schauen sich ständig um, weil Gefahr drohen könnte. „Ständig" ist ein sehr wichtiges Merkmal. Eine ständige Furcht vor Gefahr und *ständig* wachsam.

Wir können auch beobachten, dass die Crotalinae am meisten im Verborgenen und hinterhältig agieren, viel mehr als die Elapidae. Sie zeigen den Menschen eine wirklich nette Seite. In dem *Crotalus-cascavella*-Fall (1) werden Sie z. B. lesen, dass die Frau auf der einen Seite sehr religiös, eine angenehme Rednerin, sehr freundlich ist, doch auf der anderen Seite ist sie das genaue Gegenteil: Sie ist gewalttätig, sie tötet, foltert, ist grausam. Und immer hofft sie, dass diese gewaltsame und grausame Seite nicht zum Vorschein kommt. Davor haben diese Patienten Angst. Doch diese Seite kommt zum Vorschein, wenn sie wiederholt provoziert werden. Dann kommt diese Seite plötzlich und mit Gewalt zum Vorschein, ohne irgendeine Warnung, dass jetzt etwas passieren wird.

Auch die Patienten wissen nicht, wann die Gewalt zum Vorschein kommt, als hätten sie keine Kontrolle darüber. Gleichzeitig haben sie Angst vor der Gewalt der anderen Person und vor dem Zeitpunkt, zu dem diese Gewalt zum Vorschein kommt. Sie sagen vielleicht: „Er wird ohne Vorwarnung gewalttätig."

Wir beobachten auch das Gefühl, von einer Gruppe angegriffen zu werden, besonders wenn man alleine oder im Dunkeln ist. (In der Dunkelheit anzugreifen ist ein häufig anzutreffendes Thema der Viperidae). Teil einer Gruppe zu sein, die jemanden oder etwas angreift, ist besonders ausgeprägt bei *Crotalus cascavella* (von Klapperschlangen weiß man, dass sie sich versammeln).

Einige Rubriken aus dem *Complete Repertory* von Roger van Zandvoort weisen darauf hin:
- Gemüt; WAHNIDEEN, Einbildungen, Leute, hinter ihm, jemand ist (25): cench., crot-c., crot-h., lach.
- Gemüt; WAHNIDEEN, Einbildungen, verfolgt, wird (50): crot-h., lach.

Die Fragen, die sich dem Arzneimittelprüfer von *Crotalus cascavella* stellten, waren die folgenden:

Wie viel Qual soll ich noch ertragen?

Ich sollte meinen Ärger so gut es geht zurückhalten, er wird mehr und mehr, aber ich halte ihn zurück. Ich halte ihn aus Angst zurück, denn wenn ich zuschlage, wird man sich an mir und meiner Familie furchtbar rächen.

Angst vor ihrer eigenen Gewalttätigkeit und was sie anderen antun könnten.

Ich gelange irgendwann an einen Punkt, wo ich mich nicht mehr zurückhalten kann, das ist der Punkt, an dem es keine Umkehr mehr gibt, und dann muss ich zuschlagen, plötzlich, ohne Warnung und tödlich.

VIPERIDAE VIPERN

ALLGEMEINE AUSDRÜCKE BEI CROTALINAE-PATIENTEN

Die Unterfamilie der Crotalinae zeigt auch die folgenden Merkmale der Familie der Viperidae:
- Schlägt präzise zu, mit Lichtgeschwindigkeit
- Schlägt unerwartet zu, aus dem Nichts, aus dem Versteck heraus, Tarnung
- Angriff ohne Warnung
- Aktiv in der Nacht / in der Dunkelheit
- Angriff und schnelles Verschwinden
- Sammelt sich in Gruppen

SPEZIFISCHE HINWEISE KÖRPERTEILE UND FUNKTIONEN

- **Grubenorgane**

Diese Wärmesensoren sind wichtig für das Überleben der Crotalinae. Ihre Funktion kann bei Patienten in die folgenden Ausdrücke übersetzt werden:
> *Extrem wachsam und wendig*
> *Empfindlich gegenüber den feinsten Veränderungen in der Umwelt*
> *Empfindlich gegenüber der geringsten Bedrohung*
> *Geschärfte Sinne, außersinnliche Wahrnehmung*
> *Wie der sechste Sinn, in der Lage, Gefahr zu wittern und plötzlich und präzise zuzuschlagen*

Abgeleitet von den Funktionen dieser Grubenorgane und in Kombination mit den Prüfsymptomen können wir sagen, dass das Hauptgefühl der Crotalinae darin besteht, dass sie *ständig ein Gefühl der Gefahr oder Bedrohung* haben, entweder Gefahr, die ihnen durch andere droht, oder umgekehrt. (Vergleichen Sie dies mit der Essenz der wahrgenommenen Bedrohung bei den Elapidae: Diese nehmen die Bedrohung nur wahr, wenn jemand oder etwas in ihr Revier eindringt.)

ANDERE MERKMALE DER CROTALINAE

- *Vorahnung (von Gefahr)*
- *Misstrauen, Verschwörung*

Es besteht ein Gefühl, dass es eine Verschwörung gegen sie gibt, dass alles im Untergrund passiert, dass sich etwas zusammenbraut.

RUBRIK

- Gemüt; WAHNIDEEN, Einbildungen; Verschwörungen gegen ihn, es bestehen (5): lach.

- *Gefühl, verfolgt zu werden*

SYNONYME HIERFÜR

> Angst, *jemand sei hinter ihm*
> *Hört Schritte hinter sich*

VIPERIDAE VIPERN

- ▶ *Jemand läuft hinter ihm her*
- ▶ *Furcht vor Verfolgung*
- ▶ *Verfolgt von Feinden*

• *Hellsichtigkeit*
Hellsichtigkeit ist die Fähigkeit, etwas zu wissen, das man über die normalen Sinne nicht wissen kann. Man weiß zum Beispiel, was im Kopf der anderen Person vorgeht, oder ist in der Lage, ein bestimmtes Szenario zu sehen, das an einem anderen Ort zu einer anderen Zeit stattfindet. Es beinhaltet auch die Fähigkeit, Dinge vorherzusagen oder zu prophezeien. Nostradamus wurde es zum Beispiel nachgesagt, er habe zukünftige Ereignisse präzise vorhergesagt. Viele der Crotalinae-Patienten sprechen oft über irgendeine Form der Hellsichtigkeit. Das ist der menschliche Ausdruck der erhöhten außersinnlichen Wahrnehmung der Crotalinae.

RUBRIKEN

- Gemüt; HELLSICHTIGKEIT (36): crot-c., hydro-c., lach.
- Gemüt; PROPHEZEIHUNGEN (13): Lach.

Obwohl diese Repertoriumsrubriken sowohl Schlangen aus der Familie der Elapidae als auch aus der Unterfamilie der Crotalinae (Familie der Viperidae) aufführen, wurden Symptome in Zusammenhang mit Vorhersagen der Zukunft in der Praxis besonders bei *Lachesis* beobachtet. Dies bedeutet, dass Symptome im Zusammenhang mit Vorhersagen der Zukunft ausgeprägter und wichtiger sind in Fällen, in denen das Arzneimittel aus der Unterfamilie der Crotalinae stammt.

UNTERSCHEIDUNG ZWISCHEN CROTALINAE (VIPERIDAE) UND ELAPIDAE

Das Hauptgefühl bei den Arzneimitteln aus der Familie der Elapidae ist: „So lange ich in meinem Bereich nicht gestört werde, geht es mir gut. So lange du deinen Weg gehst und ich meinen Weg gehe, geht es mir gut." Diese Patienten merken erst auf, wenn man in ihren Bereich eindringt. Man kommt noch näher, und sie greifen an. Das Gefühl dabei ist: „Komm nicht näher oder ich mach dich fertig. Komm nicht näher." Im *Naja-naja*-Fall (1) haben wir Folgendes beobachtet: „Du legst eine Hand an meine Maschine und ich bringe dich um. Komm nicht in mein Revier. Solange du nicht näher kommst, geht es mir gut." Die Elapidae warnen immer, bevor sie angreifen. Im Gegensatz dazu haben wir es bei den Crotalinae mit einem Zustand STÄNDIGER WACHSAMKEIT ZU TUN, EINEM STÄNDIGEN GEFÜHL DES BEDROHTSEINS.

VERHALTEN

• *Diese Menschen können sehr zaghaft sein und Angst haben, zurückzuschlagen. Sie sind weniger aggressiv und eher sanftmütig. Sie befürchten, dass sie massiv angegriffen werden, wenn sie sich wehren. Aufgrund dieser Zaghaftigkeit und Angst sehen sie dem Gegner nicht direkt in die Augen (wie die Elapidae es tun). Werden sie wiederholt provoziert, erreichen sie einen Zustand, in dem sie dann ernsthaft zurückschlagen. Greift man sie einmal an, „laden" sie. Greift man sie ein zweites Mal an, „laden" sie weiter. Ihr Zorn steigert sich und das Gift mehrt sich. Eine Grenze wird erreicht,*

VIPERIDAE VIPERN

wenn sie spüren: „Ich kann das nicht länger ertragen, jetzt beende ich es, jetzt greife ich an." Dann greifen sie OHNE WARNUNG AN.
- Angst vor ihrer eigenen Wut, davor, dass sie die Kontrolle verlieren und Verletzungen zufügen oder töten
- Eine Seite ist extrem nett, die andere gewalttätig und grausam. Diese kommt abrupt zum Vorschein, gewaltsam und ohne Warnung; als hätten sie keine Kontrolle darüber.

Terrorismus ist ein typisches Phänomen der Crotalinae. Nehmen Sie das Beispiel des Terrorangriffes am 11. September auf das World Trade Center in New York City. Dies ist ein typisches Beispiel eines Schlangen-Szenarios.

(Wesentliche Wörter in Fettdruck.)

Die Terroristen, die den Angriff am 11. September ausführten, lebten als gewöhnliche amerikanische Bürger. Sie hatten normale Familien und hatten Arbeit, ebenso wie alle anderen Bürger des Landes. Sie waren **vollständig verschmolzen** mit der Gesellschaft, dennoch **verborgen** und **getarnt**. Niemand konnte die **Verschwörung** ahnen, die sie **planten**. Niemand konnte aufdecken, wer die Terroristen waren. An der Oberfläche erschienen sie völlig normal, darunter versteckte sich jedoch eine vollkommen andere Geschichte.

Der Angriff kommt plötzlich, aus heiterem Himmel. Es ist ein tödlicher Angriff mit großer Präzision durchgeführt, ohne jegliche Warnung. Man hat keine Zeit oder Gelegenheit, überhaupt zu reagieren. Die Welt wusste erst von ihren **Plan**, nachdem sie ihren **tödlichen Anschlag** ausgeführt hatten. Man könnte sagen, dass sie sich **benachteiligt fühlten – gequält, aber ohne ausreichend Kraft, um Auge in Auge mit der Übermacht zu kämpfen**. Es ist das Thema der „Mächtigen gegen die Machtlosen".

Die **ständige unterschwellige Furcht vor einem unerwarteten, tödlichen Angriff,** den der Terrorismus in der Gesellschaft schürt, ähnelt der **andauernden Erwartungsangst**, die Patienten erleben, die ein Mittel aus der Familie der Crotalinae benötigen. Die Angst vor Terroristen ist **klar, anhaltend und intensiv**. Sowohl die Aktionen der Terroristen als auch die Reaktionen, die darauf erfolgen, sind intensiv und extrem und beinhalten den Wunsch vollständiger Zerstörung – Merkmale, die auf das syphilitische Miasma hindeuten.

Das Umfeld eines Crotalinae-Angriffs ähnelt dem Verhalten der Terroristen/Mafia und kann folgendermaßen zusammengefasst werden:
- Situation anhaltender Furcht, als ob plötzlich etwas passieren könnte. Jederzeit voller Angst. Die Angst hält einen ständig unter Strom. Die Angst ist ständiger Begleiter, jederzeit können sie von überall her angreifen. Der Terrorist ist verborgen und greift plötzlich an, von irgendwo her, der Zeitpunkt ist nicht klar, dann, wenn man es am wenigsten erwartet. Terroristen greifen sogar ohne vorherige Provokation an.
- Wahnidee, von Feinden umgeben zu sein
- Plötzlicher Angriff, gefolgt von vollständigem Verschwinden. Sie gehen in den Untergrund, verstecken sich, niemand weiß, wo sie sind oder wann sie erneut zuschlagen werden.
- Wie ein Mitglied der Mafia, das ständig aufmerksam und wachsam ist, weil es die Verfolgung fürchtet und jederzeit überall hinterrücks gefangen werden könnte. Es kann sich nicht einen Moment entspannen.
- Angst vor ihrer eigenen Wut, außer Kontrolle zu geraten und jemanden zu töten oder zu verletzen.
- Neigt dazu, Gruppen zu bilden und sich zu versammeln – dieses Verhalten ähnelt dem einer verbrecherischen Bruderschaft wie Terroristen, Mafia etc.

VIPERIDAE VIPERN

CROTALINAE-SCHLÜSSELWÖRTER UND KONZEPTE

ständige Furcht
Angst vor Verfolgung
Vorahnung
geschärfte Sinne, Hellsichtigkeit
mächtig gegen machtlos
verborgen; sich unter die Menge mischen
doppelzüngig
das innere (wahre) Selbst bleibt verborgen
tödlich
eine Verschwörung planen
Misstrauen
wachsam, wendig
Gruppe; Mafia, Terrorist
unaussprechlicher Schrecken
plötzlicher Angriff
Angriff aus dem Hinterhalt
Angriff und schnelle Flucht
keine Chance zu entkommen (das Opfer)

VIPERIDAE VIPERN

GATTUNG: AGKISTRODON

EINFÜHRUNG

Der Name Agkistrodon kommt aus dem Griechischen: *ancistro* bedeutet „Haken" und *odon* bedeutet „Zahn". Dies bezieht sich wahrscheinlich auf die Giftzähne der Schlange. Vier Arten wurden in Nord- und Zentralamerika identifiziert.

HABITAT

Diese Schlange findet man in unterschiedlichen Lebensräumen, von Sümpfen bis hin zu Wüsten.

ALLGEMEINE ANATOMIE

Die Agkistrodons sind mittelgroße Schlangen mit **kielförmigen Schuppen, breiten, dreieckigen Köpfen und spitzen Schnauzen**.

AGKISTRODON CONTORTRIX ODER *CENCHRIS CONTORTRIX* (CENCH.) [NORDAMERIKANISCHE KUPFERKOPFSCHLANGE]

Ordnung: Squamata
Unterordnung: Serpentes/Ophidia (Schlangen)
Familie: Viperidae
Unterfamilie: Crotalinae
Gattung: Agkistrodon
Art: Agkistrodon contortrix oder Cenchris contortrix
Trivialname: Nordamerikanische Kupferkopfschlange

HABITAT

Diese Schlange lebt gewöhnlich in bewaldeten Regionen mit Felsschluchten, Quellen oder Flüssen. Man findet sie auch weit entfernt vom Wasser in Dornsteppen und manchmal auch in Küstenniederungen.

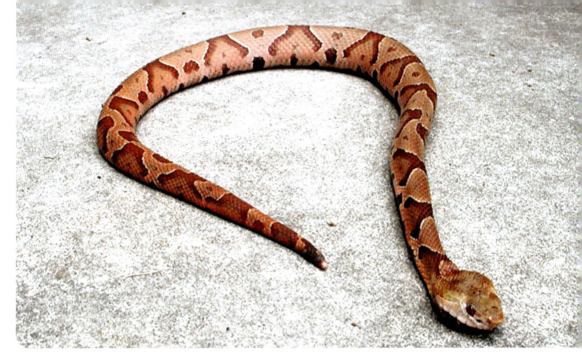

▲ Agkistrodon contortrix

ANATOMISCHE EIGENSCHAFTEN

Die Schlange erhielt ihren Namen „Kupferkopf" aufgrund der Tatsache, dass die OBERSEITE UND DIE SEITEN DES KOPFES EBENSO WIE EIN TEIL IHRES HALSES KUPFERFARBEN SIND.

Der Körper ist gewöhnlich fahlbraun, hellbraun oder rotbraun und weist ABWECHSELND BREITE BÄNDER ODER SANDUHRÄHNLICHE MUSTER VON HELLER UND DUNKLER FARNE AUF. Die Muster können hellgraugelb sein, hellbraun und sandfarben, fuchsfarben oder schokoladenbraun. Dieses Muster sorgt dafür, dass die Schlange in ihrer Umgebung gut getarnt ist. Der Schwanz einer jungen Kupferkopfschlange ist gewöhnlich hellgelb oder zeigt einen Stich ins Grünliche.

VERHALTEN

Die Kupferkopfschlangen **überwintern** wie die meisten Schlangen **in Höhlen oder Bauten unter der Erde** und kommen erst im Frühjahr wieder zum Vorschein. Es sind GESELLIGE Schlangen; und sie **versammeln sich gern** (eine Eigenschaft der Crotalinae). Sie können auch mit anderen Schlangen zusammen leben, wie z. B. mit den Bergnattern und den Waldklapperschlangen. Manchmal teilen sie sich sogar eine Höhle unter der Erde, wenn sie überwintern. Sie kehren JAHR FÜR JAHR IN DIE GLEICHEN HÖHLEN ZURÜCK. WEIBCHEN MIT JUNGTIEREN SIND BESONDERS GESELLIG, WÄHREND NICHT-TRÄCHTIGE TIERE UND MÄNNCHEN LIEBER ALLEINE LEBEN. Kupferkopfschlangen findet man dicht beieinander in der Nähe ihrer Erdhöhlen, wenn sie sonnenbaden oder balzen sowie an Paarungsplätzen und auch in ihren Jagdgebieten.

FORTPFLANZUNG

Wie die meisten Vipern sind auch die Kupferkopfschlangen lebendgebärend. ES WERDEN MEHR MÄNNLICHE ALS WEIBLICHE TIERE GEBOREN, MEISTENS DOPPELT SO VIELE MÄNNCHEN WIE WEIBCHEN.

VIPERIDAE VIPERN

GIFT

Ihre Bisse sind nicht gefährlich, können jedoch lokal starke Schmerzen verursachen. Todesopfer gibt es nur selten.

ANGRIFFS- UND VERTEIDIGUNGSMETHODEN

Die Kupferkopfschlangen verstecken sich unter toten Blättern und Steinen, **bereit, um aus dem Hinterhalt anzugreifen.** Wie die meisten Vipern gehen auch diese Schlangen dem Menschen lieber aus dem Weg und entfernen sich im Falle einer Begegnung, ohne zu beißen. Im Gegensatz zu anderen Vipern „ERSTARREN" die Kupferkopfschlangen häufig, anstatt DAVONZUSCHLÄNGELN. Aus diesem Grund werden oft Leute gebissen, die unwissentlich auf oder neben sie treten. Die Neigung, zu erstarren, hat sich vermutlich aufgrund der großen Wirksamkeit ihrer **Tarnung** entwickelt. Wenn sie auf toten Blättern oder rotem Lehm liegen, kann man sie fast nicht erkennen. Oft bleiben sie ruhig, selbst wenn man sich ihnen nähert. Sie schlagen nur zu, wenn sie berührt werden.

Die Kupferkopfschlange GIBT EINE FLÜSSIGKEIT ÄHNLICH WIE MOSCHUS AUS IHRER KLOAKE AB; DIESE HAT EINEN SEHR UNANGENEHMEN GERUCH. Dies geschieht, wenn sie berührt wird, Angst hat oder bedroht wird. Dies ist eine weitere instinktive Maßnahme, um Fressfeinde abzuschrecken.

DAS GIFT DER KUPFERKOPFSCHLANGE IST NICHT SEHR STARK, DIES MACHT SIE MIT AGGRESSIVITÄT WETT. Fühlt sich eine Kupferkopfschlange bedroht, zögert sie nicht, sondern schlägt sofort zu. Obwohl sie **schnell zuschlägt**, wenn sie geärgert wird, sollte IHR ERSTES ZUSTOSSEN ALS WARNUNG in Bezug auf ihre Absicht und ihr Potential BETRACHTET WERDEN. Es ist ein Versuch, den Eindringling zu verscheuchen, und nicht, ihn zu töten. Selbst wenn die Giftzähne den Feind kaum berühren oder gar durchdringen, wird bei diesem ersten Biss ein wenig Gift injiziert. VIELE IHRER DROHBISSE SIND „TROCKEN", das bedeutet, sie enthalten wenig oder kein Gift.

Einige Fachleute nehmen an, dass die geschlüpften Kupferkopf-Jungtiere ihren Schwanz aufrecht halten und die gelbe Spitze wie eine Raupe wackeln lassen, um Beute in ihre unmittelbare Nähe zu locken.

MATERIA MEDICA

AUSZÜGE AUS DER ARZNEIMITTELPRÜFUNG VON KENT.
GEMÜT

Die Schrecken der Träume der vergangenen Nächte scheint ihr zu folgen. Sie konnte den Schrecken ihrer Träume nicht verbannen. Kaum dass sie sich zur Nacht gebettet hatte, wurde sie von einer schrecklichen Übelkeit erregenden Besorgnis erfasst, die ihren ganzen Körper ergriff. Sie fühlte dies hauptsächlich am Herzen und auch in der Brust, während

VIPERIDAE VIPERN

sie ausrief: „Ich werde sterben! Ich werde sterben!" Dies ging bald in einen tiefen Schlaf über; dieser war angefüllt mit schrecklichen Träumen, die sich bis zum Morgen nicht unterbrachen.

Besorgnis, mit einem Gefühl, dass sie plötzlich sterben wird.

Misstraut jedermann.

Keine Neigung, ihre üblichen angenehmen Pflichten zu erledigen.

Ärgerlich, wenn sie gestört wird.

Nicht in der Lage, im Bett zu ruhen. Muss auf und ab laufen, um den Verstand zu beruhigen.

Möchte allein sein.

Ich erwische mich dabei, wie ich ins Leere starre und vergesse, was Leute zu mir sagen oder dass da irgendjemand im Raum ist.

Träumerisch und abwesend. Ich nahm den falschen Wagen, ohne zu bemerken, wohin er fuhr. So abwesend und dumm, dass ich zittere und fröstele. Meine Zähne klappern eine ganze Weile, bevor ich bemerke, dass mir kalt ist.

ALLGEMEINES

Ein Gefühl allgemeiner Besorgnis durch den ganzen Körper. Ein Gefühl, als ob der ganze Körper vergrößert wäre, bis er platzt. Alle Symptome erscheinen, wenn man sich nachts ins Bett legt.

CLARKES „DICTIONARY"

Markante Symptome sind: auffällige Stimmungsänderungen und träumerische Abwesenheiten. **Die Träume von *Cenchris contortrix* sind sehr lebhaft und schrecklich und man kann sie in den wachen Stunden nicht abschütteln.** Oft sind sie wollüstig.

Muss sich hinlegen mit dem Kopf nach hinten geneigt, da sie sonst würgen muss. Fühlt sich an, als ob der ganze Körper vergrößert wäre, bis er platzt; dies schlimmer im Bereich des Herzens.

RUBRIKEN AUS DEM COMPLETE REPERTORY: RUBRIKEN, DIE AUF EINE UNTERFAMILIE DER CROTALINAE HINWEISEN

Wahnideen, Einbildungen: Menschen, hinter ihm, jemand sei {0> 25> 0}

SPEZIFISCHE RUBRIKEN FÜR *CENCHRIS CONTORTRIX*
GEMÜT

GEISTESABWESENHEIT: TRÄUMERISCH. {0> 1> 8}
WUT, JÄHZORN: ABWECHSELND MIT: GÜTE. {0> 1> 0}
TOD: TODESAHNUNG: PLÖTZLICHER TOD, VON. {0> 1> 0}
TOD: TODESAHNUNG: LIEGEN, BEIM. {0> 1> 0}
TRÄUME: TIERE, VON: PAAREN SICH. {0> 1> 0}
TRÄUME: TIERE, VON: WASSERSCHILDKRÖTEN. {0> 1> 0}
TRÄUME: BETRUNKENE MENSCHEN. {0> 1> 0}

VIPERIDAE VIPERN

Träume: unanständiges Verhalten von Männern und Frauen. {0> 2> 0}
TRÄUME: VERGEWALTIGUNG. {0> 1> 12}
TRÄUME: VERGEWALTIGUNG: VERFOLGT, UM VERGEWALTIGT ZU WERDEN. {0> 1> 1}
TRÄUME: VERGEWALTIGUNG: SEHEN, EINE. {0> 1> 0}
TRÄUME: VERGEWALTIGUNG: DASS ER EINE BEGANGEN HAT. {0> 1> 3}
Träume: Körper, Körperteile: Zähne: werden herausgezogen. {0> 2> 0}
Furcht: Tod, vor dem: Träumen, davon. {0> 3> 0}
Furcht: Tod, vor dem: Herzbeschwerden, bei. {7> 8> 0}
Furcht: Tod, vor dem: bald, sterben wird, dass sie. {2> 3> 0}
Furcht: Tod, vor dem: plötzlich. {0> 3> 3}
Angst: Schlaf: vor dem Schlafengehen. {6> 20> 0}
Vergesslichkeit: gehen wollte, wohin er. {1> 1> 0}
HILFLOSIGKEIT, GEFÜHL DER: HUSTEN, WÄHREND. {0> 1> 0}
Eifersucht: allgemein. {4> 10> 57}
Stimmung: wechselhaft. {10> 20> 79}
Streitsüchtigkeit, Zanken: Eifersucht, aus. {0> 3> 1}
Ruhelosigkeit, Nervosität: allgemein. {31> 91> 468}
MISSTRAUISCH, ARGWÖHNISCH: ALLEN, GEGENÜBER. {0> 1> 0}
Zeit: vergeht zu langsam, erscheint länger. {2> 11> 30}

MÄNNLICH

Männlich: Sexuell: Verlangen: heftig. {20> 23> 0}

WEIBLICH

Weiblich: Sexuelles: Verlangen, sexuelles: heftig. {31> 36> 0}
Weiblich: Sexuelles: Verlangen, sexuelles: heftig: Witwen, bei. {3> 4> 0}

FALL (1) VON *CENCHRIS CONTORTRIX* VON RAJAN SANKARAN

Fall eines 22-jährigen Mannes, der von seiner Schwester aufgrund unnormalen Verhaltens gebracht wurde.
Er war in sich zurückgezogen, tat nichts, studierte nichts und hatte keine Ambitionen.

AUSZÜGE AUS EINER FRÜHEREN FALLAUFNAHME

- Ein Mädchen hat mich betrogen. Ich wollte anonyme Anrufe bei ihren zukünftigen Schwiegereltern machen. Er hat mit seinen Freunden Pläne geschmiedet, den Verlobten des Mädchens zu töten. Diese Pläne führte er aber nicht aus.

ÜBER SEINEN VATER SAGTE ER

- Er manipuliert, ist unehrlich und ein Lügner.
- Er nutzt meine Mutter aus.

VIPERIDAE VIPERN

KINDHEIT

- Als Kind blieb er immer zu Hause.
- Als Kind war er sehr still.
- Immer im Haus.
- **Steht täglich drei Stunden auf dem Balkon, starrt hinaus und denkt an nichts!**

TRÄUME

- Jemand jagt mich.
- Kämpfe mit Räubern
- Ich bin unfähig, mich zu bewegen.
- Schreie
- Träume von Echsen im Zimmer. Ich habe versucht, sie mit einem Stock wegzuscheuchen, aber sie wollten mich angreifen, als ob sie kämpfen wollten, als ob sie mich anspringen würden.

MERKWÜRDIGER TRAUM

- Ich sah mich auf dem Rücken eines Pferdes, das Pferd paarte sich mit einem anderen Pferd. Ich hatte Geschlechtsverkehr mit einem Pferd. Ich war wütend auf mich selbst. Mir gefällt diese Vorstellung nicht. Es sollte nur einen Menschen in meinem Leben geben und diesen Menschen sollte ich heiraten.

SEINE MUTTER ERZÄHLTE

Seit er zehn Jahre alt ist, hat er **gewalttätige Wutausbrüche**. Er gerät in Rage und schlägt. Wenn er in Rage ist, ist er sehr stark. Er macht sie (Mutter) für all sein Versagen verantwortlich. **Er fährt außerdem gerne schnell**.

WAS SEINE FREUNDE ÜBER IHN SAGEN

Er ist **süchtig nach Frauen** und rennt jedem Rock hinterher.

BEOBACHTUNG

- Er spricht sehr leise.
- Zögerlich

Bisher verschriebene Arzneimittel: *Natrium muriaticum,* da er in der Liebe enttäuscht worden war, doch nichts passierte. Dann verschrieb ich ihm *Medorrhinum,* doch auch das half nicht.

WIEDERAUFNAHME DES FALLES AM 21. MÄRZ 2002

D: Was ist los?
P: Herr Doktor, ich fühle mich körperlich schwach und ich werde sehr leicht wütend. Irgendjemand sagt, ich soll etwas tun, und das kann ich nicht leiden. Zum Beispiel: Ich schaue fern, und meine Mutter oder meine Schwester sagen, ich solle den Fernseher ausschalten; dann werde

VIPERIDAE VIPERN

ich sehr leicht sehr wütend. Ich kann das nicht leiden. Zweitens, wenn ich mir etwas für den Tag vorgenommen habe, zum Beispiel wollte ich früh am Morgen irgendwo hingehen, und wenn ich dann nicht rechtzeitig aufstehen kann, dann belastet mich das, und für den Rest des Tages will ich gar nichts mehr tun. Es stört mich sehr. Ich werde wütend auf meine Mutter, und das hält lange an. Normalerweise schlafen bei uns zu Hause alle lange, also werde ich auch deswegen wütend. Wir sind es einfach nicht gewöhnt, früh aufzustehen. Es kommt häufig vor, dass ich nicht rechtzeitig zu Terminen komme und dann muss ich sie absagen. Das stört mich auch sehr. Mutter brüllt Vater an, auch das stört mich. Ich kann nichts leiden, was dauernd weitergeht. Sie schreit immer weiter, sie redet einfach, das belastet mich, ich kann es nicht leiden, immer passiert irgendetwas. Reden, reden, immer weiter und weiter, das stört mich.

D: Was stört Sie am meisten bei all diesen Dingen?
P: (Pause)
D: Sie haben mehrere Dinge erwähnt. Was davon stört Sie am meisten?
P: Wenn ich einen bestimmten Plan für den Tag habe und dann alles vollkommen durcheinander gerät. Ich möchte nicht länger an meinen Eltern festhängen, von ihnen abhängig sein. Ich möchte irgendwie frei sein.
D: Erzählen Sie mir noch ein bisschen mehr über das Gefühl, dass Sie „festhängen" und „frei sein" wollen.
P: (Pause) Als mein Vater lange zu Hause war (er war arbeitslos), hatten Mutter und Vater ständig Streit. Das hat mich verrückt gemacht (HG). Mutter hat jeden Tag die gleichen Dinge zu meinem Vater gesagt und sie hat geschrien und gebrüllt. Ich kann das nicht leiden.
D: Wenn Sie in dieser Situation aufgebracht sind, was fühlen Sie dann?
P: Ich fühle, dass Mutter ruhig sein sollte. Ich bin sogar wütend auf sie.
Also, Vater war deprimiert. Ich glaubte nicht, dass er so sehr deprimiert war, ich glaube, hat geschauspielert. Er hat Mutter mit Absicht angebrüllt. Mutter sollte ruhig sein und nicht immer wieder das Gleiche machen.
D: Wie fühlt sich das „wütend" an, wenn Sie wütend sind, wie spüren Sie das?
P: **(Keine Antwort, er nickt nur mit dem Kopf.)**
So ging es eine ganze Zeit weiter. Dies ist eine editierte Version des Falles, der Patient antwortete jeweils nach langen Pausen. Ich erkannte, dass er seine Emotionen und die Art, wie er etwas erlebte, nicht ausdrücken konnte.
D: Was träumen Sie?
P: Keine Träume, ich erinnere mich nicht.
D: Irgendwelche körperlichen Symptome oder Probleme?
P: Ich habe immer noch Rückenschmerzen. Manchmal bekomme ich Kopfschmerzen, wenn das zu Hause so losgeht, normalerweise kriege ich keine Kopfschmerzen. Abgesehen davon kann ich es nicht leiden, wenn jemand mich daran hindert, etwas zu tun, was ich tun wollte. Das macht mich wütend. Dann will ich rebellieren. Ich will mich nicht nach irgendetwas richten, was andere sagen (HG).
(Ich bitte ihn, draußen zu warten und rufe seine Schwester (S) herein, um mit ihr über ihn zu reden.)
D: Wie ist die Lage?
S: Er spricht überhaupt nicht. Er fühlt sich von meiner Mutter, meinem Vater und der ganzen Familie gestört. Wenn meine Eltern eine laute Auseinandersetzung oder Streit haben, will er nicht lernen. Er denkt, er soll nicht lernen, weil sie all diese Sachen machen. **Sie seien absichtlich gegen ihn**. Er widersetzt sich ständig, zum Beispiel möchte er, dass das

VIPERIDAE VIPERN

Kabelfernsehen abgeschaltet wird, weil er sehr abhängig davon ist und es ihn beim Lernen beeinträchtigt. Er macht das, indem er einmal ganz ruhig sagt: „Mach es aus"; und wenn man nicht auf ihn hört, sitzt er für den Rest des Tages vor dem Fernseher, weder traurig noch glücklich, sondern mit immer dem gleichen Ausdruck, bis wir frustriert sind und ihn bitten, damit aufzuhören. Das kann tagelang so gehen, bis wir wütend werden und das Kabel rausziehen. So widersetzt er sich, er sagt nicht: „Mach es aus". Dies geht dann tagelang so.

Morgens steht er auf und setzt sich vor den Fernseher, nachmittags steht er auf, um sich etwas zu essen zu holen, er badet noch nicht einmal. Er muss mittags etwas essen, also isst er. Wenn er müde ist, geht er schlafen, steht dann wieder auf und sieht fern. Er hat immer den gleichen Ausdruck, egal ob er ein Spiel auf dem Computer spielt oder fernsieht. Nachts bekommt er keinen Schlaf.

Er denkt, ihm passiert das alles aufgrund der homöopathischen Medizin. Seit er die Medizin genommen hat, hat sich nichts gebessert, es wird nur schlechter. Er hat sie die letzten zwei Wochen nicht mehr genommen. Er hat sich sogar geweigert, Ihre Medizin zu nehmen.

Als ich mit meiner Mutter darüber sprach, wie ihr Zustand war, während sie mit ihm schwanger war, sagte sie, dass sie das Gefühl hatte, ihre Schwiegereltern würden **eine geheime Waffe gegen sie benutzen**. Sie haben sich ihr irgendwie widersetzt und sogar ihr Mutterpass wurde versteckt. Sie hatte das Gefühl, all dies wurde **heimlich** getan. Sie haben versucht, sich ihr zu widersetzen, um sie zu **schikanieren**. Ich denke, so fühlt er sich auch.

Einmal hatte er Fieber, da hat er geträumt, er würde der Premierminister von Indien. Er hat die feindlichen Soldaten übernommen und wollte mit ihnen kämpfen. Er wollte eine Maschine erfinden, er wollte sie in die Maschine stecken und diese Maschine würde sie kratzen und ärgern, ohne ein Geräusch zu machen. **Sie leise quälen**. Das hat er für die Soldaten geplant, nachdem er Indien erobert hat und Premierminister geworden ist.

Das gegenwärtige Problem besteht jetzt schon seit zehn, zwölf Monaten. Er hat die Prüfungsgebühr bezahlt. Zwei Monate vor dem Examen saß er bloß vor dem Fernseher und spielte Spiele, er lernte überhaupt nicht. **Er hat nichts gesagt, hat lautlos Widerstand geleistet, so sehr, dass es uns wehgetan hat.** Es ist nicht so, dass er nicht empfindsam wäre. Innen spürt er eine Menge. In der Sekunde, in der jemand nett mit ihm spricht, wie damals, als mein Onkel kam, damals weinte er lange Zeit. Ihm hat er gesagt, dass er „nicht mehr lernen kann, seit die Eltern so streiten". Es ist nicht, als wäre er gegen alles immun. Im Innern fühlt er eine ganze Menge, es ist alles im Innern. Er wird extrem wütend, wenn Vater die Hand hebt, um Mutter zu schlagen. Als Kind, ich erinnere mich noch, fühlte ich mich sehr hilflos, aber er hat damals sehr viel geweint. Jetzt wird auch er sehr wütend. Er bedroht Vater körperlich. Er kam angerannt, hat Vater weggestoßen und ihn geschlagen. „**Wage ja nicht, sie (Mutter) anzufassen, sprich mit ihr, fass sie nicht an!**" Er hat großes Mitgefühl für Mutter. Besorgnis überkommt ihn erst in der letzten Sekunde. Vorher ist er eher langsam. Letzte Sekunde, Panik. Er ist sehr langsam und im letzten Moment **kriecht** er ins Haus!!

Vor zwei Tagen ist er nachts aufgewacht und hat gesagt, dass jemand draußen mit Bällen spielt. Ich weiß nicht, ob er Angst hatte oder nicht. Nur die Tatsache, dass er uns aufweckte. Er ist sparsam, gibt nicht viel Geld aus.

D: Erinnern Sie sich an irgendwelche Träume, die er in der Vergangenheit hatte?
S: **Er hat von Mord geträumt. Entweder hat er jemanden ermordet oder jemand brachte ihn um.**

VIPERIDAE VIPERN

Dann ein weiterer Traum, wo er auf die Bremse treten wollte, aber stattdessen hat er beschleunigt.

In der Vergangenheit war er sehr hinter Mädchen her. Er hatte auch ein Auge auf eine Kusine geworfen, vielleicht wollte er eine Affäre mit ihr haben, aber sie ist nicht darauf eingegangen. Ich habe gehört, dass Ähnliches im College passiert ist, und dann war er traurig. Dann hat er eine Beziehung mit einer jungen Frau aus der Nachbarschaft angefangen. Das funktionierte aber nicht. Seitdem ist er Mutter gegenüber noch negativer eingestellt. Er denkt, dass sie im Weg war. Mutter saß dabei, wenn die beiden lernten. Er war sehr wütend darüber, dass sie auch da war. Um sich ihr nun zu widersetzen, hat er aufgehört zu lernen. Die junge Frau hat jemand anders geheiratet, das hat ihn noch wütender gemacht. Der Ehemann der jungen Frau hat sich einen Streich mit ihm (dem Patienten) erlaubt und er wurde sehr zornig. Er war wirklich beleidigt und hat gesagt: „Dem zeige ich es, was denkt er sich eigentlich!"

D: War das Mädchen interessiert?

S: Ja, aber sie hatte auch eine Affäre mit jemand anderem, den hat sie auch betrogen. Und geheiratet hat sie einen Dritten. Einmal hat er sogar gesagt, dass er **sich rächen würde**. Er wollte den Ehemann irgendwohin mitnehmen und ihn töten; er hat geplant, die Schwiegereltern anzurufen und ihnen von der Affäre zu erzählen. Ich habe dann die junge Frau gebeten, mit ihm zu reden und ihn zu überzeugen, dass ihre Eltern sie gezwungen haben, jemand anderen zu heiraten. Das hat sie dann gemacht und er hat nichts weiter unternommen.

D: Redet er mit anderen Menschen?

S: Mit seinen Freunden redet und lacht er stundenlang; man würde nicht merken, dass mit ihm etwas nicht stimmt. Dann legt er den Hörer auf und dann kommt das gleiche Gesicht, der Fernseher, alles gleich. Er gibt seinen Freunden Ratschläge bezüglich ihrer Karriere und begleitet sie sogar zu Bewerbungsgesprächen. Bei seinen Freunden macht er Vorschläge wie: „Arbeite weiter an deiner Karriere." Er kommt gut mit ihnen und sogar mit deren Familien klar. Nur zuhause will er nicht sprechen. Man muss ihn 25-mal fragen. Man musst brüllen und ihn ständig befragen, dann antwortet er.

Wenn er schlechte Laune hat, antwortet er gar nicht. Wenn er gute Laune hat, antwortet er. Er meint, wir sollten alles verstehen, wie, warum, was, wann, wo. Bei unseren anderen Verwandten ist er sehr höflich.

Hier sehen wir, dass er zwei Seiten hat, zwei Gesichter.

Wenn ihn jemand ausnutzen kann, dann wird er das tun. Sie bitten ihn, etwas für sie zu tun. Wenn er dann was braucht, helfen sie nicht, aber das stört ihn nicht. Wenn er Prüfungen hat, hilft er trotzdem. Es stört ihn nicht. Wenn er Prüfungen hat und wir ihn fragen, dann wird er wütend, doch ist er immer bereit, anderen zu helfen. Wenn er schlechte Laune hat, würde er nichts für seine eigene Familie tun. Für Vater hat er die Ergebnisse der Blutuntersuchung nicht abgeholt. In allem ist er extrem.

Er neigt dazu, Dinge zu verschieben.

Bei uns im Gebäude gab es Probleme mit dem Wasser und die Wasserhähne sind in der Nacht geschlossen. Die Sekretärin schließt sie nachts, damit kein Wasser verschwendet wird. Wenn jemand sie bittet, sie zu öffnen, sagt sie nein. Als einmal der Wasserhahn offen war, hat der Nachbar ihn (den Patienten) beschuldigt. Aber er hatte gar nichts getan. Um zu widersprechen, ließ er alle im Gebäude versammeln. „Wir werden den Wasserhahn nicht mehr um 22.00 Uhr zumachen, damit ist das Problem gelöst." Das ist keine normale Argumentation,

VIPERIDAE VIPERN

wie z. B.: „Ich habe es nicht getan, das war sicher jemand anderes." Er erklärt nicht oder setzt sich nicht auseinander. Um sein Gegenüber zu überzeugen, unternimmt er extreme Schritte. Selbst bei Bewerbungen befolgt er keine Kleiderordnung. Er kleidet sich lässig in Jeans und sagt: „Wenn sie nicht verstehen, wie intelligent ich bin, dann muss ich für die auch nicht arbeiten."

Neuerdings **beschimpft** er meine Mutter. Er kann ihr ständiges Gerede nicht ertragen.

D: Was belastet ihn am meisten?

S: Streitereien zu Hause. Er macht sich große Sorgen darüber, dass Außenstehende das hören könnten.

Er hängt auch sehr an den Dingen, die ihm gehören. Er will alte Sachen nicht einfach wegwerfen. Als wir zwei und fünf Jahre alt waren, hat mein Onkel ihm Malstifte geschenkt. Ich habe meine schon vor langer Zeit aufgebraucht, seine sind immer noch da. Er sammelt Münzen und will sie nicht weggeben. Einmal hat Mutter, als wir noch Kinder waren, während eines Streits Anspitzer weggeworfen. Immer noch fragt er sie: „Warum musstest du die wegwerfen?"

Ich rufe den Patienten wieder herein.

D: Ihre Schwester hat mir von dem Traum erzählt, in dem Sie auf die Bremse treten wollten. Stattdessen traten Sie aber auf das Gaspedal. Erzählen Sie mir von dem Traum. Erzählen Sie mir davon.

P: **Damals** lernte ich Auto fahren. Mir war klar, dass ich keine Fehler machen sollte.

D: Was waren die Gefühle in dieser Situation, emotional?

P: (Keine Antwort, schüttelt nur den Kopf.)

D: **Waren** Sie glücklich oder traurig? War es ein Hochgefühl? Wie war das? Dieses Kopfschütteln habe ich nicht verstanden.

P: Ich kann nicht sagen, was für ein Gefühl.

D: Ist es ein gutes oder ein schlechtes Gefühl?

P: Natürlich ein schlechtes Gefühl.

D: Wie ist das schlechte Gefühl?

P: **Als hätte man jemanden getötet.**

D: Wie ist das Gefühl, jemanden zu töten?

P: Keine Gefühle.

D: Gibt es irgendwelche Träume, bei denen Tiere eine Rolle spielen?

P: Nein. Ich möchte die Medizin nicht nehmen.

D: Warum nicht? Für mich ist es ganz in Ordnung, wenn Sie die Medizin nicht nehmen, aber was ist der Grund dafür?

P: **Eigentlich** kein Grund. Früher zwangen mich meine Mutter und meine Schwester, Medizin zu nehmen, und sie sorgten auch dafür, dass ich meinen Geburtsstein trug. **Ich traue nichts und niemandem.**

D: **Vertrauen** Sie irgendetwas?

P: (Nickt mit seinem Kopf, das bedeutet nichts.)

Ich habe allerdings das Gefühl, dass der Grund, warum er seine Medizin nicht nehmen möchte, ein anderer ist. Er rächt sich an seinen Eltern, weil sie sein Leben kaputt gemacht haben. Es ist eine **ständige, indirekte, stille Rache**. *Selbstzerstörerisch, um sie fertig zu machen.*

Da er sich weigerte, sein Mittel zu nehmen, wurde es in sein Essen/seine Getränke gemischt. Er erholte sich so weit, dass er schließlich selber kam, um sein Mittel zu holen, da er uns dann trauen konnte. Es dauerte recht lange.

VIPERIDAE VIPERN

FALLANALYSE:

ANALYSE DES KÖNIGREICHS

- Einer gegen den anderen
- Eifersucht
- Zwei Seiten
- Fühlt sich benachteiligt
- Töten/getötet werden
- Verborgen/still
- Männer sind aggressiv, um Frauen zu beeindrucken. Er ist von Frauen besessen, dies ist ein generelles Thema bei Reptilien.

THEMEN DER CROTALINAE

- Ständige Bedrohung
- Gefühl, dass die Familie sich gegen ihn verschworen hat. Hier können wir uns auf die Rubriken „Wahnideen: Verschwörungen, gegen ihn, es gebe" beziehen, hier ist *Lachesis* zu finden, die ebenfalls zu den Crotalinae gehört.
- Zurückhaltend, traut sich nicht, zurückzuschlagen
- Werden sie wieder und wieder provoziert, greifen sie an.
- Stiller Angriff
- Ständige Wachsamkeit
- Planen kaltblütig, planen zu töten
- Verschwörung
- Er saß lange Zeit einfach nur da und starrte. Dies könnte sich darauf beziehen, dass Schlangen der Crotalinae lange Zeit zusammengerollt und bewegungslos liegen.

Spezifische Themen der *Cenchris contortrix*, bezogen auf den Fall:
- Sie überwintern in Erdhöhlen (Er zieht sich vollständig in sich zurück und zeigt sich überhaupt nicht.)
- Gesellige Schlange (Das ist im Zusammensein mit seinen Freunden zu beobachten.)
- Still, nicht aggressiv, bleibt verborgen
- Sie entfernen sich, wenn sie eine Bedrohung spüren.

RUBRIKEN (COMPLETE REPERTORIUM)

- Wahnideen, Illusionen: jemand, hinter ihm. {0> 25> 0}
- Wahnideen, Illusionen: jemand: neben ihm. {1> 14> 0}
- Wahnideen, Illusionen: verfolgt wird, dass er. {2> 8> 44}
- Misstrauisch, argwöhnisch. {1> 17> 104}
- MISSTRAUISCH, ARGWÖHNISCH: GEGENÜBER JEDEM. {0> 1> 0}
- Desinteresse, Teilnahmslosigkeit. {78> 278> 0}
- Desinteresse, Teilnahmslosigkeit: Pflichten, gegenüber. {3> 21> 0}
- Desinteresse, Teilnahmslosigkeit: Freuden, gegenüber. {13> 36> 0}
- Trägheit: Abneigung gegenüber Arbeit. {64> 282> 0}

VIPERIDAE VIPERN

- Sitzen: versunken in tiefen, traurigen Gedanken, wie in, und bemerkt nichts. {8> 16> 0}
- Starren, gedankenlos. {4> 19> 0}
- Hilflosigkeit, Gefühl von. {5> 32> 0}
- Eifersucht: allgemein. {4> 10> 57}
- Stimmung: wechselnd. {10> 20> 79}
- RASEREI, RASENDE WUT: ABWECHSELND MIT: ZARTHEIT. {0> 1> 0}
- Gefühllos, hartherzig. {4> 26> 0}
- TRÄUME: TIERE, ÜBER: PAAREN SICH. {0> 1> 0}
- Träume: unanständiges Verhalten von Männern und Frauen. {0> 2> 0}

Arzneimittel: *Cenchris contortrix* 1M, er bekommt bis November 2003 14 Gaben (über einen Zeitraum von 20 Monaten). Später bekam er sieben Mal die 10 M, vom Dezember 2003 bis August 2006.

EINIGE ANMERKUNGEN AUS SEINEN FOLLOW-UPS

- Sehr rachsüchtige GEDANKEN
- Als würde etwas platzen
- Als würde jemand getötet werden
- Angegriffen
- Kämpfen, töten, töten, töten
- Träume davon, geschlagen zu werden
- Drang, etwas zu zerschlagen
- Zorn, mit dem Impuls zu töten
- Träume vom Sterben, Selbstmord

FOLLOW-UP AM 15. AUGUST 2006:
(NACHDEM ER 4,5 JAHRE LANG DASSELBE MITTEL EINGENOMMEN HAT)

D: Ich würde gerne wissen, wie es Ihnen geht.
P: Körperlich sehr viel besser. Mental sehe ich klarer, der Stress und die Verwirrung sind weniger. Zum Glück bin ich nicht krank geworden. Vor zwei Jahren war ich nicht in der Lage, mehr als acht Stunden zu sitzen. Nun kann ich zwölf bis 14 Stunden sitzen.
Cenchris hat das Symptom:
- *Ruhelosigkeit, Nervosität: bewegen: muss sich ständig*

P: Ich denke, meine Kraft und meine Ausdauer sind deutlich besser.
Früher habe ich die meiste Zeit des Tages verschlafen. Es gab sehr wenig Zeit, in der ich tatsächlich etwas getan habe. Im Vergleich dazu ist es jetzt deutlich besser. Ich arbeite jetzt zwölf bis 14 Stunden und ich fühle mich nicht mehr so erschöpft.
D: Mental, von der Stimmung her gesehen, was hat sich für Sie geändert, bezogen auf Ihr Wesen, auf Ihren Gemütszustand?
P: Von der Stimmung her bin ich entspannter. Früher war ich ängstlicher. Nicht zufrieden mit meinem Zustand und unsicher, was ich tun wollte (HG). Im Grunde war ich nicht in der Lage,

VIPERIDAE VIPERN

so viel zu lernen, wie ich wollte. Es ging mir die ganze Zeit so, und das ist jetzt viel besser geworden. Früher war ich so frustriert, so verärgert und wollte ständig um mich schlagen. Es gab Zeiten, da dachte ich ständig daran, Leute umzubringen und so Sachen.

D: Erzählen Sie mir von „daran denken, Leute umzubringen".

P: Du kannst nicht das kriegen, was du willst, und um aus der Situation herauszukommen, wurde ich richtig zornig, so zornig, dass ich Leute umbringen wollte. Ich war wirklich sehr zornig, verbunden mit Frustration (HG).

D: Beschreiben Sie das noch etwas mehr. Was ist das, was die Leute Ihnen antun, dass Sie Ihnen das auch antun wollen?

P: Wahrscheinlich hatte ich das Gefühl, die Leute seien gegen mich. Und das Gefühl, ich sei nicht in der Lage, das zu tun, was ich wollte. Ich habe andere für das verantwortlich gemacht, was ich selber nicht geschafft habe. Sie ließen mich nicht tun, was ich tun wollte. Die anderen waren dafür verantwortlich, dass ich es nicht konnte. Letztendlich eine ganze Menge Wut.

D: Wie würden Sie in Ihrer Vorstellung töten?

P: Ich würde losziehen und jemanden schlagen. **Töten bedeutet, mir vorzustellen, dass ich losgehe und wirklich jemanden töte, jemandem die Arme abschneide, jemandem die Beine abschneiden, so etwas**. Ich stellte mir vor, ich würde ein Schwert nehmen und angreifen. In aller Öffentlichkeit (HG). Immer wenn diese Gedanken kamen, ging ich los und griff denjenigen direkt an. Es war nicht geplant oder so.

„Töten bedeutet, mir vorzustellen, dass ich losgehe und wirklich jemanden töte, jemandem die Arme abschneide, jemandem die Beine abschneiden, so etwas." Das ist ein Merkmal der Schlangen, die Vorstellung, Arme oder Beine abzuschneiden.

D: Wenn Sie sagen „geplant", was meinen Sie damit?

P: Geplant wäre eine Verschwörung oder jemanden verletzen, um etwas zu tun.

D: Beschreiben Sie „Verschwörung und jemanden verletzen".

P: So wie es bei purer Wut ist.

D: Beschreiben Sie „Verschwörung, Anheuern zum Töten", vergessen Sie, dass es sich um Sie handelt, nur der Vorgang der Verschwörung.

P: Einen Mord planen, eine Verschwörung, das bedeutet, jemanden zum Töten anheuern.

D: Geben Sie mir ein Beispiel.

P: Eine Verschwörung wie bei der Mafiaverschwörung, wenn Sie jemanden anheuern, um jemand anders zu töten.

Sie bezahlen jemanden, der die Arbeit für Sie erledigt, jemanden zu eliminieren, weil Sie nicht das bekommen, was Sie wollen.

D: Was kommt Ihnen noch in den Sinn, wenn Sie „Verschwörung" sagen?

P: Verschwörung, Gedanken an den Großvater, der wurde von meinen Verwandten ermordet. Das kommt mir sofort in den Sinn.

D: Wie wurde er ermordet?

P: Wahrscheinlich vergiftet.

D: Warum?

P: Von der Großmutter, der Tante.

D: Warum haben sie das getan?

P: Erstmal wollten sie ihn im Alter nicht pflegen. Außerdem wollten sie sein Eigentum.

D: Erzählen Sie mir etwas von Ihren Träumen.

VIPERIDAE VIPERN

P: Vorgestern hatte ich einen Traum, in dem Leute von der Mafia sich mit meinem Vater anfreundeten, dann nahmen sie ihn gefangen, so was in der Art. Ich erinnere mich nur an das Ende des Traums. Schließlich kamen sie zu uns nach Hause und sie hatten Gewehre dabei. Viele Leute kamen mit Gewehren. Ich hatte auch eins, um auf sie zu schießen. Wir saßen alle in der Falle.
Sie waren mit den Gewehren in unser Haus eingedrungen.
Wahrscheinlich bezieht sich das auf den Fall bei Gericht, da geht es um das Eigentum. Vater muss häufig vor Gericht erscheinen. Vor ein paar Monaten kam der Bauleiter mit einem Schlägertyp oder so zu uns nach Hause, ein Mafiaboss.
D: Was ist das für ein Gefühl in einer solchen Situation?
P: Man ist sich der Gefahr durchaus bewusst. Dir ist bewusst, dass dich jemand angreifen könnte und versuchen würde, dich zu überwältigen.
D: Beschreiben Sie die Gefahr noch ein wenig mehr.
P: (HG) Bezogen auf die Situation würden sie Leute anheuern, die uns angreifen oder die uns gewaltsam zwingen, etwas zu tun, z. B. Unterlagen zu unterschreiben.
D: Wie sind also Ihre Gefühle in dieser Situation?
P: Wenn ich sie bewerten müsste, ist in vielen dieser Träume die Situation so, dass ich in einer Position bin, wo ich mein Zuhause verteidigen oder retten muss, tatsächlich mit der Mafia kämpfe und so Sachen. Ich bin verängstigt, ein bisschen so wie jeder andere es auch wäre.
D: Früher hatten Sie viele rachsüchtige Gedanken, wie war das?
P: Ja, es war so, wie ich Ihnen schon erzählt habe, andere Leute verletzen.
D: Was ist mit all diesen Gedanken der Rache und Wut passiert?
P: Das ist viel entspannter. Solche Gedanken kommen mir nicht mehr so oft in den Sinn.
D: Wie sehr sind diese Gedanken weniger geworden?
P: Sie sind viel weniger geworden. Solche Gedanken habe ich kaum noch.
D: Welchen Unterschied bedeutet das für Sie, dass Sie diese Gedanken kaum noch haben?
P: Es hat mir sehr geholfen, körperlich und geistig, ich funktioniere jetzt viel besser (HG). Ich denke auch sehr viel klarer und noch ein paar andere Dinge.
Wenn ich früher freie Zeit hatte, hat sich mein Geist in diese Gedanken vertieft, und ich habe viel Zeit damit verschwendet. Jetzt konzentriere ich mich auf die Arbeit und andere wichtige Dinge, die ich tun muss. Wenn ich frei habe, habe ich solche Rachegedanken nicht mehr. Davon bin ich jetzt weitgehend befreit (HG).
D: Dazwischen lebten Sie sehr zurückgezogen, wenn ich mich nicht täusche, haben Sie mit niemandem gesprochen?
P: Ich bin immer noch mit denselben Freunden in Kontakt.
D: Wie sieht die Zukunft für Sie aus, was möchten Sie tun?
P: Ich denke immer noch, dass ich eine ganze Menge planen muss. Daran muss ich noch arbeiten.
D: Sehen Sie Hoffnung oder nicht? Wie fühlt es sich für Sie an?
P: Ja, ich sehe Hoffnung.
D: Gibt es eine Richtung, in die Sie gehen möchten?
P: Ja.
D: Insgesamt betrachtet, was denken Sie, wo stehen wir im Moment auf einer Skala von eins bis zehn? Ihre Befürchtungen, Ihre Ängste, die ruhelose Energie, wie weit sind wir Ihrer Meinung nach gekommen?
P: Ich würde sagen, mindestens sieben oder acht.

VIPERIDAE VIPERN

FALL (2) VON *CENCHRIS CONTORTRIX* VON RAJAN SANKARAN

Diese Frau erhielt *Cenchris contortrix*, sie war Tagespatientin im homöopathischen College. Sie entwickelte sich gut unter dem Mittel, daher bestellte ich sie für ein ausführliches Follow-up in meine Praxis, Meghna Shah hat es durchgeführt.

16. MÄRZ 2009

P: Meine Beschwerden verändern sich immer. Manchmal kriege ich in irgendeinem Körperteil so arge Schmerzen, dass ich gar nichts tun kann. Manchmal passiert es aber auch, dass ich innerhalb von ein paar Tagen vergesse, dass ich diese Beschwerden hatte, und dann bekomme ich irgendwo anders Schmerzen, richtig starke Schmerzen. Hauptsächlich waren meinen Beschwerden im Rücken. Ich habe vor Schmerzen geschrien. Es war so ein stechender Schmerz in all meinen Rückenmuskeln.
Die Taubheit (berührt ihr Bein) fühlt sich an, als würde irgendetwas ziehen. Selbst wenn ich mich für eine kleine Weile auf einen Stuhl setze, kann ich nicht in einer Stellung sitzen bleiben. Sofort bekomme ich Schmerzen und Taubheit. Ich muss zumindest meine Beine strecken. Dann geht es wieder besser.
Ein Gefühl ist immer da: Dass ich nicht mehr lang leben werde. Ich erzähle es meinen Kindern. Ich habe den Vertrag für meine Wohnung unterzeichnet und habe gedacht, was wäre wenn? Und ich bringe meinen Kindern bei: „Schau, so müsst ihr sein (HG). Wenn ich nicht mehr da bin, bleibt ihr hier, dann bleibt ihr hier zusammen (HG)." Das ist da.
Auch jetzt noch fühlt es sich, wenn ich einen tiefen Atemzug tue, in meinem Herzen kalt an, kalt im Innern. Es ist (HG), als ob irgendein Schmerz da gefangen ist, das spüre ich immer. Ich bin die ganze Zeit unleidlich. Wenn ich spüre, dass mir jemand mit Mitgefühl zuhört, dann fange ich an zu weinen, bevor ich überhaupt rede. Ansonsten muss ich mich um meine Angelegenheiten kümmern, das fällt mir schwer. Ich habe immer das Gefühl, ich muss sehr barsch und (HG) sehr zäh sein. Dann stelle ich mir vor, dass ich deswegen eine Strenge im Gesicht und auch in meiner Stimme habe.
Jetzt fühlen sich meine Hände an, als würden einige Nerven ziehen. Wenn ich nach etwas greife (HG), zieht da sofort was und ich muss meinen Griff sofort lockern. Oder wenn ich die Hand ausstrecke, spüre ich, wie die Nerven ziehen.
Als ich anfing, mich für Religion zu interessieren, erkannte ich, dass alles auf seine eigene Art geschieht (HG). Es ist, als ob unser Schöpfer uns gesagt hätte, dass dies die Art ist zu schlafen, dies die Art zu essen, so und so viel zu essen, zu dieser Zeit zu essen, jetzt zu schlafen, jetzt nicht zu schlafen. Die ganze Art und Weise, wie Dinge sind (HG), als wir dies lernten und als ich anfing, danach zu handeln, ging es mir gesundheitlich besser.
Ich hatte zehn oder zwölf Unfälle. Gott sei Dank waren jedes Mal weder Knochen gebrochen noch erlitt ich sonstige größere Verletzungen, auch nicht bei den Unfällen auf der Schnellstraße. Ich wurde sogar schon vom Bus angefahren, das Rad überschlug sich und landete ganz woanders. Jedes Mal stand ich wieder auf und die Leute sagten, ich solle meine Hände und Füße bewegen, und ich stand da und bewegte meine Hände und Füße.
Unsere eigene Energie ist wichtig, was wir für uns selbst tun möchten, statt danach zu schauen, was andere für uns getan haben.

VIPERIDAE VIPERN

ÜBER IHREN EHEMANN

Er hat eine sehr ausfällige Art. Er lügt viel. Selbst wenn es auf die richtige Art und Weise geschieht (HG), macht er es lieber auf die falsche Art. In der Gesellschaft wird er deswegen beleidigt. Selbst im Geschäft wird er beleidigt. Es liegen Anzeigen bei der Polizei gegen ihn vor. Direkt am Anfang unserer Ehe fing er an zu lügen, er log in Bezug auf seine Ausbildung, in Bezug auf das Haus und das Geschäft, das er mir zeigte. Selbst seine Familie war nicht nur gewöhnlich ungebildet, sondern besonders ungebildet.

Die Familie seitens meiner Mutter ist so, dass ich ihn nirgendwo mit hinnehmen kann. Die Spannung lastet immer auf mir (HG), die Spannung lastet auch auf meinen Kindern. Die Art, wie er sich bewegt, wie er spricht und wie er sich anzieht.

Es gibt nichts, was er tut, was nicht irgendwie auf Lügen beruht. Selbst wenn er sich ein Darlehen holt, unterschreibt er nicht mit seinem Namen, sondern ändert seinen Namen. An der Ampel fährt er bei Rot einfach weiter. Er muss immer alle Regeln brechen. Und wenn wir die Straße entlanggehen, singt er entweder laut und bewegt die Hände oder er schimpft oder ruft Mädchen hinterher.

Von Anfang an war ich viel philosophischer, sehr rechtschaffen. Ich muss immer alles ganz gut und korrekt machen.

In dem Haus, in dem ich meine Kindheit verbrachte, war etwas (ein Geist), so sagten die Leute. Da gab es einen großen *peepal*-Baum (Bengalische Feige), dessen Äste in das Haus wuchsen (HG). Es war ein schreckliches Haus, es lag isoliert. Ich hatte damals viel Angst, auf die Toilette zu gehen. Ich habe den Drang unterdrückt, wollte nicht aufs Klo, denn das war am Ende des Flurs in der Nähe der Treppe. Und ich hatte Angst, da hinzugehen.

Selbst wenn Leute mich schlecht behandeln, ist das nur eine Prüfung vor dem Tag des Jüngsten Gerichts, und deswegen gibt es Himmel und Hölle.

Wenn wir nicht religiös sind und nicht an den Tag des Jüngsten Gerichts denken, nach dem Tod, dem wir ins Auge blicken müssen (HG), dann konzentrieren wir uns nur darauf, was wir von dieser Welt bekommen können. Und was wir von dieser Welt bekommen können, ist dann schier unendlich.

Während jeder Schwangerschaft dachte ich, es sollte abgetrieben werden, es sollte eine Fehlgeburt werden. Bei jeder Geburt habe ich sehr viel geweint. Bei dem ältesten Kind habe ich mich sehr schuldig gefühlt, ich habe ihn schlecht behandelt. Die zwei ältesten habe ich oft geschlagen. Ich denke, ich habe ihre Erziehung meinetwegen vernachlässigt, denn ich hasse diesen Mann und ich wollte nicht bei ihm bleiben.

Wenn niemand zu Hause war, hat er seine Freunde eingeladen, das waren Rowdys und Spieler. Einmal hat er einen Mörder in unserem Haus versteckt.

Für nichts [HG] gab es eine Grenze. Er weiß etwas Vertrauliches über meine Familie (eine Person, die in der Öffentlichkeit steht). Er droht oft damit, dass er es ausplaudern wird. Davor habe ich große Angst, dass das öffentlich bekannt wird, die Medien werden sich darauf stürzen, er nutzt das zu seinem Vorteil aus. Er weiß, dass ich davor Angst habe.

Sein Geist ist so verdreht und auf Folter aus, dass er mich nicht schlafen ließ. Wenn ich nachts schlief, weckte er mich mit Gewalt auf. Wenn ich am Tage schlief, weckte er mich mit Gewalt auf. Ich habe viele Jahre nicht erkannt, dass er mir das antat.

Ich wollte, dass jemand ihn mir vom Hals schafft, denn er ist so rüstig und gesund. Ich denke nicht, dass er krank oder schwach wird und wir ihn dann loswerden können. Dieser Mensch, der so stark ist und immer bereit, zu schimpfen und zu schlagen. Wenn er wenigstens nur

VIPERIDAE VIPERN

ein bisschen schwächer wird, dann können wir ihn loswerden, aber noch nicht einmal das passiert, was können wir also tun? Das Schlimmste, das man sich vorstellen kann, was ein Mann einer Frau antun kann.

D: Was ist das?

P: Wenn sie (Ehemann und Schwiegereltern) die Gelegenheit gehabt hätten, hätten sie mir auch körperlichen Schaden zugefügt.
Selbst wenn ich hier jetzt spreche, spüre ich ein Rucken hier in der Brust (HG).

D: Beschreiben Sie das, was Sie über die Brust sagen.

P: Es ist kein Schmerz. Es ist ein Gefühl von Unwohlsein (HG). Es fühlt sich an, als ob dich jemand mit der Faust festhält. Es ist etwas, was nicht recht ist.

D: Beschreiben Sie das, was Sie mit Ihren Händen gezeigt haben.

P: Das passiert mir immer. Immer, wenn es sich so anfühlt, spüre ich, dass irgendwas passiert. Etwas Schlimmes wird geschehen (HG). Und ich kann nichts dagegen tun, ich setze mich nur hin. Stundenlang sitze ich bloß. Ich denke, im Haus gibt es noch so viel Arbeit. Doch ich sitze bloß rum.

D: Beschreiben Sie das, was Sie sagten – als ob Sie in der Brust etwas festhält und Sie ein „Rucken" spüren. Beschreiben Sie das noch etwas genauer. Vergessen Sie alles, was Sie über die Situation mit Ihrem Mann und Ihrer Familie gesagt haben.

P: (HG) Ich stehe mit einem Ruck auf – so und mein Herz fängt an, sehr schnell zu schlagen. Es geht mir dann so schlecht, dass ich zu beten anfange.
Es gibt hier ein deutliches Gefühl des bevorstehenden Todes.

D: Wir haben verstanden, wie die Situation mit Ihrer Familie, Ihrem Ehemann und allem ist, das haben wir verstanden; wir wissen, wie das ist. Gehen wir nun noch einen Schritt tiefer. Versuchen wir zu verstehen, was in Ihrem Innern passiert.

P: Was jetzt passiert, ist Folgendes: Wenn ich alleine bin, bekomme ich Angst, dass er kommt und mich laut beschimpft (HG). Meine Hände und Füße werden ganz locker und in meinem Herzen ist etwas, man könnte es einen Schmerz nennen, der manchmal kommt. Manchmal (HG) pumpt es schnell und manchmal (HG) schlägt mein Herz schnell.

D: Wir versuchen jetzt mal Folgendes: Ich stelle Ihnen einige Fragen und Sie hören mir zu. Wir durchlaufen diesen Prozess jetzt zusammen und werden versuchen, einen Schritt weiterzugehen. Die Idee dabei ist, dass wir ein bisschen besser verstehen möchten, was bei in Ihrem Innern passiert.

P: Haben Sie gesehen, wie ich eben die Lage meiner Beine verändert habe? Es tut hier und auch dort weh … es fühlt sich komplett blockiert an. Die Angst, die dann kommt, wenn all das passiert.

D: Gehen Sie da hinein.

P: (Sie schließt ihre Augen.) Jetzt gerade passiert das nicht. Ich kann mir eine Situation vorstellen, in der er ausfällig wird, es sind tausend Leute da und alle werden das wissen. Der Mensch, mit dem mein Mann kämpft, hat die Polizei geholt, denn mein Mann ist ausfällig geworden und hat damit gedroht, dass er ihn überwältigen wird. Er kann sich jetzt übel rächen.

D: Was für ein Gefühl haben Sie in dieser Situation?

P: Ich habe angefangen, mich darauf vorzubereiten, so zu tun, als würde ich ihn nicht kennen. In dieser Situation spürte ich, wie ich zitterte, und ich konnte doch nichts tun. Gestern wollte er mich schlagen und ich bin aufgestanden und habe gesagt, ich schlage zurück. Wissen Sie, da hat er einfach aufgehört und gleichzeitig ist mein Sohn aufgestanden, stieß ihn weg und sagte: „Was soll das?" In so einer Situation kannst du nicht atmen. Ich spüre dann eine Schwere.

VIPERIDAE VIPERN

Anfangs, als er mich draußen beschimpfte, habe ich mich geschämt, was wäre, wenn meine Verwandten mich so sehen würden? Anfangs habe ich dann so gemacht (HG: zeigt, wie sie sich selbst schützt, mit den Händen über dem Kopf), um mich zu schützen, aber er hat einfach weiter geschlagen, wenn ich versucht habe, mich zu schützen.

D: „Sich selbst schützen" bedeutet?

P: Als er mich schlug [HG: gleiche Geste], bin ich zurückgewichen oder habe so gemacht.

D: Zeigen Sie das noch einmal.

P: Ich habe meine Hände nach oben gehoben oder eine Verteidigungshaltung eingenommen (HG) oder Angst bekommen.
Ich möchte mein Gesicht oder mich schützen, damit ich nicht noch weiter verletzt werde.
Ich fühlte mich hilflos und manchmal hatte ich das Gefühl, dass etwas passieren müsse. Wie er mich schlägt, mit seinen Händen, und so laut brüllt, mich tritt, schwere Sachen nach mir wirft. Etwas sollte passieren, dass Gott ihm seine Kraft nimmt. Er sollte bestraft werden, so sehr, dass er es bereut.
Und es sollte schnell geschehen. Er soll wissen, dass er das getan hat.

D: Also, was immer er tut, all die Dinge, die Sie beschrieben haben, sein Verhalten, all das, wie empfinden Sie das?

P: Ich denke, er ist ordinär im Vergleich zu den anderen.

D: Beschreiben Sie „ordinär".

P: Ordinär bedeutet, dass er ein unhöflicher Mensch ist, egal wann und wo er ist, jeder weiß es. Er ist ein Lügner und Betrüger. Er ist ein Lügner, ein schamloser Mensch. Schamlos, schamlos (HG).

D: Gut, erzählen Sie mir noch etwas, erzählen Sie mir von einem Ereignis, das einen großen Eindruck auf Sie gemacht hat.

P: Als wir gerade in dieses Haus eingezogen waren, kam aus irgendeinem Grund eine Frau zu ihm und wollte 5.000 Rupien von ihm. Als sie kam und weil sie in unsere Wohnung gekommen war, bat ich sie, sich hinzusetzen und unterhielt mich mit ihr. Dann stritt er immer mit ihr, gab ihr das Geld und sie ging. Eines Tages, als sie wieder da war und gehen wollte, nahm sie sein Handy mit. Er hielt sie nicht auf, aber er fing an, mich zu schlagen, und ohne dass ich meine *duppata* anhatte (ein Teil indischer Kleidung, wie ein Schal), schleifte er mich zum Tor des Gebäudes. Alle sahen aus dem Fenster und er fing an zu brüllen. Die Nachbarn fragten: „Warum schlägst du sie?" Er schlug mich, und wirklich, ich gehe nie aus dem Haus, ohne dass mein Kopf bedeckt ist. Er hat mich so ohne alles rausgeschleift.
Ich habe mich dann mehrere Tage lang vor den Menschen versteckt. Ich wollte ihn immer verlassen und weggehen, aber er ist so einer, der wäre zu allem fähig. Ich könnte mir vorstellen, dass er mich auch mit Säure übergießen würde. Heute ist es so, dass ich, wenn ich neben ihm schlafe, Angst habe, dass er mich zu Tode würgt.
Ich denke, es sollte eine Möglichkeit geben, wie ich diesen Menschen wieder loswerde. Er sagt immer, ich werde sterben, und wenn er ärgerlich wird, handelt er hysterisch.
Er fängt dann an zu marschieren und wirft mit Gegenständen. Gestern hatte er eine Tasse heißen Tee in der Hand und wollte mir die gerade ins Gesicht schmeißen. Mein Sohn sah ihn aber und schubste ihn beiseite, die Tasse landete woanders, auf seinen Büchern und seinen Sachen. Dann bemerkte er, dass mein Sohn dazwischen gegangen war und schlug dann nicht zu. Ich wartete einfach nur und mein Herz schlug tak, tak (HG).

VIPERIDAE VIPERN

D: Wie haben Sie sich im Innern gefühlt?
P: Viel Angst, anfangs habe ich versucht, mich zu schützen (HG). Ich mache das nicht mehr. Wenn er schlagen will, und er ist so ein starker, kräftiger Mann, schlägt er sehr fest zu. Meine Verletzungen sind sehr ernst und ich kann mich noch nicht einmal behandeln lassen.
Gestern habe ich noch nicht einmal richtig bemerkt, dass ich das Bein hob, um ihn zu treten. Ich selber wusste es nicht. Früher hatte ich Angst, dass er jetzt kommt und mich schlägt. Gestern habe ich gar nicht mitbekommen, dass ich mein Bein hob, und als ich das dann sah, wusste ich, ich hatte das zur Selbstverteidigung getan. Also habe ich jetzt nicht mehr so viel Angst.
D: Wie haben Sie sich anfangs gefühlt?
P: Anfangs habe ich gezittert (HG). Anfangs hat er mich immer an den Haaren gepackt und gegen die Wand geschlagen. Er hat mich so geschlagen, dass er mich ernsthaft verletzte. Aber jetzt habe ich nicht mehr so viel Angst, denn die Kinder sind groß. Jetzt gehen die Kinder dazwischen. Außerdem will ich jetzt Beweise haben. Da sollen ruhig blaue Flecken sein, dann kann ich es den Leuten erzählen. Ich werde etwas dagegen unternehmen. Es gibt mir Kraft, wenn ich denke, dass ich mich nicht schlecht fühlen werde. Anfangs habe ich es versteckt, dass er mich schlug oder betrog.
D: Warum haben Sie es anfangs versteckt?
P: Anfangs habe ich es meistens nicht verstanden. Ich dachte, was werden die anderen sagen? Was werden meine Schwestern sagen? Was werden meine Nachbarn sagen?
Ich dachte, wenn ich mich nicht verstecke, wie komme ich dann hier raus? Und selbst wenn ich es den Leuten erzähle, gibt es dafür keine Lösung. Anfangs habe ich mich immer gefürchtet, wenn er mich schlug. Das ist die einzige Art, wie er mir Angst machen kann.
Ich hatte so viel Angst, dass ich mich nicht traute, ihm gegenüber meinen Mund aufzumachen. Ich durfte ihn niemals etwas fragen und durfte niemals Ansprüche stellen. Ich soll mich so verhalten, wie er es will. Genau das wollte er. Ich dachte nicht, dass es einen Ausweg gäbe.
D: Erzählen Sie mir von Ihren Träumen.
P: Ich habe geträumt, dass ich nackt vor Menschen stehe. Früher habe ich von Geistern geträumt. Ein Geist ist mir ziemlich nahegekommen, hat mich fast festgehalten, und dann haben sich immer meine Augen geöffnet. Ich bekam Angst und dachte, dass er käme, um mich zu schlagen. Damals hatte ich Angst vor dem Tod. Jetzt habe ich keine Angst mehr vor dem Tod. Ich fühlte mich hilflos.
D: Beschreiben Sie „hilflos" noch etwas.
P: Hilflos bedeutet, dass niemand mir helfen kann und dass ich keine Waffen gegen ihn habe.

FALLANALYSE

Hier sehen wir, dass alles, was sie in Bezug auf ihren Ehemann beschreibt, auf ein Mittel aus dem Königreich der Tiere hinweist. Bei einem Tierarzneimittel ist das Hauptthema der Kampf mit jemand anderem oder mit einer Situation oder mit einer Krankheit. Grundsätzlich geht es um „einer gegen den anderen". Gleichgültig, welche Merkmale in Bezug auf den anderen oder in Bezug auf sich selbst beschrieben werden, alles sind Überlebensstrategien des Tieres, dessen Mittel der Patient benötigt.

Hier beschreibt die Frau ihren Ehemann folgendermaßen: er schimpft, ist ein Lügner, ein Verbrecher, ein Betrüger und er lebt ein völlig anderes Leben. Er gibt vor, etwas zu sein, aber in Wirklichkeit ist er etwas ganz anderes. Zum Beispiel gibt er einen falschen Namen an, wenn

VIPERIDAE VIPERN

er ein Darlehen aufnimmt. Ein weiteres Merkmal ist, dass jemand hinter ihr ist, der ihr wehtut. Dies ist das Gefühl der Crotalinae: verfolgt zu werden und ständig bedroht zu sein. Auch bringt sie mit ihrem Mann Mord, Erpressung und Verbrechen in Verbindung; auch dies weist wieder auf die Crotalinae hin.

Weiter sehen wir, dass die Patientin die Dinge, die ihr Ehemann ihr antut, auch ihm antun will: ihn fertigmachen. Die ganze Zeit spürt sie, dass etwas Schlimmes passieren wird. Dann sagt sie: „Ich sitze stundenlang da und mache gar nichts"; dies ist ein spezieller Hinweis auf *Cenchris contortrix*. Außerdem spricht sie von „göttlicher Bestrafung, Gott wird strafen". Das habe ich bei Schlangen beobachtet, und hier bedeutet 'göttlich' die höchstmögliche Form der Bestrafung. Auch die Äußerungen, „er wird Säure benutzen, wird mich erwürgen", deuten auf eine Schlange hin.

EIN PAAR RUBRIKEN AUS DEM COMPLETE

- Träume: Nacktheit, von. {1> 9> 0}
- Angst: Tod, vor dem. {53> 127> 0}
- Wahnideen, Illusionen: Sterben: er ist im Begriff zu. {12> 57> 0}
- Wahnideen, Illusionen: Menschen: hinter ihm, jemand ist. {0> 25> 0}
- Wahnideen, Illusionen: verfolgt, er wird. {2> 8> 44}
- Einengung, Spannung, Enge: Herz. {26> 97> 0}

FALL (3) VON *CENCHRIS CONTORTRIX* VON BILL MANN

56-jährige Frau
Erste Konsultation am 24. April 2004
Eine vietnamesische Frau mit Englisch als Zweitsprache

P: Wenn ich spreche, denke ich, dass ich langsam bin. Ich kann nicht sofort antworten. Ich muss eine Weile nachdenken. Wenn ich mit Leuten fünf Minuten spreche, fange ich an zu husten und zu rülpsen. Wenn ich esse und trinke, fange ich an zu würgen (HG).
(Dann beschreibt sie kurz Schlaflosigkeit, dass sie sich müde fühlt, Kopfschmerzen, Schwindel und Brennen und Jucken beim Urinieren.)

P: Ich werde so leicht wütend. Ich weiß nicht, wie ich nett sprechen kann, ich spreche grob (HG). Ich bin so gemein zu meinen Kindern. Sie verstehen nicht, wie ich mich fühle. Meistens komme ich nicht mit ihnen klar. Ich werde wütend und böse auf sie. Das ist nicht gut. Ich muss mehr Respekt vor ihnen haben, damit sie auf mich hören. Ich brülle sie die ganze Zeit an und sage: „Ich bin deine Mutter, was auch immer ich sage, ich habe Recht!"
Manchmal habe ich Angst, mit Leuten zu reden, aber ich rede so gern. Ich sehe einen Menschen und möchte „Hallo" und „Wie geht es Ihnen?"sagen, aber ich fühle mich nicht wohl.

D: Wie ist das?

P: Ich möchte „Hallo" sagen, aber ich kann nicht. Ich kann meinen Mund nicht öffnen. Ich habe Angst. Wenn ich etwas Falsches sage, denken die Leute vielleicht, dass ich verrückt bin. Wenn sie mich nicht zuerst ansprechen, sage ich nichts. Vielleicht denken sie: „Warum spricht die mich an?" Die kennen mich ja nicht. Dann fühlt sich mein Körper sehr gespannt an, sehr eng (HG). Wenn ich mit Menschen spreche, geht es mir gut. Wenn ich nicht spreche, geht es mir nicht gut. Mein Verstand sagt: „Sprich nicht. Wenn sie nicht mit mir reden, warum sollte ich mit ihnen reden?"

VIPERIDAE VIPERN

Wenn ich laufe, fällt mir das sehr schwer (HG) (windet sich). Ich kann mein Bein nicht bewegen, das Bein bewegt sich langsam. Ich kann mich nicht bewegen, weil alle Zehen schmerzen (HG).

D: Gefühl?

P: Als ob mich jemand beißt. Es fühlt sich taub an. Du kannst dich nicht bewegen.
(Dies ist typisch für die Crotalinae, sie beißen, und das hat eine lähmende Wirkung.)

D: Was bedrückt Sie noch?

P: Ich sage irgendetwas Falsches, was ich nicht meine, und das verletzt die Menschen. Ich verletze diesen Menschen. Ich verletze meine Kinder. Sie denken, ich liebe sie nicht. Ich bin wütend auf meine Kinder. Ich sage: „Zieh aus! Zieh aus!" Ich spreche nicht nett mit ihnen.
Ich sage ihnen ständig, was sie tun sollen, aber nicht wollen, wie Geschirr waschen, komm nicht zu spät, heute kein Besuch von deinen Freunden. Mein Sohn schreit mich an. Er sagt: „Ich will tun, was ich will!" Wenn wir streiten, sage ich: „Du zahlst die Miete nicht! Ich zahle die Miete!" Das macht mich wütend (HG). Wie er mit mir spricht, manchmal wirft er Sachen nach mir. Ich möchte (HG) dann kämpfen (HG). In meiner Brust wird es sehr, sehr eng (HG).

D: Eng?

P: Es fällt mir schwer zu atmen, wenn ich ärgerlich auf die Kinder bin (greift nach der Kehle – HG). Ich habe Asthma und wenn ich wütend bin, stört mich das Asthma und es wird schlimmer.

D: „Wütend"?

P: Wenn Leute mir nicht zuhören. Er weiß, wie ich mich fühle und dass ich krank bin. Warum macht er mich wütend? Ich will in die Hölle. Ich will nicht mehr leben. Ich möchte mich umbringen. Ich arbeite hart, damit ich meine Familie versorgen kann, und meiner Familie ist es egal. Warum sollte ich leben wollen?
(Diese Reaktion ist extrem und es ist die Art von Reaktion, die das syphilitische Miasma andeutet – extreme Reaktion auf eine anscheinend kleine Provokation.)

D: Wie ist das?

P: Du hast niemanden, der sich um dich kümmert. Als ich jung war, habe ich mich um die Familie in Vietnam gekümmert und hart gearbeitet, um sie zu versorgen. Jetzt bin ich erwachsen, und meine Familie behandelt mich wie nichts.

D: „Nichts"?

P: Sie behandeln mich, als ob sie mich nicht kennen würden (HG), „du bist niemand". Mein Sohn sagt: „Ich kenne dich nicht. Wer bist du? Du bist nicht meine Mutter." Ich fühle mich dann schlecht.

D: Wie erleben Sie das?

P: Als hätte ich keine Familie. Ich tue alles, um meine Kinder glücklich zu machen, aber sie schätzen nicht, was ich tue. Sie sind nicht glücklich damit. Ich denke „warum koche ich für sie?" Es ist ihnen egal.

D: Ich werde Sie jetzt etwas sehr Wichtiges fragen. Sind Sie offen dafür? Was von dem, was Sie erzählt haben, macht Ihnen die größten Sorgen?

P: Meine Kinder, wenn ich etwas sage und sie geben Widerworte, fühle ich mich leer.

D: „Leer"?

P: Du hast nichts (HG, Hände offen). Du arbeitest dein ganzes Leben lang. Ich kümmere mich schon mein Leben lang um meine Familie und niemanden kümmert es. Du verschwendest bloß deine Zeit. Niemand kümmert sich um mich, weder meine Kinder, noch mein Bruder, meine Schwester, Kusine oder Neffe. Vielleicht habe ich keine gute Ausbildung, vielleicht kümmert

VIPERIDAE VIPERN

sich deswegen niemand um mich. Sie sehen mich als gering an. Als ich jung war, bin ich nicht zur Schule gegangen. Vielleicht weiß ich auch nicht, wie man spricht. Ich weiß nicht, wie man nett mit den Leuten redet oder wie ich die Leute dazu bringe, mich zu verstehen. Ich rede laut (HG) und fordernd (HG), und vielleicht mögen mich die Kinder deshalb nicht. Das denke ich.

D: Wie ist das für Sie?

P: Warum ich? Ich fühle mich so leer. Sie denken, ich bin nicht ihre Mutter. Sie sehen mich immer so wütend!

D: Wie fühlt sich das „wütend" an?

P: Es macht mich verrückt (HG). Mein Verstand ist ganz eng (HG), ich kann meinen Verstand nicht kontrollieren. Ich möchte gerne draufschlagen (HG). Ich möchte ihnen auf den Mund schlagen. Ich möchte sie auf den Kopf schlagen! (HG) „Warum sagst du das zu mir!?" Aber das kann ich nicht. Ich möchte gerne ihren Kopf festhalten (HG), sie würgen (HG): „Warum sagst du mir das!?" Ich möchte gerne irgendwas tun, aber ich kann nichts tun. Ich kann es nicht kontrollieren. Ich möchte schlagen. Zupacken und schlagen und dann nochmal schlagen. Ich will sein Gesicht nicht sehen. Wenn ich sein Gesicht sehe, während er redet, und ich rede dann auch, dann streiten wir (HG).

(Wenn die Schlange mehrfach provoziert und geärgert wird, „lädt" sie nicht nur und ist dann voller Gift, sondern sie schlägt dann auch mehrfach zu! Wir sehen, dass sie sich nicht mehr unter Kontrolle hat und schlagen will, wieder und wieder schlagen, und sie will kämpfen).

D: „Wütend"?

P: Ich habe keine Kontrolle mehr. Ich will etwas werfen (HG) oder auf etwas draufschlagen. Was immer Sie auf dem Tisch da sehen, ich will es nehmen und werfen. Um die Wut rauszulassen, es rauszulassen! Es kümmert mich nicht. Ich nehme Geld und zerreiße es. Ich möchte etwas tun, damit ich mich besser fühle. Es ist mir egal, wie viel es wert ist, ich zerreiße es. Ich möchte etwas tun, damit ich mich besser fühle. Wenn er Widerworte gibt, wenn er etwas sagt, streite ich noch mehr (HG) und schlage mit den Händen um mich. Ich muss ihn schlagen, weil ich keine Kontrolle mehr habe. Manchmal sage ich schlimme Dinge. Später denke ich: „Warum habe ich das gesagt?" Er ist mein Sohn. Ich respektiere ihn nicht. Er respektiert mich nicht. „Du respektierst mich nicht, warum sollte ich dich respektieren?"

(In der Arzneimittelprüfung kam öfters das Thema auf, die Wut nicht mehr unter Kontrolle zu haben. Es wurde auch deutlich, dass sie sich glücklich fühlen, wenn sie zurückschlagen, wie wir es auch bei ihr hören. Dieses Thema des Verlusts der Kontrolle über die Wut zeigt sich manchmal in einem Traum, in dem derjenige ein schnelles Auto fährt und die Bremsen versagen. Er versucht dann, die Kontrolle zu erlangen, aber er hat es nicht mehr unter Kontrolle. Das ist der Punkt, an dem alles außer Kontrolle gerät).

Ich fühle mich schrecklich. Ich fühle mich wie ein richtig schlimmer Mensch. Ich bin so grob zu Menschen, zu meiner Familie. Ich habe meine Familie zugrunde gerichtet, weil ich wie eine Verrückte bin …

D: „Verrückt"?

P: Wenn du redest, weißt du nicht, was du sagst. Ich bin so gemein. Du denkst nicht nach und sagst Dinge und verletzt die Menschen damit. So fühle ich mich. Ich sehe hässlich aus. Ich habe Angst, ihnen zunahezu kommen. Wenn ich wütend bin, denke ich, dass der andere wie ein Teufel aussieht. Sie könnten dich töten. Wenn du sie so wütend machst, könnten sie dich töten.

725

VIPERIDAE VIPERN

D: Was fühlen diese Menschen Ihnen gegenüber?
P: Sie meinen, dass ich wie der Teufel aussehe.
D: „Teufel"?
P: (HG) nehmen ein Gewehr und töten dich. Wenn du sie böse machst, werden sie dich töten. Sie denken, ich bin der Teufel. Gemein und hässlich. Ein hässlicher Teufel mit Hörnern, wie eine Hexe. Wenn sie Widerworte geben, habe ich mich nicht unter Kontrolle, ich will kämpfen (HG). Wenn er schlägt, schlage ich zurück (HG). Ich habe das nicht unter Kontrolle. Ich will ihn WÜRGEN und dann töten.
Ich blähe mich auf wie ein Ballon, werde größer und größer, und es ist so ENG! Der Kopf ist aufgeblasen wie ein Ballon. Gespannt (HG), mehr Schmerz, größer, größer, größer, noch mehr aufblasen (HG), bis es knallt!
(Aus der Arzneimittelprüfung von Kent: Gefühl, als ob der ganze Körper vergrößert ist, bis er platzt.)
D: Es „knallt"?
P: Ich werde verrückt. Ich muss in einen anderen Raum gehen und atmen. Ich fühle mich verletzt. Als ob jemand mich würgt. Mich am Hals würgt. Ich kann nicht atmen (HG). Als ob sie mich am Hals packen (HG). Ich kann mich nicht bewegen, kann nicht atmen, kann nichts tun.
Ich denke, jemand wird mich töten, ich muss also vorsichtig sein. Ich habe Angst davor, dass mein Sohn mich töten wird. Du weißt nicht, was du sagen sollst, du verletzt sie und sie verletzen dich. Er wird mich verletzen. Mich würgen und töten. Den Kopf umschlingen (HG), dich würgen und töten. Ich möchte nicht, dass er mich tötet.
D: Das „Würgen"? Sie sagen, es „würgt" Sie manchmal?
P: Würgen. Ich habe Angst davor, dass er mich erwürgt. Ich habe Angst davor, dass er mich tötet. Er hat mir schon oft gesagt, dass er mich töten könnte
D: Träume?
P: Ich habe geträumt, dass ich ein Auto fuhr, und das fuhr nicht geradeaus, mehr in einer Kurve (HG, winden). Ich sehe etwas genau hinter mir. Es macht mir große Angst. Ich sitze auf dem Felsen und jemand schubst mich herunter. Er schubst mich herunter (HG).
(Die HG zeigt, wie sich die Schlange bewegt.
Aus der Arzneimittelprüfung: Wahnideen, Menschen hinter ihm, jemand.
Interessant, wie sie auf „dem Felsen sitzt".)
D: Was wird er tun?
P: Mich verletzen oder vergewaltigen. Einmal hatte ich einen Traum, da kamen Leute in mein Bett. Sie liegen auf mir drauf und versuchen, mich zu erwürgen (HG). Ich würge und kann nicht atmen. Ich habe solche Angst … ich schließe meine Augen und sehe es wieder vor mir. Sie wollen mich umbringen.
(Von einer Gruppe angegriffen zu werden, ist bei den Crotalinae wichtig. Die Agkistrodon-Schlangen bleiben wie auch die Klapperschlange in Gruppen zusammen; daher sprechen sie auch von dem Gefühl, in einer Gruppe zu sein wie die Mafia oder die Terroristen.)
Angsterfüllte Träume, dass das Haus brennt und nichts übrig bleibt. Leer. Zerstört und nichts bleibt über.
(Die Arzneimittelprüfung enthält Träume von Feuer.)
Ich verschlucke mich am Essen und auch am Wasser. Ich kann in keinen Apfel beißen. Es fällt mir schwer, reinzubeißen. Nur Bananen kann ich beißen. Ich kann nicht kauen, die meiste Zeit beiße ich nur ab und schlucke es dann runter. Mein Mund ist so eng!

VIPERIDAE VIPERN

Hals, schlucken, erschwert; nur Flüssigkeiten, schluckt; doch würgt bei fester Nahrung (11): bapt., bar-c., calad., calc., cench., cham., crot-c., crot-h., nat-m., plb., sil.

Es fällt mir schwer, den Mund zu öffnen. Er öffnet sich so (sie öffnet den Mund und demonstriert die Schwierigkeit). Ich kriege kein Wort raus.

Wenn ich niedergedrückt bin, kümmert es mich nicht, ob ich lebe oder sterbe. Ich mache gar nichts und lasse es einfach ziehen. Einfach sterben. Ich kümmere mich nicht um Sauberkeit und ich dusche auch nicht. Ich werde sterben.

D: Haben Sie irgendwelche Ängste?
P: Ich habe große Angst vor Schlangen. Ich habe Angst und wenn ich sie sehe, renne ich weg, ich kann da nicht bleiben.
D: „Schlangen"?
P: Große Schlangen. Die lange Zunge (HG). Mein Bruder hat einmal eine nach mir geworfen. Danach hatte ich sehr viel Angst. Er hat mich zu Tode erschreckt. Sie beißen dich und töten dich … und das Gift kommt raus. Ich schrie ganz laut. Sie öffnet das Maul und die Zunge ist so lang. Oh, dann fürchte ich mich zu Tode. Ich sehe sie, wie sie ihr Maul öffnet. Das, was sie fressen, schlucken sie auf einmal runter.
(Sie demonstriert ihre Kauschwierigkeiten.)
Ich kann nicht kauen. Kann nur schlucken. Es fällt mir schwer, abzubeißen und zu kauen. Es fällt meinem Mund schwer. Eng (HG). Sehr schwer. Zunge wie verdreht und die Muskeln hier (um die Lippen) werden härter. Sehr viel schwieriger, die Wörter herauszubringen. Sehr eng (HG). Ich mag keine enge Kleidung. Ich kaufe weite Kleidung. Wenn es kalt ist, legen manche Leute einen Schal um den Kopf, ich mache das nicht, es fühlt sich unangenehm an, als ob jemand etwas um den Hals legt, mich würgt und versucht, mich umzubringen (HG).

SIE SPRICHT VON IHREM EHEMANN

Als ich verheiratet war, habe ich mich oft gefragt, ob er jemand anderen liebt. Ich hatte Angst, dass er sich in eine Freundin verlieben würde. Ich wollte nicht, dass er mit jemand anderem außer mir sprach. Schließlich hat er tatsächlich eine andere geheiratet … Mein Mann hat das Haus behalten. Jetzt lebt er dort. Er hat nicht für die Kinder bezahlt.

Mit meinem zweiten Ehemann habe ich mich jeden Tag gestritten. Wir haben gestritten (HG) und er hat mich manchmal geschlagen. Ich habe ihn wütend gemacht und er hat mich geschlagen. Ich habe Widerworte gegeben. Und ihm Sachen hinterhergeschmissen. Ich ließ mich von ihm scheiden. Er hat gesagt, er will unsere Tochter. Meine Freundin hat gegen mich ausgesagt. Sie hat gelogen und gesagt, ich wäre keine gute Mutter, ich würde meiner Tochter nichts zu essen geben. Sie hat mit meinem Ex-Mann gesprochen. Sie wollte meinen Mann. Ich konnte ihr nicht mehr trauen (HG). Sie war meine Feindin, sie war gegen mich. Sie war eifersüchtig auf mich. Sie war böse. Sie hat sich gegen mich gewandt.

Der dritte Ehemann war ein Spieler und Trinker. Er hatte ein Gewehr und ich dachte, er würde mich töten. Ich habe mich zu Tode geängstigt. Er hat gesagt: „Gib mir Geld oder ich töte dich!" Ich vertraue Männern nicht mehr.

(Das vorherrschende Gefühl bei den Crotalinae ist ein anhaltendes Gefühl von Gefahr oder Bedrohung durch andere oder umgekehrt. Wir können dieses Muster im Leben dieser Patientin deutlich erkennen, unabhängig davon, von wem sie gerade spricht.)

Erste Verschreibung: *Lachesis muta C200*

VIPERIDAE VIPERN

RUBRIKEN

- Gemüt; Wahnideen, Illusionen, wird verachtet (11)
- Gemüt; Leiden durch; Tod; eines Kindes (12)
  (Ihre kleine Tochter rannte auf die Straße und wurde vor den Augen ihrer Mutter von einem Laster überfahren.)
- Gemüt; Misstrauen; Argwohn (122)
- Kehle; erstickend, würgend; Essens; während des (24)
- Sprache & Stimme; Sprache, schwer, bestimmte Wörter (1)
- Sprache & Stimme; Sprache; belegt (24)

ERSTES FOLLOW-UP AM 02. JUNI 2004

P: Nach dem Mittel fühlte ich mich krank. Fieber, schwindelig. Das dauerte vier Tage. Dann ging es mir ein wenig besser. Meine Freundin sagt, ich bin schon immer wie eine Schlange gelaufen. Ich bewege mich so (HG) (bewegt die Hand wie eine sich schlängelnde Schlange), irgendwie bogenförmig.
(Die gleiche HG wie das Auto in ihrem Traum.)

D: „Wie eine Schlange"?

P: Ich kann nicht stillsitzen. Ich bin in Bewegung. Wenn ich mich eine halbe Stunde hinsetze, fühle ich mich komisch. Ich muss meine Beine und meinen Körper bewegen. Die Beine werden taub. Ich kann die Schmerzen nicht kontrollieren. Es ist schwer, das Bein zu bewegen. Ich muss es fünf oder zehn Minuten lang langsam bewegen. Wenn ich spreche, habe ich das Gefühl zu ersticken. Wenn ich 15 Minuten geredet habe, fühle ich mich so.

D: „Würgen"?

P: Wenn ich esse und etwas in der Kehle steckt. Ich kann dann nicht reden. Ich ersticke.
Hals; ersticken; würgen; schlucken; Schlucken fester Sachen: (4): carb-v., kali-bi., lach., puls.

D: „Ersticken"?

P: Ich huste, huste, huste, als ob ein Kern in meiner Kehle steckt. Beim Husten ist es besser. Es ist, als ob jemand meinen Hals festhält (HG).
Traum: Menschen gehen hinter mir her. Ich habe Angst. Vielleicht habe ich etwas falsch gemacht, sie wollen mich umbringen. Sie haben ein Messer oder ein Gewehr. Sie werden mir etwas tun oder mich vergewaltigen. (HG).
(Wieder hören wir, dass sie von einer Gruppe verfolgt und angegriffen wird, dies ist wichtig in Crotalinae-Fällen.)
Als ich jung war, habe ich gesehen, wie Leute einander umgebracht haben. Ich sah, wie sie kämpften. Sie hatten keine Arme und Beine und bluteten. Ich habe das jeden Tag gesehen (Vietnamkrieg). Ich bin dann weggerannt, habe mich in einem Loch versteckt und auch dort geschlafen. Jede Nacht haben sie Raketen abgeschossen. Viele Menschen wurden getötet. Wir sind Menschen. Kein Krieg!!
Ich habe ein Bild. Ich sehe, dass Männer etwas von mir wollen, er will Sex mit mir haben, das ist alles. Ich traue Männern nicht. Mein erster Mann hat mich vergewaltigt. Ich musste ihn heiraten. Jeder hat versucht, mich zu vergewaltigen.

VIPERIDAE VIPERN

FALLANALYSE

Insgesamt ging es ihr nicht viel besser. Es handelt sich hier sicher um einen Schlangen-Fall, damals basierte die Verschreibung auf dem Königreich der Tiere (Schlangen) und ich verwendete das Symptom Vergewaltigung.

RUBRIKEN

- Gemüt; Tod; Todesahnung; eines plötzlichen Todes
- Gemüt; Wahnideen; Illusionen; Menschen, jemand ist, hinter ihm
- Gemüt; Wahnideen; Illusionen; Menschen, neben ihm, sind
- Gemüt; Wahnideen; Illusionen; Stimmen, hört
- Gemüt; Träume; über Tiere; Schlangen
- Gemüt; Träume; Vergewaltigung; verfolgt, um vergewaltigt zu werden
- Gemüt; Träume; Vergewaltigung; Drohung von
- Gemüt; Angst; allgemein; schlafen, zu gehen
- Gemüt; Eifersucht, allgemein
- Gemüt; Streitsüchtig; schimpfen
- Gemüht; Misstrauen, Argwohn, gegenüber allen
- Hals; schlucken; schwer; nur Flüssigkeiten schlucken, kann; doch würgt bei fester Nahrung
- Sprache & Stimme; Sprache; schwierig
- <Äußerer Hals; Kleidung

Arzneimittel: *Cenchris contortrix* C200

FOLLOW-UP AM 11. DEZEMBER 2004, SECHS MONATE SPÄTER

P: Meine Kopfschmerzen sind weniger geworden. Die Rückenschmerzen sind besser. Meinem linken Bein ging es nicht gut, das ist nun ein wenig besser. Letztes Mal, als ich hier war, hatte ich ein Jucken. Das Jucken ist weggegangen.
Meinem ganzen Körper geht es noch nicht so gut, aber die Probleme beim Harnlassen sind besser geworden.
D: Für wie lange hatten Sie diese Harnwegsinfektion?
P: Zwei Jahre lang.
D: Nach der Einnahme des Mittels wurde es besser?
P: Ja. Ich schlafe auch besser. Vorher habe ich vielleicht drei Stunden geschlafen, jetzt schlafe ich viereinhalb bis sechs Stunden. Ich denke, es wird besser.
Normalerweise mache ich mir viele Sorgen, aber jetzt sage ich mir, was nützt es, sich zu sorgen? Ich höre auf mich. Letzte Woche hatte ich ein Problem mit meinem Sohn. Jetzt denke ich, du musst dich um dich selbst kümmern. Du musst ihn gehen lassen. Du musst dich um dich selbst kümmern. Lass ihn los und seine eigenen Erfahrungen machen. Das fühlt sich besser an. Ich habe mir gesagt, ich brauche Geld für mich selbst, ich muss es nicht immer an meine Familie in Vietnam schicken. Ich muss mich um mich selbst kümmern. Ich muss mich nicht schuldig fühlen. Ich habe meine Wut unter Kontrolle. Wenn jetzt jemand etwas Böses zu mir sagt, sage ich mir „vergiss es", ich bin jetzt weniger zornig.

VIPERIDAE VIPERN

Wenn mein Sohn etwas Böses zu mir sagt, gehe ich weg. Ich antworte ihm gar nicht.
(Jetzt sehen wir, dass sie ihre Wut unter Kontrolle hat.)

D: Was war nun der Unterschied in den letzten paar Monaten?

P: Ich denke nicht mehr, dass alles vorbei ist, wie in einem Karussell (HG).
Ich sage mir jetzt, es ist dein Karma, du hast dafür gesorgt, dass es passiert. Schiebe niemandem die Schuld dafür zu. Ich kann es annehmen. Ich bin verantwortlich. Nun sage ich, ich habe Hoffnung. Das ist gut!

D: Erinnern Sie sich daran, dass Sie dachten, er würde Sie würgen und töten?

P: Jetzt denke ich, ich kann mich selbst schützen. Ich sage mir, ich habe die Kraft.

D: Haben Sie die Wut jetzt besser unter Kontrolle? Sie wollten töten, Ihren Sohn schlagen.

P: Um ganz ehrlich zu sein, geht es mir deutlich besser. Ich sage mir, ich bin nicht die Person, für die die Leute mich halten. Ich dachte früher, ich bin hässlich und dumm. Ich muss schon etwas wissen. Deswegen kann ich auf mich selbst aufpassen.

D: Wie fühlt sich das an, so zu denken?

P: Ich bin stolz auf mich. Ich war ganz unten, aber jetzt geht es aufwärts, nach oben – (HG). Ich habe Hoffnung.
(Die Schlangen haben das Gefühl, minderwertige Wesen zu sein.)
Das Asthma ist mindestens 50 % besser. Ich benutze das Spray nicht mehr. Das Kauen geht auch besser.
Es geht mir gut! Früher wollte ich sterben, ich wollte gehen, niemand hat sich um mich gekümmert.
(Wir sehen, dass sich die Verzweiflung des syphilitischen Miasmas drastisch reduziert hat!)

FALL (4) VON *CENCHRIS CONTORTRIX* VON SUDHIR BALDOTA

(Fall aus den Reference Works)

GESCHICHTE

Fall eines 29-jährigen Mannes

Beschwerden: wiederkehrende Erkältungen und Schnupfen sowie Atemnot jeden Sommer

„Ich wurde wegen einer Tonsillitis operiert. Die Sinusitis ist schlimmer, wenn ich etwas Kaltes zu mir nehme, nach einem kalten Bad oder bei Wetterwechsel. Ich bekomme Nasenbluten, und das hält dann eine ganze Weile an. Manchmal kriege ich mit der Sinusitis auch Fieber, da habe ich schon allopathische Medikamente ohne Erfolg genommen."

Er ergänzt: „Ich habe ein Geschäft und ich denke, ich muss vorwärtskommen, mein Bestes geben und eine bessere Leistung als die anderen bringen. Geld ist mir egal, ich sorge mich auch nicht um den nächsten Tag, ich gebe mein Geld großzügig aus."

(Er trug eine Lederhose und ein Hemd, an dem die Knöpfe offen waren. In Indien ist es ungewöhnlich, dass jemand eine Lederhose trägt, besonders während einer Sprechstunde. Er hatte unruhige Füße. Ab und zu runzelte er die Stirn, besonders wenn er von seinem Freund unterbrochen wurde, der ihn begleitete.)

„Mein Bruder hat eine Videothek und ich leihe mir viele Filme aus. Ich bin fasziniert davon und völlig verrückt danach, Horrorfilme zu sehen. Ich habe Filme gesehen wie „Visiting Hours", „Exorzist", „Omen", „Nightmare on Elm Street", „Hotel" und „Vampires"."

Ich fragte ihn: „Was mögen Sie bei diesen Filmen?"

VIPERIDAE VIPERN

„Ich liebe die Plötzlichkeit in diesen Filmen. Plötzlich kommt die Hand aus dem Grab oder jemand erstickt plötzlich jemanden oder jemand zerkratzt jemand anderem das Gesicht, wenn sich die Tür öffnet. Mir gefallen auch die sexuellen und romantischen Szenen. Immer, wenn ich Zeit habe, sehe ich mir solche Filme an, sie sind meine Leidenschaft."

Er war sehr kritisch jedem Arzt gegenüber, bei dem er bisher gewesen war, und ich dachte, ich sei nun der nächste auf der Liste!

Er erzählte, er sei geistesabwesend und vergesslich, wenn er Auto fährt, er weiß plötzlich nicht mehr, wie er da hingekommen ist, wo er ist, oder von wo er herkommt. Plötzlich bemerkt er dann, dass er über etwas anderes nachdenkt. Deshalb hatte er bereits mehrere Unfälle.

Er treibt überhaupt nicht gern Sport und geht auch nicht gern mit der Familie aus, er ist nicht sehr gesellig, außer wenn er mit Frauen ausgeht. „Ich schaue mir gerne Pornos an und fantasiere dann darüber."

Er liebt es, zu reisen und die Welt zu sehen, er fährt in die Berge, an die Küste und auch in Naturparks. Er ist vom Grün und den Tieren fasziniert.

Er sagt: **„Ich habe Angst vor Wasser. Ich habe schreckliche Träume, dass mich jemand jagt. Auch träume ich, dass ich in einem Pool schwimme und ganz glücklich bin, aber plötzlich sehe ich eine braune Schlange, die näher kommt, meine Füße ergreift und mich unter Wasser zieht. Ich habe fürchterliche Angst und denke, ich schaffe es nicht mehr an die Oberfläche.** Ich träume auch, dass ich Schritte höre, die mir folgen, und bilde mir ein, dass es ein nacktes Mädchen ist, mit dem ich schlafen möchte."

Er träumt auch davon, durch grüne Büsche zu laufen, als ihn plötzlich eine Schlange in die Stirn beißt.

Er erzählt noch mehr über sich und sagt, er ist sehr misstrauisch seiner eigenen Familie und seinen Freunden gegenüber. Er schätzt sich selber als guten Geschäftsmann ein und kann die Leute leicht überzeugen, seine Ware zu kaufen. Er ist sehr neidisch und misstrauisch seinem jüngeren Bruder gegenüber, der in seinem Geschäft erfolgreich ist.

Er nimmt an Motorradrennen teil und macht gerne Glücksspiele.

FALLANALYSE

Die besondere Auffälligkeit bei ihm waren seine Leidenschaft für Horrorfilme und die Plötzlichkeit, die ihm an diesen Horrorfilmen gefällt. In seinen Träumen sah er sich in Situationen ständiger Gefahr, mit dem Gefühl, dass plötzlich etwas passieren würde.

Rubriken (aus dem *Synthesis* Repertorium), die die Mittelwahl unterstützen und halfen, den Fall zu lösen:
- Angst vor dem Tod
- Träume von nackten Menschen
- Träume von Schlangen
- Vergesslich, vergisst, wohin sie gehen wollte
- Geistesabwesend
- Neid
- Misstrauisch, argwöhnisch
- Häusliche Pflichten, Abneigung gegen
- Desinteresse, gegenüber Pflichten
- Reisen, Wunsch zu
- Kleidung, verträgt keine

VIPERIDAE VIPERN

Das gewählte Arzneimittel war *Cenchris contortrix* 1M. Am zweiten Tag nach der Einnahme des Mittels rief er an und berichtete von ernsthaften Atemproblemen.

„Ich kann nicht atmen und ich habe das Gefühl, als ob ich im Halsbereich gewürgt werde." Am Tag darauf hatte er am Morgen Durchfall, der sich bis zum Nachmittag hielt. Sein Allgemeinzustand war allerdings besser. Er war weniger bedrückt und besorgt. Langsam besserte sich die Problem mit seinen Nebenhöhlen.

Im Verlaufe eines Jahres wurde das Mittel zweimal mit guten Ergebnissen wiederholt.

KOMMENTARE DES AUTORS:

MERKMALE DER SCHLANGE

- Konkurrenzdenken
- Träume von Schlangen, die ihn plötzlich in die Stirn beißen
- Misstrauisch
- Neidisch

MERKMALE DER VIPERIDAE

- Plötzlichkeit
- Zustechen

MERKMALE DER CROTALINAE

- Spezifischer Hinweis auf *Cenchris contortrix* - starker Geschlechtstrieb

FALL (5) VON *CENCHRIS CONTORTRIX* VON SUSAN SONZ

Fall einer Patientin einer Studentin aus dem dritten Jahr der New York School of Homeopathy
17. November 2007

HAUPTBESCHWERDE

Wut, Beschwerden des Gastrointestinaltrakts, Menstruationsbeschwerden
Vor zwei Wochen Gallenblasenoperation (nahm *Arnica montana* C200)

BESCHÄFTIGUNG

Sängerin/Pianistin/Stimmtrainerin
Sie ist Mezzosopranistin, eine klassische Gesangsstimme. Sie blickt auf eine lange Karriere als Opernsängerin und Konzertsängerin zurück, doch jetzt hat sie schon einige Zeit nicht mehr auf der Bühne gestanden. Sie ist eine sehr begehrte Stimmtrainerin, Gesangslehrerin und Musikerin.

VIPERIDAE VIPERN

BESCHREIBUNG

Die Patientin ist 50 Jahre alt, mittelgroß und übergewichtig, Zeit ihres Lebens kämpft sie schon mit ihrem Gewicht. Seit 20 Jahren ist sie geschieden. Ihre Hautfarbe ist rötlich und marmorierte Flecken erscheinen auf ihrem Gesicht, wenn sie sich aufregt oder emotional reagiert. Sie trägt eine am Hals offene cremefarbene Seidenbluse mit breiten braunen Streifen auf der Brust, die diagonal verlaufen. Sie ist gut gekleidet und wirkt gepflegt. Alles, was sie trägt, ist braun, golden, cremefarben oder hellbraun. Das Haar hat frische kupferfarbene Strähnen. Sie trägt sehr dunklen kupferbraunen Nagellack auf den Nägeln. Sie hat eine selbstbewusste und charmante Art an sich. Ihre Augen sind sehr lebhaft und fesselnd. Sie macht viele Gesten mit den Händen, mit ausgebreiteten Fingern oder geschlossenen Fäusten, und drückt ihre Hände oft an ihre Brust oder Kehle.

KRANKENGESCHICHTE

Vor kurzem wurde sie nach mehreren akuten Anfällen an der Gallenblase operiert.

Ovarialzysten, Gebärmutterfibrome. Ernste Gebärmutterblutungen mit Klumpen. Unregelmäßige Regelblutung, sie dauerte zu lang an, die Zeit dazwischen war zu kurz. Nahm ein Jahr lang die Antibaby-Pille, beendete die Einnahme vor ungefähr sechs Monaten. Nun hat sie leichtere Perioden, wenn überhaupt. Zwei geplante Abtreibungen.

Sie durchlitt vor ungefähr acht Jahren ein schlimmes Fieber aufgrund eines Kratzers an der Hand, den ihre Katze ihr zugefügt hatte. Sie kam ins Krankenhaus und erhielt intravenös Antibiotika. Sie beschrieb das als „eine schwere Vergiftung". Jetzt hat sie Angst vor Katzen, nicht vor dem Tier an sich, sondern davor, wieder eine Infektion zu bekommen. „Das hat mein ganzes lymphatisches System vergiftet."

Vor einem Monat litt sie unter extremen Schwellungen über und unter beiden Augen. Sie beschrieb dies als große Beutel, aus denen Eiter herausfloss. Sie sagte, ihr Heilpraktiker habe ihr erklärt, das sei ein Zeichen, dass ihre Leber versucht, den Körper zu „entgiften" und dass die Absonderung aus „all den Giften bestehe", die der Körper ausschwemmt.

In ihren Worten:

„Ich habe das Gefühl, mein Körper verarbeitet in den letzten sechs Monaten Sachen nicht richtig. Ich weiß, dass ich zugenommen habe. Die letzten zwei Jahre habe ich Gemüse und Fisch gegessen. Vorher habe ich viel Fleisch und Milchprodukte gegessen und ich fühlte mich aufgebläht und nicht gut, zu voll. Seitdem ich Vegetarierin bin, nehme ich die Proteine in Form von Nüssen und Käse zu mir und bin dicker geworden. In der Therapie kommt ganz viel Wut raus. In meinem Bauch ist ein Loch, das muss heilen."

D: „Ein Loch"?
P: Ganz emotional, als ob sich ein Loch hineingebrannt hätte. In meinem Magen ist ein wundes Gefühl. Mir war nicht klar, wie ich herausfinden konnte, was mein Körper an Nahrung braucht. Das ist schon seit 20 Jahren so. Seitdem ich geschieden bin, fühle ich mich von diesem Teil meines Körpers abgetrennt.
D: „Abgetrennt"?
P: Blockiert, eingeschlossen, Zu viel essen, bedeutete überfressen, meine Gefühle zustopfen und es fühlt sich gut an, sie zuzustopfen. Ich bin verzweifelt, dann muss ich schnell was in meinen Körper stopfen. Dann steigt Angst auf. Mein Gesicht wurde ganz heiß und rot, wenn ich nicht aß. Ich wurde echt zickig.
D: „Zickig"?

VIPERIDAE VIPERN

P: Plötzlich wurde ich wütend, auf Leute, die ich noch nicht einmal kannte. Ich habe sie angefahren. Das würde ich bei Freunden nicht tun. Wenn ich meinen Zorn rausließ, fühlte ich mich gut, aber dann tat es mir leid. Zurzeit habe ich weniger Angst, dass mich Leute verlassen, wenn ich meinen Ärger ausdrücke. Ich hatte so einen Zorn. Ich hatte das Gefühl, ich könnte jemanden töten. Ich weiß nicht, warum ich lache, wenn ich das sage.
D: Wie fühlt sich der Zorn an?
P: Meine Atmung beschleunigt sich, ich bin voller Energie. In letzter Zeit lasse ich meinen Zorn raus. Dieses Mal fühlte sich das sehr gut an.
D: Wie fühlt es sich an?
P: Ich habe das Gefühl, als ob meine Hände in die Luft schlagen, meine Stimme wird wirklich schrill und scharf (HG: Finger zeigen und stechen in die Luft). Hinterher fühle ich mich gereinigt (atmet aus). Es fühlt sich an (sucht nach Worten) wie Zorn, mörderisch, ein Wunsch zu töten, zuzustechen.
D: Wie würden Sie es tun?
P: Ich würde es so tun (HG: macht stechende Bewegungen), wie der Psychokiller mit dem Messer. Besonders Männer. Ich habe den ernsthaften Wunsch, auf sie einzudreschen, sie zu schlagen und zu treten. (HG: SIE DEMONSTRIERT DIES DURCH GEWALTSAMES SCHLAGEN, MIT IHREN FÄUSTEN HOLT SIE AUS UND MIT DEN FÜSSEN TRITT SIE). Ich denke: „Geh mir aus den Augen!" Hinterher fühle ich mich gereinigt, befreit, ich kann einen tiefen Atemzug nehmen und seufzen. Ich fühle mich im Inneren vergiftet, wenn dieser Zorn da ist.

(In der Arzneimittelprüfung hatten viele Prüferinnen das Gefühl, keine Kontrolle mehr zu haben, und wenn sie wütend wurden, schlugen sie zurück und fühlten sich sehr gut dabei. Hier sehen wir, dass sie sich GEREINIGT UND BEFREIT fühlt, nachdem sie ihren Zorn ausagiert hat.)

D: Was bedeutet „giftig"?
P: Ich vergifte meinen eigenen Körper. VERGIFTEN! Ich fühle mich vergiftet und giftig, wenn ich meine Gefühle nicht rauslasse.
D: Wie fühlt sich das an?
P: Als ob etwas durch meinen Körper fließt, was mich dann tötet. **Ich habe ein Bild davon, dass ich etwas schlucke, und wenn ich das nicht rausbekomme, dann bringt mich das um. Ich bekomme ein Würgegefühl, eine extremes Zusammenschnürungsgefühl im Halsbereich. In meinem Körper wird es kalt.**
D: „Zusammenschnürungsgefühl"?
P: Ich halte meinen Hals fest, um zu verhindern, dass ich Dinge sage. Ich tue mir das selbst an. Ich kann nichts um meinen Hals tragen, das stört mich. Ich schwitze am Hals. Meine Ringe fühlen sich manchmal zu eng an. Innen fühle ich mich geschwollen, aufgebläht.
Mein ganzes Legen lang war ich nachmittags um 16.30 Uhr hungrig, egal, was ich vorher gegessen habe. Meine Energie fällt ab. Ich LIEBE den Sommer, Hitze und Wärme.
Vor ein paar Jahren hat man einige Fibrome und Zysten an meinen Eierstöcken gefunden. Ich habe stark geblutet, es hat geklumpt und ich musste dreimal am Tag die Kleidung wechseln. Während der Menstruation habe ich ebenfalls stark und lange geblutet und es verging nur wenig Zeit zwischen den Menses. Mit der Pille haben sie mich dann eingestellt. Mir gefällt das nicht, deswegen habe ich sie vor sechs Monaten abgesetzt. Jetzt sind meine Perioden eher schwach, wenn ich überhaupt welche habe. Ich komme in die Menopause.
Ich denke, dass wegen des sexuellen Missbrauchs mit mir etwas nicht stimmt, und das Bluten ist das Ergebnis davon. Vom dritten bis zum achten Schuljahr wurde ich von einem Familienmitglied missbraucht und niemand wusste das, und ich habe das völlig unterdrückt. Ich

VIPERIDAE VIPERN

sah merkwürdige Bilder, verwarf diese dann und schob sie beiseite, aber durch mein Singen und meine Scheidung kam alles wieder an die Oberfläche. Ich fühlte mich betrogen und nicht sicher in der Welt. Mein Vater hat mich missbraucht. Er war Gründer und Anführer der Kirche, so konnte ich zu niemandem hingehen, sie hätten mir die Schuld gegeben. Ich fühlte mich sehr isoliert, aber ein Teil von mir war froh, diese Aufmerksamkeit zu bekommen. Dann fühlte ich mich zurückgewiesen, weil der Missbrauch aufhörte, als mein Körper zu dem einer Frau wurde. Ich spürte Erleichterung, aber auch Zurückweisung. Zu meiner Mutter konnte ich nicht gehen. Sie hatte wohl eine Ahnung von dem Missbrauch, aber sie tat nichts. Ich fühlte mich wieder betrogen. Ich fühle mich wie BESCHÄDIGTE WARE.

Ich habe zum Trost Klavier gespielt und gesungen. Ich war sehr leistungsorientiert, eine erstklassige Studentin, Cheerleader, jedermanns Freundin, überfleißig. Ich habe mich in die Bücher verkrochen.

Ich konnte dann schlechter sehen, und in der dritten Klasse fing ich an, eine Brille zu tragen. In der achten Klasse bekam ich Kontaktlinsen, um zu verhindern, dass die Hornhaut sich verändert. Meine Mutter starb 2002. Sie litt an Alzheimer. Mein Vater lebt immer noch. Vor zirka zehn Jahren habe ich die ganze Familie mit dem Missbrauch konfrontiert. Mein Vater gab es nicht zu, er sagte, es wäre passiert, aber es war jemand anderes. Ich habe mehrere Jahre nicht mit ihm gesprochen. Ich hatte das Gefühl, die Tatsache, dass ich meiner Familie davon erzählt habe, hat zum Teil dazu geführt, dass Mutter Alzheimer bekam. Meine Beziehung zu meinem Vater ist nun, naja, im besten Falle herzlich. Ich erzähle ihm nichts Persönliches.

D: Wie war Ihre Beziehung zu Ihrer Mutter?
P: Es war eine Hassliebe. Sie war sehr anhänglich. Sie gab mir ein Gefühl von Wärme. Es war die einzige Wärme, die ich von meiner näheren Familie erhielt. Aber ich fühlte mich wie ein Anhängsel. Ich war nicht getrennt von ihr. Ich konnte ihr nicht das von Vater erzählen, denn es hätte ihr das Herz gebrochen und ich hatte Angst, dass sie nichts dagegen unternehmen würde. Auch mein Vater hat mir das so gesagt.

Meistens hat er mich begrapscht. Er hat sich selbst befriedigt, es gab keine Penetration. Ich hatte keine Möglichkeit, ihm etwas zu nachzuweisen. Er war der Anführer der Kirche.

D: Erzählen Sie mir etwas über ihre Schwester?
P: Meine Stiefschwester ist zwei Jahre älter und wurde adoptiert. Als Kinder haben wir einander gehasst. Sie hat oft gesagt, dass sie mich töten würde. Doch dann kamen wir uns während der Krankheit meiner Mutter näher und jetzt unterstützen wir zwei uns sehr.

D: Wie ist das mit ihrem Ehemann?
P: Ich wurde mit 21 verheiratet. Ich wurde verheiratet, um „mich vor mir selbst zu retten". Mit 30 ließ ich mich scheiden, als ich entdeckte, dass mein Ehemann eine Affäre mit einer 16-Jährigen hatte. Meine Scheidung war „extrem". Damals hatte ich das Gefühl, dass nicht nur meine Ehe, sondern mein ganzes Glaubenssystem zusammenbrach. Ich fühlte mich schrecklich „betrogen" von meinem Ehemann. Nach meiner Scheidung habe ich of die Partner gewechselt. Seit 16 Jahren habe ich den gleichen Freund, doch es gibt keine echte Bindung. Wir mögen uns sehr, aber wir trennen uns auch oft.

D: Worüber machen Sie sich am meisten Sorgen in Ihrem Leben?
P: Ich fühle mich ständig gehetzt. Ich fühle mich etwas überwältigt.

Ich muss 20 Leute anrufen, habe aber nur Zeit für einen Anruf. Ich kann das niemals aufholen. Ich fühle mich, als würde ich wie ein Deckel vom Angesicht der Erde fliegen, die Erdanziehungskraft verliert ihre Wirkung. Ich verliere das, was mich auf der Erde festhält. Ich verliere die Kontrolle, ich werde nicht perfekt sein, ich werde die Liebe verlieren. Ein ganzer Kreislauf von Nicht-gut-genug-Sein. Ich muss perfekt sein, um geliebt zu werden. Es ist wichtig, ein Bild darzustellen, wo alles zusammenpasst. Ich fühle mich wie ein fliegender Deckel, der ins All abhebt.

Ich schenke Leuten mehr Zeit, als ich eigentlich sollte. Ich zeige keine Grenzen auf. „Das passt schon", ist mein Modus Operandi. Ich nehme immer an, ich bin diejenige, die etwas falsch gemacht hat.

Ich wusste, dass meine Ehe nicht gut war. Er hat mir nie körperlich etwas getan. Zwischen 14 und 21 Jahren war ich nymphoman. Ich war kein anständiges, christliches Mädchen. Ich schlief ohne Kondom mit einer ganzen Reihe von Männern. Zweimal wurde ich schwanger und ließ heimlich abtreiben. Nur meine Schwester wusste das. Mit meinem Ehemann hatte ich einen Plan, wir wollten reisen, und dann wollten wir mit 30 Jahren Kinder bekommen. Stattdessen unterzeichneten wir mit 30 die Scheidungspapiere. Mit meinem Freund hätte ich Kinder haben wollen, aber ich wurde nicht schwanger. Der Gynäkologe sagte, es sei nicht möglich. Es zerreißt mir das Herz und ist für mich enttäuschend, keine Kinder zu haben. Ich wollte die 2,2 Kinder und den Gartenzaun. Jetzt denke ich über Adoption nach. Ich hatte wieder viele Männer und noch mehr Sex nach der Scheidung. Ich liebe Sex!

D: Ängste?

P: Vor drei Jahren nahm ich stark ab und hatte Sorge, dass ich auf der Straße überfallen werde. Mir war immer kalt und ich wollte noch mehr Kleidung tragen, um mich zu schützen. Alle Männer sahen mich an. Erst fühlte es sich gut an, aber dann hatte ich den Eindruck, die Aufmerksamkeit war eher feindselig und ich würde vergewaltigt werden. Ich bekam große Angst davor, vergewaltigt zu werden, „ein sexueller Angriff – ein brutaler Angriff". Wegen dieser Angst, vergewaltigt zu werden, fiel es mir schwer, mein Haus zu verlassen und meine tägliche Arbeit zu machen. Einmal, als ich mich wirklich richtig gut fühlte, weil ich so viel abgenommen hatte, ging ich in eine Bar und lernte einen Mann kennen. Ich kann es nicht beweisen, aber ich glaube, er hat mir etwas in meinen Drink gekippt, mich mit heimgenommen und vergewaltigt. Am nächsten Morgen wachte ich auf, fühlte mich schrecklich und hatte eine nur bruchstückhafte Erinnerung daran, dass etwas Schlimmes passiert war. Danach fing ich an, wieder zuzunehmen.

Als Kind hatte ich Angst vor der Dunkelheit, vor Geistern. Meine Schwester nannte mich Angsthase. Das war in der Zeit, in der mich mein Vater sexuell belästigte. Ich hatte Angst vor Spinnen, Mäusen und Schlangen. Als ich acht Jahre alt war, ist etwas passiert: Ich ging mit meinem Vater spazieren, als ich fast auf eine Klapperschlange trat, die im Gras versteckt war. Mein Vater ergriff mich gerade noch rechtzeitig und „schmiss mich auf die andere Straßenseite". Dann sah ich, wie mein Vater die Schlange zu Tode schlug. Es passierte alles so schnell, dass ich erst im Nachhinein begriff, warum mein Vater tat, was er tat. In dem Moment war ich sehr verängstigt und verstört wegen des gewalttätigen Verhaltens meines Vaters. Hinterher hatte ich höllische Angst vor Schlangen. Über die Jahre wurde das weniger, und jetzt empfinde ich bloß ein gewisses Unbehagen.

D: Sehen Sie Geister?

P: Ich spüre, dass ich gewisse übersinnliche Fähigkeiten habe. Dann gab es noch die unangenehmen und furchteinflößenden Geister. Der Vater meiner Mutter kam als Geist zu mir. Jede Nacht, wenn ich schlafe, spüre ich ihn. Als ich aus der Narkose erwachte, spürte ich eine Präsenz und fragte ihn, wer er sei, und er sagte, er wäre da, um auf mich aufzupassen. Die meisten dieser Präsenzen sind männlich, ausgenommen die Präsenz meiner Mutter.

VIPERIDAE VIPERN

(Übersinnliche Fähigkeiten zu haben, ist ein weiteres Merkmal der Crotalinae. Hellsichtigkeit oder mediale Fähigkeiten, in der Lage, mit Toten zu kommunizieren, dies könnte eine allgemeine Eigenschaft der Crotalinae sein.)

Ich bin oft ganz träge, ich hätte gerne mehr Energie, aber habe ich nicht genug Antrieb, um Sport zu treiben.

D: Schlaf/Träume?

P: Meine Träume sind sehr lebhaft. Ich habe immer das Gefühl, sie sind aufschlussreich und ich kann etwas lernen, als ob ein höheres Selbst mich leitet. Ein wiederkehrender Traum ist der mit dem Fahrstuhl. Ich träume, ich bin in einem Fahrstuhl, die Türen sind geschlossen und es geht nirgends hin. Dann ein anderer Traum, in dem der Fahrstuhl sich bewegt, aber ich möchte nicht, dass er sich dahin bewegt, wo er hinfährt. Der nächste Traum geht so: Ich komme im richtigen Stock an, aber nicht auf der gleichen Ebene wie der Boden, und da ist ein riesiger Abgrund dazwischen. Oder ich komme auf der richtigen Etage an, aber ich kann nicht aus dem Fahrstuhl aussteigen, weil die Türen sich nicht öffnen. Im letzten Traum finde ich mich in einem Bürogebäude wieder und denke: „Gott sei Dank, keiner dieser Fahrstuhlträume", und dann bemerke ich, dass das ganze Gebäude ein riesiger Fahrstuhl ist und anfängt, in der Luft nach oben zu steigen. Zunächst spüre ich Panik, aber als wir höher und höher aufsteigen, denke ich: „Hey, das ist echt cool, so im Weltraum zu schweben." Das war das letzte Mal, dass ich diese Traumserie hatte. Ich habe das Gefühl, dass sich mit dem letzten Traum etwas entschieden hat.

FALLANALYSE

Dieses Arzneimittel zeigt alle Merkmale der *Lachesis muta,* dazu kommt noch eine Geschichte von sexuellen Missbrauch und Trauma. Das Aussehen der Patientin, wie sie in der Praxis saß, erinnerte an ein Foto einer Kupferkopfschlange; ihre Farben, die Wahl der Kleidung, kupferfarbene Strähnchen im Haar, ihr kräftige Statur.

IN SEINEM BUCH „SCHLANGEN" BESCHREIBT MICHAEL THOMPSON CENCHRIS CONTORTRIX SO

Eine stämmige Schlange mit breiten, hellbraunen bis grauen Bändern im Wechsel mit dunkelbraunen oder rotbraunen Bändern. Verengungen entlang des Rückens geben den dunklen Bändern die Form einer Sanduhr. An den Seiten des Körpers sind die dunklen Bänder gewöhnlich innen hell und haben manchmal auch einen dunklen Punkt.

MANGIALAVORI

Faszinierende, sexuell attraktive Menschen. Möchten von anderen wertgeschätzt werden (weil sie große Angst haben, isoliert zu sein), haben aber Angst, vergewaltigt zu werden. Furcht vor Vergewaltigung bei sehr attraktiven Menschen, die das provozieren. Sie suchen einen sehr starken Sexualpartner oder sind selbst maskulin. Für Zärtlichkeiten oder Knuddeleien haben sie nicht so viel übrig.

Arzneimittel: *Cenchris contortrix* (Kupferkopfschlange) C30

VIPERIDAE VIPERN

FOLLOW-UP AM 13. JANUAR 2008, ZWEI MONATE SPÄTER

BEOBACHTUNG

Heute sieht sie gedämpfter aus: Schwarzer Pulli, keine Brille, Haare nicht gefärbt, Jeans und keine lackierten Nägel.

Seit dem letzten Besuch hat sie eine Gabe *Cenchris contortrix* C30 in wässriger Auflösung (Split-Dose-Methode, Wasserglasmethode) genommen.

UNMITTELBAR NACH DER ERSTEN GABE

P: Den ganzen Tag lang habe ich alles Mögliche verloren.
Als ich das erste Mal hier war, war der Bereich über meinen Augen geschwollen, das ist jetzt fast vollständig verschwunden. Die Schwellung unter den Augen ist ebenfalls weg. Über Weihnachten hatte ich hohes Fieber. Als ich ein Kind war, kam das oft vor, anschließend hatte ich eine leichte Erkältung. In der Vergangenheit hatte ich oft Streptokokkeninfekte, in letzter Zeit aber nicht. Keine Magenbeschwerden, keine Verdauungsbeschwerden.
Ich habe mich emotional sehr aufgewühlt gefühlt, „mir kommen Tränen, wenn ich am wenigsten damit rechne". Ich bin traurig, weil ich einen Mentor verloren habe, und auch im Zusammensein mit meinen Freunden bin ich zurzeit emotional sehr aufgewühlt. Ich hatte Lust, überall sauber zu machen, das ist sehr ungewöhnlich für mich. Zehn Stunden lang habe ich mein Haus geputzt.
Beim Singen kann ich die höheren Töne freier singe und ich treffe sie leichter, sie sind NICHT ZUSAMMENGESCHNÜRT, es fühlt sich freier an. Ich bin jetzt in der Lage, die Blockade, die da war, zu überwinden. Früher kam ich bis zu einer bestimmten hohen Note und traf dann auf eine Mauer. Wie in einem Auto bin ich jetzt in der Lage, in einen anderen Gang zu schalten. Ich freue mich über dieses Gefühl der Motivation. Davon will ich mehr. Ich habe viele kreative Ideen, aber dann pralle ich gegen eine Mauer und verfolge sie nicht weiter bis zum Ende. „Ein Projekt begeistert mich anfangs und dann verliere ich das Interesse völlig und habe das Gefühl, dass mein Gehirn da irgendwie nicht mitmacht."
D: „Mauer"?
P: (HG: hält die Hände flach und offen vor ihrer Brust, sich selbst zugewandt, stellte eine Grenze dar.) Ich spüre eine Mauer und dann die Enge in meinem Hals.
D: Wie fühlt sich das für Sie an?
P: Wie üblich, vertraut, frustrierend: Es fühlt sich an, als ob etwas in meinem Innern mich ausbremst.
Nach Einnahme des Mittels hatte ich eine SCHWERE, HEFTIGE DEPRESSION mit SELBSTHASS, mit Stimmen in meinem Kopf, die mir sagten, dass ich nicht verdiene, was ich in meinem Leben habe, das klang so: „Du verdienst es nicht, zu atmen oder auch nur einen Atemzug zu machen", und dann konnte ich dieses NIEDERDRÜCKEN im Brustbereich spüren. Als Kinder haben wir Wettbewerbe abgehalten, wer am längsten die Luft anhalten kann. Ich wollte mit Vater und den Geschwistern Schritt halten und bekam Panik. Heutzutage habe ich immer das Gefühl, dass ich meinen Atem genug nutze. Ich werde PANISCH. Ich fühle mich, als würde ich einen Berg hinaufrennen und kann da nicht schnell genug hinkommen, es fühlt sich an, als würde ich ersticken. (HG: hält eine Faust an ihre Brust. Dieses Gefühl hatte sie auch bei ihrer Gallenblase, wie eine Faust.)

VIPERIDAE VIPERN

Mein Zorn richtet sich jetzt eher gegen mich selbst als gegen andere. Ich habe Fremde schon lange nicht mehr angeschnauzt. Ich bin zornig wegen Entscheidungen, die ich in der Vergangenheit getroffen habe. Ich fühle mich ausgeglichener.

LETZTES FOLLOW-UP

Danach wechselten wir zu *Cenchris contortrix* C200. Während akuter Episoden wie Gebärmutterblutungen, Nasennebenhöhlenentzündungen, Aphten und Halsentzündungen reagiert sie immer sehr gut auf das Mittel.

Ihre Gemütsverfassung hat sich über die Jahre mit diesem Arzneimittel deutlich verändert. Wo sie früher mit großer Dramatik reagierte und so tat, als ginge es um Leben und Tod, ist sie nun ruhiger und logischer und sie ist auch vorsichtig in Bezug auf die Mitteleinnahme. Ich denke, das bedeutet eine große Veränderung für sie.

Sie berichtet: „Das Mittel hat mein Leben im letzten Jahr so viel einfacher gemacht." Sie sagt, sie hatte keine Allergien im Frühjahr (die Besserung dauert nun schon zwei aufeinanderfolgende Jahre an) und sie war sehr überrascht und erfreut über das Ergebnis. Die Zyste in ihrer linken Leiste platzt alle drei bis fünf Monate auf und sondert Eiter ab. Zufälligerweise platzte sie gerade letzte Woche auf, einen Tag bevor sie mich wegen ihrer akuten Nasennebenhöhlenentzündung anrief. Als sie mit der Wasserglasmethode (C200) begann, trocknete die Zyste sofort aus und schloss sich. Sie erzählte mir, dass sie jetzt eine Beziehung zu einem neuen Freund und keinerlei Kontakt mehr mit ihrem alten „Hin-und-wieder-Freund" hat, mit dem sie jahrzehntelang eine sehr ungesunde Beziehung pflegte. Sie berichtet, dass ihre Energie und ihr gesamter Gesundheitszustand sehr gut sind. Sie arbeitet viel und ist sehr produktiv. Sie bekommt weiterhin das gleiche Mittel.

MÖGLICHE AUSDRÜCKE DER KUPFERKOPFSCHLANGE BEI PATIENTEN

Cenchris contortrix zeigt alle Merkmale der Viperidae und der Crotalinae. Spezielle Hinweise auf der Ebene der Quelle sind die folgenden Eigenschaften:

KÖRPERTEILE UND FUNKTIONEN

- Spezifische Farben und Muster: kupferfarbene Färbung, dunkle und helle Bänder oder sanduhrähnliche Markierungen.

VERHALTEN

- Leben in Gruppen
- Moschusähnlicher oder abstoßender Geruch der Absonderungen
- „Erstarren" oder absolut bewegungslos sein
- Warnungen (Scheinangriffe)

VIPERIDAE VIPERN

- *Schreckliche Dinge, die sehr lebhaft erscheinen, sie ständig zu verfolgen scheinen und sich nicht abschütteln lassen. Die Patienten drücken das unterschiedlich aus. Sie sagen vielleicht: „Mein Pech verfolgt mich und ich kann es nicht loswerden." Oder sie sagen: „Ein schreckliches Erlebnis aus der Vergangenheit verfolgt mich und ich bin nicht in der Lage, es abzuschütteln."*
- *Promiskuitiv, schamlose Sexualität, Sex mit Tieren, Vergewaltigung und Nacktheit, sexueller Übergriff, vollständige sexuelle Immoralität; dies scheint eine spezielle Eigenschaft bei Cenchris im Vergleich zu anderen Schlangen zu sein.*
- *Angst vor dem Tod, plötzlicher Tod während des Einschlafens, Angst, schlafen zu gehen*
- *Vorahnung des Todes*
- *Misstraut jedermann*
- *Streitsucht mit Eifersucht*
- *Heftiges, sexuelles Verlangen*
- *Sitzt tief in Gedanken versunken da und bemerkt nichts*

ZUSÄTZLICHE BEOBACHTUNGEN AUS DEN FÄLLEN

- Extreme Gefühle gegenüber dem anderen Geschlecht, Hass oder Anziehungskraft, fast tödlich
- Gewalttätige Wutausbrüche

AGKISTRODON PISCIVORUS [WASSERMOKASSINOTTER]

Ordnung: Squamata
Unterordnung: Serpentes/Ophidia (Schlangen)
Familie: Viperidae
Unterfamilie: Crotalinae **Gattung:** Agkistrodon
Art: Agkistrodon piscivorus
Trivialname: Wassermokassinotter

EINFÜHRUNG

Der spezifische Name dieser Schlange ist aus dem Lateinischen abgeleitet „piscis" und „voro" bedeutet „Fisch" und „essen".

HABITAT

Dies ist die EINZIGE VIPER, DIE MIT WASSER IN ZUSAMMENHANG STEHT. Man findet sie in flachen Seen, Sümpfen und langsam fließenden Gewässern, nicht aber in schnell fließenden, kühlen und tiefen Gewässern. Manchmal JAGT SIE IN DER NÄHE VON SEEVÖGELKOLONIEN.

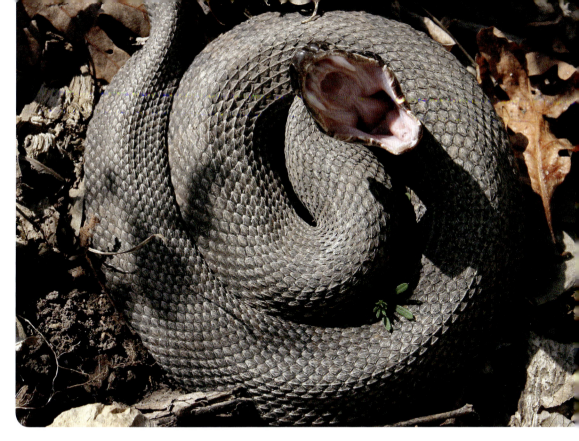

▲ Agkistrodon piscivorus zeigt als Defensivhandlung ihr weißes Maul

ANATOMISCHE EIGENSCHAFTEN

Die Wassermokassinotter hat ein WEISSES MAUL, das mit ihrer ansonsten dunklen Färbung in Kontrast steht. Diese Eigenschaft spielt eine wichtige Rolle bei der Einschüchterung von Feinden.

Die meisten Exemplare sind fast vollständig schwarz, mit der Ausnahme von Markierungen auf dem Kopf und im Gesicht. Die Farbmuster sind braun, grau, hellbraun oder gelboliv oder sie hat eine schwärzliche Grundfarbe. Darüber befindet sich eine Reihe von zehn bis 17 dunkelbrauner bis schwarzer Querbänder.

Die Augen der Wassermokassinotter werden durch ein dunkles Band verdeckt, dieses gibt es bei der Kupferkopfschlange nicht. Die Wassermokassinotter ist auch größer als die Kupferkopfschlange.

ERNÄHRUNGSVERHALTEN

Die Wassermokassinotter ist die EINZIGE VIPER, DIE EINE WICHTIGE FISCHFRESSERIN IST. Es gibt auch Berichte darüber, dass man im Magen der Wassermokassinotter Moschusschildkröten, Schnappschildkröten, Dosenschildkröten, junge amerikanische Alligatoren und sogar eine tote Wasserschlange gefunden hat.

VERHALTEN

Die Wassermokassinottern sind SEMIAQUATISCHE SCHLANGEN und sehr gute SCHWIMMERINNEN.

VIPERIDAE VIPERN

SPEZIFISCHE ANGRIFFS- UND VERTEIDIGUNGSMETHODEN

Wassermokassinottern haben unterschiedliche Temperamente. Normalerweise sind sie nicht aggressiv und **greifen nicht an, es sei denn, sie werden aufgescheucht**. Eine ihrer einzigartigen Verhaltensweisen ist ihre Fähigkeit, ihren „STANDORT ZU VERTEIDIGEN". Oft STÖBERN SIE IHRE BEUTE AUF UND JAGEN SIE DANN. IHRE DROHGEBÄRDE BESTEHT DARIN, IHR MAUL WEIT ZU ÖFFNEN UND DAS WEISSE INNERE ZU ZEIGEN.

Andere Drohgebärden sind das VIBRIEREN DES SCHWANZES und das Zurückwerfen des Kopfes MIT OFFENEM MAUL, UM DAS ERSTAUNLICH WEISSE INNERE ZU ZEIGEN, während Hals und Vorderteil des Körpers in eine **S-Form** zusammengezogen sind. Sie kann sogar ihr MAUL ZUSCHNAPPEN lassen, wenn sie etwas dort berührt, daher auch der Name „FALL-MAUL". Auch flacht sie ihren Körper ab und gibt eine strenge, scharfe Absonderung aus den Analdrüsen ab. Dieser Moschus wird in einem feinen Strahl ausgestoßen, wenn die Schlange ausreichend gereizt oder festgehalten wird. Dieser Geruch wurde mit dem des Ziegenbocks oder auch mit einer Pflanze aus der Gattung der *Pluchea* (eine Pflanze aus der Familie der Korbblütler) verglichen, die ebenfalls durchdringend riechen.

Entgegen der landläufigen Annahme, sie seien dazu nicht in der Lage, können sie auch UNTER WASSER BEISSEN.

Neugeborene Wassermokassinottern haben eine einzigartige Jagdmethode. Sie bewegen ihre helle Schwanzspitze, die wie ein Wurm aussieht, als Köder hin und her und locken so kleine Frösche oder Elritzen (kleine Fische) in erreichbare Nähe.

UNTERSCHIEDE ZU WASSERSCHLANGEN (AUS DER FAMILIE DER ELAPIDAE)

Wasserschlangen flüchten gewöhnlich schnell ins Wasser, während A. piscivorus oft ihren Platz beibehält und droht. Auch bewegen Wasserschlangen ihre Schwanzspitze nicht hin und her, wenn sie erregt sind. A. piscivorus hält ihren Kopf oft im Winkel von 45 Grad, wenn sie schwimmt oder kriecht.

FALL (1) VON *AGKISTRODON PISCIVORUS* VON LINDA JOHNSTON

Fall einer 61-jährigen Frau mit folgenden Beschwerden:
- Divertikulitis
- Menopause und Hormonersatztherapie
- Rückenschmerzen
- Schwindel
- Säurereflux
- Gallenblasenentzündung
- Migräne

Vor fünf Jahren hatte ich eine Divertikulitis mit hohem Fieber und starken Schmerzen, ich musste ins Krankenhaus und bekam Antibiotika. Ich erholte mich von der Divertikulits und nahm von da an Metamucil, um alles am Laufen zu halten. Dieses Jahr im Juni habe ich

VIPERIDAE VIPERN

allergisch darauf reagiert. Ich bekam es nicht unter Kontrolle. Mein Gesicht war angeschwollen und am ganzen Körper hatte ich einen Ausschlag. Das war sehr dramatisch. Ich bekam also Cortison und auch andere Medikamente. Das schien das empfindliche Gleichgewicht durcheinanderzubringen. Dann plötzlich, WUMM, hatte ich einen heftigen Rückfall der Divertikulitis. Ich wurde auf eigenen Wunsch aus dem Krankenhaus entlassen. Jetzt reden der Arzt und der Chirurg auf mich ein, dass ich mich am Kolon operieren lasse. Dieser schreckliche Anfall war vor zwei Monaten.

Das war der letzte in einer ganzen Reihe seit der Menopause. Ich fing mit der Hormonersatztherapie an und wusste nicht, dass das so etwas Schlechtes war. Während der Menopause habe ich vollkommen vergessen, wer ich war. Ich habe meinen gesunden Menschenverstand verloren. Die Tabletten wirkten angeblich Wunder; ich nahm sie und seitdem hatte ich eins nach dem anderen. Ich hatte diese sogenannten gutartigen Lage-Schwindel. Ich drehte mich im Bett und die Welt drehte sich mit; dann ging das weg, aber etwas anderes fing an. Niemand wusste, was los ist. Ich hielt es kaum aus. Ich war nicht geerdet. Ich hatte immer das Gefühl, aus dem Gleichgewicht zu sein. Die Welt war nicht mehr stabil. Es hat mich verstört und orientierungslos gemacht. Es geht einfach immer weiter und weiter. Ich weiß immer noch nicht, was es wirklich ist.

Ich habe Angst davor, wie ich auf die Medikamente reagiere, Ihr Mittel eingeschlossen. Wenn ich nicht mit meinem Mann zusammen gewesen wäre, hätte ich jemanden oder auch mich selbst töten können. Es war so dramatisch. Ich habe Angst davor, dass das nochmal passiert. Dann bekam ich Probleme mit der Gallenblase und einen Säurereflux. Das war schrecklich. Seit der Menopause im Oktober erlebe ich dramatische Dinge.

Ich war schon immer nervös und redselig. Jetzt ist es besser. Meine Mutter redet ununterbrochen. Durch ihr ständiges Reden fühlt man sich wie besessen, und ich habe das genauso gemacht. Es ist, als ob ich die Leute durch mein Reden besitze. Jetzt bin ich ruhiger und muss nicht mehr so viel reden. Ich rede eigentlich überhaupt nicht mehr viel. Früher war ich kritisch und sarkastisch. Bei Menschen, die mir nahestehen, mache ich das nicht. Ihnen gegenüber bin ich loyal und nett. Dem Rest der Welt gegenüber ist mein Humor eher ätzend. Manchmal muss ich mir echt auf die Zunge beißen.

[Sie ist extrem redselig; auch wenn sie selbst den Eindruck hat, dass sie nicht besonders viel redet. Zu diesem Zeitpunkt folgt eine lange Episode über einen Streit mit ihrem Sohn.]

Mein Sohn ist jetzt erwachsen und ein großer Schleier wurde von mir genommen. Endlich kann ich jemand anderes sein und nicht nur Mutter. Ich konnte mich nicht auseinanderdividieren. Muttersein bedeutete, dass ich mein Ego losließ. Vor drei Jahren war ich noch in all diesen Schleiern eingehüllt. Die Hormone und der Schwindel waren überall. Ich hatte Migränen, die mich verrückt machten. Mein Ehemann und ich blieben zusammen, egal was kam, und unsere Beziehung musste gegenüber dem Elternsein zurücktreten. Jetzt geht es uns sehr gut miteinander.

Ich war ein nervöses Kind. Ich war Einzelkind und viel allein. Ich wollte perfekt sein, und das wollte ich über Essen erreichen. Ich war extrem dünn, eine Bohnenstange. Mit 14 hatte ich Anorexie und war vollkommen vom Essen besessen. Ich fraß und hungerte dann. In meiner Familie war Sexualität ein ganz verborgenes und verstecktes Thema, aber es war in allem zu spüren. Meine Träume haben mir das gesagt. Ich fühlte mich wie eine Außenseiterin. Ich hatte viele Freunde und dennoch war ich allein. Ich habe immer noch dieses Allein-Gefühl und meine, dass ich eine Außenseiterin bin.

VIPERIDAE VIPERN

Ich habe sehr viel Energie. Ich habe immer das Gefühl, in mir läuft ein Motor. Ich spüre das besonders, wenn mir langweilig ist. Wo soll ich hingehen? Es ist das Gegenteil von entspannt. Ich bin nicht entspannt. Ich stehe auf, um hin- und herzulaufen, oder ich muss fernsehen, höre Radio und lese. Nichts befriedigt dieses Verlangen, was immer es ist. Als Teenager wurde ich bei Jungs verrückt, und diese Aufregung stillte das Verlangen.

Ich ging aufs College. Ich hatte das Gefühl, dass ich als Mädchen am falschen Ort zur falschen Zeit war. Mädchen waren in ihrer Rolle eingeschränkt. Ich zog in die Welt und erlebte Abenteuer. Ich engagierte mich für die Frauenrechte. Das war eine Zeit, in der ich nicht so nervös war.

Ich komme aus einer Arbeiterfamilie, und das hat mich geprägt. Egal wie viel Geld ich habe, ich bin nicht so gut. In den sechziger Jahren, im College, gehörte ich zu einer Gruppe. Die anderen kamen alle aus reichen Elternhäusern und wohlhabenden Familien und sie ließen das alles einfach im Stich. Ich wollte nur das haben, einen College-Abschluss und Geld. Für sie war es leicht, darauf zu verzichten, sie besaßen es ja in Form von Vermögensfonds (Ersparnisse der Familie). Am meisten ärgere ich mich über Geld. Das ist wirklich ein Widerspruch. Ich möchte es haben und hasse die Leute, die es haben. Das ist wirklich die Einstellung von einer aus der Arbeiterklasse.

Jetzt kenne ich Leute und lebe in einer Gegend, wo Geld wirklich eine Rolle spielt, und ich war noch nie in der Lage herauszufinden, wie ich an Geld kommen kann. Ich bin eifersüchtig. Ständig bin ich in einem Konflikt. Es macht mich verrückt und stinksauer. Ich bin besessen von Geld. Es macht mich verrückt und ich könnte mit etwas um mich werfen. Ich will Geld und das ist ein großer Kampf in meinem Leben.

Ich bin ein eifersüchtiger Mensch. Ich würde gerne in einem Haus leben, das eine Million Dollar kostet, und dann sehe ich die Leute, die da leben, und die sind nicht besser oder netter als ich.

[Sie erzählt eine lange Geschichte, wie ihr reicher Großvater ihren Vater enterbt hat, ihre Familie deswegen wenig Geld hatte und arbeiten musste. Die anderen Familien-Mitglieder bekamen viel Geld. Zurzeit gab es auch ein Problem mit der Familie ihres Mannes wegen einer Erbschaft.]

Das hat mein Großvater gemacht, und er ist jetzt aus meinen Gedanken verbannt. Ich bin total wütend über das, was er gemacht hat! Er hat es gemacht, um meinen Vater zu strafen. Jetzt ist die Familie meines Mannes gespalten. Wir sind aus ihrem Leben herausgeschnitten worden. Als hätte man ein Messer in sein Herz gestoßen. Mein Sohn wird nichts bekommen. Und genau deswegen hasse ich den alten Sack. Er hat ihn ausgegrenzt. Es geht immer nur um Geld. Das Testament war nicht legal. In dem Zimmer hat es nach Gier gestunken. All das bereitet mir schreckliche Schmerzen.

Ich habe etwas Schreckliches zu meiner Freundin gesagt, und es hat sie verletzt. Ich lade das ständig bei meinen Freunden ab. Sie ist reich. Ich mache das mit Leuten, die reich sind. Ich würde nicht mit mir befreundet sein wollen, wenn ich reich wäre. Sie ist stark genug, sie kann das ertragen. Meine wirtschaftlichen Widersprüche sind groß. Warum sind sie besser als ich?

In meinem ganzen Leben gab es diesen Kampf. Warum verdienen die reichen Leute es eher, an diesen reichen Orten zu leben als ich? Ich bin eifersüchtig. Sie haben genug Geld und können in einem schicken Haus leben und Diener haben. Sie gönnen sich Dinge und haben eine unglaubliche Freiheit. Ich will das. Ich denke, selbst wenn ich das Geld hätte, würde ich am Ende ein schlechter Mensch sein. Eifersucht ist bei mir sehr, sehr ausgeprägt.

Ich mache mir Sorgen wegen Sicherheit. Wenn jemand eine riesige Rente bekommt, bin ich eifersüchtig. Ich bin wütend auf sie, weil sie so etwas haben. Was haben sie an sich? Warum sind sie so viel cooler als ich? Warum haben sie es bekommen? Ich habe ein erfülltes Leben und es ist bescheuert, auf sie eifersüchtig zu sein, warum also bin ich es? Es ist eine bescheuerte Besessenheit. Ich sehe gar nicht, was das Leben wirklich bedeutet.

VIPERIDAE VIPERN

Ich habe Angst vor dem Sterben. Ich habe mich viel mit dem Tod beschäftigt. Ich würde niemals Selbstmord begehen, eben wegen dieser Ängste. Es gibt ein Gefühl dafür, sich des eigenen Todes bewusst zu sein. Die Welt dreht sich weiter und ich werde nicht mehr dabei sein. Das ist ein richtiger Schock.

Ich werde von meinem Ego angetrieben und von Besessenheit und Verwirrung und von meinem Wunsch, dass alles richtig ist und auf bestimmte Art und Weise geschieht, das ist mein Perfektionismus. Ich bin ein einzelner Mensch in dieser Welt und ich habe immer Recht. Da bin ich sehr stur. Andere haben Unrecht und ich habe Recht.

Träume: Pferde rennen wild herum. Große Hengste und kräftige Pferde jagen mich.

Traum: In dem Traum bin ich 13 Jahre alt. Ich versuche, die Straße zu überqueren. Pferde rannten auf der dreckigen Straße zwischen zwei Häusern auf und ab. Auf der Straße kroch eine kleine Schlange entlang und ich ging hin, um sie aufzuheben. Von weiter hinten kamen die Pferde angaloppiert, rannten mich um und töteten mich.

Ich hatte schreckliche Angst, wie ein Reh im Scheinwerferlicht. Ich war auch verwirrt. Was sollte ich tun? Sie werden mich töten. Ich konnte mich nicht bewegen und ich würde sterben.

Ich habe schreckliche Angst vor Schlangen und möchte nichts mit ihnen zu tun haben. Ich würde eher Käfer auf mir krabbeln lassen, bevor ich eine Schlange anfasse. Ich hebe Albträume von Schlangen.

Traum: Schlangen schlängeln überall herum.

Es ist nicht die Angst, dass sie mich kriegen. Es ist ihr Anblick. Sie sehen kalt und glitschig aus und sie schlängeln sich. Das macht mir Angst. Das hypnotisiert mich. Selbst im Fernsehen kann ich sie nicht anschauen. Wenn jemand eine Schlange hochhebt, ist mir das unheimlich. Es nimmt mir nicht die Luft. Die anzufassen, wäre abstoßend. Ich habe mich schon gezwungen, eine Schlange anzufassen. Ich habe eine primitive Angst vor allem, was mit Schlangen zu tun hat. Sie sind widerwärtig und eklig. Schlangen sind eines der Symbole für Sexualität, besonders kleine Schlangen. Junge, erwachende Sexualität steckt in den kleinen Schlangen. Es ist die Unschuld.

Ich habe meine eigene Sexualität entdeckt, als ich noch sehr jung war. Ich bin ganz plötzlich aus diesem Leben als nettes kleines Mädchen ausgebrochen und wurde ganz sexverrückt. Ich zog los und suchte mir einen Freund, einen echten Verlierer, aber mit ihm war es wild und aufregend und ich habe ihn geheiratet. Er hat mich mehrmals geschlagen und vergewaltigt. Schließlich habe ich mein Schicksal wieder in die Hand genommen und mich von ihm getrennt. Irgendetwas war seit meiner Kindheit extrem unterdrückt. Ich ließ es herausplatzen, statt es weiter zu unterdrücken, und lebte ein ziemlich wildes Leben.

Traum: Der Teufel, er war wie ein Dämon und ich konnte ihn sehen. Er war schwarz oder grün und rund. Er fuhr in meinen Körper und dirigierte meine Handlungen. Ich dachte, es würde wirklich passieren. Ich dachte, ich wäre besessen. Es fühlte sich an, als ob jemand anderes die Kontrolle über mich hat, mich immer weiter unter Kontrolle hat. Es ist eine spirituelle Einheit, wie ein Dämon, der die Kontrolle übernimmt. Ich dachte, es würde mich töten oder ich würde mich töten.

Traum: Ich werde erstochen und mein Blut ist überall.

Traum: Ich habe meinen Ehemann erstochen.

Das waren mächtige Träume, und sie erzählten mir von dem Krieg, der in mir tobte. Dieser Krieg tobte, weil der Dämon mich beherrschte. Der Krieg im Innern. Ich habe das vorher noch nie gesagt, aber in mir tobt oft ein Krieg. Der gute Engel und der böse Engel, sie sitzen beide auf meinen Schultern, Animus und Anima.

Traum: Entweder ich tötete jemanden oder jemand tötete mich. Ich schwamm an der Wasseroberfläche und hatte Angst, dass ich untergehen würde. Irgendwelche kräftigen Wesen stachen nach mir und ich erstach Menschen. Ich ertrank immer. Ich schwamm durch Dinge hindurch, um nach oben zu kommen und atmen zu können.

Ich hatte solche Angst. Wenn ich wach bin, habe ich niemals Angst. Ich habe vor nichts Angst. Ich bin mutig.

Traum: Ich bin unter Wasser und ich muss durch eine unterirdische Wasserleitung schwimmen, um rauszukommen, und ich habe so viel Angst. Es ist seichtes Wasser, aber ich schaffe es nicht und ertrinke.

Ich versuche, durch etwas durchzugelangen, ohne zu sterben. Ein paar Mal bin ich in meinen Träumen gestorben. In meinen Träumen werde ich getötet oder sterbe auf unterschiedliche Art. Das ist erschreckend.

Traum: Ich fing an aufzuwachen und stelle fest, dass ich gelähmt bin. Ich weiß, wenn die Lähmung nicht aufhört, würde ich aufhören zu atmen und sterben. Ich musste nur einen Teil von mir bewegen und alles wäre gut. Ich habe darum gekämpft, meinen Finger oder meinen Zeh zu bewegen. Es fühlte sich an, als wären Stunden vergangen, aber schließlich konnte ich meinen Finger bewegen. Sobald ich mich bewegen konnte, wachte ich auf. Ich war so erschüttert, dass ich Stunden brauchte, um mich zu beruhigen. Ich hatte das Gefühl, vergraben zu sein, vergraben, mit Erde auf mir drauf. Ich fühlte mich geschunden und gelähmt, als ob ich währenddessen nicht hätte atmen können. Ich hatte ein Gefühl von Schwere. Es ist ein Gefühl, als ob man „unten" gehalten wird. Der Druck der Luft war so schwer; ich konnte mich nicht bewegen.

Traum: Ich lerne, unter Wasser zu atmen. Ich habe mich schon immer geärgert, dass ich unter Wasser nicht atmen konnte. Das wäre ein wunderbarer Traum. Der Mensch, der unter Wasser atmen konnte, war die Schwester meines Mannes. Ich habe mich schon immer über sie geärgert. Sie ist so dumm! Aber dazu ist sie in der Lage, und ich will das auch können.

Vor Wasser habe ich große Angst. Da sind gruselige Dinge im Wasser. Ich mag das nicht, wenn mich dann etwas berührt. Das hat was mit den Schlangen zu tun. Die Wassermokassinotter ist im Wasser. Sie ist schleimig, glitschig und sie frisst dich. Sie kam an einigen Stellen vor, wo ich als Mädchen geschwommen bin. Ich kann Schlangen im Wasser sehen. Ich habe wirklich Angst vor Schlangen, aber beides zusammen, Wasser und Schlangen, das ist am schlimmsten.

Da sind schlimme Dinge, die ziehen dich runter und du stirbst. Ich gehe nicht gern in einen See, der einen schlammigen Untergrund hat. Ich hasse das Gefühl, wenn irgendwas an meinen Beinen klebt, an mir zieht. Es ist so ein glibberiges Gefühl, glitschig und rutschig. Ich mache mich nicht gern nass. Die Angst vor dem Ertrinken ist wirklich groß.

Traum: Ich habe Albträume von einer tiefen Lagune. Unter Wasser sind viele glitschige Sachen. Unbekannte Dinge berühren mich. Sie sind glibberig und glitschig und sie beißen mich. Auf meiner Haut fühlt sich das schrecklich an. Ich habe Angst, dass mich etwas berührt, wie Aale oder lange, schleimige Wurmdinger und diese schlängelnden, welligen Dinge. Das Gefühl würde mich ekeln. Es ist eine starke Angst, dass etwas unter Wasser mich packt.

Tote Menschen von den Friedhöfen sind da unten, und die toten Körper fassen mich an.

Sie wären tot, würden auf dem Grund liegen, dann nach oben treiben und mich packen. Dämonen leben auch im Kern der Erde. Ich möchte nicht von Fischen berührt werden. Die Berührung ist so gruselig, selbst wenn ich sehen könnte, was es war. Ich muss da weg. Ich muss mich besser unter Kontrolle haben. Ich würde aufspringen und wegrennen. Im Meer, wo Kilometer unter dir sind, da ist mir nicht wohl. Wenn ich meine Füße da rein stecken würde, würde mich jemand ergreifen und mich unter Wasser ziehen und ich würde ertrinken und sterben.

VIPERIDAE VIPERN

Es könnte ein Hai sein. Etwas Böses, das glitschig ist, und selbst ein lebender Mensch könnte meinen Fuß ergreifen und mich runterziehen. Ich kriege eine Gänsehaut, wenn ich darüber nachdenke. Ich glaube nicht, dass das völlig irrational ist, denn Leute werden tatsächlich unter Wasser gezogen. Ich erscheine ruhig und sorge dafür, dass ich den Drang, wegzurennen, unter Kontrolle habe, aber ich stehe unter Spannung, bin nervös und verletzlich. Ich fühle mich im Wasser sehr verletzlich. Ich spüre den Drang, einen Tauchanzug anzuziehen, dann würde ich mich nicht mehr so verletzlich fühlen.

Man würde man sich auch verwundbar fühlen, wenn irgendwo ein Heckenschütze wäre. Man würdet die Straße entlanglaufen und sich gut fühlen, und plötzlich wird die Person neben einem erschossen. Da steht man dann und kann nichts tun, um sich selbst zu retten. Es gibt eine Schießerei und keine Kontrolle. Es ist dann einfach Glück, ob es einen trifft oder nicht.

Ich erinnere mich noch an die Teenager bei der Universitätsfeier vergangenes Jahr. Eine 15-Jährige war mit einigen Freunden auf dieser Party. Es waren keine Erwachsenen da und sie war so verletzlich. Sie sagte zu einem anderen Mädchen, sie solle den Garten in Unordnung bringen. Das andere Mädchen war wohl verrückt. Sie holte ihre ältere Schwester und sie griffen das Mädchen an und töteten sie vor den Augen aller anderen Teenager. Sie war ein ganz normales Mädchen und eine verrückte Person mit einer verrückten Schwester hat sie getötet. Sie hielten sie fest und erstachen sie. Da waren überall Teenager, aber sie haben das Messer nicht gesehen und wussten nicht, dass sie erstochen wird. Die Mädchen töteten sie und gingen einfach weg.

Diese Szene quält mich: die Verletzlichkeit. Das Mädchen, das angegriffen wurde, steht auf und merkt nicht, dass es so schwer verletzt wurde. Es bittet um Hilfe, aber niemand hilft ihm. Die anderen sehen das viele Blut auf dem Boden. Die Teenager wissen nicht, was sie tun sollen. Sie haben Angst. Sie bringen sie in ein Auto, fahren sie in eine andere Stadt und sie stirbt.

Ich bin niemand, der sich schnell aufregt, aber es tut weh, sich daran zu erinnern. Das ist der Lauf der Welt. Der Anblick, wie sie versuchte aufzustehen, und all das Blut und ihr Sterben, das ist ein Bild, das Angst macht. Es ist ein Gefühl von Mitleid und Schmerz, Mitleid mit dem verletzlichen jungen Mädchen, umgeben von Leuten, die helfen könnten, doch das nicht tun. Ein verrückter Mensch kommt rein und sie ist einfach da. Sie stoßen sie zu Boden. Sie ist in einen Kampf geraten und ahnt nicht, dass ihr Leben jetzt endet. Sie haben Messer und töten sie. Wann hat sie gemerkt, dass sie verletzt war? Hatte sie Angst? Hatte sie Schmerzen? Wusste sie, dass sie sterben würde? Hatte sie so starke Schmerzen, dass sie keine Angst hatte? War sie in einem anderen Bewusstseinszustand? Ich stelle mir vor, dass sie einen Schock hatte. Sie haben sie wirklich verletzt und keiner ihrer Freunde hat ihr geholfen. Sie waren zu geschockt, um es zu verstehen. Hat sie sich gefragt: „Warum hilft mir niemand?" Vielleicht war sie verwirrt und hat nicht verstanden, was passierte.

Es tut so weh, über das Mädchen nachzudenken. Verwirrt zu sein und sich zu fragen, warum ihre Freunde ihr nicht helfen. Das ist die ultimative Verletzlichkeit. Es ist eine Sache, alleine zu sein, aber es ist etwas völlig anderes, von Menschen umgeben zu sein und niemand hilft dir. Sie ließen sie zu Boden fallen.

Diese Verletzlichkeit; das Leben hängt an einem seidenen Faden. Ich sehe sie auf der Party, wie sie Spaß hat und versucht, alles richtig zu machen, und plötzlich ist sie tot. Ein Leben ist verschwendet. Das passiert ständig, wie Schießereien aus dem Auto. Das ist schnell vorbei. Das schlägt ganz plötzlich um, von unschuldig zu tödlich. Man weiß nie, wodurch so etwas ausgelöst wird. Das Leben ist unbeständig und unvorhersagbar und ich habe keine Kontrolle darüber. Es gibt einen Faden, an dem wir hängen, und ich habe immer panische Angst um den Faden, der uns hier hält. Mir graut davor, dass er so leicht zerreißen kann. Ich traue dem Überleben nicht. Ich habe schon oft gedacht, gleich bin ich tot. Das Leben ist Arbeit und Kampf und es gibt eine Triebkraft, die uns am Leben hält. Es ist schwer, geboren zu werden, und dann ist das Leben so zerbrechlich, es hängt an einem seidenen Faden.

VIPERIDAE VIPERN

FALLANALYSE

In diesem Fall sind viele Schlangenmerkmale sehr deutlich. Ihre extreme Redseligkeit fällt gleich zu Beginn auf und selbst sie sagt, dass das schon immer so war. Obwohl sie ständig redet, empfindet sie selbst zurzeit, dass sie nicht mehr so redselig ist! Als Homöopathen wissen wir, dass alle Mitglieder der Schlangenfamilie dazu neigen, **Gesprächigkeit** zu zeigen. Das Faszinierende an diesem Fall ist der tiefere Zusammenhang der Redseligkeit: Sie verbindet die Gesprächigkeit mit **besessen sein**, ein weiteres deutliches Merkmal der Schlangen, das auch später in ihrem Fall deutlich zum Vorschein kommt.

Sie spricht ganz frei über ihre **Eifersucht**, besonders in Bezug auf Reichtum, Geld und Privilegien. In ihren Träumen finden wir die **Themen töten, Gewalt, Angriff, von Schlangen gejagt werden**, ebenso im Zusammenhang mit ihren körperlichen Symptomen. Sie lebt in einer Welt von töten oder **getötet werden**.

Ein weiteres deutliches Schlangenmerkmal, die **Dualität**, ist im ganzen Fall zu beobachten. Sie erkennt ihre eigene Dualität und spricht über den **inneren Krieg zwischen Gut und Böse**. Es gibt viele Widersprüche in dem, wie sie die Welt sieht, einige davon bemerkt sie selbst. Diese **tiefe Spaltung** lässt sie glauben, dass sie verrückt wird. Sie spricht zum Beispiel davon, dass sie sich ängstigt und auch davon, dass sie niemals Angst hat. Sie möchte reich sein und hasst diejenigen, die reich sind.

Plötzlichkeit und **Verletzlichkeit** sind zwei weitere starke Themen in der Welt der Schlangen. Die Themen verdeutlichen, wie sie ihre körperlichen Symptome empfindet und welche Ereignisse des Lebens ihr die meiste Angst verursachen. Die Beschreibung des jungen Mädchens, das plötzlich und unerwartet erstochen wird, ist ein perfektes Bild für ihre schlimmsten Ängste.

Die Themen **Dämonen, Teufel und Besessenheit kommen** in diesem Fall deutlich zur Sprache. Die Besessenheit ließ sie etwas tun, was sie nicht tun wollte, im Wesentlichen nämlich: verrückt zu werden. Selbst einfach nur gesprächig zu sein, ist ein Zeichen der Besessenheit. Im Ergebnis hat das zu etwas geführt, das sie beschrieben hat, nämlich dass ein Mädchen erstochen wurde. Ein anderes Mädchen war verrückt, hatte keine Kontrolle über sich und erstach das Mädchen. Besessenheit bedeutet unter Kontrolle sein und sie erwähnte oft, dass es ihr Angst macht, wenn sie keine Kontrolle hat.

Der Hals als Verbindung zwischen Kopf und Körper ist wichtig für die Schlangen. In ihrem Traum, in dem sie gelähmt war, war sie nur von den Schultern abwärts gelähmt. Der Kopf war nicht gelähmt. Der Kopf war vom Körper getrennt.

Nachdem so viel in diesem Fall auf ein Schlangenarzneimittel hindeutet, besteht unsere Aufgabe nun darin, festzustellen, um welche Schlange es sich handelt. Eine Unterklasse kann uns helfen. Bei den Schlangen zeigt die Unterklasse der **Crotalinae** viele Merkmale, die wir auch in diesem Fall sehen, besonders die **Plötzlichkeit des Angriffes**. Die Patientin beschreibt ihre körperlichen Probleme folgendermaßen: „… und plötzlich, WUMM, hatte ich einen schrecklichen Diverkulitis-Anfall!" Noch aussagekräftiger war ihre Beschreibung des Vorfalles mit dem jungen Mädchen auf der Party. Was sie bei diesem Ereignis am meisten störte, war, dass es sich um eine plötzliche, tödliche Attacke ohne Vorwarnung handelte. Es war so plötzlich, es ging von unschuldig zu fatal, in einem Moment. Bei den **Crotalinae finden wir dieses Element des Hinterhalts: Viele gegen einen, die Schnelligkeit des Zustechens und das Messer,** all das kam in ihrer Geschichte vor!

Tod ist ebenfalls ein wiederkehrendes Thema in ihrem Fall. Sich des eigenen Todes bewusst zu sein, ist furchterregend. Ein weiterer Aspekt, der sie in Bezug auf das angegriffene Mädchen

VIPERIDAE VIPERN

plagte, war die Frage, ob das Mädchen wusste, dass es sterben würde. Ein **Angriff kann plötzlich und unerwartet erfolgen**, dir ist nicht bewusst, was passiert ist und in welcher Gefahr du bist. Du bist geschockt und verwirrt. Verwirrt aufgrund der Plötzlichkeit und auch, weil die, die eigentlich deine Freunde oder deine Gruppe sind, dich angegriffen haben oder dir nicht helfen. Geschockt ist auch ein Reh im Scheinwerferlicht. Das Wort, das sie benutzt, ist **mesmerisieren**, ein weiteres Schlangenthema, das bedeutet, **unter der Kontrolle von jemand anderem zu stehen**.

Welche anderen Aspekte des Falles helfen uns, die spezifische Schlange herauszufinden? Es gibt Hinweise in den Bereichen, die ihr die meiste Angst verursachen. Schauen wir uns die Beschreibung der Geschichte mit dem erstochenen Mädchen an, so sehen wir, dass sie sagt, die Verletzlichkeit sei der furchterregendste Teil. Noch genauer: Es ist die Art, wie du verletzlich bist, wenn du in Gefahr bist und keine Hilfe von den Menschen in deiner Gruppe erhältst. Die, die dir helfen sollen, deine Gruppe oder deine Familie, helfen dir nicht. Du bist verletzlich, denn du kannst dich nicht auf ihre Hilfe verlassen, wenn du angegriffen wirst. Daher musst du **ständig auf der Hut sein**, **selbst in deiner eigenen Gruppe**. Eine geschlagene Frau ist ein Beispiel dafür, von der eigenen Gruppe angegriffen zu werden, und ihr erster Ehemann hat sie geschlagen. Auch beschrieb sie, wie ihr Großvater den Sohn (ihren Vater) enterbt hat, als hätte er ihn **erstochen, wie ein Messer ins Herz**. Er wurde aus dem Testament **ausgeschlossen. Wurde von einem Mitglied seiner eigenen Gruppe erstochen**.

Sie **fühlt sich wie eine Außenseiterin, selbst als Mitglied der Gruppe**. Auch hier ist die **Dualität offensichtlich: loyal und freundlich im Gegensatz zu ätzend, ausgeschlossen, erstochen**. Sie sagt, dass sie sich manchmal auf die Zunge beißen muss, und bezieht sich dabei auf die Tatsache, dass sie ätzende Bemerkungen einstecken muss und selber nicht so antworten darf. Sie fühlt sich zu verletzlich, um ohne die anderen zu leben, und wehrt sich deshalb nicht. Dies bringt uns wieder zum Thema der Kontrolle. **Sie muss sich selbst unter Kontrolle halten oder sie verliert ihren Verstand, wird verrückt und ersticht oder tötet die Menschen in ihrer Gruppe. Dass dies den anderen zustößt, macht ihr am meisten Angst, und das würde dann dazu führen, dass sie sie töten.**

Da sie sich so unglaublich verletzlich in einer schrecklichen Welt voller plötzlicher Gefahren und Tod fühlt, bleibt sie bei der Gruppe, selbst wenn diese ihr nicht helfen, wenn sie in Gefahr wäre. Tatsächlich sind vielleicht sogar sie diejenigen, die sie angreifen und töten.

Diese Art des Erlebens fasst sie folgendermaßen zusammen: „Das Leben hängt an einem seidenen Faden." Interessanterweise ist dies genau die Art, wie das Leben in der griechischen Mythologie in Zusammenhang mit den drei Schicksalsgöttinnen beschrieben wird. *Lachesis* (ein weiteres Mitglied der Crotalinae) ist die zweite der drei Göttinnen. *Clotho* webt den Faden des Lebens, *Lachesis* misst die Lebensspanne und verteilt die Schicksale und *Atropos* schneidet den Lebensfaden ab.

Oft wurde beobachtet, dass die Zeilen talentierter Autoren scharfsinnige Beobachtungen enthalten, die mit dem übereinstimmen, wie wir ein Arzneimittel verstehen. In <u>Lonesome Dove (Einsame Taube, Anm. d. Übers.)</u> von Larry McMurthy findet sich ein solcher Abschnitt. Es handelt sich hier um eine Geschichte einer Gruppe Cowboys, die im vergangenen Jahrhundert eine Rinderherde von Texas nach Colorado getrieben haben. Seine Beschreibung der Wassermokassinotter enthält, durch Glück oder Kunst, viele der speziellen Eigenschaften des Mittels: **Verwirrung, Plötzlichkeit, Hinterhalt und der Angriff vieler, der gegen einen einzelnen gerichtet ist**.

Die Männer, einschließlich zweier (unschuldiger) Jungen, Newt und Sean, haben einen Fluss erreicht, den sie überqueren müssen. Als sie den Fluss erreichen, scheint es so, als wäre es die einfachste Überquerung überhaupt. Das Wasser war schlammig braun und die Strömung schnell,

749

VIPERIDAE VIPERN

aber die Rinder mussten nur ein paar Meter schwimmen. Gerade als Newt sich nach dem letzten Rind umsah, hörte er einen Schrei, der so schrecklich war, dass er fast ohnmächtig wurde. Seine Augen fanden Sean, der auf eine Weise schrie und schrie, dass Newt sich am liebsten die Ohren zugehalten hätte. Er sah, dass Sean kaum noch am Pferd hing und dass viele braune Wesen auf ihm und um ihn herum krochen. Zuerst konnte Newt nicht ausmachen, was diese braunen Wesen waren, sie erschienen wie gigantische Würmer. Sein Verstand brauchte eine Weile, um zu erfassen, was seine Augen sahen. Die gigantischen Würmer waren Schlangen, Wassermokassinottern. Dish zog sein Gewehr, aber er war durch den Anblick so erschüttert, dass er nicht schießen konnte.

Ein weiteres entscheidendes Merkmal dieses Falles ist das Thema Wasser. Die Patientin hat sehr viel Angst vor Wasser, vor dem Ertrinken und dem unbekannten Bösen, vor glitschigen, krabbelnden Kreaturen, die in tiefen, schlammigen Gewässern leben, die sie in die Tiefe ziehen können, wo sie dann ersticken und sterben würde. Sie nennt die Wassermokassinotter mit Namen, aber selbst ohne den direkten Hinweis auf die Quelle hätten wir keine Schwierigkeit, aufgrund der vielen Hinweise auf das Wasser und auf Unterwassergefahren an diese Schlange zu denken.

Wir haben es zu tun mit einem Zustand, in dem mächtige, unbewusste Kräfte wie Sexualität und Eifersucht gewöhnlich in den Tiefen verborgen sind. Plötzlich brechen sie hervor, greifen an und ziehen dich in die trübe Tiefe. Du bist so besessen, so verrückt und verwirrt, dass du absolut keine Kontrolle hast und unerwarteterweise die, die dir am Nächsten stehen, verletzt oder sogar tötest.

ZUSAMMENFASSUNG DER FOLLOW-UPS

Diese Frau wird jetzt bereits seit 2002 mit dem Mittel Wassermokassinotter behandelt. In dieser Zeit ging es ihr kontinuierlich besser, bis hin zur Auflösung ihrer hauptsächlichen Beschwerden. Sie benötigte keine weitere Operation. Alle Anzeichen von Divertikulitis sind verschwunden. Während dieser Jahre habe ich sowohl die C200 als auch die 1M in vier- bis zwölfwöchigen Intervallen verschrieben, je nachdem, welchen Fortschritt sie gemacht hatte.

MÖGLICHE AUSDRÜCKE DER WASSERMOKASSINOTTER BEI PATIENTEN

Die Wassermokassinotter zeigt die allgemeinen Merkmale der Viperidae und der Crotalinae. Ihre individuellen Merkmale sind die folgenden:

VERHALTEN

- *Bezug zum Wasser, schwimmen oder semiaquatischer Lebensraum*
- Verlangen nach Fisch
- Bezug zu Seevögeln
- Sondert einen strengen Geruch ab
- *Großes sexuelles Verlangen, promiskuitiv*

VIPERIDAE VIPERN

ANGRIFFS- UND VERTEIDIGUNGSMETHODEN

- Wichtige Wörter im Zusammenhang mit ihren Drohgebärden: anlocken oder ködern
- Halten die Stellung, wenn sie bedroht werden, oder sie verjagen den Angreifer

GATTUNG: ATROPOIDES (SPRINGENDE LANZENOTTERN)
ATROPOIDES NUMMIFER OLMEC [SPRINGENDE GRUBENOTTERN]

Ordnung: Squamata
Unterordnung: Serpentes/Ophidia (Schlangen)
Familie: Viperidae
Unterfamilie: Crotalinae
Gattung: Atropoides
Art: Atropoides nummifer olmec
Trivialname: Springende Grubenottern
(Dieses Arzneimittel wird in den Wichmann-Prüfungen erwähnt).

EINFÜHRUNG

Dieser Name bezieht sich auf die verblüffende Fähigkeit der Tiere, BEIM ZUSTOSSEN ENTFERNUNGEN ZU ÜBERWINDEN, DIE DER EIGENEN KÖRPERLÄNGE ODER MEHR entsprechen. In Wirklichkeit allerdings beträgt die Entfernung, die sie überwinden, nur etwas mehr als die Hälfte ihrer Körperlänge.
Derzeit sind drei Unterarten bekannt:
- *Atropoides nummifer mexicanus*
- *Atropoides nummifer nummifer*
- *Atropoides nummifer occiduus*

HABITAT

Sie leben in Mexiko und Zentralamerika.

ANATOMISCHE EIGENSCHAFTEN

Diese Schlangen werden manchmal mit jungen Buschmeisterschlangen, *Lachesis muta,* verwechselt; man kann sie allerdings leicht anhand der fehlenden spezialisierten Schwanzspitze identifizieren. Die Schlangen sind kurz und klobig von Gestalt.

VIPERIDAE VIPERN

SPEZIFISCHE ANGRIFFS- UND VERTEIDIGUNGSMETHODEN

Wenn sie große Angst haben, fangen sie an, WILD UM SICH ZU STOSSEN UND SICH GLEICHZEITIG SCHNELL ZU DREHEN, UM DIE BEDROHUNG IM SICHTFELD ZU BEHALTEN.

MÖGLICHE AUSDRÜCKE DER SPRINGENDEN LANZENOTTER BEI PATIENTEN

Zusätzlich zu den Merkmalen der Viperidae und Crotalinae verwenden diese Patienten spezifische Wörter, die hinweisen auf Eigenschaften wie:
- Kräftiges Zustoßen über eine weite Entfernung, als ob sie vorwärtsspringen
- Wildes Zustoßen, sich schnell umdrehen
- Mit den Armen rudern

EINIGE SYNONYME

Wirbeln
Kreiseln
Zwirbeln
Rotieren
Schwenken
Herumdrehen
Herumgehen
Taumeln

GATTUNG: BOTHROPS (LANZENOTTER)

EINFÜHRUNG

Der Trivialname der Bothrops leitet sich von ihrem **lanzenförmigen** Kopf ab, Lanze ist ein anderes Wort für Speer.

HABITAT

Sie ist eine der gefährlichsten Schlangen in Südamerika. Es handelt sich um eine Grubenotter, die hauptsächlich in Bäumen lebt.

ALLGEMEINE ANATOMIE

Die verschiedenen Schlangen haben unterschiedlichen Farben und Muster.

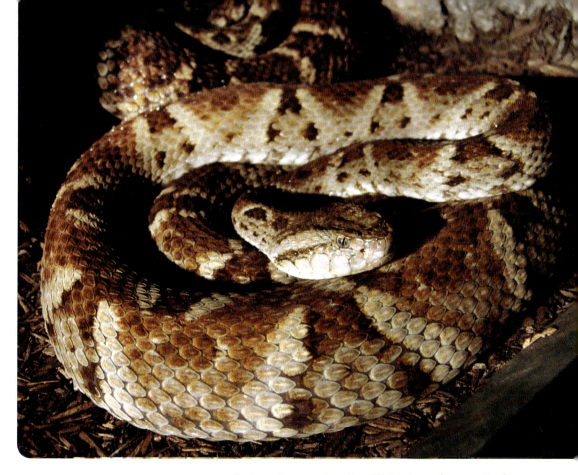

▲ Bothrops leucurus, beachten Sie den lanzenförmigen Kopf.

FORTPFLANZUNG

Vivipar

ANGRIFFS- UND VERTEIDIGUNGSMETHODEN

Diese Tiere sind sehr schnell und aggressiv. Sie GREIFEN SCHON BEI GERINGER PROVOKATION AN. IHR SCHWANZ ZITTERT, wenn sie in Gefahr sind. Die Bothrops-Schlangen verursachen mehr als 80 Prozent der giftigen Schlangenbisse in Brasilien, während die Crotalus für ungefähr 10 Prozent verantwortlich sind.

Zusammenfassung: Ungefähr 20.000 Schlangenbisse werden jährlich in Brasilien aktenkundig, von denen 90 Prozent auf das Konto der Arten der Gattung Bothrops gehen. Antibothropisches Gegengift, intravenös verabreicht, neutralisiert die systemischen Wirkungen. Die lokalen Symptome werden dadurch allerdings nur wenig gebessert und das Medikament führt oft zu Nebenwirkungen; daher wird stets nach komplementären Behandlungsmöglichkeiten der Schlangenbiss-Unfälle gesucht. Gemüseextrakte mit einer Bandbreite antiophidischer (gegen Schlangenbisse) Wirkstoffe stellen eine exzellente Alternative dar. Flavonoide aus Myricetin, Quercetin und Amenthoflavone spielen eine wichtige Rolle bei der antihämorrhagischen Wirkung der brasilianischen Gemüsearten gegen das Gift der *B. jararaca*.

VIPERIDAE VIPERN

Ordnung: Squamata Unterordnung: Serpentes/ Ophidia (Schlangen) Familie: Viperidae Unterfamilie: Crotalinae Gattung: Bothrops	Bothrops atrops	Bothrops colombiensis oder Bothrops colombiensis	Bothrops jararaca	Bothrops lanceolatus
Trivialname	Lanzenotter	Südamerikanische Schlange	Jararaca	Martinique Lanzenotter
Einführung			Die Bezeichnung für diese Art leitet sich ab aus dem Tupi-Wort yararà und ca, „lange Schlange".	
Anatomische Eigenschaften	Die Jungtiere haben HELLGEFÄRBTE SCHWANZSPITZEN, DIE SIE NUTZEN, UM BEUTE ANZULOCKEN.		Haut, die ihnen bei der Tarnung hilft.	
Gift	Thrombinähnliche Enzyme	Wirksam bei Blutplättchenaggregation und SK-Mel-28 Zelladhäsion	Als erste wiesen Rocha e Silva, Beraldo und Rosenfeld nach, dass das Gift Substanzen enthält, die Bradykinin freisetzen. Das Gift greift auch Tumorzellen und ihre Mediatoren an.	Stimuliert Leukozytenmigration im Peritoneum, wenn man es Mäusen injiziert.
Verhalten & Angriffs- und Verteidigungsmethoden	Jungtiere LOCKEN mit dem Schwanz		Auch bei dieser Art LOCKEN die Tiere mit ihrem Schwanz Beute an. Sie bewegen sich in der typischen ENGEN S-FÖRMIGEN KURVE MIT HOCH ERHOBENEM KOPF.	

VIPERIDAE VIPERN

MATERIA MEDICA DER *BOTHROPS ATROPS*

RUBRIKEN AUS DEM COMPLETE

GEMÜT

Besorgnis: Magen, wird im Magen gespürt: steigt zum Kopf. {8> 14> 0}
Träume: Krankheit: von kranken Menschen. {0> 15> 0}

SCHWINDEL

TRAGEN EINES SCHWEREN PAKETES, BEIM. {0> 1> 0}
HEBEN: ARME, MIT: SCHULTERHÖHE, IN. {0> 1> 0}

NASE

Epistaxis: Amenorrhö, mit. {4> 15> 0} (auch bei *Lachesis*)
Epistaxis: Menses: anstelle von. {3> 6> 0} (auch bei *Lachesis*)

GESICHT

VERFÄRBUNG: ROT: BLAUROT: NASENSPITZE, IN KALTER LUFT. {0> 1> 0}

BRUST

SCHMERZ: HERZ: AM MORGEN, VIER UHR – SECHS UHR {0> 1> 0}
SCHMERZ: HERZ: ERSTRECKT SICH NACH: LINKS. {0> 1> 0}
SCHMERZ: HERZ: IM BEREICH: <ANSTRENGUNG {0> 1> 0}
SCHMERZ: HERZ: IM BEREICH: <ANSTRENGUNG: KLEINSTE. {0> 1> 0}
SCHMERZ: DRÜCKEN: HERZ: VIER UHR – SECHS UHR. {0> 1> 0}
SCHMERZ: DRÜCKEN: HERZ: ERSTRECKT SICH: ACHSEL, ZUR: LINKS. {0> 1> 0}
SCHMERZ: BEKLEMMUNG: HERZ: <SPRECHEN {0> 1> 0}
SCHMERZ: BEKLEMMUNG: HERZ: IM BEREICH: <ANSTRENGUNG {0> 1> 0}
SCHMERZ: BEKLEMMUNG: HERZ: IM BEREICH: <ANSTRENGUNG: KLEINSTE. {0> 1> 0}

HAUT

NARBEN: SCHMERZHAFT: ALTE NARBEN. {0> 1> 0}

VIPERIDAE VIPERN

MATERIA MEDICA DER *BOTHROPS LANCEOLATUS*

MATERIA MEDICA VON PHATAK

Das Gift dieser Schlange fördert die Blutgerinnung sehr stark und sollte daher bei Thrombose und thrombosebedingten Beschwerden, etwa halbseitigen Lähmungen, von Nutzen sein. Aphasie ohne jegliche Beeinträchtigung der Zunge. Nervöses Zittern. Große Mattigkeit und Trägheit. Blindheit infolge Netzhautblutung. Tagblindheit, kann kaum sehen, wo sie hinläuft, sobald die Sonne aufgegangen ist. Lähmung nur eines Arms oder eines Beins. Leichtes Schaudern, gefolgt von starkem Schweiß. Unerträglicher Schmerz im großen Zeh. Gangrän legt den Knochen bloß und nekrotisierend. Symptome besonders rechtsseitig.
Rubriken aus dem *Complete Repertory*

ALLGEMEIN

KNOCHEN, BESCHWERDEN DER: BLOSSGELEGT, WERDEN: KARIES, NEKROSE, MIT. {0 > 1 > 0}
    VERBRENNUNGEN: GAS, DURCH. {0 > 1 > 0}
Elephantiasis. {7 > 37 > 0} (auch bei *Crotalus horridus* und *Lachesis*)
HÄMORRHAGIE: DIATHESE ODER TATSÄCHLICH: KAPILLAREN. {0 > 1 > 0}
HÄMORRHAGIE: DIATHESE ODER TATSÄCHLICH: SIEHT ROSTIG AUS. {0 > 1 > 0}
EINSICKERN: BLUTSERUM DURCH ZELLGEWEBE {0 > 1 > 0}
WUNDEN: EITERND: NEKROSE, VOR. {0 > 1 > 0}

GEMÜT

Aphasie: halbseitige Lähmung, mit. {0 > 3 > 0}
    Vergesslichkeit: Wörtern während des Sprechens, von, Wörter suchen. {0 > 5 > 69}
    Fehler, macht: Sprechen: nutzt falsche, Wörter {3 > 19 > 54}
    Rede, reden, redet: abgeneigt, Wunsch, still zu sein, schweigsam. {12 > 43 > 233}

KOPF

Zerebrale Hämorrhagie {1 > 8 > 54} (auch bei *Crotalus horridus*, *Lachesis* und *Vipera berus*)

SICHT

Dämmrig: Sonnenlicht agg. {0 > 2 > 2}
    Verlust des Sehvermögens, Blindheit. {7 > 37 > 199}
    Verlust des Sehvermögens, Blindheit: Tageslicht. {2 > 6 > 20}

VIPERIDAE VIPERN

MUND

Lähmung: Zunge. {14> 20> 53}

KEHLE

Schlucken: Schwierig: Getränke: schwieriger als feste Stoffe. {0> 6> 13}
    (auch bei *Crotalus horridus* und *Lachesis*)

SPRACHE UND STIMME

SPRECHEN: WUNSCH: BETEILIGUNG DER ZUNGE, OHNE. {0> 1> 0}
STIMME: VERLOREN: BESCHWERDEN DER ZUNGE, OHNE. {0> 1> 0}

BRUST

VERFÄRBUNG: BLAU: BRONCHIEN. {0> 1> 0}

EXTREMITÄTEN

GANGRÄN: KNOCHEN. {0> 1> 0}
    PHLEGMASIA ALBA DOLENS, PHLEBITIS: RECHTS. {0> 1> 0}
    LÄHMIGKEIT: OBERE EXTREMITÄTEN: EINSEITIG. {0> 1> 0}
    LÄHMIGKEIT: GEFÜHL VON: OBERE EXTREMITÄTEN: FINGER: ERSTRECKEN SICH ÜBER DIE GANZE SEITE. {0> 1> 0}
    SCHWELLUNG: INFILTRATION: BLUTIGEM SERUM; MIT {0> 1> 0}
    SCHWELLUNG: SCHLAFF, BLAU. {0> 1> 0}

SCHWEIß

ZITTERN, MIT: LEICHT, DANACH. {0> 1> 0}

HAUT

ERYSIPEL: BÖSARTIG. {0> 1> 0}

VIPERIDAE VIPERN

GATTUNG: CROTALUS (KLAPPERSCHLANGEN)

HABITAT

Crotalus ist die bekannteste Gattung der Grubenottern, die man in Amerika, von Kanada im Norden bis hin nach Argentinien im Süden, antreffen kann. Sie haben Anpassungen an viele unterschiedliche Umgebungen vollzogen, es gibt jedoch **keine baumlebende Art.** Als kaltblütige Tiere, deren Körpertemperatur von der sie umgebenden Umwelt abhängt, bevorzugen Klapperschlangen (im Gegensatz zu den Vipern) hauptsächlich **heiße, trockene Lebensräume** wie Graslandschaften, Sandhügel, Wüsten und buschige oder felsige Bergketten. Manche leben auch in feuchten Gegenden und sogar im Regenwald.

ALLGEMEINE ANATOMIE

Die Klapperschlangen haben einen **breiten, dreieckigen Kopf** mit **kielförmigen** Schuppen.

▼ Die Rassel

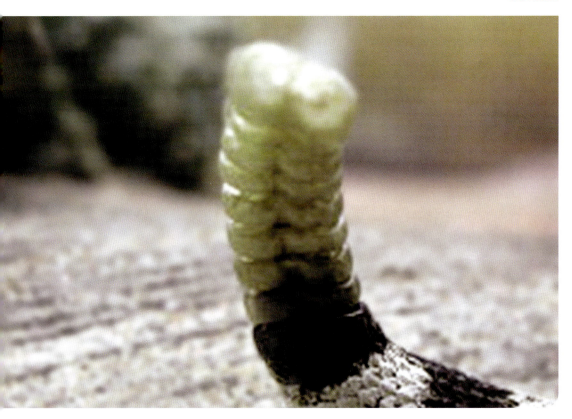

VIPERIDAE VIPERN

Das hervorstechendste Merkmal einer Klapperschlange ist die SUMMENDE RASSEL, die sich an der Spitze ihres Schwanzes befindet. Diese Rassel besteht aus Segmenten verdickter Haut, die bestehen bleiben, wenn die Schlange sich häutet, und locker miteinander verbunden sind.

DIE RASSEL

Die Entwicklung der Rassel zu Zwecken der WARNUNG war wahrscheinlich nur möglich, weil die meisten Klapperschlangen ihre Beute aus dem **Hinterhalt** überfallen. Sie hätte sich nie entwickelt, wenn die Schlangen aktiv nach Beute jagen würden, denn ein solch SPERRIGES UND LAUTES ANHÄNGSEL hinter sich herziehen zu müssen, würde einen großen Nachteil darstellen. Es würde die Vorteile überwiegen, die die Klapperschlange hat, indem sie dadurch ihr Feinde AUFSCHRECKEN kann.

Rasseln sind nur bei zwei Schlangengattungen zu finden – Crotalus und Sistrurus. Bei Bedrohung bringen sie ihre Schwänze zum Zittern, hierbei KLAPPERN die Segmente ihrer Rassel ANEINANDER. Obwohl das Geräusch, das sie produzieren, mehr ein Summen, denn ein Klappern ist, endet es oft mit einem Gerassel, wenn die Vibration abklingt. Die Santa-Catalina-Klapperschlange, *Crotalus catalinensis,* ist einzigartig unter den Crotalus-Schlangen, denn sie hat keine Rassel.

Anders als einige Naturforscher im 19. Jahrhundert vermuteten, nutzt die Klapperschlange ihre Rasseln nicht, um Weibchen ein Ständchen zu klappern, noch nutzt sie ihre Rassel, um andere Klapperschlangen vor Gefahr zu warnen. Die Rassel wird von der Schlange nur genutzt, wenn sie sich selbst in potentieller Gefahr befindet. Wenn sie Angst bekommt, BILDET SIE EINE „S"-SCHLINGE, WENDET SICH DER BEDROHUNG ZU UND WARNT MIT DER RASSEL. Sie ziehen ebenfalls einen Nutzen aus der Rassel, indem sie größere Tiere über ihre Anwesenheit informieren. Das ist ein großes Plus für Schlangen, die gut getarnt sind. Klapperschlangen rasseln mit ihrem Schwanz, wenn sie erschreckt werden, obwohl in 99 Prozent der Fälle, **in denen sie angreifen, dies ohne Warnung geschieht**. Die ist eine übliche Eigenschaft der Vipern.

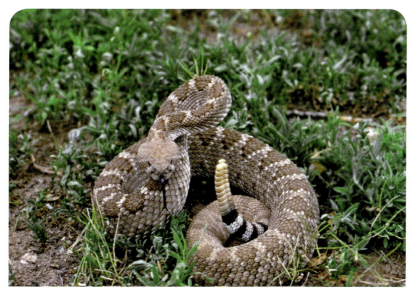

Crotalus atrox in Verteidigungshaltung

759

VIPERIDAE VIPERN

FORTPFLANZUNG

Alle Arten sind vivipar. Weibliche Klapperschlangen bilden gemeinsam mit anderen Schlangen **Kinderkrippen** oder Brutgebiete, wenn sie trächtig sind. Auch zeigen sie ein **Verteidigungsverhalten in der Gruppe.**

Eine weitere häufig zu beobachtende Verhaltensweise der Klapperschlangen sind die **ritualisierten Kämpfe unter den Männchen.** Diese finden oft in der Zeit vor der Paarung statt. In ihrem Kampf um das Recht des Stärkeren vollführen die Männchen ein merkwürdiges Ritual, indem SIE SICH STRECKEN, UM ZU SEHEN, WER DER SCHWERSTE, GRÖSSTE UND KRÄFTIGSTE IST. Sie **heben auch ihre Körper an und wickeln sich umeinander, bewegen sich wankend hin und her und versuchen, den anderen niederzudrücken.**

VERHALTEN

Sie sind nacht- oder tagaktiv, doch **extreme Hitze oder Kälte vertragen sie nicht.** Je nach Temperatur sind sie unterschiedlich aktiv; vom Licht sind sie nicht abhängig. Selbst Arten, die eher nachtaktiv sind, werden bei kälteren Temperaturen tagaktiv. Die meisten Klapperschlangen **sammeln sich in geschützten Gebieten oder Höhlen** (siehe Überwinterung auf Seite 39). Dies gestattet es den Schlangen, von der gemeinsamen Wärme zu profitieren. WENN ES IM WINTER ZEIT FÜR DIE WINTERRUHE WIRD, FOLGEN DIE SCHLANGEN GEMEINHIN DER DUFTSPUR DER MUTTER UND NUTZEN DIESELBE HÖHLE; AUCH KÜNFTIGE GENERATIONEN NUTZEN DIESE HÖHLE. MANCHE DIESER HÖHLEN SIND SCHON SEIT ÜBER 100 JAHREN IN GEBRAUCH!

ANGRIFFS- UND VERTEIDIGUNGSMETHODEN

Gewöhnlich BLEIBEN DIESE SCHLANGEN LIEBER ALLEIN und ihre **beste Verteidigungsstrategie besteht darin, sich zu verstecken.** Die meisten Klapperschlangen ziehen sich, wenn sie aufgestört werden, zurück. Fühlen sie sich allerdings in die Enge gedrängt, IST DAS EXPLOSIVE ZISCHENDE RASSELN IHRES SCHWANZES EINE DEUTLICHE AUFFORDERUNG, ZURÜCKZUWEICHEN, und es ist ein Geräusch, das man nicht so schnell vergisst.

Klapperschlangen sind KEINE MUTIGEN TIERE (im Gegensatz zu den Elapidae) und es mangelt ihnen an Courage. Stattdessen **verlassen sie sich auf Geduld, Tarnung, scharfe Sinne und ein blitzschnelles Zuschlagen, um ihre Beute aus dem Hinterhalt zu erlegen.** Dies ist ein übliches Merkmal bei den Viperidae. Sie **spüren das Opfer mit dem Wärmesinnesorgan auf,** dann **betäuben** sie die Beute mit einem **Giftbiss**, bevor sie sie fressen. Die Angriffshaltung der Klapperschlangen ist wohlbekannt. Die Schlange erhebt **sich vertikal mit Kopf und Hals vom Boden und formt ein „S"** und sobald sie bereit ist, stößt sie mit bloßgelegten Reißzähnen zu. Sie **beißt zu, lässt die Beute dann frei** und **wartet auf deren Tod, bevor sie sie im Ganzen herunterschlingt.**

Die Jungtiere, die noch nicht in der Lage sind, ein Rasseln zu produzieren, nehmen eine Verteidigungshaltung ein und schlagen wiederholt zu, wenn sie aufgestört werden.

VIPERIDAE VIPERN

MATERIA MEDICA

Auszüge von *Crotalus cascavella* aus dem Buch „Provings" von Rajan Sankaran:
- Ich wollte nicht mehr von den Bettlern „belästigt" werden. Ich entschied mich, hart durchzugreifen, sofort zu handeln. Aber ich HATTE ANGST, DASS SIE SICH VERBÜNDEN UND MICH VERLETZEN WÜRDEN, WENN ICH ALLEIN IM DUNKELN BIN, oder dass sie mir nicht helfen, wenn ich von jemand anderem überfallen werde.
  Kommentar:
  Das Gefühl, von einer Gruppe angegriffen zu werden oder als Gruppe anzugreifen, ist bei den Crotalinae-Arzneimitteln ein wesentliches Symptom. Dies spiegelt sich darin wider, dass diese Schlangen sich oft in Gruppen zusammentun. Mafia-Aktivitäten, Terrorismus und Unterweltbosse stehen symbolisch für diese Crotalus-Eigenschaft.
- Ich merkte, dass der Zug, den ich gestiegen war, in die entgegengesetzte Richtung zu meinem Ziel fuhr. Ich stieg aus diesem Zug aus und in einen anderen Zug ein, der wieder in die entgegengesetzte Richtung fuhr. Der Zug fährt sehr schnell und hält an keinem Bahnhof an. Ich habe Angst, dass ich mich viel zu weit von zu Hause entferne und zu spät nach Hause komme. ICH HABE AUCH ANGST, DASS ICH, WEIL ICH ALLEIN BIN, NICHT MEHR IN DER LAGE BIN, NACH HAUSE ZU FINDEN. Ein Mitreisender tröstet mich und leiht mir Geld. Später sehe ich meinen Vater an einem Bahnhof, an dem der Zug hält, und ich fühlte mich erleichtert.
  Kommentar:
  Die Angst vor dem Alleinsein und der starke Wunsch, nach Hause zurückzukehren, drückt sich aus in der Angewohnheit der Schlangen, dieselbe Höhle jahrelang und über Generationen zu nutzen. Man bezeichnet dies auch als Heimweh.

ALLGEMEINE AUSDRÜCKE DER KLAPPERSCHLANGEN BEI PATIENTEN

Die Klapperschlangen zeigen die Merkmale der Viperidae und auch die der Gruppe der Crotalinae, so z. B. die Fähigkeit, ihr Opfer aufzuspüren (mit Hilfe der Wärmesinnesgruben), sich versteckt zu halten, unerwartet zuzustoßen, einen Angriff aus dem Hinterhalt durchzuführen und auch Gruppenbildung.

KÖRPERTEILE UND FUNKTIONEN

Die Rassel hat eine warnende oder aufmerksam machende Funktion, besonders wenn die Schlange Angst hat. Dies steht im Gegensatz zu der Warnung, die die Schlangen der Gattung Elapidae äußern: Diese warnen, wenn jemand in ihr Territorium eindringt oder sie sich im freien Feld bewegen. Die Kobra befindet sich direkt vor Ihnen und fordert Sie auf, den Rückzug anzutreten. Die Klapperschlange sieht man nicht und sie warnt mit ihrer Rassel aus ihrem Versteck heraus.

VIPERIDAE VIPERN

EINIGE SYNONYME FÜR DIE RASSEL UND IHRE FUNKTIONEN

Summen, rasseln
Explosiv, zischendes Summen
Sperrig, laut
Aufforderung zu verschwinden, stehenzubleiben, wachsam zu sein
Aus einem Versteck heraus warnen

VERHALTEN

- *Heimweh*
- *In einer Gruppe bleiben/zusammenbleiben, Gruppenbindung, Familienbindung* (hier sehr spezifisch)
  - ▶ Bruderschaft, Gruppen bilden, sich sammeln
  - ▶ organisierte Verbrecher; wie Terroristen, Gangs und Mafia
- Bilder von heißen, trockenen Orten oder Wüstenbereiche
- Unfähigkeit zu klettern/Schwierigkeiten beim Klettern

Das Arzneimittel *Crotalus cascavella*, das aus der brasilianischen Klapperschlange hergestellt wird, wird in der heutigen Taxonomie als *Crotalus durissus* bezeichnet, eine neotropische Klapperschlange. Die Schauerklapperschlange *Crotalus durissus cascavella* ist eine ihrer Unterarten.

Ordnung: Squamata Unterordnung: Serpentes/ Ophidia (Schlangen) Familie: Viperidae Unterfamilie: Crotalinae Gattung: Crotalus	*Crotalus crotalus atrox*	*Crotalus cascavella* oder *Crotalus durissus*	*Crotalus horridus*	*Crotalus viridis viridis* oder *Crotalus viridus viridus*
Trivialname	Westliche Diamantklapperschlange	Schauerklapperschlange	Waldklapperschlange	Prärieklapperschlange
Einführung			Eine Abbildung dieser Schlange befand sich auf der Kriegsflagge während der amerikanischen Revolution. Sie stand für die Parole „*Tritt nicht auf mich*", speziell als Symbol der ersten kontinentalen Marineflotte auf der ersten Bugflagge der Marine.	

VIPERIDAE VIPERN

Ordnung: Squamata Unterordnung: Serpentes/ Ophidia (Schlangen) Familie: Viperidae Unterfamilie: Crotalinae Gattung: Crotalus	*Crotalus crotalus atrox*	*Crotalus cascavella* oder *Crotalus durissus*	*Crotalus horridus*	*Crotalus viridis viridis* oder *Crotalus viridus viridus*
Habitat	Die gefährlichste Klapperschlange Nordamerikas mit den meisten Todesopfern			Auch zu finden in HÖHEN ÜBER 3.000 m in Kalifornien und Arizona
Anatomische Eigenschaften	große, schwere Körper	Kompakt gebaut, mit einem MARKANTEN RÜCKENKAMM, besonders auffällig an der vorderen Körperhälfte	DUNKELBRAUNE BIS SCHWARZE QUERBÄNDER ODER ZICKZACKLINIEN AUF DEM RÜCKEN, von denen jede unregelmäßig mit hellen Schuppen umrandet ist, keine Ringe am Schwanz	Kopf mit zwei dünnen, weißen seitlichen Linien, die obere führt durch das Auge oder vom Auge nach hinten
Gift	Gibt große Mengen eines hochgiftigen Toxins ab, das aus unterschiedlichen Bestandteilen zusammengesetzt ist	PRODUZIERT HAUPTSÄCHLICH NEUROTOXISCHES GIFT		

VIPERIDAE VIPERN

Ordnung: Squamata Unterordnung: Serpentes/ Ophidia (Schlangen) Familie: Viperidae Unterfamilie: Crotalinae Gattung: Crotalus	*Crotalus crotalus atrox*	*Crotalus cascavella* oder *Crotalus durissus*	*Crotalus horridus*	*Crotalus viridis viridis* oder *Crotalus viridus viridus*
Fortpflanzung				Paaren sich in einigen Gegenden im Spätsommer und „lagern" das Sperma den Winter über. Paaren sich in einem Jahr, die Geburt erfolgt im darauffolgenden Jahr. **Die Weibchen ziehen in ein bestimmtes Gebiet, wenn sie trächtig sind.** Leben zu mehreren in Felsspalten und Höhlen, damit sich die Weibchen leichter gegenseitig wärmen können.
Verhalten und Angriffs- und Verteidigungsmethoden		Werden sie gereizt oder bei großer Hitze verbreiten sie einen sehr ÜBELRIECHENDEN MOSCHUSÄHNLICHEN DUFT	Bodenlebend, doch können sie bis zu 1 m hoch KLETTERN. Führen ein geselliges Leben, manchmal bilden sie sogar **Familiengruppen**. Forscher haben erkannt, dass Geschwister sich als erwachsene Tiere **erkennen, selbst wenn sie nach der Geburt getrennt wurden.**	JAGEN OFT GRÖSSERE SÄUGETIERE – wie Eichhörnchen und Kaninchen

VIPERIDAE VIPERN

Die oben genannten Arzneimittel zeigen die allgemeinen Merkmale der Schlangen, der Viperidae und der Gruppe der Crotalinae. Weitere Unterscheidungsmerkmale werden unten aufgeführt.

Wir stellen hier nur zwei Arzneimittel vor, die in der Materia Medica gut beschrieben sind, *Crotalus cascavella* und *Crotalus horridus*. Die anderen beiden sind hier aufgrund des Mangels an Symptomen nicht aufgeführt.

MATERIA MEDICA DER *CROTALUS CASCAVELLA*

AUS RAJAN SANKARANS „PRÜFUNG" VON *CROTALUS CASCAVELLA*

- Eine ständige Angst und Befürchtung, dass ich einen Fehler machen oder in Zukunft etwas falsch machen könnte. Wegen dieses Fehlers würden meine Freunde mich fallenlassen. ANGST, DASS ICH ALLEINGELASSEN WERDE.

RUBRIKEN AUS DEM COMPLETE

- Gesellschaft: Verlangen nach. {28> 94> 0}
- TOD: GEDANKEN ÜBER: WENN ALLEIN. {0> 1> 0}
- Angst: allein, zu sein. {0> 7> 80}
- WAHNIDEEN, ILLUSIONEN: TOD: SIEHT PERSONEN: VERWANDTE IM RAUM. {0> 1> 0}
- WAHNIDEEN, ILLUSIONEN: SKELETTE, SIEHT: SCHWARZE. {0> 1> 0}
- WAHNIDEEN, ILLUSIONEN: SKELETTE, SIEHT: TOD IN FORM EINES GIGANTISCHEN SKELETTES. {0> 1> 0}
- WAHNIDEEN, ILLUSIONEN: GESPENSTER, GEISTER SIEHT: TOD: ALS EIN GIGANTISCHES SKELETT. {0> 1> 0}
- FURCHT: VOR STIMMEN. {0> 1> 2}
- ERSCHRECKEN LEICHT: NACHTS: DURCH UNBESTIMMTE DINGE. {0> 1> 0}

AUS DER MATERIA MEDICA VON CLARKE

Deutliche Halluzinationen. Magnetischer Zustand, sie hört nichts und sieht wieder das Gespenst des Todes als ein gigantisches, schwarzes Skelett. Hört eine merkwürdige Stimme links hinter sich, folgt dieser und wirft sich gegen verschlossene Türen, kratzt an diesen mit ihren Fingernägeln. Die Gedanken beschäftigen sich mit dem Tod. Furcht in der Nacht vor unbestimmten Dingen.

KOMMENTAR

Wie bei den Crotalinae deutlich wurde, sind die Hauptgefühle eine ständige Angst und die Furcht davor, angegriffen zu werden; es besteht das Gefühl, verfolgt zu werden; sie fürchten sich ständig, getötet zu werden. Dies zeigt sich in *Crotalus cascavella* als:

VIPERIDAE VIPERN

- Furcht vor dem Alleinsein, isoliert oder alleingelassen
- Furcht, angegriffen zu werden, wenn man alleine ist
- Furcht vor Geistern, wenn allein im Dunklen
- Gedanken an den Tod, wenn allein

WEITERE AUSZÜGE AUS DER ARZNEIMITTELPRÜFUNG

- Ich wünsche mir, dass diese „eve-teasers"[22] erstochen werden sollten. Erschießen wäre noch zu wenig für diese Menschen. Ich möchte ihnen körperlichen Schaden zufügen, sie töten. Doch ich war an einem öffentlichen Ort und daher vorsichtig, denn ich hatte Sorge, dass sie zurückkommen und mich töten würden. In so einem Fall hätte mir, so fürchte ich, niemand geholfen. Ich hätte für mich selbst kämpfen müssen, ich wäre hilflos gewesen.
- Ich wurde von DER MAFIA VERFOLGT, weil ich einen Taxifahrer nicht bezahlt hatte, der mich betrogen hatte. Die Mafia hatte bereits zwei meiner Bekannten „ausradiert" und es tat mir leid, dass ich nicht in der Lage gewesen war, sie zu warnen. Unschuldige Menschen haben für meine Fehler bezahlen müssen. JETZT VERFOLGTEN SIE MEINE FAMILIE UND MICH MIT DER ABSICHT, UNS ÜBEL ZU SCHADEN UND UMZUBRINGEN. ICH MACHTE MIR KEINE SORGEN UM MICH SELBST, ABER ICH WOLLTE MEINE FAMILIE SCHÜTZEN. Die Mafia war eine große, erdrückende, überwältigende Macht, der ich nichts entgegenzustellen hatte. Es gab keine Möglichkeit, zurückzuschlagen oder irgendwelche Hilfe zu bekommen.

KOMMENTARE

Hier sehen wir:
- „Wenn ich jemanden beleidige, kommt die ganze Gang und greift mich an, macht mich und meine gesamte Familie fertig." Das ist typisch bei der Mafia – dieses Clan-Gefühl. Auch das Gefühl, „Ich kann keinen Widerstand gegen die Mafia leisten, es ist eine große, erdrückende und überwältigende Macht." Niemand wird zu Hilfe eilen, „Ich bin allein". Furcht vor dem Alleinsein ist sehr spezifisch für *Crotalus cascavella*.

Wir sehen auch die folgenden Verlangen:
- Erstechen
- Körperlichen Schaden zufügen oder töten
- Vorsichtig in der Öffentlichkeit und wachsam im Freien
- Rache nehmen

WICHTIGE THEMEN DER *CROTALUS CASCAVELLA* AUS DEN „PROVINGS"

- Furcht, ganz allein zu sein, isoliert
- Sich angegriffen fühlen und angreifen wollen
- Gefühl, er wird von einer großen, erdrückenden, überwältigenden Macht verfolgt und kann keinen Widerstand leisten

---

22 Euphemismus in Indien. Es handelt sich hier um die sexuelle Belästigung einer Frau durch Anpöbeleien, Angrabschen und ähnlichem Fehlverhalten.

VIPERIDAE VIPERN

- Furcht vor dem Alleinsein
- Gewalttätige Wut
- Sympathie für hochrangige Gangster
- Möchte nach Hause gehen, wo er sicher ist. Dies ist üblich bei der Gruppe der Crotalinae
- Wunsch, jemanden „abzumurksen", „abzustechen"
- Gefühllos
- Männer, die Frauen belästigen

HOMEOPATHIC WORLD 1909, SEITE 347
VERGIFTUNG

Das Gift der Cascabel (vorher *Crotalus durissus* genannt) **ist nicht hämorrhagisch** wie das der *Crotalus horridus* oder das der *Lachesis lanceolatus*. In seiner Wirkung ähnelt es mehr der Gruppe der **neurotoxischen Gifte,** wie das der *Lachesis muta* und der *Naja tripudians*. Eine besondere Wirkung scheint es auf das Rückenmark auszuüben, dieses lähmt es mehr als andere Schlangengifte. **Die lokalen Wirkungen des Bisses der Cascabel sind sehr gering im Vergleich zu den lokalen Bisswunden, die von der** *Crotalus horridus* und der *Lachesis lanceolatus* verursacht werden (die *Bothrops lanceolatus* unserer Materia Medica), deren Gift lokal sehr wirksam ist.

FALL (1) VON *CROTALUS CASCAVELLA* VON RAJAN SANKARAN

(Ursprünglich veröffentlicht in „The System of Homoeopathy" („Das System der Homöopathie"). Der Text wurde editiert und um die neuesten Entwicklungen ergänzt.)

Eine 46-jährige Frau, Fr. B. H., die mich ab und an aufgrund einiger akuter Beschwerden konsultierte. Nachdem sie mehrere Jahre nicht in der Klinik gewesen war, kehrte sie im September 1994 zurück und klagte über heftige Schmerzen in den Gelenken und auch über Asthma.

D: Beschreiben Sie bitte, was Sie fühlen.
P: Yoga hat mir sehr geholfen und ich habe aufgehört, Reis zu essen. Das war der Grund, warum ich schlief, aber nicht träumte. Wenn ich meine Träume nicht sofort aufschreibe, innerhalb von 15 Minuten, verschwinden sie aus meinem Kopf.
Wenn Sie mir jetzt etwas erzählen, werde ich mich zwei Tage später nicht mehr daran erinnern. Ich hatte völlig vergessen, dass ich hier bei Ihnen einen Termin hatte. Meine Tochter rief mich an und erinnerte mich daran. Ich bin dann schnell losgelaufen und in den Bus gestiegen und dachte gar nicht darüber nach, was mit meinen Kindern passiert, da ich sie zu Hause gelassen hatte. Mein Gedächtnis ist sehr schlecht.
Die Gedanken, die ich habe, sind nicht gut. Sind negativ, über schlechte Dinge. Wenn Sie mir etwas erzählen, suche ich mir die negativen Dinge da heraus. Wenn mein Ehemann in Aktien investiert und mich um eine Unterschrift bittet, sage ich, dass diese Aktien wertlos sind.
Ich habe Angst vor der Dunkelheit. Im Dunkeln bekomme ich Angst. Ich habe das Gefühl, dass zwei Hände sich nach mir ausstrecken und mich von hinten ergreifen. Ich betrete keinen dunklen Raum. Ich schicke erst meine Kinder hinein, damit sie das Licht anmachen. Wenn ich in der Nacht irgendwo einen Schatten sehe, denke ich, dass jemand kommt und nach mir greift, um mich zu töten. Wenn ich mit meinem Hausangestellten alleine zu Hause bin, denke ich: „Jetzt kommt er, jetzt wird er mich packen."

VIPERIDAE VIPERN

Immer, wenn ich irgendwo sitze, kann ich nur über meinen eigenen Tod nachdenken. Wenn ich irgendwo sitze, stelle ich mir vor, welche Todesart an diesem Ort möglich ist. Manchmal denke ich, ich bekomme die Pest und sterbe. Ich denke, jemand kommt dann zu meinem Mann und sagt ihm, dass seine Frau tot ist. Während ich auf den Bus gewartet habe, dachte ich, ich würde sterben und in meiner Tasche ist nichts drin, wie würde meine Familie wissen, dass ich tot bin? Dann dachte ich, dass sie meine Tochter kennen und sie informieren würden.

Danach gibt es keine Gedanken. Und besonders wegen dieses Schmerzes sehe ich mich manchmal krank im Bett, wie eine unnütze Person, die nichts tun kann, und die ganze Familie hat mich satt.

ANGST VOR DER DUNKELHEIT, VOR DEM TOD UND VOR DEM ALLEINSEIN

Ich war unterwegs, um für meine Tochter einen Transfer von einem College außerhalb von Bombay zu einem College in Bombay zu veranlassen. Der Mann, der sich darum kümmern sollte, sagte mir, es sei nicht möglich. In der Nacht träumte ich, dass ich beide verantwortlichen Männer töten würde. Ich sehe in meinen Träumen immer, dass jemand mir etwas antut, aber wenn man es richtig betrachtet, bin ich diejenige, die anderen etwas antut.

WIR SEHEN DEN WUNSCH ZU TÖTEN

Wenn jemand neben mir sitzt, spreche ich nach außen nett mir ihr, aber im Inneren denke ich, dass ich besser bin als sie. Ich denke dann: „Was hat sie an sich? Ich habe nur nett mit ihr geredet und mich mit ihr abgegeben." Das sind die Gedanken, die ich habe, negative Gedanken. Außen bin ich anders als innen. So will ich nicht werden, ich will nett sein.

Die Gedanken sind so schlecht. Ich kann niemals etwas Gutes denken. Manchmal habe ich versehentlich einen guten Gedanken und ich sage: „Oh, wow! Heute hatte ich einen guten Gedanken!" Alles, was ich denke, ist negativ. Ich weiß nicht, wie ich positiv denken soll. Meine Tochter hat sich in einen Jungen verliebt und ich habe ihr erzählt, dass er sie verlassen und nicht heiraten wird, dass alle Männer bloß flirten. Ich kann nicht einfach nur denken, dass meine Tochter glücklich ist und heiraten wird. Ich kann nur daran denken, dass er sie nach der Hochzeit verlassen wird und sie zu uns zurückkommt. Sehr oft wird das, was ich sage, wahr.

HELLSICHTIGKEIT

Das ist der Grund, warum ich religiöse Gesänge praktiziere, und selbst während ich singe, denke ich an etwas Schlechtes. Äußerlich sehe ich sehr gläubig aus. Ich denke, niemand ist gläubiger als ich! Ich gebe Leuten religiöse Anleitungen. Innerlich glaube ich selbst nicht an Gott. Mein Guru hat gesagt, du sollst nicht sprechen, denn wenn du sprichst, zeigst du nur, wie dumm du bist. Also sollst du nur praktizieren, aber nicht sprechen.

Mein Mann sagt, ich rede so viel, und wenn er mir signalisiert, ich solle aufhören, höre ich nicht darauf. Wenn Menschen um mich herum sind, bin ich so vertieft in das Reden und denke, ich bin ganz oben. Ich will angeben. Ich denke, niemand in der Welt ist schlauer als ich. Und wenn ich unter Leuten bin, vergesse ich, dass mein Mann mir gesagt hat, ich solle nicht so viel reden. Ich vergesse alles, was er

VIPERIDAE VIPERN

mir gesagt hat. Ich denke, dass andere Leute verrückt, dumm, idiotisch, ignorant, unwissend sind, während ich diejenige bin, die alles weiß. Möchten Sie mich etwas fragen?

WIR SEHEN DIE ZWEI SEITEN – EINE GUTE UND EINE SCHLECHTE SEITE, EINE SEITE, DIE UNS AUF DER OBERFLÄCHE EINE NETTE PERSON ZEIGT, UND EINE SEITE, DIE BÖSES WILL

D: Sie machen das sehr gut.
P: Ich denke, dass ich meine Familie am meisten liebe. Ich liebe meine Kinder, doch ich verliere die Geduld mit ihnen, wenn sie krank sind, und schlage sie. Als ich heute aus dem Haus ging, rief mich mein Mann, weil er irgendwelche Probleme hatte, und ich sagte: „Deine Söhne haben mir Arbeit gemacht. Dann muss ich noch ans Telefon gehen und jetzt muss ich zum Arzt. Geh du auch zum Arzt. Warum rufst du mich an?"
Ich kooperiere nicht mit ihnen und helfe ihnen auch nicht. Als meine Tochter Kreuzschmerzen hatte, habe ich gesagt: „Geh zum Arzt, warum belästigst du mich damit?" Sicher, wenn ihr irgendetwas passieren würde, täte mir das auch weh, auch wenn ich es nicht sage. Aber meine Einstellung ist anders. Die Leute verstehen nicht, dass ich meine Kinder liebe. Meine Einstellung ist falsch. Ich weiß, dass ich liebevoll und fürsorglich sein sollte. Ich schreie, wenn sie krank sind, statt mich um sie zu sorgen, und sage: „Warum wirst du krank, warum machst du so etwas?" Ich weiß nicht, was für eine Art Liebe das ist.

MANGEL AN MÜTTERLICHER FÜRSORGE IST EIN WICHTIGES THEMA BEI REPTILIEN

Jede kleine Beschwerde sehe ich als große Beschwerde. Wenn mein Sohn Kopfschmerzen hat, denke ich, er hat einen Gehirntumor. Ich kann nicht denken, dass irgendetwas klein ist, wie: Er hat eben Kopfschmerzen und ich gebe ihm ein Aspirin. Ich erfinde in meinem Kopf meine eigene Geschichte. Mein Dienstmädchen, das schon seit zwölf Jahren bei mir ist, wurde anämisch und ich sagte ihr, sie solle sofort zu ihrer Mutter ziehen und da tun, was sie will. Im Inneren meine ich das nicht so. Ich meine, sie sollte einfach zu ihrer Mutter gehen. Aber die Art, wie ich es ausdrücke, da klingt es übel. Ich habe das all die Jahre nicht bemerkt. Jetzt haben mir meine Kinder gesagt, dass meine Einstellung nicht richtig ist. Ich rede, als würde ich belehren oder streiten. Es ist so, als ob ich sie töten würde, wenn sie nicht das tun, was ich will. Einmal hat mich jemand ohne mein Wissen gefilmt, als ich mit jemandem geredet habe, da habe ich es auch gemerkt. Hat das mit meinen Schmerzen zu tun?
Meine Monatsblutung hat in den vergangenen sechs Monaten vollständig aufgehört. Manchmal tut mir mein Mann leid, weil er mit mir leben muss. Er ist sehr cool. Noch etwas anderes?
D: Etwas anderes?
P: Früher hat mein Mann immer meine negativen Seiten aufgezählt. Er war sehr wütend und wir haben gestritten. Es vergeht keinen Tag, an dem mein Mann und ich am Tisch sitzen und nicht streiten. Wir müssen streiten. 90 Prozent der Zeit streite ich. Ich weiß nicht, zu was für einem Menschen Gott mich gemacht hat.
Äußerlich möchte ich zeigen, dass ich der beste Mensch der Welt bin. Ich tue alles für Sie und für jeden anderen auch. Aber innen drin bin ich egoistisch. Wenn die Frau neben mir etwas

VIPERIDAE VIPERN

Hübsches anhat, denke ich, dass sie nicht gut darin aussieht, ich würde viel besser darin aussehen. Ich sage ihr, dass sie hübsch aussieht, aber in Wirklichkeit denke ich, dass ich besser aussehen würde. Ich lobe schönen Schmuck, aber denken würde ich, dass ich diesen Schmuck selbst gerne hätte. Dabei hat mir Gott doch alles gegeben. Ich habe einen guten Ehemann, Geld und meine Kinder. Warum denke ich so? Er hat mir von allem das Beste gegeben, warum sollte ich also denken, dass ich die Beste von allen bin?

Wo kommen all diese schlechten Gedanken her? Ich möchte ein guter Mensch sein, aber was macht mein Inneres?

WIEDER SEHEN WIR DIE ZWEI SEITEN

Nach außen hin rede ich nicht. Bei meiner Familie denke ich niemals etwas Schlechtes. Ich gebe ihnen alles. Ich habe keine Freunde. Nun habe ich zwei oder drei Freunde aus meiner religiösen Gruppe. Bei denen bin ich auch anders. Die Gedanken der Eifersucht kommen hauptsächlich bei Menschen, die ich wenig oder kaum kenne. Bei Menschen, die ich liebe, würde ich niemals so denken und ich gebe ihnen, was sie möchten.

Früher habe ich Schmuck sehr gemocht, jetzt aber nicht mehr. Aber wenn meine religiöse Gruppe sagen würde, ich soll meinen Ehemann verlassen, würde ich das niemals tun. Ich mag ihn sehr. Die Vorstellung gefällt mir nicht. Ich möchte bei meinem Mann und meiner Familie bleiben. Ich kann sie nicht so glücklich machen, wie ich gerne möchte. Also denke ich: „Warum mich selbst unglücklich machen und mir weh tun? Vergiss es. Sie sollen zur Hölle fahren!" Ich denke nur an mein eigenes Glück, nicht an das der anderen. Was noch?

- **D:** Fahren Sie fort.
- **P:** Ich weiß nicht, was ich sagen soll. Ich denke, meine Träume sind alle schlecht, denn mein Denken ist schlecht. Wenn ich gute Gedanken habe, wird auch der Traum gut. Meiner Tochter ist nicht im College aufgenommen worden. Ich habe dann geträumt, ich habe die beiden College-Verwalter umgebracht. In dem anderen Traum zwingt mich jemand, Fleisch zu essen, aber ich bin Vegetarierin. Mein Mann sagt oft, wenn jemand mir etwas Schlechtes antut, dann träume ich auch davon.
- **D:** Erinnern Sie sich an Träume aus der Kindheit?
- **P:** Diesen Traum hatte ich oft, als ich klein war: Ich wäre die reichste Frau der Welt, lebte in meinem wunderschönen, großen Haus und tat alles, was ich wollte. Aber wenn mir jemand Kummer bereitete, hatte ich Leute um mich herum, die das taten, was ich von ihnen verlangte. Meine Mutter bat ich, zu mir zu ziehen, denn ihre Schwiegertöchter hatten sie geärgert, und ich sagte ihr, sie sei die glücklichste Frau der Welt, denn sie war ja meine Mutter. Die Leute kamen mit ihren Sorgen zu mir. Ich war wie ein Unterweltboss, wie der Pate, und befahl, diesen oder jenen abzuservieren. Ich hatte Unmengen an Geld und verteilte dies ständig an Menschen. Ich war der glücklichste Mensch auf der Welt, keiner war glücklicher als ich. Ich sah keinerlei Elend für mich. Ich sah auch meinen Tod nicht.

SIE REDET VOM UNTERWELTBOSS, WIE DER PATE

- **D:** Welche Art von Problemen?
- **P:** Wenn jemand Probleme mit Geld oder mit seinen Schwiegereltern hätte, dann habe ich mich darum gekümmert. Ich erinnere mich an das Haus am See, ich hatte einen Bungalow mit einem Pool.
- **D:** Und wie haben Sie sich in dem Traum gefühlt?

VIPERIDAE VIPERN

P: Ich war sehr glücklich, so vielen Leuten helfen zu können, also habe ich mir gewünscht, dass es wahr würde. Aber jetzt möchte ich nicht mehr so sein, denn dann hätte ich viele Feinde. Damals war ich jung, da dachte ich nicht darüber nach, dass ich Feinde haben würde, aber jetzt weiß ich es besser. Wenn man viel Macht hat, hat man viele Feinde um sich herum. Ich dachte, ich war der mächtigste Mensch, also müsste ich auch Feinde haben. Ich habe sehr viel Angst vor Schmerzen, niemand soll mich verletzen, noch nicht einmal ein bisschen. Selbst wenn Sie mich bitten würden, so einen Traum zu träumen, würde ich das nicht tun.

WAHNIDEE, VIELE FEINDE ZU HABEN

D: Weil …?
P: Weil ich dann so viele Feinde habe. Selbst wenn mir ganz viele Leute helfen, hätte ich auch eine ganze Menge Feinde, die mir schaden würden. Ich habe viele Filme gesehen, als ich jung war. Damals mochte ich Filme sehr gern.
D: Welche Art von Filmen?
P: Ganz viele Hindi-Filme. Wissen Sie, wie die Mädchen Filmbilder erfinden. In dem Traum war ich nie verheiratet oder hatte Kinder, denn ich wollte keine Schwachstellen haben. Wissen Sie, in den Filmen findet man die schwache Stelle der Person heraus und dann entführt man ihre Kinder oder ihre Familie. Deswegen hatte ich nie irgendwelche Schwachstellen. Ich war der mächtigste Mensch. Ich bekomme selbst bei dem Gedanken Angst, dass jemand meine Familie oder mich verletzen würde. Solche Träume habe ich jetzt nicht mehr. Damals war ich ein Kind. Ich habe niemals übers Heiraten nachgedacht.
D: Warum?
P: Ich weiß nicht. Ich weiß nicht, woher diese Ehe kommt, und ich habe Kinder. Ich hänge sehr an ihnen, aber ich sage Ihnen, dass diese Liebe eine andere ist. Ich bekomme oft Leukorrhoe und es stinkt. Ich muss meine Unterhosen zwei bis drei Mal am Tag wechseln, sonst entwickelt sich dieser Geruch. Ich benutze fast kein Parfum, denn davon bekomme ich Asthma. Das ist nicht normal. Das ist echt zu viel.
Diese Tyrannin ist immer noch in mir. Ich möchte jedem zeigen: „Ja! Ich bin wirklich mächtig. Ich bin besser als du."
Selbst jetzt, wissen Sie, warum ich Ihnen meine Probleme ganz offen erzähle? Im Hinterkopf schwirrt mir herum, dass Sie denken werden, dass ich ehrlich bin. Ich möchte hier bei Ihnen gut dastehen. Überall, wo ich bin, will ich etwas tun oder sagen, damit die Leute denken, ich stelle etwas dar. Ich möchte meine Anwesenheit zeigen, zeigen, dass ich existiere und dass ich ein guter Mensch bin.
D: Was bedeutet „gut"?
P: Gut bedeutet gut. Dass ich der beste Mensch bin. Dass ich besser bin als alle, die sie bisher kennengelernt haben. Dass ich besser bin als all ihre Freunde.
D: Warum ist Ihnen wichtig, dass andere das denken?
P: Ich weiß nicht, warum ich denke, dass andere denken sollen, ich wäre gut. Wenn ich darauf eine Antwort finde, geht es mir gut, nicht wahr? Selbst Gott betrüge ich.
D: Wie?
P: Ich tue Gutes, denn ich habe Angst vor Gott. Ich weiß, wenn Gott mich strafen will, wird das eine große Strafe. Ich bete, damit er mich nicht bestraft. Der Grundgedanke dabei ist, dass ich Angst habe, jemand könnte mich verletzen. Das Wichtigste an mir ist, dass ich Gutes tue, damit mich niemand verletzt. Wenn sie mir etwas Schlimmes antun, kann ich das nicht

VIPERIDAE VIPERN

ertragen. Ich würde sogar Selbstmord begehen, wenn jemand mir etwas Schlimmes antut. Seit ich gläubig geworden bin, würde ich das allerdings nicht mehr machen.

Jetzt habe ich gehört, dass Lord Krishna gesagt hat, ich werde ein Geist. Das macht mir Angst. Ich möchte andere Leute nicht so belästigen, wie dieser Geist mich belästigt. Das will ich nicht. Der Schmerz, der da ist, den nehme ich an. Also, sehen Sie, ich betrüge Gott auch. Ich werde sehr oft gefragt, ob ich einen Dienst für den Herrn leisten kann, aber das tue ich nicht. Ich weiß, dass ich diesen Menschen dadurch verletze. Als Kompromiss fange ich an, die Gita[23] zu verteilen, und sage zu Gott: „Ich weiß, ich habe das eine nicht für dich getan, aber schau, ich mache dies hier für dich. Also wirst auch du deine Strafe für mich verringern." Ich betrüge Gott ebenfalls. Denn ich habe Angst vor ihm, deswegen tue ich Gutes.

Ich habe nicht das Verlangen, gut zu sein. In dem Moment, in dem ich Ihnen die Gita gegeben und den Weg gezeigt habe und Sie dann vor mir hergehen, werde ich sagen: „Hey, warum habe ich ihm das gezeigt? Warum geht er vor mir? Er sollte hinter mir gehen." Mir wurde gesagt, dass ich vielleicht diejenige bin, die diesem Menschen den Weg zeigen soll, aber vielleicht war dieser Mensch im vorherigen Leben vor mir. Und jetzt geht er also auch vor mir. Nur weil ich diejenige war, die ihm den Weg gezeigt hat, bedeutet es nicht, dass er hinter mir gehen sollte. Sie sagen, ich soll versuchen, das zu verstehen. Ich versuche es und verstehe es auch. Aber diese dummen Gedanken verlassen dich nicht, sie sind hinter dir her wie der Teufel. Es ist so, als wäre da ein Teufel hinter mir, der mich davon abhält, Gutes zu tun. Wie bei Eva, als sie gefragt wurde, ob sie den Apfel essen möchte. Die ganze Zeit ist jemand hinter mir und wenn ich Gutes tun möchte, sagt er, ich soll das nicht tun. Ich verstehe, dass das nicht nett ist. Ich verstehe alles, auch das. Dann sage ich: „Entschuldige, Krishna, du kannst alles tun. Wenn du also möchtest, dann ändere mich. Ich als menschliches Wesen kann gar nichts tun. Ich gehe den Weg, den du mir zeigst. Ich versuche, mein Bestes zu geben, aber ich kann es nicht. Hilf du mir, Gutes zu tun. Ich möchte gern Gutes zu tun. Darum rede ich freundlich mit den Menschen. Aber dann, was kommt mir in den Sinn? Das ist der Teufel. Und Krishna sagt, dass er ebenfalls im Teufel ist. Das heißt also, dass Er mich das alles tun lässt. Also sage ich ihm, er soll mich zu einem netten Menschen machen. Aus diesem Grund bete ich zu Krishna. Vielleicht habe ich mich noch nicht 100 prozentig hingegeben. Doch in der Gita sagt Krishna, wenn er etwas wünscht, dann kann er alles tun. Also, wenn er es denn wünscht, dann soll er es tun.

Ich bin zu ihm gegangen, weil ich Angst hatte. Ich habe Angst vor der Strafe, vor dem Schmerz. Ich habe noch nie schwere Schmerzen erlitten. Auch meinen Nächsten ist noch niemals etwas passiert, das ist der schlimmste Schock, den man selber erleiden kann. Ich weiß, dass meine Tasse jetzt voll ist und mir etwas passieren könnte. Dieser Gedanke bereitet mir Sorgen, ich weiß nicht warum. Wenn jemand anderes einen schweren Unfall erleidet, befürchte ich, dass mir das morgen passieren könnte, und was geschieht dann?

Wenn ich bei anderen Leuten ein Problem sehe, dann macht mir das Angst. Ich fürchte mich. Deswegen habe ich Angst, im Dunkeln rauszugehen. Wenn ich mit Leuten gesprochen habe, habe ich Angst, dass ich etwas Falsches gesagt haben könnte, was werden sie wohl gedacht haben? Ich denke immer negativ. Ich habe das Gefühl, dass sie das, was ich sagen wollte, fehlinterpretiert haben.

Dieser ganze Krieg tobt in meinem Hirn. Ich erzähle niemandem davon. In meinem Gehirn sind zwei Personen, die miteinander reden. Der eine sagt „Ja" und der andere sagt „Nein".

---

23   Religiöses Buch im Hinduismus

VIPERIDAE VIPERN

Dann sagt der eine „Nein" und der andere dann „Ja". Niemand weiß, was ich bin. Ich glaube, Sie sind der erste Mensch, der weiß, wie ich bin, die Person in mir, ich selbst.

D: Wer sind diese zwei Menschen?

P: Wie soll ich wissen, wer sie sind? Im Innern redet ständig jemand. Ob ich beschäftigt bin oder nicht, immer sehe ich diese zwei Personen reden. Wenn ich koche, kann ich die zwei sehen. Der eine sagt, mach dies, und der andere sagt, mach das nicht. Die Gedanken sind da. Wenn ich mit jemandem telefoniert habe, denke ich: „Sie hätten sicher so gedacht." Dann denke ich: „Nein, sie müssten eher so gedacht haben." Schließlich denke ich, dass sie vielleicht was ganz anderes gedacht haben. Die böse Person gewinnt immer. Die gute Person wird immer ruhiggestellt. Die Böse steht immer vorne an.

D: Was sagt die „böse Person"?

P: Böse Dinge.

D: Was zum Beispiel?

P: Ich gebe Ihnen ein Beispiel. In meinem Yoga-Kurs hat die eine Frau beim letzten Mal der Yoga-Lehrerin etwas über Krishna erzählt. Ich dachte, man sollte das anders ausdrücken, und habe ihr das auch gesagt. Sie sagte, ich wüsste das besser als sie. Dann wurde ich überheblich. Später dachte ich, ich sollte nicht so überheblich sein, nur weil sie gesagt hat, ich wüsste das besser. Dann sagte ein anderer Teil, sie weiß ja ohnehin nichts. Die böse Person kommt zum Vorschein und schubst die gute Person weg.

Bei unseren religiösen Gesprächen sagen sie uns, dass wir alle gleich sind und niemals denken sollten, dass wir besser sind als die anderen. Ich versuche, der anderen Person zu sagen, dass sie so sein soll. Aber dann sagt sie: „Nein, nein! Du bist wirklich gut. Du bist wirklich authentisch. Versuch doch zu verstehen, dass du besser als die anderen bist." Und die ganze Zeit mache ich Yoga! Ich höre meiner Lehrerin zu, die wirklich sehr gut ist, und sie bittet uns, uns zu konzentrieren. Gleichzeitig kann ich diese zwei Personen reden hören. Mir wird gesagt, ich soll mich beschäftigen, und das versuche ich auch. Aber diese Gedanken hören nicht auf, egal was passiert.

Nachdem ich jetzt mit Ihnen gesprochen habe, gibt es wieder einen Kampf zwischen diesen beiden, warum ich dem Arzt dieses oder jenes erzählt habe. Das geht so weiter, bis ich einen anderen Gedanken habe. Wenn ich religiöse Lieder singe, kommen diese Gedanken. Man hat uns gesagt, sollten andere Gedanken kommen, wenn wir singen, sollen wir diese loslassen und an Krishna denken. Wenn ich merke, dass ein anderer Gedanke kommt, denke ich an Krishna, aber dann kommt der nächste Gedanke an etwas, was heute passiert ist. Wieder versuche ich, diesen wegzuschieben, aber dann kommt noch einer. Aber ob Sie es glauben oder nicht, nach einer Stunde Singen ist alles aus meinem Gehirn verschwunden.

D: Seit wann haben Sie diese zwei Stimmen?

P: Das weiß ich nicht. Ich dachte, jeder hat zwei Stimmen.
Haben Sie nicht zwei Stimmen? Warum fragen Sie mich das? Wenn ich rede, sind sie nicht da. Es passiert, wenn ich ruhig und still sitze, nicht rede oder zuhöre, sondern etwas mache wie bügeln oder kochen oder singen.

D: Was essen und trinken Sie gern?

P: Ich liebe Reis. Ich mag auch Spinat. Ich mag eiskalte Dinge, kalte Getränke.

D: Welches Wetter mögen Sie eher?

P: Kalt, natürlich! Wer mag schon warmes Wetter? Aber Klimaanlagen kann ich nicht leiden. Ich mag die Natur. Ich bin gern in der Natur. Da könnte ich stundenlang sein. Ich liebe Bäume. Ich gehe gerne an Orte, wo es kalt ist, nicht dahin, wo es warm ist. Heute Nachmittag wollte

VIPERIDAE VIPERN

ich mit meiner Tochter rausgehen und ich sagte: „Komm, lass uns rausgehen." Und sie sagte: „Was hat dich denn geritten, dass du in dieser Hitze raus möchtest?" Die Hitze ertrage ich nicht.

D: Wie geht es Ihnen mit Tieren?
P: Ich hasse sie. Ich habe Angst, dass ein Hund mich beißt. Ich mag Tiere nicht.
D: Was macht Sie besonders glücklich?
P: Gerade im Moment bin ich glücklich, denn ich denke, ich bin das losgeworden, was mich gestört hat. Ich wollte es jemandem erzählen, aber die meisten hätten wohl gedacht, dass ich verrückt bin. Wenn jemand mir diese Gedanken erzählt hätte, hätte ich gedacht, er wäre verrückt. Ich habe niemandem, dem ich diese Dinge erzählen kann. Ich liebe es, zu reden. Ich bin eine schlechte Zuhörerin. Bei den religiösen Gesprächen wird uns gesagt, dass wir zuhören sollen, aber ich liebe es, zu reden. Ich rede unentwegt.
(Sie sagte auch noch, dass sie sehr wütend war, als unser Gespräch durch Anrufe unterbrochen wurde.)
Ich möchte, dass Sie Ihre ganze Aufmerksamkeit mir widmen, ich will Ihre Aufmerksamkeit nicht teilen. Ich will die, die ich mag, nicht mit anderen teilen. Ich erzähle meiner Tochter, dass ihr Freund sie verlassen wird, denn der Gedanke, dass sie mich verlassen wird, macht mir Angst. Nur deswegen erzähle ich ihr das. Ich hoffe, dass ich sie so überzeugen kann, ihn nicht zu heiraten und immer bei mir zu bleiben. Ich weiß, das ist falsch, aber das sind eben meine Gefühle.

FALLANALYSE

Anfangs bekam sie *Lachesis* aufgrund ihrer Redseligkeit, des ständigen Themenwechsels, des Sprechens in zwei Sprachen, des Widerstreits mit sich selbst, der Eifersucht, des Konkurrenzdenkens. Zu dem Zeitpunkt konnte ich nicht besser entscheiden, aber ich war nicht glücklich damit. In dieser Zeit führte ich auch Experimente zum Phänomen des Gruppenbewusstseins durch, und so zeigte ich diesen Fall einer Gruppe von Menschen, die sich in einem Raum befanden, während drei andere Menschen, die keine Ahnung davon hatten, was wir vorhatten, sich in einem anderen Raum schlafen legen und ihre Träume aufschreiben sollten.

- Die erste von den Dreien träumte von einem sehr muskulösen Macho in einer schwarzen, ärmellosen Jacke. Er hatte sehr dunkles Haar und seinem Gesicht nach war er Asiate, vielleicht Japaner. Dann sah sie in ihrem Traum ein schwarzes Sportauto mit einer schwarz gekleideten Frau mit Hut am Steuer eilig vorbeifahren. Es gab einen Unfall und das Auto wurde zertrümmert. Danach sah sie eine Schauspielerin und später eine Bergstation, die in Schnee gehüllt war, und Menschen, die wie Schmuggler aussahen. Im Schlaf hatte sie auch das Gefühl, sie hört jemanden kommen, und diese Person kam nur, um sie zu töten.
- Die zweite Person sah im Traum viele Formen. Eine Form stellte möglicherweise eine Leber oder eine Schildkröte dar. Sie sah ein silbernes Kreuz, das sich um sie herum bewegte, und sie sah ein Bild von Krishna. Auch sah sie, wie eine Person eine andere von hinten mit dem Messer erstach. Später sah sie eiserne Stangen, wie in einem Gefängnis, dreieckige Formen, einen Hai mit scharfen Zähnen und eine runde Form, wie ein Ring, den man von oben betrachtet.
- Die dritte Person hatte ständige Angst, dass jemand sie töten würde. Sie sah sich selbst auf einem hohen Balkon stehen, jemand kam von hinten und versuchte, sie hinunterzustoßen. Dann sah sie mehrere weiße Pferde, die mit großer Geschwindigkeit auf sie zugaloppierten, und sie hatte große Angst, dass sie sterben würde. Allerdings fielen alle anderen um, nur ihr

VIPERIDAE VIPERN

ging es gut. Aufgrund der Angst spürte sie eine Leere im Bauch. Sie sah auch eine Frau in mittlerem Alter, die fluchte und sie beschimpfte, als hätte sie ihr etwas Schlimmes angetan.

Sie fühlte sich schuldig und hatte Angst, für das, was sie getan hatte, bestraft zu werden.

Für mich ist die Quintessenz aus diesen Träumen, dass das Hauptgefühl in diesem Fall die Angst war, dass sie von jemandem umgebracht werden würde, der von hinten kommt. Die Gefahr kam von hinten. Die anderen Merkmale wie Dualität, Gesprächigkeit und Eifersucht sind bei allen Schlangenmitteln zu finden und weisen nicht speziell auf *Lachesis* hin.

Ich verwendete die folgenden Rubriken:
- Wahnideen, Leute sieht, hinter ihm, jemand ist
- Gedanken über den Tod, wenn alleine
- Träume von Mördern

Ich verschrieb, basierend auf meinem Verständnis des Falles, *Crotalus cascavella* C200. Später führte ich eine Arzneimittelprüfung mit diesem Mittel durch und konnte es dann besser verstehen. In meinem Buch „Provings" ist diese Arzneimittelprüfung enthalten.

FOLLOW-UP: FEBRUAR 1995. FÜNF MONATE NACH DEM ARZNEIMITTEL

Schmerzen in der Schulter besser. Schmerzen im Knie noch vorhanden.
Sehr schläfrig. Ruhelos, ungeduldig mit der Hausarbeit. Schimpft über sich selbst.
Träume: Schlangen überall. Sie selbst ist im Obergeschoss und die Schlangen sind unten. Sie hat das Gefühl, dass sie nach unten fallen oder in die Schlangen geschubst wird. Sie hat das Gefühl, sie soll sich Gott hingeben, er wird sie retten.
Ausschlag auf ihrem linken Handgelenk.
Sie sagt, sie fühlt sich ernüchterter. Immer noch negative Gedanken.
Arzneimittel nicht wiederholt.

SEPTEMBER 1995. EIN JAHR NACH DEM ARZNEIMITTEL

Flüssiger Stuhl.
Träume: Geister, komische Gesichter.
Sie spürt einen Schatten hinter sich, jemand kommt von hinten und will sie töten. Sie wird zornig wegen Kleinigkeiten. Immer noch negative Gedanken.
Wiederholung von *Crotalus cascavella* C200.

OKTOBER 1996. ZWEI JAHRE NACH BEGINN DES ARZNEIMITTELS

P: Ich habe immer noch Asthma, mit Unterbrechungen, nicht mehr so häufig. Ich spüre eine Schwere im Bauch, als wäre ich schwanger. Ich bin nicht mehr so gereizt. Früher hatte ich Angst im Dunkeln, aber jetzt denke ich, selbst wenn das Licht an ist, wenn ich allein bin, dass da jemand hinter mir ist, ein Schatten, der kommt, um mich zu töten. Horrorfilme machen alles schlimmer. Ich wache nachts zwischen 4.30 Uhr und 5.00 Uhr auf, um zu beten. Ich lasse das Licht 24 Std. brennen. In der Nacht schrecke ich bei jedem kleinen Geräusch auf. Ich träume nicht mehr so viel von Schlangen, aber ich habe schlimme Träume. Ich wache niemals gut gelaunt morgens auf.

VIPERIDAE VIPERN

Die Eifersucht ist weniger. Die Angst vor Gott, Schuldgefühle und dass ich bestraft werde, ist weniger. Ich habe immer noch Angst vor dem Tod. Lord Krishna sagt: „Tod ist wie 42.000 Skorpione, die dich gleichzeitig stechen."

Ich bin ruhiger, verliere nicht so oft die Beherrschung. Ich weiß, solange Lord Krishna da ist, kann mir niemand wehtun. Ich bin religiöser. Die Ängste sind immer noch vorhanden.

Sie erhielt *Crotalus cascavella* 1M, denn die körperlichen Beschwerden sind weniger, im Ganzen geht es ihr gut, aber ihre Ängste sind immer noch sehr stark.

APRIL 1997. 2,5 JAHRE SPÄTER

Zwischen Oktober 1996 und April 1997 brauchte sie das Mittel in der 1M vier oder fünf Mal.

P: Ich habe Angst in der Dunkelheit, als ob jemand hinter mir ist. Mein Haus ist groß und es sieht aus wie ein Geisterhaus. Ich versuche, die bösen Gedanken zu kontrollieren. Ich versuche, bei den anderen keine schlechten Eigenschaften zu finden. Mein Ego ist nicht mehr so groß. Ich habe eher das Gefühl, dass die andere Person gleichberechtigt ist.

In 90 Prozent der Zeit denke ich gute Sachen. Jetzt fühle ich mich auch nicht mehr abgewertet. Früher war es so, dass ich immer das Gefühl hatte, ich kann gar nichts, wenn ich hörte, dass jemand etwas gut kann. Jetzt weiß ich, dass du was kannst und ich was anderes kann. Langsam entwickelt sich eine positive Haltung. Ich fühle mich gesund. Die Eifersucht ist vollkommen weg. Ich habe ein Gefühl von Ausgeglichenheit. Keine Träume mehr. Ich schlafe friedlich. Die Wut hat abgenommen. Ich war so eifersüchtig und so wütend und dann hätte ich sie gerne getötet. Das ist jetzt nicht mehr da.

Früher träumte ich, dass ich mich im Dschungel verlaufen und jemand mich gefangen hatte, um mich zu verletzen. Jetzt schlafe ich sechs Stunden am Stück und ich schlafe viel friedlicher. Ich bin religiöser, aber habe ich keine Angst vor Gott. Selbst wenn er mich verletzen möchte, was könnte ich tun? Ich vergesse kein Gebet. Wenn ich mal einen Tag lang nicht bete, bin ich wieder wütender. Ich habe immer noch das Gefühl, dass in mir zwei Stimmen sind. Aber früher hatte ich das Gefühl, das Böse hat Kontrolle über mich. Jetzt fühle ich mich von einer guten Kraft geführt. Früher hatte ich Angst. Jetzt habe ich keine Angst mehr. Wenn ich gerade nichts tue, spricht jemand in mir.

Ich habe immer noch Angst davor, allein gelassen zu werden, aber nicht mehr so schlimm wie früher. Manchmal denke ich: Wenn all diese Menschen weggehen, was werde ich dann tun? Ich spüre, dass Gott immer bei mir sein wird.

Ich hasse Tiere. Schlangen. Bäh! Selbst wenn sie Schlangen im Fernsehen zeigen, schließe ich meine Augen. Ich rede noch nicht einmal über Schlangen! In der Kindheit hatte ich einen Traum, da wurden zwei Mädchen mit Schlangen zusammengesperrt. Der Traum, in dem ich gefangen wurde, stammt da her. Selbst nach all diesen Jahren erinnere ich mich daran! Ich muss würgen, wenn ich Schlangen sehe. Wenn ich Horrorfilme sehe, bekomme ich große Angst. Ich denke, das wird auch mir passieren. Wenn jemandem der Schal wegweht, denke ich, es ist eine Schlange. Das Gefühl in Bezug auf Schlangen ist immer noch dasselbe.

Das Verlangen nach Reis und Kartoffeln hat abgenommen, obwohl ich sie immer noch liebend gerne esse.

Asthma und Knieschmerzen sind besser. Das Asthma kommt sporadisch, aber seit zwei Jahren gab es keine größeren Anfälle mehr. Gerade seit gestern habe ich Asthma, weil ich eine Arbeit mache, an die ich nicht gewöhnt bin.

VIPERIDAE VIPERN

Ich bin sehr aktiv geworden. Wenn meinem Mann oder meinen Kindern etwas passieren würde, könnte ich das nicht ertragen. Meine Welt ist so klein. Selbst wenn sie nur etwas Durchfall haben, steht meine Welt auf dem Kopf. Ich kriege Panik, sehr schnell, aber im Großen und Ganzen bin ich deutlich ruhiger.

Ich rede immer noch sehr gerne, aber ich versuche, mich unter Kontrolle zu halten. Der Ausschlag ist besser. Ich bekam immer einen Ausschlag, wenn ich in der Sonne war, aber jetzt passiert das nicht mehr.

Ich habe immer geniest, wenn ich unter dem Ventilator saß. Das ist weg.

Bei akuten Problemen besucht sie mich immer noch und reagiert gut auf dasselbe Arzneimittel.

KOMMENTARE DES AUTORS

Im Laufe des Studiums der Reptilien schauten wir uns diesen Fall noch einmal an und stellten fest, dass die wesentlichen Hinweise auf *Crotalus cascavella* die folgenden sind: Angst vor Verfolgung und auch Angst davor, dass jemand hinter ihr ist und sie töten wird. Außerdem hat sie noch eine starke Angst vor dem Tod, besonders, wenn sie allein im Dunkeln ist. Dies ist eine der spezifischen Hinweise auf *Crotalus cascavella*. Dazu kommen noch „Träume, Schnee", was wir in den Arzneimittelprüfungen und Experiment zum Gruppenbewusstsein beobachtet haben. Vipern sind dafür bekannt, dass sie kalte Temperaturen besser vertragen als andere Schlangen.

(Eine weitere Analyse erfolgt im Anschluss an Fall (2) *Crotalus cascavella* auf Seite 778.)

FALL (2) VON *CROTALUS CASCAVELLA* VON RAJAN SANKARAN

23-jähriger Mann

ZUSAMMENFASSUNG DES FALLES

P: Wandernde Schmerzen mit wechselnden Modalitäten.
Ich bin ein Mittelding aus schüchtern und sozial. Kein Partygänger.
Ich bin nervös. Ich habe einen Schmerz im Solarplexus, der immer wieder hochkommt.
In der Kehle steckt so etwas wie eine Baumwollkugel.
Bis vor ein paar Monaten war ich sehr selbstsicher.
Ich war eitel und sah gut aus. Ich hatte es gern, wenn ich im Zentrum der Aufmerksamkeit stand und mich Menschen ansehen.
Tatsache ist, dass ich keinen Sport treiben kann. Jedes Mal, wenn ich anfange, setzt der Schmerz ein und ich fühle mich am Ende ein wenig schwindelig. Wenn ich dann weitermache, wird der Schmerz weniger.
Ich habe ständige Angst.
Ich bin extrem ehrgeizig. Verlieren hasse ich.

VIPERIDAE VIPERN

Ich kann leicht mit den Gefühlen der Menschen spielen. Warum muss ich mich ändern? In mir drin sind zwei Menschen. Eine Seite sagt, du bist 23, du musst nicht zum Yoga-Kurs gehen, du bist zu jung. Eine Seite ist idealistisch und die andere ist das völlige Gegenteil.

Ich vertraue Menschen nicht, ich bin skeptisch.

Ich mache mir Sorgen darum, in welche Richtung sich das Land entwickelt. Die Gewalt. Ich habe Angst um die Leute um mich herum. Leute, denen ich nahe bin. Angst vor dem Tod. Angst, bloßgestellt zu werden. Ich fühle mich nicht wohl, wenn Menschen mich näher kennenlernen.

Ich bin sehr rachsüchtig. Ich habe ein Auto überholt und es in eine Auto-Rikscha gedrängt. Ich habe die Kontrolle verloren. Er ließ mich nicht los. Ich habe ihn ein- oder zweimal geschlagen und dann fühlte ich mich schuldig.

Ich wollte der reichste Mensch überhaupt sein. Ich bin gern überlegen. Ich mag es nicht, wenn jemand weiß, dass ich vor etwas Angst habe.

TRÄUME

- Kriege. Wie in Indiana-Jones–Filme mit viel Action. Fabeln.
- Ich bin in einer Grube voller Schlangen.
- Ich werde von Geistern gejagt. Angst vor der Dunkelheit.
- Diebe oder Räuber kommen und greifen an. Du bist in einem Raum eingesperrt und sie töten Menschen, die du liebst. Wie ein Aufstand.

Wenn ich Streit mit jemandem habe, der gute Beziehungen hat (Kontakte in die Unterwelt), könnte er jemanden entführen lassen.

Ich hatte nicht das Gefühl, es sei falsch, solche Dinge zu tun wie zum Beispiel Aktien manipulieren. Ich würde alles tun, um an Geld zu kommen.

Ich denke immer darüber nach, unsichtbar zu werden, um den Lauf der Welt zu ändern. Einen Politiker töten.

ARZNEIMITTEL: *CROTALUS CASCAVELLA* 1M

ANALYSE DER FÄLLE (1) UND (2)

Die wesentlichen Beobachtungen sind dies:

1. Beide Patienten sehen oberflächlich betrachtet sehr ehrbar aus, sogar ruhig.
   Die erste Patientin war sehr religiös. Der zweite Patient war oberflächlich gesehen sehr sanft. Als ihre gewaltsame Seite zum Vorschein kam, hat das überrascht: Diese Dualität, die beide selbst bemerkt haben und ausdrücken konnten. Eine Seite ist zivilisiert, die andere Seite ist bösartig und grausam.
2. Die zweite Gemeinsamkeit in beiden Fällen war das Thema der Mafia; und dies ist bei den Crotalinae ein sehr wichtiges Thema.
3. Ihrer Bösartigkeit würden sie niemals direkt ausdrücken; wie ein Terrorist oder Meuchelmörder würden sie geheime Pläne schmieden, um die andere Person zu töten.
4. In beiden Fällen wird die Angst deutlich, die Wut auszudrücken, weil die Gefahr besteht, dass ernste Konsequenzen folgen.

VIPERIDAE VIPERN

5. Beiden gemein ist auch die Angst, bloßgestellt zu werden, ebenso wie der Wunsch, verborgen zu bleiben.
6. Es wird deutlich, dass beide ab einem gewissen Punkt die Kontrolle verlieren und dann richtig gewalttätig werden.
7. Schließlich ist bei beiden Patienten eine ständige Wachsamkeit festzustellen, da beide fürchten, überfallen zu werden.

FOLLOW-UP

Der Patient führte die Behandlung mehr als ein Jahr lang fort und erfuhr eine deutliche Besserung in allen Bereichen, einschließlich seiner Probleme im Bauch- und Halsbereich. Wichtiger noch zeigte sich eine deutliche Besserung seines Gemütszustands. Seine gesamte Nervosität, die Ängste und die Gewalt nahmen deutlich ab und er hatte großen beruflichen Erfolg.

FALL (3) VON *CROTALUS CASCAVELLA* VON BOB UND JUDYTH ULLMAN

H.K., ein neun Jahre altes Mädchen
Anmerkung:
Die Zahlen hinter den Symptomen beziehen sich auf die Wertigkeit des Symptoms.

02. FEBRUAR 1995

Die Krankengeschichte, wie die Mutter und die Patientin sie erzählen:

„Ich scheine mit den anderen Kindern nicht klarzukommen. Ich kann nicht Schritt halten mit den anderen Kindern in der Schule." (Zieht eine Grimasse). In Gruppen wird sie sehr schnell abgelenkt (2). Es fällt ihr schwer, zu kooperieren (3). Es fällt ihr schwer zu sagen, dass sie etwas nicht versteht (1). Sie ist leicht frustriert und wütend (3). „Es tut mir weh, wenn mich jemand 'Brillenschlange' nennt."

(Sie verzieht das Gesicht, es scheint, als wären das Gesichtszuckungen (2).)

„Ich hasse es, wenn mich die anderen Kinder in Ärger reinziehen (2) (seufzt). Ich verliere den Anschluss, wenn die anderen Kinder zu schnell lesen. Ich kämpfe mit langen Wörtern (2). Ich muss mich ändern."

(Ihre Mutter hustet und sie weist sie scharf zurecht.)

„Ich denke, irgendjemand steht direkt hinter mir und schaut die ganze Zeit, was ich mache (3). Ich kann nachts nicht schlafen, weil jemand hinter mir ist (3). Sie verfolgen mich. Ich bin nervös, weil ich denke, jemand beobachtet mich (2). Ich denke, ich muss rennen, weil mich jemand jagt (3)."

„Ich habe gehört, wie Mutter und Vater sich gestritten haben, und ich denke, das ist meine Schuld. Sie haben sich vor vier Jahren scheiden lassen (1)."

„Ich rede gern (2). Ich rede über nichtige Sachen Dinge." Sie ist in der vierten Klasse.

„Ich bin warmblütig. Wenn ich mich an meine Mutter schiege, fühle ich mich sicher. Ich habe von Pferden geträumt. Ich träume davon, dass es keine Gewalt gibt. Ich mag keine Gewehre, Tabak oder Alkohol (2). Ich mag es nicht, wenn Leute rauchen und werde es auch nicht erlauben (2). Ich möchte nicht, dass man mir die Mandeln rausnimmt. Ich mache mir deswegen Sorgen."

VIPERIDAE VIPERN

„Ich habe Angst vor Klapperschlangen (2), denn sie können dich beißen und vergiften. Ich mag Hunde sehr, Katzen, Kätzchen, Pferde und Küken. Ich möchte gerne Fahrrad fahren und Inline skaten. Ich zeichne gern. Ich bitte meine Freundin, mir Bilder zu malen."

Im letzten Jahr hatte sie oft extremes Nasenbluten (3). Das Blut kam klumpig heraus und es dauerte fünf Minuten, bis es aufhörte. Sie bekommt leicht blaue Flecken. Gelegentlich bekommt sie einen Nesselausschlag (1).

Sie hat große Angst (3) vor einer Fantasiefigur aus einem Spiel namens Mary Worth, von der sie annahm, dass diese hinter ihr und H. her sei. Sie hatte das Gefühl, sie müsste sie erstechen, um entkommen zu können. Sie wollte ihre Mutter immer bei sich haben, wenn sie in den Spiegel sah, um sich sicher zu fühlen, denn da sah sie jedes Mal Mary Worth.

EINSCHÄTZUNG

- Gefühl, verfolgt zu werden
- Verhaltensauffälligkeiten
- Probleme im Sozialverhalten
- Schwierigkeiten beim Lesen

Crotalus cascavella 1M.

FOLLOW-UP AM 14. MÄRZ 1995: SECHS WOCHEN NACH DER EINNAHME DES ARZNEIMITTELS

„Die Arznei hat wirklich geholfen! Ich beschimpfe Leute nicht mehr. Ich reagiere nicht ständig ausfallend. Ich bin nicht nervös. Ich habe nicht mehr ständig das Gefühl, es wäre jemand hinter mir (2)."

In der Nacht kann sie schlafen. In der Schule zeigt sie bessere Leistungen (2). Sie kann auch besser lesen. „Ich mag Rap-Musik."

„Ich habe keine Träume mehr."

„Ich habe immer noch Angst vor Schlangen (1)."

Sie hatte kein Nasenbluten mehr. In der Schule ist sie jetzt besser geworden. Sie ist kooperativer und kommt besser mit den anderen klar. Sie möchte sich weiter anstrengen. „Ich möchte Freunde gewinnen." Ihre Mutter hat gesagt, dass sie auch zu Hause einige positive Änderungen bemerkt hat. Der Lippenherpes ist verschwunden. Kein Nesselausschlag mehr. Keine neuen Symptome.

„Ich lerne besser, es ist nicht mehr so schwierig."

EINSCHÄTZUNG

Das Arzneimittel wirkt gut. Abwarten.

FOLLOW-UP AM 26. APRIL 1995: FAST DREI MONATE NACH DER EINNAHME DES ARZNEIMITTELS

Kein Nasenbluten. Kein Lippenherpes.

„Ich bekam das Gefühl, dass der Freund meiner Mutter hinter mir ist. Er tut Dinge hinter meinem Rücken (2)."

VIPERIDAE VIPERN

„Lesen fällt nun leicht." Ihre Mutter sagt, dass sie gut liest, aber es fällt ihr schwer, Dinge zu behalten. Sie ist immer noch herrisch. Sie zieht keine Grimassen mehr. Sie zeigt in der Schule einige Verhaltensauffälligkeiten, aber im Allgemeinen ist alles besser geworden. Zuhause streitet sie viel (3). Sie lügt in Bezug auf Dinge, die die Schule betreffen, wie z. B. Hausaufgaben (1). Sie macht sich keine Sorgen mehr, weil sie Mary Worth im Spiegel sieht.

„Ich hatte schlimme Träume. Ich, Mutter, ihr Freund und mein kleiner Bruder saßen in einer Achterbahn. In einer Kurve flog mein Bruder raus. Dann blies der Wind auch meine Mutter raus. Sie fuhren in einen Tunnel. Eine Seehexe im Tunnel versuchte, meiner Mutter meinen kleinen Bruder wegzunehmen. Meine Mutter hatte ein Glas mit Gift. Sie warf es der Seehexe entgegen. Dann verwandelte sich mein Bruder in die Seehexe. Die andere Hexe hatte einen Zaubertrank, wenn du das auf dein Haar bekommst, dann stirbst du. Ich habe meine Mutter und meinen Bruder vor der Hexe gerettet."

EINSCHÄTZUNG

Möglicher Rückfall. *Crotalus cascavella* 1M.

FOLLOW-UP AM 15. AUGUST 1995: SECHS MONATE NACH BEGINN DER ARZNEIMITTELEINNAHME

Ihre Zeugnisse werden besser. Sie ist immer noch ein wenig negativ eingestellt. Ihre Mutter muss sie beim Erledigen der Hausaufgaben begleiten. Zu Hause kooperiert sie eher wenig. Man muss ihr gegenüber sehr konsequent sein. Sie hat ohne Probleme sowohl ein Sport-Camp als auch ein Kirchen-Camp besucht. Sie hat sich ihre Lippe verletzt, als sie vom Fahrrad fiel.

Traum: „Dieser Typ im Traum wollte meinen kleinen Bruder haben. Meine Mutter zwickte ihn in sein bestes Stück. Meine Mutter wurde verletzt und starb. Sie waren auch in meinem Traum. Sie trugen eine Flasche Zaubertrank, der Gott dazu brachte, meine Mutter zu retten, bevor ihr Herz aufhörte zu schlagen."

Angst vor Klapperschlangen (1). Sie hat nicht mehr das Gefühl, jemand sei hinter ihr. Kommt mit der Hilfskraft in der Schule besser klar. Kein Nesselausschlag mehr. Keine neuen Probleme. Sehr streitbar, aber manchmal auch sehr kooperativ und hilfsbereit. Keine Gesichtszuckungen mehr. Lügt (2) manchmal. Kein Nasenbluten oder Lippenherpes mehr.

EINSCHÄTZUNG

Besser, aber noch nicht gut. Zu Hause streitbar und negativ eingestellt. Ansonsten gut. *Crotalus cascavella* 1M.

FOLLOW-UP AM 05. FEBRUAR 1996: EIN JAHR SPÄTER

Bis vor Kurzem ging es ihr gut. Jetzt fällt es ihr schwer, abends schlafen zu gehen. „Ein Mädchen in der Schule sagt, sie will mir die Kleider ausziehen und mich vergewaltigen und töten." „In der Nacht muss ich aufstehen und schauen, ob sie nicht im Zimmer ist. Das Mädchen in der Schule belästigt mich sehr. Ich denke, sie versucht, mich fertigzumachen. Ich fühle mich unwohl. Sie spioniert mir nach und verfolgt mich. Die Kinder ergreifen Partei für sie."

Im vergangenen Monat hatte sie mehr Ärger mit ihrer Mutter. Davor war es zu Hause in Ordnung.

Traum: „Ich habe von diesem Mädchen geträumt, das mich belästigt. Sie sagt, dass meiner Familie etwas zustoßen wird. Sie tötet meine Mutter und meinen Bruder und ich bin die einzige Überlebende. Ich ersteche sie mit einem Schwert. Dann werden meine Mutter und mein Bruder wieder lebendig."

„Ich komme in Tränen aufgelöst und verängstigt nach Hause. Ich wünschte, ich könnte sie zusammenschlagen."

BEWERTUNG

Rückfall aufgrund von Stress in der Schule.

Crotalus cascavella 1M.

FOLLOW-UP AM TELEFON AM 14. MAI 1996

Die Mutter sagt, ihrer Tochter geht es nach der letzten Mittelgabe gut und sie wollte sie nicht in die Sprechstunde bringen. Das Problem mit dem Mädchen in der Schule hat sich gelöst und sie schläft wieder besser. Ihr Verhalten war größtenteils gut. Die Berichte aus der Schule sind recht gut. Kein Nasenbluten oder Lippenherpes. Sie ruft an, wenn es einen Rückfall gibt.

EINSCHÄTZUNG

Es geht gut. Abwarten.

KOMMENTARE DER AUTOREN

Die wichtigsten Eigenschaften sind hier:
- Die ständige Wachsamkeit, weil sie glaubt, dass jemand hinter ihr ist.
- Der Traum, von dem sie erzählt: „Ich habe von einem Mädchen geträumt, das mich belästigt. Sie sagt, dass meiner Familie etwas zustoßen wird. Sie tötet meine Mutter und meinen Bruder und ich bin die einzige Überlebende. Ich ersteche sie mit einem Schwert. Dann werden meine Mutter und mein Bruder wieder lebendig." Das Gefühl, dass die andere Person nicht nur mich, sondern auch meine Familie verletzt, ist ein sehr deutlicher Hinweis auf *Crotalus cascavella*.

FALL (4) VON *CROTALUS CASCAVELLA* VON LINDA JOHNSTON

25-jährige Frau mit Multipler Sklerose.

MÄRZ 1999

Es begann vor vier Monaten und ich habe keine Idee, warum. Plötzlich konnte ich nur noch verschwommen sehen. Ich bekam Angst und dachte zuerst, dass ich blind werde. Ich ging zu einem Augenarzt und ließ eine Kernspintomographie machen. Die Diagnose lautete Optikusneuritis und eine Krankheit, bei der die Nervenscheiden verletzt werden. Dann bestätigte der Neurologe, dass ich Multiple Sklerose habe. Ich hatte keine anderen Symptome, nur die Augenprobleme.

Ich war dann sehr ängstlich und aufgeregt. Es hat mich stark angegriffen. Meine gesamte Familie hatte Angst. Ich wollte keine starken Medikamente nehmen. Stattdessen wollte ich Yoga und Meditation machen. Ich war mir sicher, es ist nur eine reine Willenssache. Danach wurde es langsam besser. Der erste Schub war am schlimmsten.

Im vergangenen Monat hatte ich dann einen weiteren Schub. Es war nur das linke Auge und es war nicht so schlimm. Ich sah graue Punkte in meinem Sichtfeld. Ich war nicht so ängstlich wie beim ersten Mal. Es hat sich dann aufgelöst und ich hatte keine Schübe mehr. Der erste Schub hat das rechte Auge betroffen und dauerte ein paar Tage. Eines Morgens wachte ich auf und konnte das Auge noch nicht einmal öffnen. Mein Mann und ich waren nach der Arbeit lange aufgeblieben. Überall im Sichtfeld war es grau und verschwommen. Am nächsten Tag war es noch schlimmer. An diesem Tag konnte ich aus dem Auge gar nichts sehen. Ich hatte sehr viel Angst. Eine ganze Woche lang wusste ich nicht, was da geschah. Es war so schlimm. Selbst der Arzt wusste nicht, was es war. Mein Mann wusste nicht, was er tun sollte. Natürlich bin ich dann zu einem anderen Arzt gegangen und der stellte schließlich die Diagnose. Diese Art von Erkrankung kommt in unserer Familie nicht vor.

Meine Mutter starb, als ich 16 war. Ich musste mich und meine elfjährige Schwester selbst großziehen. Wir wurden schnell erwachsen, wir lebten ja nur mit meinem Vater zusammen. Zwei Jahre später hat er wieder geheiratet und alles wurde viel schlimmer für mich. Meine Stiefmutter ist eine böse Frau. Meinen Vater scheint nicht zu kümmern, wie sie mich behandelt. **Mein Großvater, mein Vater und diese Frau haben sich gegen mich verbündet**. In dem Haus konnte ich nicht mehr leben, nachdem sie dort eingezogen war. Ich hatte Angst vor ihr. Sie gab Alkohol in meine Speisen und ich hatte Angst, dort zu essen. Ich musste meine Schlafzimmertür abschließen. Wir waren wie Gefangene in unseren eigenen Zimmern. Meine Schwester und ich mussten uns selber versorgen. Wir waren ein Team. Mein Vater kündigte meine Autoversicherung, stahl mir Geld und ähnliche Sachen. Er hat mich aus seinem Testament herausgestrichen und alles seiner neuen Frau gegeben. Schließlich zogen meine Schwester und ich in ein Apartment.

Ich spreche nicht mit meinem Vater und es ist mir egal, ob ich ihn jemals wieder sehe.

Ich habe 1998 geheiratet. Ich habe großartige Schwiegereltern. Sie lieben mich und sorgen gut für mich. Sie haben mich in ihrem Leben und ihrem Haus aufgenommen. Die Schwester meines Mannes ist wie meine eigene Schwester. Ich bin sehr glücklich mit meinem Ehemann. Wir waren auch schon lange zusammen, bevor wir geheiratet haben, ungefähr sechs Jahre. Wir haben ein Geschäft zusammen. Mein Vater gibt mir die Schuld am Niedergang seines Geschäfts, aber ich hatte damit nichts zu tun. Es empört und verärgert mich, dass er solche Dinge sagt. In der indischen Kultur beschützt ein Vater gewöhnlich seine Töchter, aber mein Vater hat das nicht getan. Er hat alles der bösen Frau gegeben.

An diesem Ort waren wir unseres Lebens nicht sicher und so sind wir ausgezogen. Niemand hat versucht, uns aufzuhalten oder uns gesagt, dass er uns vermisst.

In meiner Kindheit wollte meine Mutter, dass wir beide aktiv sind, und wir haben viele Dinge gemacht, wie z. B. Tanzen und Sport. Sie wollte, dass wir stark werden, damit uns niemand ausnutzen kann. Mein Vater hat meine Mutter manchmal geschlagen und die Schwester meiner Mutter ausgenutzt. Mutter und ich waren sehr eng verbunden. Als sie krank wurde und ins Krankenhaus musste, war das sehr schwer für mich. Eigentlich war es nur eine kleine Sache im Krankenhaus, aber es wurde viel schlimmer und unerwartet wurde sie ernsthaft krank. Zwei Wochen war sie auf der Intensivstation und dann starb sie. Das hatte ich nicht erwartet. Ich war geschockt. Ich wurde ohnmächtig und dann konnte ich mich nicht mehr bewegen. Es ging ihr gut und plötzlich war sie weg. Dann war nur noch mein Vater da und mit ihm bin ich nicht gut klargekommen. Ich fühlte mich ganz allein. Ich war 16, das ist eine Zeit, in der man seine Mutter wirklich braucht. Sie war bei meinem Schulabschluss nicht dabei und auch nicht bei meiner Hochzeit.

Im ersten Jahr nach ihrem Tod war ich wirklich durcheinander. Meine ausgezeichneten Noten wurden rapide schlechter. Ich schwänzte die Schule. Ich war überhaupt nicht gern dort. Ich blieb einfach in meinem Zimmer, Tag und Nacht. Ich wollte niemanden sehen. Ich hasste es, wenn Leute mich fragten, ob es mir gut geht. **Ich versuchte, Selbstmord zu begehen, indem ich mir die Adern aufschlitzte**. Dann erkannte ich, wenn ich nicht mehr da wäre, wäre meine Schwester mit meinem Vater ganz allein, und das erschreckte mich. Die ganze Zeit träumte ich von meiner Mutter. Sie sagte mir, es ginge ihr gut. Unser Vater konnte niemals den Platz unserer Mutter einnehmen. Er war niemals da, wenn wir ihn brauchten. Jetzt wollen wir ihn nicht. Es war eine sehr harte Zeit. Ich hatte keine Vorstellung, wie ich das meistern sollte. Ich wollte niemanden sehen und mit niemandem reden, außer mit meiner Schwester. Langsam wurde es besser. Ich denke immer noch jeden Tag an meine Mutter.

Ich lernte meinen Mann kennen, und das änderte alles. Er hat mir wirklich geholfen. Ich ging aufs College und bekam wieder gute Noten. Ich wurde wieder so, wie ich mal war. Mein Leben änderte sich. Er ist ganz wunderbar. Ich bin immer noch für meine Schwester da. Das ist eine Verbindung, die niemals abreißen wird. Sie weiß, dass auf jeden Fall immer jemand da ist, auf den sie sich verlassen kann.

Als unser Vater wieder heiraten wollte, fragte er uns, und wir sagten nein, denn niemand kann unsere Mutter ersetzen. Schließlich schoben wir unsere Bedürfnisse beiseite und stimmten zu, denn wir wussten, unser Vater brauchte jemanden, auf den er sich verlassen kann. Er ist dann nach Indien gefahren, um sie zu holen. Sie war eine geschiedene Frau. Gleich von Anfang an konnten wir uns nicht dazu durchringen, sie Mutter zu nennen. Zwei Jahre später wurde sie schwanger. Als ich das erfuhr, wollte ich mich übergeben. Wir sind dann ausgezogen. Was ist mit uns? Eigentlich sollte er sie nur heiraten. Es ging niemals darum, dass sie auch ein Kind haben sollte! Langsam gewöhnten wir uns an die Vorstellung. Schließlich stand das Kind zwischen mir und meinen Vater. Alles ging den Bach runter.

Dann wurde es noch schlimmer. Er mochte meinen Freund, der mein Ehemann werden sollte, nicht. Ich hörte auf, mit ihm zu reden, und er hörte auf, mir Geburtstagskarten zu schicken. Ich respektiere ihn nicht. Ich verließ mein Zuhause. Er war so gemein zu mir. Ich bin seine Tochter. Ein Vater sollte seiner Tochter so etwas nicht antun. **Er hat sich so verändert. Ich war wirklich geschockt. Ich hatte nichts getan, warum war er so gemein zu mir?** Nach dem Verlust meiner Mutter hatte ich nun auch mein letztes Elternteil verloren. Was habe ich im vergangenen Leben verbrochen, um all dies zu verdienen? Ich habe ihn so gehasst. Ich wollte ihn anbrüllen, wie konnte er mir das nur antun! Er behandelte mich, als würde ich gar nicht existieren. Ich war so wütend und verletzt. **Ich hatte Angst davor, wieder allein gelassen zu werden, so wie auch meine Mutter mich verlassen hat**. Dann gäbe es niemanden mehr, der mich führt und leitet. Ich fühlte mich so allein, völlig allein. Ich war schrecklich wütend. Es gab niemanden, der mich führte und mir half, mich auf meine Zukunft vorzubereiten.

Diese Stiefmutter hat mir meinen Vater weggenommen. Sie kommt aus Indien, deswegen weiß sie Dinge über Hexenkunst und so. **Diese Zaubersprüche wie Voodoo und Hexenkunst können dafür sorgen, dass man sich gegen jemanden stellt**. Ich bin sicher, dass das passiert ist, denn mein Vater hat sich gegen seine eigenen Töchter gestellt. Sie hat die Macht, meinen Vater und meinen Großvater gegen uns aufzubringen. Sie muss was in sein Essen getan haben. Ich habe sie tatsächlich dabei beobachtet. Danach habe ich nie mehr in dem Haus gegessen. Ich hatte Angst davor, dass sie etwas Komisches mit uns macht. Ich hatte so viel Angst um mich und meine Schwester. Ich habe mich entschieden, meine Schwester zu beschützen. Früher konnte ich sehr gut schlafen, aber seit sie in mein Leben getreten ist, muss ich immer mit einem offenen Auge schlafen. Ich habe das Gefühl, ich bin ständig wach. Irgendeine kleine Bewegung oder ein kleines Geräusch und schon bin ich hellwach. Das ist jetzt immer noch so, obwohl ich jetzt verheiratet bin und nicht mehr in dem Haus lebe.

Diese Frau hasse ich wirklich! Sie sieht so gruselig aus. Sie starrte mich und meine Schwester an. Als ob sie versucht, uns was zu suggerieren. Ich bekam Angst, sie anzusehen. Sie intrigierte ständig gegen uns. Ich wusste, dass sie uns was Böses antun wollte. Immerhin hat sie unseren Vater gegen uns aufgebracht, hat dafür gesorgt, dass wir auszogen, hat uns das gesamte Geld weggenommen und auch dafür gesorgt, dass Vater uns aus seinem Testament gestrichen hat. **Ich musste mit dieser großen Angst leben**. Ich klebte Klebeband an meine Zimmertür, um zu sehen, ob jemand reingegangen war, während ich nicht da war.

Mein Vater war dann mein einziges Elternteil. Ich hätte mich niemals gegen ihn gewandt, wenn es sie und ihre Hexenkraft nicht gäbe. Sie war eine Außenseiterin und sie hat Schuld. Ich bin sehr **misstrauisch** ihr gegenüber. Sie praktiziert Voodoo. Ich denke nicht, dass sie uns töten wird, aber sie tut uns andere Dinge an. Sie verwandelt mich vielleicht in so eine Psychopathin, indem sie einen Dämon in meinen Kopf pflanzt. Ich verhielt mich, als sei ich verrückt geworden, dann kann sie mich einweisen lassen, nur um sich an mir zu rächen. Sie macht das, weil ich sie nicht mag. **Sie hat etwas gegen mich.** Schon immer wollte sie, dass ich ausziehe, damit sie meinen Vater für sich hat. Das ist ihr Bestreben.

Langsam hatte ich mich an sie gewöhnt. Es war merkwürdig, eine andere Frau im Haus zu haben, nachdem meine Mutter gestorben war. Als sie mir meinen Vater entfremdete, regte ich mich auf und wurde wütend. Ich hasste sie. Sie war so dreist und hat die Sachen meiner Mutter aus dem Haus gegeben. **Ich war so zornig, aber ich habe versucht, das zu unterdrücken**. Sie beachtete unsere Gefühle gegenüber unserer Mutter gar nicht. Sie hat das mit Absicht getan, um ihre Macht zu zeigen. Sie hat jedes einzelne Bild unserer Mutter entfernt. Sie hat sich alles unter den Nagel gerissen. Sie musste gewusst haben, dass es uns so gefiel, wie es war. Wir lebten länger in diesem Haus als sie. Sie war so selbstsüchtig und tat alles genau so, wie sie es wollte. Sie hat sich nicht bemüht, uns kennenzulernen. Vater lobte sie jeden Tag, aber er hat niemals etwas Gutes über uns gesagt. Er vergaß, wer seine wirkliche Frau war. Man kann die Vergangenheit nicht einfach so vergessen.

Ich vermisse meine Mutter wirklich, selbst heute noch. Sie war aktiv und stark. Sie war sehr gesellig und bei uns fanden viele Partys statt, wir hatten viel Spaß. Sie hat uns so viel erlaubt. Sie hat uns geholfen, zu Partys zu gehen, wenn Vater dagegen war. Wir waren zu dritt: Mutter, Schwester und ich gegen Vater. Sie hat mir immer gesagt, dass ich nie jemandem erlauben soll, mich herumzuschubsen. Ich habe sie so sehr geliebt. Plötzlich hat dann alles aufgehört.

In dem Jahr, nachdem meine Mutter gestorben war, hatte ich furchterregende, brutale Träume und wachte schreiend auf. **Ich träumte davon, dass ich im Dunkeln allein war und mich jemand jagt. Da war niemand, der mir helfen konnte. Ich rief um Hilfe, doch da war niemand, und die Person jagte mich. Ich rannte um mein Leben. Ich war hilflos. Jemand wollte mich töten. Ich konnte nichts tun, um mich zu verteidigen.** In einem anderen Traum kam ein großer Hund vor und er sagte mir, dass alles gut wird. Wenn ich schlafe, mache ich mir immer Sorgen und habe Angst. In einem weiteren Traum kommt meine Mutter und sagt, dass es ihr gut geht. Dann sagt sie, ich soll der Stiefmutter eine Chance geben. Ich habe das versucht, aber es half nicht. Ich bekomme in meinen Träumen oft Antworten. In einem weiteren Traum sehe ich meinen Vater auf den Knien, wie er darum bittet, dass ich ihm vergebe. Das hilft nicht, denn

VIPERIDAE VIPERN

das kann ich Ihnen sagen, ihm werde ich mein ganzes Leben lang nicht vergeben. Ich glaube an Karma und er hat so viel falsch gemacht, dass er damit nicht davonkommen wird. Ich habe ihm gesagt, dass ich ihm viel Schmerz zufügen werde, noch mehr, als er mir zugefügt hat. Ich werde niemals zulassen, dass er meine Kinder sieht – seine Enkelkinder. Ich werde ihm nicht erlauben, zu meiner Hochzeit zu kommen. Er hat noch nicht einmal meinen Ehemann kennengelernt.

Als ich aus dem Haus auszog, habe ich ihm geschrieben und ihm ins Gesicht gesagt, dass er mich nun zum letzten Mal gesehen hat. Ich habe ihm gesagt, dass er niemals sehen wird, wie seine älteste Tochter heiratet, und er wird auch niemals seine Enkelkinder sehen. Ich habe ihn daran erinnert, dass er all das verloren hat, weil er es nicht begriffen hat. Meine Schwester und ich sind viel reifer als er. Als ich ihm ins Gesicht sagte, dass ich ihm niemals vergeben würde, antwortete er, dass es ihm egal ist. **Ich war wie betäubt**. Ich bin sehr nachtragend und vergesse niemals. Ich kann einen Groll lange hegen, sogar ein Leben lang. **Sie haben mir den Dolch in den Rücken gestoßen**. Ich werde ihnen niemals verzeihen, was sie mir angetan haben.

Kein Vater sollte so etwas tun. Geld ist so wichtig für ihn. Mein Vater hat ausgerechnet, wie viel Geld er für mich bis zu meinem 18. Lebensjahr ausgegeben hat. Er hätte das aus Liebe tun sollen. Ich verabscheue ihn. Es hat keinen Sinn. Er tut so, als wäre ich eine Außenseiterin und nicht seine eigene Tochter. Jetzt will diese Frau sein ganzes Geld. Ich wollte niemals sein Eigentum. Ich bin nicht geldgeil. Als er mich aus dem Testament strich, war ich sehr verletzt. Es geht mir nicht um das Geld. Wer zum Teufel denkt sie, dass sie ist und mir alles wegnehmen kann? Nun gehen der ganze Schmuck meiner Mutter und das ganze Gold an meine Stiefmutter.

Ich hasse es, wenn Leute sich in meine persönlichen Angelegenheiten einmischen und alles Mögliche wissen wollen. Ich hasse es, wenn sie mich ansehen und sagen, was für ein gutes Leben ich habe. **Sie sind nur neidisch und ich habe Angst, dass sie dafür sorgen könnten, dass mir etwas Böses passiert**. Ich weiß, dass ich deshalb MS bekommen habe. Sie sind neidisch und sie haben dafür gesorgt, dass ich die Krankheit bekommen habe. Es ist besser, sich nur auf sich selbst zu verlassen. Ich mag es nicht, wenn Leute über mich lachen. Ich könnte ihnen ins Gesicht schlagen, wenn sie das tun.

FALLANALYSE

In dem Fall werden Merkmale deutlich, die klar auf ein Schlangenmittel hinweisen. Die Patientin ist misstrauisch, sie denkt, andere sind gegen sie und wollen sie verletzen. Sie denkt, die anderen sind eifersüchtig, sie beschäftigt sich mit ihrem Aussehen und fühlt sich angegriffen und verfolgt. Außerdem hat sie Angst vor Schlangen und träumt davon, dass sie angegriffen und verfolgt wird. Es ist klar, dass sie ein Schlangenarzneimittel braucht; welche Schlange genau sie braucht, ist nicht so leicht zu verstehen. Dazu müssen wir genau herausfinden, wie sie das Leben wahrnimmt, wie sie Ereignisse erlebt. Dann sind wir in der Lage, die charakteristischen Merkmale, die auf eine bestimmte Schlange hinweisen, zu erkennen.

Eine Thematik, die klar zu Tage tritt, ist das Thema der Plötzlichkeit und des Unerwarteten. Ihr Leben änderte sich mehrere Male plötzlich und unerwartet und sie war geschockt. Dies geschah zunächst, als ihre Mutter starb, und dann noch einmal, als ihr Vater seine Einstellung änderte. Da durchlebte sie eine plötzliche Veränderung und war schockiert, wurde ohnmächtig oder war erschüttert. Obwohl sie berichtete, ihre Mutter sei auf der Intensivstation gewesen, hat sie die Situation doch so erlebt, dass ihre Mutter von einem Tag auf den anderen gestorben ist. Auch ihre MS trat plötzlich auf, sie beschrieb dies als plötzlichen Schub, der sie erschütterte.

VIPERIDAE VIPERN

Alle Schlangen greifen plötzlich an, aber diejenigen, bei denen die Plötzlichkeit die größte Rolle spielt, sind die Crotalinae. Diese Gruppe führt den Angriff aus, indem sie plötzlich „zustößt und zurückweicht". Sie liegen in ihrem Versteck auf der Lauer und schlagen schnell zu, akkurat und tödlich. Das Opfer hat keine Ahnung, dass überhaupt eine solche Bedrohung existierte. Die andere Seite der Medaille ist ebenfalls im Arzneimittel enthalten. Daher müssen Crotalinae ständig wachsam sein, auf der Hut vor einem Überraschungsangriff aus dem Hinterhalt oder einer unerwarteten Richtung. Es finden sich auch Themen des Alleinseins, zurückgezogen und einsam sein; dadurch fühlen sie sich Angriffen schutzlos ausgesetzt. Es besteht eine große und ständige Angst vor dem Angriff, besonders vor einem unerwarteten Angriff, durch einen versteckten Angreifer.

Jedes dieser Elemente findet sich in diesem Fall wieder. Als sie die plötzlichen Veränderungen und die plötzlichen „Angriffe" spürte, bestand ihre Reaktion darin, sich zurückzuziehen, sich in ihr Zimmer einzuschließen und Zeit allein zu verbringen. Nur dort fühlte sie sich sicher. Der Verrat und die Gefahr kamen aus einer unerwarteten Richtung, nämlich von ihrem Vater. Er hatte wieder geheiratet und beging dadurch Verrat nicht nur an ihr und ihrer Schwester, sondern auch am Andenken an ihre Mutter.

Die Stiefmutter wurde gehasst und gefürchtet. Die Patientin war überzeugt, dass sie durch das Essen vergiftet werden würde oder sogar von den Blicken, die ihr ihre Stiefmutter zuwarf. In diesem Haushalt spürte sie ständige Gefahr und ständige Wachsamkeit war erforderlich. Sie berichtete, dass sie immer mit einem offenen Auge schläft, um beim kleinsten Geräusch sofort hellwach zu sein. Ihre körperlichen Symptome waren Augenprobleme, besonders das eine Auge konnte sie nicht öffnen. Dies ist angesichts der Tatsache interessant, dass sie das Gefühl hatte, mit „einem offenen Auge" zu schlafen. Ihre zweite Strategie bestand darin, die Stiefmutter augenscheinlich zu akzeptieren. Aus ihrer Sicht hatte sie der Stiefmutter die Hand der Freundschaft gereicht, um sich mit ihr zu versöhnen, doch die Frau war zu sehr von Hass geprägt, zu intrigant und zu selbstsüchtig, um ihre Anstrengungen zu akzeptieren.

Selbst ein weiterer Aspekt der Crotalinae wird in diesem Fall deutlich. Diese Gruppe ist aufgrund ihrer Wärme-Sinnesorgane extrem empfindsam gegenüber selbst kleinsten Veränderungen. Dies gibt ihnen beinahe einen sechsten Sinn und damit die Möglichkeit, eine Gefahr zu spüren oder plötzlich und präzise anzugreifen.

Außerdem ist diese Patientin besonders empfindsam, was sich unter anderem darin ausdrückt, dass sie Gefahren wahrnimmt, die gar nicht da sind. Sie spürte Gefahr, die von ihrer Stiefmutter ausgeht, aber auch von jedem anderen, der ein Interesse an ihr zeigte. Sie wollte keine Fragen von anderen beantworten, da sie dachte, die anderen würden eifersüchtig werden und sich an ihr rächen. Das Ausmaß, in dem sie sich Sorgen macht, dass andere sich rächen, entspricht vermutlich dem Ausmaß, in dem sie selber sich an anderen rächt. Wir erinnern uns: Sie drohte ihrem Vater, sie würde ihn noch mehr verletzten als er sie verletzt hat.

Nachdem wir nun die Auswahl auf die Crotalinae eingegrenzt haben, müssen wir im nächsten Schritt definieren, mit welcher Schlange innerhalb dieser Gruppe wir es genau zu tun haben. Im Fall finden wir Hinweise, die es uns ermöglichen, die genaue Wahl zu treffen. Die Situation in ihrer Familie erlebt sie so, dass es sich um zwei Mannschaften handelt. Eine Mannschaft besteht aus ihr und ihrer Schwester, und diese beiden treten gegen die andere Mannschaft an, die aus dem Vater, seiner neuen Frau und dem Großvater besteht. Die Situation ist: Meine Gang gegen deine Gang, meine Gruppe gegen deine Gruppe, mein Clan gegen deinen Clan. Die Gruppenbindung in einer Familie ist für die Sicherheit sehr wichtig. Sie spricht davon, zwischen ihr und ihrer Schwester eine Verbindung besteht, die niemals abreißen wird. Ihre Entscheidung, keinen Selbstmord zu begehen, liegt darin begründet, dass ihre Schwester immer jemand haben soll, auf den sie sich

VIPERIDAE VIPERN

verlassen kann. Es ist wichtig, eine Gruppe zu haben, die jederzeit absolut zuverlässig ist. Es gibt diejenigen, die dazu gehören, und diejenigen, die außen stehen. Diejenigen, die dazu gehören, sollen einander unter Ausschluss derjenigen, die außen stehen, immer unterstützen und füreinander sorgen. Dieser Standpunkt macht den Verrat ihres Vaters in ihren Augen noch abscheulicher. Die Verbindung zwischen Vater und Tochter sollte niemals unterbrochen werden, doch das wurde sie, und das auch noch durch einen Außenseiter. Ein plötzlicher und überraschender Angriff, ausgeführt von jemandem aus deinem nächsten Umfeld, auf den du dich eigentlich verlassen hast, das stellt gleichzeitig die größte Gefahr und die größte Quelle der Angst dar. Dies ist ihre Situation.

Dies deutet auf *Crotalus cascavella* hin. Anfangs traute sie sich nicht, gegen die Stiefmutter die Stimme zu erheben, denn sie hatte Angst vor Rache, z. B. in Form von Gift in ihrem Essen, Voodoo oder Hexenkunst, die sie verletzen, sie verrückt machen oder sie gar töten würde. Ihr Vater war nicht da, um sie zu beschützen, sie war ganz alleine. Sie war nicht nur mit dieser Bedrohung konfrontiert, vielmehr war ihre gesamte Zukunft bedroht. Als das erste Kind geboren wurde, spürte sie die Bedrohung und den Verrat in einem solchen Ausmaß, dass sie sich nicht länger zurückhalten konnte. Als Ergebnis zog sie aus dem Haus aus und verließ ihr letztes Elternteil, um wirklich und wahrhaftig allein zu sein. Nicht lang danach heiratete sie.

Diese Mittelwahl wird auch bestätigt durch die Toxikologie dieser Gruppe. Im Gegensatz zu den meisten Crotalinae, deren Gifte hämotoxisch wirken, wirkt das Gift der *Crotalus cascavella* neurotoxisch. Dies stimmt auch überein mit der Pathologie der Patientin – diese ist neurologischer Art.

Verschreibung: *Crotalus cascavella* 1M

FOLLOW-UP NACH ZWEI MONATEN

Ich habe keine Augenprobleme mehr gehabt. Ich hatte allerdings ungefähr sieben Tage lang ein kribbelndes Brennen in den Beinen. Das ist aber jetzt verschwunden. Ich fühle mich großartig. Ich habe sehr viel Energie! Letzten Monat wollte ich gar nichts tun, und jetzt fühle ich mich großartig. Das hat sich auf positiv auf alle meine Beziehungen ausgewirkt. Früher war ich eine launische Hexe.

Ich bin netter zu den Menschen und nicht mehr so gereizt. Ich habe gelernt, dass es nicht gut ist, sich am Groll festzuhalten. Ich war immer ganz betroffen, wenn jemand mich ansah, als hätte ich etwas ganz Schlimmes getan. Ich bin jetzt viel entspannter und nicht mehr so ängstlich. Ich habe geträumt, dass ich von Alligatoren verfolgt werde. Ich hatte große Angst. Ich habe mich schon immer vor Alligatoren, Schlangen und Haien gefürchtet. Ich hasse das Wasser. Ich würde niemals ins Wasser gehen. Da könnten Piranhas sein. Ich trage keine kurzen Röcke, denn ich habe ein hässliches Muttermal, das ich nicht zeigen möchte. Man hat mich deswegen ausgelacht.

FOLLOW-UP NACH VIER MONATEN

Ein paar Tage hatte ich heftige Schmerzen im Knie und konnte noch nicht einmal aufstehen. Am Tag zuvor war ich laufen, und dann ist es passiert. Jetzt ist es weg, aber ich hatte zu viel Angst, wieder laufen zu gehen. Dieselben Schmerzen hatte ich auch damals in der Schule. Ich habe keine anderen Symptome gehabt. Ich habe geträumt, dass mein Vater richtig nett zu mir war, ein guter Typ. Mein Großvater und meine Stiefmutter waren böse, sie wollten mich fertigmachen. In dem Traum hat mir mein Vater erzählt, dass es ihm leid tut und dass er einen Fehler gemacht hat. Die anderen standen hinter ihm und warfen mir böse Blicke zu. Sie versuchten ständig, ihm zu sagen, dass ich ein schlechter Mensch bin. Ich hasse mein Muttermal und bin deswegen paranoid.

VIPERIDAE VIPERN

Es ist widerwärtig. Ich möchte nicht, dass diese Krankheit oder dieses Muttermal mein Leben bestimmen. Es ist so erniedrigend.

FOLLOW-UP NACH EINEM JAHR

Insgesamt sind alle Probleme in Zusammenhang mit der MS gelöst. Gelegentlich hatte sie ein wenig Kribbeln und Brennen in den Füßen und den Unterschenkeln, dies besserte sich jedes Mal durch eine Gabe des Mittels. Sie berichtete, dass sie jetzt deutlich ruhiger und weniger gereizt ist und sich besser entspannen kann. Sie ist immer noch ärgerlich und hat Vorbehalte ihrem Vater und seiner neuen Familie gegenüber. Sie war in der Lage, ihr Laufen wieder aufzunehmen und trainiert jetzt für einen Marathon. Nach wie vor reagiert sie befangen und empfindlich gegenüber selbst der kleinsten Kritik.

FOLLOW-UP IN DEN FOLGENDEN ZWEI BIS FÜNF JAHREN

Immer noch symptomenfrei. Die ursprünglichen Augensymptome sind nicht zurückgekehrt. Ab und zu spürt sie ein Kribbeln oder eine Missempfindung in ihren Füßen oder Unterschenkeln. Wenn diese Symptome erscheinen, reagiert sie übermäßig erschreckt, sogar panisch. Jedes Mal löst eine Gabe des Arzneimittels die Probleme vollständig. Über die Jahre wurde sie ruhiger und weniger zornig und man kann sich leichter mit ihr verständigen. Für sie ist das Leben großartig, und sie hat viel Energie. Sie hat nach wie vor keinen Kontakt zu ihrem Vater und sie hasst nach wie vor ihn und seine neue Familie. Ab und zu träumt sie, dass sie von bösen Menschen oder Tieren verfolgt wird. Sie träumt, dass sie ihren Vater anschreit und ihm sagt, dass sie ihn hasst.

Ungefähr fünf Jahre nach Beginn der Behandlung hatte sie eine Fehlgeburt. Danach wurde sie noch einmal schwanger und bekam einen gesunden Jungen. Während beider Schwangerschaften zeigten sich bei ihr keinerlei Symptome.

FOLLOW-UP WÄHREND DER JAHRE SECHS BIS ZEHN NACH BEGINN DER BEHANDLUNG

Als ihr Sohn ein Jahr alt war, trat das Symptom der verschwommenen Sicht wieder auf. Sie bekam große Angst und war überzeugt, dass sie erblindet. Auch bemerkte sie ein Nachlassen ihrer Koordinationsfähigkeit. Sie erinnerte sich daran, dass sich ihr Leben nach der Geburt ihres Sohnes vollkommen verändert hatte. Das war ein großer Schock für sie. Ein Kind zu versorgen, war sehr fordernd und sie konnte nicht einfach kommen und gehen, wie sie wollte. In diesem ersten Jahr benötigte sie ihr Mittel mehrfach. Langsam gingen die Symptome zurück und ihre Sehfähigkeit normalisierte sich wieder, ebenso wie ihre Koordinationsfähigkeit. Ihre Stimmung besserte sich und sie ging mit ihrem Sohn sehr liebevoll und innig um. Sie gelangte zu der Einsicht, dass sie in der Vergangenheit sehr selbstsüchtig war. Sie beschrieb sich selber als sehr selbstsüchtig und regte sich auf, weil ihr Kind so viel Fürsorge und Zeit einforderte.

Im fünften Jahr ging es ihr überwiegend gut. Ihre Stimmung ist deutlich besser. Dinge und Leute stören sie nicht mehr so sehr wie früher. Sie denkt auch nicht mehr, dass die Menschen gegen sie sind oder darauf aus, sie fertigzumachen. In ihrer Einstellung ihrem Vater gegenüber hat sich nichts verändert. Sie verweilt allerdings nicht dabei oder redet darüber, so wie sie es in der Vergangenheit getan hat. Nur selten fühlt sie sich erschöpft oder spürt eine leichte Missempfindung in ihren Beinen und Füssen. Sie reagiert schnell auf eine Arzneimittelgabe: *Crotalus cascavella* 1M.

VIPERIDAE VIPERN

KOMMENTARE DER AUTORIN

Die wesentlichen Merkmale:
- Eine Mannschaft gegen eine andere Mannschaft; dies findet seinen Nachhall in der Mafia-Geschichte. Eine Gang gegen die andere. Ein kollektives Ihr gegen ein kollektives Wir – so zeigt sich *Crotalus cascavella*.
- Die größte Angst besteht darin, alleingelassen zu werden.
- Sie spricht von Hexerei und Voodoo, wichtige Hinweise auf ein Schlangenarzneimittel.
- Alle Eigenschaften, die sie ihrer Stiefmutter und ihrem Vater zuschrieb, sind Eigenschaften der Schlange. Dies beobachtet man häufig bei Tierfällen: Haben die Patienten einen Feind bzw. gibt es einen Aggressor, sind dessen Eigenschaften genau die Eigenschaften desjenigen Tieres, das sie als Arzneimittel benötigen.

FALL (5) *CROTALUS CASCAVELLA* VON APRIL BOWEN

Mädchen, sechseinhalb Jahre alt

22. AUGUST 2006

Das Gespräch fand nur mit der Mutter statt:
Ihre Füße sind überempfindlich und sie läuft immer noch auf den Zehenspitzen. Ihre Geburt war schwierig; es kann sein, dass sie eine leichte infantile Zerebralparese hat. Ihre Füße sind so empfindlich, und auch in Bezug auf ihre Kleidung und ihre Ohren ist sie empfindlich, angefangen bei Sirenen bis hin zum Feuerwehrauto. Sie sagt: „Mami, ich muss jetzt etwas Ruhe haben, seid bitte alle still!" Wenn sie fern sieht, ist sie schließlich völlig überdreht und schaltet dann selber aus! Sie ist sehr empfindlich, was andere Kinder betrifft, und kommt nur schwer mit ihnen klar. Sie mag es nicht, wenn ihr die Kinder zu nah kommen (HG: stößt beide Hände seitlich nach außen ← →).

Sie kann richtig gemein sein. Sie beschwert sich, dass die anderen Kinder sie ausgrenzen. Immer schubst sie andere Kinder, doch nur, wenn sie denkt, dass sie niemand beobachtet, sie macht es heimlich. Sie reagiert sehr empfindlich, wenn ich sie ermahne, und auch wenn man Schimpfwörter benutzt, aber sie hat keine Probleme damit, anderen Kindern so etwas an den Kopf zu werfen. Sie kneift, aber schlagen tut sie nicht.

Als sie fünf Jahre alt war, hat sie einmal ein anderes Mädchen gebissen, das ein wirklich hübsches Kleid getragen hat. Sie war eifersüchtig auf sie. Im Kindergarten sagte sie: „Dieses Mädchen hat mir nicht zugehört. Also werde ich es bestrafen!" Sie hat sich dann irgendwo hingesetzt und sich Strafen für das andere kleine Mädchen ausgedacht! Ich glaube, sie wartet ab, bis alle anderen es vergessen haben. Die Hilfskraft des Lehrers hat gesehen, wie raffiniert sie ist, und sagte: „Sie hilft den Lehrern dabei, zu „wachsen"!" Sie möchte immer, dass alles ausgeglichen ist und fair zugeht. Sie ist gleichzeitig ein fürsorgliches, engelgleiches Kind und ein gemeiner, kleiner Teufel, eine boshafte Person, die niemand um sich haben möchte. Dazwischen schwankt sie immer hin und her.

Sie ist *sehr* unordentlich beim Essen, das Essen fliegt überall herum! Sie albert mit anderen Kindern herum und mag die hinterhältigen, dummen Kinder sehr gern. Die guten, braven Kinder tritt sie in den Hintern!

Sie geht rabiat mit Hunden um und hört nicht auf, diese zu ärgern. Wenn man sie ermahnt, wird es etwas besser. Nichts hält sie ab, wenn sie sich mal etwas in den Kopf gesetzt hat.

VIPERIDAE VIPERN

Sie kann sehr aggressiv gegen ihre kleine Schwester sein. Wenn sie einmal einen Gedanken in den Kopf kriegt, muss sie den auch ausführen. Einmal habe ich sie erwischt, als sie eine Mischung zusammenbraute, die sie dann ihrer schlafenden Schwester ins Haar schmieren wollte. Selbst wenn man sie auf frischer Tat ertappt, schwört sie hoch und heilig, dass sie nichts getan hat.

Sie hat wirklich mein Temperament geerbt, wir beide hassen zimperliche kleine Mädchen! Als ich in der zweiten Klasse war, war ein Mädchen in dieser Klasse, die war so eine zimperliche, kleine, rotzige Zicke, und ich nannte sie Arschloch und schubste sie vom Schaukelbrett. Sie hat sich verletzt und weinte, aber ich habe sie bloß ausgelacht. In der vierten Klasse habe ich mich über irgendetwas geärgert und dieses Mädchen hat irgendwas zu mir gesagt. Ich habe sie dann aus der Schlange in der Mensa gezogen und sie zusammengeschlagen. Ich bin in einem turbulenten, unbeständigen, gewaltsamen Elternhaus mit einer feindseligen Atmosphäre aufgewachsen.

Sie ist so empfindsam, sie kann sogar meine Gedanken lesen, bevor ich sie überhaupt denke! Im Alter von zweieinhalb Jahren hat sie mir Details aus einem früheren Leben erzählt. Sie sagte: „Du bist eine viel bessere Mutter als meine vorherige Mutter."

Sie ist sehr vergeistigt, sehr erleuchtet. Sie kannte die Reiki-Symbole und sagte die Namen, noch bevor ich sie gelernt hatte. Sie mag keine Bakterien. Wenn ein anderes Kind in ihrer Nähe niest, isst sie ihr Mittagessen nicht mehr. „Oh, eklig! Du hast in mein Essen gespuckt!" Sie wäscht sich oft die Hände, mag es nicht, wenn ihre Hände klebrig oder dreckig sind.

Sie hat Angst vor Feuer. Als sie fast vier Jahre alt war, wurden wir wegen eines Waldbrandes aus unserem Haus evakuiert. Mein Mann und ich hatten beide ein POSTTRAUMATISCHES STRESSSYNDROM, weil wir durch das Feuer laufen mussten.

Im Moment beschäftigt mich am meisten, dass sie keine Schuhe tragen will, und die Schule fängt bald an. Wenn wir Schuhe kaufen gehen, müssen die bequem sein, auch hübsch, glänzend und schick! Entweder sagt sie, die Schuhe sind zu eng oder zu locker, und außerdem fühlen sie sich nicht schön an. Sie probt den Aufstand und wird zornig, aber nicht im Geschäft, sondern erst zu Hause.

Ihre Strümpfe müssen anständig hochgezogen sein, sie dürfen nicht rutschen, sie müssen oben bleiben. Sie will nur Röcke tragen. Nichts Beengendes! Alle Etiketten müssen entfernt werden, selbst die Nähte der Etiketten. Sie trägt keine kurzen Ärmel, denn die fühlen sich zu eng an. Sie trägt fließende Röcke (HG: fließende Bewegung) und alles, was glitzert. Sie trägt nur bestimmte Schuhe, bis diese vollkommen verschlissen sind, aber das kümmert sie nicht.

Sie hat Vitiligo, Veränderungen in der Hautfarbe. Sie wurde mit einem Talgdrüsennaevus auf der linken Wange geboren. Ihr Lehrer sagt, dass sie „dünnhäutig" ist. Sie ist sehr weiß, sehr blass, fast durchscheinend.

Sie schläft sehr unruhig. Ich erwache manchmal, weil einer ihrer Füße in meinem Gesicht steckt. Oft redet sie im Schlaf und läuft herum. Sie sieht hellwach aus und sagt aufgeregt: „Ich muss Dir etwas sagen!"

Sie erwacht völlig panisch! Entweder greift eine Riesenspinne sie an oder eine schwarze Witwe oder eine Tarantel. Sie ist von Käfern besessen, doch noch mehr Angst hat sie vor Spinnen. Sie erwacht aus Albträumen, in denen riesige Spinnen vorkommen, die sie fressen wollen, auch Monster im Kleiderschrank oder im Dunkeln.

Sie möchte nicht, dass Musik spielt. Ihr Vater ist Musiker, aber sie will seine Musik nicht hören. Sie tanzt auch nicht gern. Wenn ich tanze, sagt sie: „Hör auf damit!" Sie zeichnet gern und liebt Pferde.

VIPERIDAE VIPERN

H: Erzählen Sie mir von Ihrer Schwangerschaft.
M: NIEMALS wollten wir Kinder, niemals!! Als ich feststellte, dass ich schwanger war, weinte und weinte ich, wochenlang! **Als Kind riss ich den Puppen immer den Kopf ab.** Als sie mir sagten, dass es ein Mädchen werden würde, war das ein RIESIGER Schlag für mich. Ich war am Boden zerstört. Als ich dann im siebten Monat war, sollte ich die fötalen Tritte zählen. Sie war sehr wenig aktiv und ich spürte kaum etwas.
Die Geburt war ein Albtraum! Bei jeder Wehe bremste sie. Als die Fruchtblase platzte, fühlte sich das an, als ob jemand ein rostiges Küchenmesser nimmt und mich ausweidet (HG). Die Schwester gab mir Demerol. Zwischen den Wehen schlief ich ein. Ich wachte dann schreiend auf und konnte nicht atmen. Der Muttermund öffnete sich von 1 cm auf 9 ¾ cm in einer Stunde und ich presste dreieinhalb Stunden lang.
Ich wollte diese Hölle nicht nochmal durchleben, und damit sie nicht alleine aufwachsen musste, adoptierten wir ein Mädchen. Keiner von uns beiden wollte ein weiteres Kind. Wir hatten eine schreckliche Post-Adoptions-Depression. Ich wollte einfach gegen den Baum fahren und mich umbringen. Ich erinnere mich noch, dass ich sie fragte: „Was wäre, wenn wir eine andere Familie für sie (die Patientin) finden?" Ich liebte sie nicht. Meine Tochter konnte sich alles erlauben, aber ihre adoptierte Schwester habe ich hart bestraft. Einmal, als ihre Schwester erst acht Monate alt und ich in einem anderen Zimmer war, hörte ich ein Weinen und fand sie, wie sie ihrer kleinen Schwester ins Gesicht schlug, so fest sie konnte!
Sie sind niemals miteinander klargekommen. Sie schlägt sie auf den Kopf, kneift sie und sagt, dass sie ihr etwas weggenommen hat. Wir haben jetzt Frieden damit geschlossen, dass wir ein Kind adoptiert haben, und haben angefangen, ihre Schwester zu lieben.

ERSTES GESPRÄCH MIT DEM KIND

Beobachtung: Sehr helle Haut, fast durchscheinend, sehr viele Sommersprossen. Kastanienbraunes Haar, ein bisschen pummelig. Sie trägt ein Paar sehr glänzende Schuhe, die zu einem Prinzessinnenkostüm zu gehören scheinen; sie sehen aus, als wären sie ein paar Nummern zu groß für ihre Füße.
H: Wie kann ich Dir helfen?
P: Ich muss in die erste Klasse gehen und ich kann keine Schuhe tragen. In der ersten Klasse muss man Schuhe tragen. Alle meine Schuhe sind entweder zu eng oder zu locker (HG: zieht an ihren Schuhen). Ich will keine Hosen tragen, denn ich will keine Gürtel tragen. Es fühlt sich an, als ob mich etwas einquetscht (HG: zeigt eine Faust, die etwas zusammenquetscht), also ob etwas quetscht, so fest es kann. Ich mag keine Kleider, die zu eng am Hals, an der Brust oder an der Taille sind, denn dann kann ich nicht atmen. Es fühlt sich an, als ob sie mich ersticken würden.
H: Gibt es noch andere Dinge, mit denen Du ein Problem hast?
P: Zu Hause verletzt es mich, wenn meine Mutter mich bestraft, wenn ich zum Beispiel mit meiner Schwester streite. Wir streiten über mein liebstes Stofftier, und da bin ich *wirklich* empfindlich. Ich sage: „Das ist meins! Fass es nicht an!" Meine Schwester schlägt und tritt mich zurück. Manchmal tue ich so, als ob ich weine.
Ängste:
Spinnen! Ich mag keine Spinnen, alle Spinnen auf der Welt mag ich nicht, wie den Weberknecht oder die kleinen Hausspinnen. Und ich mag auch keine Schlangen! Die einzigen, die ich mag, sind die rosafarbenen Boas, Strumpfbandnattern und Kornnattern, denn die verletzen

niemanden. Ich habe Angst vor Stichen, das tut so weh! Mein Kinn wurde genäht, die Nadel war der schlimmste Teil, der Gedanke, wie sie die jedes Mal da reinstachen, es tat so weh. Es war fürchterlich und ich konnte nichts dagegen tun.

Die meiste Angst habe ich vor schwarzen Witwen, Taranteln und Wanderspinnen. Ich habe auch Angst vor Berglöwen und Kojoten. Die können dich wirklich verletzen, sie beißen dich und fressen dich auf. Aber am meisten fürchte ich mich vor Panthern. Die leben in den Bergen, wo ich lebe, und sie haben große Reißzähne (HG: imitiert große Reißzähne mit den Händen).

Träume:
Schon öfter habe ich von einer dicken, haarigen Spinne geträumt, die mich gefressen hat. Die Spinne hebt mich auf und steckt mich zwischen die Zähne und dann ins Maul. Ich stelle mir vor, dass ich tot in ihrem Bauch liege. Die Spinne ist schwarz und hat weiße Flecken, untenherum ist sie rot und sie hat blaue Reißzähne. In meinem Traum habe ich gehört, dass man sie „weiße schwarze Witwe" nennt. Ich habe auch schon von Taranteln und schwarzen Witwen geträumt.

Sie haben aus mir ein Kissen für ihre Babys hergestellt. Sie haben mich in eine Kissenhülle gelegt. Die war wirklich hart, aus Kristallen gemacht. Sie haben das Kissen für ihre Babys ausgestopft. Das hat wirklich weh getan. Es fühlte sich an wie Nadelstiche, überall Nadelstiche. Der schlimmste Teil war das Gefühl der Härte. Überall stachen Nadeln in mich hinein. Für den Rest meines Lebens blieb es dann so, bis ich im Kissenbezug starb und von ihnen gefressen wurde.

Essen:
Seit ich zwei Jahre alt bin, bin ich Vegetarierin. Ich esse kein Fleisch. Ich esse sehr viel. Ich bin nicht schnell satt.

H: Erzähl mir, welche Dinge magst du und was machst du gern?

P: Ich schwimme gern in unserem Pool; ich mag diese kurvenreichen Rutschen (HG: „S"-Bewegung). Ich liebe alles Japanische. Meine Mutter hat früher dort gelebt. Ich liebe es, den Schnee auf den Bergen in Japan zu essen. Manchmal tun mir meine Hunde weh, dann greife ich sie mir (HG: wie eine ungestüme Umarmung) und drücke sie fest.

H: Zeige mir, wie Du sie dir greifst!

P: Wenn sie mir weh tun, dann warte ich, bis sie nicht mehr zu mir hinschauen, dann ergreife ich sie richtig schnell (HG: schnelle ungestüme Umarmung) von hinten, so dass sie mich nicht sehen, und dann können sie mich nicht kratzen. Ich drücke sie dann richtig fest, ein paar Sekunden lang, um ihnen eine Lektion zu erteilen.

H: Du sagtest, du hast Angst vor Schlangen. Was ängstigt dich am meisten?

P: Das Beängstigende an Schlangen ist, dass sie mich beißen, wie Klapperschlangen. Ich war drei Jahre alt und eine Klapperschlange, ungefähr 1,60 m lang, ließ sich von einem großen Felsen in den Pool fallen.

Ich war alleine im Pool, aber meine Mutter hat auf mich aufgepasst. Ich wollte mit der Schlange schwimmen wie mit den Delphinen in SeaWorld, aber meine Mutter sorgte dafür, dass ich aus dem Wasser kam. Sie schrie, aber sie hatte zu viel Angst, sich zu bewegen. Ich habe auch Angst vor Dreiecksnattern. Die quetschen dich. Sie mögen Milch, deswegen findet man sie bei den Kühen, sie wickeln sich da rum und quetschen die Milch aus der Kuh.

Ich mag keine Rollkragenpullover. Die drücken mich und ich kann mich darin nicht bewegen.

Plan: Das Gefühl der Enge, Überempfindlichkeit gegenüber Kleidung, Eifersucht, Gewalt gegenüber anderen Kindern, Heimlichtuerei, Angst vor Schlangen und der Zustand der Mutter während der Schwangerschaft ließen mich an *Lachesis* C200 denken. *Tarentula hispanica* oder Spinnen kamen auch in die nähere Auswahl, und zwar aufgrund der Heimlichtuerei, der Angst vor und

VIPERIDAE VIPERN

Träume von Spinnen, der Überempfindlichkeit gegenüber Kleidung und der Lärmempfindlichkeit. Wegen der Abneigung gegen Musik und Tanz schien *Tarentula hispanica* auszuscheiden. Sich klein oder zerquetscht zu fühlen, das Gefühl zu haben, andere trampeln auf einem herum – diese Aspekte, die in den meisten Spinnen-Fällen zu sehen sind, waren nicht vorhanden.

FOLLOW-UP AM TELEFON: DREI TAGE NACH *LACHESIS* C200

„Ich verstehe immer noch nicht, wie das Zeug wirkt, aber es wirkt! Als wir ihre Praxis verließen, fanden wir drei Paar Schuhe, die sie tragen konnte. Dies ist das allererste Mal, dass der Schuhkauf kein absoluter Horror war! Die letzten Tage waren wir den ganzen Tag unterwegs und sie hat sich nicht einmal über ihre Schuhe beklagt.

AKUTKONSULTATION AM 27. DEZEMBER 2006: VIER MONATE SPÄTER

Lachesis hat ihr auf der körperlichen Ebene geholfen, doch auf der geistigen Ebene scheint es keine Auswirkungen gehabt zu haben. In der Akutkonsultation erzählte die Mutter weitere Symptome, die dazu beigetragen haben, die Patientin zu verstehen. Weitere Träume von Schlangen und großen, haarigen Spinnen. Sie stellt sich einen Mann vor, der hinter ihrem Bett steht und kurz davor ist, sie zu erstechen. Aufgrund dieser Angst möchte sie, dass Mami eine ganze Weile bei ihr bleibt, bis sie dann einschläft. Sie fühlt sich von den Freunden ausgegrenzt und stellt sich vor, dass diese über sie reden. Sie haben ihr gemeine Dinge gesagt und das Gefühl, von den Freunden ausgegrenzt zu werden, ging der akuten fiebrigen Tonsillitis voraus.

SYMPTOME AUS DER ARZNEIMITTELPRÜFUNG *CROTALUS CASCAVELLA* VON RAJAN SANKARAN

- TRÄUME: TIERE, VON: SPINNEN: SEHR HAARIG, DIE VERSUCHTEN, AUF IHN ZU KLETTERN
- Träume: Tiere, Schlangen
- Wahnideen: Menschen, hinter ihm; jemand ist (der Mann hinter ihrem Bett)
- Angst: Hinter ihm, jemand ist
- Angst: Allein, wenn
- Gesellschaft: Verlangen nach
- Hellsichtigkeit
- Wahnideen: Reden: Menschen reden über sie
- VERLANGEN: SCHNEE
- Träume: Freunden, verraten und vernachlässigt von
- Träume: Ausgelacht werden, von
- Träume: Ausgegrenzt werden
- Träume: Schnee, Essen von (Sie sprach ständig von dem Schnee in Japan)
- Träume: Tod: Körper
- Träume: Tod, von (ihrem eigenen, und sie sah sogar ihren toten Körper)
- Träume: Fürchterlich
- Furcht: Verlassen, zu sein

VIPERIDAE VIPERN

- Verlassenheitsgefühl: Isolation, Empfindung der
- Stechend, wie Nadeln in das Rückgrat. Empfindung von „Stechen", „Kribbeln" (Eine wiederkehrende Empfindung in ihren Träumen, wenn sie sich im Innern der „Kissenhülle" der Spinne befindet)
- Boshaft, gehässig, rachsüchtig
- Macht sich lustig, sarkastisch
- Hass und Rache, Rachepläne
- Impulse, krankhaft, Gewalt, ausführen
- Eifersucht
- Selbstkontrolle, möchte sich selbst unter Kontrolle haben
- Gedanken, hartnäckig, andere zu verletzen
- Zwei Willen
- Gefühllos

WEITERE AUSZÜGE AUS DER ARZNEIMITTELPRÜFUNG VON RAJAN SANKARAN

- Unsicher; mag nicht, wenn meine Freunde mit anderen reden. Ich finde, sie sollten nur mit mir reden und nur mit mir zusammen sein.
- Ich wurde sehr besitzergreifend in Bezug auf meine besten Freunde. Ich reagierte empfindlich, wenn Leute sich über sie lustig machten und wenn sie von mir weggingen.
- Misstrauisch gegenüber meinen Freunden; ich weiß nicht, ob die Dinge, die sie mir erzählen, falsch oder richtig sind.
  Das Haar der Mutter war nach dem Stress mit der Adoption ausgefallen.
  Massimo erwähnt Rubriken mit Haarausfall.
  Die Prüfung von Rajan Sankaran erwähnt, „Haar, fällt aus".
  Crot-c hat auch eine Abneigung gegen Fleisch und Rind.

LOUIS KLEIN

Crot-c hat eine sehr habsüchtige Seite, es ist nachtragend; oder sehr wütend, wenn ihm Dinge weggenommen werden (wie in diesem Fall in der Situation mit der Schwester, ein Auslöser für ihre Wut).
    Plan: *Crotalus cascavella* 1M.

TELEFONAT EINE WOCHE NACH DER KONSULTATION

Pfeiffersches Drüsenfieber. Milz und Leber waren angeschwollen, es bestand die Gefahr einer Milzruptur.

CROTALUS-CASCAVELLA-SYMPTOME IN DER MATERIA MEDICA

Leber und Lebergegend, Beschwerden der; Leberstauung
    KOPF, HAAR, Beschwerden der, Haarausfall, Alopezie, nach Krankheiten, Pfeiffersches Drüsenfieber
    Plan: *Crotalus cascavella* 1M in Wasser, Wasserglasmethode.

VIPERIDAE VIPERN

INNERHALB EINER WOCHE

Die geschwollene Milz ist nicht länger sichtbar, die Schmerzen sind vorüber. Die Leberschwellung ist zurückgegangen.

Sie ist immer noch müde.

Bei der Untersuchung: Milz und Leber normal.

Die schrecklichen Träume nahmen ab. Der Mann hinter dem Bett war weg. Auch musste ihre Mutter nicht mehr bei ihr am Bett sitzen. Entspannter. Seit Monaten keine Träume von Spinnen mehr. Kein Schlafwandeln. In der Nacht nach der Einnahme des Arzneimittels träumte sie von einer aufgerollten Schlange, der Traum hat ihr aber keine Angst gemacht. Ist in letzter Zeit von Schlangen fasziniert. Ansonsten geht es ihr sehr gut. Heimlichtuerei und Groll gegen die Schwester sind weniger. Spielen jetzt mehrere Stunden nett zusammen. Hat in der Schule Freundschaften geschlossen und ist keine Außenseiterin mehr. Kinder lieben und herzen sie. Sie ist immer noch eifersüchtig, möchte die Schönste sein, mit ihren Freunden geht es ihr aber gut. Aggression >. Mehr ein Geben und Nehmen. Sie spielt, ohne zu übertreiben. Spielt wie ein normales Kind im Regen und Schlamm, ohne dass sie sich über den Dreck aufregt.

Die Koordinationsfähigkeit scheint besser. Sie war sehr unbeholfen und steif. Sie ist erstaunlich gut im Sport auf dem Schwebebalken.

Die Hellsichtigkeit hat abgenommen. Sie ist nicht so emotional; mehr geerdet. Dass die Schuhe und Kleider zu eng sind, ist kein Thema mehr. Ich musste die Etiketten aus der Kleidung, die sie zum Geburtstag bekam, nicht herausschneiden. Das Talgdrüsenmuttermal ist weniger geworden, es ist fast verschwunden! Ihre Vitiligo scheint auch weniger ausgeprägt zu sein.

Sie ist uns gegenüber nicht mehr so liebevoll und so verschmust, vielleicht ist es aber auch das Alter. Aber manchmal sagt sie: „Ich LIEBE diese Welt. Ich bin so froh, hier zu sein!"

VIER MONATE SPÄTER, TELEFONISCHES FOLLOW-UP AM 24. AUGUST 2007

Fast genau ein Jahr nach dem Tag, an dem sie das erste Mal in der Praxis war.

Es wurde eine idiopathische Immunthrombozytopenie (Morbus Werlof) mit einer Thrombozytenzahl von 15.000 diagnostiziert. In letzter Zeit sechs Mal pro Nacht Nasenbluten. Das Blut ist hellrot, sehr flüssig, keine Klumpen und es wird ihr dann sehr kalt.

Reiste nach Japan und erhielt eine Anzahl erforderlicher Impfungen, auch die MMR-Impfung (Masern, Mumps, Röteln).

(Studien und klinische Erfahrung haben gezeigt, dass die MMR-Impfung ein Auslöser für die Entstehung der Immunthrombozytopenie sein kann.)

Knochen und Gelenkschmerzen kommen zurück. Bettnässen und furchterregende Träume kehren auch zurück.

RUBRIKEN DER *CROTALUS CASCAVELLA* AUS DEM COMPLETE

- Nase, Epistaxis, allgemein: Schlaf
- Nase, Epistaxis, allgemein; hell
- Nase; Ausfluss; reichlich

VIPERIDAE VIPERN

- Allgemein; Blutung; Neigung oder tatsächlich; koaguliert, nicht, Hämophilie
- Allgemein; Wärme; vitaler, Mangel an
- Blase; urinieren, unwillkürlich, nachts, inkontinent im Bett
- Allgemein; Schmerz; allgemein; Knochen, Gelenke
- Extremitäten; Krämpfe, Unterschenkel; Füße

Plan: *Crotalus cascavella* 1M. (Die letzte Gabe erfolgte vor über vier Monaten.)

SECHS TAGE NACH CROT-C 1M

Verhalten und Stimmung deutlich besser, bereits eine halbe Stunde nach dem Mittel. Ihre Thrombozyten sind auf 11.000 abgesunken anstatt anzusteigen.

Plan: Abwarten.

NEUN TAGE NACH CROT-C 1M

Mutter und Tochter kamen mit zwei riesengroßen Blumensträußen! Die Thrombozyten sind innerhalb von nur drei Tagen von 11.000 auf 365.000 angestiegen!! Das Labor hat den Wert überprüft, da ein solcher Anstieg in dieser kurzen Zeit nahezu nie vorkommt.

TELEFONISCHES FOLLOW-UP ZWEI WOCHEN SPÄTER: DREIEINHALB WOCHEN NACH CROT-C 1M

Die Thrombozyten werden wöchentlich überprüft, sie sind jedes Mal um 400.000. Jetzt muss sie nur noch monatlich zur Überprüfung kommen. Seit Einnahme des Arzneimittels ist kein Nasenbluten mehr aufgetreten.

Allgemein geht es ihr gut. Das Bettnässen >>. Die Schmerzen in ihren Knochen >>. Fürchterliche Träume >. Sie kommt gut mit ihrer Schwester und ihren Freunden klar und ist allen gegenüber sehr liebevoll. Die Krankheit befindet sich in Remission. Neulich erzählte sie ihrer Mutter, dass sie sich freut, am Leben zu sein!

MÖGLICHE AUSDRÜCKE DER *CROTALUS CASCAVELLA* BEI PATIENTEN

Crotalus cascavella besitzt die Eigenschaften der Viperidae und der Crotalinae.

SPEZIFISCHE INDIKATIONEN

- *Angst vor dem Alleinsein oder Isoliertsein; Gedanken an oder Furcht vor dem Tod, wenn alleine*
- *Furcht vor einem Angriff, wenn alleine*

VIPERIDAE VIPERN

- *„Wenn ich jemanden beleidige, kommt die ganze Gang und greift mich an, macht mich und auch meine gesamte Familie und den Clan fertig."* Furcht vor einem Angriff durch eine Gruppe
- *Verlangen nach oder Träume von Schnee*
- *Im Vergleich zu den lokalen Symptomen treten die Gemütssymptome deutlicher hervor*
- *Symptome einer neurotoxischen Vergiftung—wie Atemwegs- oder kardiovaskuläre Paralyse (wie in der Gruppe der Elapidae)*
- *Sondert abscheulich stinkenden, moschusähnlichen Geruch ab*

MATERIA MEDICA VON *CROTALUS HORRIDUS*

DIE MATERIA MEDICA VON PHATAK

Gemüt
Ängstlich. Furcht vor Unheil. Gedanken verweilen beim Tod. Dementia senilis; in den Anfangsstadien: vergisst Zahlen, Namen und Orte. **Argwohn gegen Freunde oder wähnt sich von Feinden oder scheußlichen Tieren umgeben. Abneigung gegen die eigene Familie**. Reizbar, verdrießlich.

Allgemeines
Das Klapperschlangengift wirkt auf das BLUT, das Herz und die Leber. Es ruft einen tiefgreifenden Nervenschock mit tödlicher Übelkeit, Zittern und Erschöpfung hervor. Führt zu Auflösung von Blut und Geweben. BLUTUNGEN sind langsam, Sickerblutungen, dünnes, schwarzes Blut, keine Koagel; Blutungen aus allen Körperöffnungen und Oberflächen, besonders aus dem Rachen. Gewebe zersetzt sich schnell, Fäulnisprozesse und MALIGNE ZUSTÄNDE treten ein. Körperteile sind dunkel oder bläulich verfärbt. Septische Zustände der Tonsillen, Struma, Geschwüre, Abszesse, Furunkel. Petechien. Gangrän.

Rubriken aus dem *Complete Repertory*:
- WAHNIDEEN, ILLUSIONEN: TIERE, UMGEBEN VON SCHEUSSLICHEN {0 > 1 > 0}
- Wahnideen, Illusionen: Ansammlung von Dingen, Gewimmel, Schwärme, usw. {1 > 20 > 0}
- Wahnideen, Illusionen: Feinden: umringt von {0 > 3 > 7}
- Abneigung: Familienmitglieder, gegen {0 > 7 > 19}

FALL VON *CROTALUS HORRIDUS* VON PRATIBHA DALVI

Fall eines 15-jährigen Mädchens

Die Patientin kam das erste Mal am 7. November 2001. Der Fall wurde nicht aufgenommen, daher konnte er auch nicht transkribiert werden. Ihre Hauptbeschwerden waren Kopfschmerzen, Konzentrationsmangel, sie war abgelenkt, weil sie Visionen hatte, außerdem hatte sie einmal eine veränderte Wahrnehmung. Während des Follow-ups habe ich fast alle Symptome noch einmal im Detail aufgenommen. So ist nun klar, wie sich der neue Fall darstellt. Sie bekam nur eine Gabe *Crotalus horridus* 1M.

VIPERIDAE VIPERN

15. Februar 2002

D: Nun sehe ich Sie nach zwei Monaten wieder. Wie geht es Ihnen, seit wir uns das letzte Mal gesehen haben?

P: Es ist nicht viel passiert. Die Kopfschmerzen sind viel besser. Ich trage jetzt eine Brille. Vielleicht kamen die Kopfschmerzen daher. Mir geht es recht gut. Ich kann mich auf das Lernen konzentrieren. Vorher konnte ich das wegen der Kopfschmerzen nicht. Jetzt ist alles gut. Meine Noten sind gut. Ich bin viel besser in der Schule.

D: Damals war etwas unklar im Hinblick auf deine Konzentrationsfähigkeit. Erzähl mir davon.

P: Also, wenn ich schreiben wollte, bekam ich plötzlich Visionen, als ob mich jemand schlägt oder als ob meine Mutter mich schlägt. Ich hatte diese Visionen und hörte mit dem Schreiben auf. Das war die Ablenkung. Das war eine große Ablenkung. Das ist jetzt besser, aber ich habe es immer noch.

Ich habe immer noch Visionen, dass meine Mutter mich schlägt. Sie schlägt mich so fest, dass Blut aus meinem Körper austritt und ich erschrecke und hochfahre. Heutzutage sind das Träume. Sie sind furchterregend. Ich kann im Traum fast den Schmerz spüren. Es passiert meist, wenn ich mich bücke. Wumm!

Ich kann förmlich fühlen, dass mein ganzes Blut in den Kopf steigt, wenn ich mich bücke, und dann wird mein restlicher Körper taub. Meine Mutter sagt, ich habe vielleicht Anämie. Aber ich glaube nicht, dass das stimmt. Irgendwas stimmt nicht in meinem Kopf. Selbst wenn ich mich bücke, um einen Stift aufzuheben, spüre ich, wie mir das Blut in den Kopf steigt. Ok, ich konnte nicht sehen, vielleicht brauchte ich die Brille, aber warum steigt mir das Blut in den Kopf? Wenn ich meinen Kopf nach unten beuge und ihn wieder hochhebe, bekomme ich Kopfschmerzen. Das dauert ungefähr zehn Sekunden, dann ist es weg und ich kann weitermachen.

D: Was fühlst du? Was passiert dann mit Dir?

P: Ich spüre, dass das Gleiche, was mir vor drei Monaten passiert ist, wieder passieren wird.

D: Was ist damals passiert?

P: Ich bin von dem Fahrrad meines Freundes abgestiegen. Ich stand da und bekam diesen gleichen Schmerz. Und dann war ich zehn bis 15 Minuten weggetreten. Ich wusste nicht, wo ich war. Ich konnte nicht hören. Ich konnte nicht sehen. Als ich wieder sehen konnte, war alles schwarz und weiß. Dann, als ich nach einem zehnminütigen Gang mein Klassenzimmer erreichte, konnte ich wieder Farben sehen. Bis dahin war alles nur schwarz und weiß. Seitdem ist das zwei- bis dreimal passiert. Wenn ich mich jetzt also bücke, um die Tasse aufzuheben, spüre ich, dass das Gleiche passiert. Es könnte passieren, also bekomme ich Angst.

Warum verliere ich meine Sehfähigkeit? Wenn es passiert, lenkt es mich ab. Ich bin angespannt. Ich habe das Gefühl, als würde meine Mutter mich schlagen. Vielleicht habe ich zu oft eins übergebraten bekommen oder so. Ich sehe, wie sie mich schlägt, und es tut mir weh. Sie schlägt mich nicht wirklich, aber es fühlt sich an, als würde sie das tun. Manchmal, selbst wenn sie nur kommt, um etwas aus meinem Zimmer zu holen, und ich höre sie kommen, springe ich auf mein Bett und denke, dass sie kommt, um mich zu schlagen. Sie sagt: „Bist du verrückt geworden!? Was denkst du?" Und ich hocke in der Ecke des Bettes (lacht).

D: Wie fühlst du dich?

P: Sehen Sie, wenn sie böse auf mich ist, schimpft sie aus der Küche mit mir und läuft dann auf mein Zimmer zu. Sie klappert mit ihren Chappals (Hausschuhen) und kommt. Ich verstecke mich hinter meiner Großmutter. Meine Mutter war nur da, weil sie etwas aus meinem Zimmer holen wollte. „Oh, mein Gott! Was tust du hinter Oma?" Meine Oma hat mich beschützt, als ich klein war. Wenn meine Mutter kam, um mich zu schlagen oder mit dem Gürtel zu verhauen, habe ich mich hinter meiner Oma versteckt, und wir beide sind gleichermaßen verhauen worden (lacht) und hatten Gürtelstriefen auf unseren Körpern. Wenn meine Oma die Tanten besuchen ging, sah ich zu, dass ich nichts tat, was mir Probleme bereiten würde, da dann war niemand da, der mich retten konnte. Wenn ich in das Zimmer meiner Schwester ging, hat sie bloß ihre Tür aufgemacht und mich wieder weggestoßen. „Geh weg und lass dich schlagen." Sie sagte: „Geh jetzt." Sie wollte sich nicht für mich schlagen lassen. Sie hält sich aus der Schusslinie heraus. Sie hat die Tür geöffnet und ist weggegangen.

D: Wie hast du dich dann gefühlt?

P: Ich habe gedacht: „Oh mein Gott, worin bin ich jetzt schon wieder gelandet!" Einmal, in der fünften Klasse, habe ich um acht Punkte eine gute Mathenote verpasst. Da hat sie mich richtig böse verhauen. Ich schrie, so laut ich konnte. Sie stieß mich immer wieder. Davon wurde meine Hand ganz lila und überall trat Blut aus. Und deswegen passe ich immer auf, wenn sie zornig in mein Zimmer kommt. Ich habe große Angst. Selbst wenn sie mich nicht anbrüllt, hat das solche Auswirkungen auf mich. Wenn ich ihre Chappals höre (Körpersprache: Erschrecken und Geradesitzen), sitze ich gerade oder renne ins Badezimmer oder mache etwas. Denn ich kann die Prügel nicht ertragen.

D: Was meinst Du damit, Du „fürchtest" Dich? Erzähl mir noch etwas mehr.

P: Wenn du geschlagen wirst, hast du Abdrücke auf deinem Körper. Selbst wenn du sie nur berührst, tun sie weh, und ich bin wirklich verprügelt worden. Sie hat mich früher mit einem Gürtel verprügelt. Deswegen fürchte ich mich sehr. Ich mag die Prügel nicht. Sie schlägt so schlimm zu.

D: Wie fühlst Du dich, wenn Du Prügel kriegst?

P: Ich würde gerne aus dem Haus rennen, damit ich nicht geschlagen werde. Manchmal sage ich ungezogene Dinge zu ihr, wie: „Warum hast du mich in die Welt gesetzt?" Dann wird sie noch böser und haut mich noch mehr.

D: So stark empfindest Du?

P: Ja. „Warum schlägst du mich?" Ich wurde so wütend auf sie, dass ich ihr fast gesagt hätte: „Warte, bis ich groß bin. Sobald ich groß bin und du älter bist, fange ich an, dich zu schlagen, damit du den Schmerz auch spürst." (HG: Zeigefinger bewegt sich vor und zurück, die anderen Finger sind zusammengerollt und machen eine zeigende Geste.) Ich hätte sie gerne zurückgeschlagen. Die Wut ist immer noch da. Sie hätte sagen sollen: „Schau, mach das nicht so. Du hast dies gemacht, also ist das passiert. Wenn du das und das gemacht hättest, wäre es besser gewesen." Stattdessen wird sie wütend und fängt an, mich zu schlagen. (HG: dieselbe Geste mit der rechten Hand.) Ich schließe dann daraus ganz schnell: „Du hast mich in Welt gesetzt, um mich zu schlagen." Dann wird sie noch wütender. Es ist nicht meine Schuld, dass ich mich so fühle und solche Dinge sage. Wenn sie nur mit mir gesprochen hätte, damit ich es verstehen kann, dann wäre ich nicht so wütend auf sie. (Sie sagte das mit zusammengebissenen Zähnen und weit geöffneten Augen.)

D: Wenn sie Dich schlägt, was spürst Du dann? Was bedeutet das Schlagen für Dich?

P: Dass sie mich ziemlich übel schlägt. Ich fasse mir an meinen Kopf und sage: „Nein!" (HG: Handfläche flach gegen die Seite ihres Gesichtes, reibt ihr Gesicht). Nein, ich möchte das nicht. Das sollte mir nicht passieren. Warum passiert mir das? Manchmal schlägt mich meine Mutter, aber in meinem Kopf sehe ich mich selbst irgendwo anders. Jemand würgt mich. Ich weiß nicht, wer es ist. Ich sehe diese alten Häuser und jemand schlägt mich, wenn meine Mutter mich schlägt, ich kann das Schlagen sehen. Wenn du die Treppe nach oben gehst, ist da ein

VIPERIDAE VIPERN

Raum und jemand, der mich schlägt (HG: bewegt die Hand auf und ab, als ob sie jemanden schlägt). Tatsächlich schlägt mich meine Mutter, aber ich kann jemand anderen sehen, der mich auch schlägt. Ich weiß nicht, wo da die Verbindung ist, aber jedes Mal, wenn meine Mutter mich schlägt, habe ich diese Visionen.

D: „Schlägt Dich"?

P: Ja, und ich sehe, dass mich jemand schlägt, aber in Wirklichkeit schlägt mich meine Mutter.

D: In dieser Vision, wo Dich jemand schlägt, was empfindest Du da?

P: Wenn meine Mutter mich schlägt, habe ich diese Vision. Wenn ich schlafe, gehe ich an Orte, die ich nicht kenne. Ich kann sehen, was zuerst passiert, und was danach passiert. Es sind böse Dinge, egal was passiert, ich werde sterben!

D: Dein Gefühl ist, dass Du sterben wirst?

P: Ja, selbst wenn meine Mutter mich nicht so schlimm schlagen würde, spüre ich doch, dass jemand mich ganz schlimm schlägt, die werden mich töten, ich werde sterben. Jemand stranguliert mich oder jemand ertränkt mich. Als ich sechs Jahre alt war, sah ich, dass jemand mich ertränken wollte. Deswegen hatte ich sehr viel Angst vor Wasser, ich mochte nicht ins Wasser gehen. Aber mein Vater hat mir beigebracht, keine Angst zu haben, ich weiß nicht warum. (HG: schließt ihre Faust und bewegt sie nach oben.) Also, das alles irritiert mich noch mehr.

D: Was ist dieses Gefühl „irritiert"?

P: Ok. Wann werde ich sterben? Genug mit diesem Leiden. Also, wenn meine Mutter damit fertig ist, mich zu schlagen, sage ich: „War's das? Ist alles vorbei? Ich lebe noch." Ich frage mich, warum ich immer noch lebe? Also, meine Mutter denkt: „Wird meine Tochter jetzt verrückt? Sie denkt, dass ich sie umbringen werde."

D: Du empfindest Dich als so gequält, dass Du lieber sterben möchtest. Was ist die Empfindung, die Du nicht ertragen kannst? („Quälen" war mein Wort.)

P: Sie hat mich so schlimm geschlagen. Gott, denke ich, warum lebe ich? Ich will jetzt hier nicht leben. Ich finde, ich sollte jetzt sterben. Schon von klein an wollte ich sterben. Ich würde dann etwas Wundervolles sehen und dies und jenes würde passieren, und alles wäre wahr. Also, ich weiß nicht, was ich damit anfangen soll. Was soll ich damit tun? Wenn ich das meiner Mutter erzähle, hört sie mir nicht zu. Und wenn es dann wirklich passiert, fragt sie mich: „Was passiert hier gerade?"

D: Wenn Du also über das Sterben nachdenkst und da kommen diese wundervollen Visionen, wie fühlst Du dich dann?

P: Ich denke, dass ich nicht sterben sollte, weil die Welt so wunderschön ist, als ob Gott mir sagen würde, alles wird gut. Aber dann, am nächsten Tag, stehe ich auf und sehe das Gesicht meiner Mutter und denke, warum? Dann habe ich das Gefühl, ich hätte all diesen Mist lieber nicht sehen sollen.

D: In Wirklichkeit hast du das Gefühl, die Welt ist schlecht, und in Deinen Träumen ist die Welt gut? Ist das das Problem?

P: Meine Träume zeigen mir all diese guten Dinge. Was wird jetzt passieren? Was werde ich bekommen? Wenn ich dann die Realität sehe, habe ich das Gefühl, dass es wahr wird, aber es passiert so langsam. Es ist ein langer Prozess. Warum kann es nicht schneller zu mir kommen? Ich möchte, dass es schnell passiert.

D: Was siehst Du in Deiner Zukunft?

P: Ich sehe mich selbst als Ärztin. Ich weiß nicht, wie. Meine Mutter fragt mich: „Wie kannst Du Ärztin werden?" Ich weiß nicht, aber ich sehe mich als Ärztin, als Herzspezialistin.

VIPERIDAE VIPERN

D: Wie war das für Dich, als sie das gesagt hat?

P: Ich war wütend. Wenn alles andere wahr wird, dann wird auch das wahr. Sie hat gesagt: „Behalte deine Träume und deine Visionen für dich. Sonst wirst du vermessen und dann passiert es vielleicht nicht." Niemand will mir zuhören, selbst wenn ich es ihnen sage. Sie hören nicht zu und wenn ihnen dann irgendwelche Dinge passieren, sagen sie: „Oh! Warum habe ich nicht auf Dich gehört?" Auch meine Schwester macht das. Selbst vor dem Attentat auf die Zwillingstürme, genau in der Nacht davor, sah ich, wie zwei Gebäude zusammengekracht sind. Ich habe zu meiner Schwester gesagt: „Es sieht aus, als würden unsere Gebäude zusammenfallen."

D: Was genau hast Du gesehen?

P: Ich sah, wie zwei Gebäude zusammenbrachen und auseinanderfielen (HG: geballte Faust, in einen engen Ball gerollt, reckte den Arm so weit es ging nach oben und brachte ihn dann drehend und wendend nach unten, bis die Faust den Boden erreichte. Zeigte mit beiden Händen, wie sich Dinge wegbewegten und hatte ein Lächeln im Gesicht.) Ich habe zu meiner Schwester gesagt: „Du wirst sehen, es passiert, es wird viele Totenscheine geben und ganz viel Verwirrung wird herrschen und der dritte Weltkrieg wird ausbrechen." Meine Schwester sagte: „Prima, klasse, behalt den Müll für dich, erzähl mir so was nicht, ich habe kein Interesse. Versuche nicht, mir Angst zu machen. Ich muss für morgen was Wichtiges fertig machen." Und dann, abends, sah ich die zwei Gebäude im Fernsehen, wie sie einstürzten. Ich war so aufgeregt. Ich rannte zu meiner Schwester und sagte: „Schau! Schau! Die zwei Gebäude stürzen ein!" (Beschreibt dies sehr enthusiastisch mit einem dicken Grinsen.)

D: Was hast Du gefühlt, als Du all das gesehen hast?

P: Ich war sehr glücklich, denn es ist wahr geworden. Ich wollte es mir selbst beweisen, jedem sagen: „Sieh nur! Ich hatte Recht. Ich erzähle keine Lügen. Ich kann wirklich in die Zukunft sehen!" Ich hatte gesehen, dass die zwei Gebäude einstürzen. Ich hatte mir Sorgen gemacht, denn unsere Gebäude wurden gerade renoviert. Ich dachte, vielleicht stürzen unsere Gebäude ein. Also, ich war glücklich, das im Fernsehen zu sehen, ich schleppte meine Schwester hin. „Sieh nur?! Es passiert wirklich!" Sie sah hin und sagte: „Na, dann bist du ja glücklich. Lass mich mein Projekt fertig machen."

D: Du hast mir erzählt, dass Du, wenn Du Kopfschmerzen bekommst, auch wütend wirst. Erzähle mir davon.

P: Ich werde sehr wütend. Ich würde dann gerne etwas zerschlagen. Ich möchte diesen Menschen dann nicht schlagen, ich möchte diesen Menschen TÖTEN. Ich habe Angst vor meiner Wut. Ich habe Angst, dass ich mit meiner Wut Schaden anrichte. Ich mache dann vielleicht etwas Schlimmes. Ich habe zu meiner Mutter gesagt: „Schlag mich nicht. Du machst mich sehr wütend und ich verletze dich vielleicht." Einmal war ich so wütend auf meine Schwester, dass es mir egal war. Ich nahm sie und schlug ihren Kopf gegen die Wand. Sie hat sich dann am Hals geschnitten und fing zu bluten an. Ich habe zu ihr gesagt: „Genug! Mach mich nicht wütend. Ich habe es dir gesagt, ich kann dich verletzten, wenn du das tust. Reiz mich nicht." Ich lasse mich eine Weile verprügeln, aber dann bin ich im Innern so gereizt, dann fange ich an und höre mit dem Schlagen auch nicht mehr auf. Ich will töten. Ich denke dann, ich habe jetzt genug geschluckt, bin genug geschlagen worden. Jetzt sage ich sogar zu meiner Mutter: „Ich habe genug davon, dass du mich schlägst! Ich lasse das nicht mehr zu."

Einmal, vor Kurzem, als sie mich schlug, habe ich sie zwei, drei Mal geboxt und gesagt: „Schlag mich nicht!" Da fing sie an zu weinen. Ich habe zu ihr gesagt: „Siehst du, wie weh das tut?

VIPERIDAE VIPERN

Schlag mich nicht!" Ich schlage meine Schwester jetzt auch, so hält sie die Klappe. Wenn sie mich reizen, bekomme ich die Kopfschmerzen, besonders dann kriege ich die Kopfschmerzen. Ich kriege diese Visionen, dass mich jemand schlägt. Ich möchte zurückschlagen. Jetzt, da die Kopfschmerzen weniger sind und mich niemand in der Realität schlägt, ist mein Körper ganz frei. Ich habe Angst, dass ich zurückschlagen könnte, wenn mich jemand schlägt. In meiner Wut würde ich die Hand heben. Ich möchte den betreffenden Menschen dann töten. Ich habe wirklich das Gefühl, ich will diesen Menschen schlagen und töten.

Hinter meiner Schwester bin ich sogar mit dem Messer hergerannt. Sie hat sich zu Tode gefürchtet. Sie hat sich einen halben Tag lang eingeschlossen. Ich habe zu ihr gesagte: „Reiz mich nicht. Lass mich in Ruhe." Sie ließ mich nicht mein Essay fertig schreiben, also nahm ich das Messer und sagte zu ihr: „Verschwinde, oder ich bringe dich um." Ich habe tatsächlich zweimal ausgeholt. (HG: bewegt ihre Hand, als ob sie ein Schwert oder ein Messer führt.) Ich war zornig. Ich dachte noch nicht einmal darüber nach, dass das meine Schwester ist. Wenn ich sie schlage, tue ich mir selber auch weh. Das Gefühl hatte ich schon immer, sie ist meine Schwester, wenn ich sie schlage, tue ich mir selber auch weh. Meine Mutter hat gesagt: „Bist du verrückt!? Muss ich dich einweisen lassen? Warum hast du ein Messer in der Hand?"

D: Wie hast Du dich damals gefühlt?
P: Ich war sehr wütend, ich wollte sie töten.
D: Erzähl mir mehr. Wie hast Du dich sonst noch gefühlt?
P: Ich wollte einfach zuschlagen. Ich habe zu allen gesagt: „Komm mir nicht in die Quere." Wenn ich die Kopfschmerzen bekomme, weiß ich nicht, was ich tue.
D: Was meinst Du mit „Komm mir nicht in die Quere"?
P: Wenn ich wütend bin, will ich niemand in der Nähe haben. „Lasst mich in Ruhe." Ich habe große Angst, dass ich etwas Schlimmes tue. Vielleicht verletze ich jemanden. In meiner Familie mag ich alle anderen mehr als mich selbst. Aber wenn ich Kopfschmerzen bekomme, ist mir meine Schwester egal, und ich habe Angst, dass ich ihr was antue (HG: sie ballt die Faust.). Es ist mir nicht bewusst, dass sie meine Schwester ist. Wenn die Kopfschmerzen dann weg sind, weiß ich wieder, dass sie meine Schwester ist. Ich habe sie verletzt und ich liebe sie sehr. Also sage ich: „Komm mir nicht in die Quere."
D: Wovor hast Du Angst?
P: Ich könnte etwas Schlimmes tun, ich könnte jemanden umbringen, besonders, wenn es meine Lieben sind. Ich kriege dann nicht mit, wer sie sind. Immer, wenn ich Kopfschmerzen bekomme, habe ich Visionen von alten Gebäuden, und innen drin, irgendwo in der dritten oder vierten Etage, schlägt mich jemand ziemlich übel, im wahrsten Sinne des Wortes versucht jemand, mich umzubringen. Er schlägt mich ganz übel und dann fange ich an, meine Fäuste zu ballen, meine Zähne zusammenzubeißen und ich denke, verschwinde einfach, geh aus meinem Kopf. (HG: eine geballte Faust, zusammengepresste Kiefer, dann beide Fäuste zusammengeballt, die Augen fest zusammengepresst.) Ich will dich jetzt nicht sehen, geh weg. Aber diese Vision kommt nur zu diesem Zeitpunkt und genau zur gleichen Zeit kommt mir meine Schwester in die Quere. Ich mag meine Schwester sehr. Ich will ihr nichts tun, aber genau zu diesem Zeitpunkt kommt sie mir in die Quere. Ich sage zu ihr: „Komm mir nicht in die Quere. Ich bringe dich um."
D: Du hast gesagt, wenn du diese Kopfschmerzen hast, kannst du nichts sehen oder hören, obwohl du die Augen offen hast?
P: Ich halte meine Augen offen, um das Bild zu erkennen, aber manchmal will ich es nicht sehen. Meine Augen sind offen, meine Ohren sind offen, mein Körper wird ganz steif, ich

VIPERIDAE VIPERN

will es nicht sehen, aber die Bilder laufen direkt vor meinen Augen ab. Ich kann nicht NICHT sehen. Ich will es nicht sehen. Es erscheint einfach vor mir (HG: bewegt ihre Hand genau vor ihrem Gesicht von einer Seite zur anderen), wie kann ich aufhören, es zu sehen? Ich kann keine Dinge sehen, die sich direkt vor mir befinden. Nur das Bild, dass mich jemand so übel schlägt, dass ich bald an den Schmerzen sterbe. Selbst wenn mir jemand Wasser ins Gesicht spritzt, kann ich das nicht sehen.

D: Passiert Dir das immer noch?

P: Nein. Nicht mehr seit dem Mittel. Ich versuche, mich unter Kontrolle zu halten. Ich versuche, nichts zu tun, was meiner Zukunft schaden könnte.

D: Du hattest auch schreckliche Visionen.

P: Ich habe sie jetzt nicht mehr, ich versuche, mich unter Kontrolle zu halten, um meiner Zukunft nicht zu schaden und niemanden zu verletzen. Ich wünsche mir diese gute Vision, ich möchten sehen, wie ich Ärztin werde. Sobald sie also kommen, sage ich ihnen: „Nein, ich will euch nicht sehen." Und dann mache ich weiter mit dem, was ich gerade mache.

D: Geht es dir insgesamt besser?

P: Es geht mir sehr viel besser.

D: Irgendwelche Träume?

P: Nein, keine dieser schlimmen Träume wie früher. Ich habe entschieden, dass ich alles loswerden möchte. Ich bin deshalb auch in der Schule jetzt viel, viel besser geworden.

D: Keine Sorge. Ich gebe Dir das gleiche Mittel, du hast ja gesehen, wie es dir bei all diesen Sachen hilft. Hattest Du die gleichen Symptome, die Du auch bei dem Fahrradunfall hattest?

P: Nein, nur wenn ich mich bücke, um etwas aufzuheben, schwindet mir die Sicht, doch sie kommt schnell zurück, ohne Hörverlust.

D: Du sagtest, Du liebst die Dunkelheit.

P: Ich liebe die Dunkelheit. Den Tag mag ich nicht so sehr. Sobald es dunkel wird, werde ich hungrig und möchte etwas unternehmen. Der Tag ist wie die Nacht für mich. Aber die Nacht ist wie Tag für mich.

P: Tante: In den Ferien, als sie ein Kind war und uns im Haus der Familie zusammen mit vielen Kusinen besuchte, haben wir sie oft nicht gefunden, und schließlich fanden wir sie dann doch auf dem Dachboden. Andere hatten Angst, dort hinzugehen, doch sie war ganz glücklich dabei.

P: Ich war auch glücklich und friedvoll auf dem Dachboden. Ich hatte eine gewisse Freude daran. (Augen weit offen.) Sehr friedlich. Ich spürte Freude in mir. Ich spürte, dass das jetzt mein Raum war. Es war mein Ort. Ich freute mich. Und ich kann im Dunkeln besser sehen. Meine Augen schmerzen vom Licht, es ist leichter, im Dunkeln zu sehen. Im Dunkeln mache ich niemals Licht an. Ich liebe es, im Dunkeln zu sitzen.

D: Wie geht es Dir mit Tieren?

P: Ich liebe Schlangen! Ich weiß nicht warum, aber ich liebe Schlangen. Viele Leute finden sie böse. (Hat ein breites Lächeln im Gesicht.) Ich mag sie sehr. Ich mache oft Einträge in Freundschaftsbücher, wo meine Freunde Dinge fragen wie Lieblingsfarbe, Lieblingstier. Ich schreibe Schlangen (HG: sehr energisches Schreiben des Wortes). Meine Freunde fragen mich: „Geht es dir gut?" Und ich sage: „Sicher, ich liebe Schlangen." Sie sind so niedlich, so geschmeidig, sie haben so schöne Augen. Mir gefällt die Art, wie sie sich bewegen. Wie sie aussehen. Für mich sind sie die schönsten Lebewesen auf der Welt. Für meine Freunde sind sie die bösesten Lebewesen der Welt.

D: Wie fühlst Du Dich mit Dir selbst?

VIPERIDAE VIPERN

P: Ich habe das Gefühl, dass ich ein sehr netter Mensch bin. Ich bin sehr friedlich. Aber wenn mir Leute in die Quere kommen, werde ich zu einer sehr schrecklichen Person. Manchmal machen mich die Leute mit Absicht schrecklich. Ich versuche, ihnen zu sagen: „Reiz mich doch nicht so. Ich will nicht wütend werden. Ich will nicht zu diesem schrecklichen Ding werden."

(Das ist ein sehr wichtiger Satz.)

D: Hat jemand Dir irgendetwas angetan, Dich schlecht behandelt oder Dich irgendwie angefasst?

P: Nein. Meistens bin ich mit Freunden, meiner Schwester und meiner Mutter zusammen.

D: Wurdest Du irgendwann einmal schlecht behandelt? Nicht von Deiner Mutter oder Schwester, sondern von jemand anderem, ist etwas passiert, was Du nicht mochtest? Irgendwann in Deinem Leben, kommt Dir ein Vorfall in den Sinn, irgendetwas, das Dir passiert ist?

P: Nein, aber manchmal habe ich das Gefühl, dass die Leute mich nicht so behandeln, wie man mich behandeln sollte. Dann bin ich gereizt durch die Leute um mich herum. Ich erwarte mehr Respekt von den Menschen um mich herum, mit denen ich Zeit verbringe. Meistens werde ich so behandelt, wie ich auch behandelt werden sollte. Mir gefällt es nicht, wenn Leute sagen: „Da ist sie." (verzieht das Gesicht, als sie das sagt). Ich mag diese Art nicht.

D: Wie fühlst Du Dich dann?

P: Dann geht es mir sehr schlecht mit mir selbst. Ich habe das Gefühl, ich bin so schlecht, dass Leute das Gesicht verziehen, wenn sie mich sehen. Doch wenn ich das meinen Freunden erzähle, sagen sie: „Nein, so ist das nicht, du bist ein netter Mensch." Dann sage ich okay, sie sind meine Freunde, es ist okay.

P, Tante: Sie ist sehr talentiert und tanzt gerne.

P: Ich habe bei vielen **Wettbewerben** mitgemacht. Ich tanze gut, denn ich tanze gern. Wenn andere tanzen, werden sie müde. Wenn ich tanze, fühle ich mich frei. Ich bin sehr glücklich, hübsch und aktiv. Beim Tanzen versuche ich nicht, irgendetwas zu tun. Ich versuche nur, meinen Schmerz, die Müdigkeit und die Frustration loszuwerden. Ich lasse mich einfach gehen. Ich singe und tanze.

(Wir sehen also, dass die Crotalinae sehr konkurrenzbetont sind, nicht nur im Sinne von Opfer und Täter, sondern auch in Bezug auf den Wettbewerb innerhalb einer Gruppe. Dies trifft besonders auf die Klapperschlangen zu. Auch von *Lachesis* kennen wir dieses Konkurrenzdenken.)

D: Was war mit dem Vorfall, den mir Deine Mutter erzählt hat, wo Du ein Armband verloren hast?

P: Ich hatte ein Armband verloren. Ich habe es gesucht und sah es irgendwo liegen. Neben mir war eine Schlange. Das ist mir schon oft passiert. Wenn Schlangen da sind, wo ich sitze oder spiele, scheinen sie sich nie zu bewegen. Selbst, wenn ich mich bewege, schauen sie mich nur friedlich an. Ich finde sie so niedlich. Jeder um mich herum fängt an zu gestikulieren, ich solle da weggehen. Sie haben Angst, dass die Schlange eine plötzliche Bewegung macht und mich beißt. Aber ich weiß, dass sie das nicht tun wird. Sie schauen mich nur an. Ich schaue sie auch gern an, ich schaue ihnen gern in die Augen. Wenn ich ihnen in die Augen schaue, fühle ich mich ganz friedlich. Es ist der gleiche Frieden, den ich auch in mir spüre, wenn ich oben auf dem Dachboden sitze. Es ist ein sehr friedliches Gefühl. Wenn ich in die Augen einer Katze oder eines Hundes schaue, ist das okay. Aber wenn ich in die Augen einer Schlange schaue, fühle ich mich sehr friedlich (sie sagt dies mit einem sehr netten Lächeln). Deshalb nennen mich viele meiner Freunde „merkwürdig" oder „hässliches Entlein".

D: Das Arzneimittel hat Dir sehr geholfen und wird Dir auch noch weiter helfen. Ich gebe es Dir heute noch einmal.

Arzneimittel: *Crotalus horridus* 1M wurde wiederholt.

VIPERIDAE VIPERN

Die Patientin entwickelte sich gut, die Kopfschmerzen nahmen weiter ab, ebenso das Gefühl beim Bücken. Am ersten Tag ihrer Abschlussprüfung der zehnten Klasse bekam sie plötzlich sehr heftig die Windpocken und obwohl sie eine Entschuldigung vom Arzt hatte, entschied sie sich dafür, in einem separaten Raum ihre Abschlussprüfung zu schreiben. Sie hat mit Bravour bestanden. Außerdem bekam sie eine besondere Anerkennung der Regierung dafür.

FALLANALYSE

In dem neuen Fall fiel mir eine Sache besonders auf, nämlich die ungewöhnliche Hauptbeschwerde der Patientin: Sie verlor plötzlich ihr Sehvermögen und als es zurückkam, sah sie alles in Schwarz und Weiß. Nur langsam kamen die Farben zurück. Während ihrer Kopfschmerzen sah sie, wie sie zu Tode geschlagen wurde. Sie erklärte, wie diese Szene vor ihren Augen ablief, als wäre dies für kurze Zeit die Realität.

Ihre Kopfschmerzen und ihre Visionen beeinträchtigten ihre Konzentration, und dennoch berichtete ihre Mutter, dass das Mädchen einmal zum Direktor ins Büro geschickt wurde, weil die Lehrerin dachte, sie wolle sie auf den Arm nehmen. Was in der Klasse passiert war, war einzigartig: Das Mädchen wurde erwischt, wie es aus dem Fenster starrte. Die Lehrerin ließ es aufstehen und schimpfte mit ihm, weil es sich nicht auf den Unterricht konzentriert hatte, obwohl das Mädchen versicherte, es habe sich konzentriert. Die Lehrerin fragte dann, was sie gerade gesagt hatte, und das Mädchen gab völlig korrekt wieder, was die Lehrerin gesagt hatte. Dann fragte die Lehrerin sie, warum sie so intensiv aus dem Fenster starre und was sie da sehe? Die Patientin erklärte detailgetreu, dass in dem Baum draußen ein Vogelnest sei, die Küken seien gerade geschlüpft und der Muttervogel füttere die Kleinen gerade mit einem Wurm. Sie erzählte das sehr genau in Bezug auf die Farben und die Gesichtsausdrücke der Küken. Darüber war die Lehrerin erbost.

Für mich war hervorstechend:

- Die Patientin hat die Fähigkeit, sich gleichzeitig auf zwei völlig unterschiedliche Dinge zu konzentrieren. Dennoch bestand ihre Hauptbeschwerde darin, dass sie sich noch nicht einmal auf eine Sache konzentrieren kann.
- Ihre Augen sahen eine andere Realität.
- Sie erlebte, wie sie geschlagen und verletzt wurde, und zwar in einer Weise, die in keinem Verhältnis zur Wirklichkeit stand, aber sie erlebte es wiederholt.

Clarke schreibt in seinem Büchlein über Schlangen, dass Schlangenarzneimittel eine unterschiedliche Wirkung auf das Gemüt und das Sensorium haben, nämlich Aufregung und Depression. Prüflinge entwickelten eine schnelle Auffassungsgabe, sie waren geistig aktiv mit fast prophetischer Wahrnehmung, Ekstase und einer Art von Trance. Die andere Seite ist die der Depression. Es treten Gedächtnisschwäche, Rechtschreibfehler und Verwirrung in Bezug auf die Uhrzeiten auf.

Patienten, die Schlangenarzneimittel benötigen, zeigen besondere Sinneswahrnehmungen wie Hellsichtigkeit, Hellhörigkeit, erhöhtes Einfühlungsvermögen, Psychometrie, Psychokinese, Ahnungen, hochentwickelte Intuition, Fähigkeit zum Geistheilen, Telepathie und weitere.

Ich habe oft festgestellt, dass ihre normalen Sinnesorgane unter Normniveau arbeiten, wenn Patienten diese speziellen Fähigkeiten haben. Bei dieser Patientin ist dies auch der Fall: Sie hat schlechte Augen.

Von Schlangen weiß man, dass sie eine Blutungsneigung haben; die Patientin berichtete, dass die Schläge zu schwarzen und blauen Flecken auf ihrem Körper führten, dass Blut heraussickert und heraustropft. Später lächelte sie dann und sagte, vielleicht waren die Verletzungen doch nicht ganz so schlimm, aber für sie fühlte es sich so an. Die Verletzungen, die sie beschreibt, sind grotesk.

VIPERIDAE VIPERN

Ich arbeitete mit folgenden Symptomen:
- Plötzliche Ablenkung, Gedanken wie „gleich schlägt meine Mutter mich"
- Gefühl, irgendwo herunterzufallen, < nach unten bücken
- Ich kann nicht hören oder sehen, ich sehe schwarz-weiß.
- Verlust der Sehfähigkeit für eine kurze Zeit
- \> Ablenkung
- Vielleicht habe ich zu viel Prügel bekommen.
- Ich denke, meine Mutter kommt gleich und schlägt mich.
- Ich höre Schritte, sie kommt gleich und schlägt mich.
- Die Hand wurde lila, das Blut sickert heraus.
- Angst davor, schwarz und blau geschlagen zu werden.
- Verlangen, aus dem Haus zu gehen
- Kinder sollten nicht geschlagen werden, ich schlage gleich zurück.
- Wut und Groll
- Vergleich mit der Schwester
- Ich fasse an meinen Kopf und sage: „Nein!"
- Vision, dass jemand mich stranguliert
- Jemand schlägt mich.
- Die Vision blitzt vor meinen Augen auf, wenn Mutter mich schlägt.
- Träume: Hellsichtigkeit
- Angst, erwürgt zu werden
- Angst, ertränkt zu werden
- Angst davor, dass jemand mich umbringt
- Genug des Leids, lasst mich sterben. Ich will nicht leben.
- Dann eine wundervolle Vision, die wahr wird.
- Die Welt ist so schön.
- Ich sehe, dass schlimme Dinge auf der Welt passieren.
- Ich habe Angst, dass ich jemanden verletze oder töte, es ist gefährlich.

Die Rubriken, die ich verwendete, waren die folgenden:
- Hellsichtigkeit
- Beschwerden durch Eifersucht
- Wahnideen, verletzt, wird
- Angst vor dem Tod
- Hass, Rache
- Des Lebens müde
- Wahnideen, Schritte, hört
- Bewusstlosigkeit, Koma, Stupor
- Abneigung gegen Mitglieder der Familie
- Gedächtnis, Schwäche
- Konzentration, schwierig
- Gedächtnis, aktiv
- Besorgnis, Bewusstsein, als sei man eines Verbrechens schuldig
- Wahnidee, Landschaften, schöne
- Töten, Verlangen zu

VIPERIDAE VIPERN

Die Eigenschaften der Schlange zeigen sich in dieser Repertorisation sehr deutlich. Sie identifiziert sich mit den Schlangen, wie sie aussehen, wie sie in ihre Augen schaut und Frieden findet. Ihr Rückzugsort ist der staubige Dachboden.

In einigen der Rubriken, in denen *Crotalus* vorkommt, in dies das einzige Schlagenarzneimittel.

Lachesis weiß nicht, wie spät es ist, *Crotalus* weiß nicht, in welcher Straße sie sich befindet und läuft Gefahr, überfahren zu werden. In der Kindheit ist unsere Patientin mit dem Zug gereist. Ihre Mutter erzählte, sie schlief schnell ein und fragte dann beim Aufwachen: „Wo sind wir? Fahren wir zur Schule oder kommen wir heim?" Sie konnte überall schlafen. *Crotalus* ist misstrauisch, aber nicht so eifersüchtig wie *Lachesis*. *Crotalus* hat sehr lebhafte Träume, sieht sich von Feinden oder schrecklichen Tieren umringt.

Wahnideen, Einbildungen, sobald sie Schritte hörte, rannte sie in Deckung. Ihre Empfindsamkeit gegenüber Verletzungen, die Angst, zu Tode geschlagen zu werden, sowie die hohe Wachsamkeit gegenüber Bedrohungen, selbst von ihrer eigenen Familie – aufgrund dieser Symptome wählte ich *Crotalus horridus* für sie aus.

Unsere Patientin spricht auch Warnungen aus: „Genug! Mach mich nicht wütend. Ich sage dir, ich kann dich verletzen, wenn du das tust. Reiz mich nicht. Ich ertrage es eine Weile, geschlagen zu werden, aber dann werde ich im Innern gereizt. Dann fange ich an und höre nicht mehr auf mit dem Schlagen. Ich möchte dann töten." Zu ihrer Mutter: „Ich habe sie ein- bis zweimal geboxt und ihr gesagt' schlag mich nicht!"

„Wenn ich wütend bin, möchte ich nicht, dass sie mir in die Quere kommen, sie sollen mich in Ruhe lassen. Ich habe große Angst, sie zu verletzen."

„Komm mir nicht in die Quere. Ich will dich umbringen."

Sie sagt: „Ich habe das Gefühl, ich bin ein sehr netter Mensch. Ich bin sehr friedlich. Aber wenn mir Leute in die Quere kommen, werde ich zu jemand ganz Schrecklichem. Ich selbst mag das gar nicht. Manchmal machen mich die Leute mit Absicht schrecklich. Ich versuche, ihnen zu sagen: „Reiz mich doch nicht so. Ich möchte nicht wütend werden. Ich will nicht zu diesem schrecklichen Ding werden. Ich möchte nett und friedlich sein."

Klapperschlangen nehmen Vibrationen über ihre Körpermuskulatur wahr, diese senden den Schall bis zu ihren Kieferknochen und zum Innenohr. Unsere Patientin reagiert sehr empfindlich auf das Geräusch der Schritte ihrer Mutter. „Wenn meine Mutter in meinen Raum läuft, klappert sie mit ihren Chappals. Ich habe große Angst und bin so sicher, dass sie kommt, um mich zu schlagen, dass ich auf mein Bett springe und mich beim Fenster verstecke."

Die üblichste Methode, eine Klapperschlange zu töten, ist es, sie zu Tode zu schlagen oder zu erschießen. Unsere Patientin sagt: „Selbst wenn meine Mutter mich nicht wirklich so heftig schlägt, habe ich doch das Gefühl, dass mich jemand so heftig schlägt, dass ich sterben werde."

„Jemand erwürgt mich oder jemand ertränkt mich." Das sind die Ängste unserer Patientin. Farmer bauen oft Fallen aus feuchten Leinensäcken und sobald die Schlange hineinkriecht, machen sie den Sack zu. Dann tragen sie den Sack zum Teich oder zum Fluss, tauchen den Sack unter und die Schlange ertrinkt.

Auch die Augensymptome werden von Crot-h. abgedeckt, hier sind einige der Rubriken:
- Verlust des Sehvermögens, Blindheit
    Trauer, nach
    Blutungen der Retina, nach
    TRÄNENFLUSS, ÜBERMÄSSIGE ANSTRENGUNG DER AUGEN, DURCH

VIPERIDAE VIPERN

Lesen, durch
WETTER, BEI FEUCHTEM, NASS
Vorübergehend
- AUGEN: Photophobie: Kunstlicht, im Lampenlicht

LITERATUR

- *Therapeutik der Schlangengifte,* von: Dr. John H. Clarke.
- *Die Substanz der Homöopathie,* von: Dr. Rajan Sankaran.
- *Die Seele der Heilmittel,* von: Dr. Rajan Sankaran.

KOMMENTARE DES AUTORS

Spezifische Eigenschaften der Crotalinae:
- Ist gern im Dunkeln (spiegelt die Vorliebe der Crotalinae für die Nacht wider)
- Angst vor der eigenen Wut, Angst, die Kontrolle zu verlieren und möglicherweise jemandem Schaden zuzufügen oder jemanden zu töten
- Gewalt, ausgeübt von der eigenen Familie oder durch Menschen aus dem nahen Umfeld

MÖGLICHE AUSDRÜCKE DER *CROTALUS HORRIDUS* BEI PATIENTEN

- Angst vor einem Angriff durch die eigenen Leute/Familienmitglieder; Grausamkeit kommt aus der eigenen Familie; Abneigung gegen die Familie/Freunde
- Hämorrhagische Symptome
- Hervorstechende Lokalsymptome: Schwellungen, Hämorrhagie, Zyanose und Gangrän etc.
- Bilder vom Klettern (im Gegensatz zu den Klapperschlangen)

Crotalus cascavella	*Crotalus horridus*
„Wenn ich jemanden beleidigt habe, kommt die ganze Gang, greift mich an und macht mich und meine ganze Familie fertig." Dies ist typisch für die Mafia – das Clan-Gefühl. Neurotoxisches Gift: Symptome von Herz- und Kreislauflähmungen, Taubheit, Unfähigkeit, sich zu bewegen.	Die eigene Familie ist grausam; die Menschen um dich herum sind deine Feinde. Abneigung gegen die Familie. Hämotoxisches Gift: Hämorrhagie, Zyanose, Gangrän etc.

VIPERIDAE VIPERN

GATTUNG: DEINAGKISTRODON
DEINAGKISTRODON ACUTUS
[CHINESISCHE NASENOTTER]

Ordnung: Squamata
Unterordnung: Serpentes/Ophidia (Schlangen)
Familie: Viperidae
Unterfamilie: Crotalinae
Gattung: Deinagkistrodon
Art: Deinagkistrodon acutus
Trivialname: Chinesische Nasenotter

EINFÜHRUNG

Eine sehr **giftige Art,** deren Biss oft tödlich für den Menschen ist.

HABITAT

Eine monotypische Gattung aus Südostchina und Taiwan. Man findet sie im bewaldeten Gebirge und in den Bergen.

ANATOMISCHE EIGENSCHAFTEN

Eine **große Schlangenart mit schwerem Körper** und einer arteigenen NACH OBEN GEBOGENEN SCHNAUZE, daher wird sie oft Nasenotter genannt. Das Farbmuster besteht aus graubrauner oder rotbrauner Grundfarbe, auf der sich eine Reihe von braunen oder rotbraunen seitlich gelegenen Dreiecken mit grauem oder beigem Zentrum findet. Diese treffen in der Mitte des Rückens aufeinander und erwecken den Anschein ALTERNIERENDER DREIECKE AUS UNTERSCHIEDLICHEN FARBEN.

FORTPFLANZUNG

Ovipar. Legt ungefähr 20 Eier ab, die vom WEIBCHEN BEWACHT WERDEN.

SPEZIFISCHE ANGRIFFS- UND VERTEIDIGUNGSMETHODEN

Im Feld erscheint sie **langsam,** doch sie **schlägt und beißt energisch zu, wenn sie gestört wird.** Bleibt **aufgerollt und bereit, jederzeit zuzustoßen.**

VIPERIDAE VIPERN

MÖGLICHE AUSDRÜCKE BEI PATIENTEN

Hier sehen wir die charakteristischen Eigenschaften der Viperidae und der Crotalinae. Auf diese Schlange weisen die folgenden Merkmale besonders hin:
- Wechselnde Dreiecke unterschiedlicher Farbe, erkennbar in Kritzeleien, der Kleidung oder den Accessoires
- Zeigen elterliche Fürsorge

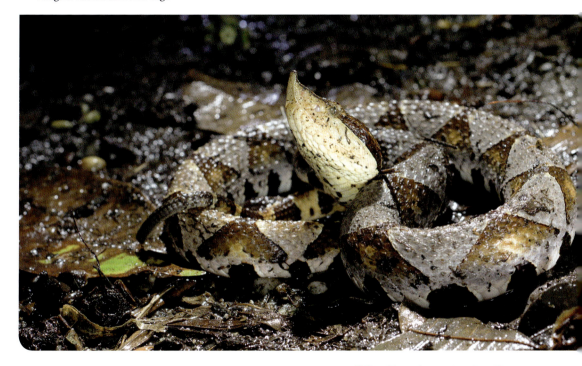

▲ Deinagkistrodon acutus, Jungtier

GATTUNG: LACHESIS (BUSCHMEISTER)

EINFÜHRUNG

Die Buschmeisterschlangen sind die **längsten** giftigen Grubenottern, sie werden 3 m lang und sogar länger. Sie **leben ausschließlich in entlegenen Wäldern, wo sie ungestört und recht isoliert sind.** Trotz ihrer Größe und ihres hochwirksamen Giftes sind Todesfälle recht selten, da es sich hier um eine eher **friedliche** Schlangenart (typisch für Viperidae) handelt, die die **Begegnung** mit Menschen **meidet**.

VIPERIDAE VIPERN

Zurzeit sind vier Arten bekannt:
Lachesis melanocephala
Lachesis muta
Lachesis stenophrys
Lachesis rhombeata

LACHESIS MUTA (LACH.) [BUSCHMEISTERSCHLANGE]

Class: Reptilia
Ordnung: Squamata
Unterordnung: Serpentes
Familie: Viperidae
Unterfamilie: Crotalinae
Gattung: Lachesis
Art: Lachesis muta
Trivialnamen: Buschmeisterschlange, Surucucu

HABITAT

Ihr Lebensraum besteht aus hohen, dichten Wäldern, es herrschen KÜHLE TEMPERATUREN und es fällt ein BESTÄNDIGER NIESELREGEN.

ANATOMISCHE EIGENSCHAFTEN

Buschmeister sind die GRÖSSTEN unter den Grubenottern. Ihr Körper ist recht stämmig, eher flach und endet in einem knöchernen Sporn am Schwanz. Wenn die Schlange diese Struktur in der Vegetation vibrieren lässt, verursacht dies ein LAUTES, KNISTERNDES, BEDROHLICHES GERÄUSCH. *Lachesis* ähnelt in ihrer Erscheinung den Klapperschlangen, SIE LÄSST IHREN SCHWANZ ENERGISCH VIBRIEREN, WENN SIE AUFGESCHEUCHT WIRD, hat jedoch KEINE RASSEL und wurde daher mutus (später muta) genannt, was im Lateinischen „stumm" bedeutet.

Die Buschmeisterschlange hat einen **dreieckigen Kopf,** dies ist eines der Warnsignale der Natur, dass diese Schlange giftig und potentiell tödlich ist. Sie hat eine markante Rückenlinie und eine NACH OBEN GEBOGENE SCHNAUZE. Der Körper ist gelb oder hellbraun, mit braunen oder schwarzen Flecken über die ganze Länge ihres Körpers, auch des Schwanzes. Diese bilden ein kompliziertes Farbmuster, das der **Tarnung** dient**.** Ihre Rückenschuppen sind **kielförmig.** Die GRUBENORGANE BEI DEN BUSCHMEISTERSCHLANGEN SIND SEHR EMPFINDLICH und können sogar Änderungen in der Temperatur von von 0,0036 °C wahrnehmen.

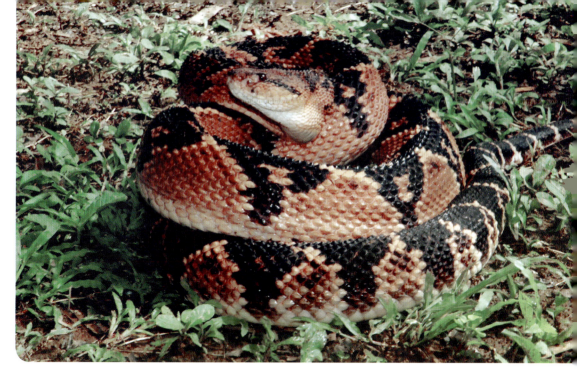

▲ Lachesis muta

PAARUNGSEIGENSCHAFTEN

Die Männchen zeigen Balzverhalten vor der Paarung, indem sie auf dem Weibchen „UMGEDREHT SÄGEN". Für eine Viper ungewöhnlich, LEGT *Lachesis* EIER ab und BEWACHT SIE, bis sie schlüpfen. Die Jungtiere sind ungefähr 30 cm lang und vielfarbiger als die Alttiere.

SPEZIFISCHES VERHALTEN

Obwohl die Buschmeisterschlange die längste Giftschlange der Welt ist, hat sie die NIEDRIGSTE SCHLUCKREIZSCHWELLE![24] Beim Sonnenbaden LEGT sie nur IHREN KOPF IN DIE SONNE, IHREN RESTLICHEN KÖRPER HÄLT SIE VERBORGEN.

ANGRIFFS- UND VERTEIDIGUNGSMETHODEN

Lachesis hat den GRAUSAMEN UND BÖSEN RUF, EIN „UNBARMHERZIGER TYP" ZU SEIN. Sie ist **aggressiv,** GREIFT BEI DER KLEINSTEN PROVOKATION AN UND BEISST MEHRFACH ZU. Im Gegensatz zu den anderen Viperidae SCHLÄGT SIE AUCH ZU UND HÄLT DANN FEST. Menschen wurden nur selten angegriffen, dies liegt hauptsächlich daran, dass diese **Schlange nachtaktiv ist** (eine Eigenschaft der Viperidae).

Wie alle Vipern bleibt auch Lachesis aufgerollt und ist bereit, in der Nacht aus dem Hinterhalt zuzustoßen. Sie **versteckt** sich in Löchern und VERFOLGT ihre Beute. Sie kann **große Mengen eines hochwirksamen Giftes injizieren** und selbst die Bisse von Jungtieren können tödlich sein.

---

24   Die minimale Stimulation, die erforderlich ist, um den Schluckreflex auszulösen.

VIPERIDAE VIPERN

FALL (1) VON *LACHESIS MUTA* VON RAJAN SANKARAN

Fall eines 30-jährigen Mannes, der unter Stimmbandknötchen leidet. Eine Operation wurde ihm empfohlen.

30. September 2008

D: Erzählen Sie mir, was passiert ist?
P: Auf den Punkt gebracht, Herr Doktor, sind mein eigentliches Problem meine Stimmbänder. Ich war schon überall, und dies ist mein vierter Versuch, ich war nur bei Homöopathen, um das Gewebe, das ich da habe, aufzulösen. Ich habe den Bereich meiner Stimmbänder überlastet, der Arzt sagt, der Grund dafür ist, dass ich meine Stimme zu viel benutzt habe. So, das ist das eigentliche Problem, das ich habe, und meine Stimme ist mein Alleinstellungsmerkmal, denn ich brauche sie für meine Auftritte, ich brauche sie zum Singen, das ist meine Arbeit, meine Karriere, deshalb brauche ich sie so viel. Und in dem Moment, wo ich meine Stimme nicht mehr nutzen kann, habe ich ein Problem.
Ich kann spüren, wie meine Zuversicht abnimmt. Ich werde nervös, ich bin aufgeregt und gereizt. All das gehört zusammen. Ich kann nicht sprechen und ich spreche auch nicht, da ich Angst habe, dass da kein Laut aus meinem Mund kommt. Auf der Bühne gab es einen Vorfall, meine Stimme knackte einfach: „a-a-a", und da waren 4.000-5.000 Menschen. Die Angst wird nun zu einem Störfaktor, wissen Sie (HG). Ich weiß, dass sich für mich alles darum dreht.
D: Erzählen Sie mir mehr.
P: Jetzt habe ich auch noch Probleme mit meinem Gedächtnis. Ich vergesse Namen, ich vergesse Zahlen. Ich vergesse, was ich gerade gemacht habe. Wissen Sie, ich habe am Nachmittag etwas gemacht und wenn mich jemand fragt, was ich am Vormittag gemacht habe, muss ich einen Moment nachdenken: Was habe ich gemacht? Doch es ist da und die Angst davor ist noch viel größer. Also, wenn Sie eine Frage auf mich abschießen, kommt zuerst die Angst vor dem Vergessen, so was halt.
Ich habe das Gefühl, als wären zwei Personen in mir drin. Im Grunde genommen bin ich ein sehr zuversichtlicher Mensch, ich sage, was ich denke, ich bin sehr gradlinig, ich bin sehr klar, aber **im Innern ist es das völlige Gegenteil. Ich habe Angst, dass die andere Seite nach oben kommt.** Ich weiß nicht, ob das irgendeinen Sinn ergibt, aber Sie müssen das alles wissen.
Das ist ein wichtiges Gefühl bei den Crotalinae — im Innern bin ich zwei Personen und habe Angst, dass die andere Seite nach oben kommt; die andere Seite, die gewalttätig, angsterregend, bösartig und negativ ist.
D: Erzählen Sie mir etwas mehr über die zwei Personen.
P: Es hat etwas mit der Angst zu tun. Angst vor den Menschen, Angst vor der Menge. Ich bin jemand, der niemals Angst vor einer Menge hat, denn ich mag das. Ich **kann in einer Menge stehen, sprechen, erzählen, lebhaft sein und unterhalten**. Aber es gibt Zeiten, da habe ich kalte Füße und eine gewisse Angst … Ich habe Angst, dass ich nervös werde, und tatsächlich bin ich dann nervös. Ich habe Angst davor, was die Leute über mich denken. Dann dreht sich wieder alles um meine Stimme. Was würden sie wohl sagen? „Er hört sich schlecht an. Was ist mit seiner Stimme passiert?" So etwas in der Art.
Entschuldigung, ich vergaß zu sagen, dass ich als Stimm-Künstler arbeite. Ich nutze meine Stimme, ich singe, ich synchronisiere und so weiter. Wenn ich im Studio bin und der Regisseur

VIPERIDAE VIPERN

oder der Direktor kommt und mir sagt, deine Stimme ist heiser, dann ist das eine ziemliche Niederlage für mich (HG). Das trifft mich und mir wird ganz kalt, denn früher hatte ich das Problem nicht. Gott hat mir eine einzigartige Stimme gegeben. Es ist eine Stimme, die sich an vieles anpassen kann (HG). **Ich kann sie für Werbung, Gekicher, unterschiedliche Geräusche und unterschiedliche Charaktere einsetzen.**

Gemüt; IMITATION, Nachahmung (13): bell., calc., caust., cupr., haliae-lc., hyos., lach., lyc., nux-m., sars., stram., thuj., verat.

Ich erschaffe all das mit meiner Stimme. Ich erschaffe Geräusche mit der Art, wie ich denke. Ich kann es erschaffen – wenn Sie mich etwas hören lassen, kann ich es mit meiner Stimme erschaffen. Was jetzt passiert ist: Ich wurde heiser, „a-a-a-", **das bringt mich um**. Es demütigt mich, es blockiert mich. Ich bin dann nicht mehr zuversichtlich. Ich habe Angst, meinen Mund zu öffnen. Das ist einer der Gründe, warum ich schon so lange zu Ihnen kommen wollte. Ich bin nicht in der Lage, das Problem vollständig zu lösen (HG) und das ist jetzt sehr unangenehm und frustriert mich. Je frustrierter ich bin, desto nervöser werde ich, und umso mehr möchte ich mit den Zähnen knirschen. Ich kann nicht denken und dann kann ich mich nicht konzentrieren, ich kann nicht arbeiten und ich würde ich am liebsten schlafen, und das den ganzen Tag. Ich bin jemand, der mit nur vier bis fünf Stunden Schlaf auskommt und arbeiten kann. Ich habe das Gefühl, ich will aufgeben und einfach ausruhen und den ganzen Tag verschlafen. Ich vermeide es, mit der Arbeit in Kontakt zu kommen und die Arbeit in Angriff zu nehmen, denn das bedeutet ja, dass ich meine Stimme gebrauchen müsste. **Das bringt mich wirklich um.**

Es stört meine Karriere (HG); ich komme nicht vorwärts. Die Leute kennen mich, sie wissen, was ich leiste und sie geben mir Jobs. Aber ich habe Angst, ich fürchte mich. Diese ganze „Angst-Faktor"-Sache.

D: Was träumen Sie?
P: Nichts Bestimmtes, Herr Doktor.
D: Erinnern Sie sich an Träume aus Ihrer Kindheit?
P: Ich hatte ängstliche Träume. Von Geistern.
D: Erzählen Sie mir davon.
P: Ich kann mich nicht erinnern. Ich habe ein sehr schlechtes Gedächtnis, aber ich bin sicher, es waren Träume voller Angst. Vielleicht Geister oder so etwas.
D: Welche Ängste hatten Sie als Kind?
P: Ich war ein dickes Kind. Ich wurde also immer gehänselt. Als Kind war ich wirklich sehr intellektuell. Mit zwei Jahren konnte ich schon den Videorekorder bedienen, Filme rechtzeitig programmieren und andere technische Dinge. Also war ich immer vorne mit dabei (HG). Die Menschen erinnerten sich an mich und sahen zu mir auf. Ich hatte niemals irgendeine bestimmte Angst.
D: Wie waren Sie als Kind?
P: Freundlich, temperamentvoll, ich habe gelacht, war fröhlich, liebevoll, sehr herzlich und sehr unterhaltsam. Ich war gern in einer Gruppe.

Werbung hat viel mit Lachesis zu tun, weil sie mit Neid und dem Versuch zu tun hat, immer etwas besser als andere zu sein. Werbung amüsiert, unterhält und fesselt die Aufmerksamkeit und schiebt ihr eigenes Produkt in den Vordergrund, während sie die anderen Produkte clever in den Hintergrund drückt. So ist man schnell neugierig auf das Produkt, das beworben wird. Ein großer Teil der Unterhaltungsindustrie hat mit dem Lachesis-Thema zu tun und ich habe beobachtet, dass Lachesis-Menschen oft in die Werbebranche oder die Unterhaltungsindustrie gehen. – Die Seele der Heilmittel.

VIPERIDAE VIPERN

Wir sehen, dass er dick war und geneckt wurde, und dann wollte er ein Star werden. Das ist das Thema von Lachesis. Eine Person wird abgewertet und jemand anderes bekommt etwas Besseres. Rivalität unter Geschwistern, einer ist unten und der andere oben, Eifersucht zwischen Mann und Frau, der Mann nimmt sich eine andere Frau und die Ehefrau ist dann eifersüchtig. Dann nutzt sie jedes Mittel, ob „fair oder unfair", um die andere Person niederzumachen. Es kann sich um Spott handeln oder sie fällt ihr in den Rücken, verbreitet Gerüchte, jedes Mittel ist recht.

D: Hatten Sie viele Freunde?
P: Ich hatte ziemlich viele Freunde.
Ich bin ein sehr freundlicher Mensch. Ich komme mit jedem klar, bis heute komme ich mit jedem klar. Ich denke, jeder hat einen Charakter, und das ist eben der Charakter dieser Person. **Er kann ein Mörder sein oder sonst noch was, aber das ist sein Charakter.** Du musst lernen, mit deinem Charakter klarzukommen (HG) und wenn er sich ändert, umso besser für dich, einfacher für dich. Das tue ich, ich komme mit jedem klar, die Person ist halt so. Ich kann mich an jeden anpassen. Wie nervig die Person auch ist, egal in welcher Hinsicht, ich kann mich anpassen.
D: „Nervig" bedeutet?
P: Nervig bedeutet, er ist vielleicht sehr lästig oder nervig oder sehr neugierig.
D: Sie haben erzählt, dass Sie als Kind geneckt wurden.
P: Das wurde ich, weil ich fett war. Ich wurde Dickerchen genannt, solche Sachen.
D: Wie hat Sie das berührt?
P: **Es hat mich nicht so sehr berührt. Ich habe dann andere Dinge in der Schule gemacht, war sehr aktiv in der Theatergruppe, ich habe geschauspielert und gesungen. Ich war also immer ein „Star", auch schon als Kind. In meiner Schule war ich der wichtigste Sänger, ich bekam Auszeichnungen für die Schule. Ich war der Kopf der Band und solche Sachen. Daher hatte ich keine Probleme damit, fett genannt zu werden. „Ok, ja," ich war fett.**
D: „Star" bedeutet?
P: Ich war immer der Beste in der Schule. Ich habe Dinge gemacht, für die die Leute mich schätzten. Über mich wurde in der Schule geredet.
D: Erzählen Sie mir mehr davon.
P: Hauptsächlich im Bereich des Singens, Herr Doktor. Singen, Unterhalten, Schauspielern, mit dem, was ich habe, unterhalten, Instrumente spielen. In diesem Bereich hauptsächlich.
D: Wie fühlt sich das an, wenn über einen geredet wird?
P: Das fühlt sich gut an, ich unterhalte gern und führe etwas auf.
Ich möchte, dass man über mich redet (HG). In dem Moment, in dem ich noch bekannter werde, in dem Moment, in dem ich größer werde, in dem Moment, in dem ich Teil von dem bin, was die Leute denken – das alles wird meiner Karriere helfen. So, das (HG) war immer ein Teil von mir. Deshalb habe ich vielleicht Angst davor, wie die Leute über mich denken. Wie ist meine Stimme? Gestern noch hat ein Direktor gesagt: „Jedes Mal, wenn ich möchte, dass du singst, ist deine Stimme nicht in Ordnung."
D: Wie fühlen Sie sich dann?
P: Niedergedrückt. Ich fühle mich schrecklich.
D: „Niedergedrückt" bedeutet?
P: Niedergedrückt bedeutet, ganz unten, am Boden, im Keller. Ich fühle mich wie ein Verlierer. Ich habe mein Talent verloren oder bin körperlich nicht mehr so gesund, um Schritt zu halten. Dann kann ich auch gleich aufgeben. Ich bin sehr entmutigt. Ich habe das Gefühl, ich bin „am

VIPERIDAE VIPERN

Ende meines Lebens", irgendwie. Ich denke, es gibt nichts mehr, das ich tun kann. Ich bin es nicht wert. Ich habe das Gefühl, ich werde meine Ziele nicht erreichen. Es wird einfach nicht funktionieren. Was ich denke, wird nicht passieren.

D: Was sind Ihre Ziele, was möchten Sie erreichen?

P: Mein Erfolg ist natürlich mein Talent als Musiker, als Darsteller.
Das ist mein Traum, ein Künstler zu sein, der Welt Musik zu schenken.

D: Auf welche Dinge reagieren Sie im Allgemeinen empfindlich, was berührt Sie oder hinterlässt einen Eindruck bei Ihnen?

P: Empfindlich, ganz allgemein, ist im Moment meine Stimme, **die mich gerade im Stich lässt, die mich plötzlich im Stich lässt, das kann jederzeit passieren.** Durch die Heiserkeit kann ich den Ton nicht halten, ich muss mich vor den Leuten tausendmal räuspern. Was mich niederdrückt, meinen Sie, im Sinne von „was die Menschen tun, das mich niederdrückt?"

D: Nein, was berührt Sie, macht Eindruck, auf was reagieren Sie im Allgemeinen empfindlich? Was hat eine Auswirkung auf Sie? Jede Situation, jedes Ereignis, alles, was jemand sagen oder tun könnte. Alles, was Sie sehen oder erleben, jedes, was jemand anderem passiert oder in den Nachrichten oder in einem Film zu sehen ist.

P: **In den Nachrichten sprechen sie über Angriffe der Terroristen.** Ich sehe, wie unschuldige Leute sterben. Dann bin ich sehr betroffen. **Ich denke, ich könnte mir diese Person schnappen und ihr zeigen, dass ich ihr mal eine Lektion verpassen kann, sozusagen.**

D: Wie?

P: Auf meine eigene Art und Weise, sehr phantasievoll.

D: Erzählen Sie mir davon.

P: **Ich kann spüren (HG), wie ich den in Stücke schneide, ich kann das fühlen. Ich könnte das auch wirklich tun, denn es ist ungerecht, es hat keinen Sinn, es ist unmenschlich.** Was auch immer du tust, es ist nicht richtig, Punkt. Also würde ich der Gerechtigkeit wegen etwas mit dieser Person und dieser ganzen Geschichte machen. **Ich habe gesagt, ich kann dieser Person das wirklich antun (HG), sie in Stücke schneiden, während sie zuschaut, wie ihre Hände zerschnitten werden. Ich kann diese Person sehen, ich kann sie visualisieren, ich kann sie dazu bringen, das durchzumachen, denn das verdient sie. Das denke ich.** Da Sie jetzt davon sprechen, es gibt natürlich noch die Ungerechtigkeit im Land, die Polizei, die Art, wie das System funktioniert und wie die indische Regierung funktioniert. Wie alles auf und ab geht, da verlierst du irgendwie immer. Das macht mich aggressiv.

D: Erzählen Sie mir noch etwas mehr über diese Sache mit den Terroristen. Was genau ruft da Ihren Zorn hervor?

P: Was mich aggressiv macht, ist das, was sie mit den Leuten machen, die gar nichts damit zu tun haben, das regt mich sehr auf.

D: Inwiefern?

P: Weil sie ganz normale Leute reinziehen, die auf der Straße vorbeilaufen und bei der Explosion sterben müssen. Oder die Ungerechtigkeit der Polizisten.

D: Erzählen Sie mir davon.

P: Wie sie mit dem Fall umgehen. Sie nehmen dich ohne Grund in die Mangel. Sie machen alles Mögliche, bis sie ihr Schmiergeld kriegen. Solche Sachen, das kann ich nicht ertragen.

D: Was haben Sie dann für ein Gefühl?

P: Ruhelosigkeit. Ich möchte sie schütteln. „Verdammt! Was willst du!? Nimm es einfach und erledige es, oder nimm es nicht, ich werde dafür sorgen (HG), dass Du es erledigst." Es ist wie es ihnen heimzahlen, ich muss die richtigen Worte finden, und Wut.

817

VIPERIDAE VIPERN

D: Was heißt das, „heimzahlen", dieses Wort?
P: Heimzahlen, man will gegen sie rebellieren. Wenn du dich so verhältst, werde ich mich auch so verhalten.
D: Was würden Sie tun?
P: Ich würde viel auf mich nehmen, um ihn zu blamieren.
D: Wie?
P: Ich würde ihm nicht zuhören, ich würde lauter sprechen. Die Leute wissen lassen, dass er die Arbeit nicht packt. Ich würde es öffentlich machen. Ich würde ihm direkt Fragen stellen, wie viel willst du dafür, oder andere Dinge, die ihn blamieren. Oder andere Möglichkeiten finden, wenn es so nicht funktioniert. Ich würde das völlige Gegenteil machen, meine Arbeit erledigen und es ihm dann heimzahlen.
D: Wie?
P: Zu seinem Vorgesetzten gehen, Briefe schreiben, es die Leute wissen lassen. Mich vielleicht an die Zeitung wenden oder so. Wie bekommt man Gerechtigkeit? Es gibt tausend Arten, aber dies sind die Arten (HG), die ich gut nutzen könnte.
D: Was würden Sie sich ausdenken?
P: Ich würde mir etwas ausdenken, das ihn blamiert. Wenn das Ego verletzt wird, ist das das Allerschlimmste für einen Menschen. Eine Show daraus machen, es öffentlich machen, die Leute sollen es wissen. Im Prinzip sollten sie das wissen, dass er sich dafür entschieden hat, diesen Weg zu gehen. Bestechungen annehmen, die Arbeit nicht erledigen, einfach die Leute quälen und all das.
D: Wenn Sie sagen, „das Ego eines Menschen ist verletzt", was meinen Sie damit?
P: Ich meine das Selbstwertgefühl eines Menschen. Er nimmt eine Bestechung und alles ist ruhig, er kann das nicht in einem öffentlichen Bereich machen, er kann es nicht offen tun. Und zwar, weil sein Ego verletzt ist, denn wenn er es könnte, könnte er keine Bestechung annehmen.
D: Er könnte was?
P: Wenn er seinen Job ordentlich erledigen würde, würde er keine Bestechung annehmen. Er würde seine Arbeit machen. Solche Dinge regen mich natürlich auf. Aber Sie haben mich gefragt, was ich tun würde. Nun, in Anbetracht der Zeit, und da ich nicht viel Zeit habe, würde ich doch zuerst meine Arbeit erledigen. Das Mindeste, was ich tun könnte, wäre, Briefe an seine Vorgesetzten zu schicken oder sicherstellen, dass es bekannt wird, dass die Leute davon wissen.
D: Sie tun es.
P: Ja, ich tue es. Wenn es die Regierung ist, dann gehe ich bis ganz nach oben. Ich bringe es auf die Tagesordnung, ich werde es beweisen. Wenn ich falsch liege, werde ich mich entschuldigen, aber wenn ich nicht falsch liege, erwarte ich eine Entschuldigung und ich erwarte, dass er seinen Fehler zugibt.
D: Wie ist das, reden Sie im Allgemeinen mehr oder sind Sie eher ruhig?
P: Beides. Ich mag es, still zu sein. Wenn ich für mich bin, bin ich still. Wenn jemand da ist, dann rede ich. Normalerweise bin ich alleine, denn so arbeite ich, wenn ich Musik mache, also höre ich eher zu, als dass ich rede.
D: Und mit Ihren Freunden, wenn Sie in Gesellschaft sind?
P: Ich rede ziemlich viel. Ich kann nicht ruhig sitzen. Natürlich gab es eine Zeit, in der ich ziemlich viel geredet habe. Aber jetzt rede ich zur richtigen Zeit (HG). Ich habe festgestellt, dass es eine Zeit zum Reden gibt.
D: Und in Bezug auf das Wetter, welches Wetter haben Sie lieber, warmes oder kaltes?
P: Ich habe lieber kaltes Wetter.

VIPERIDAE VIPERN

D: Die Kleidung eng oder locker, macht das einen Unterschied für Sie?
P: Ja, ich mag keine lockeren Kleider, ich würde mich da fett fühlen und fett aussehen mag ich nicht. Ich habe vergangenes Jahr ziemlich viel abgenommen. Ich wog 130 kg. Jetzt wiege ich nur noch 98 kg. Ich habe fast 30 kg abgenommen.
D: Wie?
P: Sportstudio, Yoga, Jogging, richtig essen. Ich war auf dem Techniker-College, der Zeitplan dort und die Art, wie ich dort zu essen pflegte, waren sehr schlecht. Ich habe da nicht gut gegessen. Alles auf einmal. Alles am Morgen oder alles am Abend.
D: Welche Auswirkungen hatte das auf Sie, dass Sie abgenommen haben?
P: Ich fühlte mich leichter, selbstsicherer und flexibler. Ich habe nicht so viele Probleme, Luft zu bekommen. Ich habe auch Luftprobleme. Ich bin jetzt nicht mehr so schläfrig. Ich habe jetzt mit dem Schwimmen angefangen, das macht mir auch Spaß.
D: Gibt es in Ihrem Beruf viel Wettbewerb oder eher nicht?
P: Da gibt es eine ganze Menge Wettbewerb, ja. Gott sei Dank kann ich sagen, dass das, was ich tue, sehr spezialisiert ist. Ich bin nicht nur Sänger. Ich könnte keiner dieser Bollywood-Sänger sein. Ich singe auf eine andere Art. Ich habe eine andere Stimmlage. Andere Geräusche (HG), andere Modulation, andere Charaktere, ich kann das alles erschaffen. Es gibt also Wettbewerb, aber da ich mich spezialisiert habe, ist es in Ordnung. Aber wenn ich das nicht gemacht hätte, würde ich wohl in diesem Bereich auch gar nicht arbeiten. Herr Doktor, kann das Problem geheilt werden, das mit der Stimme?
D: Sicher.
P: Ich muss wissen, warum das jetzt da ist. Ich meine es ernst, ich muss es wirklich wissen. Ich habe das noch nie gehabt. Wenn ich wüsste, warum, würde ich etwas unternehmen, um es zu heilen. Es passiert zu ganz unerwarteten Zeiten. Das frustriert mich am meisten. Wenn ich es am wenigsten erwarte, dann verliere ich meine Stimme.
D: Wenn Sie sagen, dass das zu ganz unerwarteten Zeiten passiert, was meinen Sie damit?
P: Wenn ich singe oder auf der Bühne bin und etwas ankündige, werde ich plötzlich heiser. Plötzlich kann ich die Note nicht mehr halten.
Arzneimittel: *Lachesis muta* LM6

FOLLOW-UP AM 20. AUGUST 2009:
ELF MONATE NACH DER EINNAHME DES ARZNEIMITTELS

Nach ungefähr einem Jahr der Behandlung zeigte sich eine deutliche Verbesserung mit dem Arzneimittel. Die Knötchen wurden weniger, die Qualität der Stimme und die Heiserkeit wurden besser.
D: Die Stimme bessert sich, wie ist das jetzt für Sie?
P: Ich bin zuversichtlich, ich sehe jetzt ein klares Bild meiner Karriere vor mir, wie ich mich weiterentwickle, wie ich Sachen mache, wie sich meine Anstrengungen auswirken. Alles (HG) erscheint mir klar. Ich habe ein Ziel und ich arbeite darauf hin, dass sich dieses Ziel auch erfüllt.
D: Wenn Sie sich selbst vor einem Jahr und heute betrachten, würden Sie dann sagen, dass sich Ihre Art geändert hat? Hat sich für Sie als Mensch etwas geändert?
P: Ja.
D: Was?
P: Ich suche nach dem richtigen Wort. Es ist der Fokus. Aufgrund des Fokus bin ich jetzt aufmerksamer. Ich bin nicht mehr so rappelig (HG), weniger rappelig, würde ich sagen. In der

819

VIPERIDAE VIPERN

Vergangenheit hatte ich Tausend Sachen (HG) im Kopf. Jetzt habe ich das nicht mehr, ich kann jetzt sehen, aha, ich mache jetzt das und das, zum Beispiel wenn ich mit jemandem rede, wie ich jetzt mit Ihnen rede. Wenn ich redete, ratterte mein Gehirn, es gingen 10.000 Sachen darin vor, auch meine Augen zeigten, dass ich mich nicht darauf konzentrierte, was ich sagte. Jetzt kann ich fokussieren und anständig reden.

D: Was ist mit Ihrer Laune?

P: Es ist jetzt besser. Ich habe mich schon aufgeregt, wenn ich nur am Auto fuhr. Ich saß im Auto, schloss die Tür (HG) und, zum Teufel, presste die Zähne zusammen.

D: Über was haben Sie sich aufgeregt?

P: Über alles, ich wechselte die Spur oder fuhr vom Parkplatz herunter, und da stand dann jemand mit seinem Einkaufswagen, es war nicht seine Schuld, er stand einfach nur da, er wusste nicht, dass ich ausparken wollte.

D: Was war das dann für ein Gefühl?

P: Ich war ärgerlich, ich hätte aussteigen und ihm eine Ohrfeige geben können.
Er stand mir im Weg. Alles, was mir im Weg stand, hat diese Reaktion hervorgerufen.

D: Was bedeutet „mir im Weg"?

P: Ich meine, im Weg zu dem, was ich gerade tun wollte. Das ist jetzt nicht mehr so, es ist viel weniger geworden. Selbst jetzt, wenn Leute meinen Weg kreuzen oder die Fahrbahn wechseln. Meistens ist es passiert, wenn ich fuhr. Jetzt geht es mir gut, ich habe das (HG) nicht mehr; „geh mir aus dem Weg" oder „ich habe Vorfahrt".

D: „Ich habe Vorfahrt", was bedeutet das?

P: Ja, (HG), ich habe Vorfahrt. Komm mir nicht in den Weg (HG), ich fahre jetzt. Das habe ich früher gedacht. So habe ich mich früher gefühlt, jetzt ist das nicht mehr so. Ich bin sehr ruhig, sehr entspannt. Fahren fällt mir auch sehr leicht, selbst nachts. Früher war es manchmal so, dass ich mich selbst bei einer Nachtfahrt so aufgeregt habe, wenn mir auf einer geraden Straße jemand in den Weg kam. Das passiert jetzt nicht mehr.

D: Ist diese Aufregung und sind die Launen besser?

P: Sehr deutlich, viel besser, ich würde sagen, es war 100 Prozent, und jetzt ist es eher 10 oder 20 Prozent.

D: Welchen Unterschied hat das also bei Ihnen gemacht?

P: Meine Atmung, mein Fokus, meine Stimme, ich denke, es hat alles gebessert.

D: Zu Beginn haben Sie etwas gesagt. Sie haben gesagt: „Im Innern bin ich zwei, einer ist zuversichtlich und geradeheraus, der andere ist das genaue Gegenteil." Können Sie mir darüber etwas erzählen?

P: Ja, kann ich. Herr Doktor, wie ich sagte, ich bin zu 95 Prozent meine Stimme, alles bezieht sich darauf. Die größte Angst, mit der ich lebte, war die um meine Stimme, wie ich ja sagte. Und das gab mir (HG) dieses getrennte Gefühl.
Wie ich bereits sagte: Jetzt kann ich fokussieren. Also ist das Gefühl nicht mehr da, Herr Doktor. Die Zwillingspersönlichkeit, über die wir geredet haben.
Ich nutze jetzt meine Stimme viel mehr als im vergangenen Jahr, ich bin in der Lage, zu fokussieren, den Einsatz der Stimme zu kontrollieren und ich spüre nicht mehr so viel Druck. Es passiert nicht mehr, dass meine Stimme wegbricht, ich muss keine besondere Anstrengung mehr unternehmen.

D: Der Druck ist jetzt weniger?

P: Ja, denn ich bin zuversichtlich, dass es gut ist, und ich habe das Gefühl, dass die Angst mich verlassen hat, diese ständige Angst in mir.

VIPERIDAE VIPERN

D: Sie fühlen sich jetzt erleichtert?
P: Ja. Die ständige Angst, die ich hatte, z. B. wenn ich sagte: „Hallo Herr Doktor, guten Abend,", und meine Stimme könnte plötzlich wegbrechen, diese Angst habe ich nicht mehr. Das passiert nicht mehr und selbst wenn es passiert, vielleicht durch Schleim, stört mich das nicht mehr.
D: Das stört nicht mehr?
P: Und, bin ich geheilt?
D: Sie sind auf dem Weg. Sagen Sie mir, inwieweit Sie geheilt sind, das ist die Frage.
P: Ich würde sagen, ich bin zu 50 bis 60 Prozent geheilt.

FALL (2) VON *LACHESIS MUTA* VON BOB UND JUDYTH ULLMAN
GROßE PROBLEME MIT HÄMORRHOIDEN, BESTEHEN SEIT LANGER ZEIT

Susana ist bereits seit zweieinhalb Jahren unsere Patientin. Ihre Hauptbeschwerden waren Beklemmungen und Schlaflosigkeit, hierbei hat ihr *Aconitum napellus* sehr geholfen. Ihre Hämorrhoiden hat sie in der ersten zweistündigen Fallaufnahme kurz erwähnt. Damals erzählte sie, dass sie während beider Schwangerschaften Probleme mit thrombotischen Hämorrhoiden hatte. Die Symptome waren in ihrer ersten Schwangerschaft vor sieben Jahren so schlimm, dass sie fünf Monate danach operiert wurde. Die Schmerzen waren entsetzlich und die Operation war traumatisch. Diese Episode wiederholte sich noch dreimal in den ersten sechs Lebensmonaten ihres Sohnes, jedes Mal wurde sie ambulant operiert. Zwei Jahre später wiederholte sich das Ganze während der zweiten Schwangerschaft, mit einer Operation sechs Wochen vor der Entbindung. In den Follow-ups in den nächsten zwei Jahren trat das Thema Hämorrhoiden bis vor zwei Wochen niemals wieder auf.

EIN UNERWÜNSCHTES WEIHNACHTSGESCHENK

Vor zehn Tagen erhielten wir einen verzweifelten Anruf von Susana. Obwohl sie zu Beginn der homöopathischen Behandlung zu Ängstlichkeit neigte, war Susana in den letzten Monaten relativ unerschütterlich, selbst zu Gegebenheiten, die sie vorher in Panik versetzt hätten. Dieses Mal jedoch war der Schrecken bereits zu Beginn des Gesprächs in ihrer Stimme zu hören.

„Ich bin so glücklich, dass ich heute mit Ihnen reden kann. Ich brauche wirklich Ihre Hilfe! Meine thrombotischen Hämorrhoiden sind zurückgekehrt. Es begann, als ich Ende Zwanzig, Anfang Dreißig war, aber durch meine gute Pflege ging es wieder weg. Als ich im vierten Monat schwanger war, flammten die Hämorrhoiden wieder auf. Mein Arzt hat mich zu einem Spezialisten geschickt und ein paar Wochen später hat man operiert. Ich kann eigentlich gut Schmerzen aushalten, aber das war unerträglich. Der Chirurg hat sieben äußere und elf innere Hämorrhoiden entfernt. Ich hatte über 100 Stiche und habe mich in der ganzen Schwangerschaft nicht davon erholt."

„Ich habe ein 4 kg schweres Baby geboren, und die Hämorrhoiden traten wieder auf. Zweimal wurden zwei weitere thrombotische Hämorrhoiden entfernt, das letzte Mal im Februar 1999. Alles war gut, bis ich 2001 mit meiner Tochter schwanger war. Es mussten weitere Hämorrhoiden entfernt werden, im neunten Monat kurz vor der Geburt und gleich nach der Entbindung ebenfalls. Dann traten sieben Jahre lang keine Probleme mehr auf, bis jetzt."

VIPERIDAE VIPERN

„Am Weihnachtstag lief ich den ganzen Tag auf hohen Absätzen herum und schob schwere Möbel. Da bekam ich dann eine äußere Hämorrhoide, genau wie all die anderen Male. Sie ist auf der linken Seite und sie ist gespannt und empfindlich. Die Hämorrhoide ist ungefähr 7 mm groß im Umfang. Ich spüre ein Brennen, wenn ich laufe, etwas Jucken, und alles ist sehr empfindlich. Das Brennen ist schlimmer, wenn ich pinkeln muss, und wund und empfindlich, wenn ich Stuhlgang habe. Das Hauptgefühl ist aber die Spannung in der Haut. Es fällt mir schwer, mich zu bücken. Ein Bereich sieht rosa aus, ein anderer lila. Ich habe es beim Arzt untersuchen lassen und er hat gesagt, dass es definitiv thrombotisch ist. Mein letzter Arzt ist in den Ruhestand gegangen und der Arzt, zu dem ich jetzt gehe, operiert nicht sofort. Er hat gesagt, ich solle die Hämorrhoide aufweichen. Ich soll lange in der Badewanne sitzen.

Merkwürdig ist, dass ich eine Spannung in meiner linken Hüfte spüren konnte, bevor die Hämorrhoide erschien. Ich kann keine bequeme Stellung finden."

EINE NÄHERE UNTERSUCHUNG DER EMPFINDUNG

Da wir nach der Methode von Rajan Sankaran arbeiten, schauten wir uns das Gefühl der Spannung näher an. „Es fühlt sich an, als ob meine Haut bald aufplatzt. Es fühlt sich an, als sei es sehr straff gespannt. Als ob man Frischhaltefolie sehr in die Länge zieht. Und es sieht glänzend aus. Fest gedrückt. Zu weit in die Länge gezogen. Zu dünn. Es hält kaum zusammen. Es ist, als ob es wütend wäre. Als ob die Haut kurz vor dem Reißen ist. Richtig gereizt. Irgendwie zerbrechlich. Wund und empfindlich. Sitzen verschlimmert die Schmerzen.

Wegen der Schmerzen bewege ich mich vorsichtig. Es könnte reißen. Explosiv. Wenn etwas passiert, reißt es. Überdehnt. Zu dünn. Zu Menschen viele Leute ziehen in viel zu viele Richtungen. Etwas soll sich weiter strecken, als es eigentlich kann. Versuchen, zu viel mit zu wenig zu machen."

Wir fanden es faszinierend, dass Susana ihre Hämorrhoiden als überdehnt, explosiv und wütend beschrieb. Das war eine wundervolle Beschreibung ihrer allgemeinen Empfindung und deckte sowohl ihr Gemüt und ihre Emotionen als auch ihren Körper ab.

Um den akuten Fall genau zu erfassen, erfragten wir die Symptome der Hämorrhoiden aus der Vergangenheit, um zu überprüfen, ob noch andere Empfindungen auftauchen, zumal diese Episode ja jetzt erst begann und ohne Behandlung sehr viel intensiver werden würde.

„Völlig wund. Brennend. Entsetzlich. Wegen der Hämorrhoiden schmerzte mein ganzer Körper. Jede Bewegung fiel mir sehr schwer, ich konnte kaum stehen, sitzen, gehen und liegen. Es war mühselig, meinen Körper überhaupt zu bewegen. Ich hatte sehr viel Angst. Der Schmerz war heiß und brennend. Es war schrecklich. Ein Teil deines Körpers, der innen sein sollte, war jetzt draußen. Ich habe große Angst. Ich weiß, wo das jetzt hinführt, und die Sitzbäder machen auch keinen Unterschied. Gibt es irgendetwas, womit Sie mir helfen können, damit ich den ganzen Schmerz und die Operationen umgehen kann?"

EIN FASZINIERENDER AKUTER FALL

Der Fall von Susana ist aus mehreren Gründen bemerkenswert. Erstens gibt es eine klare, intensive Empfindung. Zweitens bezieht sich diese Empfindung auf ihren gesamten Zustand. Drittens ist die Antwort schnell und dramatisch, etwas, das wir gerne und in akuten Fällen in der Homöopathie auch oft hören.

In Susanas Fall sind die Hämorrhoiden auf der linken Seite. In der Vergangenheit haben sie sich während der Schwangerschaft sehr verschlimmert und der gesamte Bereich war sehr

VIPERIDAE VIPERN

empfindlich. Wundheit, Brennen und Hitze sind nicht ungewöhnlich für Hämorrhoiden. Doch die Wörter „explosiv", „überdehnt", „zu viele Leute ziehen in viel zu viele Richtungen" und „ein Teil deines Körpers, der innen sein sollte, war draußen" war etwas, das wir zuvor noch nicht in Verbindung mit Hämorrhoiden gehört hatten. Die Linksseitigkeit, Explosivität und Wut führten uns dazu, *Lachesis muta* (Buschmeister) zu verschreiben.

Lachesis muta ist ein sehr wichtiges Mittel bei hormonellen und vaskulären Beschwerden, und wir hatten dieses Mittel schon vor Jahren einer schwangeren Frau verschrieben, die extrem schmerzhafte, linksseitige Krampfadern hatte und deren Beschwerden sich sofort besserten.

Eine Bemerkung am Rande: Susanas Beschreibung, dass ein Teil ihres Körpers draußen ist, der innen sein sollte, ließ uns daran denken, dass Schlangen sich periodisch häuten. Zusätzlich zu dem homöopathischen Mittel empfahlen wir ihr den Kauf von Hämorrhoiden-Zäpfchen mit dem Wirkstoff *Hamamelis* (Zaubernuss) und ein Nahrungsergänzungsmittel mit Bioflavonoiden, auch sollte sie die Bäder fortführen.

EINE SCHNELLE, DRAMATISCHE REAKTION

Wir verschrieben für Susana *Lachesis muta* C30 aus unserer Hausapotheke, die sie zur Hand hatte. Sie sollte das Mittel alle drei Stunden nehmen und wir schickten ihr mit dem Nacht-Express eine Gabe *Lachesis muta* 1M. Wir verschreiben in eindeutigen, intensiven, akuten Fällen lieber Einmalgaben von hohen Potenzen.

Acht Tage später sprachen wir mit Susana. „Es geht mir so viel besser. Ich denke, *Lachesis muta* war absolut richtig. Die C30 half sehr schnell. Innerhalb der ersten 48 Stunden trat schon eine deutliche Besserung ein. Ich fühle mich schon ziemlich normal. Ich hatte so viel Angst. Aber es hat sich alles 100 Prozent gebessert. Ich musste die Zäpfchen nur zwei Mal nehmen. Ich habe mit den Sitzbädern aufgehört, denn die haben mich fertiggemacht, ich fühlte mich wie ein ausgewrungenes Spültuch. Vorher konnte ich mich kaum bewegen, ohne dass ich Schmerzen hatte. Jetzt habe ich gar keine Schmerzen mehr. Das ist wirklich erstaunlich. Das Gefühl, dass die Haut aufplatzt, ist weg. Wenn ich einen Arzt gefunden hätte, der in seiner Praxis die Operation durchführt, wäre ich hingegangen. Aber so habe ich noch nicht einmal eine Operation gebraucht!"

LACHESIS MUTA: EINE UMFANGREICHE STUDIE

Lachesis ist das am häufigsten verschriebene Schlangenarzneimittel, oft als Polykrest genutzt und unter den Reptilien- oder Schlangenmitteln am besten bekannt. Hier möchten wir das Arzneimittelbild von *Lachesis* mit den allgemeinen Reptilien-Ausdrücken, dem üblichen Schlangenverhalten und der spezifischen Überlebensmethode dieser Art in der freien Natur zueinander in Beziehung setzen. Wir sehen uns an, welchen Bezug die gut bekannten und auch die weniger bekannten Materia-Medica-Symptome von *Lachesis* den Reptilien- und Schlangeneigenschaften haben.

VIPERIDAE VIPERN

LACHESIS UND HÄUFIG ANZUTREFFENDE REPTILIEN- UND SCHLANGEN–EIGENSCHAFTEN

Das Merkmal der Reptilien, sich wehrlos und benachteiligt zu fühlen, ist besonders in Schlangenfällen ausgeprägt. Ihnen wohnt das Gefühl inne, dass sie schwach, machtlos und unterlegen sind und mit jemandem, der viel mächtiger und ihnen überlegen ist, im Wettstreit stehen. „Ich bin machtlos, und die andere Person ist viel mächtiger." Es ist die endlose Geschichte des Kampfes der Unterprivilegierten gegen die Privilegierten. Daher sind *Wettbewerb* und *Eifersucht* markante Schlangeneigenschaften.

Bei *Lachesis* wird dies in folgenden Rubriken deutlich:
- Eifersucht: im Allgemeinen.

Es gibt andere Rubriken:
- Eifersucht: Männern, unter.

Dies ist auch ein spezifischer Hinweis auf Reptilien – es gibt einen außerordentlichen Wettbewerb und große Eifersucht unter Männchen aufgrund von Paarungsrechten oder um ein Weibchen für sich zu gewinnen. Kämpfe unter Männchen können auch Revierstreitigkeiten sein, beim Menschen findet man das am Arbeitsplatz, bei Familienthemen und in politischen Angelegenheiten.

Das Gefühl, im Vergleich zu anderen Lebewesen machtlos und schwach zu sein, sorgt dafür, dass die Schlangen sich anfällig und verletzlich gegenüber Angreifern fühlen.

Diese Schlangeneigenschaft findet man bei *Lachesis* in den Rubriken:
- Argwöhnisch, misstrauisch
- Wahnideen, Einbildungen; Verletzung, verletzt, wird; Umgebung, durch seine.
- Wahnideen, Einbildungen; Verletzung, verletzt, wird

Es besteht eine starke *Angst, verletzt zu werden,* angegriffen zu werden oder sich in irgendeiner Gefahr zu befinden (auch das Gegenteil kann zutreffen). Daher sind sie immer wachsam. Sie zeigen niemals ihr wahres Wesen. Sie sind immer *versteckt,* verborgen oder getarnt.

Dualität und *Täuschung* sind wichtige Aspekte der Strategie der Schlangen, sich zu verstecken. *Intrigieren, Pläne* und *Ränke schmieden* sind ebenfalls wichtige Schlangeneigenschaften. Die folgenden *Lachesis-Symptome* deuten darauf hin:
- Hinterlistig, listig
- Simulieren: krank
- Wahnideen, Einbildungen: Verschwörung gegen ihn, es gibt eine.

Empfindlich gegenüber extremer Hitze oder Kälte. Diese häufig anzutreffende Reptilieneigenschaft drückt sich bei *Lachesis* aus in:
- <Kälte: Hitze, und.

Gewalt bei Reptilien zeigt sich bei *Lachesis* als:
- Gewalt, Heftigkeit: Taten von, Wut führt zu
- Gewalt, Heftigkeit: Berührung, durch
- Wut, Rage: Berührung, erneuert durch
- ZORN, JÄHZORN: EIFERSUCHT, MIT
- Zorn, Jähzorn: berührt, wenn
- Zorn, Jähzorn: gewaltsam

Von der Schlange *Lachesis* ist bekannt, dass sie auf die kleinste Provokation extrem aggressiv reagiert.

VIPERIDAE VIPERN

Reptilien sind extrem empfindlich gegenüber ihrer Umgebung. Sie sind sehr wachsam, wendig und empfindlich gegenüber Berührung und Vibrationen. Dies erklärt, was wir bei *Lachesis* sehen als:
- Empfindlich, überempfindlich: Berührung, bei
- EMPFINDLICH, ÜBEREMPFINDLICH: HERUMGEHEN VON LEUTEN IM RAUM
- Erträgt nichts Enges um den Nacken, den Hals oder die Taille
- < Berührung: leichte
- Berührung: Gefühl, berührt zu werden

Dem Nackenbereich von Schlangen kommt eine große biologische Bedeutung zu. Er muss frei sein, sonst kann die Schlange nicht schlucken und verdauen. Auch ist sie nicht in der Lage, sich zu verteidigen, da ihre einzige Verteidigung, nämlich die Fähigkeit zu beißen, darauf beruht, dass sie den Nacken frei hat. Ein fester Griff um den Hals macht selbst die allergiftigste Schlange hilflos. Dies zeigt sich bei Patienten als Empfindlichkeit am Hals, Angst um den Hals oder Schutz des Halses.
- Hals: WÜRGEND, EINSCHNÜREND: < KLEIDUNG
- Äußerer Hals: <Kleidung
- Äußerer Hals: Empfindlich: Berührung, leiseste
- < BERÜHRUNG: < HALSES, DES

Ein Bezug zur Quelle:
- ANGST: TIEREN, VOR: SCHLANGEN, VOR

Schlangen haben eine gespaltene Zunge, die schnell aus ihrem Maul züngelt, Duftpartikel aufnimmt und sie in Nervenzentren, dem Jacobson-Organ, verarbeitet. Dies gibt ihnen Hinweise auf eventuelle Beute in ihrer Umgebung. Bei *Lachesis* zeigt sich dies folgendermaßen:
- Zunge: stößt schnell hervor, hinein und heraus, wie bei einer Schlange (Kent).

Die bekanntesten Symptome von *Lachesis*:
- Gesprächigkeit, wechselt schnell von einem Thema zum anderen
- Gesprächigkeit, Scherzen, mit

Bei Tieren können diese allgemeinen Ausdrücke als ein Aufmerksamkeit suchendes Verhalten gesehen werden. Tatsächlich sind unter allen Reptilien die Krokodile und besonders die Alligatoren die stimmgewaltigsten Lebewesen.

Lachesis und die allgemeinen Eigenschaften der Viperidae und Crotalinae verstehen:

Lachesis ist eine sehr giftige Schlange aus der Familie der Viperidae und der Unterfamilie der Crotalinae. Viperidae sind hauptsächlich „Ansitz-"Jäger mit schweren Körpern und gutmütigem Temperament. Sie greifen plötzlich an, in Lichtgeschwindigkeit, aus dem Versteck heraus und ohne Warnung, anders als Kobra und die Schwarze Mamba aus der Familie der Elapidae. Nach dem Angriff fliehen sie schnell. Sie schnappen plötzlich zu und lassen dann ihr Opfer wieder frei, bis es sich nicht mehr bewegen kann.

Die Crotalinae sind aufgrund ihrer Grubenorgane (spezialisierter Wärmesinnesgruben) hocheffiziente Jäger. Diese Grubenorgane, die die spezielle Fähigkeit besitzen, die kleinste thermische Veränderung wahrzunehmen, die von warmblütigen Tieren in ihrer Umgebung abgestrahlt wird, erlaubt es diesen Schlangen, mit großer Präzision in der Nacht zu jagen. Diese Eigenschaft zeigt sich beim Menschen in der ständigen Furcht, angegriffen zu werden oder in Gefahr zu sein. Sie erwarten immer eine Gefahr oder eine Bedrohung, die sie aus dem Nichts erwischt, unerwartet und ohne Warnung. Es ist ein ständiger Prozess. Es besteht eine ständige Angst, verfolgt

VIPERIDAE VIPERN

zu werden. Daher sind diese Patienten in allen Lebensumständen sehr wendig und wachsam. Sie sind auch hellsichtig und in der Lage, Unheil oder Gefahr vorauszusagen. All diese Eigenschaften der Viperidae und der Crotalinae finden sich im Arzneimittelbild von *Lachesis* und den anderen Mitteln dieser Gruppe, wie *Cenchris contortrix*, der Klapperschlange und anderen, wieder.

Die spezifischen Rubriken von *Lachesis* sind die folgenden:
- Angst: hinter ihm, jemand sei
- Wahnideen, Illusionen: Leute: hinter ihm, jemand sei
- Tod: Vorahnung von
- Tod: Gedanken über
- ANGST: SCHLAF: SCHLAFEN ZU GEHEN: STERBEN; SOLLTE ER
- Wahnideen, Illusionen: sterben: wird bald: er
- Wahnideen, Illusionen: übermenschlich: Kontrolle, steht unter
- Wahnideen, Illusionen: vergiftet: wird, er
- Wahnideen, Illusionen: vergiftet: wurde, er
- Hellsichtigkeit
- Wahnideen, Illusionen: Verschwörungen gegen ihn, es gibt

Wie die meisten Schlangen der Viperidae wirkt auch das Gift der *Lachesis* hämotoxisch. Daher sehen wir Symptome wie: Zyanose, Gangrän, Hämorrhagie und Gewebszerstörung.

Lachesis ist bekannt als „sehr wirksam bei eiternden Wunden oder bei Abszessen, die Gefahr laufen, gangränös zu werden".

Betrachten wir die Giftigkeit und die Gewalt der Reptilien, so finden wir bei *Lachesis*:
- Töten, Verlangen: vergiften, Impuls zu

Im Vergleich zu anderen Schlangen und Reptilien können Viperidae kaltes Wetter gut vertragen. Dies zeigt sich bei *Lachesis* als:
- Verschlimmerung durch Sonne

Wir finden bei *Lachesis* eine Verschlimmerung durch Hitze und Kälte; dies steht im Gegensatz zu dem Vorurteil, dass *Lachesis* immer heiß sei. Es ist wichtig, *Lachesis* nicht nur anhand einer thermischen Modalität auszuschließen.

SPEZIFISCHE INDIKATIONEN VON LACHESIS

Studieren wir *Lachesis*, ihr Verhalten und ihre Überlebensmechanismen in der Natur, sehen wir, dass diese Schlange **in von Menschen unberührten, abgelegenen Wäldern lebt**.

Trotz ihrer Größe und ihres hochwirksamen Gifts sind Todesfälle relativ selten, da es sich hier um eine **friedliche Schlangenart** handelt (typisch für Viperidae), die die **Konfrontation** mit Menschen **meidet**.

Dieses Gefühl findet sich wieder als:
- VERLASSENHEITSGEFÜHL: OHNE FREUNDE, FÜHLT SICH
- Wahnideen, Illusionen: verlassen, aufgegeben
- Gesellschaft: <Abneigung gegen, agg: Anwesenheit von, Fremden
- Gesellschaft: <Abneigung gegen, agg: Einsamkeit, Verlangen nach
- GESELLSCHAFT: <ABNEIGUNG GEGEN, AGG: EINSAMKEIT, VERLANGEN: ZU FOLGEN, FANTASIEN, UM IHREN

VIPERIDAE VIPERN

SCHAUEN WIR UNS LACHESIS IN „DIE SEELE DER HEILMITTEL" VON RAJAN SANKARAN AN, SO SEHEN WIR DIE FOLGENDEN MERKMALE

Das *Lachesis-spezifische* Problem scheint das der Eifersucht zu sein oder auch die Frage, wie man besser wird als der Rivale (ihn übertreffen kann). Dies ist ganz besonders der Fall im Kontext von Mann-Frau-Beziehungen zu oder auch auf dem Gebiet der sexuellen Beziehungen. Es ist die Situation eines Menschen, der gegen jemanden antreten muss, der bessere Voraussetzungen hat. Dies könnte zum Beispiel eine Frau in der Menopause sein, deren Ehemann eine junge Freundin hat. Sie erlebt ein Gefühl der Schwäche, wenn sie sich mit der jüngeren und attraktiveren Rivalin vergleicht. Sie glaubt, es gebe eine Verschwörung gegen sie, und das macht sie misstrauisch gegenüber den anderen Menschen um sie herum. Ihr Überleben hängt davon ab, ihre Rivalin zu übertreffen, und das erreicht sie, indem sie kluge und manipulative Dinge sagt. Durch ihre Gesprächigkeit ist sie in der Lage, die Aufmerksamkeit des Zuhörers zu erlangen und zu bewahren. Sie kann witzig, sarkastisch, laut, lebendig, lebhaft, ausdrucksvoll oder begeistert sein. Sie beobachtet den Zuhörer, schätzt sein Interesse ein und im richtigen Moment, unbemerkt vom jeweiligen Zuhörer, injiziert sie ihr Gift. Dieses wirkt bei ihm weiter, auch wenn er sich schon nicht mehr in ihrer Gesellschaft befindet. Sie kann hellsichtig und prophetisch sprechen. Sie spricht vielleicht davon, in eine Trance zu fallen oder sich unter übermenschlicher Kontrolle zu befinden. Sie kann sogar über spirituelle Erfahrungen oder religiöse Theorien sprechen, dies alles gewürzt mit sexuellen Andeutungen.

Sie vertieft sich so sehr in diesen Wettkampf, das sie sich für die Dauer des Wettkampfes von ihrer Arbeit zurückzieht (Arbeit, Abneigung gegen). Wenn ihre Anstrengungen in diesem Wettbewerb versagen, entwickelt sie vielleicht religiöse oder spirituelle Neigungen und hat vielleicht das Gefühle, dass der Tod nahe ist und sie sich auf spirituelle Dinge konzentrieren sollte. Dann fängt sie an zu meditieren. Wir kennen die Rubrik: „Meidet Gesellschaft, um ihren Fantasien zu folgen."

Lachesis-Patienten interessieren sich für die Schönheit der Natur und für Vergnügungen und ihre Sprache kann anziehend sein. Werbung hat einen starken Bezug zu *Lachesis*, da sie sich mit Eifersucht beschäftigt und damit, „andere zu übertreffen". Sie vergnügt, unterhält und erregt die Aufmerksamkeit des Gegenübers, stellt ihr eigenes Produkt in den Vordergrund und schiebt das Produkt des anderen clever in den Hintergrund. Schnell verursacht sie ein Verlangen nach dem beworbenen Produkt. Auch die Unterhaltungsindustrie hat einen starken Bezug zum *Lachesis*-Thema und ich habe beobachtet, dass *Lachesis*-Menschen oft in der Werbebranche oder der Unterhaltungsindustrie arbeiten.

Das Hauptthema von *Lachesis* ist die Show. Die ideale Situation, um dieses Gefühl bei einem *Lachesis*-Patienten am besten zum Vorschein zu bringen, ist ein Schönheitswettbewerb. Lachesis versucht in einer solchen Situation, die Konkurrenz mit allen Mitteln auszustechen.

Bei *Lachesis* sehen wir die folgenden Rubriken:
- Eifersucht: brutal, freundlicher Mann wird
- Eifersucht: Verbrechen führen, zu einem
- EIFERSUCHT: BILDER, MIT FÜRCHTERLICHEN, NEIGUNG ZU SPOTT, SATIRE UND LÄCHERLICHEN IDEEN
- Eifersucht: sagen und tun, was er nicht sagen und tun würde.
- Eifersucht: sexueller Erregung, mit
- Eifersucht: schlägt seine Frau

VIPERIDAE VIPERN

- EIFERSUCHT: REISST AN DEN HAAREN
- EIFERSUCHT: SO IDIOTISCH WIE UNWIDERSTEHLICH, IST
- EIFERSUCHT: VERRÜCKT
- Eifersucht: töten, will
- Eifersucht: streitet, ermahnt, schimpft

Diese Eifersucht führt zu:
- Spotten: Sarkasmus
- Spotten: verhöhnen, leidenschaftliche Neigung zu
- Wahnideen, Illusionen: ausgelacht, verspottet, sie wird
- Scherzen: lustig machen, sich

Wir sehen bei *Lachesis* ein starkes Verlangen nach Unterhaltung und Show. Doch dieses Verlangen erwächst aus einem Gefühl der Konkurrenz, es besteht der Wunsch, andere zu übertreffen und das Verlangen, andere herabzusetzen. Um jemanden herabzusetzen oder zu übertrumpfen, nutzen sie jedes Mittel: Zum Beispiel verspotten sie ihn, sie verbreiten Gerüchte, machen sich lustig usw.

Auch Egoismus spielt hier eine wichtige Rolle, mehr noch als bei anderen Schlangen.
- Egoismus, Selbstwertgefühl: allgemein.
- Egoismus, Selbstwertgefühl: sprechen in Gesellschaft immer über sich selbst.

Redseligkeit ist bei *Lachesis* auf Egoismus zurückzuführen und auf den Wunsch, jemanden herabzusetzen. Dies sehen wir in den folgenden Rubriken:
- REDSELIGKEIT
- Redseligkeit: Scherzen, mit
- Kommunikation, weitschweifig
- Eifersucht: Redseligkeit, mit
- VERLANGEN: SATIRE

ANDERE CHARAKTERISTIKA

- Sie zittert heftig mit dem Schwanz, wenn sie aufgeschreckt wird und verursacht ein lautes, rasselndes, Drohgeräusch.
- Die Grubenorgane sind bei der Buschmeisterschlange sehr empfindlich.

Dies zeigt uns, dass *Lachesis* auf seine Umgebung und somit auch auf Gefahr sehr empfindlich reagiert, viel mehr als andere Schlangen aus der Familie der Crotalinae.

Möglicherweise zeigen sich:
- Gesteigerte außersinnliche Wahrnehmung
- Hellsichtigkeit
- Erhöhte Empfindlichkeit gegenüber Berührung, erhöhte Empfindlichkeit der Körperoberfläche
- Misstrauen

Auch sehen wir:
- WAHNIDEEN, ILLUSIONEN: VERLETZUNG: WIRD ERLEIDEN, DURCH SEINE FREUNDE
- WAHNIDEEN, ILLUSIONEN: REDEN: FREUNDE REDEN ÜBER SIE

Wir sehen, dass sie so misstrauisch sind, dass sie noch nicht einmal ihren engsten Freunden trauen und sie verdächtigen, über sie zu reden oder sich gegen sie verschworen zu haben.

Diese Verschwörung, die sie vermuten, ist die andere Seite ihrer eigenen angeborenen Neigung, sich im Sinne des Wettbewerbes auf hinterhältige und hinterlistige Weise gegen enge Freunde zu verschwören. Der Angriff auf das Opfer ist ebenfalls eine Verschwörung.
- Legt Eier ab und bewacht sie, bis sie schlüpfen

VIPERIDAE VIPERN

Im Gegensatz zu dem üblichen Verhalten von Reptilien kann man bei *Lachesis* elterliche Fürsorge beobachten.
- Die niedrigste Schwelle für den Schluckreiz.
  - ▶ Schmerz: < schlucken: leer
  - ▶ Schmerz: < schlucken: Flüssigkeiten
- Ein Patient, der einen Biss einer Buschmeisterschlange überlebte, berichtete, dass er anfangs eine merkwürdige Euphorie verspürte: „*Der Raum schien enorm gewachsen zu sein und ich selber schrumpfte zusammen. Ich sah wunderschöne lila Farben.*"
  - ▶ Wahnideen, Illusionen: wunderschön, wundervoll
  - ▶ Wahnideen, Illusionen: wunderschön, wundervoll: Landschaft
- Warziger Anblick – das Äußere der Schlange
  Lachesis hat Warzen und Wucherungen an den Händen und den Fingern (Hering)
- Keine Rassel (im Unterschied zu den Klapperschlangen)
- In einigen Teilen Indiens werden einem Menschen, der von einer Schlange gebissen wurde, große Mengen Wasser über den Kopf gegossen und man zwingt ihn, auf und ab zu marschieren; es ist ihm nicht erlaubt zu schlafen. Man denkt, dass er stirbt, wenn er schläft. Dies hat wahrscheinlich auch einen wissenschaftlichen Hintergrund. Es wurde beobachtet, dass *Lachesis*-Patienten nahezu ausnahmslos während des Schlafs oder nach dem Schlaf eine Verschlimmerung erleiden. Es geht ihnen sogar schlechter, wenn sie nur ihre Augen schließen.
- Wenn eine Schlange einen Menschen beißt, versuchen wir zuerst, den Blutfluss zu stoppen, indem wir Eis auflegen oder einen sehr strammen Stauschlauch anlegen. Durch die Anwendung von Eis oder festem Druck sind wir vielleicht in der Lage, das Leben des Patienten zu retten. Daher sehen wir die Besserung durch Kälte und festen Druck ebenfalls bei vielen Symptomen des *Lachesis*-Patienten.
  - ▶ Überempfindlichkeit gegenüber Berührung, doch Besserung durch festen Druck.
- Abgesehen von der Ausübung von festem Druck machen wir auch einen Einschnitt an der Stelle, wo die Schlange gebissen hat, und lassen das Blut zusammen mit dem Gift, dass dort injiziert wurde, herausfließen. Auch dies hilft dem Schlangenopfer, zu überleben. Diese allgemeine Besserung, wenn Blut fließt, ist ein charakteristisches Symptom bei *Lachesis*-Patienten.
  Abgesehen von den oben genannten Indikationen, die auf *Lachesis* hindeuten und die wir auch im Verhalten der Schlangen und dem Arzneimittelbild gesehen haben, gibt es bestimmte spezifische und zielführende Hinweise auf das Arzneimittel.
- Linksseitigkeit oder der Verlauf von links nach rechts oder die Symptome beginnen links und bleiben entweder auf dieser Seite oder sie wandern nach rechts
- Nachts brennender Schmerz in den Handflächen und auf den Fußsohlen; strecken die Füße selbst im Winter unter der Bettdecke hervor oder legen sie an eine kalte Stelle
- Zeitvertreib, Verlangen nach
- Religiös, Störung allgemein

SPEZIFISCHE AUSDRÜCKE BEI PATIENTEN

Lachesis zeigt Eigenschaften der Viperidae, der Crotalinae und der Gattung Lachesis. Das Mittelbild von *Lachesis, wie es in* der Materia Medica zu finden ist, ist weiter oben erläutert.
Die spezifischen Hinweise auf das natürliche Verhalten der Schlange sind:

VIPERIDAE VIPERN

VERHALTEN

- Sehr empfindliche Grubenorgane, daher ist *Lachesis* besonders angezeigt, wenn Patienten:
  - ▶ *Extrem wachsam und agil sind*
  - ▶ *Eine erhöhte außersinnliche Wahrnehmung haben*
  - ▶ *„Hellsichtig" sind*
  - ▶ *Eine erhöhte Empfindlichkeit gegenüber Berührung haben oder die Körperoberfläche sehr berührungsempfindlich ist*
- Elterliche Fürsorge

ANGRIFFS- UND VERTEIDIGUNGSMETHODEN

- Vibrieren
- Laute, rasselnde, bedrohliche Geräusche
- Keine Rassel (im Gegensatz zu Crotalus)
- Extrem aggressiv und Verschlimmerung durch die leiseste Provokation

KÖRPERFORM UND STRUKTUR

- Warziges Aussehen

GATTUNG: TRIMERESURUS (ASIATISCHE LANZENOTTER)

EINFÜHRUNG

Dies ist eine unübersichtliche Gattung mit 30 bis 40 Arten. Die meisten sind BAUMLEBEND, aber einige leben auch am Boden. Die im Baum lebenden Arten sind meistens grün, während die am Boden lebenden Arten gewöhnlich braun sind und unterschiedliche Zeichnungen tragen.

HABITAT

Man findet sie in Asien: von Pakistan über Indien bis China. Außerdem leben sie in Südostasien und auf den pazifischen Inseln.

ANATOMISCHE EIGENSCHAFTEN

Sie haben dünne Körper mit einem SCHWANZ, DER GREIFEN KANN und sie beim KLETTERN unterstützt.

VIPERIDAE VIPERN

Ordnung: Squamata Unterordnung: Serpentes/ Ophidia (Schlangen) Familie: Viperidae Unterfamilie: Crotalinae Gattung: Trimeresurus	Trimeresurus flavoviridis	Trimeresurus mucrosquamatus	Trimeresurus puniceus	Trimeresurus purpureomaculatus	Trimeresurus stejnegeri	Trimeresurus wagleri
Trivialname	Habuschlange (Helios nennt diese Schlange bei ihrem Trivialnamen.)	Braungefleckte Grubenotter	Java-Palmotter	Mangrovenviper	Chinesische grüne Baumviper	Waglers Lanzenotter
Habitat	Leben in Japan auf den Ryukyu-Inseln.					Häufig zu finden um den „Tempel der Azurblauen Wolken" in Malaysia und werden oft Tempelgrubenottern genannt.

831

VIPERIDAE VIPERN

Ordnung: Squamata Unterordnung: Serpentes/ Ophidia (Schlangen) Familie: Viperidae Unterfamilie: Crotalinae Gattung: Trimeresurus	Trimeresurus flavoviridis	Trimeresurus microsquamatus	Trimeresurus puniceus	Trimeresurus purpureomaculatus	Trimeresurus stejnegeri	Trimeresurus wagleri
Verhalten & Angriffs- und Verteidigungsmethoden	Man findet sie auf Stein-mauern, ALTEN GRÄBERN und in HÖHLEN. MUTIG und REIZBAR, beißen schnell zu und haben eine GROSSE REICHWEITE			Sie SCHWIMMEN bewegt sich zwischen den Inselstränden hin und her.		**Nachtaktiv;** langsam, bleiben lange Zeiten bewegungslos oder THRONEN MIT HÄNGENDEM KOPF AUF BÄUMEN, WARTEN AUF BEUTE. Wenn Beute kommt oder sie gestört werden, können sie schnell **zuschlagen.**

VIPERIDAE VIPERN

MATERIA MEDICA UND MÖGLICHE MENSCHLICHE AUSDRÜCKE

Sie zeigen die allgemeinen Eigenschaften der Viperidae und der Crotalinae. Ihre spezifischen Eigenschaften sind wie folgt:

	Trimeresurus flavoviridis	Trimeresurus mucrosquamatus	Trimeresurus puniceus	Trimeresurus purpureomaculatus	Trimeresurus stejnegeri	Trimeresurus wagleri
Materia Medica	NA	NA	NA	NA	NA	**Allens Repertorium** Puls: langsam und schwach. Urin: Urea vermindert. **Complete** Allgemein: Unterschenkel: Knöchel: Diarrhoe mit reichlichem Durst auf große Mengen kalten Wassers
Mögliche spezifische Ausdrücke bei Patienten	Bilder alter Gräber, Höhlen; schlägt schnell zu, hat eine große Reichweite, kühn, reizbar			schwimmen		Träge, liegen auf der Lauer

833

VIPERIDAE VIPERN

UNTERFAMILIE: VIPERINAE (ECHTE VIPERN)

EINFÜHRUNG

Viperinae sind die Unterfamilie der grubenlosen Vipern der Familie der Viperidae (Ottern und Grubenottern). Man findet sie in Europa, Asien und Afrika. Derzeit sind 13 Gattungen und 82 Arten[25] bekannt.

HABITAT

Meistens tropisch oder subtropisch, eine Art jedoch, die *Vipera berus,* lebt am Polarkreis. Die meisten sind bodenlebend, von einigen weiß man, dass sie in niedrigen Büschen jagen; eine Gattung, Atheris, ist baumlebend. Die meisten Arten sind **tagaktiv,** jagen jedoch oft in der Nacht, besonders aufgrund saisonaler Temperaturschwankungen.

ANATOMISCHE EIGENSCHAFTEN

Man erkennt sie an den **fehlenden Wärmesinnesgruben,** die charakteristisch sind für ihre Schwestergruppe, die Unterfamilie der Crotalinae. Die meisten Schlangen haben eine normale Größe und sind ungefähr 1 m lang. Exemplare, die größer werden als 2 m, kennt man nicht. Gewöhnlich haben sie einen **dicken Körper** und ihr **Kopf ist sehr viel breiter als ihr Hals.**

ANGRIFFS- UND VERTEIDIGUNGSMETHODEN

Die Viperinae sind wunderbar **getarnte „Ansitz"-Jäger.** Durch ihre ausgezeichnete Tarnung sind sie nahezu unsichtbar, manche können ihre Beute sogar in ihre Reichweite **locken,** indem sie mit ihrer Schwanzspitze, die eine insektenähnliche Form entwickelt hat, wackeln und die Bewegung eines kleinen wirbellosen Tieres nachahmen.

---

25 Quelle: J. Craig Venter Institute

VIPERIDAE VIPERN

ALLGEMEINE AUSDRÜCKE DER VIPERINAE BEI PATIENTEN

Die Viperinae zeigen alle Eigenschaften der Familie der Viperidae. Wir können bei ihnen die unter den Viperinae und ihrer Schwestergruppe, den Crotalinae, übliche Vorgehensweise beobachten: Sie greifen mit großer Schnelligkeit aus einer versteckten Position heraus an, wenn man am wenigsten damit rechnet, ohne jede Warnung. Nähern wir uns der weiteren taxonomischen Ausprägung auf der Ebene der Unterfamilien, so kann man die Unterfamilie der Viperinae von der Unterfamilie der Crotalinae folgendermaßen unterschieden:

- Den Viperinae fehlt das Grubenorgan/die Wärmesinnesgrube. Daher findet man bei den Patienten nicht die erhöhte außersinnliche Wahrnehmung oder die Hellsichtigkeit wie bei den Crotalinae.
- Eine charakteristische Jagdtaktik bei den Viperinae (zu beobachten bei den Schlangen der Gattung Bitis) ist, dass sie die Beute zuerst anlocken, um sie dann blitzschnell mit einem Biss zu vergiften. Danach wird die Spur der Beute verfolgt, bis die Schlange ihr Opfer tot auffindet.

GATTUNG: BITIS

HABITAT

Derzeit sind 16 Arten in Afrika südlich der Sahara bekannt. Alle Arten leben am Boden, können aber klettern und schwimmen. Sie leben auch in den Bergen, an felsigen Berghängen, in Wäldern und an Flussläufen.

ALLGEMEINE ANATOMIE

Von klein bis groß (meistens mittelgroß), doch oft schwer gebaut, mit **breiten, dreieckigen Köpfen,** somit haben sie große Giftsäcke. Die meisten haben **kielförmige oder unebene Schuppen.**

ANGRIFFS- UND VERTEIDIGUNGSMETHODEN

Alle Arten sind **gefährlich,** besonders die größeren, wie die *Bitis arietans* (Puffotter) und *Bitis gabonica* (Gabunviper). Die größeren Arten sind **kryptisch gefärbt** und SIND DER INBEGRIFF DER „ANSITZ"-JÄGER. Dies ist das Thema der Viperidae: **bewegungslos und versteckt daliegen.** Die kleineren Arten **vergraben** sich im Sand und in der losen Erde, um ihre Beute aus dem **Hinterhalt** zu überfallen, eine weitere Eigenschaft der Viperidae. Diese Schlangen sind bekannt für ihre charakteristischen Drohgebärden, wie das AUFBLASEN UND NACHFOLGENDE ENTLEEREN DER LUFT IN IHREM KÖRPER, WÄHREND SIE LAUT ZISCHEN UND PUSTEN. Ein typisches Verhaltensmuster einer Puffotter:

> Nach dem Beißen gähnt die Schlange, um ihren ausgehängten Kiefer wieder zu richten. Sie hat keine Eile. Das geflüchtete Tier hinterlässt eine Spur: EINE SPUR, DIE NUR DIE SCHLANGE SELBST MIT IHRER GESPALTENEN ZUNGE ENTDECKEN KANN. Die Schlange hat außerdem spezielle Zellen auf ihrer Retina, die ultraviolette Partikel erkennen kann,

VIPERIDAE VIPERN

die das Opfer hinterlässt. Sie nimmt die VERFOLGUNG auf, sie SPÜRT AUSSERDEM DIE RESTHITZE, DIE VON DEN PFOTEN DES UNGLÜCKLICHEN OPFERS AUF DEM BODEN HINTERLASSEN WURDE. SIE FOLGT EINER UNSICHTBAREN SPUR BIS HIN ZU IHREM MAHL (Dieses Verhalten kann man auch bei der Gabunviper beobachten).

MÖGLICHE ALLGEMEINE AUSDRÜCKE BEI PATIENTEN

Bei der Gattung Bitis ist das Verhalten der Viperidae, aus einer versteckten Position heraus anzugreifen, besonders ausgeprägt. Die Charakteristika ihres Drohverhaltens, das auch die Ausdrücke der Quelle widerspiegelt, lauten wie folgt:
- Aufblähen und Luft ablassen
- Laut zischen
- Laut pusten oder keuchen und schnauben
- Fähigkeit, der unsichtbaren Spur des Opfers zu folgen und es zu jagen

BITIS ARIETANS (BITI-A.) [PUFFOTTER]

Ordnung: Squamata
Unterordnung: Serpentes/Ophidia (Schlangen)
Familie: Viperidae
Unterfamilie: Viperinae
Gattung: Bitis
Art: Bitis arietans
Trivialname: Puffotter

EINFÜHRUNG

Die Puffotter trägt ihren Namen abgeleitet von ihrer Gewohnheit, IHREN KÖRPER AUFZUBLASEN UND EIN TIEFES WARNZISCHEN VON SICH ZU GEBEN, UM EINDRINGLINGE ZU VERSCHEUCHEN. Sie ist in Afrika die berüchtigtste und gefürchtetste Lauerjägerin.

ANATOMISCHE EIGENSCHAFTEN

Sie sind kurz und kompakt mit einem breiten und flachen Kopf und einer runden Schnauze. Die Männchen sind kleiner und oft auffälliger gefärbt als die Weibchen. Sie sind gelbbraun oder grau mit Zickzacklinien auf dem Rücken. Einige Individuen haben gelbe Markierungen.

Die Puffotter ist die zweitlängste nach der Gabunviper, welche bis zu 2 m lang werden kann, und sie ist eine der SCHWERSTEN VIPERN der Welt.

VIPERIDAE VIPERN

PAARUNGSEIGENSCHAFTEN

Die Männchen haben einen starken GESCHLECHTSTRIEB. In freier Natur wurden sie beobachtet, wie sie ritualisierte Kämpfe mit der Schwarzen Mamba *(Dendroaspis polylepis)* ausführen. Männchen **kämpfen** und folgen im Frühjahr der Spur der Weibchen. Beide Geschlechter vollführen einen **Halsringkampf-Tanz.** DER WURF DER PUFFOTTER BESTEHT AUS 20 bis 40 (UND IN AUSSERGEWÖHNLICHEN FÄLLEN BIS ZU 154) NACHKÖMMLINGEN. DIES SIND DIE MEISTEN JUNGTIERE ÜBERHAUPT VON ALLEN SCHLANGEN.

CHARAKTERISTISCHES VERHALTEN

Die Puffotter ist eine **dicke und träge Schlange**, trotzdem **sehr effizient und sehr bösartig**. Sie **bewegt sich langsam**; größere Individuen KRIECHEN IN EINER GERADEN LINIE WIE EINE RAUPE (GRADLINIGE ART DES KRIECHENS). Wenn sie erregt ist, kann sie sich auch schlangentypisch und mit überraschend hoher Geschwindigkeit bewegen. Sie jagt in den **Abendstunden und in der Nacht**. Auch wenn sie hauptsächlich am Boden lebt, ist sie eine gute Schwimmerin und Kletterin. Außerdem ist sie sehr GEFRÄSSIG.

GIFT

Diese Art ist für mehr Todesfälle in Afrika verantwortlich als jede andere Schlange.
Grund hierfür ist eine Kombination mehrerer Faktoren:
- Ihre weite Verbreitung
- Häufiges Auftreten
- Ihre Größe
- Hochwirksames Gift, das in großen Mengen produziert wird
- Lange Giftzähne, die das Gift tief injizieren können
- Da sie sich auf ihre Tarnung verlassen, flüchten die Schlangen eher nicht
- Ihre Angewohnheit, sich in der Nähe von Fußwegen zu sonnen und ruhig sitzenzubleiben, wenn man sich ihnen nähert
- Ihre Bereitschaft, zuzubeißen

SPEZIFISCHE ANGRIFFS- UND VERTEIDIGUNGSMETHODEN

Die Puffotter ist wild und sehr giftig, wenn man sie aufstört, sie verteidigt sich, indem sie IHREN KÖRPER AUFBLÄHT UND EIN LANGES, TIEFES WARNZISCHEN VON SICH GIBT.
Manchmal nimmt sie eine ENG ZUSAMMENGEROLLTE VERTEIDIGUNGSHALTUNG AN, DABEI WIRD DER VORDERE KÖRPER IN EINER STRAFFEN S-FORM GEHALTEN. Gleichzeitig versucht sie, der Bedrohung durch Rückzug in ein Versteck zu entkommen. Wird sie weiter provoziert, stößt sie mit einem tödlichen Biss zu.
Wie ein professioneller Attentäter hat auch die Puffotter ein Arsenal an Hochtechnologie-Waffen und ein extrem empfindliches Wahrnehmungsorgan. Sie jagt nicht, sie wartet darauf, dass ihr Fressen vorbeikommt. Puffottern haben eine sehr GUTE SEHFÄHIGKEIT, SO KÖNNEN SIE BEWEGUNGEN WAHRZUNEHMEN, und mit ihren speziellen Geräuschdetektoren KÖNNEN SIE VIBRATIONEN DURCH DIE HAUT UM IHRE KIEFERKNOCHEN HERUM WAHRNEHMEN. DIES

VIPERIDAE VIPERN

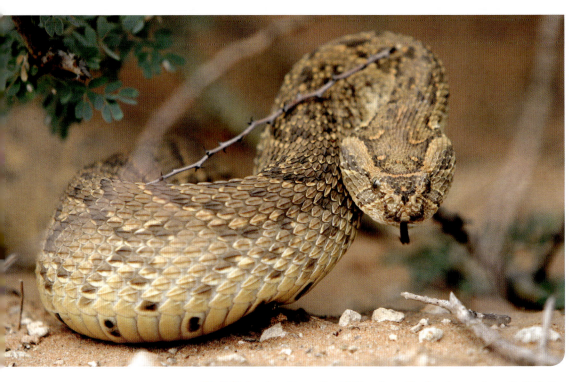

▲ Die Puffotter, bereit zum Angriff. Aus dieser Position heraus kann die Puffotter schneller zustoßen als jede andere Schlange.

FUNKTIONIERT NICHT MIT GERÄUSCHEN, DIE ÜBER DIE LUFT ÜBERTRAGEN WERDEN. ABER WENN DIE PUFFOTTER MIT DEM KOPF AUF DEM BODEN RUHT, WERDEN DIE GERÄUSCHE VERSTÄRKT; SELBST EIN WINZIGER AUFPRALL, WIE DIE FÜSSE EINER MAUS AUF SAND, KANN VON DER SCHLANGE WAHRGENOMMEN WERDEN. Die Informationen, die sie über ihren Seh-, Gehör-, Geruchs-, Geschmacks- und Wärmeempfindungssinn wahrnimmt, werden in ihrem computerähnlichen Gehirn verarbeitet und dann nimmt sie die Beute ins Visier. Sie nutzt ihr Gift nicht, um die Beute zu töten, sondern um sie bewegungsunfähig machen oder sie zu verlangsamen.

Trotz ihres schweren Körperbaus und ihrer **täuschend trägen Erscheinung** kann die Puffotter **mit erstaunlicher Schnelligkeit aus einer zusammengerollten Position zustoßen,** selbst aus einer scheinbaren Ruheposition heraus (dies ist üblich bei den Viperidae). Sie verlässt sich auch auf **Tarnung,** dadurch tritt man sehr leicht auf sie; sie selber zögert nicht, zuzubeißen, wenn sie sich in Gefahr wähnt. Die einzige Warnung vor einem drohenden Biss kann eine LEICHTE BEWEGUNG IHRER AUGEN sein. Ist das Ziel innerhalb ihrer Reichweite, hat das Opfer keine Möglichkeit zu reagieren, um dem Biss zu entgehen. Während des Zustoßens ist die Kraft des Aufpralles so heftig und ihre Giftzähne dringen so tief ein, dass manche Beute allein durch das körperliche Trauma bereits getötet wird. Offenbar sind diese Schlangen auch in der Lage, durch weiches Leder hindurch zuzubeißen. **Diese Schlangen ergreifen ihre Opfer nur selten, stattdessen lassen sie sie schnell wieder los und nehmen wieder eine Position ein, aus der heraus sie zustoßen können (Eigenschaft der Viperidae).** Große Warane jagen oft Puffottern.

VIPERIDAE VIPERN

MATERIA MEDICA

REPERTORIUM VON ALLEN

(Die untenstehenden Rubriken sind sehr spezifische Rubriken mit jeweils nur einem einzigen Arzneimittelsymptom. Obwohl wir keine Bezüge zu dem Verhalten der Schlangen in der Natur haben oder entsprechende Fälle kennen, um die Wirksamkeit zu überprüfen, führen wir sie zum Zwecke einer möglichen künftigen Nutzung durch den Leser trotzdem auf.)
- KNÖCHEL: MALLEOLUS, BEREICH: INNERER: BEREICH DES: WUNDHEIT, RECHTS. 0 > 1 > 0
- ARM: ÄUSSERE OBERFLÄCHE: SCHIESSEND, LINKS. 0 > 1 > 0
- MAMMA: BRUSTWARZE, OBERHALB: BEREICH DER BRUSTWARZE: SCHIESSEND, DRAUSSEN, LINKS. 0 > 1 > 0
- RIPPEN: UNTERHALB: HEFTIGER SCHMERZ, DUMPF, UM FÜNF UHR, BEIM ERWACHEN, BEWEGT SICH IN DIE MAGENGRUBE, LINKS. 0 > 1 > 0
- HALS: INNERER: KLEIDUNG, WUNSCH DIESE ZU LOCKERN. 0 > 1 > 0 (allgemeines Thema der Schlange)
- ZUNGE: KLEIN: GEFÜHL. 0 > 1 > 0
- ZUNGE: SPITZE: SCHMALER, FÜHLT SICH AN. 0 > 1 > 0

PUFFOTTER: ARZNEIMITTELPRÜFUNG UND FÄLLE VON CRAIG WRIGHT

In der Vorgeschichte findet sich häufig **mehrfacher Drogenmissbrauch, Alkohol und besonders Missbrauch von Cannabis, dies ist das typische Bild der Arzneimittelprüfung.** Die charakteristischen Symptome beinhalten sehr deutlich das **Gefühl, berauscht oder zugedröhnt zu sein, Lethargie, Erschöpfung, Gefühle wie nach Drogenmissbrauch, Empfindungen von Schwellungen und Frösteln.** Sie fühlen sich **zugedröhnt und abwesend, fern von der Realität.** Sie fühlen sich **von ihrer Umgebung oder ihrem Körper getrennt und von ihrer Gruppe ausgegrenzt.**

Das Thema der Distanziertheit erscheint auch in den Träumen. Die Distanziertheit drückt sich auf körperlicher Ebene als **Unbeholfenheit** aus. Zusammen mit dem berauschten Gefühl und der Distanziertheit besteht ein **energieloser Zustand, ein Gefühl von „die Batterie ist leer".** Sie werden **faul, lustlos, träge und ausdruckslos (eine allgemeine Eigenschaft der Viperidae).** Überhaut irgendetwas zu tun, bedeutet eine große Anstrengung. Es ist fast so, als wären sie „nicht da". Sie machen Fehler beim Sprechen und beim Schreiben. Sich unterhalten und Lesen ist schwierig. Sie haben Schwierigkeiten, sich zu konzentrieren und beim Lernen und sind geistig abwesend und vergesslich. Sie können dann depressiv werden und sich überfordert fühlen. Sie haben das Gefühl, der Sache nicht gewachsen zu sein. Sie können nostalgisch werden und Heimweh bekommen.

Andererseits sind sie gern im Freien unterwegs. Manchmal sind sie besorgt, besonders wenn sie im Auto unterwegs sind, und sie können sehr reizbar und ungeduldig sein. Sie können sich jedoch auch sehr energiegeladen, lebensfroh, glücklich und gesprächig fühlen und sprechen dann vielleicht schnell. Sie fühlen sich in der Lage, vieles zu erledigen, besonders

VIPERIDAE VIPERN

putzen und saubermachen, und haben Schlafschwierigkeiten, wenn sie sich in diesem Zustand befinden.

Trennung oder ein Gespalten-Sein ist auch ein Thema, das sich in allen Schlangenarzneimitteln wiederfindet. Von *Bitis arietans* nimmt man an, dass es die Trennung im Sein ist: Anwesend sein oder abwesend sein, sich im Körper oder außerhalb des Körpers befinden, zwischen Individuum und Gruppe, eingeschlossen oder ausgeschlossen, zwischen dem Realen und dem Unrealen, nah oder fern. Die Trennung existiert scheinbar zwischen der linken und der rechten Gehirnhälfte, dies deutet möglicherweise auf einen Einfluss auf das Corpus callosum (Gehirnbalken) hin.

DIE TRÄUME WEISEN AUF MEHRERE THEMEN HIN

- **Glücksspiel und Sachen bekommen, die einem nicht wirklich gehören**
  Ein Casino, eine Lotterie, diese Lotterie durch unlautere Methoden gewinnen; ebenso der Traum, Schokolade zu bekommen, ohne dafür zu bezahlen. Das hat etwas mit Ladendiebstahl zu tun und illustriert dieses Thema.
- **Schießen, Verfolgung, drohende Gefahr**
  Verfolgung, Entkommen, Klettern und Rennen sind wiederkehrende Themen. Schießen, Gewehre, Gewalt, Trauma, Tod, Leichen, Mörder und Ängste tauchen in verschiedenen Träumen auf. Dies bezieht sich wahrscheinlich auf die derzeitige Situation in Südafrika, auch wurden diese Träume nachträglich klinisch in London bestätigt.
- **Losgelöst und hilflos**
  Das Thema, losgelöst zu sein, ein Beobachter zu sein, ist ein Thema, das auch bei den Gemütssymptomen auftaucht. Diese Träume beinhalten das Gefühl, dass die Prüflinge sozial losgelöst, von der Gruppe ausgeschlossen sind, nicht in Verbindung mit oder fern der Realität stehen. Ein Gefühl der Hilflosigkeit ist in vielen Fällen erkennbar, auch mit einem losgelösten Gefühl oder dem Gefühl, dass der Träumer ein Beobachter ist, das heißt, er hat keinen Einfluss auf die Ereignisse im Traum hat. „… nichts, was ich sagte, konnte sie dazu bringen, damit aufzuhören …" (19F03:XX:XX). Damit taucht das Thema der Ohnmacht auf.
- **Wasser, Wellen und Meer**
  „Gegen enorme Wellen kämpfen" (07M 01:XX:XX), Wellen, die Schiffe zum Kentern bringen, aggressives Spiel im Meer, schwimmen, um der Gefahr zu entkommen, schwimmen und eine Leiche finden; raue See, dies alles zeigt die gewaltige, mächtige und tödliche Kraft des Meeres. Hier besteht möglicherweise eine Verbindung zum Thema der Gewalt zwischen Müttern und ihren Kindern. Diese Träume zeigen vielleicht auch auf Aspekte des kollektiven Unterbewusstseins (nach C. G. Jung) auf, in denen das Meer ein wichtiges Symbol ist.
- **Mutter, Kinder, Gewalt**
  Träume einer Mutter, die ihre Tochter schlägt, und eine boshafte Tochter, die ihre Mutter stranguliert. Dies weist auf eine Mutter-Tochter-Beziehung als möglichen Einflussbereich dieses Arzneimittelbildes hin. Träume von Babys, die eine weibliche Prüferin hatte, stehen ebenfalls mit diesem Thema in Verbindung. Dies wurde später klinisch bestätigt.
- **Mehrdeutige Sexualität**
  Dies geht daraus hervor, dass Annäherungen freudig begrüßt, die sich nähernde Person dann aber abgewiesen wurde. Eine Frau wird zu einem Mann, und die Reaktion des Träumers auf diesen Wandel. Ein Mann hat außerhalb seiner festen Beziehung untypischerweise Kontakt mit einer Person, mit der er normalerweise keinen Kontakt hätte.

VIPERIDAE VIPERN

MÖGLICHE SPEZIFISCHE AUSDRÜCKE DER PUFFOTTER BEI PATIENTEN

Die Puffotter zeigt die Charakteristika der Viperidae und die der Gattung Bitis. Spezifische Unterscheidungsmerkmale sind diese:
- Schlecht gelaunt
- Sehr scharfe Augen, darauf spezialisiert, Bewegungen zu entdecken.
- Sind in der Lage, Vibrationen zu erkennen, besonders solche, die über den Boden übertragen werden
- Bewegt sich langsam, kriecht in einer geraden Linie, gradlinig, raupenähnlich
- Gesteigerter Geschlechtstrieb
- Unersättlicher Appetit
- Die charakteristische S-förmige Angriffspositur

BITIS CAUDALIS [GEHÖRNTE PUFFOTTER]

Ordnung: Squamata
Unterordnung: Serpentes/Ophidia (Schlangen)
Familie: Viperidae
Unterfamilie: Viperinae
Gattung: Bitis
Art: Bitis caudalis
Trivialname: Gehörnte Puffotter

HABITAT

Lebt meistens in spärlich bewachsenen WÜSTEN UND HALBWÜSTEN.

ANATOMISCHE EIGENSCHAFTEN

Die Gehörnte Puffotter ist eine kurze, untersetzte Schlange mit einer charakteristischen einfachen oder doppelten DORNÄHNLICHEN SCHUPPE auf dem Kopf, direkt über den Augen. Die Färbung der Gehörnten Puffotter ist im Verbreitungsgebiet unterschiedlich, je nach Farbe des Untergrunds. So ist zum Beispiel der Untergrund im Namaqualand in Südafrika orange, daher ist auch die Schlange dort orange.

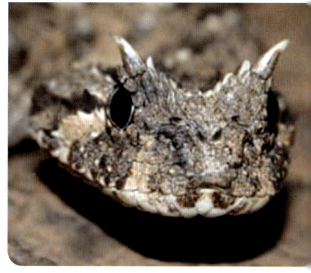

Bitis caudalis

VIPERIDAE VIPERN

SPEZIFISCHES VERHALTEN

Diese Wüstenschlangen TRINKEN NUR SELTEN, wenn überhaupt. Ihr flacher Körper und ihre rauen Schuppen helfen ihnen, SICH IN DEN LOSEN SAND EINZUGRABEN, UM EINERSEITS DER HITZE ZU ENTKOMMEN UND SICH ANDERERSEITS ZU VERBERGEN. Sie bleiben VERGRABEN, NUR IHR KOPF UND IHRE AUGEN SIND SICHTBAR. Wenn sie sich über den losen Sand bewegen, tun sie das SEITWÄRTS IN EINER SCHLAUFENÄHNLICHEN BEWEGUNG. Diese Bewegung nennt man SEITENWINDEN.

SPEZIFISCHE ANGRIFFS- UND VERTEIDIGUNGSMETHODEN

Sie jagt hauptsächlich in den Abendstunden. BEUTE WIRD DURCH DEN ZUCKENDEN SCHWANZ ANGELOCKT. Wenn sie in ihrer aufgerollten oder halbvergrabenen Stellung aufgestört wird, dann zischt sie grimmig und stößt zu.

MÖGLICHE SPEZIFISCHE AUSDRÜCKE BEI PATIENTEN

Diese Wüsten bewohnenden Gehörnten Puffottern zeigen die Eigenschaften der Viperidae und die der Gattung Bitis.
Spezifische Indikationen:
- Durstlosigkeit
- Bilder von Wüstengebieten, von sandigem Boden
- Seitliche Bewegung, Seitenwinden
- Halb vergraben, teilweise sichtbar
- In Sand einbuddeln
- Anlocken

BITIS GABONICA RHINOCEROS [GABUNVIPER]

Ordnung: Squamata
Unterordnung: Serpentes/Ophidia (Schlangen)
Familie: Viperidae
Unterfamilie: Viperinae
Gattung: Bitis
Art: Bitis gabonica rhinoceros
Trivialname: Gabunviper

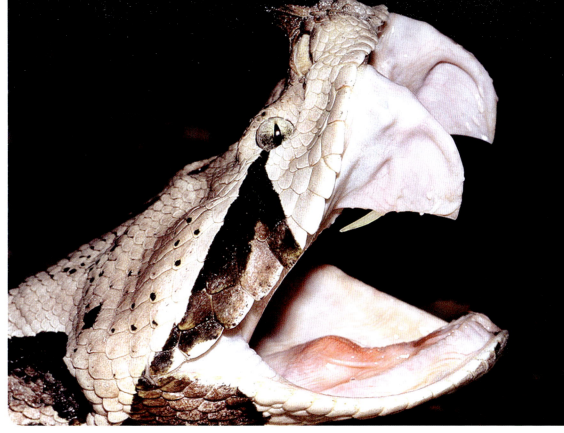

▲ Reißzähne der Bitis gabonica

EINFÜHRUNG

Die Gabunviper ist nicht nur DIE GRÖSSTE SCHLANGE IN DER GATTUNG BITIS, sondern auch eine DER SCHWERSTEN SCHLANGEN DER WELT. Sie hat die LÄNGSTEN GIFTZÄHNE UND DEN HÖCHSTEN GIFTAUSSTOSS UNTER ALLEN GIFTSCHLANGEN. Die Gabunviper ist außerdem eine EXPERTIN DER TARNUNG.

HABITAT

Bitis gabonica ist eine **giftige** Viper, die in den Regenwäldern und den Savannen Afrikas südlich der Sahara lebt.

ANATOMISCHE EIGENSCHAFTEN

Diese Schlangen sind **kurz und stämmig** und haben einen **massiven dreieckigen Kopf** sowie ein unglaublich **aufwändiges Farbmuster.** Dieses Muster besteht aus INEINANDER VERSCHLUNGENEN GEOMETRISCHEN FORMEN MIT UNTERBROCHENEN AUSSENLINIEN ODER UNTERSCHIEDLICHEN FÄRBUNGEN auf dem Rücken. Wenn man sie außerhalb ihrer natürlichen Lebensräume antrifft, kann man diese Schlangen leicht von anderen Schlangen unterscheiden. In der Wildnis jedoch sorgt dies für eine exzellente **Tarnung,** die es schwer macht, das Tier zu entdecken.

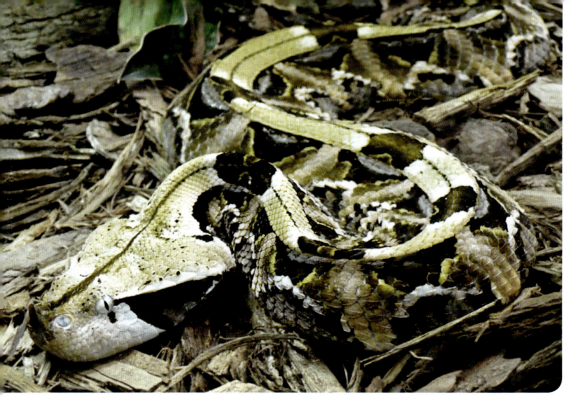

▲ Bitis gabonica: Die klassische Farbverteilung sorgt für eine ausgezeichnete Tarnung

Auch haben sie einen charakteristischen Satz VERGRÖSSERTER NASALER SCHUPPEN, DIE WIE HÖRNER AUSSEHEN.

CHARAKTERISTISCHES VERHALTEN

Mit ihrem großen und schweren Körper KRIECHEN SIE NORMALERWEISE WIE EINE RAUPE SCHWERFÄLLIG IN EINER GERADEN LINIE oder in einer GRADLINIGEN BEWEGUNG. Wie die anderen Schlangen der Gattung Bitis liegen auch sie **halbverborgen** unter Laub und haben den Ruf, **langsam und friedlich zu sein**.

SPEZIFISCHE ANGRIFFS- UND VERTEIDIGUNGSMETHODEN

Die Gabunviper **liegt normalerweise lange Zeit bewegungslos da und wartet darauf, aus dem Hinterhalt anzugreifen.** Sie ist versteckt im Laub, nur DER SCHWANZ RAGT HERVOR, EINE MODIFIZIERTE SCHUPPE AM ENDE DES SCHWANZES, DIE SICH HIN UND HER BEWEGT WIE EIN INSEKT, UM BEUTE ANZULOCKEN. SIE BEWEGT SICH NUR, WENN BEUTE IN REICH- WEITE KOMMT. Wenn sie aufgestört wird, flieht sie normalerweise nicht. Sie **zischt laut** und kann auch beißen, doch nur als letzter Ausweg. Ihr Biss ist für den Menschen tödlich, wenn die Bisswunde nicht behandelt wird.

VIPERIDAE VIPERN

MÖGLICHE SPEZIFISCHE AUSDRÜCKE BEI PATIENTEN

Die Gabunviper zeigt die Eigenschaften der Viperidae und die der Gattung Bitis. Spezifische Hinweise auf diese Schlange sind:

KÖRPERTEILE UND FUNKTIONEN

- Aufwändige Farben und Muster, geometrische Formen. Dies ist üblich bei den Viperidae, doch sind diese am charakteristischsten bei der Gabunviper.
- Schwer, lang
- Halb vergraben, teilweise verborgen
- Bewegung: kriechen langsam, in einer geraden Linie, raupenähnlich
- Tarnung, bei der Gabunviper sehr ausgeprägt
- Anlocken

BITIS NASICORNIS [RHINOZEROS-VIPER]

Ordnung: Squamata
Unterordnung: Serpentes/Ophidia (Schlangen)
Familie: Viperidae
Unterfamilie: Viperinae
Gattung: Bitis
Art: Bitis nasicornis
Trivialname: Rhinozeros-Viper

ANATOMISCHE EIGENSCHAFTEN

Diese Schlangen haben ein BÜNDEL VERGRÖSSERTER SPITZER SCHUPPEN ODER HÖRNER auf ihren Schnauzen. Sie haben ein HELLERES FARBMUSTER UND EINEN FLACHEN, SCHMALEN UND DREIECKIGEN KOPF. Ihr Farbmuster besteht aus einer Reihe von 15 bis 18 BLAUEN ODER BLAUGRÜNEN LÄNGLICHEN MARKIERUNGEN, JEDE MIT EINER ZITRONENGELBEN LINIE IM ZENTRUM. Diese sind umrandet von UNREGELMÄSSIGEN SCHWARZEN, RAUTENFÖRMIGEN FLECKEN.

VIPERIDAE VIPERN

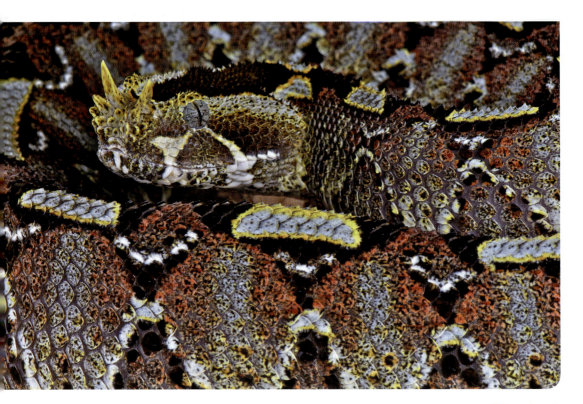

▲ Bitis nasicornis

Eine Reihe von DUNKELROTEN DREIECKEN LAUFEN AN IHREN FLANKEN ENTLANG, UMGEBEN VON EINER GRÜNEN ODER BLAUEN UMRANDUNG. Die seitlichen Schuppen haben häufig weiße Spitzen und verleihen der Schlange ein samtartiges Aussehen. Die Spitze des Kopfes ist blau oder grün, darauf befindet sich eine SCHWARZE MARKIERUNG, DIE AUSSIEHT WIE EIN PFEIL. Der Bauch ist mattgrün bis schmutzigweiß und schwarz-grau marmoriert. Haben sie sich gehäutet, verblassen die hellen Farben schnell, wenn sich der Schlamm aus ihrer normalerweise feuchten Umgebung auf ihren rauen Schuppen ansammelt.

CHARAKTERISTISCHES VERHALTEN

Nachtaktiv und oft AQUATISCH. Sie sind friedliche Lebewesen, weniger friedlich als die *Bitis gabonica,* aber nicht so bösartig wie die *Bitis arietans.*

SPEZIFISCHE ANGRIFFS- UND VERTEIDIGUNGSMETHODEN

Gewöhnlich ist die Schlange LETHARGISCH UND STÖSST NUR LANGSAM ZU, SELBST WENN SIE SICH VERTEIDIGT. Macht ein **lautes, zischendes** Geräusch, wenn sie provoziert wird, GEWÖHNLICH STÖSST SIE NUR ZÖGERLICH ZU. Man sagt ihr nach, dass sie das lauteste Zischen unter den afrikanischen Schlangen hat, es klingt fast wie ein Kreischen.

VIPERIDAE VIPERN

MÖGLICHE AUSDRÜCKE BEI PATIENTEN

Die Rhinozeros-Viper zeigt die Eigenschaften der Viperidae und die der Gattung Bitis.

SPEZIFISCHE INDIKATIONEN

- Werden von hellen Farben angezogen (im Gegensatz zu den Viperidae)
- Bilder von Wasser (aquatisch)
- Nicht sehr aggressiv, zögerlich und langsam beim Zustoßen

GATTUNG: CERASTES
CERASTES CERASTES [WÜSTEN-HORNVIPER]

Ordnung: Squamata
Unterordnung: Serpentes/Ophidia (Schlangen)
Familie: Viperidae
Unterfamilie: Viperinae
Gattung: Cerastes
Art: Cerastes cerastes
Trivialname: Wüsten-Hornviper

HABITAT

Derzeit sind drei Arten der Gattung Cerastes von Nordafrika bis in den Mittleren Osten bekannt. Sie leben in WÜSTENREGIONEN MIT LOSEM, SANDIGEM UNTERGRUND und bewegen sich, indem sie sich seitlich über den SAND WINDEN. Sie rutschen nicht seitwärts auf dem Sand, sondern PRESSEN IHR GEWICHT IN DEN SAND UND HINTERLASSEN EINEN VOLLSTÄNDIGEN ABDRUCK IHRES KÖRPERS.

ANATOMISCHE EIGENSCHAFTEN

Die *Cerastes cerastes* ist eine kurze und **kompakte** Viper mit einem relativ schlanken Körper, breitem Kopf, einer runden Schnauze und einem DORNÄHNLICHEN HORN ÜBER JEDEM AUGE (dies ist jedoch nicht bei jeder Art der Fall). Wenn dieses vorhanden ist, besteht es aus einer LANGEN STACHELÄHN-LICHEN SCHUPPE, DIE IN EINE Einkerbung in der nachfolgenden Schuppe EINGEKLAPPT WERDEN KANN. Auf direkte Stimulierung kann diese Schuppe zurückgeklappt werden. Dadurch wird der KOPF STROMLINIENFÖRMIGER UND ERLEICHTERT DAS DURCHQUEREN VON HÖHLEN. Hörner sind bei Tieren, die in sandigen Wüsten leben, öfter vorhanden als bei Tieren aus steinigen Wüsten.

VIPERIDAE VIPERN

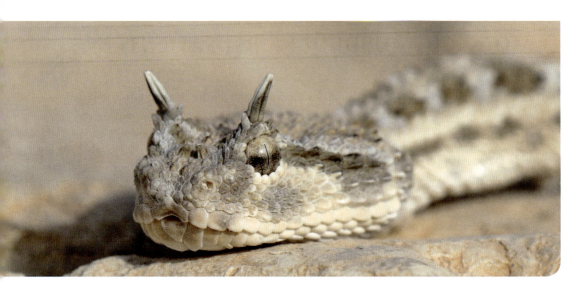

▲ Cerastes cerastes

Es gibt zahlreiche Spekulationen in Bezug auf den Zweck dieser Hörner. Eine Theorie besagt, dass sie dadurch Sand hinter den Augen anhäufen können, ohne dass dieser in die Augen kommt. Eine weitere, neuere Theorie ist, dass die Hörner lediglich dazu dienen, die Außenlinie des Kopfes zu unterbrechen, und sie dadurch schwerer zu entdecken sind.

Sie haben GROSSE KIELFÖRMIGE SCHUPPEN, DIE IN EINEM GENEIGTEN WINKEL anstatt aufrecht entlang des Körpers SITZEN. DIE KIELE DIESER SPEZIALISIERTEN SCHUPPEN SIND AUSSERDEM GEZACKT WIE DIE ZÄHNE EINER SÄGE. Ihre STAUBIGE FARBE verleiht ihnen eine gute **Tarnung.**

ERNÄHRUNGSVERHALTEN

Gewöhnlich besteht ihre Beute aus Echsen, auch kleine Säugetiere werden als Mahlzeit nicht verschmäht.

CHARAKTERISTISCHES VERHALTEN

Sie sind **nachtaktiv,** LEBEN AM BODEN und ERKLETTERN KEINE BÄUME. Oft VERSTECKEN SIE SICH, INDEM SIE SICH IM SAND EINGRABEN.

Die Schlange REIBT DIE KIELFÖRMIGEN SCHUPPEN ANEINANDER, UM EIN KRATZENDES GERÄUSCH (auch Schaben genannt) ZU VERURSACHEN. DIE SCHLANGEN SIND IN DER LAGE, SICH UNTER DEN SAND ZU BUDDELN, WO SIE VERBORGEN LIEGEN UND VOR DER SONNE GESCHÜTZT SIND.

BUDDELN UNTERHALB DER OBERFLÄCHE

Hier handelt es sich um eine besondere Grabetechnik, nämlich die Technik der Wüstenarten, und zwar besonders derjenigen, die in sandigen Wüsten leben. Diese Arten „wiegen sich", sie können schnell unter den losen Sand „sinken".

VIPERIDAE VIPERN

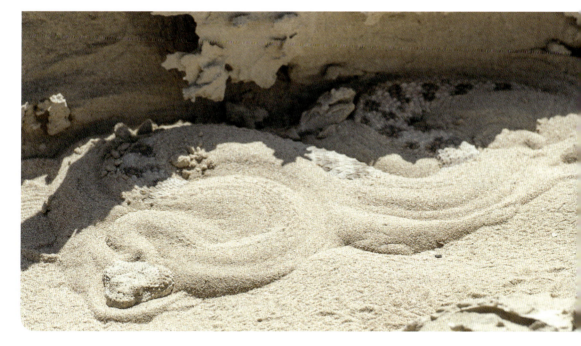

▲ Die Wüstenschlange bewegt sich unter dem Sand.

Sie nutzen ihre kielförmigen, gewinkelten und gezackten seitlichen Schuppen, um ihren Körper hin und her zu wiegen. Dieser Vorgang beginnt am Schwanz und zieht über den ganzen Körper, bis auch der Kopf vollständig im Sand eingegraben ist und nur die Augen und die Nasenlöcher sichtbar sind. Sie können sich sowohl aufgerollt als auch ausgestreckt eingraben.

Damit das funktioniert, muss der Körper flach sein oder flach gemacht werden können, indem die Schlange die Rippen ausbreitet. Die Flanken werden dann in scharfkantige Ecken zusammengezogen und leicht in den Untergrund gedrückt, der sie dann schließlich bedeckt.

Dies kann man gewöhnlich bei den Gattungen Cerastes und Echis (und auch bei den Sandboas, *Crotalus cerastes*) beobachten. Das Graben dient diesen Arten dazu, sich zu verstecken. Aus dieser Position heraus können sie ihre Beute leicht aus dem Hinterhalt überfallen.

SPEZIFISCHE ANGRIFFS- UND VERTEIDIGUNGSMETHODEN

Da Schlangen Geräusche, die über die Luft übertragen werden, nicht sehr gut hören, kommunizieren sie nicht über Geräusche miteinander und haben auch nicht die gleiche Bandbreite an Lauten entwickelt, die man bei Insekten, Vögeln und Säugetieren findet. Sie nutzen jedoch Warngeräusche, da viele ihrer Feinde gut hören können. Diese Geräusche beschränken sich zumeist auf das Zischen.

VIPERIDAE VIPERN

Einige Schlangen, wie die Klapperschlangen, Echis und Cerastes, haben andere Methoden entwickelt. Die Echis und Cerastes geben ein lautes, kratzendes Geräusch von sich, indem sie mehrere ihrer spezialisierten Schuppen an ihren Flanken aneinanderreiben. Dies dient als Warnung, und sie tun dies auch, wenn sie aufgestört werden. Klapperschlangen hingegen verursachen mit ihrer Rassel ein summendes Geräusch.

WIRD DIE SCHLANGE BEDROHT, NIMMT SIE ZUR VERTEIDIGUNG DIE CHARAKTERISTISCHE U-FORM AN. HIERBEI FALTET SIE IHREN KÖRPER MEHRFACH ZUSAMMEN, SO DASS SCHLINGEN ENTSTEHEN. DANN BEWEGT SIE DIE SCHLINGEN GEGENEINANDER, SO DASS DIE SÄGEZAHNECKEN DER BENACHBARTEN SCHUPPEN SICH ANEINANDER REIBEN UND EIN RAUES, KRATZENDES GERÄUSCH VERURSACHEN.

Diese einzigartige Struktur und dieses Verhalten haben sich vermutlich entwickelt, weil diese Schlangen in trockenen Lebensräumen zu Hause sind, in denen Wasser kostbar ist. Würden sie zischen, würden sie Wasser in Form von Dampf ausstoßen, wenn sie durch ihr Maul Luft ausstoßen. Indem sie ihre Schuppen aneinander reiben, können sie dies vermeiden und trotzdem eine Warnung äußern.

Die *Cerastes cerastes* ist bei Nacht aktiv. Sie **jagt ihre Beute aus dem Hinterhalt, manchmal aus einer teilweise vergrabenen Position heraus, in der nur ihre Augen erkennbar sind und aus der sie rasch zustoßen kann.**

MÖGLICHE SPEZIFISCHE AUSDRÜCKE DER *CERASTES CERASTES* BEI PATIENTEN

Die Wüstenviper zeigt die Eigenschaften der Viperidae und der Viperinae. Spezifische Ausdrücke auf der Ebene der Quelle:
- Spezifische Farbe: staubige Farbe
- Bilder von Wüsten, sandiger Boden
- Teils vergraben/verborgen
- Bewegung
  - ▶ Sich wiegen
  - ▶ Seitenwinden
  - ▶ Sich gegen den Boden drücken und einen Abdruck hinterlassen
  - ▶ Schnell nach innen sinken
  - ▶ Sich hin- und herwiegen
  - ▶ Graben
- U-förmige Schlingen
- Kratzendes Geräusch
  - ▶ <u>Einige Synonyme:</u>
  - ▶ Reiben
  - ▶ Kratzen
  - ▶ Harsch
  - ▶ Heiser
  - ▶ Grob
  - ▶ Rau

VIPERIDAE VIPERN

GATTUNG: DABOIA
DABOIA RUSSELLI (DAB-R.) [KETTENVIPER]

Ordnung: Squamata
Unterordnung: Serpentes/Ophidia (Schlangen)
Familie: Viperidae
Unterfamilie: Viperinae
Gattung: Daboia
Art: Daboia russelli
Trivialname: Kettenviper

EINFÜHRUNG

Die Gattung Daboia enthält eine einzige Art, die Kettenviper oder *Daboia russelli*. Sie gehört zu den vier großen Giftschlangen Indiens, die gemeinsam für fast alle Todesfälle durch Schlangenbisse in Indien verantwortlich sind. Diese Art wurde zu Ehren von Dr. Patrick Russell (1726 bis 1805) benannt. Er nannte dieses Tier und die Gattung nach dem Hindu-Wort für die „die verborgen liegt" oder „die Lauernde".

HABITAT

Diese Art findet ist weit verbreitet, man findet sie von Sri Lanka und Indien über Südostasien bis ins südliche China.

▼ Daboia russelli

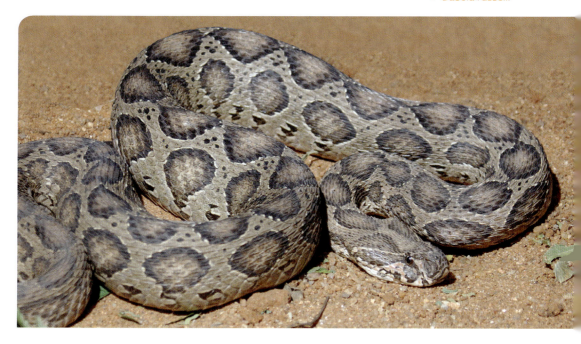

851

VIPERIDAE VIPERN

ANATOMISCHE EIGENSCHAFTEN

Man erkennt sie an ihrem hellbraunen, **kompakten** Körper. Sie besitzt eine ATTRAKTIVE ZEICHNUNG MIT DREI REIHEN OVALER DUNKELUMRANDETER BRAUNER FLECKEN AUF DEM RÜCKEN. AUSSEN UM DIE DUNKLE UMRANDUNG HERUM VERLÄUFT NOCH EINE WEISSE ODER GELBE UMRANDUNG.

CHARAKTERISTISCHES VERHALTEN

Die Kettenviper ist sehr **langsam** und bleibt am Tage **aufgerollt und gut versteckt.** Dennoch ist sie für den Menschen eine der gefährlichsten Schlangen und für viele ernste Bissverletzungen in Südasien verantwortlich. Diese Schlangen sind schwierig zu handhaben, da sie **kräftig und wendig sind** und **heftig reagieren, wenn man sie hochnimmt.**

SPEZIFISCHE ANGRIFFS- UND VERTEIDIGUNGSMETHODEN

Ein **Ansitz-Jäger,** der sich auf seine **Tarnung** verlässt und aus dieser Tarnung heraus seine unachtsame Beute überfällt. **Bei der Verteidigung bilden diese Schlangen eine straffe Schlinge, sie zischen und stoßen hart zu, oft erhebt sie dabei den Körper vom Boden.** Dies ist üblich bei den Viperidae.

MÖGLICHE SPEZIFISCHE AUSDRÜCKE BEI PATIENTEN

Die Kettenviper zeigt alle Charakteristika der Viperidae und der Viperinae. Ihre spezifischen Eigenschaften auf der Ebene der Quelle stehen hauptsächlich in Verbindung mit ihrem spezifischen Muster der drei Reihen ovaler Flecken.

DABOIA RUSSELLI SIAMENSIS ODER *VIPERA RUSSELLI SIAMENSIS* [ÖSTLICHE KETTENVIPER]

Ordnung: Squamata
Unterordnung: Serpentes/Ophidia (Schlangen)
Familie: Viperidae
Unterfamilie: Viperinae
Gattung: Daboia
Art: Daboia russelli
Unterart: Daboia russelli siamensis oder Vipera russelli siamensis
Trivialname: Östliche Kettenviper

Eine Unterart der *Daboia russelli*. Der einzige Unterschied ist, dass sie kleine Punkte zwischen den Reihen der großen Punkte hat. Aus ihrem Gift wird ein Thrombozytenaggregationshemmer gewonnen.

VIPERIDAE VIPERN

GATTUNG: MACROVIPERA
MACROVIPERA LEBETINA [LEVANTEVIPER]

Ordnung: Squamata
Unterordnung: Serpentes/Ophidia (Schlangen)
Familie: Viperidae
Unterfamilie: Viperinae
Gattung: Macrovipera
Art: Macrovipera lebetina
Trivialname: Levanteviper

EINFÜHRUNG

Macrovipera ist eine vor Kurzem zu neuem Leben erweckte Gattung, die vier Arten enthält, welche man vorher den Vipern zugerechnet hat.
  Hierzu gehören:
- *Macrovipera schweizeri*
- *Macrovipera deserti*
- *Macrovipera lebetina*
- *Macrovipera mauritanica*

HABITAT

TROCKENE, FELSIGE, BERGIGE Gegenden.

ANATOMISCHE EIGENSCHAFTEN

Der Körper ist gewöhnlich grau, khaki oder gelbbraun bis rotbraun und die Rückenzeichnung besteht aus zwei Reihen versetzt stehender Querbänder, die vom Kopf bis zum Schwanz durchlaufen. Dunkle Linien bilden auf dem Kopf eine „V-Markierung", die nach vorne zeigt. Der Schwanz ist kurz und läuft abrupt spitz zusammen, die Unterseite der Spitze ist gelb oder braun. Die SCHNAUZE IST RUND UND STUMPF.

SPEZIFISCHES VERHALTEN

Ihr Gift ist toxischer als das der Vipern und sie sind potentiell gefährlich für den Menschen. Sie haben den Ruf, leicht aufgebracht zu sein, können große Mengen Gift injizieren und werden als gefährlich erachtet.

VIPERIDAE VIPERN

MÖGLICHE SPEZIFISCHE AUSDRÜCKE BEI PATIENTEN

Diese Art zeigt die Eigenschaften der Viperidae und der Viperinae. Auf der Ebene der Quelle stehen ihre spezifischen Eigenschaften eher in Verbindung mit ihren anatomischen Eigenschaften und ihrem Lebensraum.
- Spezifisches Muster: V-förmige Markierung
- Bilder von trockenen, felsigen und bergigen Gegenden

GATTUNG: VIPERA

EINFÜHRUNG

Vipera ist eine Gattung giftiger Vipern. Ihr Name stammt vermutlich von den lateinischen Wörtern vivus und pario ab, diese bedeuten „lebend" und „gebären" oder „hervorbringen". Dies bezieht sich auf die Tatsache, dass die meisten Vipern LEBENDE JUNGE GEBÄREN. Derzeit kennt man 27 Arten.

HABITAT

Ihr Verbreitungsgebiet erstreckt sich von Nordafrika bis fast zum Polarkreis und von Großbritannien bis nach Asien im Pazifik. Sie bewohnen gewöhnlich BERGREGIONEN.

ALLGEMEINE ANATOMIE

Kleine bis mittelgroße Schlangen mit dicklichen Körpern. Ihr Kopf kann von schmalen Schuppen bedeckt sein, wie bei der *Vipera ammodytes,* oder mit mehreren großen Schuppen, wie bei *Vipera berus.* Einige Arten haben hochgebogene oder gehörnte Schnauzen. Diese werden von einer Gruppe schmaler Schuppen gebildet, nicht nur von einer einzigen großen Schuppe. Viele Arten weisen ein charakteristisches ZICKZACK-Muster auf.

ERNÄHRUNGSVERHALTEN

Sie fressen Echsen, kleine Säugetiere und offenbar auch wirbellose Tiere.

VERHALTEN

Sie leben hauptsächlich am Boden, obwohl manche Arten gelegentlich auch klettern. Sie sind für den Menschen nur in geringem Ausmaß gefährlich, es wurden jedoch schon Todesfälle dokumentiert.

VIPERIDAE VIPERN

Sie sind nachtaktiv bei warmem Wetter und tagaktiv bei kälteren Temperaturen. Sie sind ERSTAUNLICH TOLERANT GEGENÜBER DER KÄLTE UND MAN KANN SIE ÖFTER BEIM SONNENBAD IN SCHNEENÄHE SEHEN. Generell sind sie zurückhaltend, doch können sie schnell und wiederholt zuschlagen, wenn sie in die Enge getrieben oder plötzlich aufgeschreckt werden.

MATERIA MEDICA

FARRINGTON

Vipera beeinträchtigt die Venen deutlich mehr als jede andere Schlange dieser Gruppe.

MÖGLICHE ALLGEMEINE AUSDRÜCKE DER VIPERA

- Vertragen kältere Temperaturen oder bevorzugen diese
- Zickzack-Muster
- *Beeinträchtigung der Venen*

VIPERA AMMODYLES MERIDIONALIS [EUROPÄISCHE HORNOTTER]

Ordnung: Squamata
Unterordnung: Serpentes/Ophidia (Schlangen)
Familie: Viperidae
Unterfamilie: Viperinae
Gattung: Vipera
Art: Vipera ammodyles meridionalis
Trivialname: Europäische Hornotter, Sandviper, Hornviper

HABITAT

Der Name „Sandviper" ist ein wenig irreführend und stammt von den griechischen Wörtern *ammos* und *dutes* ab, die „Sand" und „Gräber" oder „Taucher" bedeuten, obwohl die Schlangen eigentlich FELSIGE LEBENSRÄUME bevorzugen, mit Hängen, die in der Sonne liegen. Man findet sie in Griechenland, in Thrakien und in der Türkei.

VIPERIDAE VIPERN

ANATOMISCHE EIGENSCHAFTEN

Das auffälligste Merkmal ist das HORN AUF DER NASE, das aus mehreren schmalen Schuppen auf einem knochigen oder fleischigen Höcker besteht und WEICH UND FLEXIBEL ist. Seine Funktion ist derzeit noch unbekannt. Sie sind normalerweise braun oder rotbraun mit einer Zickzacklinie entlang des Rückens. Viele junge Schlangen haben eine orange Schwanzspitze, obwohl bei diesen Schlangen das Anlocken mit dem Schwanz nicht beobachtet wird.

VERHALTEN

Normalerweise bewegt sie sich langsam, es sei denn sie wird provoziert, und OFT LIEGT SIE ZUSAMMENGEROLLT ZWISCHEN DEN FELSEN. Zumeist ist sie tagaktiv, doch im Hochsommer kann sie nachtaktiv werden.

ANGRIFFS- UND VERTEIDIGUNGSMETHODEN

Sie ist nicht sehr aggressiv. Wenn sie bedrängt wird, rollt sie sich zusammen und zischt laut, beißt jedoch nur selten zu, es sei denn, sie wird weiterhin bedrängt.

▼ Vipera ammodyles

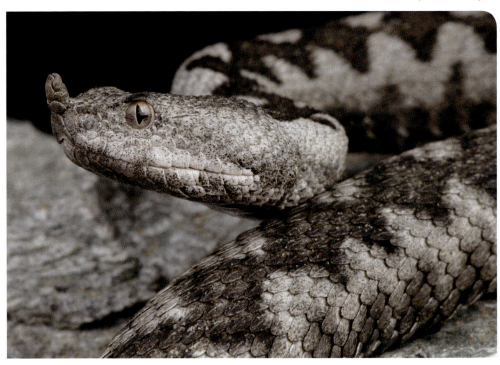

VIPERIDAE VIPERN

VIPERA ASPIS (VIP-A.) [ASPISVIPFR]

Ordnung: Squamata
Unterordnung: Serpentes/Ophidia (Schlangen)
Familie: Viperidae
Unterfamilie: Viperinae
Gattung: Vipera
Art: Vipera Aspis
Trivialname: Aspisviper

EINFÜHRUNG

Sie lebt in Steppen, grasbedeckten Hochebenen und steinigen Hängen in Höhen von bis zu 2.900 m in ihrem Verbreitungsgebiet. Dies trifft auch auf die *Vipera berus* zu.

ANATOMISCHE EIGENSCHAFTEN

Ihr DREIECKIGER BIS HERZFÖRMIGER KOPF sticht bei dem eher schwerfälligen Körper hervor. Die Aspisottern haben jeweils recht unterschiedliche Farben. Einige sind zum Beispiel aschefarben und andere sogar tiefschwarz, doch auch Schattierungen von gelbgrau bis rot sind üblich. Den Rücken entlang, vom Hals bis zum Schwanz, haben sie eine Reihe länglicher rechteckiger dunkler Flecken. Darüber hinaus findet man eine leicht nach oben gebogene Schnauze, oft mit einem dunklen „V" oder „X" auf der Kopfoberseite.

ERNÄHRUNGSVERHALTEN

Sie frisst kleine Säugetiere, Echsen und kleine Schlangen. Außerdem frisst sie auch Eidechsen und Mäuse.

VERHALTEN

Die Aspisviper ist SCHEU UND ÄNGSTLICH. Nähert man sich ihr, HÄLT SIE AN UND ERSTARRT ODER VERSCHWINDET MIT GROSSER SCHNELLIGKEIT, WENN SIE SICH BEDROHT FÜHLT. Zu guter Letzt kann sie auch beißen.

GIFT

UNTERSCHIEDLICHE ARTEN VON GIFT: HÄMOTOXISCH UND NEUROTOXISCH.

VIPERIDAE VIPERN

MATERIA MEDICA

COMPLETE REPERTORY:

- Allgemein – Hämorrhagie: Diathese oder tatsächlich. {83 > 186 > 0}
- Extremitäten – Phlegmasia alba dolens, Phlebitis. {30 > 36 > 0}

MÖGLICHE SPEZIFISCHE AUSDRÜCKE BEI PATIENTEN

Die Aspisviper zeigt alle Eigenschaften der Viperidae, Viperinae und der Vipera. Spezifische Hinweise auf der Ebene der Quelle:

VERHALTEN

- Nervös, schüchtern, ängstlich
- Anhalten und erstarren

GIFT

- Symptome hämotoxischer und neurotoxischer Gifte

SONSTIGE EIGENSCHAFTEN

- *Extremitäten – Phlegmasia alba dolens, Phlebitis*
- *Schmerzhafte Schwere in den Beinen, schlimmer beim Laufen, besser, wenn die Beine hochgelegt sind*

VIPERA BERUS (VIP.) [KREUZOTTER]

Ordnung: Squamata
Unterordnung: Serpentes/Ophidia (Schlangen)
Familie: Viperidae
Unterfamilie: Viperinae
Gattung: Vipera
Art: Vipera berus
Trivialname: Kreuzotter

VIPERIDAE VIPERN

HABITAT

Die gewöhnliche Viper ist die einzige Giftschlange in Nordwesteuropa. Sie ist diejenige Schlange mit dem WEITESTEN GEOGRAPHISCHEN VERBREITUNGSGEBIET, UND SIE BEWOHNT VIELE UNTERSCHIEDLICHE LEBENSRÄUME. Man kann sie sogar in der Nähe des Polarkreises finden und auch an felsigen Abhängen in 3.000 m Höhe. Sie kann AN VIEL KÄLTEREN ORTEN ÜBERLEBEN ALS DIE MEISTEN VIPERN ODER AUCH DIE MEISTEN SCHLANGEN ALLGEMEIN.

ANATOMISCHE EIGENSCHAFTEN

Ihr Farbspektrum bewegt sich von grau und braun über rostfarben bis hin zu tiefschwarz. Die meisten Individuen haben eine auffällige ZICKZACK-LINIE auf dem Rücken. Die dunkle Färbung sorgt dafür, dass sie sich schnell aufwärmen können, und dies kompensiert durchaus den Nachteil der schlechteren Tarnung. Auf dem Kopf ist gewöhnlich ein auffälliges dunkles „V" oder „X" zu sehen.

ERNÄHRUNGSVERHALTEN

Sie fressen hauptsächlich kleine Nagetiere und Echsen.

PAARUNGSEIGENSCHAFTEN

Während der Paarungszeit VERSAMMELN SICH DIE MÄNNCHEN an den nahegelegenen Paarungsplätzen. Sie begeben sich in lang andauernde KÄMPFE, DABEI KÄMPFEN SIE UM DIE GELEGENHEIT, SICH MIT EINEM WEIBCHEN ZU PAAREN. Männchen prallen aufeinander, um die Vorherrschaft in den spektakulären und wohlbekannten „KAMPFTÄNZEN" oder „OTTERNTÄNZEN" zu erlangen. Die Männchen provozieren sich gegenseitig, indem sie den VORDEREN TEIL IHRES KÖRPERS VERTIKAL VOM BODEN ERHEBEN, WIEGENDE BEWEGUNGEN MACHEN UND VERSUCHEN, SICH ZU BODEN ZU SCHUBSEN. Dies wird so lange wiederholt, bis der Schwächere erschöpft aufgibt und davonkriecht, um sich ein anderes Weibchen zu suchen.

VERHALTEN

Viel Zeit verbringen sie damit, in der Sonne zu **baden**. In kalten Wintern **überwintern** sie bis zu acht Monate. Gewöhnlich verbringen die Ottern den Winter in GEMEINSCHAFTSHÖHLEN oder KOLONIEN, in denen sich eine große Anzahl Männchen und Weibchen befinden.

Damit ein endothermisches Tier in der Kälte überleben kann, muss es einige Anpassungen durchlaufen haben: geringe Größe, dunkle Farben und vivipares Brutverhalten.

GIFT

Unterschiedliche Gifte: hämotoxisch und neurotoxisch.

ANGRIFFS- UND VERTEIDIGUNGSMETHODEN

Diese Schlangen sind gewöhnlich SCHEU, nicht aggressiv; sie neigen dazu, im Angesicht der Gefahr zu ERSTARREN. Sie fühlen sich leicht alarmiert und beißen, wenn sie bedroht werden

VIPERIDAE VIPERN

oder wenn man auf sie tritt. Ottern überfallen ihre Beute aus dem Hinterhalt oder verfolgen diese. Sie BENÖTIGEN VIEL ENERGIE, UM DAS GIFT ZU PRODUZIEREN. Das mag der Grund dafür sein, dass sie ihr Gift nur selten einsetzen. Auch müssen sie mit ihrer Energie besser haushalten als andere Schlangen, die in einem wärmen Klima leben.

MATERIA MEDICA

MATERIA MEDICA VON PHATAK

Das Gift der Kreuzotter greift das Blut und die Blutgefäße an, insbesondere die VENEN, es ruft Phlebitis und BLUTUNGSNEIGUNG hervor.
Paralyse; aufsteigend; Paraplegie; des Fußes. Polyneuritis. Poliomyelitis.
Gefühl des Berstens. Wechseljahrsbeschwerden. Struma.
   Nasenbluten; mit Schwindel; bei stillenden Müttern.
   Gefühl der Fülle und unerträgliche Schmerzen, als sollten die betroffenen Gliedmaßen bersten; muss sie hochlagern, sitzt mit hochgelegten Füßen da. Muskelkrämpfe in den Beinen oder Blaufärbung derselben. Schleppender Gang infolge von Lähmung eines Fußes. **Varizen und akute Phlebitis**.
   Geschwüre. Gangrän. Furunkel. Karbunkel mit berstender Empfindung. Großflächiges Abschälen der Haut. Lymphangiom.
   Schlimmer: HERUNTERHÄNGEN LASSEN DER GLIEDMASSEN. Jährlich. Kälte. Berührung. Wetterwechsel.

REPERTORIUM COMPLETE

RUBRIKEN

ALLGEMEIN

BLUT: FIBRIN: VERÄNDERT. {0> 1> 0}
EKCHYMOSE SCHLEIMHAUT. {0> 1> 0}
SCHWÄCHE, OHNMACHT: STILLEN; BEIM {0> 1> 0}
Herunterhängen lassen, <Beine: {2> 7> 29}
HÄMORRHAGIE: DIATHESE ODER TATSÄCHLICH: DUNKEL: HELLEN STREIFEN, GEMISCHT MIT {0> 1> 0}
HÄMORRHAGIE: DIATHESE ODER TATSÄCHLICH: THROMBI. {0> 1> 2}
VARIZEN, GESCHWOLLEN, VERGRÖSSERT, PLETHORISCH: BERSTEND; ALS OB. {0> 1> 0}
VARIZEN, GESCHWOLLEN, VERGRÖSSERT, PLETHORISCH: RUPTUR. {0> 1> 0}
WUNDEN: BLUTEN: REICHLICH: SCHWARZES BLUT. {0> 1> 0}
Schwäche, Entkräftung, Erschöpfung, Hinfälligkeit: Wetter: bei warmem {5> 9> 0}

VIPERIDAE VIPERN

GEMÜT

FURCHT: EPISTAXIS: MIT. {0> 1> 0}
WAHNIDEEN, EINBILDUNGEN: **VERFOLGT,** ER WIRD: VOM SATAN. {0> 1> 0}
MORPHINISMUS, DROGENABHÄNGIGKEIT: INJEKTIONEN, BESONDERS DURCH. {0> 1> 0}
RUHELOSIGKEIT, NERVOSITÄT: ABWECHSELND MIT: OHNMACHT {0> 1> 0}

KOPFSCHMERZ

ALLGEMEIN: SEUFZEN AMEL. {0> 1> 0}
Stechen: Wetterwechsel; beim: {0> 2> 0}
REISSEN: WETTER: WECHSEL; BEI JEDEM. {0> 1> 0}

AUGEN

GLÄNZEND: KOPFSCHMERZEN, WÄHREND. {0> 1> 0}
VERFÄRBUNG: GELB: DUNKEL. {0> 1> 0}

NASE

EPISTAXIS: STILLEN DES KINDES, WÄHREND. {0> 1> 0}

ZUNGE

VERFÄRBUNG: WEISS: ZUNGE: RÄNDER: FEUCHT UND ROT. {0> 1> 0}
VORSTRECKEN: ZUNGE: GESCHWOLLEN. {0> 1> 0}

HALS

ENTZÜNDUNG, WUNDER HALS: CHRONISCH: ZU, ALS OB. {0> 1> 0}

MAGEN

DURST: KOMA, WÄHREND. {0> 1> 0}
ERBRECHEN: WÜRMER: MILCHTRINKEN, NACH DEM. {0> 1> 0}

BAUCH

VERFÄRBUNG: SCHWARZ. {0> 1> 0}
VERFÄRBUNG: SCHWARZ: FLECKEN. {0> 1> 0}
SCHMERZ: JÄHRLICH, BEIM ERSTEN WARMEN WETTER. {0> 1> 0} [36]
SCHMERZ: HYPOCHONDRIUM RECHTS: ERSTRECKT SICH BIS: HÜFTE. {0> 1 >0}
SCHMERZ: LEBER: DIARRHÖ, NACH. {0> 1> 0}
SCHMERZ: LEBER: ERSTRECKT SICH BIS: HÜFTE. {0> 1> 0}

VIPERIDAE VIPERN

BRUST

ANGST: HERZREGION: PERIODISCH, JEDEN TAG ZUR SELBEN STUNDE. {0 > 1 > 0}
VERFÄRBUNG: SCHWARZ: MARMORIERT, FLECKEN. {0 > 1 > 0}
EKCHYMOSE: ENDOKARD. {0 > 1 > 0}
Entzündung: Herz: Karditis: Endokard, Endokarditis. {26 > 47 > 0}
Entzündung: Herz: Karditis: Myokard, Myokarditis. {1 > 9 > 37}
Entzündung: bösartig, Endokard. {1 > 5 > 0}
SCHMERZ: RIPPEN: LINKE: DRUCK AGG. {0 > 1 > 0}
VENEN, GESCHWOLLEN. {0 > 1 > 0}

RÜCKEN

VERFÄRBUNG: BLÄULICH: RECHTS. {0 > 1 > 0}

EXTREMITÄTEN

BEUGEN: UNTERE EXTREMITÄTEN: BEINE. {0 > 1 > 0}
VERFÄRBUNG: SCHWARZ: OBERE EXTREMTÄTEN: FLECKEN MIT. {0 > 1 > 0}
VERFÄRBUNG: SCHWARZ: OBERE EXTREMTÄTEN: SCHULTERN; FLECKEN. {0 > 1 > 0}
VERFÄRBUNG: SCHWARZ: OBERE EXTREMTÄTEN: FINGER: ERSTER; DAUMEN. {0 > 1 > 0}
VERFÄRBUNG: SCHWARZ: UNTERE EXTREMITÄTEN: BEINE: FLECKEN. {0 > 1 > 0}
VERFÄRBUNG: BLAU: RÖTLICH; OBERE EXTREMITÄTEN. {0 > 1 > 0}
VERFÄRBUNG: EKCHYMOSE: OBERE EXTREMITÄTEN: OBERARME. {0 > 1 > 0}
VERFÄRBUNG: GRÜNLICH: GELB. {0 > 1 > 0}
VERFÄRBUNG: LIVID: GELBLICH. {0 > 1 > 0}
VERFÄRBUNG: RÖTE: BLÄULICH, FLECKEN. {0 > 1 > 0}
VERFÄRBUNG: RÖTE: STREIFEN: HÄNDE, RÜCKSEITE DER. {0 > 1 > 0}
VERFÄRBUNG: GELBLICH: FLECKEN. {0 > 1 > 0}
VERFÄRBUNG: GELBLICH: UNTERBEINE, FÜSSE; GRÄULICH. {0 > 1 > 0}
VERFÄRBUNG: GELBLICH: STREIFEN, UNTERBEINE. {0 > 1 > 0}
AUSSCHLAG PHLYCTAENULOSA, HÄNDE. {0 > 1 > 0}
HITZE: UNTERE EXTREMITÄTEN: FÜSSE: FERSEN: ERSTRECKT SICH BIS ZUR ZUNGE. {0 > 1 > 0}
VERHÄRTUNG: KNIE, KNIEKEHLE, LYMPHATISCHES GEWEBE. {0 > 1 > 0}
INFILTRATION SERUM: UNTERE EXTREMITÄTEN; HINTERN, Gesäßbacken. {0 > 1 > 0}
Phlegmasia alba dolens, Phlebitis. {7 > 23 > 36}
PARALYSE: OBERE EXTREMITÄTEN: RECHTS: WIEDERKEHREND NOCH
JAHRE NACH BISS IN DEN FUSS. {0 > 1 > 0}
LAUFEND, ALS OB ETWAS; UNTERE EXTREMITÄTEN. WADEN; NACH OBEN. {0 > 1 > 0}
SCHWELLUNG: JÄHRLICH: ERST DUNKELROT, HEISSES WETTER. {0 > 1 > 0}
SCHWELLUNG: OBERE EXTREMITÄTEN: HÄNDE: DIE SEITE, IN DIE NICHT GEBISSEN WURDE. {0 > 1 > 0}
VARIZEN: SCHMERZHAFT: UNTERE EXTREMITÄTEN: BERSTEND; BEINE. {0 > 1 > 0}

VIPERIDAE VIPERN

EXTREMITÄTEN SCHMERZ

ALLGEMEIN: ABWECHSELND MIT: SCHMERZ IM: BAUCH. {0 > 1 > 0}
ALLGEMEIN: OBERE EXTREMITÄTEN: PERIODISCH: JÄHRLICH. {0 > 1 > 0}
ALLGEMEIN: OBERE EXTREMITÄTEN: FINGER: ERSTRECKT SICH BIS: BRUST, ELLENBOGEN; SCHULTER UND HANDGELENKE. {0 > 1 > 0}
ALLGEMEIN: UNTERE EXTREMITÄTEN: KNIE: WETTER: DURCH WETTERWECHSEL. {0 > 1 > 0}
ALLGEMEIN: UNTERE EXTREMITÄTEN: KNIE: KNIEKEHLE: LYMPHATISCHES GEWEBE. {0 > 1 > 0}
ALLGEMEIN: UNTERE EXTREMITÄTEN: FÜSSE: WETTER: WETTERWECHSEL. {0 > 1 > 0}
ALLGEMEIN: UNTERE EXTREMITÄTEN: FÜSSE: ABSÄTZE: ERSTRECKT SICH ZUR ZUNGE. {0 > 1 > 0}
BRENNEN: UNTERE EXTREMITÄTEN: FÜSSE: ABSÄTZE: ERSTRECKT SICH ZUR ZUNGE. {0 > 1 > 0}
STECHEN: UNTERE EXTREMITÄTEN: KNIE: WETTERWECHSEL. {0 > 1 > 0}
STECHEN: UNTERE EXTREMITÄTEN: FÜSSE: WETTER; BEI WETTERWECHSEL. {0 > 1 > 0}
REISSEN: OBERE EXTREMITÄTEN: FINGER: ERSTRECKT SICH ZU: BRUST; ELLENBOGEN; SCHULTER UND HANDGELENKE. {0 > 1 > 0}
REISSEN: UNTERE EXTREMITÄTEN: KNIE: WETTER; WETTERWECHSEL {0 > 1 > 0}
REISSEN: UNTERE EXTREMITÄTEN: FÜSSE: WETTER: WETTERWECHSEL. {0 > 1 > 0}

SCHLAF

SCHLÄFRIGKEIT: WETTER; BEI HEISSEM; ZUERST. {0 > 1 > 0}

HAUT

VERFÄRBUNG: GELB, GELBSUCHT, IKTERUS: WETTER; BEI ERSTEM WARMEM. {0 > 1 > 0}
PURPURA: HÄMORRAGHIE: FLECKEN. {0 > 1 > 0}

SCHWEIß

KAMILLENTEE AGG. {0 > 1 > 0}

Nachfolgend Ergänzungen für *Vipera berus* von Jürgen Becker:
(Aus Homeopathic Links 2/91.)

GEMÜT

- Ehebrecherisch
- Wahnidee, er wird vom Satan verfolgt
- Drogenabhängig, besonders durch Injektion

VIPERIDAE VIPERN

- Aufregung, sexuell
- Hass und Rache
- Eifersucht
- Rage, Wut

ALLGEMEIN

- Lebenswärme, Mangel an

KONKORDANZ VON VERMEULEN

Eine Vergiftung durch Vipern verursacht eine vorübergehende Steigerung der Reflexe, eine Parese kommt hinzu sowie eine **Paraplegie der Unterschenkel, die sich nach oben erstreckt. Ähnelt der akuten aufsteigenden Lähmung von Landry.**

Die Vergiftung hat besondere Auswirkungen auf die Nieren und verursacht Hämaturie. Es tritt Herzbeutelwassersucht auf. Indiziert bei Venenentzündungen mit großer Schwellung, **berstender Empfindung**. Lebervergrößerung.

Beschwerden in der Menopause. Ödem der Stimmritze. Polyneuritis, Poliomyelitis. [2] Struma. [5] Schwellung, mit Empfindung von Schwere, als ob das Bein abfallen würde. [9] Menschen altern vorzeitig; Entwicklungsverzögerung bei Kindern. Blutveränderungen. Blutungsneigung. Gerinnungsfähigkeit verloren, schwarzes Blut. Periodische Symptome, kehren jedes Jahr wieder.

FALL VON JÜRGEN BECKER
HOMOEOPATHIC LINKS 1991

30-jährige Frau, verheiratet, eine Tochter, erschien mit einer Dysplasie des Gebärmutterhalses, Pap IV.

Ihr Hauptproblem war, dass sie mit zwölf Jahren herausgefunden hatte, dass ihr Vater, ein bekannter Gynäkologe, ihrer Mutter Schlaftabletten verabreicht hatte und nachts heimlich eine andere Frau besuchte. Die Patientin hatte wohl einen siebten Sinn und fand es heraus. Sie schnüffelte hinter ihm her und stellte Fallen auf. So legte sie zum Beispiel Dinge vor die Kellertür, die dann viel Lärm verursachten, wenn er diese nachts öffnete. Auf diese Weise sollte ihre Mutter es herausfinden.

Ihr Verhalten wurde zu einer richtigen Bedrohung für das Doppelleben ihres Vaters. Er fing an, sie dafür zu hassen, und verbot ihr, ihren Mund zu Hause zu öffnen, es sei denn, sie wurde etwas gefragt. Das war nun die Geschichte ihres Lebens. In der Schule machte sie schockierende Sachen, um seinen guten Ruf zu schädigen. Sie nahm Drogen, brach die Schule ab, zog von zu Hause weg und führte ein wildes Leben. Ihren Vater sah sie lange Jahre nicht.

Später hatte sie eine Beziehung, die ähnlich verlief. Ihr Freund ging nachts zu einer anderen Frau, wenn sie von zu viel Arbeit erschöpft war. Sie verdiente das Geld für sie beide, zog seine Tochter groß und machte den Haushalt. In den frühen Morgenstunden, wenn sie noch schlief, kam er zurück, genau wie damals ihr Vater.

Ich erkannte in dieser Geschichte das Leben einer Schlange: das Schnüffeln, Fallenstellen, Schlaftabletten, geheimes Sexleben, doppelte Moral. Es war nicht *Lachesis*, denn sie war überhaupt nicht geschwätzig. Stattdessen hatte sie eine merkwürdige Art zu reden, kurze, knappe Sätze mit langen Pausen, in denen sie in die Luft starrte. Welche andere Schlange käme nun noch in Frage?

VIPERIDAE VIPERN

Nun war es so, dass wir vor ein paar Jahren *Vipera berus,* die Kreuzotter, geprüft hatten. Die Patientin und ich redeten über diese Schlange und ihr Leben. Nach zwei Stunden kamen auf das Thema der modernen klinischen Gynäkologie mit der **kontrollierten Geburt. Den Frauen und den Hebammen wird von den männlichen Ärzten alle Macht genommen. Alles wird mit Injektionen und Infusionen unter Kontrolle gehalten. Der natürliche Prozess der Geburt liegt in den Händen der Männer, sie haben dies an sich gerissen.**

Als ich sie fragte, ob sie dazu einen Bezug hat, war sie sehr erstaunt: Sowohl ihr Vater als auch ihr Bruder glauben fest an diese Art der Gynäkologie. Beide haben im gleichen Krankenhaus bei dem gleichen Professor, der zu den größten Befürwortern dieser Gynäkologie in Deutschland gehört, studiert. Sie selber wurde auf diese Art geboren. Aufgrund eines Problems bekam ihre Mutter eine Narkose, und sie selbst war blau verfärbt, als sie zur Welt kam. Ihr Vater wäre fast ohnmächtig geworden.

Also hatte ich nur diese Symptome: die schlangenähnlichen Dinge in ihrem Leben und dem Leben ihrer Eltern, der Vorfall bei der Geburt und dass ihr Vater genau diese Geburtsmethode praktizierte, über die wir sprachen, als wir *Vipera berus* prüften.

In der Arzneimittelprüfung haben wir *Vipera berus* als die Kraft erkannt, die unbewusst unsere Welt bedroht, und das in einem solchen Ausmaß, dass wir, wenn wir eine Schlange sehen, diese sofort erschlagen müssen. Ihre Geschichte wies gewisse Ähnlichkeiten auf. Sie wurde zur Bedrohung im Leben ihres Vaters, daher verhinderte er, dass sie redete. Es besteht die gleiche tödliche Feindschaft zwischen unserer Kultur und der Schlange wie auch zwischen ihrem Vater und ihr.

Ich gab ihr *Vipera berus* C200.

Sie sagte, dass sei die stärkste Droge, die sie je genommen hätte. Sie durchlief noch einmal ihr ganzes Leben. Sie hatte sogar einen dramatischen Traum über ihre Geburt, in dem sie von einem schrecklichen Gerät überwältigt wurde. Alle ihre Erinnerungen aus ihrer Kindheit mit ihrem Vater kamen wieder hoch. Sie wollte nur noch allein in ihrem Bett sein, fern von den Menschen, genauso wie die Viper fern von den Menschen lebt. Sie hatte einen unglaublichen Hass auf ihren Vater. Als sie ihren früheren Freund wieder traf, sah sie alles sehr deutlich und konnte ihm das auch sagen. Nichts konnte verleugnet werden. Die Gefühle bei einer Abtreibung, die sie hatte, kamen wieder zum Vorschein. Sie litt wieder unter Migräne, diese erinnerten sie an ihre Geburt. Sie behandelte ihre Tochter genauso schlecht, wie ihr Vater sie behandelt hatte. Wochenlang fiel sie in eine starre Steifheit und schimpfte mit jedem, der in ihre Nähe kam, genau wie eine Viper.

Nach vielen Monaten, in denen sie diesen psychologischen Prozesses durchlief, kehrte sie in ihr gesellschaftliches Leben zurück und erfuhr eine deutliche Verbesserung in der Beziehung zu ihrem Vater.

In der Zwischenzeit hatten wir nun ungefähr zehn Konstitutionsfälle mit *Vipera berus,* und *dies* sind die Hauptthemen und Symptome:

- Wilde sexuelle Erregung
- Versuchung in Form von Ehebruch
- Alles, was verboten ist, wird zu einer Versuchung
- Tod vortäuschen (wie die Viper im Winter)
- Kälte (Unterscheidungsmerkmal zu anderen Schlangen)
- Hass und Rache
- Rage und Wut
- Eifersucht
- Drogenabhängigkeit, besonders in Form injizierter Drogen
- Du wirst vom Satan verfolgt.

Es scheint, als sei besonders *Vipera berus* der europäische und christliche Weg, die sexuellen Triebe sowie die chaotische weibliche Kraft „totzuschlagen", die unsere kulturelle Ordnung bedrohen.

VIPERIDAE VIPERN

MÖGLICHE SPEZIFISCHE AUSDRÜCKE BEI PATIENTEN

Die *Vipera berus* drückt die Eigenschaften der Viperidae, Viperinae und der Vipera aus. Spezifische Wesenszüge auf Ebene der Quelle:

VERHALTEN

- In der Lage, extreme Kälte zu ertragen; mehr als alle Vipera oder alle Schlangen im Allgemeinen
- Kampftänze: wiegende Bewegungen, den Gegner schubsen
- Leben in Kolonien oder Gemeinschaftshöhlen; Männchen sammeln sich
- Überwintern länger

GIFT

- Symptome hämotoxischer oder neurotoxischer Vergiftung
  - *Hämorrhagische Diathese*
  - *Aufsteigende Lähmung*

ANGRIFFS- UND VERTEIDIGUNGSMETHODEN

- Schüchtern
- Erstarren
- Nicht aggressiv
- Müssen viel Energie aufwenden (um Gift zu produzieren oder anzugreifen)

ANDERE EIGENSCHAFTEN

- *Berstende Empfindung*
  - *Gefühl der Fülle und unerträgliche Schmerzen, als wollte das Bein bersten*
  - *Muss die Gliedmaßen hochlagern*
  - *Sitzt mit hochgelegten Füßen da*
  - *Geschwüre, Gangrän, Furunkel, Karbunkel, mit berstender Empfindung*
- *Varizen und akute Phlebitis*

VIPERA REDI (VIP-R.) [ITALIENISCHE VIPER]

Ordnung: Squamata
Unterordnung: Serpentes/Ophidia (Schlangen)
Familie: Viperidae

VIPERIDAE VIPERN

Unterfamilie: Viperinae
Gattung: Vipera
Art: Vıpera redi
Trivialname: Italienische Viper

Über diese Schlange finden sich nur wenige Informationen. Fachleute glauben, dass es sich hier auch um die *Vipera aspis* handelt.

MATERIA MEDICA

SYMPTOMATOLOGIE VON SNELLING

- Häufiger Schwindel
- Anhaltende Ohnmachtsneigung
- Große, brandige Bläschen um die Wunde herum
- Rötliche, schwarze, linsengroße Flecke überall, selbst im Gesicht

VIPERA XANTHINA [KLEINASIATISCHE BERGOTTER]

Ordnung: Squamata
Unterordnung: Serpentes/Ophidia (Schlangen)
Familie: Viperidae
Unterfamilie: Viperinae
Gattung: Vipera
Art: Vipera xanthine
Trivialname: Kleinasiatische Bergotter

HABITAT

In unterschiedlichen Lebensräumen zuhause, einschließlich Sümpfen, felsigen Bergausläufern und offenem Weideland mit wenigen Büschen oder Bäumen. Meist findet man sie in Gebieten mit VIEL WASSER, FEUCHTIGKEIT UND VEGETATION, oft auch in bewohnten Gebieten auf Höfen, Feldern, in Bewässerungsgräben und Gärten.

VERHALTEN

NICHT AGGRESSIV. Vermeiden Begegnungen mit Menschen, sind jedoch schnell erregt und verteidigen sich, wenn sie gestört werden.

VIPERIDAE VIPERN

TABELLE DER UNTERSCHIEDE

Colubridae	Boidae		Elapidae	Viperidae	
2/3 aller Schlangen	nicht giftig		giftig	Giftig	
ahmen andere Schlangen nach	schwerer Körperbau, kompakt, muskulös		greifen an, wenn sie provoziert werden oder wenn man in ihren Bereich eindringt	planen gut, getarnt, liegen auf Lauer, plötzlicher Angriff aus dem Hinterhalt	
geben vor, gefährlich oder giftig zu sein	fähig, zu erwürgen, zu ersticken		warnen vor dem Angriff	greifen ohne Warnung an	
Bilder von großer Flexibilität des Maules	Bilder vom Herunterschlucken der Nahrung im Ganzen		beißen mehrfach zu, beißen und halten fest	zielgenauer, blitzschneller Angriff, flüchten eilig; geben keine Gelegenheit zur Flucht	
	bewegen sich langsam		Thema „Verletzung"	schmerzhafte Bisse	
	die charakteristische Bewegung ist eine gerade Linie/gradlinig		allein, Einzelgänger allein gegen die Gruppe	Gruppenverhalten, Ansammlungen (ausgeprägter bei den Klapperschlangen)	
	Boinae	**Pythoninae**	neurotoxisches Gift – Herz- und Kreislaufversagen	hämotoxisches Gift – Blutungsneigung, Nekrose, Gewebszerstörung, Gangrän	
			wendig; bewegen sich schnell, rasch.	langsam, unbewegt	
				aktiv in der Dunkelheit/der Nacht	
				aufwändige Muster und Farben zur Tarnung, keine auffälligen, hellen Farben	
				vertragen Kälte besser	
		zeigt elterliche Fürsorge		**Viperinae** (echte oder grubenlose Ottern)	**Crotalinae** (Grubenottern)

VIPERIDAE VIPERN

Colubridae	Boidae	Elapidae	Viperidae	
			keine Grubenorgane	Grubenorgane:
			Auffinden der Beute durch Vibrationen, die über den Boden übertragen werden.	empfindsam gegenüber den kleinsten Umweltveränderungen / Bedrohungen
			Lauern	wachsam, wendig, erhöhte außersinnliche Wahrnehmung, geschärfte Sinne
			verfolgen die Spur, die von einem Opfer hinterlassen wird	ständiges Gefühl von Gefahr/ Bedrohung/ verfolgt werden, Misstrauen, hellsichtig
				schüchtern, Angst, zurückzuschlagen, bis eine Stufe erreicht ist, wenn sie so geladen sind, dass sie gewaltsam und ohne Warnung zurückschlagen
				fürchtet seine eigene Wut, eine Seite ist sehr nett, die andere gewalttätig und grausam, und sie haben keine Kontrolle darüber, was wann auftaucht, es geschieht unerwartet und ohne Warnung

SPHENODONTIDAE

TUATARA (BRÜCKENECHSEN)

Kein Arzneimittel verfügbar.

EINFÜHRUNG

Der Name „Tuatara" ist aus der Maori-Sprache abgeleitet (Maori oder Te Reo Maori ist eine der offiziellen Sprachen Neuseelands) und bedeutet „Stachelträger", dies bezieht sich auf den charakteristischen stacheligen Kamm auf ihrem Rücken (beim Männchen ausgeprägter).

Die Brückenechse ist die einzig rezente Gattung der Sphenodontidae und in Neuseeland beheimatet. Es gibt zwei rezente Arten der Sphenodontidae, die auch schon vor 200 Millionen Jahren existierten. Die Brückenechsen werden manchmal „lebende Fossilien" genannt, obwohl die taxonomische und molekulare Forschung vor Kurzem aufzeigen konnte, dass sie sich seit dem Mesozoikum bedeutend gewandelt haben.

Seit 1895 ist die Brückenechse als gefährdete Art gelistet, und wie viele andere einheimische Tierarten Neuseelands ist auch sie von der Ausrottung durch die kleine Pazifikratte *(Rattus exulans)* bedroht. Auf dem Festland war diese Echse ausgestorben; es existieren nur noch einige Populationen auf 32 kleinen neuseeländischen Inseln, bis im Jahre 2005 die erste Population auf dem Festland im sicher eingezäunten und überwachten Karori Wildlife Sanctuary (Naturschutzgebiet, Anm.d.Ü.) freigelassen wurde.

Die nächsten lebenden Verwandten der Brückenechsen sind die Schlangen und die Echsen, die als Squamata klassifiziert sind. Obwohl die Brückenechsen den Echsen ähneln, ist die Ähnlichkeit eher oberflächlich. Aus diesem Grund besteht großes Interesse, die Brückenechsen im Rahmen der Evolution der Echsen und Schlangen zu untersuchen.

Brückenechsen bevorzugen ein kälteres Habitat und gedeihen daher auf den neuseeländischen Inseln; diese Anpassung ist wahrscheinlich einmalig bei den Brückenechsen, denn ihre spenodonten Vorfahren lebten im Mesozoikum in einem wärmeren Klima.

Brückenechsen werden als Boten Whiros, des Gottes des Todes und des Unglücks, betrachtet, und Maori-Frauen ist es verboten, sie zu essen. Brückenechsen stehen auch für *tapu* (die Grenzen dessen, was heilig und geheim ist), dahinter ist *mana,* das bedeutet, es drohen ernste Konsequenzen, wenn diese Grenze überschritten wird.

KLASSIFIKATION

Königreich: Animalia
Phylum: Chordata
Unterphylum: Vertebrata
Klasse: Sauropsida
Ordnung: Sphenodontia
Familie: Sphenodontidae
Gattung: Sphenodon
Art: *Sphenodon punctatus* (Gray, 1842)
  ▶ *phenodon guntheri* (Buller, 1877)
  ▶ *phenodon diversum* (Colenso, 1885 (ausgestorben))

SPHENODONTIDAE

ALLGEMEINE ANATOMIE

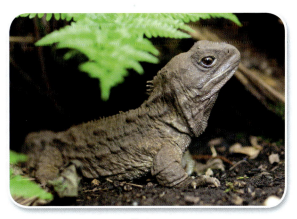

Tuatara

Brückenechsen sind grünbraun gefärbt und werden vom Kopf bis zur Schwanzspitze ungefähr 80 cm lang. Die Brückenechse wird als eine der am wenigsten spezialisierten Lebewesen bezeichnet, das Gehirn und die Art der Fortbewegung ähnelt dem einer Amphibie und das Herz ist noch primitiver als bei jedem anderen Reptil.

Die grünbraune Farbe der Brückenechse passt perfekt zu ihrer Umwelt und variiert Zeit ihres Lebens, da sie sich als Alttiere einmal pro Jahr häuten, als Jungtiere sogar drei- bis vier Mal im Jahr. Die Geschlechter unterscheiden sich nicht nur in der Größe. Der Stachelkamm auf dem Rücken, der aus dreieckigen, weichen Hautlappen besteht, ist bei Männchen größer und ausgeprägter und kann versteift werden, wenn sie sich zur Schau stellen. Der Bauch des Männchens ist schmaler als der des Weibchens.

Sie verfügen über ein besonderes Gebiss, denn sie haben zwei Zahnreihen im Oberkiefer, die beim Zubeißen genau über die Zahnreihe im Unterkiefer passen. Diese Art Gebiss findet man bei den anderen Reptilien nicht, obwohl viele Schlangen eine doppelte Zahnreihe im Oberkiefer haben, deren Anordnung und Funktion jedoch anders als bei den Brückenechsen ist. Ihre Kiefer sind durch ein Band verbunden und sie kauen, indem sie den Kiefer vor und zurück sowie auf und ab bewegen. Dadurch können sie auch Chitinpanzer und Knochen zerkleinern. Die Zähne der Brückenechse werden nicht ersetzt, da es sich nicht um separate Strukturen wie richtige Zähne handelt, sondern nur um scharfe Auswüchse des Kieferknochens. Wenn sich im Laufe der Zeit die Zähne abnutzen, müssen ältere Brückenechsen auf weichere Nahrung wie Würmer, Larven und Nacktschnecken ausweichen, um dann schließlich ihre Nahrung auf glatten Kieferknochen zu kauen.

Die Augen der Brückenechse können unabhängig voneinander fokussieren und sind mit einer „Duplex-Retina" ausgestattet; diese enthält zwei Zellarten, jeweils für das Sehen am Tage und für das Sehen in der Nacht. Das Tapetum lucidum reflektiert das durch die Retina eindringende Licht und funktioniert so als Restlichtverstärker. Auf jedem Auge sitzt ein drittes Augenlid, die Blinzelmembran. Eine weitere kennzeichnende Eigenschaft dieser Reptilien ist ein ausgeprägtes und gut entwickeltes Scheitelauge, das „dritte Auge" oben auf dem Kopf. Es hat seine eigene Linse, eine Hornhaut und eine Retina mit stäbchenähnlichen Strukturen und einer degenerierten Nervenverbindung zum Gehirn. Dies lässt vermuten, dass es sich aus einem richtigen Auge entwickelt hat. Das Scheitelauge ist nur bei Jungtieren sichtbar, die eine transluzente Fläche auf ihrem Schädel haben. Nach vier bis sechs Monaten wird es von undurchsichtigen Schuppen und Pigment bedeckt.

PARIETALAUGE

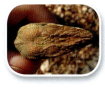

Das Parietalauge oder dritte Auge ist Teil des Epithalamus bei Brückenechsen, Echsen, Fröschen und Neunaugen und auch bei einigen Fischen wie dem Thunfisch und Tiefseehaien, wo es als lichtempfindlicher Fleck auf dem Schädeldach wahrnehmbar ist. Sein Nutzen ist unbekannt, doch ist es

SPHENODONTIDAE

wahrscheinlich bei der Aufnahme von ultravioletten Strahlen nützlich. Die Fische produzieren mit seiner Hilfe Vitamin D; darüber hinaus ist es von Nutzen bei der Hell-/Dunkelunterscheidung. Das Auge fungiert auch als Photorezeptor und wird mit der Zirbeldrüse in Bezug gesetzt, wo es bei der Regulation des Biorhythmus und der Hormonproduktion zur Thermoregulation unterstützend wirkt. Das Scheitelauge ist von allen noch existierenden Tetrapoda bei der Brückenechse am besten ausgebildet.

Brückenechsen sind in der Lage zu hören, obwohl ihre Hörorgane nur schlecht ausgebildet und primitiv sind und es kein äußeres Ohr gibt.

Das Skelett der Brückenechsen zeigt eine Anzahl einzigartiger Eigenschaften, von denen einige wahrscheinlich auf ihre Verbindung mit den Fischen zurückzuführen sind. Ihr Rückgrat besteht aus sanduhrförmigen konkaven Wirbeln, die sowohl von vorne als auch von hinten konkav geformt sind. Die rippenähnlichen Knochen der Brückenechse werden Gastralia oder Bauchrippen genannt. Sie sitzen nicht am Brustbein oder den Rippen des Rückgrates. Die wahren Rippen sind kleine Vorsprünge mit schmalen, gebogenen Knochen (Hakenfortsatz genannt) und befinden sich am hinteren Teil einer jeden Rippe.

BESCHREIBUNG DER ARTEN

- *Sphenodon punctatus*
- *Sphenodon guntheri* (selten) lebt nur auf einigen kleinen Inseln in der Cookstraße.
- Eine dritte Art der Sphenodon, die jetzt ausgestorben ist, wurde im November 1885 von William Colenso identifiziert, dem man ein unvollständiges, nicht fossiliertes Skelett aus einem Steinbruch zuschickte. Diese Art hat Colenso *Sphenodon diversum* genannt.

Der Name der Art „punctatus" ist von dem lateinischen Wort für „gepunktet" abgeleitet, und „guntheri" bezieht sich auf Albert Günther. *Sphenodon punctatus* wurde benannt, als nur eine einzige Art bekannt war, der Name ist irreführend, denn beide Arten haben Punkte.

Die *Sphenodon guntheri* hat eine olivbraune Haut mit gelben Flecken, während *Sphenodon punctatus* olivgrün oder grau bis hin zu dunkelrosa oder ziegelrosa ist, oft gesprenkelt mit weißen Flecken. Auch ist *Sphenodon guntheri* bedeutend schmaler. Beide Arten sind dimorph und das Männchen ist größer als das Weibchen.

ERNÄHRUNGSVERHALTEN

Die Brückenechsen ernähren sich hauptsächlich von Käfern, Grillen und Spinnen. Ihre Nahrung umfasst allerdings auch Frösche, Echsen, Vogeleier und Küken. Die Eier und Jungtiere der Seevögel, die saisonal als Nahrung verfügbar sind, versorgen sie mit zusätzlichen Fettsäuren.

LEBENSZYKLUS

Erwachsene Brückenechsen leben am Boden und sind nachtaktiv, aufwärmen müssen sie sich in der Sonne. Jungtiere, obwohl tagaktiv, neigen dazu, sich unter Baumstämmen und Steinen zu verstecken, denn die Alttiere würden sie fressen. Brückenechsen gedeihen in kälteren Temperaturen als die meisten anderen Reptilien und im Winter halten sie Winterruhe. Sie können selbst bei Temperaturen um 7 °C normale Aktivitäten durchführen, während eine Temperatur über 28 °C für sie tödlich ist. Die optimale Temperatur für eine Brückenechse liegt im Bereich von 16 bis

SPHENODONTIDAE

21 °C; dies ist niedriger als für jedes andere Reptil. Die Körpertemperatur einer Brückenechse ist ebenfalls niedriger als die eines jeden anderen Reptils und liegt im Bereich von 5,2 bis 11,2 °C am Tage, die meisten anderen Reptilien haben eine Körpertemperatur von ungefähr 20 °C. Die niedrigere Körpertemperatur führt zu einem langsameren Stoffwechsel.

Höhlengrabende Seevögel wie der Pinguin-Sturmtaucher und der Dunkle Sturmtaucher teilen sich den Lebensraum auf der Insel während der Nistzeit mit den Brückenechsen. Die Brückenechsen nutzen freie Höhlen der Vögel als Schutz oder graben sich ihre eigene Höhle.

Brückenechsen vermehren sich nur sehr langsam; erst im zehnten Lebensjahr sind sie geschlechtsreif. Die Paarung findet im Hochsommer statt, die Weibchen paaren sich mit den Männchen und legen alle vier Jahre Eier. Während der Balz ist die Haut des Männchens dunkler, es erhebt seinen Kamm und marschiert zum Weibchen. In langsamen Kreisen wandert es steifbeinig um das Weibchen herum. Das Weibchen unterwirft sich und erlaubt dem Männchen, es zu besteigen, oder es zieht sich in die Höhle zurück. Männliche Tuataras haben keinen Penis, sie paaren sich, indem sie den Schwanz des Weibchens heben und ihre Kloake über die des Weibchens legen. So gelangt der Samen in das Weibchen, ähnlich dem Paarungsprozess der Vögel. Die Eier haben eine weiche, pergamentartige Schale. Das Weibchen braucht dann zwischen einem und drei Jahren, um die Eier mit Dotter zu füllen, und bis zu sieben Monate, um die Schale zu bilden. Nach der Paarung dauert es zwölf bis 15 Monate, bis die Tiere schlüpfen. Dies bedeutet, dass die Fortpflanzung in Intervallen von zwei bis fünf Jahren geschieht, langsamer als bei jedem anderen Reptil. Das Geschlecht des Jungtieres hängt von der Temperatur des Eies ab: Aus wärmeren Eiern schlüpfen männliche Brückenechsen, kältere Eier sorgen für weiblichen Nachwuchs.

Brückenechsen wachsen vermutlich von allen Reptilien am langsamsten. Sie wachsen in den ersten 35 Jahren ihres Lebens immer weiter. Die durchschnittliche Lebensspanne beträgt 60 Jahre, doch können sie auch über 100 Jahre alt werden.

ANGRIFFS- UND VERTEIDIGUNGSMETHODEN

Wenn man sich Brückenechsen nähert, beißen sie und lassen nicht so schnell los. Man kann sie jedoch leicht fangen, indem man einen Tennisball an einem Plastikseil befestigt, in ihren Bau herablässt und dann den Ball langsam mit der Echse daran wieder hervorzieht.

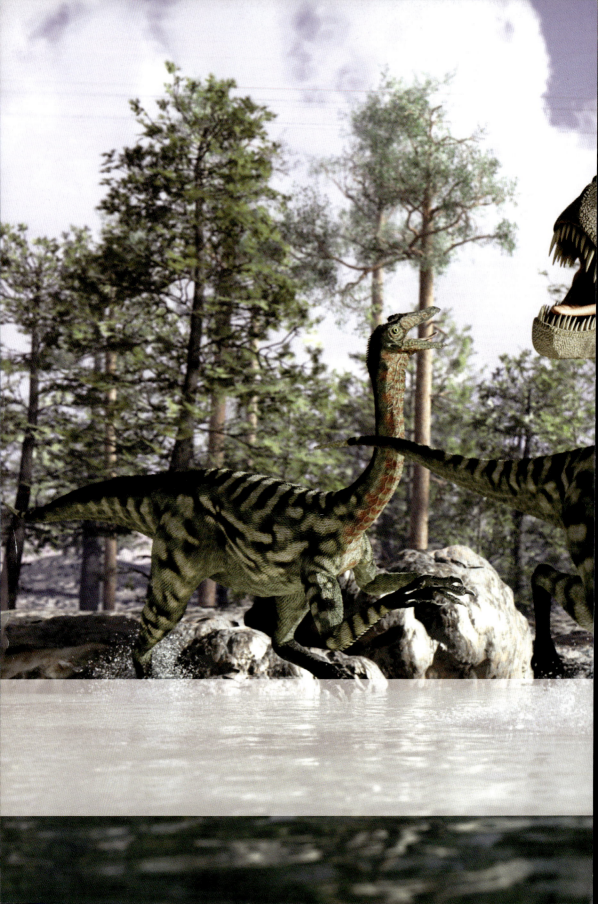

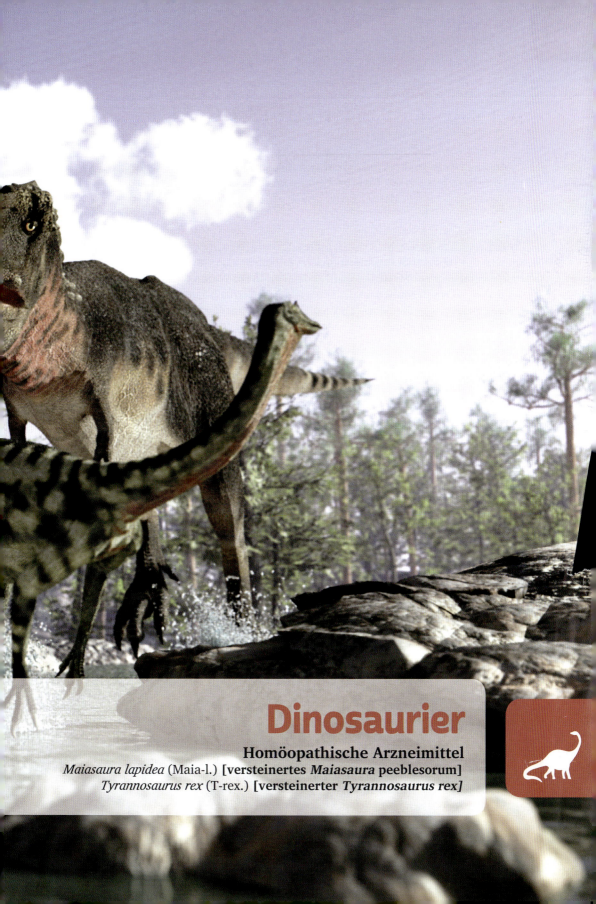

Dinosaurier

Homöopathische Arzneimittel

Maiasaura lapidea (Maia-l.) [versteinertes *Maiasaura* peeblesorum]
Tyrannosaurus rex (T-rex.) [versteinerter *Tyrannosaurus rex*]

DINOSAURIER

EINFÜHRUNG

Die Herrschaft der Giganten
Auf jeden dieser größeren fleischfressenden Dinosaurier würde dieses zutreffen.
Unter ihnen befinden sich die schrecklichsten tierischen Lebensformen, die je die Erde erschütterten oder ein Museum beglückten.

– Sir Arthur Conan Doyle, *Die vergessene Welt*

Ebenso wie viele andere Bereiche der intellektuellen Bemühungen des Menschen ist auch das Studium der Dinosaurier faszinierend, denn es besteht zum einen Teil aus reinen Fakten, zum anderen Teil aber aus Mysterien und Faszination. Unser Wissen diese ausgestorbenen Lebewesen betreffend wurde im Verlauf der vergangenen anderthalb Jahrhunderte durch die vereinten Anstrengungen vieler Menschen, Fachleute und auch Amateure angesammelt.

Die Bezeichnung „Dinosaurier" wurde 1842 von Sir Richard Owen eingeführt. Sie kommt aus dem Griechischen: Das Wort *deinos* bedeutet **„schrecklich, mächtig und erstaunlich"** und *sauros* bedeutet „Echse".

Dinosaurier waren über 160 Millionen Jahre lang die vorherrschenden landlebenden Wirbeltiere, von der späten Trias vor ungefähr 230 Millionen Jahren bis zum Ende der Kreide vor ungefähr 65 Millionen Jahren. Die meisten Dinosaurier **starben** während des „Kreide-Tertiär-Grenze-Massensterbens" **aus**. Die Fossilienfunde deuten darauf hin, dass sich **während des Jura die Vögel aus den tetrapoden Dinosauriern entwickelten.** Die meisten Paläontologen betrachten die Vögel als den einzigen Stamm, der bis zum heutigen Tage überlebt hat.

TABELLE DER GEOLOGISCHEN ÄREN

Erd-frühzeit geht dem voraus	542 Ma-Phanerozoikum Äon-Heute										
	542 Ma-Erdalterum Ära-251 Ma						251 Ma-Erdmittelalter Ära- 65 Ma			65 Ma-Erdneuzeit Ära- Heute		
	Kambrium	Ordovizium	Silur	Devon	Karbon	Perm	Trias	Jura	Kreide	Paläogen	Neogen	Quartär

Ma – Millionen Jahre zuvor
Äon – Die längste, definierte Zeiteinheit ist das Superäon, es besteht aus Äonen. Äonen werden in Ären unterteilt, und diese wiederum in Perioden, Epochen und Zeitalter.

Der Ursprung der Dinosaurier war lange im Nebel der Zeit verborgen.

Hierfür gibt es mehrere Ursachen:
• Probleme damit, das Zeitalter zu bestimmen, aus dem die Steine stammen
• Probleme zu definieren, was ein Dinosaurier ist
• Probleme aufgrund unechter früher Aufzeichnungen
• Begrenztes Wissen bezüglich der ersten wahren Dinosaurier
• Meinungsverschiedenheiten bezüglich verdrängter Spezies und der Erdstrahlung

DINOSAURIER

Es werden sogar Debatten darüber geführt, wann die ersten **Dinosaurierfußabdrücke** und **-fossilien** gefunden wurden. Es ist sehr wahrscheinlich, dass die frühgeschichtlichen Buschmänner in Südwestafrika die ersten waren, die diese Fußabdrücke gefunden haben. Diese Buschmänner besaßen eine der primitivsten Kulturen der Welt, aber sie gehörten zu den besten Spurenlesern und waren vertraut mit den **Fährten** von Dinosauriern.

Seit die ersten Dinosaurierfossilien im frühen 19. Jahrhundert entdeckt wurden, gehören Dinosaurier-**Skelette** zu den Hauptattraktionen in den Museen dieser Welt. Dinosaurier wurden Teil des Weltkulturerbes und sind immer noch sehr beliebt. Sie wurden in Bestsellern und Filmen wie *Jurassic Park* dargestellt und neue Entdeckungen werden regelmäßig in der Presse erwähnt. Im Ergebnis wurde das Wort „Dinosaurier" in die Umgangssprache übernommen, obwohl sein Gebrauch und seine Bedeutung in der Umgangssprache im Widerspruch zu der Bedeutung in der modernen Wissenschaft stehen kann. Im Englischen zum Beispiel wird das Wort Dinosaurier gemeinhin dazu verwendet, etwas zu beschreiben, das unpraktisch **groß, langsam, unmodern und kurz vor dem Aussterben ist**.

KLASSIFIKATION

Die Dinosaurier bestanden aus unterschiedlichen Gruppen von Tieren. Paläontologen haben über 500 ausgestorbene Gattungen und mehr als 1.000 unterschiedliche Dinosaurierarten identifiziert.

Königreich: Animalia
Familie: Chordata
Unterfamilie: Vertebrata
Klasse: Reptilia (Sauropsida)
Unterklasse: Diapsida
Unterklasse: Archosauromorpha
Überordnung: Dinosauria (ausgestorbene Dinosaurier)
Ordnung: Ornithischia
    Unterordnung: Ankylosauria
    Unterordnung: Ceratopsia
    Unterordnung: Ornithopoda
    Unterordnung: Stegosauria
Ordnung: Saurischia
    Unterordnung: Sauropodomorpha
    Unterordnung: Theropoda

Die zwei Ordnungen Ornithischia und Saurischia unterscheiden sich im Bau ihres Beckens. Zudem haben sie jeweils unterschiedliche Vorfahren. Die Ornithischia erkennt man daran, dass sie dreieckige Zähne haben, wobei der längste Zahn in der Mitte der Zahnreihe sitzt. Ein weiteres Kennzeichen der Ornithischia ist ein Knochen, den sie auf der Spitze des Unterkiefers tragen, das sogenannte Prädentale. Bei dem *Pisanosaurus* ist dieser Knochen aufgrund des unvollständigen Erhaltungszustands nicht zu sehen.

DINOSAURIER

HABITAT

Die Überreste dieser mächtigen Lebewesen wurden auf jedem Kontinent der Erde gefunden.

ALLGEMEINE ANATOMIE

Die Skelette vieler Arten haben sich auf komplexe Weise verändert: Es entwickelten sich knöcherne Rüstungen, Hörner oder Kämme. Obwohl sie für ihre **enormen Größe** bekannt sind, waren viele Dinosaurier doch lediglich so groß wie ein Mensch oder sogar kleiner.

ERNÄHRUNGS-VERHALTEN

Was haben Dinosaurier wirklich gefressen? Diese Frage hat zahlreiche Hypothesen von Wissenschaftlern, Dinosaurierfans und Fantasy-Autoren ins Leben gerufen. Spekulationen basieren oft auf indirekten Beweisen, wie z. B. der Untersuchung der verfügbaren Nahrung und Theorien bezüglich der Fähigkeit, Beute aufzufinden, die man aus der funktionellen Morphologie abgeleitet hat. Viele solcher Analysen haben zu dem Schluss geführt, dass manche Dinosaurier **Pflanzenfresser** und manche **Fleischfresser** waren. Bei Untersuchungen wurden **Spuren** entdeckt, die nahelegen, dass Dinosaurier tatsächlich **aktiv nach Beute gesucht** haben.

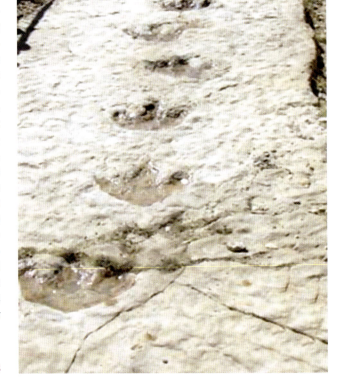

Spur eines Dinosauriers

DINOSAURIER

FORTPFLANZUNG

Von den meisten Dinosauriergruppen ist bekannt, dass sie **Nester gebaut und Eier abgelegt haben,** dies legt, ähnlich wie bei heutigen Vögeln, Oviparie nahe.

Das größte je gefundene Dinosaurier-Ei (im Bild zu sehen) stammt aus China und ist 43 cm × 14,5 cm groß. Die normalen Dinosaurier-Eier sind ungefähr 48-mal größer als ein Hühnerei. Die erstmalig schriftlich belegte Entdeckung eines Dinosaurier-Eis stammt aus dem Jahr 1859, dieses Ei wurde in Frankreich gefunden. Seither wurden wichtige Funde an ungefähr 220 unterschiedlichen Orten weltweit gemacht.

VERHALTEN

In der ersten Hälfte des 20. Jahrhunderts glaubten die Wissenschaftler, dass die Dinosaurier langsame, wenig intelligente und kaltblütige Tiere waren. Die meisten Untersuchungen, die seit 1970 durchgeführt wurden und jetzt auch wissenschaftlichen Konsens gefunden haben, zeigten jedoch, dass die **Dinosaurier aktive Tiere mit einem erhöhten Stoffwechsel waren und zahlreiche Anpassungen an eine soziale Interaktion durchlaufen haben**.

▼ Die größten versteinerten Dinosauriereier

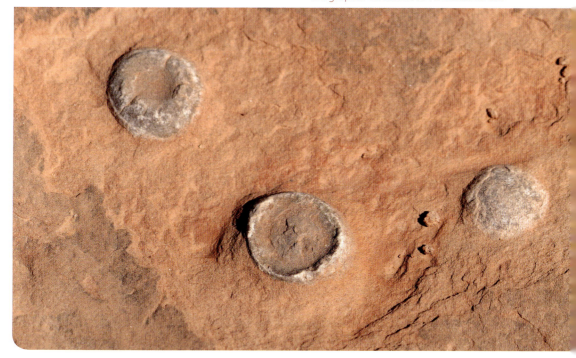

DINOSAURIER

FORTBEWEGUNG

Einige Dinosaurier liefen auf zwei, andere auf vier Füßen und wieder andere waren in der Lage, beide Fortbewegungsarten zu nutzen.

ANGRIFFS- UND VERTEIDIGUNGSMETHODEN

Die Interaktionen zwischen Angreifer und Beute wurde häufig hergeleitet aus Fossilienfunden, die ineinander verhedderte Tiere zeigen. So gibt es zum Beispiel Funde, bei denen das Skelett eines fleischfressenden Velociraptor in das eines pflanzenfressenden Protoceratops verhedddert war. Die Position, in der sich die beiden Dinosaurier zum Zeitpunkt ihres Todes zueinander befanden, legt nahe, dass sie miteinander kämpften. **Die Krallen des Raubtieres waren in den Hals des Opfers eingedrungen**.

Auch hat man **Zahnabdrücke in den Knochen** gefunden. Dinosaurierknochen, die durch Zähne beschädigt wurden, kann man an eindeutigen Markierungen wie **Furchen** oder **Punktionen** erkennen. Auch wenn einiger Schaden durch **Revierkämpfe** hätte verursacht werden können, zeigt die Analyse der beschädigten Knochen oft, dass das Tier gefressen wurde. Es bleiben jedoch viele Fragen offen, wie zum Beispiel die nach der Angriffsmethode oder ob die Beute gejagt und getötet oder opportunistisch erbeutet wurde.

AUSSTERBEN DER DINOSAURIER

Es gibt viele Theorien darüber, warum die Dinosaurier **ausgestorben** sind. Gemeinhin nimmt man an, dass es Ereignisse von Massensterben gab, bei denen ein **Kometen- oder Asteroid-Einschlag** oder massive **Vulkanaktivitäten** und **Klimawechsel** eine Rolle spielten:

1. Das **Kreide-Tertiär-Massenaussterben:** Wird oft auch K-T-Ereignis genannt. Das K ist der erste Buchstabe des griechischen Wortes *kreta* (zu Deutsch Kreide). Dies ist der Ursprung des Wortes *kretazisch*, denn Kreide wurde in großen Mengen in den Felsen der Kreidezeit gefunden. Das T ist der erste Buchstabe des Wortes *Tertiär*. Dieses Aussterben hat Wirbeltiere sowohl im Wasser als auch an Land einschließlich der **Dinosaurier** getötet.
   ▶ Fand an der Grenze zwischen Kreide und Tertiär vor ungefähr 65 Millionen Jahren statt. Wissenschaftler sind sich über die Dauer des Aussterbens nicht einig. Einige glauben, dass es **plötzlich** passierte, in einem Zeitraum von einer Woche bis zu einem Jahr. Andere wiederum sind überzeugt, dass es eine längere Zeit in Anspruch nahm, möglicherweise **Tausende oder Zehntausende Jahre.**
   ▶ Kausaltheorien umfassen:
   Einen mehrere Kilometer im Durchmesser umfassenden **Asteroideinschlag,** verantwortlich für den Chicxulub-Krater am Rande der Yukatan-Halbinsel im Golf von Mexiko

DINOSAURIER

- **Klimawechsel**
  Eine **flutähnliche Menge von Basaltlava** von **Vulkanausbrüchen** im Bereich der indischen Dekkan-Hochebene

2. Das **Ereignis am Ende der Trias.** Man vermutet, dass hier die Gattungen der Meeresbewohner stärker betroffen waren als die Gattungen der Landwirbeltiere.
   - Fand vor ungefähr 199 bis 214 Millionen Jahren statt.
   - Kausaltheorien umfassen:
     Massive Überflutung durch **Vulkanausbrüche** in der zentralen magmatischen Region des Atlantiks
     Globale Erwärmung

3. Das **Ereignis Perm-Trias,** oft auch P-T Ereignis genannt.
   - Fand vor 251 Millionen Jahren statt
   - Kausaltheorien umfassen:
     Komet- oder **Asteroideinschlag**
     Vulkanismus und **Überflutungen** der sibirischen Trapp-Regionen

4. Das **Aussterben im späten Mesopaläozoikum.** Man vermutet, dass hier die Gattungen der Meeresbewohner stärker betroffen waren als die Gattungen der Landwirbeltiere.
   - Fand vor ungefähr 364 Millionen Jahren statt
   - **Ursache unbekannt**

5. Das **Ordovizium-Silurium-Aussterben,** oft auch End-Ordovizium-Massenaussterben genannt. Man vermutet, dass hier die Gattungen der Meeresbewohner stärker betroffen waren als die Gattungen der Landwirbeltiere.
   - Fand vor ungefähr 439 Millionen Jahren statt
   - Kausaltheorien umfassen:
   - das Abfallen des Meeresspiegels, als die Gletscher schmolzen

MAIASAURA LAPIDEA [VERSTEINERTES *MAIASAURA* PEEBLESORUM]

Klasse: Reptilia
Überordnung: Dinosauria
Ordnung: Ornithischia
Unterordnung: Ornithopoda
Familie: Hadrosauridae (Entenschnabelsaurier)
Unterfamilie: Hadrosaurinae
Gattung: Maiasaura

CHARAKTERISTIKA DER ORDNUNG ORNITHISCHIA

Ornithischia ist die ausgestorbene Ordnung der PFLANZENFRESSENDEN Dinosaurier mit einem SCHNABELFÖRMIGEN Maul. Der Name *ornithischia* stammt vom griechischen Wort *ornitheos* und bedeutet „von einem Vogel", und *ischion* bedeutet „Hüftgelenk". Man kennt sie als

DINOSAURIER

„Vogelbecken-Saurier", denn ihre Hüftstruktur ist vogelähnlich, obwohl die Vögel eigentlich von den „Echsenbecken-Sauriern" (den Saurischia) abstammen. Es gab mehr Ornithischia als Saurischia. Diese pflanzenfressenden Dinosaurier lebten manchmal in HERDEN.

CHARAKTERISTIKA DER UNTERORDNUNG ORNITHOPODA

Die Ornithopoda waren anfangs kleine, auf zwei Füßen laufende, grasende Tiere, sie wuchsen dann in Größe und in Anzahl, bis sie eine der erfolgreichsten Pflanzenfresser-Gruppen der Kreidezeit wurden und die nordamerikanische Landschaft beherrschten. Ihr großer evolutionärer Vorteil war die schrittweise Entwicklung eines KAUAPPARATES, der der fortschrittlichste Kauapparat aller Reptilien war und auch den Gebissen moderner Säugetiere wie der Kuh in nichts nachstand.

Ornithopoda bedeutet „Vogelfüßer" und kommt aus dem Griechischen: *ornithos*, bedeutet „Vogel" und *pous*, bedeutet „Fuß". Dies bezieht sich auf ihre charakteristischen DREIZEHIGEN FÜSSE, auch wenn manche frühere Arten vier Zehen hatten. Sie zeichneten sich auch dadurch aus, dass sie KEINEN PANZER hatten.

Die ersten Ornithopoden waren ungefähr 1 m lang, doch wahrscheinlich ziemlich schnell. Sie hatten steife Schwänze wie die Theropoden, dies half ihnen, das Gleichgewicht zu halten, wenn sie auf ihren Hinterbeinen rannten. Spätere Formen der Ornithopoden waren besser angepasst an das GRASEN und also auch an das Laufen auf allen vier Füßen. Die gewölbte Wirbelsäule, die sie entwickelten, ähnelte eher den modernen grasenden Tieren als dem Bison. Indem sie sich an das vornübergebeugte Fressen anpassten, lebten und liefen sie teilweise auf vier Beinen. Sie rannten nach wie vor auf zwei Beinen und konnten immer noch leicht die Bäume erreichen, doch die meiste Zeit verbrachten sie grasend auf vier Füßen.

CHARAKTERISTIKA DER GATTUNG MAIASAURA

EINFÜHRUNG

Maiasaura, dessen griechischer Name „FÜRSORGLICHE MUTTERECHSE" lautet, ist ein großer Dinosaurier mit entenschnabelähnlichem Maul, der in Montana während der Oberkreide vor ungefähr 74 Millionen Jahren lebte.

ANATOMISCHE EIGENSCHAFTEN

Maiasaura war ein großer Dinosaurier, der ausgewachsen eine Länge von 9 m erreichte, er hatte das typische entenschnabelartige, flache Maul und eine dicke Nase. Vor seinen Augen befand sich ein SCHMALER, STACHELIGER KAMM. Diesen Kamm setzte er möglicherweise bei KOPFSTOSS-Kämpfen ein, die Männchen während der Paarungszeit untereinander austrugen.

FORTPFLANZUNG

Maiasaura war der erste Dinosaurier, den man in der Nähe seines Nestes, seiner Eier oder der Jungtiere fand. Daraus lässt sich schließen, dass dieses Reptil FÜR SEINE JUNGEN SORGTE. Die Maiasaura zogen ihren Nachwuchs in NISTKOLONIEN auf. Die Nester wurden im Boden ausgehöhlt, und die KOLONIEN LAGEN DICHT NEBENEINANDER. Dies diente vermutlich dem Schutz vor Raubtieren. Die Nester waren in einem Abstand von ca. 7 Metern voneinander angeordnet,

DINOSAURIER

dies ist weniger als die Länge eines erwachsenen Tieres. Die Nester wurden in die Erde gebaut und enthielten 30 bis 40 Eier, die rund oder spiralförmig platziert waren. Die Eier hatten ungefähr die Größe eines Straußeneis.

Die Eier wurden durch die Wärme bebrütet, die durch die verrottende Vegetation erzeugt wurde, nicht aber dadurch, dass die Alttiere sich auf das Nest gesetzt haben. Fossilienfunde legen nahe, dass die Maiasaurier nach dem Schlüpfen nicht in der Lage waren zu laufen, da ihre Beine noch nicht vollständig entwickelt waren. Fossilien zeigen auch, dass ihre Zähne teilweise abgenutzt waren, dies bedeutet, dass erwachsene Tiere Futter zum Nest gebracht haben.

Die Jungtiere wuchsen im ersten Lebensjahr zu einer Größe von 41 bis 150 cm heran. Zu diesem Zeitpunkt, manchmal aber auch erst ein Jahr später, verließ das Tier sein Nest. Dieses schnelle Wachstum deutet möglicherweise auf WARMBLÜTIGKEIT hin. Das Jungtier hatte andere Gesichtszüge als das Alttier, es besaß größere Augen und eine kürzere Schnauze. Diese Eigenschaften werden als niedlich empfunden und sind üblich bei Tieren, die in ihren ersten Lebensmonaten von ihren Eltern abhängig sind.

VERHALTEN

DIE HERDEN WAREN SEHR GROSS und konnten aus bis zu 10.000 Individuen bestehen. Das Vorhandensein von Herden lässt vermuten, dass sie auf der Suche nach Nahrung GEWANDERT sind. Sie liefen auf zwei oder auf vier Beinen. Die Intelligenz des Maiasauriers war im Vergleich zu den übrigen Dinosauriern vermutlich im mittleren Bereich angesiedelt.

SPEZIFISCHE ANGRIFFS- UND VERTEIDIGUNGSMETHODEN

Maiasaurier schienen keine Verteidigungsmöglichkeiten gegenüber Raubtieren zu haben, eventuell mit Ausnahme ihres schweren, muskulären Schwanzes und dem Herdenverhalten. WEGLAUFEN war wahrscheinlich ihr einziges Fluchtverhalten.

MATERIA MEDICA

ARZNEIMITTELPRÜFUNG VON NANCY HERRICK:
ANALYSE DER ARZNEIMITTELPRÜFUNG

Es ist wichtig zu wiederholen, dass es sich bei allem, was über den Maiasaurier gesagt wurde, um Mutmaßungen handelt. Die wahre Geschichte kann man unmöglich genau nachbilden, da sie sich vor sehr langer Zeit abspielte und die Beweise im Dunkeln liegen. Viele Aspekte der Arzneimittelprüfung sind ebenfalls ein Mysterium, wie z. B. das Thema der Höhen und des Fliegens, das oberflächlich gesehen keine Beziehung zu dem Maiasaurier zu haben scheint.

Der Zufall jedoch wollte es, dass ich, als ich dieses Buch schrieb, den Artikel „*Der Ursprung der Vögel – Gibt es eine Verbindung zu Dinosauriern?*" von Virginia Morell las. Dort wurde die gut dokumentierte paläontologische Theorie diskutiert, dass Vögel, alle Vögel, von den Dinosauriern abstammen.

DINOSAURIER

„Wohin auch immer wir schauen, von ihren Skeletteigenschaften bis hin zu ihrem Verhalten, selbst bei der Mikrostruktur ihrer Eier, finden wir Beweise dafür, dass die Vögel von den Dinosauriern abstammen", sagt Paul Sereno, ein Paläontologe von der Universität von Chicago. Ein anderer Paläontologe, Mark Norell aus dem amerikanischen Museum für Geschichte, führt aus: „Wir hinterfragen nicht, ob Vögel Dinosaurier sind, sie sind es."

Andere Theorien postulieren, dass die Vorfahren der Vögel frühe Formen von Reptilien waren, wie z. B. die Archosaurier; diese waren älter als die Dinosaurier. Diese Kreaturen, die vor 230 Millionen Jahren lebten, waren die Vorfahren der Dinosaurier. Ist es möglich, dass diese uralte Verbindung in den Träumen der heutigen Arzneimittelprüfer zum Vorschein kam? Dies ist eine fesselnde Spekulation.

Auch das Thema UNFÄLLE, das in den Arzneimittelprüfungen sehr präsent war, steht nicht eindeutig in Verbindung mit dem, was wir über die Maiasaurier wissen. Drei Prüfer waren tatsächlich in Unfälle verwickelt. Wenn dieser Dinosaurier während einer Wanderung stolperte und hinfiel, führte das dazu, dass er niedergetrampelt wurde? Mit 10.000 ungefähr 9 m langen, laufenden Kreaturen scheint dies möglich. Oder steht dieses Thema in Verbindung mit dem Meteor, der die Erde bei Yukatan traf und eine Staubwolke erzeugte, die die Sonne drei Jahre lang verdunkelte, zu drastischen klimatischen Änderungen und folglich zum Untergang der Dinosaurier führte?

Schließlich gab es die Themen FREUDE/SPASS/EKSTASE. Erfreuen sich die Maiasaurier trotz unglaublicher Härten an ihrem Leben? Wir werden diese Antworten wahrscheinlich nie finden, doch es ist anregend, darüber nachzudenken.

Themen:
- Besorgnis
- Gefahr
  Unfälle
  Helfen oder niemand hilft
  Höhen oder Fliegen
  Freude, Spaß, Ekstase
  Dekadente Sexualität

Weitere Einzelheiten zu dieser Prüfung sind in dem Buch von Nancy Herrick, „Animal Mind, Human Voices" („Das Wesen der Tiere in menschlicher Sprache") zu finden.

FALL VON *MAIASAURA LAPIDEA* VON JONATHAN SHORE

(Dieser Fall ist in den Reference Works beschrieben. Die Zahlen in den Klammern beschreiben die Wertigkeit des Symptoms.)
48-jähriger Mann

MAI 1997

Beobachtung: groß, sieht beeindruckend aus, ergrautes langes Haar, vollkommen in Schwarz gekleidet.

KRANKENGESCHICHTE

Rosazea (1), Röte im Gesicht (1). Die Rosazea ist nicht so offensichtlich.
[Ich bemerke, dass seine Erscheinung wichtig für ihn ist.]

DINOSAURIER

Wenig Energie (2). Schlimmer mittags (2). Schläfrigkeit (1) zu dieser Zeit. Wenig sexuelle Energie. Wenig Lebensenergie. Am Boden zerstört (3) wegen einer Beziehung, die vor fünf Jahren endete. Ein Verlust, eine Kastration. Seine Mutter starb vorletztes Jahr, und es gab viel Stress und Konflikte in der Familie bei der Versorgung der Mutter.

Er arbeitet als Hypnotherapeut und Psychotherapeut.

Seine Projekte konnte er nicht erfolgreich beenden. (1). Lose Enden (2) in seiner Karriere. Eine Sackgasse.

Viele Jahre lang hat er sich in einer spirituellen Gruppe in Indien aufgehalten. Er verließ die Gruppe und spürt jetzt eine Leere (1). Er ist zynisch, hat Angst vor Beziehungen und kein Vertrauen mehr. Er versteckt sich sozial gesehen (1), er bleibt alleine. Er möchte die Wahrheit, er möchte eine wahre Verbindung haben (2). Er hat eine Beziehung, kann aber keine Nähe finden (1) und seine Zuneigung seiner Freundin gegenüber nicht intensiver spüren (1). Kein sexuelles Verlangen.

Seit 30 Jahren ist er aufgrund philosophischer und spiritueller Grundsätze Vegetarier. In Indien lebte er zehn Jahre lang im Zölibat und erreichte eine wichtige Position in der Gemeinschaft. Vor dem Zölibat war er sexuell sehr aktiv (2).

Er studierte zunächst Jura, wollte in diesem Bereich aber nicht wirklich arbeiten. Sein Leben steckte in einer Sackgasse (2). Ein Außenseiter (1). Er studierte Jura aus einer familiären Verpflichtung heraus, da seine Familie ihn hierbei unterstützte. Als Anwalt war er sehr unglücklich.

Eines Tages betete er und bekam ein Zeichen. In Licht gebadet löste sich sein Körper auf. Er wurde spirituell. Er fing an zu schreiben und unterrichtete Meditation und Hypnotherapie. Er wurde ein bekannter Redner für die spirituelle Gemeinde. Die Gemeinde wurde von dominanten Frauen (2) geführt. Schließlich spürte er, dass er in einer Sackgasse steckte (2). Dann lernte er eine Frau kennen und verliebte sich leidenschaftlich. Es war augenblicklich (2), intensiv (2) und total (2).

Die beiden verließen den Ashram, und die Sache nahm einen bösen Verlauf. Die Frau war wie eine Dämonin. Ihre Energien waren dunkel und dämonisch (2). Er wurde zerstört (2), in die Enge gedrängt (2), angegriffen (2) und zerschmettert (2). Ins Herz gestochen (3). Er gab ihr sein Herz und sie betrog ihn. Er wurde bestraft, denn er hatte Gott verlassen. Sie brachte andere Männer in ihr Haus. Sie hatte Macht über ihn (2). Er konnte sie nicht verlassen. Er fühlte sich betrogen (3), beschämt (3) und in den Rücken gestochen (2). Ich habe alles verloren (2).

Traum: Fahrt auf der Schnellstraße. Vorne Lichter wie bei einem Autounfall. Er musste das Auto anhalten. Er stieg aus und lief in die Landschaft hinein. Rechts war eine geschnitzte, steinerne Bank. Ein Ort, wo er sich hinsetzen konnte. Er saß da und wartete auf etwas. Ein Tier näherte sich. Eine Löwin aus Stein, Feldsteine mit durchdringenden Augen (2). Er dachte, er wäre ihre Beute (2), da sie immer weiter auf ihn zukam. Er dachte: „Ich bin dazu bestimmt, ihre Beute zu sein, das ist unvermeidlich."

Arzneimittel: *Maiasaura lapidea* C30.

FOLLOW-UP NACH EINEM MONAT

Tiefe Erfahrung (2). Sofort (1). Spürte ein Greifen an seiner Kehle, dann Treiben (1), außerhalb des Körpers (1). Wie bei Drogen. Als ob ein tiefer Prozess tief in seiner Seele beginnt. Dies dauerte mehrere Stunden an. Er konnte nur in seinem Stuhl sitzen und den Prozess erleben. Es war sehr mächtig, er konnte noch nicht einmal aufstehen, um zu telefonieren (2). Er hatte das Gefühl, etwas Großes hätte ihn im Griff. Innerhalb der nächsten Stunden verging dieses Gefühl langsam.

DINOSAURIER

Energie ist gut (2).
Rosazea ist etwas besser (1).
Fühlt sich befreiter von der schlechten Beziehung (2).
Schwitzen ist weniger geworden (1).

FOLLOW-UP NACH DREI MONATEN

Es gab eine große Veränderung bezüglich des Gefühls des Feststeckens in seinem Leben. Er ist in ein neues Büro gezogen, hat ein neues Auto gekauft und ein Aufbaustudium an einem Psychoanalytischen Institut aufgenommen. Er hat seine frühere Beziehung beendet und ist jetzt mit einer anderen Frau zusammen, der gegenüber er auch sexuelle Wünsche spürt.

Hat immer noch die Rosazea, ist aber nicht mehr so sehr damit beschäftigt.

FOLLOW-UP NACH EINEM JAHR

Das Arzneimittel wurde fünf Monate nach der ersten Gabe in der C30 wiederholt. Er sagt, es geht ihm gut. Seine Energie ist weiterhin gut und er ist aktiv. Der Ausschlag ist immer noch ein wenig zu erkennen, aber es stört ihn nicht mehr.

KOMMENTARE

Dies ist aus mehreren Gründen ein interessanter Fall. Schauen wir uns zunächst einmal die Art und Weise an, in der die Verschreibung erfolgte. Ich hatte das sichere Gefühl, dass sein Leben ein **ungewöhnliches Leben** war und mit keinem Arzneimittel, das mir einfiel, klar übereinstimmte. Nachdem ich den Fall eine Weile untersucht hatte, hinterließen die Elemente **dunkel, gefährliche Energien und Stein und historische Tiere** den stärksten Eindruck. Ich hörte etwas über eine Dinosaurier-Prüfung, durchgeführt von Nancy Herrick, und dort war das Element der **Gefahr** vertreten. Die Prüfung wurde erst vor kurzem durchgeführt und die Informationen waren erst ansatzweise vorhanden, doch nachdem ich alles durchgelesen hatte, war die Beziehung zwischen dem Fall und dem Arzneimittel doch sehr augenfällig.

Nachdem ich nun die Chance hatte, die Arzneimittelprüfung in seiner sorgfältig zusammengetragenen Form zu lesen, ist die Übereinstimmung noch augenfälliger, als ich ursprünglich dachte. Eine kleine Anmerkung, die ich gerne machen möchte, ist der Hinweis auf die häufige Nennung des Wortes „**Sackgasse**". Weiterhin erwähnenswert ist die Tatsache, dass dieser spezielle Dinosaurier **Vegetarier** war. Diese ganze Episode hinterlässt nun ein Gefühl des Staunens ob des Mysteriums der homöopathischen Heilkunst

Es folgen einige Auszüge aus der Arzneimittelprüfung, wie sie in „Animal Mind, Human Voices" von Nancy Herrick geschrieben sind und in Bezug zu diesem Fall stehen:

- **Befürchtungen, Gefahr**
  „Alles nahm einen schlechten Lauf. Sie war wie eine Dämonin. Die Energien wurden dunkel und dämonisch (2)."
  „Es fühlte sich dunkel, böse, unheimlich, mächtig an." „Die Träume waren angefüllt mit Dunkelheit und Gefahr."
  „Er wurde zerstört (2), in die Enge getrieben (2), angegriffen (2), zerschmettert (1)."

DINOSAURIER

„Traum: Die nächste Nacht, mehr Sex und Tod. Mord und Abscheu. Da war ein verstümmelter Körper."
- **Unfälle**
„Fahren auf der Schnellstraße. Lichter vorne auf der Straße wie bei einem Autounfall."
„Wir hatten einen Unfall, das Auto kam von der Straße ab." „Ich hatte einen Autounfall."
„Wir liefen durch die Dunkelheit und kamen zu einem Autounfall."
- **Ekstase**
„Eines Tages betete er und erhielt ein Zeichen. Gebadet in Licht löste sich sein Körper auf."
„Ich hatte ein ekstatisches Erlebnis. Ich war vertieft in ein ekstatisches Erlebnis."
„Sie hatte einen glückseligen Ausdruck auf ihrem Gesicht und sie besprizte die Rosen mit weißem Licht und sie wandten sich ihr zu, um Nahrung zu erhalten."
- **Dekadente Sexualität**
„Er traf eine Frau und verliebte sich leidenschaftlich in sie. Es war augenblicklich (2), intensiv (2) und total (2). Sie brachte andere Männer in ihr Haus. Sie übte Macht über ihn aus (2). Konnte sie nicht verlassen. Fühlte sich betrogen (3), beschämt.
„Traum: Ich traf meine Frau. Es endete damit, dass ich die Schwester meiner Frau verführte. Beide Frauen hatten nicht viel an." „Zwei Frauen wählten mich aus, um mich sexuell zu foltern."

RUBRIKEN

Gemüt
- Vorahnungen; drohendes Unheil, Empfindung von üblichem Leidensweg
- Wahnideen:
  - Unfälle, sieht
  - Tiere, es fressen ihn
  - Angegriffen, wird
  - Gefahr, sein Leben ist in
- Träume:
  - Tiere, von, gebissen werden
  - Verfolgt von, wird
  - Steinen, von
  - Schreck
  - Weint wegen der Liebe, die aus den Worten Gottes hervorgeht
- Angst
  - Bösem, vor dem
  - Vorahnung des Bösen
- Gefühl, abgehoben zu sein
- Ruhe, Gelassenheit, Stille

Schwindel
- Treiben, als ob, Körper fühlt sich an

GESICHT
- Verfärbung, rot

HALS
- Erstickend, würgend

DINOSAURIER

TYRANNOSAURUS REX (T-REX.) [VERSTEINERTER *TYRANNOSAURUS REX*]

Klasse: Reptilia
Überordnung: Dinosauria
Ordnung: Saurischia
Unterordnung: Theropoda
Familie: Tyrannosauridae
Unterfamilie: Tyrannosaurinae
Gattung: Tyrannosaurus

CHARAKTERISTIKA DER ORDNUNG SAURISCHIA

Saurischia ist aus dem Griechischen abgeleitet: *sauros* bedeutet „Echse" und *ischion bedeutet* „Hüftgelenk". Saurischians oder „Echsenbeckensaurier" unterscheiden sich von von Ornithischia oder „Vogelbeckensauriern" dadurch, dass sie sich den Aufbau des Hüftgelenks ihrer Vorfahren bewahrt haben. FLIEGENDE TIERE ODER MODERNE VÖGEL, DIREKTE NACHKOMMEN der Saurischia-Dinosaurier, werden in der phylogenetischen Klassifikation als Unterstamm der Saurischia-Dinosaurier betrachtet.

CHARAKTERISTIKA DER UNTERORDNUNG THEROPODA

Die Bezeichnung Theropoda mit der Bedeutung „Tierfüße" bezieht sich auf eine Gruppe zweifüßiger Saurischia-Dinosaurier.

Theropoda erschienen erstmalig im Karnium-Zeitalter[26] der späten Triasperiode vor ungefähr 230 Millionen Jahren; diese Gruppe umfasst die größten landlebenden Fleischfresser des frühen Jura bis zum Ende der Kreidezeit vor ungefähr 65 Millionen Jahren. Heute werden sie durch die 9.900 lebenden Vogelarten repräsentiert, die sich im späten Jura aus spezialisierten Coelurosaurier entwickelten.

Sie waren hauptsächlich FLEISCHFRESSER, auch wenn einige Gruppen sich zu Pflanzenfressern, Insektenfressern und Allesfressern entwickelten.

Die anatomischen Eigenschaften, die die Theropoda mit den Vögeln verbinden, sind die dreizehigen Füße, das Schlüsselbein, luftgefüllte Knochen und in einigen Fällen Federn und das Brutverhalten.

CHARAKTERISTIKA DER FAMILIE TYRANNOSAURIDAE

Tyrannosaurier sind Abkömmlinge kleinerer Vorfahren, sie waren fast immer die GRÖSSTEN RAUBTIERE in ihren jeweiligen Ökosystemen und standen damit an der Spitze der Nahrungskette. Die größte Art war der *Tyrannosaurus rex,* eines der größten bekannten Raubtiere, die an Land

---

26 Carnium Zeitalter: Auch Karnium, ist die unterste Stufe der Obertrias (oder das früheste Zeitalter der späten Trias-Epoche)

DINOSAURIER

lebten. Tyrannosaurier waren zweifüßige Fleischfresser mit MASSIVEN SCHÄDELN und großen Zähnen. Trotz ihrer enormen Größe waren ihre Beine proportional entsprechend lang und geeignet für SCHNELLE BEWEGUNGEN. Im Gegensatz dazu waren ihre vorderen Extremitäten recht kurz und mit nur zwei beweglichen Gelenken ausgestattet.

Im Gegensatz zu den meisten anderen Dinosauriergruppen wurden von den Tyrannosauriern nahezu komplette Überreste gefunden. Dadurch konnte ihre Biologie ausführlich untersucht werden.

CHARAKTERISTIKA DES *TYRANNOSAURUS REX*

EINFÜHRUNG

Der *Tyrannosaurus rex*, oder T-Rex, war einer der GRÖSSTEN FLEISCHFRESSENDEN DINOSAURIER und eines der GRÖSSTEN LANDLEBENDEN RAUBTIERE, das je existiert hat. Der Name bedeutet „tyrannischer Echsenkönig" und führte dazu, dass er allgemein als „knallharter Typ" angesehen wird, und ihm wurden die Eigenschaften zugeschrieben, gemeiner und aggressiver zu sein als jeder andere Dinosaurier. Man nimmt an, dass der T-Rex das größte Raubtier zu damaliger Zeit war, obwohl einige Wissenschaftler vermuten, dass er tatsächlich ein großer Aasfresser war.

HABITAT

Die Mitglieder der Familie der Tyrannosaurier waren überall auf der Welt heimisch, doch der T-Rex lebte hauptsächlich in den Gebieten, die jetzt zum westlichen Nordamerika gerechnet werden.

ANATOMISCHE EIGENSCHAFTEN

Tyrannosaurier werden aufgrund ihrer kurzen vorderen Extremitäten, großen Schädel und kurzen Schnauzen als einzigartig unter den fleischfressenden Dinosauriern betrachtet.

Der *Tyrannosaurus rex* war der größte der Tyrannosaurier. Das größte Exemplar, das je entdeckt wurde, maß 12,8 m und hatte einen 4 m breiten Hüftumfang. Der größte T-Rex-Schädel ist 1,5 m lang und der längste Zahn 30 cm (einschließlich Zahnwurzel), der längste Zahn überhaupt bei Dinosauriern. Trotz seiner Größe war der T-Rex UNGLAUBLICH SCHNELL, auch wenn sich Wissenschaftler noch darüber streiten, wie schnell er genau war.

VERHALTEN

Der T-Rex lebte in der späten Kreide, zu der Zeit also, als die meisten Dinosaurier ausstarben.

FALL (1) VON *TYRANNOSAURUS REX* VON KARL-JOSEF MÜLLER

Männlicher Patient, zwei Jahre alt

APRIL 1992

Er bekam Masern. Seine Mutter, eine Kinderkrankenschwester, weiß ein wenig über Homöopathie. Bevor das Exanthem auftrat, gab sie ihm, verteilt über den ganzen, Tag *Pulsatilla* C30 in Wasser aufgelöst. Er hatte 40,0 °C Fieber.

DINOSAURIER

Die Symptome waren die folgenden: sehr anhänglich, durstlos bei Fieber, Urin vermindert während Fieber, trockene Hitze, Masern. Dies geschah an einem Sonntag. Am Montag ging es ihm recht gut. Das Exanthem tauchte auf, am Dienstag war er sehr lebhaft und alles schien leicht zu verlaufen. Am Mittwoch rief mich seine Mutter in Panik an. Sie sagte, dass er nun schon mehr als eine Stunde sehr heftig weint, sehr aggressiv ist und nicht beruhigt werden kann. Er ist vor Zorn verkrampft. Er sieht niemanden an. Ich rate ihnen, sofort ins Kinderkrankenhaus zu gehen.

Am Freitag rief mich seine Mutter an. Am Abend im Krankenhaus beruhigte er sich dann, aber erst, nachdem man ihm ein Beruhigungsmittel gegeben hatte. Im Labor (Blutuntersuchung) und im EEG konnte nichts Besonderes festgestellt werden Daher wurde sie mit dem Kind nach Hause geschickt, mit der Auskunft, dass sie nichts finden konnten und dass es nicht ungewöhnlich bei Kindern ist, dass sie bei Masern aggressiv reagieren. Die Mutter war sehr besorgt, denn sie hatte heute bemerkt, dass er „seine Augen zwei oder drei Mal nach oben verdrehte", „er bewegt sich wie ein Hund, der Wasser abschüttelt." Er scheint „abwesend" zu sein.

Ich bat sie, seinen genauen Zustand vor zwei Abenden zu beschreiben:

Am auffälligsten war für sie sein Gesichtsausdruck.

„Ich kann es nicht anders beschreiben: Sein Gesicht sah sehr albern aus. Er verdrehte seine Augen nach oben und sah komisch aus. Er war sehr gereizt, als ob ihn jemand stört. Er machte sein Spielzeug kaputt und schlug nach mir, sobald ich ihm etwas geben wollte. Er verhielt sich ziemlich merkwürdig, weinte und war ziemlich aggressiv und panisch. Er wollte nicht angefasst werden. Wenn beim Spielen etwas nicht so lief, wie er es wollte, wurde er ziemlich wild. Manchmal war er sehr anhänglich."

„Nachts im Dunklen hatte er keine Ängste. Heute ist das Exanthem fast verschwunden. Er hustet ein bisschen und sabbert eine Menge. Der Mund ist die ganze Zeit offen. Er klingt heiser. Er ist durstig, und der Appetit ist mal mehr, mal weniger."

FALLANALYSE

Während der Repertorisation traten zwei Arzneimittel nach vorne: *Bufo bufo* und *Stramonium*. Die gewählten Rubriken waren die folgenden:
- ▶ GESICHT; AUSDRUCK; berauscht (21)
- ▶ AUGEN; VERDREHT; nach oben (46)
- ▶ MUND; OFFEN (62)
- ▶ GEMÜT; ZERSTÖRUNG (48)

Wenn wir andere Rubriken aus dem Bereich Gemüt nehmen, wie z. B.: Wunsch zu schlagen, Abneigung gegen Berührung und anhänglich, dann passt *Stramonium* besser. Doch bei *Stramonium* fehlt „Augen nach oben verdreht", und dieses Symptom war auffälliger als die Gemütssymptome und auch sehr beständig. In meinen Augen schien *Bufo* besser auf den ganzen Fall zu passen **Arzneimittel:** Am Freitag erhielt er zwei Globuli *Bufo* C200 auf seine Zunge.

FOLLOW-UP AM SAMSTAG

„Es geht ihm besser, er ist deutlich weniger aggressiv. Die letzten Tage war er sehr ernst. Nun lacht er ein bisschen mehr."
D: Abwesend?

DINOSAURIER

„Habe ich nur zwei bis drei Mal danach bemerkt. Er speichelt viel und sabbert mehr als zuvor. Gestern hatte er nach dem Mittel Durchfall. Während des Badens bekam er Panik; er wollte sich überhaupt nicht das Gesicht waschen lassen."

Die Mutter schätzt die Besserung auf ungefähr 50 % im Vergleich zum Tag davor. Die Angst vor Wasser ließ mich zweifeln, ob nicht vielleicht doch *Stramonium* besser als *Bufo* gepasst hätte. Doch in Anbetracht der Besserung warteten wir ab.

FOLLOW-UP AM MONTAG

Nach ihrem Anruf am Freitag sah die Mutter keine weiteren Abwesenheiten mehr bei ihrem Sohn.
„Er ist recht guter Stimmung, fast wie zuvor. Das Sabbern ist weniger, doch er hatte ziemlichen Mundgeruch und einen dunkelroten und gereizten Gaumen."

Plan: Bis Donnerstag warten.

FOLLOW-UP AM DONNERSTAG

„Es geht ihm ziemlich gut. Man bemerkt nicht, dass er so krank gewesen ist. Der Gaumen ist auch in Ordnung."

Er mag es immer noch nicht, gebadet zu werden, aber man hat mir gesagt, dass das auch vor den Masern so gewesen sei. Also war *Bufo* ein gutes Mittel. Alle Probleme verschwanden spontan.

15. APRIL 1996

Vier Jahre später kam die Mutter zu ihrem eigenen Routine-Follow-up. Zu diesem Zeitpunkt wollte ich besser verstehen, warum der Junge so gut auf ein amphibisches Arzneimittel reagiert hat, auf der anderen Seite jedoch *Stramonium* die Differentialdiagnose war. Ich wollte mehr über sein Mittel erfahren.

Der Patient ist jetzt sechs Jahre alt. Die Mutter erzählt: „Er hat immer Wachstumsbeschwerden. Besonders in der Nacht, wenn er schläft. Dann zieht er seine Beine an den Körper. Am meisten schmerzt ihn die Tibia, meistens zwei Anfälle in der Nacht. Das hat er seit einem Monat. Ich gebe ihm Paracetamol-Sirup."

D: Starke Schmerzen?
„Sehr starke, er kann sein Bein fast nicht beugen. Oder er beugt es und kann es die nächste Stunde nicht strecken. Das Bein wird dann steif."

D: Weitere Probleme mit dem Bein?
„Einmal klagte er über Taubheit, nachdem er eine Weile gesessen hatte. Es war so schlimm, dass ihn der Arzt aus der Notaufnahme in die Kinderklinik schickte. Sie haben eine Szintigraphie[27] gemacht, jedoch nichts gefunden. Das war vor zwei Monaten, seither hat er zwei 2 kg abgenommen."

D: Schlaf?

---

27 Ein diagnostisches Verfahren, bei dem mit Hilfe von Radioisotopen ein zweidimensionales Bild des Körpers erzeugt wird.

DINOSAURIER

„Marc wacht regelmäßig auf, meistens um 2.00 oder 3.00 Uhr nachts. Er hat Angst im Dunkeln. Als ob da jemand in seinem Raum wäre. Das leiseste Geräusch beunruhigt ihn. Er hat Angst vor dem Sterben, vor dem Tod: Wenn Mama stirbt, und ich bleibe übrig … Warum leben wir? Er befürchtet, dass sein kleiner Bruder länger leben könnte als er. Er möchte mit mir zusammen sein."

D: Wie werden diese Ängste ausgelöst?

„Seit unser Hund an Leukämie starb; wir mussten ihn einschläfern lassen. Seither hat er Angst vor dem Tod."

D: Ängste?

„Wasser, er möchte nicht ins Wasser gehen. Er hat Angst, wenn er das erste Mal irgendwo hingeht. Er kennt es nicht, er macht es nicht. „Ich mag das nicht"; er erzählt nicht viel, ich muss ihm alle Informationen aus der Nase ziehen. Neulich sagte er, dass er sich merkwürdig fühlt."
Ich fragte den Patienten, ob er irgendwelche Träume hätte. Und das war das erste Mal, dass er sprach.

P: Schlimme Sachen!

(Diese Frage scheint ihm Stress zu verursachen, und er spielt ziemlich nervös mit einem Spielzeug.)

D: Schlimme Sachen?

P: Dinosaurier.

(Mehr Informationen erhalte ich nicht. Er schaltet den Computer an und scheint dann in einer anderen Welt, ziemlich verrückt. Erscheint abwesend.)

Mutter: „Er spielt viel im Garten, Spiele wie Memory und Mensch ärgere dich nicht, Schwarzer Peter, und er spielt viel mit seinen Plastik-Dinosauriern. Es gefällt ihm, wenn ich ihm etwas vorlese. Geschichten über die Welt oder Tiergeschichten."

D: Aggressionen?

„Gegenüber seiner älteren Schwester. Er wird schnell aggressiv und schlägt sie. Doch früher war er noch aggressiver.
Er denkt viel nach. Er möchte immer wissen, wie es denn nun in früheren Zeiten war. Er fragt nach seinen Großvätern: Warum leben sie nicht mehr? Warum existieren die Dinosaurier nicht mehr? Warum sind Menschen nicht mehr hier?
Die Vergänglichkeit bereitet ihm Probleme. Warum sterben Menschen, warum leben sie überhaupt. Er will nicht erwachsen werden, wenn er dann sterben muss. Doch er redet nicht sehr viel. Er ist sehr introvertiert. Fast melancholisch.
Er zaubert, zum Beispiel bastelt er Dinos und Stegosaurus."

D: Wie war die Schwangerschaft?

„Ich kam nicht sehr gut mit meinem Mann klar. Wir waren nicht sicher, ob wir zusammenbleiben würden. Er war nicht wirklich ein Wunschkind. Ich denke, dass er daher so negativ denkt. Ich habe viel geweint, es ging mir nicht gut, das ganze Drumherum war schwierig. Ich wollte ihn, doch die Umgebung wollte ihn überhaupt nicht."

D: Körperlich?

„Meine Zähne brachen ab. Ich hatte ein Verlangen nach rohem Fleisch und rohen Würsten."

FAMILIENANAMNESE

Großvater väterlicherseits: Lungenkrebs

DINOSAURIER

Großvater mütterlicherseits: Speiseröhrenkrebs
Schwester: Tuberkulose

FALLANALYSE

Der Patient hat Wachstumsschmerzen. Er will nicht erwachsen werden, denn dann muss man sterben. Warum müssen die Menschen sterben? Warum leben sie überhaupt? Warum existieren die Dinos nicht mehr? Er träumt von Dinos, er spielt mit ihnen, er zaubert, um Dinos zu bauen und auch Stegosaurus.

Dann schaltet er den Computer ein und ist in einer anderen Welt. Der Satz erinnerte mich an ein Symptom aus einer Arzneimittelprüfung, wie es am 9. September 1995 aufgeschrieben wurde: „Ich fühle mich, als wäre ich in einer anderen Welt." Das Arzneimittel, das wir zerrieben, bestand aus zwei Stückchen dreier versteinerter Knochen des *Tyrannosaurus rex!*

Hier konnte ich jetzt verstehen, warum *Bufo* (amphibisch) ihm anfangs geholfen hat.

WEITERE BESTÄTIGUNGEN

Die Mutter hatte Probleme mit abbrechenden Zähnen: Dies deutet auf Probleme mit der Kalzifizierung hin.

Verlangen nach rohem Fleisch und rohen Würsten während der Schwangerschaft: spiegelt das Raubtier-Wesen des *Tyrannosaurus rex* wider.

Arzneimittel: *Tyrannosaurus rex* C200 (Helios)

Unter der Einnahme des Mittels entwickelte er einige interessante Symptome:
- Intensive Verschlimmerung der Beinschmerzen nach Einnahme des Mittels.
- Es wuchs ihm ein neuer Zahn in zweiter Reihe hinter den Schneidezähnen.
- Kurz nach dem Mittel erzählte er einen Traum, er wurde von einem bösen Mann verfolgt, er entkam, doch dann war sein Gehirn verändert und er brauchte Hilfe.
- Einmal träumte er von Würmern, die Netze spannen.
- Das Thema Sterben ist nicht länger präsent, aber jetzt hat er schlimme Befürchtungen, nachdem seine Schwester ihm „Tanz der Vampire" gezeigt hat. Er hat Angst vor Skeletten, Angst vor dem Dunkel und träumte schlimme Dinge, wenn er die Augen schließt.

FOLLOW-UP AM 11. NOVEMBER 1996

„Die letzte Gabe half gut. Am Anfang war er schrecklich aggressiv. Er drohte, dass er mich umbringen würde, und sagte, er würde vom Balkon springen (suizidal). Immer wollte er tot sein. Er weiß, wie er mir Sorgen manchen kann, und er versucht, mich zu zwingen, für ihn etwas zu tun. Doch danach wurde alles besser. Er zieht sich am Morgen an. Wichtiger noch, in der Nacht wacht er kaum mehr auf, nur selten. Wachstumsschmerzen hatte er keine mehr, manchmal nur noch sehr oberflächlich. Es geht ihm recht gut und er ist längst nicht mehr so ängstlich wie zuvor.

Keine Melancholie mehr. Möchte die Welt nicht mehr zerstören. Er möchte auch nicht mehr in seiner eigenen Weilt sein; er hörte auf, mit dem Computer zu spielen."

D: Haben Sie noch andere Dinge bemerkt?

DINOSAURIER

P: „Ich habe bemerkt, dass er alte Muster nur schwer loswird, er mag es nicht, wenn sich seine Großmutter die Haare schneidet, er erlaubte mir nicht, seinen alten Cowboyhut vom Karneval wegzuwerfen, er mag es noch nicht einmal, wenn die Großmutter Altpapier wegbringt."
Plan: Abwarten.

TELEFONISCHES FOLLOW-UP IM MAI 1997

„Es ging ihm die ganze Zeit recht gut, doch seit ein paar Tagen wacht er wieder nachts auf und hat Albträume. Da kommt dann zum Beispiel ein Mann mit einem langen Schwanz und einem langen Stachel. Das Mittel von letztem Jahr half gut. Bitte schicken Sie es nochmal. Keine Depression oder Aggression."
Arzneimittel: T-rex. C200 (Helios)

Dann hörte ich nichts mehr von ihm oder seiner Mutter.

Nach dieser Erfahrung kann ich die folgenden Zusätze zum Repertorium als verlässlich vorschlagen:
- GEMÜT; WAHNIDEEN, Welt; anderen, ist in einer
Weitere Vorschläge:
- GEMÜT, Angst, Tod, vor dem
- GEMÜT, Angst, Dunkelheit
- GEMÜT, Tod, wünscht sich den
- GEMÜT, selbstmordgefährdet
- GEMÜT, Traurigkeit
- GEMÜT, Reizbarkeit, gewalttätig
- GEMÜT, Träume, Albträume
- Extremitäten, Schmerzen, Ort, Knochen
- Extremitäten, Schmerzen, Ort, Unterschenkel, Beine

FALL (2) VON *TYRANNOSAURUS REX* VON TIM SHANNON

10-jähriger Junge
Verhaltensstörung, Angst, Gewalt und Dreistigkeit.

24. AUGUST 2003

[**Beobachtung:** Der Patient ist ruhig und zurückhaltend. Die meisten seiner Antworten sind Einzeiler, und Nachfragen ergeben nur allgemeine Informationen. Ohne Nachfragen sieht er sich bloß dümmlich im Raum um und sagt nichts.]
D: Weißt Du, warum Du hier bist?
P: Nein, nicht wirklich. Ich glaube, der Grund ist, dass ich Schwierigkeiten habe, nachts zu schlafen. Ich lege mich hin und so, doch dann ist es schwer, einzuschlafen. Es ist merkwürdig.
D: Wie lange schon?
P: Ich weiß nicht, Sie könnten meine Mutter fragen.
D: Wie ist es in der Schule?
P: Sehr gut, aber letztes Jahr hatte ich einige Probleme mit der Aufmerksamkeit und so. Aber ich mag den wissenschaftlichen Kram und Dinge mit Ton, Kunst.

DINOSAURIER

D: Kannst Du mir mehr sagen zu dieser Sache mit der Aufmerksamkeit in der Schule?
P: Wenn er (der Lehrer) redet, scheint es, als hätte ich nicht gehört, was er gesagt hat, und manchmal rede ich zu viel mit meinen Freunden.
D: Hast Du irgendwelche Ängste, Befürchtungen oder Phobien?
P: Ich habe irgendwie ein bisschen Angst im Dunkeln. Wenn ich oben bin, alles dunkel ist und ich alleine bin, macht mir das Angst.
D: Hast Du dann Licht an?
P: Nein, aber ich habe es gern, wenn die Tür offen ist und Mamas Tür in der Nähe ist.
D: Welche Sorgen machst Du Dir da?
P: Etwas in einem Film oder im Fernsehen macht mir Angst, wenn ich darüber nachdenke. In einem Film kam ein gigantischer Eber vor, und es war fürchterlich.
D: Magst Du Tiere?
P: Ich mag Tiere, besonders Katzen und Hunde. Hauskatzen und Jaguare.
D: Hast Du noch andere Favoriten?
P: Ich interessiere mich für Krokodile und Alligatoren.
D: Gibt es Tiere, die Du nicht magst?
P: Nein, aber einmal hatte ich einen Traum, da hat mich ein blauer Wal angegriffen. Das passiert normalerweise, wenn ich krank bin.
D: Kannst du mir noch etwas über diesen Traum erzählen?
P: Manchmal bin ich wach, aber ich bin in Mamas Zimmer. Es ergibt nicht viel Sinn. Im Traum bin ich halb wach und halb schlafe ich. Der Wal jagt mich durch das Wasser, ich denke, es ist das Meer, denn es ist tief und so.

[Ich bitte den Jungen, ins Wartezimmer zu gehen und hole die Eltern herein. Der Junge verhält sich recht typisch für seine Altersgruppe, er will nicht wirklich irgendetwas Belastendes oder Persönliches sagen, aber er ist zu schüchtern, um unhöflich zu sein oder mich zurückzuweisen. Meistens muss ich mich an die Eltern halten, um Informationen über den Fall zu bekommen.]

GESCHICHTE SEINER ELTERN

Eltern: Er ist irgendwie aufgewühlt. Er hat Probleme mit seiner Wut und Probleme mit dominantem Verhalten im Zusammensein mit seinen Freunden. Er reagiert empfindlich auf Kritik. Er ist leicht verletzt, und sein Selbstbewusstsein ist sehr fragil. Oft fühlt er sich fehl am Platze, und er fühlt sich nicht willkommen in der Welt. Schule ist schwierig, besonders die soziale Seite der Schule. Er hat einige gute Freunde, aber er stößt sie mit seiner Aggressivität vor den Kopf. Er hat einen tiefsitzenden Zorn. Er hat auch eine sehr empfindliche Seite. Wenn er seinen Schlaf nicht bekommt, wird er unausstehlich. Er hat Probleme mit dem Schlafen. Er braucht eine ganze Weile, um zur Ruhe zu kommen. Wir lesen gute anderthalb Stunden, um zur Ruhe zu kommen. Dann schläft er bis 09.00 Uhr. Ängste sind ein Thema bei ihm. Er hat Angst vor der Dunkelheit. Er versucht, keine Angst vor Sachen zu haben, aber er hat sie. Sein Verlassenheitsgefühl ist recht groß. Er hat Angst vor dem Alleinsein.
D: Beispiele?
Eltern: Er bittet darum, ins Badezimmer gehen zu dürfen. Es gab eine Zeit, in der er es absichtlich vermied, ein zweites Mal zu gehen. Einmal war er ziemlich verstopft, vor zwei oder drei Jahren. Man muss ihn jeden Tag daran erinnern, Sachen zu erledigen, wie zum Beispiel auf die Toilette zu gehen. Er liebt Baseball, aber er kommt nicht gern auf die Base. Es gefällt ihm nicht, wenn die Leute ihn beobachten. Seine Gefühle werden sehr schnell verletzt. Selbst die

DINOSAURIER

Nachbarsjungen schubst er weg, wenn ihre Energie zuviel für ihn war. Er sagt nicht einfach, was ihn stört, er fährt durch wie ein Bulldozer. Regelmäßig wird er bei seinen Freunden aggressiv, und das eskaliert dann schnell. Wenn es einmal angefangen hat, wird er richtig aggressiv. Er kümmert sich um seine eigenen Sachen und er erzählt niemandem etwas von seinen Problemen. Einmal gab es einen Jungen, der ihn in der Schule belästigte. Normalerweise kann er diese Leute loswerden. Wenn er auf jemanden trifft und nicht die Führung übernehmen kann, dann ordnet er sich schnell unter. Es fällt ihm schwer, einen Schritt zurück zu machen und mit dem Strom zu schwimmen. Sein Spiel artet aus, und er fängt an zu brüllen, das darfst du nicht tun und jenes darfst du nicht. Es ist alles sehr intensiv.

D: Hat er sich jemals selbst verletzt?

Eltern: Ja, er spricht manchmal von Selbstmord, allerdings nur von Zeit zu Zeit. Körperlich gesehen ist er recht vorsichtig.

D: Wo liegt seine Schmerzgrenze?

Eltern: Er ist sehr fragil, vielleicht vier von zehn. Ein eingerissener Nagel und er will nicht mehr Hockey spielen. Er nutzt das als Ausrede. „Oh nein, mein Bein tut weh, ich kann nicht." Er möchte gerne wieder im Mutterleib sein, und er liebt es, zu Hause zu sein. Er liebt die Sicherheit. Er mag keine Überraschungen. Er möchte nichts Neues machen. Er ist daran gewöhnt, seinen Willen zu bekommen. Wir haben seinen Wünschen regelmäßig nachgegeben. Er mag es nicht, wenn jemand weiß, dass er Schmerzen hat. Er schämt sich, wenn er Schmerzen hat. Wenn er verletzt ist, wird er biestig. Man darf ihn nicht ansehen. Er mag nicht bloßgestellt werden. Wenn er verletzt wird, sagt er, man soll weggehen. Er will keine Aufmerksamkeit, aber er will, dass man da ist. Er ruft dann, „Geh weg von mir!", wenn er weint. Dann beschuldigt er dich, dass du ihn hast fallen lassen. Es ist immer jemand anderes, der es getan hat.

D: Was sind seine größten Probleme?

Eltern: Aggressionen. Wenn er sich selbst verteidigen muss, wird er **körperlich aggressiv**. Er hat viel Energie, **er kann sie nicht kontrollieren oder nachgeben**. Selbst sein bester Freund hat ihn zurückgewiesen, denn er war **gewalttätig**. Er kommt den Leuten in die Quere und reagiert mit körperlicher Gewalt. Das hat er auch bei uns gemacht. Er ist körperlich sehr aggressiv, reagiert dabei auch emotional. Ein Kind in der Schule, eines von unserer Straße, sie waren Kumpel. Dann wandte unser Sohn sich gegen ihn. Das Kind stalkte dann unser Haus, lungerte ständig vor unserem Haus herum. Am zweiten Tag flippte unser Sohn dann aus und brüllte. In unserer Nachbarschaft gab es einige kriminelle Aktivitäten. Er fürchtet sich, aber wenn man das Thema anspricht, stellt sich heraus, dass **böse Taten** ihn anziehen. **Er hat eine dunkle Seite, die ihn dann übermannt**. Mit Sicherheit hat er auch Angst. „Würde jemand in unser Haus kommen? Es würde niemand hierher kommen, oder?"

D: Wird er körperlich aggressiv?

Eltern: Er kann schlagen, treten und brüllen. Das war schon immer ein Problem. Er läuft die Treppe hoch und brüllt, so laut er kann, er gebraucht gern seine Stimme. Das ist auch beim Spielen so. Wir können ihn schon in einer Entfernung von einem Block hören. Er spielt gerne mit nur einem Kind, nicht so gerne in der Gruppe.

D: Was sind seine Sorgen, Befürchtungen und Phobien?

Eltern: Wir leben in einem Haus mit zwei Etagen. Er geht nicht oft nach oben, und er möchte, dass ich dann mit ihm komme. Er würde es normalerweise mit der Welt aufnehmen, so hart ist er. Es ist peinlich für ihn, darüber zu reden. Er wacht auf, und ruft nach seiner Mutter, das hat er jahrelang gemacht. Wenn er weiß, dass ich zu Hause bin, schläft er wieder ein. Er kann richtig abhängig sein von einer Person. Das ist auch bei seinen Freundschaften so, eine einzige Person.

DINOSAURIER

Als sein bester Freund wegzog, dachte er, er wollte keinen anderen Freund mehr haben. Er steckt voller Gegensätze, ist sehr wählerisch. Wenn du etwas sagst und nicht absolut das richtige Wort benutzt, wird er ganz verrückt. Ich denke, er würde sicher lieber Einzelsportarten machen.

D: Mag er Tiere?

Eltern: Er liebt sie. Da kommt seine beste Seite zum Vorschein. Er liebte Dinosaurier und hatte eine richtig lange Phase. Er hat sie studiert und war ganz vernarrt. Er ist sehr wissenschaftlich veranlagt.

D: Erzählen Sie mir von den Schmerzen in seinen Beinen [um zu sehen, ob sich ein Mittel bestätigen lässt].

Eltern: Es war etwas in seinen Beinen. Wir dachten, es wären Wachstumsschmerzen.

D: Was denkt er über den Tod?
[Wieder eine Bestätigungsfrage]

Eltern: Vor ein paar Jahren hat er gesagt, dass er vor mir sterben möchte, denn es würde zu hart sein, ohne mich zu leben. Wir hatten dann eine Phase, wo er fragte, wann du weißt, dass du sterben wirst. Als er einmal Harry Potter las, fragte er, was passieren würde, wenn wir sterben.

D: Ist er eifersüchtig?
[Bestätigend]

Eltern: Ja, auf unsere Mitbewohner, er hat sie aus dem Haus gescheucht. Wenn ich irgendein Interesse an den Kindern der Mitbewohner zeige, wenn ich mit den Mädchen rede, wird er in seinem Zimmer laut. Es muss ihm immer gezeigt werden, dass er die Nummer eins ist.

FALLANALYSE

Ich habe an einem Seminar von Massimo Mangialavori teilgenommen, in dem es um Reptilien ging. Das Seminar fand statt, bevor ich diesen Patienten behandelt hatte. Er erzählte die Geschichte eines aggressiven und eifersüchtigen Jungens, der in einer großen Familie lebte. Massimo hat den Rest der Familie erfolgreich behandelt, doch diesem einen Jungen konnte er nicht helfen. Der Junge reagierte teilweise auf *Lachesis*, besonders bei akuten Geschichten, doch es half nicht viel bei den Verhaltensproblemen. Der Junge war sehr aggressiv, unglaublich besitzergreifend, sehr ängstlich in der Dunkelheit und er fürchtete sich vor dem Tod. Massimo unternahm weitere Anläufe mit dem Jungen, bis er auf einen T-Rex-Fall von Karl-Josef Müller (in den Reference Works) stieß, von dem er dachte, dass es auch auf den Jungen passen würde. Also gab er es dem Jungen, und es wirkte wunderbar. Er hat jetzt vier Langzeitfälle mit diesem Mittel, und alle Patienten sind Jungen. Als ich also diesen Jungen sah und die Symptome von seinen Eltern hörte, dachte ich an dieses Mittel und versuchte, es jetzt zu bestätigen.

Die Höhepunkte dieses Falles waren: Die Besessenheit von Dinosauriern, Halsstarrigkeit, Angst vor der Dunkelheit, Vorliebe für große Tiere, große Katzen und auch Alligatoren, Ängste beim Übergang oder einem Wechsel und Beschwerden über Schmerzen in den Beinen.

ARZNEIMITTEL: T-REX. C200

(Von Helios), in zwei trockenen Gaben, innerhalb zwölf Stunden

DINOSAURIER

FOLLOW-UP AM 29. SEPTEMBER 2003: EINEN MONAT NACH T-REX. BERICHT SEIONER ELTERN

Es geht ihm fantastisch, völlig verändert. Als wäre er in einem Jahr erwachsen geworden. Ich bin vollkommen verblüfft. Seine Haltung ist besser. Er nähert sich Dingen anders. Letztens sagte er so etwas wie: „Ich mache das selber, und ich werde mutiger." Er hat immer noch Angst, alleine im Dunkeln zu sein, doch er gibt eher zu, dass er Angst hat. Er kann sich jetzt selbst zudecken. Es ist ihm jetzt bewusster, und er ist eher bereit, es einfach laufen zu lassen.

Er hat keine Angst mehr, allein zu sein. Ich spürte, wie er auf sich selber zurückschaute, fast wie aus sich selbst heraus, wie bei einer Trennung. Jetzt ist er gern allein. Früher musste er immer sicher sein, dass noch jemand in der Nähe ist, jetzt ist es in Ordnung, wenn er allein ist.

Er schläft jetzt schneller ein, das ist eine gute Veränderung. Er schläft jetzt schon eine halbe Stunde, nachdem ich aus dem Zimmer gegangen bin, und er ruft nicht mehr nach mir wie früher. Er hielt mich zurück, damit er nicht alleine sein musste. Wenn er das jetzt macht, ist es nur aus Spaß.

Er kommt auch nicht mehr zu mir ins Bett. Er schläft jetzt allein. Wir haben entschieden, dass das die Vereinbarung ist, wenn wir hier einziehen. Diese Vereinbarung hat er auch voller Zutrauen getroffen. Er ist anpassungsfähig, in der Lage, sich zu ändern.

Er durchläuft verschiedene Änderungen, und zwar auf eine Weise, wie das nie zuvor der Fall war. Er hat sich entschieden, Geigenunterricht zu nehmen. Er kann sich jetzt gut selber einschätzen. Er wurde immer ganz wild bei all den Vorschlägen, die ich ihm machte. Jetzt sagt er mir, dass ich ihn nicht nerven soll.

Seine Wut hat sich deutlich reduziert. Schon seit Wochen habe ich nicht mehr gehört, dass er schimpft. Morgens wacht er eher auf als früher. Früher hatte er beim Aufstehen schlechte Laune. Das ist besser, das sind große Veränderungen.

Er hat jetzt andere Interessen, nicht nur Videospiele. Er war sehr an Naturwissenschaften interessiert, an Raumfahrt. Da hat er viele Fragen gestellte, viele Fragen.

Er sagt, dass er den Eindruck hat, sein Geist arbeitet. Er ist flexibler, nicht mehr so störrisch. Manchmal sagt er, dass ein Ohr warm wird. Er hat auch Nasenbluten, immer auf der linken Seite.

Plan: abwarten und beobachten.

FOLLOW-UP AM 06. DEZEMBER 2004: 16 MONATE NACH BEGINN DER MITTELEINNAHME

[Der Patient öffnet sich ist immer noch nur zögerlich, und er wirkt nicht sehr erfreut, hier zu sein. Ich spreche ein paar Minuten lang mit ihm, aber er kann mir wenig anbieten, außer dass er im Dunkeln immer noch ein wenig Angst hat. Also lade ich seine Eltern ein.]

VON DEN ELTERN

Wir haben viele Fortschritte gesehen, erstaunliche Ergebnisse in den ersten sechs Monaten. Unglaublich, in einer Woche ist er gewachsen wie sonst in einem Jahr. Es war wirklich überwältigend. Er war sehr viel respektvoller. Er hat sich sehr verändert. Wir sind wieder da, aber nicht, weil es schlechter geworden ist. Er kämpft nicht mehr so gegen das Leben wie früher, das hatte

DINOSAURIER

mit seinen Ängsten zu tun. Die Angst vor der Dunkelheit ist immer noch da, obwohl er jetzt viel unternehmungslustiger ist. Er krabbelt nun auch in dunkle Tunnel hinein.

Der Fernseher ist unten im Keller, und er ist jetzt eher bereit, da hinunter zu gehen. Wenn es dunkel ist, sieht er fern oder spielt etwas. Er hat immer noch hat er Angst im Dunkeln. Es ist besser, aber noch nicht weg.

Er ist bei einigen Sachen sehr tapfer, und das hat er mir auch gesagt. Er nimmt Hilfe oder Ideen nicht immer an, und er macht die Dinge gern auf seine Art. Wir hatten einen Termin mit seiner Lehrerin. Sie hat gesagt, er kann sich nicht konzentrieren. Oft hat er etwas im Kopf, und dann fragt er: „Wo waren wir?" Er ist abwesend. Alle seine Lehrer erwähnen das. Sie möchten, dass wir ihn auf ADS untersuchen lassen. Sie hat auch gesagt, dass er ein Anstifter ist. Er möchte ihr gefallen. Wenn sie sich umdreht, ärgert er andere Kinder, sucht Aufmerksamkeit.

Er denkt nicht, dass er Freunde an der Schule hat. Bei anderen oder in einer Gruppe mitzumachen war schon immer schwierig für ihn. Neulich hatte er eine große Auseinandersetzung mit seinem besten Freund. Er war grob, er musste unbedingt Herr Besserwisser sein. Das endet dann immer damit, dass sein Freund ihn wegschickt. Es gibt Zeiten, da fühlt er sich dem Freund nicht ebenbürtig.

Manchmal liegt es daran, wie er sich selbst sieht; er regt sich auf, wenn er spielt, dann wird er aggressiv und wird dann zur „Pistensau". Neulich habe ich ihm beim Spielen zugesehen, er ist sehr konkurrenzbetont. Er möchte an der Spitze stehen. Er spielt nicht wirklich, es ist mehr „Du gewinnst" oder „Du verlierst."

Er ist aggressiv. Es ist schwer für ihn, nachzugeben und runterzukommen. Er schimpft jetzt nicht mehr so viel, nur gelegentlich, nicht mehr sehr oft. Er ist sehr defensiv, aber er fängt auch an, die Perspektive der anderen Menschen zu sehen.

Einschätzung: Der Patient scheint immer noch T-rex zu benötigen, jetzt eher, weil er „dreist" ist, nicht so sehr als Kompensation für „Ängstlichkeit". Der Patient ist widersprüchlich und verträgt Kritik schlecht.

Plan: T-rex von Remedia. Einmal täglich, ¼ Teelöffel in 100 ml Wasser. Wiedervorstellung in zwei Monaten.

KOMMENTARE ZUM FALL

Das nächste Follow-up wurde wieder abgesagt. Ich sah die Mutter des Patienten in der Stadt und wir sprachen über ihn. Anscheinend reagierte er gut auf die Q1-Potenz und es geht ihm wieder gut. Sie sagte, sie würde ihn bei ihrem nächsten Besuch in September mitbringen. Sie stimmte gestattete der Veröffentlichung des Falls zu.

EINIGE KOMMENTARE ZU T-REX

Ich verstehe das Mittel T-rex. so, dass es zu Jungen passt, die einerseits stark und mächtig erscheinen wollen, andererseits aber ihre verletzliche Seite nicht zeigen wollen. Daher sprechen sie mit lauter Stimme, sie sind aggressiv und stur und interessieren sich für große Tiere wie Dinosaurier, doch auch für andere große und kräftige Tiere. So kompensieren sie ihr geringes Selbstwertgefühl.

Es finden sich bei ihnen einige Symptome der Reptilien, besonders der eher dreisten Reptilien wie *Lachesis* und der Arzneimittel aus der Gattung Bothrops. Verwirrung entsteht, weil sie aufgrund ihrer Ängste auch wie ein Nachtschattenmittel aussehen können.

Die Wachstumsschmerzen scheinen ein Problem zu sein, das zu tun hat mit der Idee des Alterwerdens oder damit, Übergänge zu vollziehen. Gemäß Karl-Josef Müller und Mangialavori scheinen

DINOSAURIER

diese Patienten verletzlich in Bezug auf die Vorstellung, älter zu werden und der eigenen Sterblichkeit zu begegnen. Die Knochenschmerzen zeigen, dass sie tatsächlich erwachsen werden, älter werden. Die Angst vor der Dunkelheit kann vielleicht auch eine Art Festhalten an früheren, sicheren Zeiten sein, an einem jüngeren, abhängigeren Selbst. So sind diese Patienten vielleicht in einer Art Schwebe zwischen „nicht verletzlich scheinen wollen" und „nicht erwachsen werden wollen".

Sie können auch Angst vor Verfolgung zeigen. Bei diesem Jungen war es das Thema der heimatlosen Menschen. Im Falle von Mangialavori war es ein Polizist, der sie fangen wollte. Mangialavori hat bei einigen seiner Patienten gesehen, dass sie entweder Angst vor dem Tod hatten oder selbstmordgefährdet waren. Diese Patienten können in der Praxis recht aggressiv und auch sehr mutig sein, daher kann man sie leicht mit *Stramonium, Lachesis, Belladonna, Hydrophobinum* oder *Lyssin, Bothrops lanceolatus* und vielleicht auch *Alligator* verwechseln.

Für viele von uns stellt die Differenzialdiagnose in dieser Art von Fällen eine große Herausforderung dar. Ich möchte dieses Mittel nicht allein als Mittel für Jungen oder Kinder festschreiben. Dieser Fall ist der einzige Fall und die einzige Erfahrung, die ich persönlich mit diesem Mittel gemacht habe, und ich vermute, dass es andere Fälle gibt, in denen dieses Mittel benötigen wird. Wenn wir dann auch Frauen und Erwachsene behandelt haben, wird auch unser Verständnis in Bezug auf dieses Arzneimittel reifen.

Meines Wissens kommt die erste Information von Karl-Josef Müller. Karl hat das Arzneimittel von einem Kurator bekommen. Ich glaube, es stammt von einem Fragment eines versteinerten Oberschenkelknochens, der zur Verarbeitung an Helios geschickt wurde.

Anhang

NACHWORT

Dieses Buch ist das Ergebnis des ausführlichen Studiums des natürlichen Verhaltens der Reptilien in Verbindung mit dem Studium der Materia Medica, den Repertorien und den Fällen. Dieses Buch wird Ihnen vermutlich dabei helfen, Reptilien-Arzneimittel deutlich öfter und auch präziser zu verschreiben. Wir würden uns sehr freuen, wenn Sie uns von Ihren erfolgreichen Fällen berichten, vorausgesetzt, Sie überblicken mindestens ein Jahr Nachverfolgungszeit. Für die Zukunft planen wir ein Buch, in dem wir erfolgreiche Reptilienfälle aus unserer Praxis und auch aus der Praxis von Kollegen wie Ihnen dokumentiert. Bitte schicken Sie Ihre Fälle mit Ihrem Namen und Wohnort an drmeghna_shah@rediffmail.com.

Rajan Sankaran
Meghna Shah
2010

MÖGLICHE ARZNEIMITTEL

Hier ist eine Liste einiger Arten, die eine interessante Ergänzung zu unserer bestehenden Liste von Reptilien-Arzneimitteln sein könnte.

Basiliscus basiliscus, Basilisk oder Jesus-Echse, so genannt wegen ihrer Fähigkeit, auf der Wasseroberfläche laufen zu können.

Draco volans, Gemeiner Flugdrache, er hat an seinen beweglichen Rippen Hautfalten, die er ausbreiten kann und mit denen er mehr als 8 m durch die Luft gleiten kann.

Gangesgavial: Einer der Geckos aus der Echsenfamilie der Gekkonidae, bekannt für seine einzigartige Fähigkeit, an glatten, vertikalen Oberflächen zu hängen oder zu klettern und verschiedene Kunststücke zu vollführen.

Die Hakennasennatter (*Heterodon platirhinos*) aus der Familie der Colubridae, bekannt für ihre Fähigkeit, sich tot zu stellen.

Dermochelys coriacea, die Lederschildkröte, die keinen knöchernen Carapax wie die anderen Seeschildkröten hat und anstelle der Knochenplatten (Osteoderm) eine dicke, ledrige Haut mit eingearbeiteten kleinen knöchernen Platten besitzt.

Eine der weich gepanzerten Schildkröten, bei denen der Carapax lederartig ist, biegsam und ohne hornige Knochenplatten; der leichte und flexible Panzer gestattet ihnen eine bessere Beweglichkeit im Wasser.

BILDNACHWEIS

Seite 33 48/68/186/226/268/341/413/415/421/695 © Narayana Verlag
Seite 38 Schildkröte © Meghna Shah
Seite 40 Schlangenschuppen © Vishnevskiy Vasily – shutterstock.com
Seite 40 Echse © Nataliia Melnychuk – shutterstock.com
Seite 40 Häutung © Marietje – shutterstock.com
Seite 47 Echse © Pakhnyushchy – shutterstock.com
Seite 48 Wüstenkrötenechse © http://wildherps.com/species/P.platyrhinos.html
Seite 50 Hakennasennatter © Matt Jepson- shutterstock.com
Seite 52 Leguan © Erik Lam – shutterstock.com
Seite 53 Ringhalsnatter © http://wildherps.com/species/D.punctatus.html
Seite 54 Korallenotter © L. A. Dawson – „Micrurus tener" By Dawson at en.wikipedia [CC-BY-SA-2.5 (http://creativecommons.org/licenses/by-sa/2.5)], from Wikimedia Commons
Seite 54 Königsnatter © Glenn Bartolotti – Wikimedia Commons
„G-Bartolotti SK" By Glenn Bartolotti (Own work) [CC-BY-SA-3.0 (http://creativecommons.org/licenses/by-sa/3.0)], via Wikimedia Commons
Seite 53 Cerastes Cerastes © meandar – shutterstock.com
Seite 63 Schildkröten © Sergey Mat- shutterstock.com
Seite 67 Schildkröte © Stanimir G.Stoev – shutterstock.com
Seite 69 Landschildkröte © Florian Andronache – shutterstock.com
Seite 69 Meeresschildkröte © Stas Moroz- shutterstock.com
Seite 70 Schildkrötenpanzer © Pearl Media – shutterstock.com
Seite 71 Schildkrötenfuß © Michael Zysman – shutterstock.com
Seite 74 Schildkröte auf dem Wasser © Erni – shutterstock.com
Seite 77 Geochelone pardalis © Patrick Gijsbers – Wikimedia Commons
Seite 80/81 Meeresschildkröte © Khoroshunova Olga- shutterstock.com
Seite 82 Meeresschildkröten bei der Paarung © Kjersti Joergensen – shutterstock.com
Seite 84 Chelonia mydas © Steve Jurvetson – Wikimedia Commons
„Three Kona sea turtles" By Steve Jurvetson from Menlo Park, USA (Flickr) [CC-BY-2.0 (http://creativecommons.org/licenses/by/2.0)], via Wikimedia Commons
Seite 101 Cheloniidae © Isabelle Kuehn- shutterstock.com
Seite 102 Karettschildkröte © Tom Doeppner – Wikimedia Commons
„Hawksbill turtle doeppne-081" By Tom Doeppner (http://www.cs.brown.edu/people/twd/home.html) [CC-BY-SA-3.0 (http://creativecommons.org/licenses/by-sa/3.0/)], via Wikimedia Commons
Seite 104 Massennisten © By Claudio Giovenzana (Claudio Giovenzana www.longwalk.it) CC-BY-SA-3.0 (http://creativecommons.org/licenses/by-sa/3.0) via Wikimedia Commons http://commons.wikimedia.org/wiki/File%3ATurtle_golfina_escobilla_oaxaca_mexico_claudio_giovenzana_2010.jpg
Seite 106/107/109/110/112 Patient © Rajan Sankaran
Seite 119 Schnappschildkröte © Mjbaker – Wikimedia Commons
„Common snapping turtle" By Mjbaker (Own work) [CC-BY-2.5 (http://creativecommons.org/licenses/by/2.5)], via Wikimedia Commons

BILDNACHWEIS

Seite 120 Schnappschildkröte © Ryan M. Bolton- shutterstock.com

Seite 122 Chelydia serpentia © Jason Patrick Ross – shutterstock.com

Seite 139 Emydiae © Jonathan Zander (Digon3) – Wikimedia Commons

„Florida Box Turtle Digon3" I, Jonathan Zander [CC-BY-SA-3.0 (http://creativecommons.org/licenses/by-sa/3.0/) or CC-BY-SA-2.5 (http://creativecommons.org/licenses/by-sa/2.5)], via Wikimedia Commons

Seite 153 Chrysemys scripta elegans © Massimo Lazzari – Wikimedia Commons

„2004 04 18 Trachemys 2" By Massimo Lazzari (Own work) [CC-BY-SA-3.0 (http://creative-commons.org/licenses/by-sa/3.0/)], via Wikimedia Commons

Seite 154 Chrysemys picta picta © UbjsP- shutterstock.com

Seite 160/161 Testudinae © Michael Zysman- shutterstock.com

Seite 163 Testudo hermanni © Orchi – Wikimedia Commons

„Testudo hermanni hermanni Mallorca 02" By Orchy [CC-BY-SA-3.0 (http://creativecommons.org/licenses/by-sa/3.0/)], via Wikimedia Commons

Seite 190 Geochelone sulcata © Escaladix – Wikimedia Commons

„Geochelone sulcata" By Escaladix [CC-BY-SA-3.0 (http://creativecommons.org/licenses/by-sa/3.0/)], via Wikimedia Commons

Seite 201 Krokodil © Aggie11 – shutterstock.com

Seite 204 Schwimmendes Krokodil © Leonardo Gonzalez – shutterstock.com

Seite 205 Krokodilkopf © snowblurred – shutterstock.com

Seite 206 Krokodil springt © Paul101 – shutterstock.com

Seite 207 Schluepfende_Krokodile_©dioch – shutterstock.com

Seite 209 Krokodile © Jaochainoi – shutterstock.com

Seite 212 Krokodil erbeutet Gnu © Sergey Uryadnikov – shutterstock.com

Seite 223 Alligatoridae © Juan Garcia – shutterstock.com

Seite 237 Crocodylidae © defpicture – shutterstock.com

Seite 242 Fressverhalten © tratong – shutterstock.com

Seite 250 Crocodylus novaeguinae © Wilfried Berns – Wikimedia Commons

„Neuguinea-krokodil-0272" By Wilfried Berns www.Tierdoku.com [CC-BY-SA-2.0-de (http://creativecommons.org/licenses/by-sa/2.0/de/deed.en)], via Wikimedia Commons

Seite 251 Alligatorschnauze © Juan Garcia – shutterstock.com

Seite 251 Krokodilschnauze © defpicture – shutterstock.com

Seite 251 Gangesgavialschnauze © polaris50d – shutterstock.com

Seite 257 Squamata © rujithai – shutterstock.com

Seite 260/261 Grüne Echse © Mr.Green – shutterstock.com

Seite 264 Kleiner Gecko © NIKKOS DASKALAKIS – shutterstock.com

Seite 265 Anoli-Echse © Alberta P – Wikimedia Commons

„Lizard Dewlap" von Alberta p (Eigenes Werk) [CC-BY-3.0 (http://creativecommons.org/licenses/by/3.0/)], via Wikimedia Commons

Seite 266 Echse © Ratthapong Ekariyasap – shutterstock.com

Seite 267 Echse © feathercollector – shutterstock.com

Seite 269 Geckofuß © Lawls & Cork College, Wikipedia-Enzyklopädie TOM DE WALT / NEWS-PRESS

Seite 273 Blauzungenskink © NatalieJean – shutterstock.com

Seite 283 Leguanart_© apiguides – shutterstock.com

Seite 286/287 Agamidae © J. M. Garg – Wikimedia Commons

BILDNACHWEIS

„Fan throated Lizard (Sitana ponticeriana) W IMG 7530" By J.M.Garg (Own work) [CC BY 3.0 (http://creativecommons.org/licenses/by/3.0)], via Wikimedia Commons

Seite 289 Chlamydosaurus kingii © Miklos Schiberna – Wikimedia Commons

„Chlamydosaurus kingii" By Miklos Schiberna (Own work) [Public domain], via Wikimedia Commons

Seite 292 Calotes versicolor © Ajitpalsingh – Wikimedia Commons

„Calotes versicolor" By Ajitpalsingh [CC-BY-SA-3.0 (http://creativecommons.org/licenses/by-sa/3.0/)], via Wikimedia Commons

Seite 296 Pogona vitticeps © George Chernilevsky – Wikimedia Commons

„Pogona vitticeps close-up 2009 G4" By George Chernilevsky (Own work) [Public domain], via Wikimedia Commons

Seite 298/299 Chamäleon © Dan-Alexandru Buta – shutterstock.com

Seite 301 Chamäleonauge © Ridard – Wikimedia Commons

„Chameleon 2006-01 cropped" By User:Ridard (Original picture) and User:HuBoro (crop) (Image:Chameleon_2006-01.jpg) [CC-BY-SA-3.0-2.5-2.0-1.0 (http://creativecommons.org/licenses/by-sa/3.0)], via Wikimedia Commons

Seite 302 Zunge des Chamäleons © Cathy Keifer- shutterstock.com

Seite 307 Chameleo zeylanicus © M. arunprasad – Wikimedia Commons

„Chamaeleo zeylanicus" By M.arunprasad [CC-BY-SA-3.0 (http://creativecommons.org/licenses/by-sa/3.0/)], via Wikimedia Commons

Seite 318 Furcifer oustaleti © Bernard Gagnon – Wikimedia Commons

„Caméléon Madagascar 02" By Bernard Gagnon (Own work) [CC-BY-SA-3.0-2.5-2.0-1.0 (http://creativecommons.org/licenses/by-sa/3.0)], via Wikimedia Commons

Seite 319 Iguana © Aleksandar_Mijatovic – shutterstock.com

Seite 336/337 Phrynosomatidae © CHanley – Wikimedia Commons

Seite 339 Sceloporus occidentalis © Cary Bass – Wikimedia Commons

„Western Fence Lizard (Sceloporus occidentalis)" By Cary Bass (Own work) [CC-BY-SA-1.0 (http://creativecommons.org/licenses/by-sa/1.0)], via Wikimedia Commons

Seite 343 Anguidae © F Lamiot – Wikimedia Commons

„Anguis fragilis Anguidae OrvetHelfaut3" By F Lamiot (Own work) [CC-BY-SA-3.0 (http://creativecommons.org/licenses/by-sa/3.0/) or CC-BY-SA-2.5-2.0-1.0 (http://creativecommons.org/licenses/by-sa/2.5-2.0-1.0)], via Wikimedia Commons

Seite 345 Anguis fragilis © Hans Hillewaert – Wikimedia Commons

„Anguis fragilis (curled up)" © Hans Hillewaert / CC-BY-SA-3.0, via Wikimedia Commons

Seite 348/349 Helodermatidae © Arpingstone – Wikimedia Commons

„Gila.monster.arp" Arpingstone [Public domain], via Wikimedia Commons

Seite 354 Heloderma horridum © reptiles4all – shutterstock.com

Seite 358 Heloderma suspectum © Blueag9 – Wikimedia Commons

„Gila monster2" I, Blueag9 [CC-BY-SA-3.0 (http://creativecommons.org/licenses/by-sa/3.0/) or CC-BY-SA-2.5-2.0-1.0 (http://creativecommons.org/licenses/by-sa/2.5-2.0-1.0)], via Wikimedia Commons

Seite 362/363 Mauereidechse © Florian Andronache – shutterstock.com

Seite 367 Lacerta agilis © MF Photo – shutterstock.com – shutterstock.com

Seite 375 Lacerta vivipara © Viridiflavus – Wikimedia Commons

„ViviparousLizardSheddingSkin" By Viridiflavus (Own work) [CC-BY-SA-3.0 (http://creativecommons.org/licenses/by-sa/3.0)], via Wikimedia Commons

BILDNACHWEIS

Seite 377 Varanidae © TimVickers – Wikimedia Commons
„Varanus komodoensis (2)" By TimVickers (Own work) [Public domain], via Wikimedia Commons
Seite 379 Varanus komodoensis © Richard Susanto – shutterstock.com
Seite 398/399 Amphisbaenia © Diogo B. Provete – Wikimedia Commons
„Amphisbaena alba03" By Diogo B. Provete (http://calphotos.berkeley.edu) [CC-BY-SA-2.5 (http://creativecommons.org/licenses/by-sa/2.5)], via Wikimedia Commons
Seite 401 Amphisbaena alba © Diogo B. Provete – Wikimedia Commons
„Amphisbaena alba02" By Diogo B. Provete (http://calphotos.berkeley.edu) [CC-BY-SA-2.5 (http://creativecommons.org/licenses/by-sa/2.5)], via Wikimedia Commons
Seite 408/409 Schlange © Michael Zysman – shutterstock.com
Seite 411 Schale der Hygieia © Melian – Wikimedia Commons
„bowl hygeia"By Melian [Public domain], via Wikimedia Commons
Seite 411 Hermesstab © Rama – Wikimedia Commons
„Caduceus large" By Rama [Public domain], via Wikimedia Commons
Seite 411 Äsculapstab © Catherinemunro – Wikimedia Commons
„Rod of Asclepius2" von Original: CatherinMunro derivative work: Hazmat2 [CC-BY-SA-3.0 (http://creativecommons.org/licenses/by-sa/3.0)], via Wikimedia Commons
Seite 414 Boa constrictor © Oleg Blazhyievskyi – shutterstock.com
Seite 416 Schlangenbeschwörer © Andrey Armyagov- shutterstock.com
Seite 417 Züngelnde Schlange © Andrew Astbury – shutterstock.com
Seite 418 Schlangenkopf © Nneirda – shutterstock.com
Seite 419 rivalisierende Schlangen © e X p o s e – shutterstock.com
Seite 423 Gabunviper © Snakeunlimited – shutterstock.com
Seite 424 Diamantklapperschlange © Rudy Umans – shutterstock.com
Seite 426 Kupferkopf © Barry Blackurn – shutterstock.com
Seite 432 Scharfschütze © Aydin Bacak – shutterstock.com
Seite 433 Pfefferspray ©Grzegorz Petrykowski – shutterstock.com
Seite 433 Camouflage © dragunov- shutterstock.com
Seite 440/441 Colubridae © Matteo photos- shutterstock.com
Seite 444 Falsche Wasserotter © NatalieJean- shutterstock.com
Seite 446 Kornnatter © Kucharski K. Kucharska – shutterstock.com
Seite 450 Kettenkönigsnatter © Matt Jeppson – shutterstock.com
Seite 454 Natrix natrix © Darkone – Wikimedia Commons
„Ringelnatter (Natrix natrix) head" By Darkone [CC-BY-SA-2.5 (http://creativecommons.org/licenses/by-sa/2.5)], via Wikimedia Commons
Seite 458 Paarungsball © Jukka Palm – shutterstock.com
Seite 462/463 Boidae © cellistka – shutterstock.com
Seite 465 Eunectes murinus © Gerbil – Wikimedia Commons
„Senckenberg, Anaconda (2)" By Gerbil [CC-BY-SA-3.0 (http://creativecommons.org/licenses/by-sa/3.0)], via Wikimedia Commons
Seite 467 Python molurus © Tigerpython – Wikimedia Commons
„Clutch of Python molurus bivittatus" By Tigerpython (Own work) [CC-BY-3.0 (http://creativecommons.org/licenses/by/3.0)], via Wikimedia Commons
Seite 468 Boa constrictor © Oleg Blazhyievskyi – shutterstock.com
Seite 471 Boinae © defpicture- shutterstock.com

BILDNACHWEIS

Seite 472 Roteschwänzige Boa © Embreus – Wikimedia Commons
„Boa constrictor constrictor guyana" By Embreus (Own work) [CC BY SA 3.0 (http://creativecommons.org/licenses/by-sa/3.0/)], via Wikimedia Commons

Seite 497 Eunectes notaeus © http://www.theanimalfiles.com/reptiles/snakes/snakes.html

Seite 501 Pythoniae © Eric Isselee – shutterstock.com

Seite 503 Morelia viridis © Marcel Burkhard – Wikimedia Commons
„Gruenebaumpython4cele4" By Marcel Burkhard [CC-BY-SA-3.0 (http://creativecommons.org/licenses/by-sa/3.0/)], via Wikimedia Commons

Seite 504 Ballpython © Vishnevskiy Vasily – shutterstock.com

Seite 542/543 Elapidae © JoeFotoSS– shutterstock.com

Seite 545 Kobra © Lakeview Images – shutterstock.com

Seite 549 Bungarus fasciatus © AshLin – Wikimedia Commons
„AB 054 Banded Krait" By AshLin [CC-BY-SA-2.5 (http://creativecommons.org/licenses/by-sa/2.5)], via Wikimedia Commons

Seite 549 Krait © AshLin – Wikimedia Commons
„AB 052 Banded Krait „By AshLin [CC-BY-SA-2.5 (http://creativecommons.org/licenses/by-sa/2.5)], via Wikimedia Commons

Seite 554 Sanku varayan, Common Krait © Ezhuttukari – Wikimedia Commons
„Sanku varayan Common Krait" By Ezhuttukari (Own work) [CC-BY-SA-3.0 (http://creative-commons.org/licenses/by-sa/3.0)], via Wikimedia Commons --> schlechte Qualität

Seite 556 Schwarze Mamba © reptiles4all- shutterstock.com

Seite 557 Schwarze Mamba © Tim Vicekrs – Wikimedia Commons
„Black Mamba" By Tim Vicekrs (St Louis zoo, self-made) [Public domain], via Wikimedia Commons

Seite 569 Patientenzeichnung © Rajan Sankaran

Seite 591 Patientenzeichnung © Rajan Sankaran

Seite 599 Grüne Mamba © Arie v.d. Wolde – shutterstock.com

Seite 601 Hemachatus haemachatus © Lee R. Berger – Wikimedia Commons
„Rinkhals2" I, Profberger [CC-BY-SA-3.0 (http://creativecommons.org/licenses/by-sa/3.0/)], via Wikimedia Commons

Seite 622 Patientin © Rajan Sankaran

Seite 631 Naja kaouthia © cowboy54 – shutterstock.com

Seite 632 Speikobra © http://www.ehow.com/about4571418spitting-cobras.html

Seite 637 Naja naja © Kamalnv – Wikimedia Commons
„Naja" By Kamalnv (Own work) [CC-BY-3.0 (http://creativecommons.org/licenses/by/3.0)], via Wikimedia Commons

Seite 664 Tigerotter © alfotokunst – shutterstock.com

Seite 666 Königskobra © joesayhello – shutterstock.com

Seite 669 Inlandtaipan, Photo of a Fierce Snake 2006-03-24 (Oxyuranus microlepidotus) taken at Australia Zoo; © By Xlerate http://en.wikipedia.org/wiki/User:XLerate XLerate at the English language Wikipedia; http://commons.wikimedia.org/wiki/File%3AFierce_Snake-Oxyuranus_microlepidotus.jpg; CC-BY-SA-3.0 (http://creativecommons.org/licenses/by-sa/3.0/), via Wikimedia Commons

Seite 673 Seeschlangen © Dan Exton – shutterstock.com

Seite 685 Laticauda colubrina © orlandin – shutterstock.com

Seite 687 Viperidae © Brooke Whatnall – shutterstock.com

BILDNACHWEIS

Seite 689 Crotalus durissus cumanensis © Patrick JEAN – Wikimedia Commons
„Cascabelle" By Patrick JEAN [Public domain], via Wikimedia Commons
Seite 690 Cerastes cerastes © Horia Bogdan – shutterstock.com
Seite 694 Grubenorgan © Serpent nirvana – Wikimedia Commons
„The Pit Organs of Two Different Snakes" By Serpent nirvana (Own work) [CC-BY-3.0 (http://creativecommons.org/licenses/by/3.0)], via Wikimedia Commons
Seite 695 Illustration Grubenorgan © Chris Mattisor – The new encyclopedia of snakes
Seite 705 Agkistrodon contortrix © Michael Page – Wikimedia Commons
„Southern copperhead" By Michael Page (Own work) [CC-BY-3.0 (http://creativecommons.org/licenses/by/3.0)], via Wikimedia Commons
Seite 741 Agkistrodon piscivorus © Ryan M. Bolton – shutterstock.com
Seite 753 Bothrops leucurus © Danleo – Wikimedia Commons
„Whitetail Lancehead 01" By Danleo (Own work) [CC-BY-3.0 (http://creativecommons.org/licenses/by/3.0)], via Wikimedia Commons
Seite 758 Rassel © Michael Parker – Wikimedia Commons
„Rattle" By Michael Parker (Own work) [CC-BY-3.0 (http://creativecommons.org/licenses/by/3.0)], via Wikimedia Commons
Seite 759 Crotalus atrox © Pharaoh Hound – Wikimedia Commons
„Crotalus atrox USFWS" By Gary Stolz (photographer)/Pharaoh Hound [Public domain], via Wikimedia Commons
Seite 811 Deinagkistrodon acutus © reptiles4all- shutterstock.com
Seite 813 Lachesis muta © Christopher Murray – Wikimedia Commons
„Lachesis muta muta" By Christopher Murray (en:Image:Lachesis muta muta.jpg) [Public domain], via Wikimedia Commons
Seite 838 Puffotter © Erwin Niemand- shutterstock.com
Seite 841 Bitis caudalis © http://sarca.adu.org.za/survey10.php
Seite 843 Bitis gabonica © Brimac – Wikimedia Commons
„Bitis gabonica fangs" By Brimac The 2nd [CC-BY-2.0 (http://creativecommons.org/licenses/by/2.0)], via Wikimedia Commons
Seite 844 Bitis gabonica © TimVickers – Wikimedia Commons
„Bitis gabonica rhinoceros"By TimVickers (Own work) [Public domain], via Wikimedia Commons
Seite 846 Bitis nasicornis © reptiles4all- shutterstock.com
Seite 848 Cerastes cerastes © Horia Bogdan – shutterstock.com
Seite 849 Wüstenschlange © Paul Vinten – shutterstock.com
Seite 851 Daboia russelli © Lakeview Images – shutterstock.com
Seite 856 Vipera ammodyles © reptiles4all – shutterstock.com
Seite 871 Tuatara © CreativeNature.nl – shutterstock.com
Seite 871 Parietalauge © TheAlphaWolfe – Wikimedia Commons
„Anolis carolinensis parietal eye" By TheAlphaWolf (Own work) [CC-BY-SA-3.0 (http://creativecommons.org/licenses/by-sa/3.0)], via Wikimedia Commons
Seite 874/875 Dinosaurier © leonello calvetti – shutterstock.com
Seite 878 Dinosaurierspur © http://www.sciencedaily.com/releases/2008/05/080520203013.htm
Seite 879 dinosaur eggs ©Sumikophoto – shutterstock.com

QUELLEN

BÜCHER

- *Provings* by Rajan Sankaran
- *Soul of remedies* by Rajan Sankaran
- *Animal—The definitive visual guide,* Editor-in-Chief David Burnie
- *Life in cold blood* by David Attenborough
- *Enzyklopädie der Schlangen* von Chris Mattison
- *Snakes and reptiles* by Andrew Cleave
- *Enzyklopädie der Tierwelt, Reptilien & Amphibien* von Dr.Harold G Cogger & Dr. Richard G Zweifel
- *Sea Snakes* by Harold Heatwole
- Google books
- *Crocodiles: Their Natural History, Folklore, and Conservation* (1972) by C.A.W. Guggisberg
- *Die BLV Enzyklopädie Vögel der Welt* von Christopher Perrin
- *Complete Repertory (2007)* von Roger van Zandvoort, Narayana Verlag

SOFTWARE

- Mac Repertory and Reference Works

LISTE DER ARZNEIMITTEL

- http://www.helios.co.uk/
- http://www.freemans.uk.com/
- http://www.remedia-homeopathy.com/
- http://www.hahnemannlabs.com/
- http://www.provings.info/en/index.html/

WEBSEITEN

(Es ist möglich, dass zum Zeitpunkt der Veröffentlichung dieses Buches einige dieser Seiten nicht mehr zur Verfügung stehen.)

- http://zipcodezoo.com/
- http://animal-world.com/encyclo/reptiles/
- http://www.encyclopedia.com/
- http://animaldiversity.ummz.umich.edu/site/index.html/
- http://en.wikipedia.org/wiki/
- http://commons.wikimedia.org/wiki/
- http://www.britannica.com/
- http://encarta.msn.com/
- http://www.msnbc.msn.com/id/28774770/wid/6448213/
- http://www.jcvi.org/
- http://news.nationalgeographic.com/news/index.html/
- http://www.enchantedlearning.com/Home.html/

QUELLEN

- http://www.animalplanet.co.uk/reptiles/groups/index.shtml/
- http://www.livescience.com/reptiles/
- http://www.reptilechannel.com/
- http://www.rubberbug.com/reptiles.html/
- http://nationalzoo.si.edu/Animals
- http://www.teachervision.fen.com/reptiles/printable/39714.html/
- http://www.sciencedaily.com/releases/2008/04/080417112433.html/
- http://www.springerlink.com/content/l5877377706273x3/
- http://www.sdnhm.org/exhibits/reptiles/backgr.html/
- http://www.sdnhm.org/research/herpetology/resources4a.html/
- http://web.co.clayton.ga.us/reynolds/reptiles.html/
- http://www.sandiegozoo.org/
- http://www.komododragon.biz/Reptiles/
- http://kids.yahoo.com/animals/reptiles/rept-defense/
- http://nationalzoo.si.edu/
- http://www.manbir-online.com/htm2/snake.7.html/
- http://wc.pima.edu/~bfiero/tucsonecol109/animals/reptiles.html/
- http://www.thehindu.com/seta/2008/03/06/stories/2008030650041500.html/
- http://www.the-lizard-locunge.com/
- http://animals.jrank.org/
- http://animal.discovery.com/
- http://www.discoverlife.org/
- http://www.afpmb.org/
- http://www.flmnh.ufl.edu/cnhc/csp_cnil.htm/
- http://www.arkive.org/
- I:\reptiles book\Reptiles notes\links and websites\Related Pages.html/

VIDEOS

- *Kaltblütig – Die Welt der Drachen, Echsen und Amphibien* von David Attenborough
- *Wildlife specials: Serpent* von David Attenborough
- http://www.youtube.com/
- http://news.nationalgeographic.com/news/index.html/

GLOSSAR

Baumlebend: leben in oder unter Bäumen
Hemipenis: ein zweiseitiger, stacheliger Penis
Kältestarre: ein Zustand der Erstarrung bei Reptilien, ähnlich dem Winterschlaf. Sie unterscheidet sich vom Winterschlaf durch die entsprechenden Stoffwechselprozesse, die beteiligt sind.

Reptilien fallen gewöhnlich im späten Herbst in die Kältestarre (die spezifischen Zeiten sind artenabhängig). Oft wachen sie auf, um Wasser zu trinken, und kehren dann zurück zu ihrem „Schlaf". Sie können während dieser Zeit fressen und tun das auch, doch können sie auch Wochen oder Monate ohne Nahrung auskommen. Kältestarre sollte nicht mit dem Winterschlaf verwechselt werden; wenn Säugetiere Winterschlaf halten, schlafen sie wirklich, wenn ein Reptil in Kältestarre fällt, ist es weniger aktiv, der Stoffwechsel verlangsamt sich, daher muss es nicht so oft fressen. Reptilien kommen oft durch den Winter, ohne zu fressen. Kältestarre wird durch kaltes Wetter/ Mangel an Wärme sowie durch verringertes Tageslicht in der Winterzeit ausgelöst.
Kielförmig: *Botanik, Zoologie,* ein längslaufender Kamm, wie bei einem Blatt oder einem Knochen, wie der Kiel eines Schiffes
Kloake: Die Aushöhlung, in der bei Wirbeltieren wie Fischen, Reptilien, Vögeln und einigen primitiven Säugetieren Därme, Genitalien und der Harnapparat enden.
Nachtaktiv: aktiv in der Nacht
Omnivoren: (aus den lateinischen Wörtern *omne – alles* und *vorare –fressen*) dies sind Arten, die sowohl Pflanzen als auch Tiere als Hauptnahrungsquelle haben.
Ovipar: produzieren Eier, die sich außerhalb des mütterlichen Körpers entwickeln und dort auch schlüpfen.
Ovovivipar: produzieren Eier, die sich im mütterlichen Körper entwickeln und im oder gleich nach dem Herausdrücken aus dem Muttertier schlüpfen.
Paläontologie: die wissenschaftliche Studie der geologischen Vergangenheit, besonders anhand des Studiums der versteinerten Tiere und Pflanzen.
Parthenogenese: Das Weibchen kann alleine Nachwuchs erzeugen (Jungfernzeugung).
Terrestrisch: Leben an Land.
Thecodontes Gebiss: Die Zähne befinden sich in knöchernen Zahnfächern.
Tagaktiv: aktiv am Tag.
Übersommern: ist eine andere Form der Erstarrung, Winterruhe oder „Schlaf". Tiere, die übersommern, versuchen dem, was in ihrer Umwelt geschieht, zu entkommen. Das geschieht im heißen Wüstenklima, wo Hitze und Wasser wichtig für die Tiere sind, die dort leben. Übersommern schützt diese Tiere vor hohen Temperaturen und Dürren.
Vivipar: gebären lebende Junge anstatt Eier abzulegen, fast aller Säugetiere, viele Reptilien und einige Fische.

ARZNEIMITTELINDEX

A

Abgottschlange
  Fett der 438, **472**, 540
Agkistrodon contortrix 16, 23, 438, 447, **704**-705
Agkistrodon piscivorus 23, 438, 694, **740**-742
Alligator mississippiensis 213, 221, 223-**224**, 227, 232, 256
Alligator sinensis 224
Ambra grisea 164
Amphisbaena alba 399-401, **406**-407
Amphisbaena vermicularis 399, 404, **407**
Anakonda
  Gelbe **496**-497, 540
  Grüne 465
Anguis fragilis 282, **343**-345, 396
Apis mellifica xvi
Argentum nitricum xvi
Arnica montana 732
Aspisviper 439, **857**, 858
Astacus fluviatilis 157
Atropoides nummifer mexicanus 751
Atropoides nummifer nummifer 751
Atropoides nummifer occiduus 751
Atropoides nummifer olmec 438, **751**

B

Ballpython 438, 504-505, 527, 541
Barium carbonicum xvi
Basilicus basilicus 266
Baumpython
  Grüne **503**-504, 438, 503, 541
Baumviper
  Chinesische grüne 439, 831
Belladonna 900
Bergotter
  Kleinasiatische 439, **867**
Bitis arietans 439, 835-**836**, 840, 846
Bitis atrops 689
Bitis caudalis 439, 841
Bitis gabonica 688, 690, 835, 843-844, 846
Bitis gabonica rhinoceros 23, 51, 439, **842**
Bitis nasicornis 439, **845**-846

Blauzungenskink 272, 273
Blindschleiche 282, **343**-347, 396
Blutsaugeragame 282, 287, **291**-294, 392
Boa constrictor 42, 414, 468, **472**-473, 479, 482-483, 493, 495
Boa constrictor adipis 438, 472, 540
Bothrops atrops 754, **755**
Bothrops atrox 438
Bothrops colombiensis/columbiensis 438, 754
Bothrops jararaca 438, 754
Bothrops lanceolatus 438, 754, **756**, 767, 900
Braungefleckte Grubenotter 831
Brillenschlange 439, **636**, 637, 638
Bufo 890, 891, 893
Bungarus caeruleus 438, **552**-553
Bungarus fasciatus 438, 548-549, **551**-552
Buschmeisterschlange 438, 478, 751, **811**-813, 828-829

C

Calotes versicolor 282, 287, **291**-292, 294, 392
Carolina-Dosenschildkröte 139, 140, 200
Cenchris contortrix 16, 23, 438, 446, 448, 460, **704**, 707-708, 714-715, 718, 723, 729, 730, 732, 737-739, 826
Cerastes cerastes 53, 439, 690, 693, **847**-848, 850
Ceylon-Lanzenotter 696
Chamaeleo zeylanicus 282, 299, **306**-307, 313-316, 318, 330, 392, 394
Chamäleon
  Indisches 282, 299, **306**, 392
Chelydra serpentina 93, 120, 122-**123**, 125, 137
China-Alligator 224
Chlamydosaurus kingii 48, 282, 287, **289**, 392
Chrysemys picta picta 152, 154
Chrysemys scripta elegans 100, 139, **152**-153, 156-157, 200
Collinsonia canadensis 164
Crocodylus acutus 221, 237, **239**, 256
Crocodylus niloticus 221, 237, **240**, 243, 247-248, 256
Crocodylus novaeguineae 221, 237, **250**-251, 256

ARZNEIMITTELINDEX

Crocodylus porosus 250, 253
Crocus sativa 11
Crotalus atrox 350, 759
Crotalus cascavella 16, 429, 438, 479, 537, 557-558, 689, 697-699, 761-762, **765**-767, 775-782, 788-790, 794-797, 809
Crotalus catalinensis 759
Crotalus cerastes 694, 849
Crotalus crotalus atrox 438, 762
Crotalus durissus 16, 438, 557, 689, 697, 762, 767
Crotalus durissus cascavella 16, 164, 762
Crotalus durissus cumanensis 689
Crotalus horridus xi, 438, 478-479, 698, 756-757, 762, 765, 767, **798**, 805, 808-809
Crotalus viridis viridis/viridus 438, 762
Cyclagras gigas 438, 441, **443**-444, 460
Cypraea eglantina 16

D

Daboia russelli 439, **851**, 852
Daboia russelli siamensis 852
Deinagkistrodon acutus 438, **810**-811
Dendroaspis polylepis 6, 7, 58, 422, 438, 545-547, **555**, 558, 560, 572, 574, 576-579, 583, 584, 585, 588, 594, 837
Dendroaspis viridis 438, **599**
Dermochelys coriacea 902
Diamantklapperschlange
  Westliche 762
Doppelschleiche **399**
  Rote 399, 406
Dornteufel 48, 275
Dosenschildkröte 50, 100, **140**
Draco volans 902
Dreiecksnatter 438, 441, **451**, 453, 460

E

Echis carinatus 427, 693
Elaphe guttata 438, 441, **446**, 460, 467
Elaps corallinus 438, 453, 546, **604**, 606, 612-613, 619-621, 623-625, 628
Eretmochelys imbricata 100-**102**, 198
Eunectes beniensis 497
Eunectes deschauenseei 497

Eunectes murinus 165, 497
Eunectes notaeus 438, **496**-497, 540

F

Falcon peregrinus 16
Farbbartagame 282, 287, **295**, 392, 394
Flugdrache
  Gemeiner 902
Fluoricum acidum 11
Flusskrebs
  Europäischer 157
Furcifer oustaleti 282, 299, **317**-318, 392, 394

G

Gabunviper 23, 51, 423, 439, 690, 835, **842**, 843
Geochelone pardalis 77
Geochelone sulcata 100, 161, **189**-193, 196-197, 199
Gila-Krustenechse 42, 62, 76, 259, 282, 349, 350, 353-354, **358**-359, 361, 396-397
Grubenotter
  Springende **751**
  Braungefleckte 831
Gruppenotter
  Braungefleckte 439
Gummiboa 425

H

Habuschlange 438, 831
Hakennasennatter
  Östliche 50
  Westliche 50
Hartwurm 344
Haselwurm 344
Hechtalligator 224
Helmbasilisk 266
Heloderma horridum 25, 62, 282, 349, 350, 353, 354, 356-359, 396-397
Heloderma suspectum 25, 62, 282, 349-350, 353, **358**-359, 396-397
Hemachatus haemachatus 438, **600**-602, 634
Heterodon platirhinos 50, 902
Hornotter
  Europäische 439, **855**
Hydrodynastes gigas 438, 441, **443**-444, 460

Hydrophis belcheri 545
Hydrophis cyanocinctus 438, 673, **678**, 682-684
Hydrophobinum 900
Hyoscyamus 11, 585

I
Ignatia xvi, 659
Iguana delicatissima 320
Iguana iguana 275, 282, **320**, 322, 330-331, 333-335, 392, 393
Indisches Chamäleon 394
Inlandtaipan 439, 545, **669**-670

J
Jararaca 754
Java-Palmotter 439, 831

K
Kalium nitricum 232
Kapkobra 439, 629, **635**, 636
Karettschildkröte
 Echte 100-**102**, 198
Kauri- oder Porzellanschnecke 16
Kettenkönigsnatter 450
Kettennatter 441, 460
 Kalifornische 438, **449**
Kettenviper 439, **851**
 Östliche **852**
Kobra
 Ägyptische **628**-629
 Gebänderte 438, **628**
Komododrache 354, 377-**378**, 382, 396-397
Komodowaran 282, 382
Königsboa 472
Königskobra 422, 439, **665**, 667
Königsnatter 51
Königspython 425, 438, **504**-505, 541
Königsschlange 472
Korallenotter xi, 51, 438, **604**, 625, 628
Kornnatter 438, 441, **446**, 460, 467
Kragenechse 48, 282, 287, **289**, 291, 392
Krait
 Gebänderter 438
 Gelbgebänderter **548**-549, 551
 Indischer 438, **552**-554

Kreuzotter 439, **858**, 865
 Gift der 439, 860
Kupferkopf
 Nordamerikanischer xi, 23
Kupferkopfschlange 739
 Nordamerikanische 438, **704**
Küstentaipan 439, **671**-672

L
Lac caninum xvi
Lacerta agilis 282, 363, 365-**366**, 373-374, 395-396
Lacerta vivipara 282, 363, 365, **375**, 396-397
Lachesis/Lachesis muta 23, 429, 430, 437-438, 478, 583, 585, 623, 626, 639, 694, 701, 714, 727, 737, 749, 751, 755-757, 767, 774-775, 793-794, 805, 808, **811**-814, 815-816, 819, 821, 823-830, 864, 897, 899-900
Lachesis lanceolatus *siehe* Bothrops lanceolatus
Lachs 16
Lac leoninum 14, 221, 534
Lac loxodonta 16
Lampropeltis getula 449
Lampropeltis getula californiae 438, 441, **449**, 460
Lampropeltis triangulum 438, 441, **451**, 460
Lampropeltis triangulum elapsoides 51
Landschildkröte
 Griechische 94, 100, **162**, 163, 188, 199
 Griechische (Blut) 161, 163
 Griechische (Panzer) 161, 163
Lanzenotter
 Kolumbianische 438
 Springende 438, 751, **752**
Laticauda colubrina 438, 673, **684**-685
Lederschildkröte 902
Leguan
 Grüner 282, **320**, 392-393
Lepidochelys olivacea 100, 101, **104**, 105, 116, 117, 198
Levanteotter 439
Levanteviper **853**
Lycopodium 584
Lyssin 900

M

Macrovipera lebetina 439, **853**
Magnesium muriaticum 164
Maiasaura 881
Maiasaura lapidea 875, **881**, 884-885
Maiasaura peeblesorum 875
Mamba
  Grüne 438, 572, 599, 600
   Schwarze 6, 7, 58, 422, 430, 438, **555**, 572, 583, 837
Mangrovengrubenviper 439
Mangrovenviper 831
Martinique-Lanzenotter 438, 754
Medorrhinum 709
Micrurus corallinus xi, 438, 453, **604**, 628
Micrurus frontalis 604
Micrurus tener 51
Mississippi Alligator 221, **223**-225, 236, 256
Monokelkobra 438, **630**
Morelia spilota spilota 467
Morelia spilota variegata 438, **502**, 540
Morelia viridis **503**, 541
Morelia viridus 438
Mungo
  Indischer 49
muta muta 908

N

Naja 644
Naja anchietae 438, **628**
Naja annulifera anchietae 438, **628**
Naja haje 438, **628**
Naja kaouthia 438, **630**, 631
Naja mossambica pallida 438, **631**, 634
Naja naja 17, 439, 546-547, 577, 600, **636**-637, 641, 644, 646, 656, 658-659, 661, 663, 667, 701
Naja naja kaouthia 438, **630**
Naja nigricollis 439, 626, **634**, 635, 689
Naja nivea 439, 629, **635**
Naja pallida 438, **631**
Naja philippinensis 632
Naja tripudians 439, **636**, 767
Nasenotter
  Chinesische 438, **810**
Natrium muriaticum xvi, 709

Natrix natrix 438, 441, **454**, 461
Natternplattschwanz 438, 673, **684**
Netzpython 496
Neuguinea-Boa 465
Neuguinea-Krokodil 221, 237, **250**, 256
Nilkrokodil 221, 237, **240**, 249, 256
Notechis scutatus 439, **663**

O

Oliv-Bastardschildkröte 100, 101, **104**, 118, 198
Ophiophagus hannah 422, 439, **665**
Ovum Chelydra serpentina 100, 119, **125**, 127, 132-134, 136, 200
Oxyuranus microlepidotus 439, 545, **669**
Oxyuranus scutellatus canni 439, **671**

P

Paris quadrifolia 11
Pelamis platurus 675, 676
Phosphor 11, 127
Plättchenseeschlange 675
Pogona vitticeps 282, 287, **295**- 297, 392, 394
Prärieklapperschlange 438, 762
Puffotter 439, 629, 835, **836**, 839, 841
  Gehörnte 439, 841, 842
Pulsatilla xvi, 889
Python molurus 438, **527**, 528, 531, 532, 537-539, 541
Python regius 438, 479, 480, 483, **504**, 505, 520, 521, 525, 541
Python reticulatus 496

R

Rhinozeros-Viper 439, **845**, 847
Riesenchamäleon 282, 299, **317**, 392, 394
Riesenschildkröte **161**
Ringelnatter 438, 441, **454**-455, 461
Ringhalskobra 438, 600
Rotwangen-Schmuckschildkröte 100, 139, **152**, 153, 157, 200

S

Salzwasserkrokodil 250, 253
Sandrasselotter
  Gemeine 427
Sceloporus occidentalis 282, **337**-340, 392, 394

Schauerklapperschlange 438, 762, **765**
Schlange
  Südamerikanische 754
Schnappschildkröte 119, 120
  Amerikanische 93, 123
  Ei der 100
Schwarzhalskobra 439, **634**
Schwarznacken-Speikobra 634
Skorpion-Krustenechse 62, 259, 282, 349-350, **353**, 359, 396-397
Speikobra
  Afrikanische 51
  Rote 438, **631**
  Südafrikanische 600
Sphenodon diversum 872
Sphenodon guntheri 872
Sphenodon punctatus 870, 872
Spitzkrokodil 221, 256
  Amerikanisches 237, **239**, 240
Spornschildkröte 100, 189, 199
Staphisagria xvi
Stramonium 890-891, 900
Streifenruderschlange 438, 673, **678**
Strumpfbandnatter 459
  Östliche 438, 441, **456**, 461
Surucucu 812

T
Taipan **671**
Tarentula hispanica 793, 794
Teppichpython 371, 438, **502**, 540
Terrapene carolina 50, 139, **140**, 142, 147, 149-150, 200
Testudo hermanni 89, 94, 100, **162**, 163, 164, 171-172, 180-181, 183, 187-188, 197, 199
Testudo hermanni calcarea 161
Testudo hermanni Calcite 161
Texas-Klapperschlange 350, 438
Thamnophis sirtalis sirtalis 438, 441, **456**, 461
Tigerotter 439, **663**-664
Tigerpython 438, 467, **527**, 541
Trachemys scripta elegans 100, 139, **152**, 153, 157, 200
Trimeresurus flavoviridis 438, **831**, 833

Trimeresurus mucrosquamatus 439, 831, **833**
Trimeresurus puniceus 439, 831, **833**
Trimeresurus purpureomaculatus 439, 831, **833**
Trimeresurus stejnegeri 439, 831, **833**
Trimeresurus trigonocephalus 696
Trimeresurus wagleri 439, 831, **833**
Tyrannosaurus 888
Tyrannosaurus rex 875, **888**-889, 893, 894
Tua tara 870

U
Uräusschlange 438, **628**

V
Varanus komodoensis 282, 354, 356-357, 377, **378**-379, 396-397
Veratrum album 11
Viper
  Italienische **866**-867
Vipera ammodyles meridionalis 439, **855**
Vipera ammodytes 854
Vipera aspis 439, **857**, 867
Vipera berus 436, 439, 756, 834, 854, 857, **858**, 863, 865, 866
Vipera redi 439, **866**
Vipera russelli siamensis **852**
Vipera xanthina/xanthine 439, **867**

W
Waglers Lanzenotter 439, 831
Waldeidechse 282, 363, **375**, 396-397
Waldklapperschlange 438, 762, **798**
Waran 377, 396, 397
Wasserkobra
  Falsche 438, 441, **443**-444, 460
Wassermokassinotter 438, 694, **740**, 750
Wüsten-Hornviper 439, 690, **847**

Z
Zauneidechse 282, 363, **366**, 374, 396
Zaunleguan
  Westlicher 282, 337-**338**, 392, 394
Zierschildkröte
  Östliche 152, 154

WEITERE TITEL IM NARAYANA VERLAG

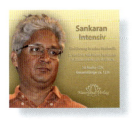

RAJAN SANKARAN
SANKARAN INTENSIV – HÖRBUCH

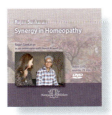

RAJAN SANKARAN
SYNERGIE IN DER HOMÖOPATHIE – DVD

Einführung in seine Methodik
2. Seminar mit Rajan Sankaran in Badenweiler als Hörbuch, 10 CDs, € 79,00

Rajan Sankaran im Interview mit Heidi Brand, Psycho-Kongress Bad Krozingen, März 2013
DVD, ca. 1 Std. 15 min., € 14,80

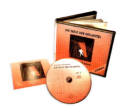

RAJAN SANKARAN
DIE SEELE DER HEILMITTEL – HÖRBUCH
100 der wichtigsten Arzneimittelbilder
7 CDs. Gesamtspieldauer 537 Minuten, € 85,00

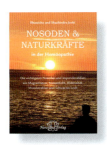

RAJAN SANKARAN
HOMÖOPATHIE FÜR EINE NEUE WELT
Entdecke dein anderes Lied
384 Seiten, geb., € 29,-

Was macht uns alle zu dem, was wir sind? Was lässt jeden von uns auf seine Weise wahrnehmen und handeln? Woher kommt der Stress im Leben? Rajan Sankaran hat sich lange mit diesen Fragen beschäftigt und erkannt, dass unsere Wahrnehmung von Stress durch unsere eigene Empfindung oder inneres „Lied" bestimmt wird, das einem Naturreich – sei es Tier, Pflanze oder Mineral – entspricht. Dieses andere Lied ist immer im Hintergrund und kann sich als Krankheit manifestieren. Es ist ein wiederkehrendes Muster. Es bestimmt unsere Gefühle, Träume, Ziele, Karriere und Beziehungen und ist die Ursache, warum wir auf Stress so verschieden reagieren.

BHAWISHA JOSHI / SHACHINDRA JOSHI
NOSODEN UND NATURKRÄFTE IN DER HOMÖOPATHIE

Die wichtigsten Nosoden und Imponderabilien wie Magnetismus, Sonnenlicht, Elektrizität, Mondstrahlen und Schwarzes Loch
296 Seiten, geb., € 49,00

WEITERE TITEL IM NARAYANA VERLAG

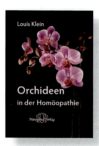

LOUIS KLEIN
ORCHIDEEN IN DER HOMÖOPATHIE

544 Seiten, geb. € 49,00

Das Material kombiniert eine Fülle von Hintergrundinformationen mit Analysen und intuitiven Einsichten zur Bestimmung der zentralen Themen der Orchideen-Familie. Zu diesen Themen gehört ein Konflikt zwischen Spiritualität und Materialismus, verbunden mit einer starken Sexualität und Perfektionsstreben.

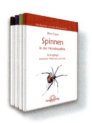

PETER FRASER
SET: SPINNEN, VÖGEL, INSEKTEN UND SCHLANGEN IN DER HOMÖOPATHIE

Schriftenreihe „Zwischen Himmel und Erde"
Das Set kostet € 84.- (statt € 96.- beim Einzelkauf).

Die Schriftenreihe Zwischen Himmel und Erde umfasst Mittel wie Spinnen, Insekten, Schlangen und Vögel, die sich zwischen den Lebensräumen Meer, Erde, Himmel und Unterwelt bewegen. Das Verständnis dieser Dynamik hilft dabei, die Gruppe zu begreifen und die feinen Unterschiede zwischen ihren Mitgliedern aufzuspüren.

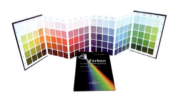

ULRICH WELTE
FARBEN IN DER HOMÖOPATHIE

Farbtafeln: 120 Farbfelder mit Übersicht
Textteil: Farben-Mittel-Liste sowie Mittel-Farben-Liste mit Anleitung zur Bestimmung der Lieblingsfarbe, 86 Seiten
Im Set € 48.-

Dieses Buch ist ein Farbrepertorium, an dem Jan Scholten aktiv mitgearbeitet und auch das Vorwort dazu geschrieben hat. Die Farbvorliebe kann als direkter Ausdruck der inneren Verfassung des Patienten betrachtet werden. In zahlreichen Fällen hat sie sich als Hinweisgeber oder als bestätigendes Symptom für die korrekte Diagnose eines Heilmittels nützlich gezeigt.

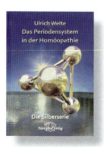

ULRICH WELTE
DAS PERIODENSYSTEM IN DER HOMÖOPATHIE

Die Silberserie – 344 Seiten, geb., € 33.-

Mit 64 lebendigen Falldarstellungen gibt uns U. Welte eine Einführung in die Serien und Stadien. Exemplarisch werden die Elemente der Silberserie dargestellt, die den Künstlern und Wissenschaftlern entspricht und vor allem neurologische Krankheitsbilder beeinflusst.

WEITERE TITEL IM NARAYANA VERLAG

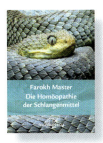

FAROKH J. MASTER
DIE HOMÖOPATHIE DER SCHLANGENMITTEL

456 Seiten, geb., € 49,-

Das wohl ausführlichste Buch über die homöopathische Anwendung der Schlangenmittel. In seinem umfassenden Werk beschreibt der Autor ausführlich 22 Schlangenmittel. Das Buch enthält Kapitel zur Anatomie, Biologie und Taxonomie der Schlangen und erläutert die Rolle von Schlangengiften in der modernen Forschung.

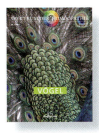

SPEKTRUM HOMÖOPATHIE 03/2010 VÖGEL

Zeitschrift, Einzelheft € 18,-, Abo € 45,-

Das Journal erscheint 3x jährlich und liefert fundierte klinische Erfahrung, kompaktes Arzneiwissen und eine besondere Vielfalt der Methoden.

Die Ausgabe „Vögel" enthält Beiträge von J. Wichmann, J. Shore, M. Kuntosch, P. Deacon, A. Sneevliet, D. Collins, L. Johnston, R. Sonnenschmidt, J. Scholten, L. Kleins, und weiteren bekannten Homöopathen.

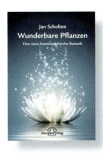

JAN SCHOLTEN
WUNDERBARE PFLANZEN

Eine neue homöopathische Botanik
1.000 Seiten, geb., € 158,-

Dieses Werk wird das große Standardwerk über Pflanzen in der Homöopathie werden. Es ist das erste, das nicht nur einzelne Familien beschreibt, sondern auch die komplette übergeordnete Struktur zeigt – von den ursprünglichen Algen und Farnen bis zu den hochentwickelten Asterngewächsen.

Jan Scholten gibt die Themen der übergeordneten Abteilungen wie der Blütenpflanzen, der Klassen und Unterklassen bis zu den einzelnen Familien und den zugehörigen Pflanzen. Diese wiederum teilt er einzelnen Stadien zu und formuliert deren Essenz und gibt kurze Beispielfälle.

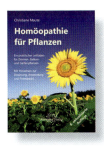

CHRISTIANE MAUTE
HOMÖOPATHIE FÜR PFLANZEN

Ein praktischer Leitfaden für Zimmer-, Balkon- und Gartenpflanzen mit Hinweisen zur Dosierung, Anwendung und Potenzwahl
9. Auflage, 192 Seiten, geb., € 24.-

Ein handlicher Ratgeber über die häufigsten Pflanzenerkrankungen, Schädlinge und Verletzungen und deren bewährte homöopathische Behandlung.

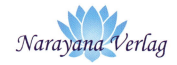

Blumenplatz 2, D-79400 Kandern
Tel: +49 7626-974970-0, Fax: +49 7626-974970-9
info@narayana-verlag.de

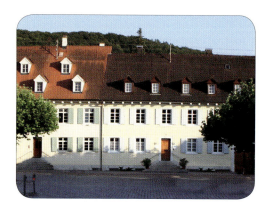

In unserer Online Buchhandlung
www.narayana-verlag.de
führen wir alle deutschen, englischen und französischen Bücher zur Naturheilkunde und Homöopathie.

Es gibt zu jedem Titel aussagekräftige Leseproben.

Auf der Webseite gibt es ständig Neuigkeiten zu aktuellen Themen, Studien und Seminaren mit weltweit führenden Homöopathen, sowie einen Erfahrungsaustausch bei Krankheiten und Epidemien.

Ein Gesamtverzeichnis ist kostenlos erhältlich.